毛发移植

Hair Transplantation

6th Edition

主 编

Robin Unger

Ronald Shapiro

主 译

吴文育　张菊芳　胡志奇

副主译

林尽染　程含晶　苗　勇

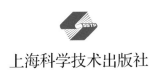

上海科学技术出版社

图书在版编目（CIP）数据

毛发移植 / （美）罗宾·昂格尔（Robin Unger），
（美）罗纳德·夏皮罗（Ronald Shapiro）主编 ；吴文育，
张菊芳，胡志奇主译. -- 上海 ：上海科学技术出版社，
2024.6
　书名原文：Hair Transplantation
　ISBN 978-7-5478-6624-5

　Ⅰ．①毛… Ⅱ．①罗… ②罗… ③吴… ④张… ⑤胡
… Ⅲ．①毛发－移植术(医学) Ⅳ．①R622

中国国家版本馆CIP数据核字(2024)第090204号

Copyright © 2023 of the original English language edition by Thieme Medical Publishers,
Inc., New York, USA
Original title:
Hair Transplantation, 6/e by Robin Unger / Ronald Shapiro

上海市版权局著作权合同登记号 图字：09-2023-0066号

毛发移植

主　　编　Robin Unger　Ronald Shapiro
主　　译　吴文育　张菊芳　胡志奇
副主译　林尽染　程含晶　苗　勇

上海世纪出版(集团)有限公司
上海 科 学 技 术 出 版 社　出版、发行
(上海市闵行区号景路159弄A座9F-10F)
邮政编码201101　　www.sstp.cn
山东韵杰文化科技有限公司印刷
开本 889×1194　1/16　印张 45.25
字数 1280千字
2024年6月第1版　2024年6月第1次印刷
ISBN 978-7-5478-6624-5／R·3006
定价：580.00元

内容提要

本书原著自第 1 版出版以来，一直被誉为毛发移植领域的权威参考书。此次第 6 版，全面介绍了毛发移植的最新进展，讨论了各种手术和非手术方法的利弊、争议及通过临床实践收集的循证医学证据，同时阐述了植发的最新技术与方法，包括多相自动化选项、改进的打孔设计和先进的钻取设备，以及各种种植装置在微创伤性毛发移植、头皮文饰、新兴细胞和再生疗法等方面的应用进展。

本书内容系统、全面，技术先进，可为毛发移植修复外科医生、皮肤外科医生、整形外科医生提供权威指导。

译者名单

主　译

吴文育　张菊芳　胡志奇

副主译

林尽染　程含晶　苗　勇

译　者

（按姓氏拼音排序）

柴景秀·上海市皮肤病医院

陈　鹏·重庆医科大学附属第一医院

陈　兴·重庆市中医院

陈若思·南方医科大学南方医院

陈雪雯·上海市皮肤病医院

陈宇新·武汉市汉口医院

陈裕充·上海市皮肤病医院

程　可·复旦大学附属华山医院

程含晶·西湖大学医学院附属杭州市第一人民医院

戴叶芹·杭州市第三人民医院

樊一斌·浙江省人民医院

樊哲祥·南方医科大学南方医院

方　帆·北京大学首钢医院

冯苏云·中日友好医院

甘宇阳·南方医科大学南方医院

官　伟·西安疤愈皮肤诊疗中心

胡志奇·南方医科大学南方医院

皇幼明·浙江省人民医院

贾玲玲·同济大学附属东方医院

江南一·杭州医巢医疗美容诊所

姜金豆·广东省妇幼保健院

蒋文杰·中国医学科学院整形外科医院

蒋小云·浙江大学医学院附属邵逸夫医院

勒德勐杰·南方医科大学皮肤病医院

雷　鸣·北京大学首钢医院

雷　睿·浙江大学医学院附属第一医院

李　梅·李梅博士植发中心

李　政·复旦大学附属华山医院

李凯涛·南方医科大学南方医院

李汶真·南方医科大学南方医院

李宇飞·同济大学附属东方医院

林博杰·广西医科大学第一附属医院

林尽染·复旦大学附属华山医院

林睿明·复旦大学附属华山医院

刘　清·上海交通大学医学院附属第九人民医院

刘　阳·桂林医学院附属医院

刘裴华·河南华仁植发医院

刘庆梅·复旦大学附属华山医院

苗　勇·南方医科大学南方医院

倪春雅·复旦大学附属华山医院静安分院

钱锡飞·浙江中医药大学

曲　茜·南方医科大学南方医院

沈海燕·西湖大学医学院附属杭州市第一人民医院

沈林霞·复旦大学附属华山医院

舒程惠迪·四川大学华西医院

孙蔚凌·江苏省人民医院

孙仲鑫·宁波市第六医院

汤宋佳·西湖大学医学院附属杭州市第一人民医院

王　瑾·南方医科大学南方医院

王　琴·复旦大学附属华山医院

王　展·南方医科大学南方医院

王季安·复旦大学附属华山医院

王继萍·北京大学首钢医院

王新宇·杭州整形医院

王玥影·南方医科大学南方医院

魏珂璐·复旦大学附属华山医院

吴　巍·上海交通大学医学院附属第九人民医院

吴文育·复旦大学附属华山医院

吴亚桐·中日友好医院

鲜　华·南方医科大学皮肤病医院

谢　祥·北京大学第三医院

杨　凯·复旦大学附属华山医院静安分院

杨顶权·中日友好医院

杨旅军·汕头大学医学院第二附属医院

叶亚琦·复旦大学附属华山医院

张　舒·四川大学华西医院

张　悦·复旦大学附属华山医院

张佳睿·南方医科大学南方医院

张菊芳·西湖大学医学院附属杭州市第一人民医院

张佩祺·上海交通大学医学院附属第九人民医院

赵　钧·浙江省皮肤病医院

周　强·浙江大学医学院附属邵逸夫医院

周　易·浙江省皮肤病医院

周迎慧·复旦大学附属华山医院

周圳滔·西湖大学医学院附属杭州市第一人民医院

朱逸飞·复旦大学附属华山医院静安分院

秘　书　倪春雅

编者名单

主 编

Robin Unger, MD, FISHRS
Assistant Professor
Department of Dermatology
Icahn School of Medicine at Mount Sinai
Mount Sinai Hospital
New York, New York, USA

Ronald Shapiro, MD, FISHRS
Medical Director
Shapiro Medical Group;
Clinical Instructor
Department of Dermatology
University of Minnesota Medical School
Minneapolis, Minnesota, USA

编 者

Aditya K. Gupta, MD
Professor
Department of Medicine
University of Toronto
London, Ontario, Canada

Adriane McDonald, RN
Case Manager/Care Coordinator
Shreveport, Louisiana, USA

Ahmed Adel Noreldin, MD
Professor Emeritus
Department of Plastic Surgery
Cairo University
Cairo, Egypt

Alan J. Bauman, MD
Medical Director
Bauman Medical Group
Boca Raton, Florida, USA

Alessandra Juliano, MD
Department of Medicine Specializing in Dermatology
Foster City, California;
Jackson Memorial Hospital
Miami, Florida, USA

Ali Abbasi, MD
Abbasi Hair Clinic
Iranian Society Organization of Dermatologists
Tehran, Iran

Aman Dua, MBBS, MD, FISHRS
Consultant Dermatologist and Hair Transplant Surgeon
AK Clinics Pvt. Ltd.
New Delhi;
Lundhiana, Punjab, India

Angela M. Christiano, PhD
Professor
Department of Dermatology
Columbia University Medical Center
New York, New York, USA

Angela O'Mara
Medical Director and President
The Professional Image Inc.
Irvine, California, USA

Angeline Anning Yong, MD
Medical Director
National Skin Centre, Singapore;
Gleneagles Medical Centre, Singapore

Antonella Tosti, MD
Professor
Dr Phillip Frost Department of Dermatology and
    Cutaneous Surgery
University of Miami Miller School of Medicine
Miami, Florida, USA

Antonio Ruston, MD
Plastic Surgeon and Hair Restoration Surgeon
Clinica Ruston
Rua Engenheiro Oscar Americano
São Paulo, Brazil

Aron G. Nusbaum, MD
Diplomate
American Board of Dermatology
Miami Hair Institute
Coral Gables, Florida, USA

Arvind Poswal, MBBS
Medical Director
Dr. A's Clinic
New Delhi, India

Asim Shahmalak, MBBS, FRCS, FISHRS
Medical Director
Crown Clinic Ltd
Manchester, United Kingdom

Bayramoğlu Alp, MD, PhD
Asmed Hair Transplant Center
Istanbul, Turkey

Bernard P. Nusbaum, MD, FISHRS
Diplomate
American Board of Dermatology
Miami Hair Institute
Miami, Florida, USA

Bessam Farjo, MB, ChB, BAO, LRCPSI, FIT, FISHRS
ABHRS Diplomate
Hair Restoration Surgeon and Medical Director
Farjo Hair Institute
Manchester, United Kingdom

Bijan Feriduni, MD
Head Surgeon
Dr. Feriduni Hair Clinic
Hasselt, Belgium

Bradley R. Wolf, MD
Private Practice
Cincinnati, Ohio, USA

Carlos J. Puig, DO, FISHRS
President and Medical Director
Physicians Hair Restoration Center
Houston, Texas, USA

Christopher M. Varona, MD
Board Certified Hair Restoration Surgeon
Varona Hair Restoration
Newport Beach, California, USA

Conradin von Albertini, MD, FISHRS
ABHRS Diplomate
Medical Director
Klinik Dr. med. von Albertini
Zürich, Switzerland

Craig Ziering, DO, FAOCD, FAAD, FISHRS
Founder and Medical Director
Ziering Medical
West Hollywood, California, USA

Damkerng Pathomvanich, MD, FACS, FISHRS
Director
DHT Clinic;
Consultant in Hair Transplantation Bumrungrad Hospital
Bangkok, Thailand

David Josephitis, DO, FISHRS
ABHRS Diplomate
Hair Transplant Surgeon
Shapiro Medical Group
Bloomington, Minnesota, USA

David Perez-Meza, MD, Lt Col Ret, FISHRS
ABHRS Diplomate
Medical Director
Perez-Meza Hair Institute
Benalmadena, Malaga, Spain

E. Antonio Mangubat, MD
Medical Director
La Belle Vie Cosmetic Surgery Centers
Tukwila, Washington, USA

Edward A. M. Ball, BMBS, BMedSci, DPD, MRCGP, MRCS, FISHRS
ABHRS Diplomate
Hair Transplant Surgeon and Director
The Maitland Clinic
Portsmouth, United Kingdom

Enrique Poblet, MD
Professor
Department of Pathology
Universidad de Murcia
Murcia, Spain

Eric L. Eisenberg, MD
Medical Director
Skyhaven Internal Medicine
Rochester, New Hampshire, USA;
Mississauga, Ontario, Canada

Etienne C. E. Wang, MD, PhD
Senior Consultant
Department of Dermatology
National Skin Centre
Mandalay Road, Singapore

Fabio Rinaldi, MD
Vice President
International Hair Research Foundation (IHRF)
Milan, Italy

Francisco Jimenez, MD
Hair Transplant Surgeon
Mediteknia Dermatology and Hair Transplant Clinic
Universidad Fernando Pessoa Canaria
Las Palmas de Gran Canaria, Canary Islands, Spain

Gabriel H. Krenitsky, MD, FISHRS
ABHRS Diplomate
Bosley
Dublin, Ohio, USA

Greg Williams, MBBS, FRCS (Plast), FISHRS
ABHRS Diplomate
Farjo Hair Institute
London, United Kingdom

Hasan Erbil Abaci, PhD
Professor
Russ Berrie Medical Science Pavilion
New York, New York, USA

Henrique N. Radwanski, MD
Assistant Professor Department of Plastic Surgery
Pontifical Catholic University of Rio de Janeiro
Pilos Hair Transplantation Center
Rio de Janeiro, Brazil

Jae Hyun Park, MD, PhD
Chief Director
Dana Plastic Surgery Clinic
Gangnamgu, Seoul, Republic of Korea

Irene Hernandez, PhD
Head
Mediteknia Skin and Hair Lab

Las Palmas de Gran Canaria, Canary Islands, Spain

James A. Harris, MD, FISHRS, MBA
Clinical Instructor
Department of Otolaryngology
University of Colorado School of Medicine
Aurora, Colorado, USA

James E. Vogel, MD, FISHRS
Associate Professor of Surgery
Department of Surgery
Division of Plastic Surgery
The Johns Hopkins Hospital and School of Medicine
Owings Mills, Maryland, USA

Jean Devroye, MD, FISHRS
Medical Director
HTS-Clinic
Brussels, Belgium

Jeff Irvine, MD
President
InnoVision
Petaluma, California, USA

Jeffrey Epstein, MD, FACS, FISHRS
Voluntary Assistant Professor
Department of Otolaryngology and Philip Frost
    Department of Dermatology
University of Miami;
Founder
Foundation of Hair Restoration
Miami, Florida, USA

Jerry E. Cooley, MD, FISHRS
Director
Cooley Hair Center
Charlotte, North Carolina, USA

Jerry Shapiro MD, FAAD
Professor
Director of Disorders of Hair and Scalp
Ronald O. Perelman Department of Dermatology
New York University Grossman School of Medicine
New York, New York, USA

Jerry Wong, MD
Medical Director
Hasson & Wong Leaders in Hair Restoration
West Broadway
Vancouver, British Columbia, Canada

Jino Kim, MD
Medical Director
New Hair Institute
Seoul, Republic of Korea

Joanna Jackow, MD
St John's Institute of Dermatology
King's College London
London, United Kingdom

John Cole, MD
Medical Director
ForHair NYC Restoration Clinic
New York, New York, USA

Kapil Dua, MBBS, MS, FISHRS
Chairman and Chief Hair Transplant Surgeon
AK Clinics Pvt. Ltd.
Ludhiana, Punjab, India

Ken Washenik, MD, PhD, FISHRS
Medical Director
Bosley Medical Group
Beverly Hills, California, USA

Ken Williams, DO, FISHRS
Doctor of Osteopathic Medicine
ABHRS Diplomate
Orange County Hair Restoration
Irvine, California, USA

Koray Erdogan, MD
Founder
Asmed Hair Transplant Center
Istanbul, Turkey

Kristen Lo Sicco, MD, FAAD
Associate Professor of Dermatology
Director of Skin & Cancer Unit
NYU Langone Medical Center

The Ronald O. Perelman Department of Dermatology
New York, New York, USA

Kuniyoshi Yagyu, MD, FISHRS
AGA Skin Clinic Shinagawa
Minato, Tokyo, Japan

Leila David Bloch, MD, PhD
Clínica Bloch R.
Hospital do Servidor Público Estadual
São Paulo, Brazil

Leopoldo Duailibe Santos, MD
Dermatologist
Department of Medicine
Santa Casa of São Paulo School of Medicine
São Paulo, Brazil

Lorena Avila, MD
The Ronald O. Perelman Department of Dermatology
New York University School of Medicine
New York, New York, USA

Luciana Takata Pontes, MD, MSc
Dermatologist and Hair Restoration Surgeon
Clinica Ruston
São Paulo, Brazil

**Manoj Khanna, MS, MCh (Plastic Surgery), DNB
(Plastic Surgery), FICS (USA)**
Medical Director
Enhance Clinics
Noida, Uttar Pradesh, India

Marc R. Avram, MD, FISHRS
Clinical Professor of Dermatology
Weill Cornell Medical College/New York Presbyterian
Hospital;
Medical Director
Private Practice
New York, New York, USA

Marcelo Pitchon, MD
Medical Director
Clínica Marcelo Pitchon
Belo Horizonte, Brazil

Márcio Crisóstomo, MD, FISHRS
Medical Director
Instituto Crisostomo
Fortaleza, Brazil

Marco N. Barusco, MD, FISHRS
ABHRS Diplomate
General Surgeon
Tempus Hair Restoration
Port Orange, Florida, USA

Maria Angélica Muricy Sanseverino, MD
Medical Director
Clinica Muricy
Vargas, Curitiba, Brazil

Marie A. Schambach, MD, FISHRS
Surgical Director
Hair Restoration Surgery Schambach Hair Clinic
Guatemala City, Gautemala

Mark Unger, MD
Private practice
Toronto, Ontario, Canada

Mauro Speranzini, MD, FISHRS
Medical Director
Clínica Speranzini
São Paulo, Brazil

Megan Cole, PhD
Medical Director
Cole Hair Transplant Group
Alpharetta, Georgia, USA

Melvin L. Mayer, MD
Surgeon
Bosley Medical San Diego
San Diego, California, USA

Michael L. Beehner, MD
Staff surgeon
The Saratoga Hair Center at Williams Cosmetic
Surgery Group
Saratoga Springs, New York, USA

Mike Neff
Private practice
New Port Richey, Florida, USA

Mohammad H. Mohmand, MBBS, FRCS (Edin), FISHRS
ABHRS Diplomate
CEO
Hair Transplant Institute
Islamabad, Pakistan

Muhammad Ahmad, PK, MD
ABHRS Diplomate
Plastic & Hair Restoration Surgeon
Aesthetic Plastic Surgery & FUE Hair
Islamabad, Pakistan

Nicole E. Rogers, MD
Tulane Department of Dermatology
Private Practice: Hair Restoration of the South
Metairie, Louisiana, USA

Nicole Large, MD
Shapiro Medical Group
Bloomington, Minnesota, USA

Nilofer Farjo, MBChB, LRCP&SI, BAO
ABHRS Diplomate
Farjo Hair Institute
Manchester, United Kingdom

Nina Otberg, MD
Otberg Medical
Hair Transplant Center Berlin – Potsdam
Potsdam and Skin and Laser Center Potsdam, Germany
Berlin, Germany

Nirav V. Desai, MD, MBBS, DNB
Consultant Dermatologist and Hair Transplant
N.I.S.H. Hair Transplantation & Skin Clinic
Surat, Gujarat, India

Parsa Mohebi, MD
Medical Director
Parsa Mohebi Hair Restoration
Encino, California, USA

Patrick Frechet, MD
Private Practice
Paris, France

Patrick Mwamba, MD, FISHRS
ABHRS Diplomate
Brussels, Belgium

Paul Shapiro, MD
Medical Director
Shapiro Medical Group
Bloomington, Minnesota, USA

Paul T. Rose, MD, JD
Medical Director
Gladstone Clinic
Danville, California, USA

Piero Tesauro, MD, PhD
Medical Director
Poliambulatorio Gioia
Milano, Italy

Rae Lynne P. Kinler, MD
Clinical Director
Ziering Medical of Greenwich
Greenwich, Connecticut, USA

Ramin Rabbani, MD
Abbasi Hair Clinic
Tehran, Iran

Raymond J. Konior, MD
Chicago Hair Institute
Oakbrook Terrace, Illinois, USA

Renu Kothottil, MD
Medical Director
AK Clinics Pvt Ltd.
Greater Kailash, New Delhi, India

Ricardo Gomes de Lemos, MD
Owner and Chief Hair Transplant Surgeon
Natural Hair
São Paulo, Brazil

Ricardo Mejia, MD, FAAD, FISHRS
ABHRS Diplomate
Jupiter Dermatology and Hair Restoration
Jupiter, Florida, USA

Richard C. Shiell, MD, ISHRS
Medical Director
Kingsgrove Day Hospital
Kingsgrove, New South Wales, Australia

Robert Finney, MD, FAAD
Board Certified Dermatologist
Clinical Assistant Professor
NYU Langone Heath;
Entière Dermatology
New York, New York, USA

Robert H True, MD, MPH, FISHRS
ABHRS Diplomate
Senior Surgeon
True and Dorin Medical Group, PC
New York, New York, USA

Robert J. Dorin, DO
ABHRS Diplomate
Medical Director
True and Dorin Medical Group, PC
New York, New York, USA

Robert S. Haber, MD
Clinical Associate Professor Department of Dermatology
Case Western Reserve University School of Medicine
Beachwood, Ohio, USA

Robin Unger, MD, FISHRS
Assistant Professor
Department of Dermatology
Icahn School of Medicine at Mount Sinai
Mount Sinai Hospital
New York, New York, USA

Ronald Shapiro, MD, FISHR
Medical Director
Shapiro Medical Group;
Clinical Instructor
Department of Dermatology

University of Minnesota Medical School
Minneapolis, Minnesota, USA

Ruel A. Adajar, MD
Assistant
Unger Medical
New York, New York, USA

Russell G. Knudsen, MBBS, FISHRS
ABHRS Diplomate
Medical Director
Knudsen Clinic
Sydney, Australia

Sahar Nadimi, MD
Facial Plastic and Hair Restoration Surgeon
Chicago Hair Institute;
Department of Otolaryngology
Loyola University Medical Center
Oakbrook Terrace, Illinois, USA

Samuel M. Lam, MD, FACS, FISHRS
Director
Lam Institute for Hair Restoration
Plano, Texas, USA

Sanjeev Vasa, MBBS, FRCS, FRCS (Edin)
Consultant Plastic Surgeon
Vasa Hair Academy
Ahmedabad, Gujarat, India

Sara Lea Salas Tovar, MD
Dermatologist and Hair Restoration Specialist
Founder of Baja Hair Center
Tijuana, Baja CA, Mexico

Sara Wasserbauer MD, FISHRS
ABHRS Diplomate
Hair Transplant Surgeon
California Hair Surgery
Walnut Creek, California, USA

Scott A. Boden, MD, FISHRS
Medical Director
Hair Restoration Center of Connecticut
Wethersfield, Connecticut, USA

Sharon A. Keene, MD, FISHRS
ABHRS Diplomate
Medical Director
Private Practice
Tucson, Arizona, USA

Sheida Abbasi, MD
Medical Director
Abbasi Hair Clinic
Tehran, Iran

Sheldon S. Kabaker, MD
Medical Director
Pacific Plastic Surgery Group
San Francisco, California, USA

Spencer David Kobren
Founder and President
American Hair Loss Association
Pennsylvania State University
Calabasas, California, USA

Steven Gabel, MD, FACS, FISHRS
Physician
Gabel Hair Restoration Center
Tigard, Oregon, USA

Sungjoo "Tommy" Hwang, MD, PhD, FISHRS
Medical Director
Dr. Hwang's Hair Clinic
Gangnam-gu, Seoul, Republic of Korea

Thomas C. Nakatsui, MD
Medical Director
Nakatsui Derma Surgery Centre
Edmonton, Alberta, Canada

Timothy Carman, MD, FISHRS
ABHRS Diplomate
La Jolla Hair Restoration
La Jolla, California, USA

Tina Lardner, MD
Surgery Coordinator

Hair Sciences Center of Colorado
Greenwood Village, Colorado, USA

Vance W. Elliott, MD, FISHRS
Advanced Hair & Skin Surgery
Synergy Wellness Centre
Sherwood Park, Alberta, Canada

Venkataram Mysore, MD, DNB, DIPRCPATH (Lond), FRCP (Glasgow), FISHRS
Director, Chief Consultant Dermatologist, and Hair Transplant Surgeon
Department of Dermatology
Venkat Charamalaya Center Advanced Dermatology
Vijaya Nagara, Bangalore;
Rajeev Gandhi University of Health Sciences
Bangalore, India

Walter P. Unger, MD
Professor
Icahn School of Medicine at Mount Sinai
New York, New York, USA

William Rassman, MD
NHI Medical
Marina del Ray, California, USA

Yanne S. Doucet, PhD
Associate Medical Director
MERGE
Chicago, Illinois, USA

Young-Ran Lee MD, PhD, FISHRS
ABHRS Diplomate
Director
ANAMO Hair-Transplant Clinic
Seocho-gu, Seoul, Republic of Korea

Zongyou Guo, MD
Department of Dermatology
Columbia University
New York, New York, USA

中文版序

————

　　在当前医疗领域快速发展的背景下，毛发移植作为一种重要的治疗手段，其学科体系、技术及应用已经取得了显著的进步。在中国，毛发移植市场快速增长，相关的医疗服务和技术普及已经取得了显著成果，但其面临的挑战依然严峻。市场中不规范的手术操作事件频发，部分从业医护人员缺乏必要的专业培训和实践经验，这些问题的存在严重影响了手术质量和患者满意度。因此，加强专业知识的普及和技能的标准化培训显得尤为重要。本书作为毛发移植学术界的最重要专著之一，旨在为本专业领域的医务人员提供一个综合性的技术与理论参考资料。

　　本书的译者团队是由吴文育教授、张菊芳教授、胡志奇教授领衔的国内知名的毛发移植专家，他们不仅精通毛发移植的临床应用，还深入参与了该领域的学术研究。这一背景确保了本书在专业性和实用性上都达到了高标准，本书无疑会成为毛发移植医生和相关从业人员的重要参考资料。

　　我期望本书的出版发行，能够促进国内毛发移植技术的规范化进程，同时推动更多科研成果的转化和应用。我们希望通过这些努力，能够为广大患者提供更多安全有效的治疗选择，为提升整个行业的服务质量和专业水平做出贡献。

　　我相信，随着专业研究的深入和技术的进步，毛发移植领域将迎来更加广阔的发展前景。

曹谊林　教授

中华医学会整形外科分会前任主任委员

中文版前言

毛发健康是世界卫生组织提出的十项健康标准之一，拥有一头浓密的头发更是人们自信和魅力的象征。然而，目前全球约有 16 亿、我国超 2.5 亿人正经受着毛发稀疏或脱发的困扰，其身心健康和生活质量都受到严重影响。

随着医疗技术的不断进步，毛发移植已经从过去的高风险手术发展成为一种安全有效的治疗方法。*Hair Transplantation* 是脱发治疗及毛发移植技术领域的专业巨著，也是对自我形象和自尊心重塑的完美探索。本书融合了生物学、医学、工程学等多学科知识，每一项新的研究成果和技术突破均为患者带来了全新的希望。因此，将此书翻译成中文，不仅是一次语言的转换，更是一次知识和文化的交流。

我们有幸成为本书的主要翻译者，深感责任重大。在接受了这项任务后，我们不敢有丝毫怠慢。毛发移植领域专业术语精准、丰富和生僻，在本书翻译过程中，为确保每一个术语都被准确地翻译和传达，译者查阅了大量文献资料，并请教相关领域专家，在力求保证专业性的同时，也努力做到易于理解。各团队之间对书稿反复多次审校和讨论，力求译文信、达、雅。

作为主译，我们感谢所有参与本书翻译和出版的团队及其成员，以及家人的支持，是你们的敬业、卓越、理解和包容，才使这部巨作能够顺利问世，如期与大家见面。同时，也感谢每一位读者的信任和关注，是你们的鼓励和期待，赋予我们满腔热情，以及一路向前的动力。

当然，本书翻译也难免存在疏漏，希望出版后能得到读者的指点、包容和批评指正，以便我们及时修订，使本书在再版的时候更加精准、规范和"接地气"。

愿本书能够切切实实地帮助到您，更期待中国毛发移植技术蒸蒸日上，走向世界，在世界的舞台上听到来自中国的声音。

英文版序

"社交媒体对民主构成了生存威胁，因为我们越来越倾向于仅接受符合我们观点的信息，而非基于已有证据来形成我们的观点。"

（美国前总统 Barack Obama 在其告别演讲中的告诫，于 2017 年 1 月 10 日）

选用以上这句话对我来说感觉非常意外，可能对读者也是一样，我经过两年的搜索，终于找到了这句最有意义、最简洁的引言用于本书，而这句引言竟然来自一位政治家！然而，如果用"毛发移植手术"替换"民主"，我相信这句话依然适用。由于互联网的普及，"真相至上"已经巧妙地或者彻底地被歪曲，毛发移植像其他许多领域一样轻易地成为这种现象的受害者。那么作为医生和普通人，我们如何摆脱这种现实的后果呢？

对于医生而言，我认为这个问题的大部分答案都可以在这本书中找到，还可以通过我们自己的专业知识在与患者的直接咨询中传达给患者，但这需要付出大量的时间与精力。我相信，如果我们不这样做，毛发移植领域可能会被"江湖骗子"和非医生的"诊所"逐渐取代。

当我写下第一版 *Hair Transplantation* 的大部分内容并进行编辑时，我的主要目的与随后四版一样，不仅传达我自己的观点及我认同的观点，还突出其他不同人的观点。

读者可以自行评估后选择手术方式，并根据作者的论据和建议创建自己的体系与手术风格。本书包含了当前所有有关毛发移植的争议点，同时专家们也给出了相应的理由。本书可由专业的同行进行批判性阅读（而不是在社交媒体和互联网上被外行人阅读）。我相信 *Hair Transplantation* 专著的经久不衰正是基于以上的编写理念，并且本版的作者非常乐意地延续了此种做法。

不幸的是，社交媒体和互联网并不是医学"信息误导"的唯一来源。即使在广受尊敬的权威医学期刊上发表的文章也存在编辑不当之处（有时是具有偏见性或未编辑）。我在费城参加皮肤病学与肿瘤学的培训期间，有幸能定期参加由 Albert Kligman 医生组织的费城总医院期刊俱乐部。俱乐部分配参与者审阅和总结全世界顶尖的皮肤类期刊和非皮肤类期刊上的皮肤病学论文，如《美国皮肤病学会杂志》（ *The Journal of the American Academy of Dermatology* ）、《英国皮肤病学杂志》（ *The British Journal of Dermatology* ）、《新英格兰医学杂志》（ *The New*

England Journal of Medicine）等。尽管这些期刊和作者的声誉都很高，但科学性欠妥的情况仍时常发生！我在整个培训过程中学到了可能最为重要的一课：在没有确定其论据是否具有科学性的前提下，不接受或认同任何已发表医学论文的观点，不论作者是谁，也不论该期刊声誉如何。本书的作者也试图礼貌地指出这些不足之处。

例如，正如我在第 20 章中简要讨论的那样，"毛囊单位提取（follicular unit extraction，FUE）"曾被误导性地、过于随意地称为"微创手术"，这始于《皮肤外科杂志》（*Journal of Dermatologic Surgery*）2002 年的一篇文章[1]。但是编辑（或在后续文章中）未对这一说法提出质疑，尽管我们中的部分专家当时就指出（并进行了数学运算证明）："在 2 000 个毛囊移植体的移植手术中，切取 24 cm 长的头皮条伤口总长度为 50 cm；而使用 0.9 mm 环钻提取 2 000 个毛囊单位的伤口总长度约为 569 cm。"[2] 数学计算表明，FUE 的伤口总长度约为头皮条切取的 10 倍。尽管 FUE 不会产生线性瘢痕，恢复更快、体验感更佳，但宣称 FUE 为"微创手术"在技术上是错误的，可能会引起误解。为何这如此重要？术语"微创手术"会（并已经）被误用，向医生和患者错误地暗示该手术技术不会留疤，并且没有潜在的严重并发症或后遗症，然而事实证明并非如此。

另一个例子表明，我们需要对已公布的信息进行仔细、公正的评估，以确定其是否可靠。最近一篇有关时下流行的机器人植发提取系统毛囊横断率的论文称，"该系统的横断率与有经验的助手从头皮获取毛囊单位的横断率相当"，该研究的结论为"平均横断率仅为 6.6%"[3]。然而，对该研究进行仔细核验后发现一些非常可疑和无法解释的数据。该研究中 20 位受试者中有 6 位（近 1/3）的横断率仅为 1% 或更低，从未有过如此先例［为了确认其真实性，在接下来的国际毛发修复外科协会（ISHRS）年会上，当我询问 800 位参会者是否有谁曾经有过不足 1% 的 FUE 横断率时，无一人举手］。此外，另有 5 位受试者有相对较高的横断率，可高达 32%。因此，尽管该研究计算得到的"平均横断率"报告为 6.6%，但其中有 12 位受试者（超过 60%）具有截然相反的数据。大家至少应该对此研究的结论和可靠性提出质疑。然而，并没有编辑再次（或后续）指出这些问题。该例子的重点并不是说 FUE 无法具有类似 FUT 的横断率，而是要强调需要严谨审阅和评估已发表的研究。

最后，由于这是我为 *Hair Transplantation* 专著最后一次作序，请原谅我用前两版中已反复提到的最重要的建议来结尾："当您阅读本书时，我敦促您努力理解那些与您见解不同的观点……无论您最终是否接纳，当他们的想法与您的想法之间发生冲撞时，正是能孵育变革和真正科学进步的时刻。"我无法想出更好的结尾，因此请尽量记住这一点，以及美国前总统 Obama 的警言。祝大家阅读愉快！

Walter P. Unger, MD

Professor

Icahn School of Medicine at Mount Sinai

New York, New York, USA

（吴文育　林尽染　译，张菊芳　审校）

［1］ Rassman WR, Bernstein RM, McClellan R, Jones R, Worton E, Uyttendaele H. Follicular unit extraction: minimally invasive surgery for hair transplantation. Dermatol Surg 2002; 28(8):720−728
［2］ Reed W. Notes from the Editor Emeritus (1996−1998), Vascular Damage, Hair Transplant Forum, March/April 2017, 49−50
［3］ Avram M, Watkins S. Robotic follicular unit extraction in hair transplantation. Dermatol Surg 2014; 40(12):1319−1327

主编注：

我们认同 Walter 教授在序言中提及的极为重要的观点和主要结论。正如莎士比亚所说："The pen is mightier than the sword（笔尖胜于干戈）。"这句话从未像现在这样真实和危险。随着互联网信息爆炸式地传播，"捏造""偏见"和"错误信息"猖獗。有时，这仅是出于无知，而有时则是一项精心策划的影响他人的计划。"买家须谨慎"的警告应改为"读者须谨慎"。

任何一个领域的专家都可能经历阅读信息失真的现象，这不仅在互联网上，还会在期刊、报纸上，他们至少应该知道去质疑或检查。正如 Walter 教授所说，编写本书的目标自始至终都是为了使其成为该领域中值得信赖的公正、先进的信息来源。在具有争议的领域，我们已尝试公开讨论和解释不同的观点，并在本次修订中延续这一传统。

Robin Unger, MD, FISHRS

Ronald Shapiro, MD, FISHRS

（吴文育　林尽染　译，张菊芳　审校）

英文版前言

———————

  本书作为学习毛发移植手术的权威经典著作，第一版出版已超过 40 年。Walter Unger 教授的 *Hair Transplantation* 第一版于 1979 年出版，自那时起，本书已经在全球获得了较高的声誉，成为毛发移植领域的"金标准"。没有其他参考资料能够提供如此全面、权威地涵盖毛发移植相关的所有信息。*Hair Transplantation* 因其全面性、综合性而闻名，尤其是其在呈现不同理念和技术方面保持了平衡：包容各种基于现代医学与科学准则的不同观点。

  我们两位是英文版第四版的狂热读者，第五版的编者，现在成为第六版的主编。在确保秉承 *Hair Transplantation* 传统的基础上，我们进行了一次彻彻底底的修订，在书中展现了自上一版出版以来的众多最新进展，并将研究与技术最大限度融合呈现给读者。各章节编者都是我们精心挑选的，均为来自全球该领域特别有建树的著名专家，大家深入讨论和评估毛发移植的所有内容。本书第六版更新的内容包括：使用锐性（和钝性）种植笔进行无创移植、头皮文饰（scalp micro-pigmentation，SMP）、新兴的细胞治疗（如 PRP、干细胞和外泌体等）及改进的保存液（脂质体 ATP、低温溶液）；介绍各种适应证相关的植发技术，包括眉毛、胡须、跨性别者、不同种族等。

  编写上一版时，FUE 仍是由少数毛发移植医生开展的相对较新的手术，而今几乎所有手术医生都已将 FUE 纳入其临床实践。此种显著增长的原因之一是 FUE 技术和设备在过去十年中不断创新与进步，这带来了显著的手术效果。然而，也出现了新的手术风险与并发症，这强调了必须恰当地进行 FUE。因此，我们增设了一个大章节专门聚焦 FUE，作者均为各种 FUE 技术的专家，分别详述了各技术的所有优点和潜在风险。该章节囊括了新的环钻技术（如锐利环钻、钝性环钻和混合性环钻），能以多种方向进行旋转、振荡和振动的最新 FUE 系统，利用现代影像技术（即覆盖值）改进供区评估和保存的方法，体毛和胡须 FUE 技术，以及不剃发和长发 FUE 技术等众多内容。

  正如 Walter Unger 教授在英文版序中所述，日新月异的毛发移植领域所面临的最大挑战之一是如何让医生和患者获取正确的信息，因为非法诊所的营销和误导可能会促成一些无法挽回的错误决策。为了应对这一挑战，*Hair Transplantion* 延续了作为毛发移植技术经典著作的使命，为那些想要在此领域取得非凡卓越成就的医生提供帮助。

Robin Unger, MD, FISHRS
Ronald Shapiro, MD, FISHRS
（吴文育　林尽染　译，张菊芳　审校）

目　录

第 4 部分 · 头皮条切取术
Strip Harvesting Procedure

第 6 部分 · 特殊部位移植与注意事项　533
Repair and Special Considerations

第 7 部分 · 不同族裔毛发移植
Special Ethnic Considerations

第 8 部分 · 诊所设置与实践：从临床和商业的角度
Office and Practice Considerations: The Clinical and Commercial Perspective

第 **1** 部分

基础知识
Basic Science

Jerry E. Cooley

1

Richard C. Shiell, Ronald Shapiro

雷鸣 译，王继萍 林尽染 审校

毛发移植的历史和演变
The History and Evolution of Hair Transplantation

概要 时至今日，许多外行人士仍然认为毛发移植外观不自然，移植体看上去像小"塞子"一样，毛发呈簇生长，甚至连很多内科医生也这样认为。事实上，毛发移植技术在过去的五六十年中获得了巨大的发展，现代的毛发移植效果非常自然，移植的毛发和原来的毛发浑然一体，甚至到了难以分辨的程度。本章将会总结回顾自20世纪50年代 Orentreich 首次开展毛发移植手术以来本领域发生的主要进展，包括从开始的标准大移植体发展到微小、显微移植体，之后的毛囊单位头皮条切取术（follicular unit transplantation，FUT）和毛囊单位钻取术（follicular unit extraction，FUE）的探索应用，以及促使这些技术变化的因素。

关键词 标准环钻提取，微小毛发移植，显微毛发移植，微小-显微毛发移植，多刀技术，显微移植体分离，头皮条获取，毛囊单位头皮条切取术，毛囊单位钻取术

关键要点

- 最初的标准环钻提取毛发移植技术移植后成活的毛发外观不自然，就像"洋娃娃"的头发外观，簇状生长。
- 为了寻求自然的外观，因而产生小移植体的移植，微小和显微移植技术的应用，使外观得到改善，但仍不够自然。
- 应用1～3根毛发的FUT是巨大的进步，达到了非常自然的外观效果，几乎看不出手术痕迹。
- FUE是避免供区线性瘢痕获取毛囊的一种替代方式。

1.1 引言

尽管有些人可以坦然接受脱发，但很多人会因为脱发产生明显的社交和心理压力。对脱发的担忧早有历史文献记载。早在古埃及《埃伯斯莎草纸》就记载了脱发的治疗方案。我们都很熟悉那个 Samson 和 Delilah 的故事，这或许是最著名的"头发意味着男子汉气概"的故事了。这就可以理解人们为什么要不懈努力寻求治疗脱发的方案了。

本章目的是从思考的角度对毛发移植技术发展进行概述和展示。想了解更多历史的读者，可以参阅 Unger 所著第二版 *Hair Transplantation* 中 David 和 Norman Orentreich 撰写的"1822—1987年毛发移植历史发展史"中精彩的29页[1]。

1.2 起源

现代毛发移植手术起源于日本。1939年，日本皮肤科医生 Okuda 发表了他所做的开创性的工作，采用环钻为烧伤患者获取含有毛发的皮肤，植入相对小一点的圆孔[2]（▶图1.1a～c）。1943年，另一位日本皮肤科医生 Tamura 将这项技术进行了优化，他用一个椭圆形切口取出供体组织，然后分割成移植体，使用包含1～3根毛发的小的移植体移植修复女性阴毛缺失的患者。有意思的是，Tamura 医生的技术与多年后的 FUT 非常相似。这项工作遗失了十几年，这两位学者的工作都是关于创伤后瘢痕，而不是男性型脱发。

1.3 早期标准环钻提取毛发移植——1957年到20世纪80年代

1952年，纽约的 Norman Orentreich 医生首次为男性型脱发患者进行了毛发移植，在历经同行

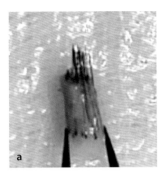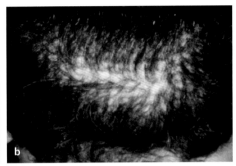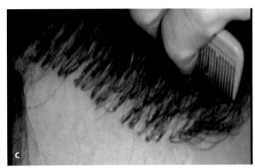

图 1.1　a. 大环钻提取出的直径 4 mm 移植体。b. 大环钻提取后的供区瘢痕。c. 大环钻提取移植后形成的不自然的"洋娃娃头"外观的簇状生长毛发

的强烈质疑后，他的论文于 1959 年发表并提出了"优势供区"理论[3]。他的研究颠覆了以往的观念，认为头皮后枕部和双颞侧的毛发不受脱发进程的影响，是永久的。这为男性型脱发（雄激素性秃发）的毛发移植提供了理论基础。此外，他无私地教授了许多医生，被认为是现代毛发移植的开拓者。

Orentreich 的标准环钻提取毛发移植技术使用直径 4 mm 的环钻，每个移植体包括 20～30 根头发，这是 20 世纪六七十年代的主要技术。受血液供应的限制，每次只能移植 50～100 个移植体。然而，尽管移植后头发成活很好，但外观效果不自然。这一时期因为毛发移植技术造成了很多"洋娃娃头"的外观。此外，这些大型移植体的提取使供区耗竭，并遗留棋盘状的瘢痕外观（▶图 1.1a～c）。

1.4　早期的小移植体和微小-显微毛发移植时代——20 世纪 80 年代到 90 年代中期

为了改善毛发移植后的自然效果，医生寻求使用更小移植单位的方法。

• 早期的努力：在 20 世纪 70 年代，巴黎的 Pouteaux 医生等使用了直径 2 mm 的移植体，并取得成功。但很多外科医生发现这会导致较高的移植体横断率，且成活率不高。澳大利亚的 Bradshaw 将直径 4 mm 的移植体切割成更小的"小部分"和"四分之一部分"，移植到 11 号刀片制备的裂隙后生长良好。但是，这些移植体仍然含有 8～12 根毛发，看起来仍然像"塞子"一样[4]。其他如 Nordström 和 Marritt 则将移植体分割成更小的仅含 1～3 根毛发的移植体（称为显微移植体），移植到发际线部位，使粗糙的发际线变"薄"了[5]。然

而，这一技术并没有得到广泛应用和传播。

• 条状获取：在这一时期，使用多刀获取技术取得了重大进展。采用这种技术，用多刀获取多条窄的头皮，并在直视下分割成不同大小的微小移植体。尽管供区遗留线性瘢痕，但较之前的多个圆形瘢痕，外观有所改善。

由于小移植体获取相对容易，所以移植体数量也变得越来越多（400～800 个移植体），移植体更密集地植入更小的切口。尽管统称为微小-显微移植，但在移植体的大小和总量上还是存在显著差异。

1.5　应用含 1～4 根毛发移植体的巨量移植

毛发移植朝向更小移植体和更大移植量方向发展。20 世纪 90 年代，出现了 1 000 多个包含 1～4 根毛发移植体的数量，称为"巨量毛发移植"。来自巴西的 Uebel 很可能是第一次在光学显微镜下，将供区获取的椭圆形头皮条分割成小的移植体[6]。维也纳的 Moser 诊所，完善了 Uebel 的技术，并在 1992 年的毛发移植论坛上发表了 1 000 多个移植体数量的应用结果，引起轰动。Rassman 于 1993 年将包含 1～3 根毛发的移植体数量提升到超过 3 000 个。

1993 年左右，Dow Stough 和 O'Tar Norwood 创建了具有国际毛发移植论坛作用的国际毛发修复外科协会（the International Society of Hair Restoration Surgery，ISHRS），分享信息和技术，进行学术交流，使得该领域在短时间内得以迅速发展。

皮瓣的兴起和消退及头皮缩减术

在小型移植体流行之前，头皮瓣转移术和脱发区缩小术曾是毛发移植的辅助和替代方法，一度

流行。随着小移植体毛发移植的外观自然性和覆盖效果越来越好，皮瓣修复术和脱发区缩小术的应用便越来越少。皮瓣的潜在并发症还是较多的，包括皮瓣坏死，"中央凹陷"和"周边白色瘢痕"。如今，这些技术在毛发修复外科中尽管还在应用，但已受限，通常用于修复因外伤或先天异常引起的大面积头皮缺损。唯一例外的是 Sheldon Kabaker 医生所提出的应用于女性的"发际线降低术"的皮瓣技术，目前仍在流行，且是部分女性的首选（参见"86 发际线降低技术""87 头皮延展技术及三瓣转位手术在大面积秃发中的应用"和"88 皮瓣与组织扩张器在头皮修复中的应用"）。

1.6 FUT——1995 年至今

毛发移植的另一个重大进展是从应用简单的显微移植体到更精致的毛囊单位移植体的转变。

1984 年，Headington 发现毛发是自然成簇生长的，一般包括 1～4 根毛发，称为毛囊单位（FU）[7]，在此基础上，医生开始应用显微放大镜进行分离，分割成保持自然成簇生长的 FU 进行移植（▶图 1.2）。1988 年，得克萨斯州的 Bobby Limmer 医生可

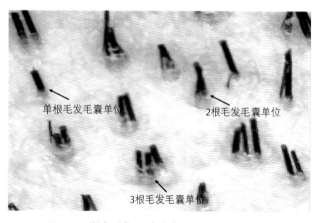

图 1.2 剃发后供区头皮自然生长的毛囊单位

能是应用这项技术的第一人。1991 年 11 月，他将 3 年应用显微镜分割移植体技术的结果发布在简讯论坛。但他并没有称之为 FU，直到 1992 年确认了其研究结果，才发表了成果[8]。跟 Limmer 学习技术的加拿大医生 David Seeger 则积极推广和传授这项技术[9]。Bernstein 和 Rassman 医生于 1995 年首先发表了第一篇定义为 FUT 的论文，阐明了这种技术的特性和优越性[10]。

FUT 技术的显著特点是：

- 应用单条椭圆（条）状头皮替代多刀技术。
- 使用高倍镜最好是立体显微镜，用于 FU 的识别、分离并修剪多余组织，制备自然的 FU 移植体（▶图 1.3a～c）。
- 相对于多刀技术和不用放大镜，这种方式制备的含 1～4 根毛发的 FU 移植体减少了离断和浪费。
- 这些自然的含 1～4 根毛发的 FU 移植体比单纯含有相同毛发根数的显微移植体更小，能够植入更小、更密的孔洞（▶图 1.4）。

最初，FUT 在已有的毛发移植圈内遇到阻力。因为这项工作劳动密集且耗时长，需要更多的工作人员，助手不愿使用显微镜。更重要的是，人们关心移植体的存活和连续创造良好移植密度的能力。然而，到 2000 年，因为手术持续的良好效果，互联网宣传和患者需求的增加，这个技术成为毛发移植的黄金标准。有些人甚至打趣说这是毛发移植发展的"逻辑终点"。人们几乎不知道还有什么需要改进（参见"4 头皮条获取过程"）。

1.7 FUE——1998 年至今

FUE 发展的动力，是为了避免有些患者介意 FUT 技术供区的线性瘢痕[11]。这两种方法都是应

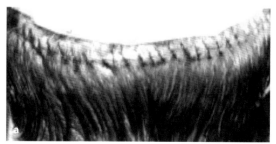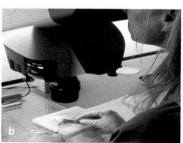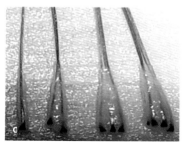

图 1.3 a. 相对于环钻提取后，单条头皮切取后的供区外观。b. 在显微镜下分割所获供区组织为毛囊单位。c. 含 1～3 根毛发的毛囊单位

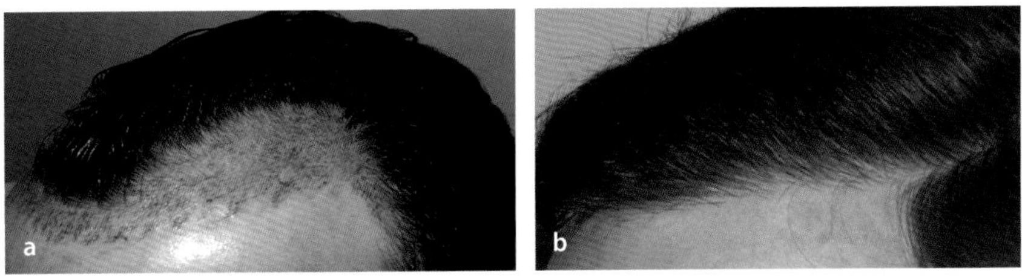

图 1.4 毛囊单位移植使得手术后的效果非常自然

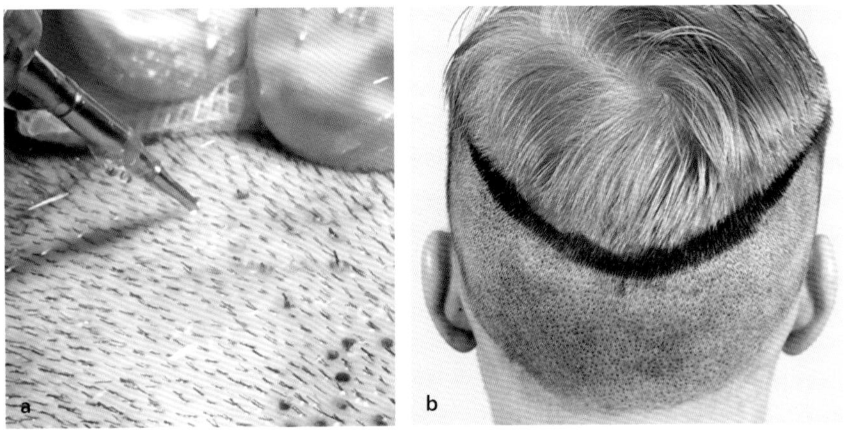

图 1.5 a、b. 用 0.8～1.0 mm 的小型环钻提取毛囊后遗留的小孔洞，而不是线状瘢痕

用 FU 进行移植，但 FUE 的移植体用微型环钻获取（▶图 1.5a、b；参见"第 5 部分 毛囊单位钻取术"）。

第一位描述这种提取方法的外科医生是日本的 Masumi Inaba 医生，1988 年他报道使用了小的环钻，然后用 1 mm 针头提取 FU。20 世纪 90 年代，澳大利亚的 Ray Woods 医生在此基础上改进和推动了这项技术，称为"无痕手术"，他并没有命名为 FUE，而是叫"Woods 技术"[11]。Woods 医生也是第一个测试和证明体毛移植到头皮可以生长的人。遗憾的是，他没有与同行分享他的方法，而是完全保密。

直到 2002 年，Rassman 医生和 Bernstein 医生发表了一篇题为《毛囊单位提取术：毛发移植微创手术》的文献[12]。在文章中，他们描述了使用手动锐利环钻进行 FUE 相关的挑战，诸如皮下毛囊分叉和不易拔出等。

早期的 FUE 技术受到质疑，迟迟没有被普遍接受，其主要原因为：

• 首先，FUT 处于鼎盛时期，达到了令人惊叹的术后外观效果，尽管线性瘢痕可能是一个问题，但在大多数患者很窄，也很容易被短发遮盖。

• 另外，医生在早期使用锐利环钻盲取移植体技术有难度，学习掌握技术困难，经常造成比较高的横断率、脱鞘或移植体损伤，导致生长不良。

• FUE 操作缓慢而令人沮丧，一次只能移植少量 FU。早期的效果无法与 FUT 相比。

• 另一个弊端是供区遗留多发明显的白色斑点状瘢痕。

少数医生（Cole、Rose、Harris、Devroye、Rassman、Lorenzo 等）依然相信如果相关的问题能够解决，FUE 仍然是很好的技术方法。在此后的 10 年里，他们各自努力，改进了设备和技术，包括：

• 更好的环钻和具有限制深度的工具。

• 电动装置，使提取更快、更容易。这些设备提供旋转、振荡，甚至振动分离模式。

• 钝性分离技术概念的建立便于更深层次的分离，减少了横断率和提取更多量的移植体[13]。

• 使用较小的环钻减小"斑点状瘢痕"。

• 在供区衰竭情况下，体毛也可以作为移植体。

到 2015 年，ISHRS 的一项调查显示，FUE 占所有毛发移植手术的 50% 以上，而 2009 年仅为 10%。毫无疑问，FUE 有其自己的优势，在很多种情况下，是有价值的技术方法（参见"21 毛囊单位头皮条切取术或毛囊单位钻取术：计划与决策"）。大多数外科医生已经认可 FUE 的价值，并付诸临床实践。根据具体情况，他们将使用 FUT 或 FUE 或两者的组合。

近期仅开展 FUE 技术的外科医生激增

越来越多的医生进入了毛发移植领域并只开展 FUE 手术。在编者看来，形成这一趋势的原因如下。

- 如今，单纯开展 FUE 要比单独开展 FUT 容易得多，FUT 手术需要大量技术熟练人员和贵重的设备。

- 因其号称"侵入性较小"的技术，患者对 FUE 的需求很高，并且在日渐增加。患者对"微创"手术的需求一直是美容手术的驱动力。与更好的术后效果未必相关。

- 大型商业资本进入该领域，主要是推动 FUE。据估计，现在全球毛发移植市场价值约为每年 25 亿美元。这就难怪商业资本要介入了。他们所采用的商业模式与 FUE 的发展直接相关。事实上，现在"从技术上"可以让助手完成供区移植体的提取，但头皮条的切取是不可能的。大企业使用的模式是有争议的，因为它经常使用几乎没有经验的技术人员来完成手术关键步骤的部分甚至全部。商业公司把技术作为附加程序出售给医生，医生只需花费很少的时间，赚取额外的收入。这些临床医生中很多没有毛发移植的手术经验。

我想澄清的是：这种商业模式的问题不在 FUE 技术本身。FUE 已被证明是一个非常好的解决脱发问题的外科手段，问题是大量缺乏经验的临床医生涌入，这些医生不能有效监督指导缺乏经验的技术人员。这导致了毛发移植并发症的急剧增加。通过阅读本书后，你会了解，毛发移植看似很简单，实则是非常复杂的，为了达到良好的手术效果，在设计和手术过程中涉及许多的步骤。提取移植体仅仅是这些诸多步骤中的一小部分，缺乏其他环节的经验将会是一个很大的问题。

1.8 关于未来，仍有争议

我们知道，目前 FUE 和 FUT 如果操作得当的话都可以取得非常好的效果。最近的研究表明，应用改进的 FUE 技术，移植体的质量和存活率都没有改变。但是，有一个争议的且对未来有一定意义的问题尚无答案。问题是："单独"使用 FUE 与 FUE 和 FUT 联合使用能够获取的移植体数量在人的一生中有没有差异？如果有，这个差异是否明显，有没有临床意义？

目前，大多数医生认为 FUT+FUE 联合使用比单纯采用 FUE 一生中所获得的移植体数量更多。但是，两者的临床差异并不清楚。因为这两种技术都可以在患者的一生中获得至少 6 000 个移植体，这些量基本上可以达到患者满意的效果，因此这两种技术都可以满足于大多数患者。但问题是：

- 如果患者需要更多的移植体时怎么办？

- 属于这一类的患者比例是多少，如何甄别？

- 仅使用 FUE 技术是否能够为这类患者一生提供同样的头皮覆盖程度？如果不能，是否有显著的临床差异？

- 超出优势供区的 FUE 获取是否会在手术后的 10 年中出现受区毛发密度降低？是否会因为多年后受区密度降低而导致患者后期的不满意？如果是的话，有没有临床差异？

患者未来的最终覆盖范围将取决于其供区的条件。因此，上述问题的答案可能很重要，特别是随着越来越多的医生进入该领域只做 FUE 这种趋势。这个答案可能会决定毛发移植的未来发展。

1.9 辅助治疗和非手术治疗进展

毛发移植的致命弱点是有限的供区条件。以下是一些可维持或改善患者原生毛发的医疗及非医疗辅助方法。随着时间的推移，我们将更加依赖于这些辅助治疗来帮助患者，而不是毛发移植技术的改进。一旦我们可以阻止脱发进展，供区有限的问题将变得越来越不重要。

- 药物治疗：米诺地尔、非那雄胺和度他雄胺（参见 10 男性型脱发与女性型脱发的药物治疗）。

- 低能量激光治疗（low-level laser therapy，LLLT）：已用于治疗脱发多年。经常使用据说可以减少男女性脱发，并有生发功能，但数据仍然有限。对于术后患者，据称可以减少手术"应激性脱发"和加速生长。

- 富血小板血浆（platelet-rich plasma，PRP）：PRP 治疗脱发的疗效报告差异很大。该领域需要更多的研究和有效的诠释（参见"11 富血小板血浆与 ACell"）。

- 细胞治疗和克隆：这是毛发修复外科领域多年的憧憬。经常有患者问"什么时候可以应用？"在过去的 25 年，我们一直在说"5～10 年后"。事实上，研究人员更多的是在使用干细胞激活毛发生长，而不是克隆移植体（参见"12 毛发移植：细胞疗法的前景"）。

- 头皮文饰：Toppik 和 DermMatch 是有效的辅助遮瑕产品。头皮文饰具有永久的效果［参见

"13A'永久性'头皮文饰"和"13B'暂时性'头皮文饰（头皮毛发样着色）"］。

- 其他当前外科趋势：改进保存液和添加剂是近年来变化的主要焦点。过去生理盐水是标准的保存溶液。低温溶胶保存液具有生理 pH、渗透压和防止冷损伤的作用，已经非常受欢迎。脂质体 ATP 具有保护移植体抗缺氧的能力，也变得流行（参见"38 保存液"）。1991 年，韩国外科医生 Yung Chul Choi 将种植笔引入植发手术，在过去 25 年中，该设备出现了许多变化。种植笔使用变得越来越主流，并被许多人认为是植入移植体的理想方法（参见"48 辅助种植的染色及其他辅助方法"）。

参 考 文 献

[1] Unger WP, Nordström REA, eds. Hair Transplantation. 2nd ed. New York: Marcel Dekker; 1988

[2] Okuda S. Clinical and experimental studies on transplanting of living hair [in Japanese]. Jpn J Dermatol. 1939; 46: 135−138

[3] Orentreich N. Autografts in alopecias and other selected dermatological conditions. Ann N Y Acad Sci. 1959; 83: 463−479

[4] Bradshaw W. Quarter-grafts: a technique for minigrafts. In: Unger WP, Nordström REA, eds. Hair Transplantation. 2nd ed. New York, NY: Marcel Dekker; 1988: 333−351

[5] Nordström REA. "Micrografts" for improvement of the frontal hairline after hair transplantation. Aesthetic Plast Surg. 1981; 5: 97−101

[6] Uebel CO. Micrografts and minigrafts: a new approach for baldness surgery. Ann Plast Surg. 1991; 27(5): 476−487

[7] Headington JT. Transverse microscopic anatomy of the human scalp. A basis for a morphometric approach to disorders of the hair follicle. Arch Dermatol. 1984; 120(4): 449−456

[8] Limmer BL. Elliptical donor stereoscopically assisted micrografting as an approach to further refinement in hair transplantation. J Dermatol Surg Oncol. 1994; 20(12): 789−793

[9] Seager D. Binocular stereoscopic dissection microscopes-should we all be using them? Hair Transplant Forum Int. 1996; 6: 2−5

[10] Bernstein RM, Rassman WR, Szaniawski W, Halperin A. Follicular Transplantation. Intl J Aesthetic Restorative Surgery. 1995; 3: 119−132

[11] Dr. Ray Woods publicly demonstrates FUE in Australia. 1989. Available at: www.thewoodstechnique.com. Accessed January 10, 2020

[12] Rassman WR, Bernstein RM, McClellan R, Jones R, Worton E, Uyttendaele H. Follicular unit extraction: minimally invasive surgery for hair transplantation. Dermatol Surg. 2002; 28(8): 720−728

[13] Harris JA. New methodology and instrumentation for follicular unit extraction: lower follicle transection rates and expanded patient candidacy. Dermatol Surg. 2006; 32(1): 56−61, discussion 61−62

Henrique N. Radwanski

雷鸣 译，王继萍 沈林霞 审校

2

头皮解剖
Scalp Anatomy

概要 了解头部皮肤的解剖结构有助于外科医生设计和完成手术，预测和规避可能发生的问题，避免并发症的发生。评估头皮状态，设计手术切口，预估可以切除的头皮组织量（供区或瘢痕修复时），以及有效的神经阻滞都依赖于对覆盖颅骨的头皮解剖结构的研究。一个好的植发医生应当熟悉头皮的层次，同时也应当具备整体的美学观念，以便完成头皮的重建手术。

关键词 头皮解剖，帽状腱膜，腱膜，骨膜，颈动脉，三叉神经，枕神经

关键要点

- 植发医生必须了解的头皮解剖结构。
- 丰富的血供系统保护头皮，保障皮瓣手术或高密度毛发移植的安全性。
- 了解神经支配可以有效地对头皮进行麻醉。

2.1 介绍

覆盖头部的皮肤和软组织称为头皮。它的主要功能是保护颅穹窿，对创伤和感染起到屏障作用。头皮还具有重要的美学功能，是人体含毛发数量最多的组织。对人类来说，头发是唯一可以装饰外观、展示美丽的自然因素，因此必须尽量保护生长毛发的头皮。外科医生在处理头皮损伤的患者时，应该意识到这一点。此外，头皮是植发医生实施手术的主要区域，头皮解剖学知识是他们工作的基础。毛囊的显微解剖和组织学将在"3 毛发移植相关的毛发解剖学和组织学"中讨论。

2.2 表面解剖

头皮从眉毛向后延伸到上项线，侧缘是颧弓和外耳道。除了前额无毛发，所有区域都有毛发[1-3]。儿童头皮面积可以占总体表面积的20%，成年人的这一比例降至5%以下。由于疏松结缔组织的存在，头皮并没有紧密地附着在颅骨上，而是有一定的移动度。奇怪的是，有些人能够通过收缩成对的额肌和枕肌，使头皮移动。

毛发移植专家需要熟悉头皮不同区域的命名，标准化术语用于不同领域的医学专业和非医学专业人员之间的沟通交流[4]。秃发的头皮一般被划分为主要区域（前额部、头皮中部、顶部或冠状区）和几个亚区域（▶图 2.1a、b）。

2.3 头皮分层

头皮可以分为五层，可以简单地命名为SCALP：皮肤（S）、结缔组织（C）、帽状腱膜（A）、疏松结缔组织（L）和骨膜（P）（▶图 2.2）。

皮肤是头皮的最表层，由表皮（表层）和真皮层（深层）组成。头皮的皮肤是全身最厚的，在3（顶部）～8（枕骨）mm。

毛囊及其附属结构穿过此层。需要注意的是，毛囊在表皮的开口角度与在真皮深层的角度会略有不同。因此，切取头皮条或钻取移植体时，需要非常小心，尽可能减少毛囊横断。真皮内包含连接毛根鞘的立毛肌，在寒冷或应激反应时，会产生鸡皮疙瘩样变化。皮脂腺位于真皮层，分泌皮脂，润滑毛干并清除毛囊代谢产生的碎屑。这些腺体的分泌，赋予了皮肤油腻感，也是皮肤经常出现皮脂腺囊肿的根源。汗腺源自皮下组织层，其导管穿过这两层抵达皮肤。

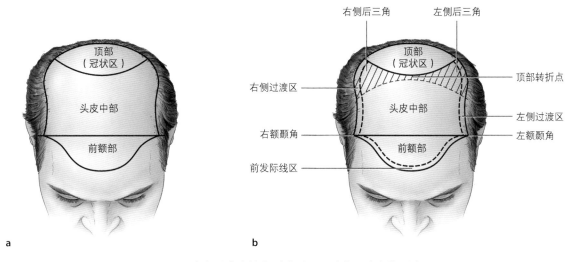

图 2.1　a. 秃发区头皮的主要分区。b. 秃发区头皮的亚分区

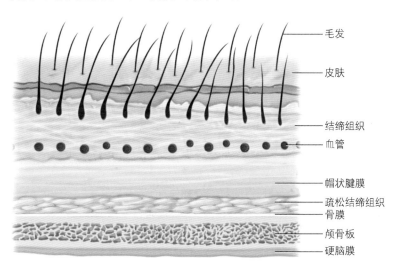

图 2.2　头皮分层

结缔组织（或皮下组织）层主要由排列在纤维隔中的脂肪小叶组成，纤维隔牢固地连接上面的皮肤和深层的帽状腱膜。因此，头皮的上面三层成为一体，会相对于深层的疏松结缔组织整体移动。

这一层分布着大量的动脉、静脉、淋巴管和头皮神经。丰富的血液供应有助于防控感染，促进伤口愈合，增加毛发移植术后移植体的成活。这层中的血管高度黏附于纤维隔上，切断时不能有效地收缩，因此即使是小切口也可能会导致大量出血。位于帽状腱膜上方的浅表切口出血比贯穿帽状腱膜的切口少，因为帽状腱膜会将皮肤拉紧，使伤口裂隙更小。

腱膜或帽状腱膜［在《格氏解剖学》（*Gray's Anatomy*）中也称为颅顶肌］是一种坚韧的纤维片，作为阔韧带连接着后面的枕肌和前面的额肌[5]。

两个成对的四边形肌肉分别在前面的眶弓上缘（额肌）和后面的上项线、隆突（枕肌）插入真皮。在外侧，帽状腱膜延续为附于颞区的颞筋膜浅层，并与面部浅肌肉腱膜层（superficial musculo-aponeurotic layer of the face，SMAS）相连续。

帽状腱膜没有弹性，厚度为 1～2 mm。该层的拉伸强度使其在缝合各种类型的头皮复位和皮瓣手术时非常有用。同样，这个拉伸强度也会影响头皮手术，伤口很难在无张力的情况下关闭。手术切开帽状腱膜或者使用头皮扩张术和头皮延伸术可以帮助缓解这个问题[6,7]。

疏松结缔组织（帽状腱膜下层）是一层薄的、疏松的、血管相对少的一层，在出血较少的情况下，很容易被分离动员而形成皮瓣。这层唯一发现的血管是连接头皮和颅内静脉系统的导静脉。虽然罕见，但感染可发生在这一层面，并通过顶孔的导静脉使脑膜受累。在某些区域，头皮只有三层（即皮肤、皮下组织和深层筋膜），疏松结缔组织并不存在。当头皮的五层结构全部存在时，可以切除比较多的组织；如果只有三层，那么头皮切除将会受限。某些个体由于纤维网状结构发育不好，导致其上面皮肤的移动度较小，被称为"紧致头皮"。

骨膜（或颅骨外膜）牢固地黏附在骨骼上，尤其是骨缝连接线上（即冠状缝、颞侧缝、矢状缝和人字缝）。在临床实践中，头皮的这四层可能会重新组合成三层，在现代医学影像中有明显区分：表皮/真皮层、皮下层、帽状腱膜层和骨膜覆盖层[8]。

2.4　头皮的血液供应

通过颈外动脉和颈内动脉两个系统的五对血管供应到头皮的每个部位。

颈外动脉系统的分支供血于头皮后部和外侧，包括三个分支：

- 枕动脉（头皮后部）。
- 耳后动脉（耳后和耳上方）。
- 颞动脉（头皮外侧和前额）。

颈内动脉系统的分支供血至头皮前部和上部，包括眼动脉的两个末端分支：

- 滑车上动脉（前额正中）。
- 眶上动脉（前额外侧至顶点）。

血管从周围进入头皮，延伸向中线（向心流），位于帽状腱膜上的皮下组织层。由于这些血管位于真皮深部，所以在切取头皮条时，需要控制切口深度，以免伤及枕动脉或其分支。同一侧头皮和两侧头皮之间都有血管的丰富吻合，这就可以解释为什么头皮感染率低，皮瓣存活率高。头皮撕脱后，即使是单个动脉蒂也足以重建整个头皮的血运（▶图2.3）。皮瓣手术前，对于一些可能有血管异常（如广泛创伤史、既往头皮手术或放射治疗）的患者，使用多普勒流量仪来评估动脉血流是有必要的。

值得警惕的是，近期已经有多例眉间区域注射填充剂后失明的个案报道，眉间的血管解剖受到了关注。眼动脉起源于眼睛后方，为眼睛、鼻上部和前额提供血供，其分支包括眶上动脉、滑车上动脉、鼻背动脉和泪腺动脉。填充时压力到一定程度就可以致填充剂逆行并引起眼部并发症。然而，这种情况从未出现在注射局部麻醉药物时[9]。

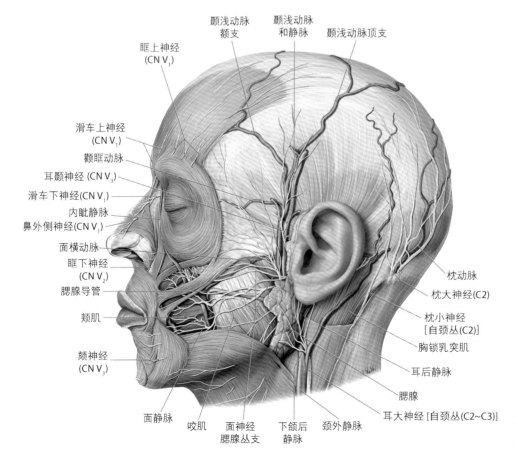

图 2.3　头皮血供图（经同意引自 THIEME Atlas of Anatomy, Head and Neuroanatomy, © Thieme 2007, Karl Wesker 绘图）

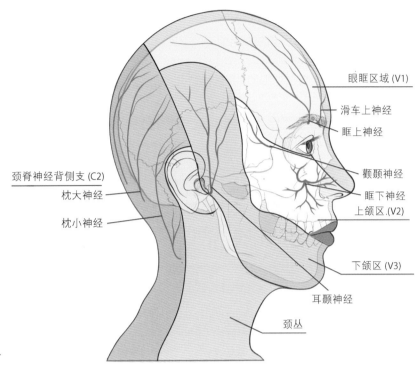

眼眶区域 (V1)

滑车上神经

眶上神经

颞颧神经

眶下神经

上颌区 .(V2)

下颌区 (V3)

耳颞神经

颈丛

颈脊神经背侧支 (C2)

枕大神经

枕小神经

图 2.4　头皮的神经分布

2.5　头皮静脉

头皮静脉回流可分为浅静脉和深静脉。浅静脉和动脉伴行，包括颞浅静脉、枕静脉、耳后静脉、眶上静脉和滑车上静脉。这些静脉最终汇入颈静脉。颅内的深部区域由翼状静脉丛回流至上颌静脉。重要的是，头皮静脉之间彼此吻合并通过无瓣的导静脉与颅骨内的板障静脉相连，这就建立了头皮和硬脑膜静脉窦之间的连接。

2.6　淋巴回流

头皮前部的淋巴管注入腮腺淋巴结、下颌下淋巴结和颈深淋巴结。头皮后部的淋巴管注入耳后（乳突）淋巴结和枕部淋巴结。

头皮神经

头皮所有的感觉神经支配来自第 V 脑神经（即三叉神经）和第 II、第 III 颈神经的分支。前额中线的感觉由滑车上神经和眶上神经支配（第 V 脑神经的眼神经分支）。额部外侧的感觉受颞颧神经（第 V 脑神经的上颌支）和耳颞神经（第 V 脑神经的下

颌支）支配。头皮后部的感觉受枕小神经（C2）、枕大神经（C2 和 C3）和第 III 枕神经（C3）支配（▶图 2.4）。

外科医生熟悉了解剖结构就可以在这些神经从颅内到浅表的眶上或者滑车上出口处应用局部麻醉实现神经阻滞。枕神经及其他神经的神经阻滞也可以使用（参见"32 神经阻滞"）。

枕肌由耳后神经支配，额肌由面神经的颞上支支配（VII）。额肌收缩会提升前额并产生水平皱纹[10]。

2.7　结论

进行头皮手术的整形外科医生和皮肤外科医生应该熟悉头皮的解剖结构，这个并不难。头皮血供丰富，设计的皮瓣变化可以很大。除了在皮肤闭合最紧的地方或之前有瘢痕阻断血流的地方，皮瓣一般不会产生坏死。对神经支配知识的掌握，可通过小剂量局部神经阻滞实现安全有效的局部麻醉。笔者认为，深刻的解剖学理解是合理规划和安全实施任何手术的基础，也是避免头皮外科手术并发症的基础。

参 考 文 献

［ 1 ］ Elis H. Mahadevan V. The surgical anatomy of the scalp. Surgery. 2014; 32(S1): e1－e5

［ 2 ］ Seery GE. Surgical anatomy of the scalp. Dermatol Surg. 2002; 28(7): 581－587

［ 3 ］ Tolhurst DE, Carstens MH, Greco RJ, Hurwitz DJ. The surgical anatomy of the scalp. Plast Reconstr Surg. 1991; 87(4): 603 －612, discussion 613－614

［ 4 ］ Beehner ML. Nomenclature proposal for the zones and landmarks of the balding scalp. Dermatol Surg. 2001; 27(4): 375－380

［ 5 ］ Williams PH, Warwick R, eds. Gray's Anatomy. 36th ed. Philadelphia, PA: Saunders; 1985: 530

［ 6 ］ Brass D, Oliphant TJ, McHanwell S, Alexander M, Langtry JA. Successful treatment of forehead lipoma depends on knowledge of the surgical anatomy: a step-by-step guide. Clin Exp Dermatol. 2016; 41(1): 3－7

［ 7 ］ Raposio E, Santi PL, Nordström REA. Serial scalp reductions: a biomechanical approach. Dermatol Surg. 1999; 25(3): 210－214

［ 8 ］ Hayman LA, Shukla V, Ly C, Taber KH. Clinical and imaging anatomy of the scalp. J Comput Assist Tomogr. 2003; 27(3): 454－459

［ 9 ］ Beleznay K, Carruthers JDA, Humphrey S, Jones D. Avoiding and treating blindness from fillers: a review of the world literature. Dermatol Surg. 2015; 41(10): 1097－1117

［ 10 ］ Kemp WJ, III, Tubbs RS, Cohen-Gadol AA. The innervation of the scalp: A comprehensive review including anatomy, pathology, and neurosurgical correlates. Surg Neurol Int. 2011; 2: 178

3

Francisco Jimenez, Irene Hernandez, Enrique Poblet

樊一斌　皇幼明　译，王瑾　沈林霞　审校

毛发移植相关的毛发解剖学和组织学

Hair Anatomy and Histology for the Hair Transplant Surgeon

概要　植发医生应详细了解人毛囊单位宏观及微观解剖结构，以及终毛毛囊的解剖学和组织学特征。本章从传统的解剖学描述出发，结合最新发现，提出了一个关于毛囊单位的全新解剖学观点。其中对于毛囊生长周期不同阶段的宏观描述对指导外科医生和相关技术人员进行镜下毛囊分离是很有用的。此外，本章节也阐述了人毛囊中不同干细胞巢的位置，并讨论了其在毛发再生过程中的具体作用。

关键词　毛囊单位解剖，终毛，毳毛，毛发周期，生长期，退行期，休止期，隆突，毛乳头

关键要点

- 毛囊单位包括终毛囊、毳毛/微型化毛囊、皮脂腺、立毛肌、小汗腺盘管、毛囊周围真皮、脂肪组织和丰富的神经及血管网。
- 终毛毛囊是毛发移植术的主要元素。外科医生需了解其解剖结构以保证取得完整的终毛囊。
- 毛囊具有独特的自我更新能力，其解剖结构是动态的，随着毛发周期的改变而变化。

3.1　介绍

　　毛发在过去通常被认为是哺乳动物独有的特征，中国内蒙古巴彦乌兰的 5 500 万年前的古新世晚期地层中发现的粪便化石是发现毛发存在的第一个证据[1]。

　　人类毛发长度、形状和密度千差万别，主要取决于其部位和发育阶段。人体大约有 500 万个毛囊（hair follicles，HF），其中大部分是毳毛。

它们位于真皮乳头层或真皮网状层上部，形成直径小于 30 μm 且厚度通常小于内毛根鞘的几乎不可见的少色素毛干（▶图 3.1）。相比之下，大多数头皮上的毛囊及用于毛发移植的毛囊是终毛，这些终毛位于皮下，长度较长、有色素，可以长出直径大于 60 μm 的粗毛干。

3.2　毛发移植相关的毛囊单位解剖的最新综述

　　人类头发以毛囊单位（FU）形式于头皮簇状生长（▶图 3.2a）。严格地说，FU 是病理学家 T. Headington 于 1984 年在分析头皮环钻活检获得的连续水平切片时首次提出的一个组织学概念（▶图 3.2b）[2]。Headington 将 FU 定义为一个单位结构，包含 1～4 个终毛毛囊加上 1～2 个毳毛毛囊及相关皮脂腺、立毛肌、毛囊周围血管和神经丛，以及细小胶原蛋白组成的外膜。对这种经典 FU 显微解剖的描述几经修订，总结如下。

3.2.1　毛囊单位中终毛的不同分布

　　在毛发移植手术中，FU 是主要的移植对象，可以直接用 0.8～1 mm 的环钻从供区头皮上提取（FUE），也可以通过头皮条显微分离获得（▶图 3.3）。值得注意的是，在供体区域，不同患者和不同种族之间不同毛发簇的百分比存在显著差异。例如，白种人（高加索人）中超过 50% 的 FU 包含 2 根毛发，其次是 3 根和 4 根毛发 FU，而只有 10%～20% 的 FU 仅有 1 根终毛（▶图 3.4）。根据经验，白种人（高加索人）的毛发密度大约是 FU 密度的 2.5 倍[3]。相比之下，亚洲人的大多数 FU 有 2 根毛发，其次是 1 根毛发 FU（30%～37%）[4]。关键是要认识到，每平方厘米（cm²）FU 的绝对数量保持相对恒定（65～85 FU/cm²），而天然毛发簇的不同比例

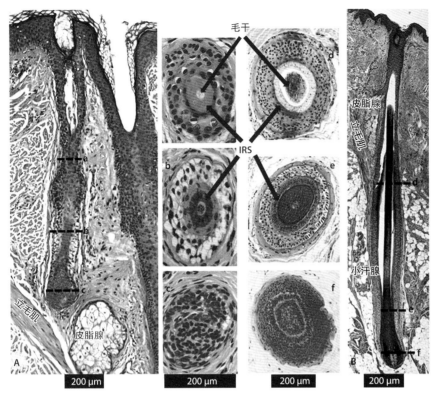

图 3.1　毳毛囊和终毛囊的组织学差异。左图 A 显示的是毳毛囊的垂直切片。注意，毳毛囊没有立毛肌附着，毛球位于真皮层。图 a、b 和 c 是在不同深度上制作的水平切片。右图 B 显示的是终毛囊的垂直切片。图 d、e 和 f 是终毛囊的水平切片。这些图片旨在显示毳毛囊和终毛囊之间毛干直径的差异：根据定义，毳毛毛干比内毛根鞘（IRS）更细。注意，终毛囊位于皮下脂肪

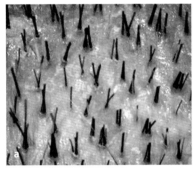
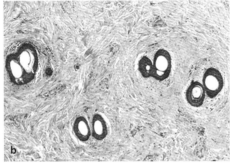

图 3.2　毛囊单位。a. 枕部头皮特写照片，显示毛发从头皮表面长出，呈簇集分布，被称为毛囊单位（FU）。b. 4 个双根毛发毛囊单位的组织学水平切片。此切片位于毛囊漏斗部的水平（皮脂腺上方）

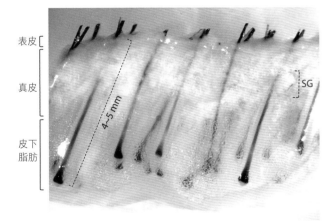
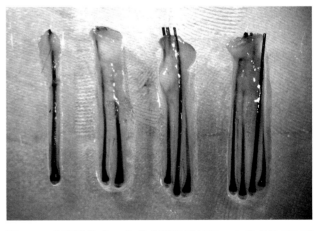

图 3.3　头皮条切取的头皮薄片。这张照片显示了在立体显微镜下从供区头皮条上切取的一条薄片。它展示了头皮皮肤的不同区域。注意终毛囊的毛球部深度（通常在 4～5 mm）。同时注意皮脂腺（SG）的淡黄色，以及毛囊的分组排列。皮肤中的其他结构，包括立毛肌、汗腺、小血管和神经，在立体显微镜下是看不见的

图 3.4　毛囊单位（FU）是主要的移植体。人头皮的 FU 可能包含 1 根、2 根、3 根或 4 根终毛（从左到右）。使用 FUE 技术用 0.95 mm 环钻提取的 FU

决定了患者的毛发密度。例如，尽管 FU 密度可能相同，但高毛发密度的患者比低毛发密度的患者有更多的 3 根和 4 根毛发 FU。

3.2.2　立毛肌和毛囊单位的解剖学关系

在经典的解剖学教科书中，每个毛囊都与一个立毛肌相关。然而，目前的解剖模型将 FU 视为一个单元结构，引入了一个立毛肌单元服务于一个 FU 的概念，其中起源于各自毛囊的立毛肌连接在一起，形成一个向上延伸到其上附着区的单一肌肉结构[5]。不难想象，立毛肌就像一根绳子，将每个 FU 的所有毛发连接在一起，如一束花上的丝带（▶图 3.5）。在该区域以下，生长期毛囊的下部倾向于向外伸展，这就是尖锐的 FUE 环钻插入过深（通常深于 3 mm）而导致毛囊横断的主要原因。

立毛肌附着在外毛根鞘的隆突区。研究表明，隆突干细胞通过肾连蛋白的沉淀，引导立毛肌附着[6]。毛发移植术中，在提取毛囊时，立毛肌明显

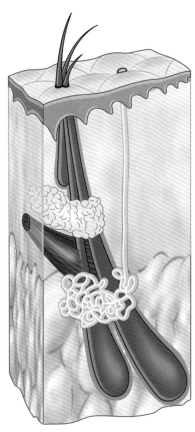

图 3.5　毛囊单位解剖。这张图显示了一个毛囊单位移植体的不同组成部分之间的空间关系：毛囊、皮脂腺（黄色）、小汗腺（绿色）和立毛肌（红色）

被横断，但在被植入受区后，肌肉能够再生并保留其收缩能力[7]。

3.2.3　毛囊单位包含小汗腺

除非用特定的染料染色，否则外科医生和毛发移植术技术人员无法在立体显微镜下看到小汗腺。而大多数 FU 含有一个小汗腺盘管（小汗腺的分泌部分），可以在毛囊下部的纵切片上观察到（立毛肌下方；▶图 3.5 和 ▶图 3.7）[8]。这种小汗腺-毛囊解剖关联的功能意义（如果存在）目前尚不清楚。

3.3　终毛毛囊是毛发移植术最具价值的结构

终毛毛囊可以长出既粗又长的毛干，它看起来似乎结构简单，但其实相当复杂。通常认为终毛毛囊是一个由许多不同类型细胞组成的微器官，这些细胞相互作用并与周围的微环境相互作用，包括上皮细胞、毛乳头和真皮鞘的间充质细胞、参与毛囊自我再生和具有色素的若干上皮细胞、黑素细胞和间充质干细胞库、丰富的神经支配和血管网及免疫细胞（肥大细胞、巨噬细胞、T 细胞和朗格汉斯细胞）。这些不同细胞类型中，部分有助于毛干的生长，部分则具备十分重要的功能（如真皮重塑、损伤后再上皮化、皮肤干细胞稳态等），本章中不详细描述。

3.3.1　随毛发周期而改变的终毛毛囊解剖结构

毛囊具有连续的生长期（生长阶段）、退行期（消退阶段）和休止期（静止阶段），从而形成一个新的循环周期。人类毛囊周期中，这些阶段并非同步，即 FU 中的每个毛囊处于其周期中的某个阶段，独立于其相邻毛囊（▶图 3.6a）。正常情况下，大约 90% 的头皮毛囊处于生长期，剩下的 10% 处于退行期或休止期。

生长期毛囊最为常见，其下段很清晰，易被立体显微镜识别。一般情况下，它们的平均长度为 4～5 mm，毛发稀疏者的生长期毛囊可能短至 3 mm，而毛发浓密者的生长期毛囊可长达 6 mm。根据毛发生长期的时间长短不同，身体不同部位的毛囊会产生不同长度的毛发。例如，头皮毛囊的生长期较长（2～8 年），毛干长度平均每天增加 0.30 mm。

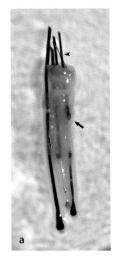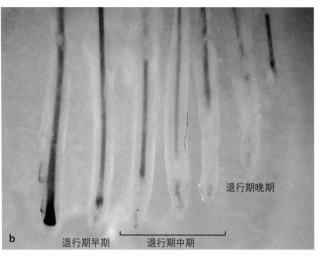

图 3.6　毛囊单位内的毛囊周期非同步（或独立）。a. 用 1 mm 环钻提取的毛囊单位，由 4 根终毛和 1 根毳毛 / 微小化毛发（箭头）组成。1 根终毛处于退行期，2 根处于生长期，1 根处于休止期（长箭头）。b. 在立体显微镜下解剖的几个毛囊，显示了毛发周期的不同阶段，从左往右依次为：生长期、退行期早期、退行期中期、退行期晚期和休止期

退行期始于毛囊下部大量细胞凋亡破坏，表现为上皮索和毛囊体积显著减少。毛乳头从锥形逐渐压缩并向上移动，像残余毛乳头一样附着于上皮索。真皮鞘表现出平滑肌的特征，其收缩可能对于毛干和毛乳头巢在休止期向上运动至关重要。这一过程允许毛乳头重新定位并到达其干细胞邻近的位置，然后在下一个周期重新开始生长，使毛囊再产生新的毛干[9]。退行期持续 2 ~ 3 周，尽管退行期应被视为一个连续的形态变化过程，并结束于休止期毛囊（▶图 3.6b），但其可根据形态分为几个阶段（退行期早期、中期和晚期）。

休止期表现为毛囊缺乏增殖和毛囊显著静止。毛干脱色，基底部呈杵状。毛乳头非常小，与位于隆突最深处的毛芽位置正相对，毛芽对于休止期转化至生长期至关重要。使用抗体 Ber-Ep4 可在人休止期毛囊的组织学切片中识别毛芽。头皮毛囊休止期持续 2 ~ 3 个月。休止期转变至生长期（生长期再进入）是头发生物学研究的热点之一，这对于理解毛囊再生过程十分重要。最后，休止期毛囊的脱落阶段称为脱出期。有关杵状毛脱落的机制尚未完全阐明，其似乎是由蛋白酶激活和抑制所驱动的[10]。Kenogen 提出杵状毛干脱落后出现的静止期空毛囊。

3.3.2　终毛毛囊的组织学

认识到毛囊在解剖组织结构上被划分为三个垂直部分（漏斗部、峡部和下部）十分重要，因其可作为一个参照标准来描述毛囊的解剖区域（▶图 3.7）。简言之，漏斗部是包括毛囊口和皮脂腺导管入口之间的区域，峡部是皮脂腺导管和立毛肌之间的区域，下部是立毛肌以下的毛囊段区域。皮脂腺导管的入口和立毛肌的插入点是固定的结构，这种简化分区十分重要，因其在毛囊周期中是不变的。相比之下，毛囊的下半部分只在毛发周期的生长期出现，在退行期退化，在休止期消失。

毛囊由上皮角质形成细胞和间充质细胞组成。上皮细胞相当复杂，呈八层同心分布（▶图 3.7）。最外层称为外毛根鞘（ORS）。内毛根鞘（IRS）由三层组成：最内层是角质层，与毛小皮细胞互锁，中间是 Huxley 层，最外层是 Henle 层。在外毛根鞘和内毛根鞘之间是伴生层。外毛根鞘层、伴生层和内毛根鞘围绕着毛干，毛干由毛小皮、毛皮质（由角质细胞组成，其中含有来自毛球黑素细胞的色素）和最内层的髓质组成。毛母质是由增殖的角质形成细胞组成的区域，这些细胞形成不同的毛囊层，并在这里产生黑色素，从而产生具有色素的毛干。

毛囊的间充质成分包括真皮鞘和毛乳头。真皮鞘沿毛囊的外表面连续排列，从毛乳头的基底部到隆突，包含毛囊成纤维细胞、大量毛细血管和免疫细胞。毛乳头也是由与真皮鞘紧密相连的特殊的成纤维细胞样细胞形成。毛乳头的细胞与毛母质上皮细胞直接相连。毛乳头和毛母质构成了毛球，毛球代表毛囊的根（▶图 3.7）。毛乳头的大小与毛囊大小及产生的毛干大小有关。毛乳头大小在毛囊周期中是动态变化的：细胞可能在退行期从毛乳头迁移到真皮鞘，然后在生长期重新填充。

最近，发现了一种新的脂肪室能够在真皮层

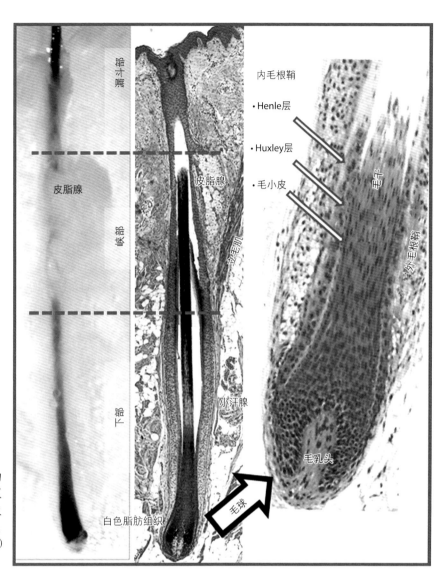

图 3.7 终毛毛囊组织学。HE 染色后的生长期终毛毛囊垂直切面。毛囊的三个区域（漏斗部、狭部和下部）及不同的上皮层。注意小汗腺（SEG）分泌部位，十分接近上皮，总是在立毛肌（APM）下方

包裹终毛毛囊的下部，称为"真皮锥体"。这个脂肪室被称为白色脂肪组织。生长期毛囊的再生与真皮脂肪组织的扩张并行，脂肪前体细胞参与了生长期的启动。这种脂肪真皮层绝不是一种惰性的间隔材料，它可以对寒冷环境、外伤和细菌感染做出反应[11]。

3.4 毛囊再生相关的干细胞巢分布

毛囊干细胞定位清晰。特定组织区域容纳干细胞及其功能所需的所有其他成分，包括邻近细胞群、分子信号和其他细胞外成分，通常被称为"巢"。毛囊中有两个巢：上皮巢和间充质巢。这些毛囊干细胞巢对调节毛发再生过程（从休止期到再入生长期）至关重要，植发医生应该明确其定位以避免任何损伤。

目前对于上皮毛囊巢的研究最为深入。其位于毛囊的隆突处。在小鼠和人胎儿 HE 染色垂直切面上，较易识别出的隆突部位显著凸起于外毛根鞘。相比之下，成年人成熟毛囊隆突部位几乎不突出。最初，隆突只被认为是立毛肌的附着区，直到它被确定为是包含主要毛囊上皮干细胞池的组织区域，才引起了较多关注。从解剖学上看，生长期毛囊隆突延伸至皮肤表面以下 1～2 mm，与毛囊峡部位置一致[12]，而对于休止期毛囊，隆突代表毛囊最深处上皮部分。特异性免疫组织化学标记物，如 CK15 和 CD200 等，可标记出人类毛囊隆突干细胞（▶图 3.8）。

近期对小鼠毛囊的研究揭示了毛囊干细胞活性相关的一些有趣事件。隆突部位似乎有数个结构区域：活跃区和静止区，干细胞在巢内的定位对于

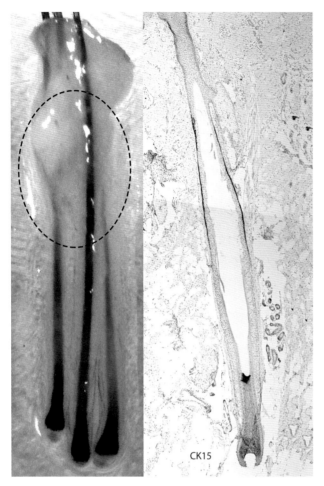

图 3.8 隆突的位置（上皮干细胞区）。左图显示了典型的毛囊单位（FU）手术移植物，画圈处为隆突干细胞区位置。该区域位于皮肤以下 1～2 mm 处，与抗 CK15 抗体染色区域重合，抗 CK15 抗体是人类毛囊上皮干细胞的标记物（见隆突区外根鞘细胞棕色染色阳性）

预测其命运和对毛发生长的作用至关重要。具体来说，外毛根鞘谱系来源于隆突下部细胞，而内毛根鞘和毛干则来源于位置更靠下的毛芽细胞。隆突上部和中部细胞保持静止，不直接促进毛囊再生。在休止期毛囊中，最先被激活并增殖以进入新的再生周期的干细胞是毛芽细胞[13]。毛芽细胞最先增殖被认为是由于其靠近毛乳头细胞，后者可发出毛发再生的激活信号。

间充质细胞巢主要由一群形成毛乳头的成纤维细胞样细胞和包围毛球的真皮鞘下部组成，称为真皮鞘杯。据悉，在真皮鞘杯中存在一群自我更新的真皮干细胞，在每个生长期开始时，这些干细胞被动员产生新的真皮鞘，并为毛乳头提供新的细胞[14]。毛乳头细胞的数量似乎与毛囊产生新毛发的能力有关。当毛乳头细胞数量下降到特定阈值以下时，毛囊无法开始新的毛发周期，而保留足够数量毛乳头的毛囊仍然能够重新进入生长期[15]。休止期时毛乳头被破坏，毛囊则不能重新进入生长期。较多移植实验已成功从 3D 培养基中分离和培养毛乳头细胞以维持其诱导毛发新生的能力。然而，目前还不能有效地将其转化为临床实践。

毛囊再生的其他参与者包括参与信号通路的分子以及调节干细胞静止、增殖和分化的生长因子。这些分子来自毛乳头或隆突处或邻近细胞。其中最为相关的包括 Wnt 通路、BMP、TGF-β 和 FGF。

参 考 文 献

[1] Meng J, Wyss AR. Multituberculate and other mammal hair recovered from Palaeogene excreta. Nature. 1997; 385(6618): 712-714

[2] Headington JT. Transverse microscopic anatomy of the human scalp. A basis for a morphometric approach to disorders of the hair follicle. Arch Dermatol. 1984; 120(4): 449-456

[3] Jimenez F, Ruifernández JM. Distribution of human hair in follicular units: A mathematical model for estimating the donor size in follicular unit transplantation. Dermatol Surg. 1999; 25(4): 294-298

[4] Lee IJ, Jung JH, Lee YR, Kim JC, Hwang ST. Guidelines on hair restoration for East Asian patients. Dermatol Surg. 2016; 42(7): 883-892

[5] Poblet E, Ortega F, Jiménez F. The arrector pili muscle and the follicular unit of the scalp: a microscopic anatomy study. Dermatol Surg. 2002; 28(9): 800-803

[6] Fujiwara H, Ferreira M, Donati G, et al. The basement membrane of hair follicle stem cells is a muscle cell niche. Cell. 2011; 144(4): 577-589

[7] Sato A, Toyoshima KE, Toki H, et al. Single follicular unit transplantation reconstructs arrector pili muscle and nerve connections and restores functional hair follicle piloerection. J Dermatol. 2012; 39(8): 682-687

[8] Poblet E, Jimenez F, Escario-Travesedo E, et al. Eccrine sweat glands associate with the human hair follicle within a defined compartment of dermal white adipose tissue. Br J Dermatol. 2018; 178(5): 1163-1172

[9] Heitman N, Sennett R, Mok KW, et al. Dermal sheath contraction powers stem cell niche relocation during hair cycle regression. Science. 2020; 367(6474): 161-166

[10] Higgins CA, Westgate GE, Jahoda CAB. From telogen to exogen: mechanisms underlying formation and subsequent loss of the hair club fiber. J Invest Dermatol. 2009; 129(9): 2100-2108

[11] Alexander CM, Kasza I, Yen CLE, et al. Dermal white adipose tissue: a new component of the thermogenic response. J Lipid Res. 2015; 56(11): 2061-2069

[12] Jimenez F, Izeta A, Poblet E. Morphometric analysis of the human scalp hair follicle: practical implications for the hair transplant surgeon and hair regeneration studies. Dermatol Surg. 2011; 37(1): 58-64

[13] Rompolas P, Greco V. Stem cell dynamics in the hair follicle niche. Semin Cell Dev Biol. 2014; 25-26: 34-42

[14] Rahmani W, Abbasi S, Hagner A, et al. Hair follicle dermal stem cells regenerate the dermal sheath, repopulate the dermal papilla, and modulate hair type. Dev Cell. 2014; 31(5): 543-558

[15] Chi W, Wu E, Morgan BA. Dermal papilla cell number specifies hair size, shape and cycling and its reduction causes follicular decline. Development. 2013; 140(8): 1676-1683

樊一斌　皇幼明　译，王瑾　沈林霞　审校

毛发疾病相关机制及毛囊生理学
Hair Follicle Physiology and Mechanisms of Hair Disorders

概要　较多毛发相关疾病均涉及正常毛发生理学的改变。本质上，毛发疾病涉及毛发直径、密度的变化，以及毛发生长周期中生长期和休止期的持续时间。遗传、环境、激素或炎症均可能引发毛发疾病。以上因素在不同的毛发疾病诊断中的相对影响存在差异。合适的治疗方法可处理潜在的致病因素或直接影响毛囊的生理功能，从而使毛发生长周期正常化，调节毛囊大小，并有可能使毛囊再生以保持毛发密度。本章旨在回顾毛囊基本生理学，并结合毛发疾病来认识毛囊紊乱的发病机制。

关键词　毛发周期，毛囊，生长期，退行期，休止期，休止期脱发，套叠性脆发症，单纯性少毛症，男性型脱发，斑秃

关键要点

- 毛囊周期经历三个不同阶段：生长期（生长阶段）、退行期（消退阶段）和休止期（静止阶段）。
- 毛发疾病涉及毛发生长周期中毛发直径、密度和毛发生长期/休止期持续时间的各种变化。
- 毛发疾病是毛发生理功能变得异常所导致，可分为三大类：脱发、多毛症和毛干疾病。

4.1　介绍

　　毛囊是神经外胚层–中胚层相互作用形成的动态微器官，对于人体美学至关重要。毛囊具有重要的生物学功能，如热调节和保护免受伤害。此外，毛囊还可增强皮肤对触觉刺激的感知，并在影响两性关系和社会沟通上扮演重要角色[1,2]。

　　除了掌跖、唇红区和部分外生殖器，大多数身体表面均覆盖毛发。此外，不同部位毛发也各不相同。体表大部分是细小的、几乎无色的毛发（毳毛），而头皮上的毛发更长，颜色更深（终毛）。这些差异还与头发的形状（直发或波浪形）和色泽有关，而色泽取决于不同黑色素类型的平衡。

　　本章中，我们将回顾毛囊的基本生理学，并挑选部分毛发疾病案例来阐明这类疾病的发病机制。

4.2　毛囊形成概述

　　毛囊形态发生始于胚胎早期。它的正常发育和有规律的周期受到 Wnt、Notch、Hedgehog 和骨形成蛋白（BMP）信号通路之间紧密相互作用的影响。

　　毛囊形态发生是一系列有序的间充质–上皮相互作用的结果，而形态发生的阶段大致分为：诱导、器官发生和细胞分化（▶图 4.1）。在诱导过程中，Wnt 介导的信号转导首先出现在间充质细胞中，引导上皮细胞增厚形成基板。随后，在器官发生过程中，稳定的基板向皮下真皮细胞发出信号，促使其增殖并形成毛乳头前体细胞。然后，这些真皮凝集物向上皮细胞反馈信号，使其增殖并向下生长进入真皮。在细胞分化过程中，毛囊上皮细胞包裹着真皮凝积物形成清晰的毛乳头结构，毛乳头通过生长因子和形态发生相关因子的作用使外胚层形成完整的毛囊形态[3,4]。

　　另外，毛囊的正确定位和间距通过外胚层发育不良受体 Edar-BMP 信号和转录相互作用介导。β-catenin 的 Edar 定向稳定对于毛囊的位置十分重要。

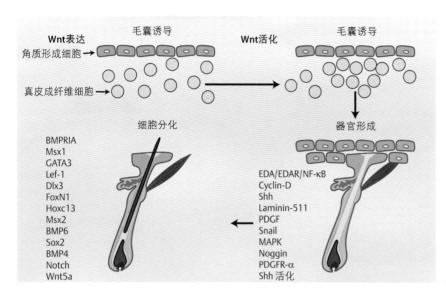

图 4.1 形态发生的阶段大致分为诱导、器官发生和细胞分化，其正常发育涉及 Wnt、Notch、Hedgehog 和 BMP 信号通路之间的强烈相互作用

4.3 毛囊生物学和毛囊周期

毛囊是毛囊皮脂腺单位的一部分，毛囊皮脂腺单位还包括皮脂腺、顶泌汗腺（大汗腺）和立毛肌（▶图 4.2）。它由两个主要部分组成：上部（漏斗部和峡部）和下部（毛球、毛母质和毛乳头）。

皮脂腺毗邻漏斗下部，峡部有隆突，隆突中的上皮干细胞能再生毛囊。细胞从隆突部迁移到

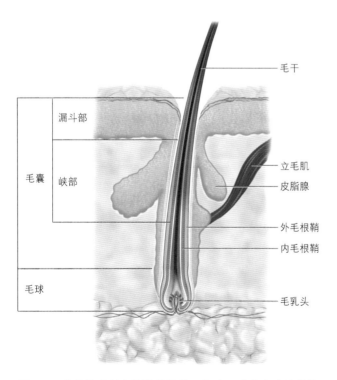

图 4.2 毛囊是毛囊皮脂腺单位的一部分。毛囊皮脂腺单位由两个主要部分组成：上部（漏斗部和峡部）和下部（毛球部、毛母质和毛乳头）

毛球，在此增殖和分化，生成毛干和全部毛囊上皮细胞。最后，毛干周围角质形成细胞组成内、外毛根鞘。

毛囊的发育是一个动态循环的过程，激素和细胞因子影响毛囊生长周期的持续时间，而其又受地理位置、年龄、发育阶段和营养习惯等诸多因素影响。

毛囊呈周期生长、快速生长，毛干形成与细胞凋亡驱动的毛囊消退交替发生。毛囊周期所经历的特异性生长和消退阶段被称为毛发周期（▶图 4.3）。这包括三个不同的阶段：生长期（生长阶段）、退行期（消退阶段）和休止期（静止阶段）。脱出期（exogen）（休止期杵状毛的脱落）并非发生在每个周期。毛发周期的不同阶段由不同的信号调节。

4.3.1 生长期

生长期是毛发生长的阶段，隆突干细胞分化为所有的毛发谱系，致毛发伸长。毛囊处于这个活跃的生长阶段，当其增大到特有的洋葱形状时，头发便产生了。

生长期可分为六个阶段（Ⅰ～Ⅵ）。在生长期Ⅰ～Ⅴ（前生长期），毛囊前体细胞增殖，包裹着生长的毛乳头，向下生长进入皮肤，并开始分化成毛干和内毛根鞘（IRS）。新形成的毛干随后发育，毛母质黑素细胞表现出产色素的活性。在生长期Ⅵ（后生长期）中，毛纤维产生单位完全恢复，其特征是在毛乳头周围形成毛球，新的毛干从皮肤表

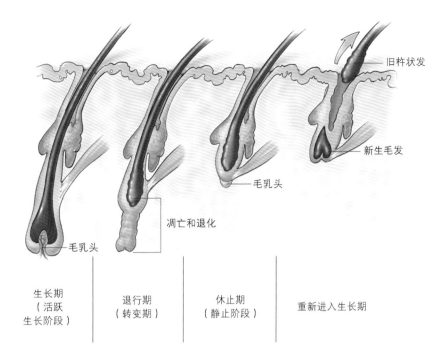

图 4.3　毛囊周期所经历的特征性生长和消退阶段被称为毛发周期。包括三个不同阶段，即生长期（生长阶段）、退行期（消退阶段）和休止期（静止阶段）（经同意引自 Barrera A, Uebel CO. Hair Transplantation: The Art of Follicular Unit Micrografting and Minigrafting. 2nd ed. Thieme Publishers; 2013）

面出现。毛发生长期的持续时间因解剖部位而异，头发的生长期平均持续 3～4 年，但在某些个体中可能持续 8 年；相比之下，眉毛的生长期只持续 3 个月[1,2,5,6]。

4.3.2　退行期

退行期是消退阶段，始于生长期结束。在退行期，毛母质角质形成细胞分化和增殖减少，黑素细胞停止产生色素，毛干生成完成。

在这一阶段，因毛球、外毛根鞘（ORS）和最外层上皮细胞凋亡增加，细胞周期大幅减少，形成杵状毛，其基部的角化刷状结构将其固定在退行期毛囊上。毛乳头被转化为一簇静止细胞，与消退的毛囊上皮紧密相邻，并从皮下移动到真皮层／皮下交界处，以保持与毛囊上皮远端部分的接触，包括次生毛芽和隆突。这个阶段持续几周。由于大部分毛囊细胞发生凋亡，因此毛囊下部缩短，使毛乳头细胞更靠近隆突。在退行期，毛乳头的这种向上运动对于重新建立毛乳头-隆突细胞间的接触和诱导新的毛发周期至关重要。

p75、p53、TGF-β1、FGF5、BDNF 和 BMPRIa 分子已被确认能诱导并加快退行期。此外，毛乳头和隆突之间的信号交换可调节退行期。而此阶段未凋亡的细胞组成了诱导下一个生长期的储存库[1,2,5,6]。

4.3.3　休止期

最后，休止期开始，毛发进入静止阶段。头发的休止期一般持续 3 个月，但有些人可能长达 8 个月；相比之下，睫毛的休止期只持续几周。细胞进入静止状态，等待信号重新进入生长期，有 5%～15% 的头皮毛囊处于休止期。休止期毛囊缺乏产生色素的黑素细胞和内毛根鞘，其毛乳头紧密地附着在含有毛囊干细胞的次生毛芽角质形成细胞的小帽上。

在休止期结束时，毛发脱落（脱出期）。毛囊在随后的几周通过刺激隆突干细胞重新进入生长期。隆突激活理论认为隆突细胞在接收毛乳头信号后增殖。整个毛囊结构，包括毛母质细胞，都来源于隆突细胞的增殖。这些只能进行有限数量有丝分裂、短暂扩增的子细胞，决定了毛囊生长期的长度和退行期的开始[1,6]。

然而，从休止期过渡到生长期依赖于许多因素。毛囊在休止期高表达雌激素受体，17-β 雌二醇可与这些受体结合，阻止毛囊从休止期进入生长期。因此，破坏毛发正常周期过程可导致各种毛发生长障碍，深入了解此过程对获取更为有效的治疗方法至关重要。

4.4　激素和毛囊

神经激素对毛囊生长的影响较为复杂，并与毛

图中标注：旧杵状发；新生毛发；毛乳头；凋亡和退化；毛乳头；生长期（活跃生长阶段）；退行期（转变期）；休止期（静止阶段）；重新进入生长期

发周期的阶段密切相关。自主神经纤维和感觉神经纤维与隆突区距离相近，表明神经肽可能影响干细胞并调节毛发周期。毛囊不仅是神经介质的靶标，其角质形成细胞、黑素细胞和成纤维细胞也可合成神经激素。

研究发现，神经内分泌系统存在于人体毛囊，其中尿皮质素、促肾上腺皮质激素释放激素（CRH）和促肾上腺皮质激素释放激素（CRH）受体、原黑素皮质激素衍生的神经肽［α-黑素细胞刺激激素（α-MSH）、β-内啡肽、促肾上腺皮质激素（ACTH）、促甲状腺激素释放激素、褪黑素］及其相关受体均有表达。

神经激素和神经肽不仅在人类毛囊色素沉着中发挥作用，如 α-MSH 和 ACTH 对黑色素合成的控制，还可调节黑素母细胞分化、活性氧清除和毛囊色素单元重塑。

4.5　毛发相关疾病

毛发疾病与毛发直径、密度和毛发生长周期中的生长期／休止期持续时间的各种变化有关。其中又可以划分为三个主要类别：脱发、多毛症和毛干疾病。除一个或多个信号通路的异常以外，毛发疾病还和其他因素有关，如自身免疫性疾病、遗传易感性和激素。下面举例的毛发疾病着重强调相关的致病机制。

4.6　脱发

4.6.1　单纯性少毛症（hypotrichosis simplex disease）

各种形式的秃发都与正常信号传导途径的异常有关。单纯性少毛症是一种常染色体疾病，其特征是头发稀疏／缺失，无结构缺陷。患者出生时头发正常，但在儿童期开始出现进行性脱发和毛干变细。APCDD1 基因编码一种膜结合糖蛋白，通过与 Wnt3A 和 LRP5 相互作用，发挥对 Wnt 信号通路的有效抑制。这种抑制功能在祖细胞神经元发育过程中起着重要作用；然而，APCDD1 基因中的 Leu9Arg 突变抑制了细胞膜的定位和稳定性，使其能够破坏 Wnt 信号通路，导致患者易出现秃发[7]。

4.6.2　男性型脱发（male pattern baldness）

一般来说，与毛囊相关的最常见疾病是男性型脱发。引起男性型脱发的主要原因是双氢睾酮（DHT），它是由秃顶区毛乳头产生的。由于双氢睾酮通常存在于血液循环中，因此毛囊中双氢睾酮可以由毛乳头的毛细血管产生，再者就是可以通过秃顶区细胞中的睾酮-1 转化生成。双氢睾酮导致 IL-6 上调，促进 IL-6 受体和糖蛋白 130 在角质形成细胞和基质细胞中的表达。IL-6 表达上调可抑制毛干伸长和毛母质细胞增殖。因此，IL-6 表达诱导生长期向退行期的转化[8]。

男性型脱发的另一个关键因素是 Dickkopf-1（DKK-1），其促进退行期。DKK-1 通过阻止 β-catenin 激活，阻断 Wnt 信号通路，激活促凋亡蛋白 Bax，诱导外毛根鞘角化细胞凋亡[9]。目前的研究表明，DKK-1 可引起毛发生长期向退行期的转化，并可能在男性型脱发中发挥作用。

部分 microRNA 也与发病有关，在秃顶区毛乳头细胞中 miR-221、miR-125b、miR-106a 和 miR-410 表达上调。miRNA 在雄激素受体的功能中起着明确的作用，雄激素通过毛发生长周期影响头发的颜色和粗细。目前为止，这些 miRNA 的具体作用还未明确，仍需更多研究来探究其在男性型脱发中表达上调的原因[10]。

4.6.3　斑秃（alopecia areata，AA）

斑秃被归类为毛囊相关的自身免疫性疾病，近年来的研究使对其发病机制的理解更为深入（▶图 4.4）。

毛囊是具有相对免疫豁免的部位，MHC Ⅰ类

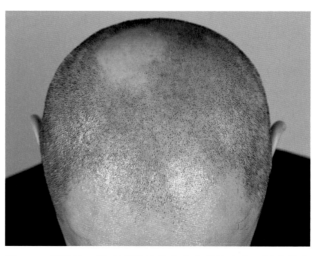

图 4.4　斑秃是一种毛囊相关的自身免疫性疾病，导致头皮和身体的其他毛发生长区域的非瘢痕性秃发

分子表达较低。在毛囊周期中，尤其是出现明显的组织重塑时，机体为了将毛囊抗原从免疫系统中隔离，需对毛发微环境进行精确调控。研究表明，当循环 T 细胞对角质形成细胞和黑素细胞肽变得敏感，可导致免疫豁免丧失和斑秃的产生。在斑秃病例中已检测到毛囊蛋白特异性的自身抗体，如毛透明蛋白和某些角蛋白，但仍需进一步扩展已发现的斑秃自身抗原库[11,12]。

数据还表明，严重的心理情绪应激可能会触发斑秃。这可能是由作为直接促炎肽的 CRH 释放介导，或通过激活肥大细胞导致发根被破坏。最近的一项研究证实了 CRH、ACTH 和 α-MSH 在斑秃中表达增强[13]。

4.6.4　休止期脱发（telogen effluvium，TE）

休止期脱发是导致弥漫性脱发最常见的原因，是某些压力刺激后出现的休止期头发脱落。在正常的头皮中，90%～95% 的毛囊处于生长期，剩下的5%～10% 处于休止期。当生理压力导致大量毛发在生长期停止生长，突然进入退行期和休止期时，就会触发休止期脱发。各种代谢改变和应激条件可影响毛囊生物钟，大量的毛囊可同时进入休止期。高达 70% 的生长期毛发过早地进入休止期，从而改变正常的比例。典型的诱因包括重大疾病、外科手术、分娩和减重。

正常情况下，毛囊可以保留休止期的毛发直到它们重新进入生长期。随着休止期毛发被挤压，较短的新生毛发取代较长的休止期毛发，从而出现暂时性脱发[14]。

4.7　多毛症（hypertrichosis）

在人类中，ACTH 的过度表达是获得性多毛症的一个公认病因，在此过程中，无色素型毳毛毛囊转化为大的终毛毛囊，其具有强壮的、具有色素的毛干。ACTH 诱导的多毛症提示神经肽可能刺激并延长毛发生长期。

4.8　毛干疾病

套叠性脆发症（trichorrhexis invaginata，TI）

当远端毛干套入近端毛干，形成"球座状"外观时，就会发生套叠性脆发症。在某些情况下，出现在婴儿期的套叠性脆发症是 Netherton 综合征的一部分临床表现（▶图 4.5）。毛发镜下可见沿毛干不规则分布的多个小结节（▶图 4.6）。

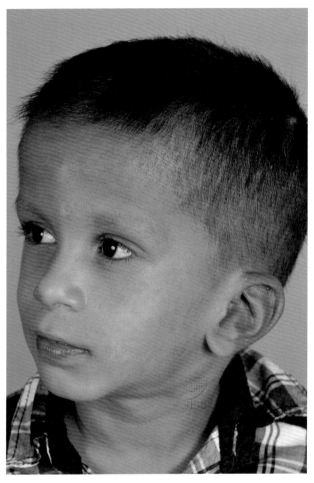

图 4.5　Netherson 综合征是一种罕见的遗传性疾病，表现为套叠性脆发症或"竹节状发"，患者长出稀疏的、异常的短脆发

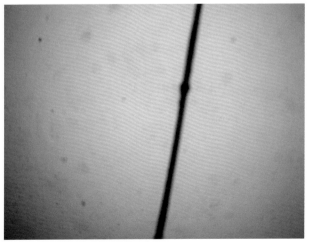

图 4.6　套叠性脆发症患者的毛干具有典型的"球座状"外观，表现为沿毛干不规则分布的多个小结节

丝氨酸蛋白酶抑制剂 LEKTI 的 SPINK5 突变是套叠性脆发症的遗传基础。它是一种常染色体隐性遗传疾病，伴有毛干异常，由毛皮质的间歇性角化缺陷引起。毛皮质纤维蛋白质中巯基-SH 不完全转化为 S-S 二硫键导致毛皮质变柔软，完全角化的远端毛干套入柔软的异常角化的近端毛干。受累的头发很脆弱，经常出现折断[15]。

4.9 衰老（aging）

最后，衰老与毛囊功能和储备能力的逐渐下降有关。毛发衰老最常见的现象是变白，通常发生在 40 岁。

毛发色素的维持取决于黑素细胞及其功能，毛囊隆突干细胞维持黑素细胞的生成。黑素细胞和黑素干细胞的丧失与毛发色素的缺失有关。特别是对 pMel17 和小眼球相关转录因子的研究表明，隆突中未着色的黑素细胞数量正在减少。此外，近期数据表明，在衰老的毛囊中，成熟黑素细胞和不成熟黑素母细胞完全消失，继而导致头发变白。

年龄的增长也会导致身体和头皮上毛囊的数量减少，以及休止期毛囊的比例增加。残留的毛发可能直径更小，生长更为缓慢[11]。

4.10 结论

综上所述，毛囊生长周期是复杂而动态的过程，它受很多激素和细胞因子调节，但也受其他因素影响。遗传环境、激素或炎症等因素也可能引发毛发疾病，其相对作用因疾病不同而异。合适的治疗方法在于解决致病因素，或者直接作用于毛囊生理功能。治疗旨在使毛发生长周期正常化，调节毛囊大小，并且尽可能地使新生毛囊达到稳定的毛发密度。

参 考 文 献

[1] Schneider MR, Schmidt-Ullrich R, Paus R. The hair follicle as a dynamic miniorgan. Curr Biol. 2009; 19(3): R132−R142

[2] Paus R, Cotsarelis G. The biology of hair follicles. N Engl J Med. 1999; 341(7): 491−497

[3] Rishikaysh P, Dev K, Diaz D, Qureshi WM, Filip S, Mokry J. Signaling involved in hair follicle morphogenesis and development. Int J Mol Sci. 2014; 15(1): 1647−1670

[4] Sennett R, Rendl M. Mesenchymal-epithelial interactions during hair follicle morphogenesis and cycling. Semin Cell Dev Biol. 2012; 23(8): 917−927

[5] Alonso L, Fuchs E. The hair cycle. J Cell Sci. 2006; 119(Pt 3): 391−393

[6] Buffoli B, Rinaldi F, Labanca M, et al. The human hair: from anatomy to physiology. Int J Dermatol. 2014; 53(3): 331−341

[7] Shimomura Y, Agalliu D, Vonica A, et al. APCDD1 is a novel Wnt inhibitor mutated in hereditary hypotrichosis simplex. Nature. 2010; 464(7291): 1043−1047

[8] Kwack MH, Ahn JS, Kim MK, Kim JC, Sung YK. Dihydrotestosterone-inducible IL-6 inhibits elongation of human hair shafts by suppressing matrix cell proliferation and promotes regression of hair follicles in mice. J Invest Dermatol. 2012; 132(1): 43−49

[9] Kwack MH, Kim MK, Kim JC, Sung YK. Dickkopf 1 promotes regression of hair follicles. J Invest Dermatol. 2012; 132(6): 1554−1560

[10] Goodarzi HR, Abbasi A, Saffari M, Fazelzadeh Haghighi M, Tabei MB, Noori Daloii MR. Differential expression analysis of balding and nonbalding dermal papilla microRNAs in male pattern baldness with a microRNA amplification profiling method. Br J Dermatol. 2012; 166(5): 1010−1016

[11] Wang ECE, Christiano AM. The changing landscape of alopecia areata: the translational landscape. Adv Ther. 2017; 34(7): 1586−1593

[12] Leung MC, Sutton CW, Fenton DA, Tobin DJ. Trichohyalin is a potential major autoantigen in human alopecia areata. J Proteome Res. 2010; 9(10): 5153−5163

[13] Kim HS, Cho DH, Kim HJ, Lee JY, Cho BK, Park HJ. Immunoreactivity of corticotropin-releasing hormone, adrenocorticotropic hormone and alphamelanocyte-stimulating hormone in alopecia areata. Exp Dermatol. 2006; 15(7): 515−522

[14] Malkud S. Telogen effluvium: a review. J Clin Diagn Res. 2015; 9(9): WE01−WE03

[15] Singh G, Miteva M. Prognosis and management of congenital hair shaft disorders with fragility-part I. Pediatr Dermatol. 2016; 33(5): 473−480

Michael L. Beehner, Ronald Shapiro

王瑾 译，杨旅军 林尽染 审校

毛囊单位移植体存活率相关研究综述
Review of Studies on Graft Hair Survival

概要 这篇综述涵盖了大部分毛发移植及其相关领域的重要研究。ISHRS 对研究的经费资助起了重要的作用。本文首先聚焦于不同规格毛囊单位移植体的整体存活率的研究。然后归纳了多篇阐述移植体周围保护性组织对其存活率影响的文章。另外，许多较小课题组探究种植密度与存活率的文章也被本文纳入。进而，我们还展示了 2 篇介绍移植体离体时间对存活率（2～4 天）影响的文章；其结果表明离体 8 小时后存活率便开始降低；3 篇探讨种植角度的文章，其结果则表明种植角度越垂直于头皮存活率越高，反之，种植角度越小则越符合审美标准。除此以外，本文还介绍了 1 篇为期 3 年的大型研究，其研究内容则是比较了毛囊单位钻取术（follicular unit extraction，FUE）及毛囊单位头皮条切取术（follicular unit transplantation，FUT）的存活率，前者为 70.1%，而后者为 86.9%。而关于许多植发医生钟情的种植笔是否能提高毛囊存活率及预期结果，本文也有提及。最后探讨的则是许多研究人员所感兴趣的毛囊不同水平截断对于移植效果的研究，虽然各研究结果之间差异巨大，但仍能给残缺毛囊单位移植提供一些研究角度。当然，一根毛囊变两根的克隆效果可能性似乎不会太大。

关键词 毛发移植，移植体存活率，毛囊，保存液，毛囊存活，密度，毛囊单位移植体，过氧化氢

关键要点

- 多个毛囊单位移植体存活率比单个毛囊单位移植体存活高。
- 未切修的移植体比过度切修的移植体存活

率高。
- 对比 FUT 和 FUE 技术获取毛囊的比较研究非常少。

5.1 介绍

在毛发移植术中，非常重要的目标之一便是达到患者预期的毛发密度。而毛发密度则和种植毛囊存活率密切相关，因此，全面了解影响毛囊存活率的各种因素在毛发移植领域至关重要。

精确、易懂、具有临床意义的毛囊存活率相关研究开展起来十分困难，其最主要的原因包括：

- 毛囊存活率的降低并非受单一因素影响，而是多种因素的累加，将毛囊推至"生存线"以下。因此，这让专注于单一因素的相关研究并无多少意义。例如，对于种植密度对存活率影响的相关研究而言，我们无法确定是密度相关的种植区血液供应所导致的直接影响，还是其相应的种植难易度所带来的间接影响。

- 另一个主要原因是，随着时间的推移，特定区域的毛发密度并不是固定不变的。Van Ness 就曾经对头皮相同的 1 cm 区域进行为期一年的定期跟踪拍照。他发现毛发数量会随着毛囊周期的更迭发生显著变化。显然，这会在未完全秃发头皮的研究中导致误差。

- 最后，即使是在数码微距摄影的协助之下，毛发也很难有一个精确的计数。任何一位执行过计数操作的研究人员内心都清楚，计数结果极为主观。区别单根毛发或者黏在一起的两根毛发、细毛还是阴影等因素都很难。由于许多研究所纳入的样本数量都较小，数根毛囊的计数纳入或者排除都会

极大地改变计数结果。

尽管存在着如前所述的种种困难，本文所涉及的文献依然有其重要的研究价值，并且随着时间的推移，也将帮助我们获得更为有效的结论。

本文主要聚焦于探讨术中毛囊存活率影响因素的文章，评价指标为毛发计数（▶图 5.1）。受限于版面，本文只呈现了其简明的摘要和讨论部分的内容。

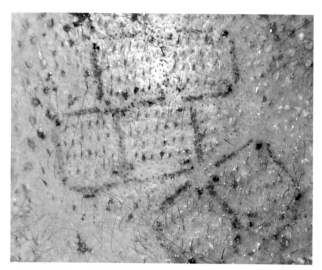

图 5.1 6 个种植毛发不久后的方形种植区，方形角上文有标记点，种植区周围有 2 mm 宽空白带

5.2 毛囊单位移植体存活率

在 2011 年时，笔者发表过一篇 meta 分析，汇总了 21 篇文献，对照组为未暴露于应激因素的移植毛囊单位。一共 7 362 个毛囊单位移植体被纳入分析，1 根 /2 根 /3 根毛发的毛囊单位比例不尽相同，种植区也类型各异。种植密度从 20 FU/cm² 到 50 FU/cm² 不等。其最后的综合存活率为 89.7%[2]。

5.3 多个毛囊单位移植体存活率

仅少量文献分析过多毛囊单位（多株毛囊单位或微型移植体）的存活率。

• Beehner 曾于 1999 年对 65 个微型移植体的存活率进行研究，共 493 根毛发，种植于圆形头皮区。术后 7 个月随访结果显示存活率为 94.6%（493/521）[3]。

• Unger 于 2000 年将 229 个微型移植体移植于 3 位患者。并于 8～9 个月后观测到 241 根毛发长出，整体存活率为 105.2%[4]。

• 2005 年，Beehner 又进行了另一项研究，比较了 12 个分散型（slit）多株毛囊单位移植体与黏合型（round）多株毛囊单位移植体的存活率。并在黏合型多株毛囊单位中发现 79 根毛发长出，其存活率为 101%（79/78），而分散型多株毛囊单位则为 66 根，其存活率为 100%（66/66）[5]。

5.4 切修型和未切修型毛囊单位移植体存活率对比

• 1997 年，Seager 探究了切修是否会影响毛囊单位移植体的存活率，发现 88 个切修后的毛囊单位移植体存活率为 89%，而未切修的毛囊单位移植体存活率则为 113%（▶图 5.2a、b）[6]。

• 1999 年，Beehner 重复了 Seager 的研究，但是其对于切修型毛囊单位移植体的处理，在毛球周围留存的组织比 Seager 稍微多一些。1 年以后，Beehner 发现未切修的毛囊存活率为 133%，而切修后的毛囊存活率为 103%[7]。

• 2010 年，Beehner 发表了第 3 篇相关研究，将毛囊单位的切修类型细化为未切修型、中度切修型及过度切修型；研究了不同切修类型的包含单根与双根毛发毛囊单位移植体（共 410 个毛囊）的存活率。19 个月后的随访结果提示，未切修型的存活率为 88%，中度切修型为 80%，过度切修型则为 68%。而对于单根毛发毛囊单位移植体而言，过度切修型的存活率为 48%，中度切修型为 98%[8]。

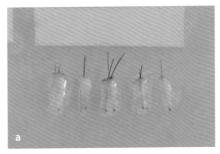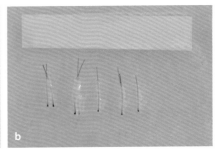

图 5.2 1997 年 Seager 研究中的毛囊单位移植体。a. 为未切修型毛囊单位移植体。b. 过度切修型毛囊单位移植体

活率越高。与双根毛发毛囊单位相比，切修对于单根毛发毛囊单位的影响更为明显。最可能的解释是切修可能导致毛囊毛球部及隆突区周围保护性组织减少，这和前述相一致；并且切修组织时可能会将处于休止期或者脱出期的不可见的毛囊一起切修掉。

5.5 种植密度和存活率

• 2004 年，Beehner 在一个边长 1 cm 的正方形区域内对种植密度分别为 20 FU/cm²、30 FU/cm²、40 FU/cm² 及 50 FU/cm² 的双根毛发毛囊单位移植体存活率进行了探究。术后 13 个月随访，显示不同种植密度的毛囊存活率分别为：20 FU/cm²（91%）、30 FU/cm²（96%）、40 FU/cm²（89%）及 50 FU/cm²（91%）[9]。

• 2005 年，Mayer 等分别于 4 个 1 cm² 的正方形区域内，对种植密度为 20 FU/cm²、30 FU/cm²、40 FU/cm² 及 50 FU/cm² 的双根毛发毛囊单位移植体存活率进行了探究。使用 19G 针头受区打孔，并用即插即种技术植入毛囊（表 5.1）。1 年后对 2 位患者的随访结果提示存活率分别为 20 FU/cm²（97%）、30 FU/cm²（99%）、40 FU/cm²（92%）及 50 FU/cm²（89%）[10]。

表 5.1 Mayer 等开展的不同种植密度下毛囊存活率研究[10]

双根毛发 FU/cm²	20	30	40	50
1 年存活率	97%	99%	92%	89%

以上两个研究都提示种植密度为 30 FU/cm² 时，毛囊存活率最高，但总体而言，所有四组种植密度的存活率都表现良好。

• 但是，Nakatsui 和 Tilosani 则发现更高的种植密度可能获得更高的存活率。其同样在其边长 1 cm 的正方形区域内展开研究，并且种植密度达 72 FU/cm² 和 100 FU/cm²。

编辑 / 笔者注

在种植密度从 20 FU/cm² 到 50 FU/cm² 提升的过程中，毛囊存活率会伴有轻微的下降；一般而言，种植范围在 30 ～ 40 FU/cm² 可以收获最理想的存活率，这在大部分文献当中都得到了证实。其实，所有以上种植密度最终的毛囊存活率都相对不错（＞ 85%）。而令人惊讶的是，Nakatsui 与 Tilosani 在 72 ～ 100 FU/cm² 的种植密度下，移植毛囊的生长情况依旧不错。诚然，研究结果十分有趣，并且 Nakatsui 与 Tilosani 称高密度种植是安全的。但是，笔者必须强调的是，读者不能将高密度种植理解为常规可行的操作。因为他们所"能"获得的良好结果是基于一定条件的，这并不能说明在其他条件下能够得到"一致"的术后效果。而对于良好的术后效果而言，稳定性比偶然的出色更为重要。笔者认为，随着种植密度的增加，种植过程必然更为困难，毛囊也更易受损，因此才导致毛囊存活率的降低。所以，理论上而言，采用种植笔应该可以提升高密度种植条件下的毛囊存活率。

5.6 离体时间和存活率（表 5.2）

• 1992 年，Limmer 对预冷生理盐水保存条件下不同离体时间的毛囊存活率进行了研究，最长离体时间为 48 小时。具体而言，离体 2 小时后，毛囊存活率为 95%，4 小时后为 90%，6 小时后为

86%，8 小时后为 88%，24 小时后为 79%，而 48 小时后则为 54%。总体而言，离体以后每小时毛囊存活率约下降 1%[13]。

• 2010 年，Beehner 又重复了 Limmer 的研究，其保存条件一致，但是将离体时间延长到 96 小时。其结果如下：2 小时后毛囊存活率为 74%，4 小时后为 64%，6 小时后为 90%，8 小时后为 90%，24 小时后为 74%，48 小时后为 68%，72 小时后为 20%，96 小时后为 12%[14]。

表 5.2　移植体离体后在 4℃生理盐水中保存时间
（Limmer 和 Beehner 两者研究对比）

	Limmer	Beehner
2 小时	95%	94%
4 小时	90%	64%
6 小时	86%	90%
8 小时	88%	90%
24 小时	79%	74%
48 小时	54%	68%
72 小时	—	20%
96 小时	—	12%

编辑 / 笔者注

以上两个研究都表明在离体时间小于 6～8 小时的情况下，移植后毛囊存活率都相对不错。但是，当离体时间大于 6～8 小时后，其存活率随着时间的延长持续降低，在达到 24～48 小时后尤为明显。因此，原则上毛囊离体时间不要超过 6～8 小时。

5.7　温度（低温 vs. 室温）与保存液

在较大器官的移植过程中，低温保存环境十分重要，这点已经有足够的证据支持。以此类推，毛囊单位这种微型移植物也采用了同样的方式。但是，这种低温保存方式近年来却不断被质疑。已经有研究发现，在离体时间小于 6 小时的情况下，低温或常温对于毛囊单位移植并无多少影响。

5.7.1　基于生理盐水的体外研究

• 1999 年，Raposio 等将毛囊单位移植体分别

在体外保存于室温及低温生理盐水中，一共 5 小时，120 个毛囊单位。然后再（器官培养）观察毛干延长情况。最终其存活率分别为 87% 及 88%，几乎没有差别。

• 2002 年，Hwang 等发表了一篇更为详尽的研究结果。其毛囊单位样本量达 400 个，分别保存在常温或低温生理盐水中，离体时间分为 0 小时、6 小时、24 小时及 48 小时。结果显示，低温与常温保存 6 小时的毛囊存活率几乎一致（94% vs. 92%）。而在 24 小时和 48 小时组，两组的存活率都有明显下降。

5.7.2　基于 Plasmalyte 缓冲液或生理盐水的体内研究

• 2015 年，Beehner 等用 Plasmalyte 缓冲液作为保存溶液，对 350 个双根毛发毛囊单位在 5 种应激条件下进行研究，一半置于常温 Plasmalyte 缓冲液，另一半置于 4℃ Plasmalyte 缓冲液。13 个月后的随访结果表明，常温保存条件的毛囊存活率为 76%，而低温保存条件的存活率则为 62.6%。研究中，受应激因素的严重程度（如毛球部受损，3% 过氧化氢浸泡等）影响，整体的毛囊存活率普遍偏低。但是，只关注对照组结果，统计学上常温保存条件的毛囊存活率也优于低温保存，其数据分别为 92% 和 78%[17]。

• 2018 年，Beehner 在 3 位患者身上比较了常温与低温保存条件对于存活率的影响，同样将 Plasmalyte 缓冲液作为保存液。

该研究每组分别包含 165 个双根毛发毛囊单位，体外保存液处理时间至少为 4 小时，一年以后随访进行毛发计数。

低温组的毛囊存活率为 80.3%，而常温组则为 90.9%。

三位患者中的第一位还接受了应激条件下常温和低温保存条件对毛囊存活率影响的实验，应激条件为 3% 过氧化氢液浸泡 2 分钟（强力，商品），然后分别种植于两个不同区域，一共 50 个双根毛发毛囊单位。结果显示，常温下的毛囊存活率为 64%，而低温下则为 34%。

以上结果提示，如果保存时间小于 5 小时，无论是生理盐水还是 Plasmalyte 缓冲液，常温保存液比低温保存液更具优势。其原因可能是一些毛囊对于离体前的温暖环境向低温保存液环境的突然转变

较为敏感（M. Beehner，个人见解，2018 年）。

5.7.3 基于特制保存液（加入脂质体 ATP 的 Hypothermosol 低温保存液）的体内研究

- Cooley 曾经发表过一篇有趣且值得注意的临床研究，在这项研究中，一位 70 岁老年患者因侧面部皮肤癌接受放疗而导致左侧颞部毛发全部脱落。因此，Cooley 将颞部脱发区域分为 3 部分，分别接受经特制 Hypothermosol 低温保存液，普通 Hypothermosol 低温保存液（未加入脂质体 ATP），以及 Plasmalyte 缓冲液处理的毛囊单位移植，处理方式为 4℃条件下保存液中保存 5 天；且毛囊单位的获取方式为头皮条毛囊移植术。其术后毛囊单位存活率分别为：72%、44% 及 0。这项研究至少表明：在毛发移植手术不得不推迟的情况下，加入脂质体 ATP 的 Hypothermosol 低温保存液（尤其是加入低温优化组分的保存液）可能是保存已离体而又需要延迟种植的毛囊的一种理想选择。

- 在 Beehner 早期的一项研究当中，同样比较了加入脂质体 ATP 的 Hypothermosol 低温保存液与生理盐水对于毛囊单位存活率的影响（表 5.3）。其设置的保存时间分别为 8 小时、24 小时、48 小时、72 小时及 96 小时；并且对于 Hypothermosol 低温保存液组移植区域，术后还要求继续涂抹脂质体 ATP，一天多次。其毛囊单位存活率分为 122%/90%（8 小时）、82%/74%（24 小时）、84%/64%（48 小时）、76%/20%（72 小时）和 40%/20%（96 小时）。Hypothermosol 低温保存液在所有时间点都远远优于生理盐水组，无论是否超过 8 小时。并且，除了毛发计数结果更好，毛干也更为饱满粗壮。

表 5.3 4℃条件下体外保存 96 小时后毛囊单位存活率情况（Beehner 等）

	生理盐水	Hypothermosol 低温保存液（含脂质体 ATP）
2 小时	74%	90%
4 小时	64%	90%
6 小时	90%	92%
8 小时	90%	122%
24 小时	74%	82%
48 小时	68%	84%
72 小时	20%	76%
96 小时	12%	40%

低温保存和常温保存孰优孰劣目前尚存争议，虽然之前我们一直认为前者更好。基于生理盐水的体外试验表明，如果离体时间小于 6 小时，则低温保存与常温保存并无差异。最近的体内试验（如 Beehner 等）则表明，如果使用生理盐水或者 Plasmalyte 缓冲液作为保存液，常温条件更具优势。而为何低温生理盐水保存液对毛囊不利的可能原因是，离体前体温环境（37℃）—离体后低温环境（4℃）—种植后体温环境这一系列的环境改变使得毛囊一直处于"休克状态"。而如果改为常温保存液，可使这种转变更为舒缓。加入脂质体 ATP 的 Hypothermosol 低温保存液可以在毛囊单位体外长期保存（4～5 天）中获得惊人的存活率。这在两项研究中得到证实；其中一项在体外保存 3 天后依旧获得了高达 84% 的存活率，而另一项的数据为 72%。但是其能否达到离体时间小于 6 小时的毛囊单位的存活率还未可知。

对于常温保存而言，既往研究已经表明常温器官培养液要优于低温生理盐水。但是，由于存在众多临床风险，器官培养液并不被允许用于住院患者。近来，一些医生将乏血小板血浆（在制备富血小板血浆时获取）作为一种器官培养液类似物，也获得了不错的结果。

5.8 配对毛囊单位 *vs.* 完整毛囊单位存活率

- 2009 年，Beehner 完成了一项平行实验，比较了相同数量的配对毛囊单位和完整毛囊单位的术后存活率。两者每孔种植的毛发根数相同，但前者是由两个毛囊单位组合而成，而后者为一个完整毛囊单位。具体设计是将种植区域分为 4 组：

—区域 a：种植 35 对单根毛发毛囊单位。

—区域 b：种植 35 个双根完整毛发毛囊单位。

—区域 c：1 个单根毛发毛囊单位和 1 个双根毛发毛囊单位设为 1 株，种植 35 株。

—区域 d：种植 35 个完整 3 根毛发毛囊单位。

12 个月后的随访结果提示，完整毛囊单位的生长情况要优于配对毛囊单位。如果将配对组和完整组结果分别整合，其存活率分别为 73% 和 85%。

这篇研究表明，在相同毛发数量的情况下，配对毛囊单位的移植后存活率要略低于完整毛囊单位。这样的结果令人沮丧，因为将小的移植体进行配对来制备较大的移植体的技术在必要时是有应用价值的。因此，更多相关的研究仍需进行。

5.9　FUE *vs.* FUT 毛囊存活率

- 2015 年，Beehner 发表了一篇为期 3 年对 FUE 和 FUT 术后毛囊单位存活率进行比较的文章，包含 4 名患者，共 1 780 个毛囊单位（▶图 5.3a、b）。在 FUE 当中，钻取设备为钝头两步 SAFE 系统。两组的种植设备都为镊子，而非种植笔。意外的是，其中

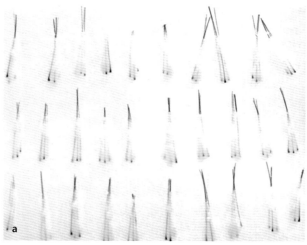

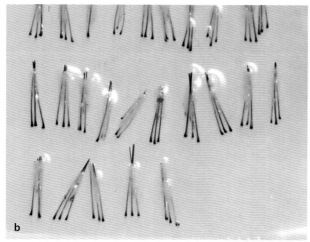

图 5.3　FUE 与 FUT 的比较。a. 经 FUT 在显微镜下获取的三根毛发毛囊单位。b. FUE 中经钝性钻头钻取的三根毛发毛囊单位

一个患者 FUE 术后存活率异常低下，因此作者将其排除。最终，14 个月后的随访结果提示 FUE 术后的存活率为 70.1%，而 FUT 为 86%[20]。Beehner 据此认为 FUE 所获取的毛囊单位更为脆弱，因此存活率更低。

- 2018 年，Josephitis 和 Shapiro 开展的类似比较研究则得出了不一样的结论，其结果表明 FUE 与 FUT 术后毛囊单位存活率并无差异。该研究包含 3 名患者，每名患者同时接受 FUE 与 FUT 毛囊单位移植，各占半侧头皮。1 年后，比较了 FUE 与 FUT 种植的目标区域对照、毛发计数、大体照、患者自评满意度、毛发质量测量（hair check）等指标，发现其并无差别（表 5.4）[21]。

表 5.4　同一患者 FUE 与 FUT 比较（Shapiro 与 Josephitis）

评 估 指 标	FUE	FUT
毛发质量指数	24	24
毛囊单位获取良率	94%	95%
毛发获取良率	74%	79%
大体照	两侧结果相同	
患者主观满意度	两侧结果相同	

15 年前，刚开展 FUE 术式时，毛囊存活率确实不如 FUT。其中原因有很多，主要包括较高的横断率及毛囊周围缺乏保护性组织而导致移植体脆弱。但随着时间的推移，设备、技术及操作水平等都有了长足的发展。现如今，对于一位手法娴熟的操作者而言，横断率已经低至和 FUT 相近。而且，更新的钻取设备也不会过多地去除毛囊周围组织。同样，种植笔的使用也大大提高了毛囊存活率。因此，如 Josephitis 和 Shapiro 的多项研究成果所示，FUE 与 FUT 术后毛囊单位存活率如今已大致相同。

5.10　原生型单根毛发毛囊单位 *vs.* 分离型单根毛发毛囊单位

- Hwang 等于 2002 年在 2 位患者身上开展了原生型单根毛发毛囊单位与分离型单根毛发毛囊单位移植后存活率比较的研究，后者是从双根或者三

根毛发毛囊单位中分离获得。其毛囊单位存活率分别为 102% 和 87.5%。该研究是采用种植笔进行种植，并且随访时间点只有 4 个月。

笔者注

这项由 Hwang 开展的研究十分重要，因为形成发际线需要单根毛发毛囊单位，而在原生单根毛发毛囊不足的情况下，分离双根与三根毛发毛囊单位以制备单根毛发毛囊单位则十分常见。该研究结果表明，与原生型相比，分离型单根毛发毛囊单位的移植后存活率似乎有所降低。但是，其随访时间只有 4 个月，这使得其结论的参考价值有所降低。并且，其种植密度也偏高，这可能也是导致存活率降低的一个因素。因此，我们需要更多的研究。

5.11 毛囊单位脱水程度与存活率

• 1995 年，Kim 和 Hwang 对毛囊单位脱水时间与存活率的关系进行了研究。他们将 100 个毛囊单位分为 5 组，分别放置于纱布上自然脱水 0 分钟、5 分钟、10 分钟、20 分钟及 30 分钟。根据毛发移植体伸长的观察，判断体外存活率分别为：96%、94%、94%、83% 及 68%。据此，他们认为脱水时间在 10 分钟以内，术后存活率较高（> 94%）。但是如果脱水时间达到 20 分钟，则存活率将明显下降。

• Beehneer 在 2001 年、2004 年及 2015 年开展的三个小型研究中得到了和上述实验相似的结果。如果脱水时间达 16 分钟、17 分钟及 18 分钟，则术后存活率分别为 86%、74% 及 77%。而把这三个小型研究的结果整合在一起，如果脱水时间在 16 ~ 18 分钟，则存活率将低至 76%（219/288）。

笔者注

Kim、Hwang 和 Beehner 的研究结果表明，毛囊对脱水的抵抗能力比想象的要强，在脱水 16 ~ 18 分钟后依然能达到 75% 的存活率。但是，如果植发手术医生想要获取 90% 甚至更高的存活率，还是要达到理想的湿润保存条件。

5.12 毛囊横断与存活率

毛囊横断是毛囊创伤和较低存活率的潜在原因。

5.12.1 FUE 与 FUT 之间毛囊横断率的差异

• FUT 获取毛囊单位的横断率通常在 1% ~ 3%。Limmer 几年前报道的横断率则为 2% ~ 4%。近年，Pathomvanich 采用横断评分体系（scoring followed by blunt transection），报道为 1.97%。

• 与 FUT 相比，通过 FUE 获取毛囊单位的横断风险较高，尤其对于新手而言。从技术上来说，这是因为钻取时无法看见皮肤下的毛囊组织。在既往文献中，其横断率从 2.5% 到 30% 不等，甚至更高。而近年来，随着技术的突飞猛进，对于操作熟练的医生而言，其横断率已经和 FUT 接近，为 2% ~ 5%。

■ 横断毛囊存活率（表 5.5）

表 5.5　不同水平下横断的毛囊单位存活率

文献来源	横断水平	下半部分	上半部分
体外	Kim 等	下 1/3 与上 2/3	0	80%
	Kim 等	下 2/3 与上 1/3	60%	0
	Kim 等	下 1/2 与上 1/2	20%	40%
	Limmer	下 1/2 与上 1/2	21%	7%
体内	Reed	下 2/3	64%	丢弃
		上 2/3	丢弃	51%
	Swinehart	隆突区上下	47%	46%
	Mayer 等	上 1/2 和下 1/2	70%	63%
	Devroye	FUE 术中横断下段残留于头皮内	65%	丢弃

体外研究

• Kim 等在早期开展了一项关于横断毛囊的著名研究。在此项研究中，他们将毛囊分别于上 1/3 标记处与下 1/3 横断，得到上 1/3 毛囊、下 2/3 毛囊、上 2/3 毛囊，以及下 1/3 毛囊四段。结果发现，上 1/3 毛囊与下 1/3 毛囊未见继续生长；相比之下，下 2/3 毛囊与上 2/3 毛囊的存活率则分别为 80% 与 60%。然后，他们还在 1/2 标记处将毛囊一分为二，并最终得到 20% 的上半部分存活率及 40% 的下半部分存活率。

体内研究

• 在 Limmer 开展的一项研究中，他将 697 个毛囊单位于中点处一分为二后进行移植。结果显示，仅有 21% 的下半部分毛囊及 7% 的上半部分毛囊继续生长。

• Reed 则是分别在上 1/3 点与下 1/3 点处将毛囊一分为二后进行移植，他发现上 2/3 部分毛囊移植后的存活率为 51%，但是毛干直径降低，而下 2/3 部分的毛囊存活率则为 64% 且毛发直径保持正常。

• 基于毛囊隆突区对于毛发再生的重要性考虑，Swinehart 在隆突区将毛囊一分为二后进行移植，并发现上半部分的存活率为 46%，而下半部分的存活率为 47%。此外，他同样发现横断后再生毛囊毛干直径变细的情况。

• Mayer 等采用 161 根毛囊，在中点处将毛囊横断后进行移植，但是结果显示上半部分的存活率为 70%，且下半部分的存活率为 63%，两者存活率之和达到 133%，是唯一上下部分毛囊存活率之和大于 100% 的研究[27]。

• 2016 年，Devroye 开展了两项针对横断后下半部分残留毛囊再生长的研究，一共 395 个毛囊被纳入研究。其操作方法是先利用钻孔器将毛囊与周围组织分离，将上部 3 mm 的毛囊组织移除，余留下半部分。其结果表明下半部分残留毛囊的存活率只有 65%，并且毛干变细[28]。

笔者注

大多数横断毛囊相关的研究都表明，横断以后上下两部分移植后的存活率都会降低。即使将上下两部分的存活率相加，也小于 100%。这似乎提示想要通过横断毛囊来提高供区毛囊数量的想法并不可行。

Devroye 实验的特别之处在于他的研究对象为横断以后残留在头皮内的毛囊下半部分，并发现其存活率只有 65% 而且很多伴有直径变细。这点很重要，因为有人低估了 FUE 术中毛囊横断后危害性，并声称残留在头皮的横断毛囊能够长回来。

而是否横断在 FUE 术中仍存在争议，提倡横断的学者认为，毛囊横断最终可以在供区获得更多移植体，并减少毛囊完全钻取后留下

的空白点数量。一些人坚持认为，即便上述研究不支持横断毛囊，偶尔还是会得到更多的毛囊再生，尤其是在使用生物活性物质后。这种理论十分有趣，并且横断毛囊的研究也十分重要，需要更多的研究以支持这个理论。

5.13 挤压损伤与存活率

Beehner 曾开展过一些关于毛球部及隆突区遭受挤压损伤后毛囊存活情况的研究。

• 在 2012 年的研究中，他探究了挤压力对于毛球部的影响。当利用一对针头施加"硬性"挤压力时，毛囊存活率低至 37.5%；而用镊子尖端套上柔软塑料外壳，施加"软性"挤压力时，存活率则较高，达 73.4%。

• 在 2015 年的研究中，他发现隆突部（不是毛球部）"软性"挤压力可导致存活率降低至 63%（▶图 5.4）[17]。

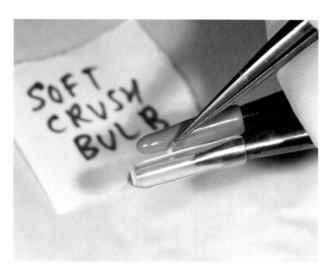

图 5.4 毛球部"软性"挤压损伤的演示

笔者注

我们一直认为当挤压损伤达到一定程度后，毛囊移植存活率将有所下降。软性挤压损伤和新手使用镊子夹持毛囊所造成的损伤类似。这就是为何新手的术后毛囊存活率相对较低，也是种植笔的使用似乎可提高术后存活率的原因。

5.14 结论

在毛发移植手术当中，了解影响毛囊单位存活率的因素是获得毛发移植最佳术后效果的关键。虽然影响因素众多，且开展相关研究极为困难，但是，随着时间的推移，研究成果的累积，终将使我们获得有帮助的结论。

到目前为止，业内公认的对于达到理想存活率最为重要的几点因素包括：无损伤获取毛囊、不产生截断、种植毛囊单位过程中的无损伤操作、全程保持湿润状态及尽可能短的离体时间。

参 考 文 献

[1] Leroy VN, Van Neste D. Contrast enhanced photo trichogram pinpoints scalp hair changes in male androgenic alopecia. Skin Res Technol. 2002; 8(2): 106－111

[2] Beehner M. Meta-Analysis of All Hair Transplant Studies to Date. 19th Annual ISHRS Meeting, Anchorage, AK; 2011

[3] Beehner M. Hair Survival of Centrally Placed Grafts. 7th Annual Meeting of the International Society of Hair Restoration Surgery, San Francisco, CA, October 1999

[4] Unger CM. Hair Survival in Two Millimeter Round Grafts; 8th Annual Meeting of the ISHRS, Hawaii (Big Island), November 2000

[5] Beehner M. "Four types of grafts" study. Hair Transpl Forum Int. 2005: 193－194

[6] Seager D. Micrograft size and subsequent survival. Dermatol Surg. 1997; 23(9): 757－761

[7] Beehner ML. A comparison of hair growth between follicular-unit grafts trimmed "skinny" vs. "chubby". Dermatol Surg. 1999; 25(4): 339－340

[8] Beehner M. Comparison of survival of FU grafts trimmed chubby, medium, and skeletonized. Hair Transpl Forum Int. 2010; 20(1): 1－6

[9] Beehner M. Studying the effect of FU planting density on hair survival. Hair Transpl Forum Int. 2006; 16(1): 247－248

[10] Mayer M, Keene S, Perez-Meza D. Study of 4 different planting densities; Live Surgery Workshop XI, Orlando, Florida, March 2－5, 2005

[11] Nakatsui T, Wong J, Groot D. Survival of densely packed follicular unit grafts using the lateral slit technique. Dermatol Surg. 2008; 34(8): 1016－1022, discussion 1022－1025

[12] Tsilosani A. One hundred follicular units transplanted into 1cm² can achieve a survival rate greater than 90%. Hair Transplant Forum Int. 2009; 19(1): 1: 6－7

[13] Limmer R. Micrograft survival. In: Stough D, Haber R, eds. Hair Replacement. St Louis, MO: Mosby Press; 1996: 147－149

[14] Beehner M. 96-hour study of FU graft "out-of-body" survival comparing saline to HypoThermosol/ATP solution. Hair Transpl Forum Int. 2011; 21(2): 33－37

[15] Raposio E, Cella A, Panarese P, Mantero S, Nordström RE, Santi P. Effects of cooling micrografts in hair transplantation surgery. Dermatol Surg. 1999; 25(9): 705－707

[16] Hwang SJ, Lee JJ, Oh BM, et al. The effects of dehydration, preservation temperature and time, and hydrogen peroxide on hair grafts. Ann Dermatol. 2002; 14: 149－152

[17] Beehner M. Comparison Study of the Effect of Six Different Stress Factors on Grafts Stored at Room Temperature and at 4 Degrees Centigrade. 24th Annual Meeting of ISHRS; Las Vegas, NV, September 2016

[18] Cooley JE. Bio-enhanced hair restoration. Hair Transpl Forum Int. 2014; 24(4): 121, 128－130

[19] Beehner M. Do paired grafts survive as well as intact FU grafts. Hair Transpl Forum Int. 2012: 48

[20] Beehner M. FUE vs. FUT-MD: study of 1780 follicles in four patients. Hair Transpl Forum Int. 2016; 26: 160－161

[21] Josephitis D, Shapiro R. FUE vs FUT graft survival: a side-by-side study of 3 patients undergoing a routine 2,000 + graft hair transplantation. Hair Transplant Forum Int. 2018; 28(5): 179－182

[22] Kim JC, Hwang S. The effects of dehydration, preservation temperature, and time, and hydrogen peroxide on hair grafts. In: Unger WP, Shapiro R, eds. Hair Transplantation. New York, NY: Marcel-Dekker; 1995: 285－286

[23] Beehner M. "Does Cooling Impart Better Survival for FU's Later Exposed to Stress"; Hair Transplant Forum International; November 2005

[24] Kim JC, Kim MK, Choi YC. Regeneration of the human scalp hair follicle after horizontal sectioning: implications for pluripotent stem cells and melanocyte reservoir. In: Van Neste DV, Randall VA, eds. Hair Research for the Next Millennium. New York, NY: Elsevier Science. 1996: 135－139

[25] Reed CM. Grafts obtained with multibladed harvesting. In: Unger WP, Shapiro R, eds. Hair Transplantation. 4th ed. New York, NY: Marcel Dekker; 2004: 285－287

[26] Swinehart JM. "Cloned" hairlines: the use of bisected hair follicles to create finer hairlines. Dermatol Surg. 2001; 27(10): 868－872

[27] Mayer M, Unger CM, Beehner M. Studies comparing hair growth after transection through the bulge area to produce approximately two equal halves, graft survival, growth, and healing studies. In: Unger WP, Shapiro R, eds. Hair Transplantation. 4th ed. New York, NY: Marcel Dekker; 2004

[28] Devroye J. FUE hair transection in the donor area, do they grow back? ISHRS 24th Annual Congress, Las Vegas, NV, October 2016

[29] Pathomvanich D. Donor harvesting: a new approach to minimize transection of hair follicles. Dermatol Surg. 2000; 26(4): 345－348

Jerry Shapiro, Leopoldo Duailibe Santos

王瑾 译，杨旅军 林尽染 审校

研究毛发细胞存活的方法与技术

Methods and Techniques to Study Hair Cell Survival

概要 对于一个毛发机构而言，如何测量所有可能的毛发参数非常重要。在本章中，包含了从较老的技术到最新的一些方法的概述。这些方法分为三种：非侵入性（如毛发图像分析仪、毛发镜）、半侵入性（如毛发显微成像，trichogram）和侵入性（如组织病理学）。TrichoScan 软件使用视频皮肤镜图像可测量多种头发参数，因此，这是一个毛发图像分析仪的例子。

关键词 毛发分析，参数，毛发图像分析仪，毛发显微成像，TrichoScan，毛发镜

关键要点

- 为了更好地理解，毛发分析方法可分为三种：非侵入性、半侵入性和侵入性。
- 所有的毛发参数都是对四个基本参数的分析：生长期毛发、休止期毛发、毳毛 / 微小化毛发和终毛。
- 虽然 TrichoScan 是一种非常有用的毛发分析方法，但我们应该认识到它的缺点以便更好地使用。

6.1 介绍

有一些方法，我们可以用来测量和毛发有关的所有可能的参数。最好的方法就是把想要测量的参数和可以支付得起的仪器相结合的最适方法。需要注意的是，任何方法都容易出错。

表 6.1 列出的方法分为非侵入性、半侵入性和侵入性。探索所有列出的方法超出了本文的范围。本章将着重叙述一些最突出的方法，并将简要介绍一些较传统的技术和一些令人兴奋的新技术。

表 6.1 毛发计数和分析的可用方法分为三组：非侵入性、半侵入性和侵入性

组　别	方　法
非侵入性	问卷 每日毛发计数 标准化洗涤试验 60 秒头发计数 拉发试验 全头摄影 头发重量 毛发截面测量仪 / 毛发对比检查 毛发镜 / 视频毛发镜 TrichoScan FotoFinder/TrichoLAB 共聚焦显微镜 光学相干断层扫描
半侵入性	毛发显微成像 单位面积毛发显微成像
侵入性	头皮活检

数据来源：Dhurat R, Saraogi P. Hair evaluation methods: merits and demerits. Int J Trichology 2009; 1(2): 108–119.

TrichoScan

TrichoScan 是一款能够分析高质量头皮数字图像的计算机软件，提供了一份包含表 6.2 所示所有参数的报告。作为一个自动化系统，它的优点是不受受试者和临床医生的干扰，然而，一些作者质疑其可靠性。

这个过程分两步进行，每步 3 天。第一天，患者去医生办公室，选择一个头皮特定区域。将公司提供的 1.8 cm² 孔的翻转卡放在选定的区域上。使用电动剃须刀，剃短这 1.8 cm² 区域内的头发（▶图 6.1）。3 天后，患者再回到办公室进行第二步操作[1-3]。

表 6.2 TrichoScan 参数列表

组 别	参 数
总体	面积（cm²） 头发总数 头发密度（n/cm²）
长度	生长期毛发（%） 休止期毛发（%）
宽度	毳毛密度（n/cm²） 终毛密度（n/cm²） 毳毛比例（%） 终毛比例（%）

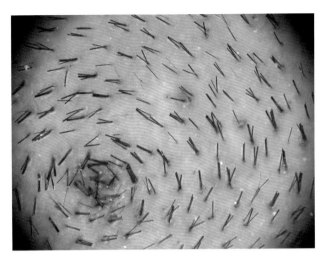

图 6.2 TrichoScan 方法。所选区域的视频皮肤镜照片。镜头下红色标记点，终毛、毳毛等清晰可辨。这张照片将由 TrichoScan 软件进一步分析。注意，头发梳得很整齐；然而，许多具有三根或三根以上毛发的毛囊单位相互交叉或非常接近时可能会干扰软件分析（照片由 Dr. Priscila Kakizaki, São Paulo, Brazil 提供）

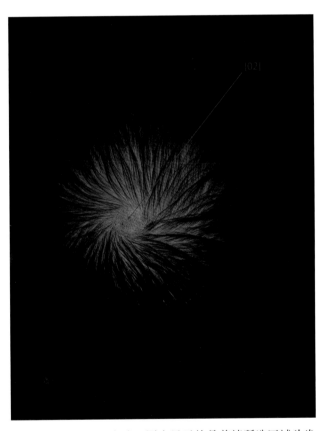

图 6.1 TrichoScan 方法。图中显示的是剪掉所选区域头发并用红墨水标记。该患者是治疗方案的一部分，选择顶点区域是因为与其他区域相比头发稀疏更明显（照片由 Dr. Priscila Kakizaki, São Paulo, Brazil 提供）

在第二步中，拍摄图像，并用 TrichoScan 软件分析。然而，在拍摄照片之前，为了增加软件在读取图像和检测头发时的灵敏度，用黑色墨水将所选头皮区域的头发进行染色。头皮皮肤和头发之间的对比度越高，效果越好。染色过程不应超过 12 分钟；否则，将很难从头皮的冲洗中分辨出来，影响效果。在对选定区域进行染色后，用红墨水在一

两个点上标记皮肤，以便在每次随访拍照时正确找到选定的区域。不使用黑色墨水做标记很重要，因为软件可能会被误导，把黑色标记算作头发。最后，在染色和标记区域后，用发毛相机拍摄图像（▶图 6.2）。

TrichoScan 软件将 40 μm 毛发直径作为临界值，区分毳毛 / 微小化毛发（< 40 μm）和终毛（> 40 μm）。但是，该软件只能检测到 5 μm 以上的毛发。

毛发的生长速率是区分毛发生长期和休止期的基础。患者用剃刀刮掉选定部位的 3 天后，回到办公室拍照。正常情况下，头发的生长速度约为 0.03 mm/d。那些没有相应地生长的毛发被认定为是休止期，其余的毛发被判定为是生长期。

有了这些基本参数（毳毛、终毛、毛发生长期和休止期），该软件能够计算报告中给出的所有测量值，如表 6.2 所示[1-3]。

TrichoScan 的主要优点是，当软件工作时，医生和患者都不会干涉，因为这是一个自动化的过程。当然，必须拍摄高质量的照片图，相机必须对准方向，头发修剪均匀，染色得当。除此之外，这项技术所花费的时间都比其他类似技术所需的人工计数要快。TrichoScan 在运行工作流程和治疗随访时非常有用。

另外，一些作者指出了软件读取图像时的潜在

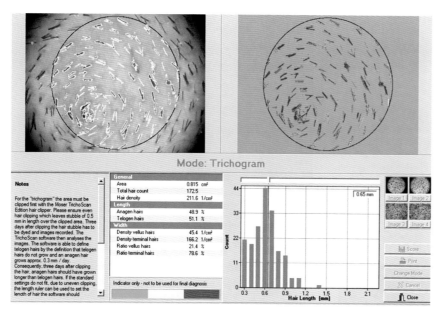

图 6.3 TrichoScan 方法。TrichoScan 报告，上面显示了软件分析的所有参数及其结果。右上方的图像显示了休止期（红色）、生长期（黄色）和接触圆圈边界的毛发（黄色）。休止期毛发的数量很多，一些细毛没有被计算在内（照片由 Dr. Priscila Kakizaki, São Paulo, Brazil 提供）

缺陷。例如，用毛发的长度区分生长期和休止期。当有两个生长期毛发相互交叉时，软件可能将结果读取为四个休止期毛发，增加毛发总数和休止期数量（►图 6.3）。另一个缺点是当读取非常细的毳毛 / 微小化毛发时，这些头发可能会被忽视，从而减少头发总数[4-6]。

综上所述，TrichoScan 软件在我们的日常临床中主要用于后续治疗或进行临床试验。作为一种诊断工具，它在毛发检测方面还需要改进。

6.2 TrichoLAB

TrichoLAB 是 FotoFinder 系统提供的在线服务。临床医生分别在 20 倍和 70 倍的放大倍率下拍摄一组照片。这些图片通过互联网发送到外部信息库，专家将在 7 天内进行分析并发送报告。头发分析包括头发密度、每个毛囊单位的头发数量、黄点和头发直径。这种技术服务对于有较高要求的诊所提供了一个有趣的评估方法，以及为患者提供了他们的头发分析记录。

6.3 Folliscope

Folliscope 套装是由韩国企业 LeadM 开发的机器（视频皮肤镜）和电脑软件。基本上，软件手册推荐两组放大倍率（50 倍和 100 倍）。对于头发计数，使用 50 倍（►图 6.4）。测量头发直径时，建议用 100 倍。虽然这可能是一个自动化的过程，但该公司建议手动进行计数和直径测量，以减少软件

误差。

当在 50 倍镜下计数毛发时，每个毛囊单位应按照从开口发出的毛发数量进行标记。除非头发没有梳好并且视野中有很多头发，头发计数一般非常可靠。另外，每次手动测量时，头发直径可能会有一些变化，因为必须将鼠标点从毛干一侧横向拖动到另一侧进行粗度测量。然而，如果由同一名临床医生进行直径测量还是比较可靠的。

6.4 毛发截面测量仪

该技术基于毛发质量指数（HMI），该值来自头皮选定区域的一束头发的周长（►图 6.5）。毛发数量和直径对 HMI 有影响。这种方法有三种可能的应用：识别脱发模式和头发断裂，以及测量头发随时间的生长。头发断裂是通过比较远端和近端头发束的围度来估计的。

编者注

本章对毛发的研究方法做了很好的概述。编者想在此基础上扩展，包括研究植发手术后头发存活的方法。

文献中有许多评估植发术后移植物存活的研究实例（参见 "5 毛囊单位移植体存活率相关研究综述"）。最重要的考虑因素和研究方法概述如下。

• 实验研究应当尽量在没有毛发的头皮上开

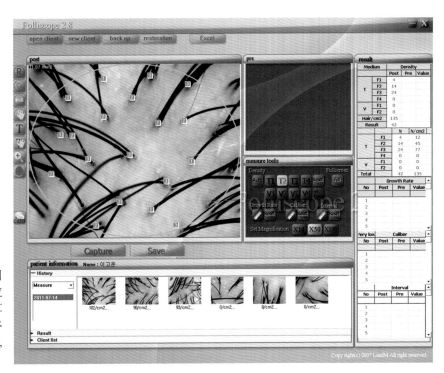

图 6.4 Folliscope 方法。图示为使用 Folliscope 手动计数头发。每个毛囊单位是根据从皮肤上长出的毛发数量来计算的。头发应手动区分为毳毛（V）或终毛（T）（图片由 Dr. Hoon Kang, Seoul, Korea 提供）

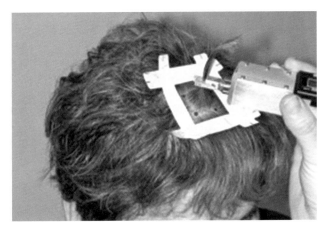

图 6.5 毛发截面测量仪。图中演示了毛发测量仪的工作原理。从预定的头皮区域抓住一束头发，由毛发测量仪夹住并分析直径（数据来源：Cohen BH. The cross section trichometer. In: Unger WP, Shapiro, R, Unger R, Unger M, eds. Hair Transplantation. CRC; 2011: 340−342）

展。因为如果头皮有现存毛发，其将会干扰试验前后的毛发计数；可能会有更少（或更多，如果患者已经开始药物治疗）并且很难区分移植的头发，特别是在头发很细的患者中。

- 对正方形的四角做文饰标记是进行评估的理想方法，并有助于简化后续的计数。如果患者不接受，在选择区域的中心文饰标记也是不错的选择。

- 尽量减少混杂变量，包括开始/停止药物治疗，对每个研究患者使用相同的技术人员和技术（移植物大小、采集方法、部位类型），保存液、温度和离体时间相似，并排除具有男性型脱发以外的潜在脱发因素的患者。

- 术前、术后即刻和术后定期拍摄多角度、方位的照片。每次应该选择相似的角度和方向，拍摄范围的重叠有利于比较。

- 由未参与研究设计的同一个人员进行计数。

正如在"5 毛囊单位移植体存活率相关研究综述"中指出的，有许多变量，技术上的或大或小的差异都会对移植物的存活产生积极或消极的影响。因此，在一项研究中获得的数据可能在不久之后就变得没那么有意义了。例如，5 年前进行的 FUE 研究如果再使用新的仪器、环钻、保存液和种植笔，可能会产生非常不同的结果。同样，需要注意的是，在头发计数研究中，纳入或剔除研究区域边缘的一两根头发就很容易完全改变结论。

进行头发存活率研究困难且耗时，并且直到 9～12 个月后才能对结果进行评估。因此，这些研究通常纳入患者数量较少，在统计显著性方面存在局限性。尽管如此，这个领域的发展一直得益于那些努力进行这些艰苦研究的医生。

参 考 文 献

［ 1 ］ Hoffmann R. TrichoScan: a novel tool for the analysis of hair growth in vivo. J Investig Dermatol Symp Proc. 2003; 8(1): 109－115

［ 2 ］ Hoffmann R. Trichoscan: what is new? Dermatology. 2005; 211(1): 54－62

［ 3 ］ Cohen B. The cross-section trichometer: a new device for measuring hair quantity, hair loss, and hair growth. Dermatol Surg. 2008; 34(7): 900－910, discussion 910－911

［ 4 ］ Dhurat R, Saraogi P. Hair evaluation methods: merits and demerits. Int J Trichology. 2009; 1(2): 108－119

［ 5 ］ Saraogi PP, Dhurat RS. Automated digital image analysis (TrichoScan®) for human hair growth analysis: ease versus errors. Int J Trichology. 2010; 2(1): 5－13

［ 6 ］ Van Neste D, Trüeb RM. Critical study of hair growth analysis with computer-assisted methods. J Eur Acad Dermatol Venereol. 2006; 20(5): 578－583

［ 7 ］ TrichoLAB. Available at: http://tricholab.com. Published 2016. Accessed March 16, 2017

［ 8 ］ Kim JE, Lee JH, Choi KH, et al. Phototrichogram analysis of normal scalp hair characteristics with aging. Eur J Dermatol. 2013; 23(6): 849－856

［ 9 ］ Cohen B. The cross-section trichometer: a new device for measuring hair quantity, hair loss, and hair growth. Dermatol Surg. 2008; 34(7): 900－910

第 **2** 部分

脱发的病因和
非手术治疗

**Etiologies and Nonsurgical
Treatment of Hair Loss**

Ken Washenik

Nina Otberg

程可　刘庆梅　译，周强　沈海燕　审校

男性型脱发（雄激素性秃发）的发病机制与分类

Pathogenesis and Classification of Male Pattern Hair Loss (Androgenic Alopecia)

概要　雄激素性秃发（androgenetic alopecia，AGA）是男性型脱发最常见的原因。雄激素，尤其是双氢睾酮（dihydrotestosterone，DHT）及其他细胞因子在 AGA 发病过程中起着至关重要的作用。AGA 具有很强的遗传相关性，最相关的基因位于 X 染色体，编码雄激素受体。另外，11 个关联基因位点分别位于染色体 1、2、3、5、7、12、17 和 18。AGA 可合并其他疾病，如冠心病、胰岛素抵抗、前列腺癌和结直肠癌等。Hamilton-Norwood 分类法最常用于描述脱发模式。

关键词　AGA，男性型脱发，毛囊，毛囊微小化，雄激素，睾酮，5α-二羟基睾酮、5α-还原酶、雄激素受体

关键要点

- 50% 的男性在 49 岁时会出现不同程度的 AGA，大约 80% 的男性在 80 岁时会出现 AGA。
- 雄激素和遗传易感性是 AGA 发病的关键机制。
- AGA 可与其他疾病伴随发生。
- Hamilton-Norwood 分类法最常用于描述脱发模式。

7.1　简介

AGA 或男性型脱发（male pattern hair loss，MPHL）是最常见的男性脱发类型，超过 95% 的男性脱发都是 AGA。AGA 的特征是进行性的毛囊生长期缩短并提早进入退行期，头皮上强壮、浓密、着色良好的终毛逐渐被细小的毳毛取代。这种毛发微小化过程以特定的模式发生，主要累及颞部、前额发际线和头顶部。

正常头皮中，头发的生长期为 2～6 年，退行期为 2～3 周，休止期 2～3 个月，在休止期有一些头发会脱落[1]。AGA 的临床表现是进行性的头发生长期缩短的结果。由于没有足够的时间生长，头发逐渐变短、变细。此外，头发脱落和生长之间的时间间隔延长，导致头发密度降低。

雄激素在毛囊微小化过程中起着核心作用，因此男性型脱发被称为雄激素性秃发或 AGA。AGA 可能由两种因素共同作用所致：雄激素依赖性遗传易感的雄激素敏感和非雄激素依赖性遗传易感的雄激素敏感[2]。

7.2　发病机制

大约 50% 的男性会在 49 岁时出现不同程度的 MPHL，约 80% 的男性会在 80 岁时出现男性型秃顶。MPHL 的发病率因种族而异，与不同的遗传背景有关。相较于亚裔或非洲裔男性，高加索男性 MPHL 患病率更高。

7.2.1　激素和细胞因子

性激素在 MPHL 发病中的作用无可争议。自古以来雄激素在 MPHL 中的作用一直被重视。希波克拉底和亚里士多德均观察到阉割后的男性不发生秃顶，但他们当时无法解释相关的生理学机制。James

Hamilton 首先引入了睾酮的概念。他观察到青春期前阉割过的男性发际线不受影响，青春期后的男性发际线后退在阉割后停止[3]。将睾酮用于阉割男性会引起脱发，一旦停用睾酮脱发就会立即停止。

然而，睾酮与 MPHL 的严重程度没有直接相关性。而睾酮的代谢物 5α-DHT 被认为是 MPHL 的主要致病因子[4]。睾酮由 5α-还原酶催化代谢为 DHT。5α-还原酶存在两种同工酶：1 型 5α-还原酶主要存在于皮脂腺和毛囊皮脂腺器官；2 型 5α-还原酶存在于前列腺、外毛根鞘和毛乳头（dermal papilla，DP）中。DHT 对雄激素受体（androgen receptors，AR）的亲和力是睾酮的 5 倍。临床和基础实验都证明了 DHT 在 MPHL 发病中的重要作用。存在 2 型 5α-还原酶遗传缺陷的男性，在睾酮水平正常的情况下也不会发展为 MPHL。研究表明，与非脱发区域的头皮相比，脱发区域头皮的 5α-还原酶和 DHT 含量更高。5α-还原酶抑制剂非那雄胺和度他雄胺是目前治疗 MPHL 最有效的药物。

然而，DHT 引起 MPHL 的确切分子机制尚未明确。目前已知雄激素与细胞内 AR 结合引起细胞反应，雄激素-AR 复合体再与雄激素调节基因的启动子 DNA 序列结合，从而改变基因表达和蛋白质合成。AR 和雄激素一样重要，因为雄激素水平正常但 AR 功能低下的患者不会产生男性第二特征，也不发生 MPHL[5]。基因表达所产生的蛋白质的性质，以及它们如何增强或抑制毛发生长有待我们进一步了解。DHT 刺激 DP 产生各种自分泌和旁分泌因子，可能是 MPHL 发病的关键因素。某些细胞因子的减少或增加都可能导致毛发生长减缓，如胰岛素生长因子 1（insulin growth factor 1，IGF-1）、碱性成纤维细胞生长因子（basic fibroblast growth factor，bFGF）、血管内皮生长因子（vascular endothelial growth factor，VEGF）和白细胞介素-6（interleukin 6，IL-6）。已知 IGF-1 受雄激素调节。与非脱发区域相比，脱发区域头皮的 DP 细胞分泌 IGF-1 显著减少[6]。遗传变异可能通过转化生长因子 β1（transforming growth factor β1，TGF β1）、白细胞介素-1α（interleukin 1α，IL-1α）和肿瘤坏死因子-α（tumor necrosis factor-α，TNF-α）的产生和释放导致 DP 细胞过早凋亡。与非脱发区域相比，脱发区域头皮 DP 细胞中 IL-6 上调。IL-6 已被证实由 DHT 刺激脱发区 DP 细胞分泌[7]。

7.2.2 遗传因素

MPHL 有很强的遗传倾向，很容易发生家族聚集性。这种遗传倾向性得到了双生子研究的支持，该研究表明同卵双生子的患病一致率为 80%～90%。不同种族之间的发病率存在差异也支持 MPHL 的遗传倾向性。

MPHL 的遗传模式仍不清晰。迄今为止，分子遗传学研究已经发现与 MPHL 相关的 12 个基因片段，并且确定了一些候选基因[2, 8-12]。相关性最强的基因片段位于 X 染色体的长臂。该区域两端有两个基因，分别编码 AR 和胞外发育不良 A2 受体（EDA2R）[11]。该脱发基因定位于 X 染色体也解释了 MPHL 的母系遗传因素。与非脱发区域头皮相比，脱发区域 AR 表达更高。此外，AR 基因变异与发生 MPHL 的风险变化有关。例如，患有 Kennedy 病的男性 AR 基因存在异常，不可能发展为 MPHL[5]。单核苷酸多态性（SNP）分析已经确定了 AR 基因中更多的候选位点[2]。EDA2R 似乎在毛发生长期维持中起作用。由于男性的 X 染色体是由母系遗传而来，与 X 染色体的关联并不能解释父亲和儿子之间的 MPHL 脱发模式的相似性。

其余 11 个脱发相关基因位于常染色体，其中最知名的是位于 20 号染色体上配对框 1（PAX1）和叉头框 A2（FOXA2）之间的基因片段。其他相关基因片段位于多条染色体上[1, 2, 3, 5, 7, 12]。

7.2.3 与其他疾病的关联

研究表明，早发性额顶脱发是早发性严重冠心病的标志，特别是高血压或胆固醇水平较高的年轻男性。2000 年，Matilainen 等研究发现 19～50 岁男性中，35 岁前患 MPHL 者高胰岛素血症和胰岛素抵抗（如肥胖、高血压和血脂异常）的发病率增加[13-15]。Keum 等发现，45 岁患者的某些 MPHL 亚型与结直肠肿瘤发病有关。此外，有报道称与正常男性相比，MPHL 患者的前列腺癌发病率更高。但另一方面，DHT 可通过雌激素受体 β 增加前列腺素 D2 合酶的转录，进而降低患前列腺癌和前列腺癌细胞增殖的风险。

MPHL 与冠心病、胰岛素抵抗及前列腺癌和结直肠癌之间相关性的病理生理学机制尚不清楚，并且尚未确定 MPHL 和这些相关疾病的共同遗传因素。

需要通过进一步的研究探讨雄激素途径在这些疾病中的作用。

7.3　分类

在过去的几十年里，已经出现了各种脱发分级体系。Beek 在 1950 年评估了 1 000 名有模式脱发的白种人男性，并根据脱发区域将他们分为两种类型——前额脱发和额顶脱发。

1951 年，Hamilton 检查了 312 名白种人男性和 214 名白种人女性后制作了第一个脱发分级量表，量表的分级从Ⅰ型到Ⅷ型。Ⅰ型代表青春期前的头皮，前额和整个头皮都有终毛生长；Ⅱ型和Ⅲ型表现为额部逐渐衰退，发际线多呈 M 型后退；Ⅳ、Ⅴ和Ⅵ型显示在顶部区域逐渐变薄；Ⅶ型和Ⅷ型显示秃顶区域融合，只在头部后方和两侧留有毛发[3]。Setty 研究了 300 名白种人和 300 名黑种人男性，同时考量了黑种人男性的脱发模式后，将 Hamilton 量表简化为三个不同的亚型。根据对日本男性的研究，Ogata 区分了 15 种不同的脱发类型，并将其分为 6 种不同亚型。1975 年，Norwood 根据对 1 000 名不同年龄的白种人男性脱发程度的研究修改了 Hamilton 量表，加入了几个中等脱发的变异型Ⅲa、Ⅳa、Ⅴa（显示更为明显的前发际线中间部分的进行性后退）和Ⅲv型（脱发主要在头顶部和额颞部头发的退缩，其程度轻于Ⅲ型）。图 7.1 显示了 Hamilton-Norwood 分类系统。目前，Hamilton-Norwood 分类系统最常用于描述脱发模式。Hamilton-Norwood 量表用于评估临床试验中药物治疗脱发的疗效。然而，我们在临床实践中经常采用 Hamilton-Norwood 分类法和 Ludwig 分类法相结合的方法评估男性脱发。

Bouhanna、Blanchard 和 Koo 发布了一些更简单的分类，只有六个亚型。Ebling 和 Rook 使用了五个等级的脱发量表。Ⅰ型代表额颞角后退，Ⅱ型显示额颞角后退进一步发展，再加上顶部脱发，Ⅲ型包括Ⅱ型加上顶部区域的弥漫性脱发，Ⅳ型描述额顶区的裸露区域，最终持续存在中央脱发区或弥漫分布的零星头发，Ⅴ型代表"马蹄形脱发"或 Hippocratic 脱发，指伴有整个额顶区的脱发。他们还描述了不同种族和性别的不同脱发类型。A 类代表高加索变体，最终持续存在中央脱发区，B 类描述亚洲变体，其特征是发际线变化和额区弥漫性变薄，C 类描述地中海或拉丁变体，与汉密尔顿量表对应，D 代表女性型模式弥漫性脱发，大部分持续保留前额发际线。

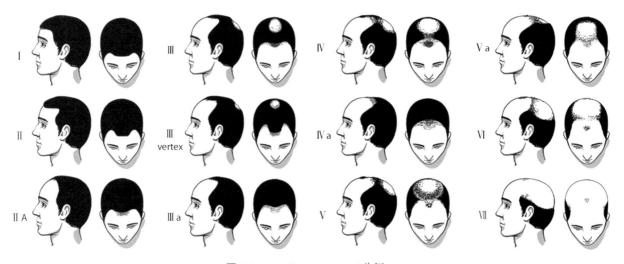

图 7.1　Hamilton-Norwood 分级

参 考 文 献

[1] Courtois M, Loussouarn G, Hourseau C, Grollier JF. Hair cycle and alopecia. Skin Pharmacol. 1994; 7(1–2): 84–89

[2] Hillmer AM, Brockschmidt FF, Hanneken S, et al. Susceptibility variants for male-pattern baldness on chromosome 20p11. Nat Genet.

2008; 40(11): 1279–1281

[3] Hamilton JB. Patterned loss of hair in man; types and incidence. Ann N Y Acad Sci. 1951; 53(3): 708–728

[4] Grino PB, Griffin JE, Wilson JD. Testosterone at high concentrations

interacts with the human androgen receptor similarly to dihydrotestosterone. Endocrinology. 1990; 126(2): 1165−1172

[5] Sinclair R, Greenland KJ, Egmond Sv, Hoedemaker C, Chapman A, Zajac JD. Men with Kennedy disease have a reduced risk of androgenetic alopecia. Br J Dermatol. 2007; 157(2): 290−294

[6] Panchaprateep R, Asawanonda P. Insulin-like growth factor-1: roles in androgenetic alopecia. Exp Dermatol. 2014; 23(3): 216−218

[7] Kwack MH, Ahn JS, Kim MK, Kim JC, Sung YK. Dihydrotestosterone-inducible IL-6 inhibits elongation of human hair shafts by suppressing matrix cell proliferation and promotes regression of hair follicles in mice. J Invest Dermatol. 2012; 132(1): 43−49

[8] Heilmann-Heimbach S, Hochfeld LM, Paus R, Nöthen MM. Hunting the genes in male-pattern alopecia: how important are they, how close are we and what will they tell us? Exp Dermatol. 2016; 25(4): 251−257

[9] Richards JB, Yuan X, Geller F, et al. Male-pattern baldness susceptibility locus at 20p11. Nat Genet. 2008; 40(11): 1282−1284

[10] Brockschmidt FF, Heilmann S, Ellis JA, et al. Susceptibility variants on chromosome 7p21.1 suggest HDAC9 as a new candidate gene for male-pattern baldness. Br J Dermatol. 2011; 165(6): 1293−1302

[11] Heilmann S, Kiefer AK, Fricker N, et al. Androgenetic alopecia: identification of four genetic risk loci and evidence for the contribution of WNT signaling to its etiology. J Invest Dermatol. 2013; 133(6): 1489−1496

[12] Li R, Brockschmidt FF, Kiefer AK, et al. Six novel susceptibility Loci for early-onset androgenetic alopecia and their unexpected association with common diseases. PLoS Genet. 2012; 8(5): e1002746

[13] Lotufo PA, Chae CU, Ajani UA, Hennekens CH, Manson JE. Male pattern baldness and coronary heart disease: the Physicians' Health Study. 2000; 160(2): 165−171

[14] Matilainen VA, Makinen PK, Keinänen-Kiukaanniemi SM. Early onset of androgenetic alopecia associated with early severe coronary heart disease: a population-based, case-control study. J Cardiovasc Risk. 2001; 8(3): 147−151

[15] Keum N, Cao Y, Lee DH, et al. Male pattern baldness and risk of colorectal neoplasia. Br J Cancer. 2016; 114(1): 110−117

Sara Wasserbauer

林尽染　译，周强　李政　审校

8

女性型脱发的发病机制与分类

Pathogenesis and Classification of Female Pattern Hair Loss

概要　女性型脱发病因复杂，伴有诸多并发症。在美国约 2 100 万女性饱受脱发困扰，高达 80% 女性至 60 岁时会出现明显脱发，迫切需要致力于脱发诊疗的临床医生努力解决。多数专家现已认同，与男性型脱发不同，在女性型脱发中，雄激素可能非主要致病因素，存在其他遗传和雄激素源性以外的致病因素。因此，专业术语"女性型脱发"或"女性脱发"优于"雄激素性秃发"。

关键词　女性，女性型脱发，雄激素源性，分类

关键要点

- 女性型脱发（female pattern hair loss，FPHL）病因复杂，尚未阐明。
- 大多数 FPHL 发病与遗传和激素有关。
- FPHL 女性常伴发高雄血症，但非必需，因此 FPHL 比雄激素性秃发更适用。
- 既然 FPHL 常伴发多种共病，应详细筛查病因包括全面的病史询问、实验室检查及必要时进行活检。

8.1　发病机制

女性型脱发和男性型脱发（FPHL 和 MPHL，▶图 8.1）的共同诊断特点为组织学上和临床上的毛囊微小化，都表现为毛囊生长期缩短，毛发生长时间减少，由此产生的毛干变短变细[1]。然而，女性患者的毛囊微小化受累范围更广，而非集中在特定区域。FPHL 女性往往不会发生局部区域秃发。相反，大多数女性都会经历弥漫性中央区域微小化（伴或不伴顶部受累），有或没有发际线保留（即

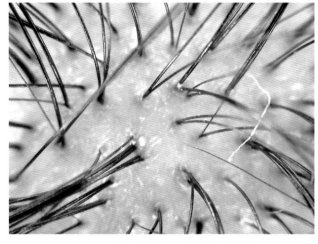

图 8.1　毛发镜下 FPHL 的毛发微小化

"圣诞树模式"）[2]。FPHL 与表现为额颞角与发旋区毛囊微小化的"男性型"不同，MPHL 与高雄激素水平更密切相关。

8.2　FPHL 发病遗传因素

大多数 MPHL 病例具有不完全外显率的常染色体显性遗传模式，因此女性脱发也可能与遗传相关。据 Smith 和 Wells 的一项早期研究表明，54% FPHL 女性的 30 岁以上男性一级亲属患有雄激素性秃发，23% FPHL 女性的 30 岁以上女性亲属患有雄激素性秃发[3]。另外观察到，50 岁以下具有"弥漫性脱发"的女性中，有至少 50% 其母亲毛发稀疏，另有 50% 其兄弟有 MPHL。基因表达差异与性激素的影响可能是男女表现不同的原因[4]。种族因素似乎也表明为很强的遗传因素之一，Sim 等的一项研究表明，欧洲血统的女性 FPHL 患病率高于韩国女性[5]。

然而，孟德尔遗传模式显然无法解释 FPHL 的发展。许多有关遗传学的研究为观察性的，并不一定能预测。受累和未受累的患者都与家庭成员之间缺乏

相似性。初步研究将 *CYP17* 基因的单基因变异与多囊卵巢综合征（PCOS）和 MPHL 的发生联系起来，形成假说，PCOS 表型等同于 MPHL[6]。不幸的是，PCOS 和 MPHL 这两种疾病虽均与进行性微小化和模式型脱发相关，但毋庸置疑，两者表型并不一致，因此不能依靠它来精确定位原发性遗传缺陷[7]。

此外，基因分析显示 FPHL 与 6 种常见性激素受体之间无相关性[8]。最新的研究表明，一些患有 FPHL 的女性（以及其他高雄症状者）对雄激素的敏感性增加，可能与雄激素受体基因表达升高有关。在遗传易感人群中，低雌激素-睾酮比值（单独两者均在正常范围内）可能为 FPHL 发生的促发因素。很明显，虽然存在遗传联系，但这种常见疾病的复杂遗传模式需更多研究才能完全阐明。

8.3 激素在女性型脱发发病中的作用

虽然女性脱发与其他许多因素相关，但雄激素在 FPHL 发病中至少起到部分作用。伴有雄激素过多疾病的临床表现几乎都会包含秃发[10]。PCOS 为一个明确的例子，患者具有雄激素过多的临床特征，包括痤疮、月经失调、体重增加、多毛及受孕困难（表 8.1）。异常的雄激素水平无法预测女性脱发的风险。许多患者具有与 FPHL 临床表型一致的毛囊微小化，但雄激素水平，包括睾酮和脱氢异雄酮均在正常范围内[11]。此外，除雄激素以外多种激素都参与 FPHL 发病相关，包括雌激素、泌乳素、甲状腺激素、皮质醇、生长激素及褪黑素。

表 8.1 女性高雄激素的症状与体征

• 黑棘皮病	• 多毛
• 痤疮	• 不孕不育
• 秃发	• 月经失调
• 溢乳	• 体重增加

在与 FPHL 相关的激素中，睾酮的作用最显而易见，特别对于那些使用外源性睾酮补剂者。即使用低剂量的睾酮补剂数年仍会发生临床上明显的脱发（常见为"男性"脱发模式，即额颞角和头顶部受累）。单纯睾酮在体外可抑制毛囊生长[12]。相反的是，短期使用睾酮用于治疗女性性欲减退可致头皮以外非需要区域毛发生长［比如面部、腋窝等，这些区域的毛发被双氢睾酮（DHT）激活而非抑

制］[13]。如果临床怀疑睾酮水平偏高，应检测血清睾酮水平（非类似物），若检测结果与临床表现不一致应及时复查。即使是低睾酮值，也应怀疑是否未使用标准化检测试剂[14]。

雌激素可通过多种机制影响 FPHL。已表明雌激素（可能是 α 亚型）可导致毛发周期过早进入退行期，并维持在休止期，尽管其为可逆的[15]。其他研究表明，高浓度 17β-雌二醇（通过雌激素 α 受体途径）可直接抑制 5α-还原酶，而 17α-雌二醇可通过促进睾酮转化为其他低活性雄激素来阻止睾酮过剩[16,17]。雌激素可阻止 DHT 对毛乳头的影响，通过这些机制，雌激素治疗有助于毛囊重新进入或者维持在生长期。黄体酮也可抑制毛乳头中 DHT 的合成，与非那雄胺相当。此有助于解释为什么女性 40 多岁开始出现脱发迹象，以及为什么女性绝经后 FPHL 的发病率会激增（因为自那时起黄体酮和雌激素水平下降，卵泡刺激素和黄体生成素水平上升）[18]。5α-还原酶抑制剂，如非那雄胺和醋酸环丙孕酮（也为一种雄激素阻滞剂）可用于治疗部分女性 FPHL。然而并非普遍有效，目前数据呈现出喜忧参半的情况，且尚缺乏关于女性使用这些药物不良反应的研究[19]。

激素本身可能并非直接影响脱发。原因可能在于毛囊中芳香化酶的浓度女性比男性高（可达 5 倍）[20]。芳香化酶可催化睾酮和雄烯二酮转化为效价较弱的雌激素、雌二醇和雌酮而非 DHT，从而避免毛乳头微小化。芳香化酶在女性脱发中的作用相关举例为，接受他莫昔芬和或芳香化酶抑制剂（阿那曲唑、来曲唑或依西美坦）治疗的激素受体阳性（HR+）乳腺癌患者，在治疗过程中使用芳香化酶抑制剂后，这些女性可以预见性地经历毛发稀疏并发展为 FPHL。涉及此类激素转化相关的催化酶还包括甾类硫酸酯酶 STS、17β-羟甾醇脱氢酶 17-β-HSD、3β-羟甾醇脱氢酶 3-β-HSD、3α-羟甾醇脱氢酶 3-α-HSD 和 Ⅱ 型 5α-还原酶。头皮及身体不同部位的毛囊毛乳头内这些酶的表达水平与活性都不尽相同，可能就是脱发模式多种多样的原因。所以，不同激素的表达水平无法完全解释 FPHL 的致病原因。

女性头皮也表达较高水平的性激素结合蛋白，可结合雄激素，此意味着女性头皮本身雄激素水平较低。有证据支持性激素结合蛋白（ShBG）参与脱发，有研究表面，低水平 ShBG 与年轻女性弥漫性脱发相关[21]。目前尚无标准化检测芳香化酶、ShBG 甚或

5α-还原酶的诊断试剂盒；因此，这些理论以后会被临床医生使用。为了筛查发病因素，对女性 FPHL 患者进行全面的实验室检查是非常重要的（表 8.2）。

表 8.2　FPHL 建议血液学检查

• 血常规	• 泌乳素
• T3，T4，TSH（三项全部）	• 铁蛋白（建议不低于 70）
• 脱氢异雄酮	• 可选：梅毒快速血浆反应素试验，抗核抗体，血沉
• 总睾酮和游离睾酮	

8.4　女性型脱发发病的混杂因素

　　许多因素可能会加重 FPHL，包括压力和应激性激素、慢性病、手术、药物（太多无法列出）和低蛋白质饮食。维生素 B₁₂ 和维生素 D 缺乏也会加速脱发[22]。加热（拉直、卷发或烫发）、化学品（染色）和牵拉（拉发、拔发、接发或发型塑形）都是造成头发受损的远期风险因素，尤其是每天处理头发会造成 FPHL 类似表现或者加重原有 FPHL。吸烟、严格的素食主义和严重的体重减轻肯定与毛发生长变差有关，应当避免。由于女性型脱发可能涉及多种病因，病史采集上会比男性患者需要更多时间，应包含上述所有可疑因素（表 8.3）。

　　其中有两个因素值得特别关注，往往会模拟类似 FPHL 表现或与 FPHL 共存。这两个因素为铁缺乏（血清铁蛋白＜ 70 ng/mL）和甲状腺功能减退症（即使得到充分治疗），都会显著加重脱发，应定期对女性型脱发患者进行筛查。

8.5　女性型脱发的分类

　　已提出多种女性型脱发的分类系统。最广为

表 8.3　评估 FPHL 病情的影响因素

• 家族史	• 药物治疗（尤其激素类药物）
• 吸烟	• 分娩
• 全身性或慢性疾病	• 绝经
• 厌食或暴食	• 体重下降
• 素食主义	• 发热（＞ 40℃）
• 低蛋白质饮食	• 近期压力
• 维生素 B₁₂、维生素 D	• 手术史
• 镁或锌缺乏	• 其他药物与补剂
• 铁缺乏，伴或不伴有贫血	• 护发产品
• 生物素缺乏（少见）	

熟知的是 1977 年提出的 Norwood/Ludwig 量表，其后是 1994 年提出的 Savin 量表和 2004 年的 Cohen 脱发严重度量表。其他量表包括 Olsen 量表和 Ebling-Rook 量表。Ludwig 量表简单实用，基于大体外观将 FPHL 严重度分为三个等级。其主要特点为与 MPHL 区分开，可识别出前额发际线保留的模式，但缺乏完全性秃发模式（极其罕见），Hamilton 在其原稿中为女性分级保留过这一级别。几乎所有 Ludwig 分级模式图都显示头皮同一区域（即头顶部）外观上脱发程度，侧面都不受累，因此此分类法无法描述所有类型的分级。尽管如此，其仍为教科书中最广泛采用的女性型脱发分级系统（▶图 8.2）。

　　相类似地，Savin 量表包含了 FPHL 不同严重程度的相应分级，但其包含了前区（额颞区或"男性"）模式，并有其他八个等级，可更细致地记录 FPHL 严重度。脱发等级与头皮中央稀疏程度对应，这样易于记录与随访脱发进展情况。此量表在毛发移植外科和制药公司中更广泛采用，且便于患者自我记录。然而，缺陷之处为其不包含 Olsen 描述的头

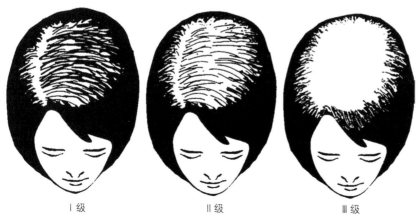

Ⅰ级　　　　　　Ⅱ级　　　　　　Ⅲ级　　　图 8.2　脱发模式：Ludwig 分级

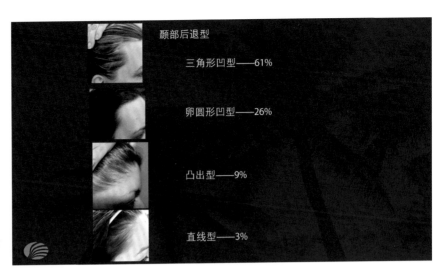

图 8.3 女性发际线正常类型（经由 Bernard Nusbaum 医生同意）

皮前额区"圣诞树型"脱发，且"前额"模式很令人困扰。据 Nusbaum 与 Fuentefria 描述有高达 87% 的正常女性额颞角区毛发稀疏（▶图 8.3）[23, 24]。

Cohen 量表相对更为复杂，几乎涵盖了男性女性所有脱发类型，共有 8 个分区和 3 个部位。特别适合毛发移植医生使用，其主要优势为能定义和划分局部稀疏区域、头皮区域分布标准化，并可计算出所谓的"脱发指数"，可用于不同脱发模式的患者之间进行比较。此量表患者无法自评，对各区域的划分更适用于"男性"型脱发模式（即 MPHL，▶图 8.4）[25]。

以上这些量表无法量化更详细的临床数据，如微小化毛囊百分比、脱落断发程度、毛发密度（或毛囊单位密度）或发量减少百分比等。对于轻度的 FPHL，当脱发通过早期干预和远期规划，这些临床指标作为全面评估的一部分是非常有价值的。

为了整合更多的临床数据来指导治疗，2015 年提出了一个全新的量表，称为"FPHL 分级系统（FPHL-SI）"，是由 9 名来自欧洲、北美和澳大利亚的临床专家共同协商制定而成[26]。其尚未被广泛使用，但可以成为一个能整合脱发、中线毛发密度与毛发镜标准的实用分类系统。具体来说，

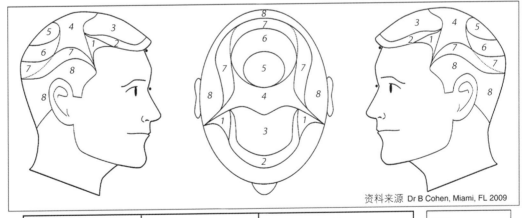

图 8.4 Cohen 脱发严重度量表（经由 Bernard Cohen 医生同意）

量表中每个变量赋值，总分相加得分为20分。若FPHL-SI平均分为0~4分，则表明FPHL可能性不大，相应分数越高，说明病情越重。

另外，一种称为HairCheck仪器（www.HairCheck.com）可通过测量毛发重量来量化脱发。这个仪器可测量头皮中线上使用一次性卡尺套固定预设横截面积的发束。毛发质量指数（hair mass index，HMI，即每平方厘米头皮中毛发的横截面平方毫米数×100）反映了所固定发束内的直径和密度。该仪器可检测小于2%的毛发质量变化，通过比较枕部与额部的HMI，其可用于FPHL的诊断（用于弥漫性脱发和模式型脱发之间的鉴别）。最有价值之处为定期随访发量变化，以确定脱发的自然进程和或患者的疗效。HMI不仅整合单根毛发直径，还整合了特定区域的毛发数量。该仪器的学习曲线很短，且操作者内部差异度很低（在5%内），因此有利于医生临床操作使用[27]。

所有的脱发分类和诊断系统，不同医生评分都会有差异，且对于最新提出的那些量表尚缺乏大规模临床试验验证。长期以来头皮活检被认为是FPHL的诊断金标准，但由于活检选取的部位不同及病理医生对毛发和头皮病理个人经验不同，其检查结果也会不完全准确。为获取最优诊断，应使用直径4~6 mm的环钻进行头皮活检，并对脱发部位和非脱发部位都进行取材比较。两块活检组织优于一块组织，这样可分别进行横切与纵切制片，并应由熟悉毛发疾病的皮肤病理医生来进行病理读片。

参 考 文 献

[1] Olsen EA, Messenger AG, Shapiro J, et al. Evaluation and treatment of male and female pattern hair loss. J Am Acad Dermatol. 2005; 52(2): 301−311

[2] Olsen EA. Androgenetic alopecia. In: Olsen EA, ed. Disorders of Hair Growth: Diagnosis and Treatment. New York, McGraw-Hill, 1994: 257−283

[3] Smith MA, Wells RS. Male-type alopecia, alopecia areata, and normal hair in women; family histories. Arch Dermatol. 1964; 89: 95−98

[4] Conrad F, Ohnemus U, Bodo E, et al. Substantial sex-dependent differences in the response of human scalp hair follicles to estrogen stimulation in vitro advocate gender-tailored management of female versus male pattern balding. J Investig Dermatol Symp Proc. 2005; 10(3): 243−246

[5] Paik JH, Yoon JB, Sim WY, Kim BS, Kim NI. The prevalence and types of androgenetic alopecia in Korean men and women. Br J Dermatol. 2001; 145(1): 95−99

[6] Sanke S, Chander R, Jain A, Garg T, Yadav P. A comparison of the hormonal profile of early androgenetic alopecia in men with the phenotypic equivalent of polycystic ovarian syndrome in women. JAMA Dermatol. 2016; 152(9): 986−991

[7] Franks S, White D, Gilling-Smith C, Carey A, Waterworth D, Williamson R. Hypersecretion of androgens by polycystic ovaries: the role of genetic factors in the regulation of cytochrome P450c17 alpha. Baillieres Clin Endocrinol Metab. 1996; 10(2): 193−203

[8] Redler S, Tazi-Ahnini R, Drichel D, et al. Selected variants of the steroid-5-alpha-reductase isoforms SRD5A1 and SRD5A2 and the sex steroid hormone receptors ESR1, ESR2 and PGR: no association with female pattern hair loss identified. Exp Dermatol. 2012; 21(5): 390−393

[9] Riedel-Baima B, Riedel A. Female pattern hair loss may be triggered by low oestrogen to androgen ratio. Endocr Regul. 2008; 42(1): 13−16

[10] Lizneva D, Gavrilova-Jordan L, Walker W, Azziz R. Androgen excess: investigations and management. Best Pract Res Clin Obstet Gynaecol. 2016; 37: 98−118

[11] Trüeb RM. Hormones and hair growth [in German]. Hautarzt. 2010; 61(6): 487−495

[12] Fischer TW, Hipler UC, Elsner P. Effect of caffeine and testosterone on the proliferation of human hair follicles in vitro. Int J Dermatol. 2007; 46(1): 27−35

[13] Achilli C, Pundir J, Ramanathan P, Sabatini L, Hamoda H, Panay N. Efficacy and safety of transdermal testosterone in postmenopausal women with hypoactive sexual desire disorder: a systematic review and meta-analysis. Fertil Steril. 2017; 107(2): 475−482

[14] Rosner W, Vesper H, Endocrine Society, American Association for Clinical Chemistry, American Association of Clinical Endocrinologists, Androgen Excess/PCOS Society, American Society for Bone and Mineral Research, American Society for Reproductive Medicine, American Urological Association, Association of Public Health Laboratories, Endocrine Society, Laboratory Corporation of America, North American Menopause Society, Pediatric Endocrine Society. Toward excellence in testosterone testing: a consensus statement. J Clin Endocrinol Metab. 2010; 95(10): 4542−4548

[15] Ohnemus U, Uenalan M, Conrad F, et al. Hair cycle control by estrogens: catagen induction via estrogen receptor (ER)-alpha is checked by ER beta signaling. Endocrinology. 2005; 146(3): 1214−1225

[16] Arai A, von Hintzenstern J, Kiesewetter F, Schell H, Hornstein OP. In vitro effects of testosterone, dihydrotestosterone and estradiol on cell growth of human hair bulb papilla cells and hair root sheath fibroblasts. Acta Derm Venereol. 1990; 70(4): 338−341

[17] Wehner G, Schweikert HU. Estrone sulfate source of estrone and estradiol formation in isolated human hair roots: identification of a pathway linked to hair growth phase and subject to site-, gender-, and age-related modulations. J Clin Endocrinol Metab. 2014; 99(4): 1393−1399

[18] Niiyama S, Happle R, Hoffmann R. Influence of estrogens on the androgen metabolism in different subunits of human hair follicles. Eur J Dermatol. 2001; 11(3): 195−198

[19] Price VH, Roberts JL, Hordinsky M, et al. Lack of efficacy of finasteride in postmenopausal women with androgenetic alopecia. J Am Acad Dermatol. 2000; 43(5, Pt 1): 768−776

[20] Sawaya ME, Price VH. Different levels of 5-alpha-reductase type I and II, aromatase, and androgen receptor in hair follicles of women and men with androgenetic alopecia. J Invest Dermatol. 1997; 109(3): 296−300

[21] Miller JA, Darley CR, Karkavitsas K, Kirby JD, Munro DD. Low sex-hormone binding globulin levels in young women with diffuse hair loss. Br J Dermatol. 1982; 106(3): 331−336

[22] Olsen EA. Disorders of hair growth: diagnosis and treatment, 2nd ed. McGraw-Hill; 2003: 305, 308−310

[23] Olsen EA. Female pattern hair loss. J Am Acad Dermatol. 2001; 45(3 Suppl): S70−S80

[24] Nusbaum BP, Fuentefria S. Naturally occurring female hairline patterns. Dermatol Surg. 2009; 35(6): 907−913

[25] The Cohen Hair Loss Severity Scale and Profile. The Hair Transplant Forum, November-December 2009

[26] Harries M, Tosti A, Bergfeld W, et al. Towards a consensus on how to diagnose and quantify female pattern hair loss — The 'Female Pattern Hair Loss Severity Index (FPHL-SI)'. J Eur Acad Dermatol Venereol. 2016; 30(4): 667−676

[27] Wikramanayake TC, Mauro LM, Tabas IA, et al. Cross-section trichometry: a clinical tool for assessing the progression and treatment response of alopecia. Int J Trichology. 2012; 4(4): 259−264

Kristen Lo Sicco, Lorena Avila, Eric L. Eisenberg, Jerry Shapiro

孙蔚凌　译，沈林霞　魏珂璐　周易　审校

非雄激素性秃发

Nonandrogenetic Hair Loss

概要　本章涵盖了鉴别和治疗雄激素性秃发以外的各种瘢痕性秃发和非瘢痕性秃发所必需的知识。除了毛发镜和实验室检查等辅助工具，尤其强调全面的病史和体格检查的重要性。毛发移植是治疗多种类型脱发的一种手段，但遇到瘢痕性秃发时必须谨慎。在此，笔者综述了毛发移植手术在各种非雄激素性秃发中的应用，包括用于治疗某些瘢痕性秃发时的潜在风险。

关键词　秃发，非雄激素性，疤痕性，瘢痕性，非疤痕性，非瘢痕性

关键要点

- 秃发造成了重大的社会心理负担。
- 除雄激素性秃发外，很多头皮疾病都可能导致脱发。
- 全面的体检和常规的实验室检查对确定脱发的病因及毛发移植的有效性必不可少。

9.1　介绍

雄激素性秃发是应用毛发移植手术最常见的脱发类型，但还有多种头皮疾病也可能导致瘢痕性和非瘢痕性秃发。在确定最佳治疗方案时，必须对这些疾病有充分的了解，对某些瘢痕/疤痕性秃发尤其重要，因为毛发移植可能不是理想的治疗方法，甚至可能是有害的。本章回顾了各种类型的非雄激素性秃发，并简要描述了药物和手术治疗的作用。

9.2　脱发评估

全面的病史询问和详细的体格检查（physical exam，PE），以及各种血清实验室检查，有助于确定大多数患者脱发的病因（专栏 9.1）。全面的病史可以帮助临床医生缩小脱发潜在原因的范围，对所有的脱发患者，都应该询问脱发的时间，毛发随时间逐渐变细提示雄激素性秃发。对于头发逐渐变稀的女性，应询问月经、痤疮和多毛症以排除多囊卵巢综合征（polycystic ovary syndrome，PCOS）。情绪或生理应激后突然出现的弥漫性脱发提示休止期脱发（telogen effluvium，TE），以及较少见的弥漫性斑秃（alopecia areata，AA）。

相关症状，如红斑、水肿、结痂、脓疱和水疱形成也很重要，因为这些皮损经常发生在瘢痕性疾病中。而头皮刺痛（主诉头皮敏感或刺激）是非特异性的，可能与瘢痕或非瘢痕性秃发有关。头皮灼热、疼痛和瘙痒可能更常见于各种瘢痕性秃发，包括扁平苔藓（lichen planopilaris，LPP）、盘状红斑狼疮、中央离心性瘢痕性秃发（central centrifugal cicatricial alopecia，CCCA）和皮肌炎，以及中性粒细胞性瘢痕性秃发包括秃发性毛囊炎、分割性蜂窝织炎（dissecting cellulitis，DC）和瘢痕疙瘩性毛囊炎。此外，应询问患者可能导致脱发的头发护理习惯和发型偏好，包括定期使用吹风机、拉直和扎紧辫子等。

既往病史和用药史是病史中非常重要的一部分，往往有助于确定脱发的原因。因为脱发有各种内在和外在诱因，患者在脱发前 6 个月内的用药史和手术史很重要。自身免疫性疾病、急性疾病（包括高热）和饮食限制（包括速效节食、快速减肥和饮食失调）通常与各种脱发相关。近期手术（使用全身麻醉或局部麻醉）可能是非瘢痕性（TE）和瘢痕性（头皮脓疱性皮肤病）秃发的诱发因素。激素变化也是 TE 的潜在诱因，包括妊娠状态或开始和

专栏9.1	脱发的评估

全面的病史询问和详细的体格检查，加上各种实验室检查，有助于确定大多数患者脱发的病因。

病史：评估脱发的模式和程度

- 渐进性和进行性毛发稀疏提示雄激素性秃发，可伴有或不伴多囊卵巢综合征
- 快速弥漫性脱发在休止期脱发（TE）中更典型，少见于弥漫性斑秃
- 急性局部斑片状脱发是斑片型斑秃的典型特征

体格检查

- 评估现存的毛发：
  - 末端圆钝、长短不一的断发提示拔毛癖或创伤性断裂（如日常吹干、拉直或编辫子）
  - 感叹号样发提示斑秃
- 检查秃发部位的头皮：
  - 明显的炎症提示活动性感染或瘢痕性疾病
  - 发亮、萎缩的头皮伴毛囊口消失提示瘢痕性秃发
  - 正常厚度不反光的头皮和保留的毛囊开口表明无瘢痕

使用皮肤镜或视频显微镜

辅助检查下列各项：① 毛干；② 毛囊口；③ 毛囊周围表皮；④ 血管

- 标准显微镜或皮肤镜：毛干检查，帮助识别结构性毛发异常
- 视频显微镜（如 Folliscope）：用于测定毛发密度（毛发数量/cm²）和直径

其他辅助诊断工具

皮肤活检：对于脱发原因尚不明确的患者，皮肤病理学检查尤为重要，而最终确诊需要临床和病理相结合

表9.1 与脱发相关的药物

安非他命	免疫抑制剂
血管紧张素转换酶抑制剂	干扰素
抗凝剂	左旋多巴
抗惊厥药	氯雷他定
抗抑郁药	非甾体抗炎药
抗真菌药	口服避孕药
抗痛风药物	丙硫氧嘧啶
抗肿瘤药	维甲酸
抗精神病药	螺内酯
抗甲状腺药物	司坦唑醇
β受体阻滞剂	外用米诺地尔
降胆固醇药物	局部眼用β受体阻滞剂
西咪替丁	维生素A（每日超过5 000 U）
金制剂	

诱导的脱发都是非瘢痕性的，但也有一些化疗和生物制剂或致瘢痕性秃发。

体检时，应注意脱发的分布和严重程度，这将为查找潜在病因提供线索。例如，局部脱发通常见于 AA，而弥漫性脱发更常与 TE、代谢紊乱（如 PCOS）和弥漫性 AA 相关。应检查秃发区域是否存在断裂或圆钝的毛发残端（可见于拔毛癖），或"感叹号样发"（近端变细、远端较宽的短毛发，见于 AA）。通过毛囊开口缺失可识别瘢痕。在诊断不明确时，使用标准显微镜、皮肤镜或视频显微镜有助于区分瘢痕和非瘢痕性秃发，而无须皮肤活检。

拉发试验有助于评估当前毛发脱落的情况。要询问患者在评估当天是否洗头，因为刚洗过头发往往会导致拉发试验假阴性；用手指抓住大约 60 根毛发稍用力拉动，脱落五六根以上毛发提示拉发试验阳性。毛发牵拉试验是一种额外的临床检查，有助于判断毛发的脆性。用一只手抓住毛干中间，另一只手抓住毛干远端用力拉拽，牵拉试验阳性提示毛发易断裂[1,2]。

血清学实验室检查通常有助于揭示非瘢痕性秃发的潜在病因。全面的病史询问和体检有助于临

停止使用避孕药。

许多药物是休止期脱发的罪魁祸首，少数也会引起生长期脱发（表9.1）。幸运的是，大多数药物

床医生选择合适的血清试验。检测铁、锌和维生素 D 缺乏对 TE 患者最有益。甲状腺功能和甲状腺抗体检查对 AA 和 TE 患者都适用，因为这些类型的脱发可能存在甲状腺功能障碍，无论是否与自身免疫相关。游离睾酮、总睾酮和硫酸脱氢表雄酮（dehydroepiandrosterone sulfate，DHEAS）是评价 PCOS 或其他高雄激素疾病（如雄激素分泌性肿瘤）的重要指标。当怀疑结缔组织疾病如红斑狼疮时，须检测抗核抗体（使用间接荧光抗体评估滴度和类型）和补体水平（表 9.2）。

表 9.2 脱发研究中实验室检查选择

疾 病	实验室检查
甲状腺疾病	TSH
维生素和矿物质缺乏	血清铁蛋白、锌、维生素 D
多囊卵巢综合征	血清游离和总睾酮、DHEAS、SHBG、催乳素
红斑狼疮	抗核抗体（IFA 法）、补体（C3、C4、CH50）、CBC（贫血和白细胞减少症）

注：CBC，全血细胞计数；DHEAS，硫酸脱氢表雄酮；SHBG，性激素结合球蛋白；TSH，促甲状腺激素。

用于头皮和头发的皮肤镜，又称为"毛发镜"，是一种用来帮助诊断各种类型秃发的无创、快速的检测手段，但一定程度上依赖检测者的水平。使用毛发镜可观察多种结构，包括毛干、毛囊开口、毛囊周围皮肤和血管（表 9.3）。

常通过在进展的炎性皮损边缘用 4 mm 环钻活检来确诊瘢痕性秃发。在选择活检位置时应避免瘢痕区域，因为这些区域可能显示非特异性改变。活检应沿毛发生长方向进行，并深达皮下脂肪层，以获得最佳的垂直和水平切片标本。垂直切片对于检查炎性浸润、瘢痕形成和是否存在感染性微生物等非常重要。水平切片对于确定毛囊阶段（生长期与休止期）的比例以及毛囊微型化（终毛与毳毛）都很重要。

9.3 脱发的病因及治疗

脱发的类型大致可分为瘢痕性和非瘢痕性。瘢痕性秃发是由一组以瘢痕和萎缩为最终表现的疾病（表 9.4 和表 9.5）。临床上，瘢痕性秃发的特征是头

表 9.3 毛发镜：结构和模式

疾病	毛发镜特征	解剖学相关性
斑秃	• 感叹号样发 • 黄点征（规则分布）	• 近端锥形毛干 • 毛囊口充满角栓和（或）皮脂
雄激素性秃发	• 毛干直径异质性 • 毳毛 • 黄点征（油性外观）	• 浅色头发，长度 < 3 mm、直径 < 30 μm • 毛囊口皮脂 > 角质
拔毛癖	火焰状发 [a]	拔发后的残端，病理学上与扭曲的毛干对应
头癣	螺旋状发 逗号样发	可能是充满菌丝的毛干开裂和弯曲的结果
LPP	• 白点 • 毛周鳞屑 • 细长线性血管	• 空毛囊口和外分泌汗腺导管 • 毛干周围鳞片形成管状结构
FFA	灰点	• 由于黑色素松散，噬黑素细胞中细小的黑素颗粒或"黑素尘"游离到真皮深层、真皮乳头，或网状真皮 • 扩大的漏斗部充满角质
盘状红斑狼疮	• 深黄点征 • 红点征 • 粗分枝状血管	角蛋白堵塞漏斗部致其扩张，周围血管扩张和红细胞外渗

注：CCCA，中央离心性瘢痕性秃发；LPP，毛发扁平苔藓；FFA，前额纤维化性秃发。
[a] 火焰状发不是拔毛癖特有的，也可见于斑秃、牵拉性秃发、CCCA 及急性化疗和放疗引起的秃发。
来源：参考文献［5］～［8］。

皮萎缩发亮、毛囊开口缺失；反之，非瘢痕性秃发的头皮没有反光、厚度正常、可见毛囊开口（专栏 9.2、表 9.6 和表 9.7）。

表 9.4 瘢痕性秃发的常见原因

感染： • 头癣／脓癣	创伤： • 损伤 [a] • 辐射 • 术后瘢痕形成
炎症性疾病： • 中央离心性瘢痕性秃发 • 瘢痕疙瘩性毛囊炎 • 分割性蜂窝织炎 • 毛发扁平苔藓 • 前额纤维化性秃发 • 盘状红斑狼疮	肿瘤： • 基底细胞癌 • 鳞状细胞癌

注：[a] 损伤，包括医源性，通常与既往头皮糜烂性脓疱性皮肤疾病有关。

表 9.5 瘢痕性秃发的不常见病因[11-28]

感染:	肿瘤:
• 水痘	• 内脏恶性肿瘤转移 • 皮肤白血病 • 乳房外 Paget 病 • 血管肉瘤 • 促纤维结缔组织增生性黑色素瘤
炎症性疾病: • 结节病 • 头皮糜烂性脓疱性皮肤病 • 肥大细胞增多症 • 大疱性硬化萎缩性苔藓 • 类脂质渐进性坏死 • 瘢痕性类天疱疮 • 局限性硬皮病 • 坏死性痤疮 / 毛囊炎 • 慢性移植物抗宿主病	遗传: • 先天性皮肤发育不全 • 色素失禁症 • 迟发性皮肤卟啉病 • 瘢痕性红斑 • Marie-Unna 遗传性少毛症
创伤: • 与产伤相关的秃发—产瘤	药物: • 表皮生长因子受体抑制剂（西妥昔单抗、帕尼单抗） • 人表皮细胞受体酪氨酸激酶抑制剂（厄洛替尼、吉非替尼）

表 9.6 非瘢痕性秃发的常见病因

代谢异常	毛干异常（毛发脆性增加）
维生素和矿物质缺乏（铁、维生素 D 和锌）	遗传性疾病: • 结节性脆发症 • 念珠状发 • 扭曲发 • 套叠性脆发病 • 毛发硫营养不良
甲状腺疾病: • 多囊卵巢综合征	获得性: • 泡沫状发
掉发 • 休止期脱发 • 生长期脱发	先天性: • 泡沫状发
自身免疫性疾病: • 斑秃	
创伤: • 拔毛癖 • 牵拉性秃发 • 压力性秃发	

表 9.7 非瘢痕性秃发的不常见病因[29-33]

感染:	遗传 / 先天性疾病:
• 梅毒	• 外胚层发育不良 • 脂肿性秃发 • 生长期毛发松动综合征
炎症性疾病: • 狼疮性脂膜炎	其他: • 剪毛蚁（伊朗特有的大头蚂蚁）攻击
肿瘤: • 黏蛋白性秃发 ª • 脊髓淋巴样增生 ª	

注: ª蕈样肉芽肿或 Sezary 综合征可发生在黏蛋白性脱发之前、同时或之后，因此，必须对这些患者进行密切随访。

专栏 9.2　瘢痕性秃发

　　早期识别活动性瘢痕将有助于诊断和改善临床结果。

　　由于存在疾病复发的风险，只有特发性的瘢痕性秃发才应考虑手术治疗。目前活动性炎症是手术的禁忌证。

　　因为患者和临床医生可能难以识别早期复发，当移植到继发于恶性肿瘤的瘢痕区域时，需要非常谨慎并长期随访。

9.3.1 非瘢痕性秃发

■ 代谢异常

维生素和矿物质缺乏

　　虽然存在争议，营养缺乏在各种毛发疾病中仍然发挥着潜在的重要作用。

　　锌缺乏：在小鼠模型中，大剂量口服锌可抑制毛发生长；但同样的治疗可以延缓（但不能预防）化疗引起的秃发[9]。以脱发为临床特征之一的肠病性肢端皮炎可导致严重的锌缺乏，证明锌对毛发有重要作用。在 Cheung 等最近的一项研究中，只有 9.6% 的研

关键要点　非瘢痕性秃发

- 非瘢痕性秃发通常由代谢异常、药物反应、自身免疫性疾病和创伤引起。
- 皮肤镜检查和实验室评估有助于各种非瘢痕性秃发的诊断。
- 各种类型的非瘢痕性秃发包括多囊卵巢综合征导致的脱发、休止期脱发等，最终可能需要毛发移植，尤其是伴有雄激素性秃发和三角形秃发的患者。

究对象存在锌缺乏[9]。因此，只有当存在锌缺乏时，临床医生才应考虑补锌，参见表9.8补锌建议。

铁缺乏：一些作者认为铁缺乏可能与多种非瘢痕性秃发有关，包括TE、AA和雄激素性秃发。许多毛发专家在没有贫血的情况下治疗铁缺乏，虽然尚未确定因果关系，也未发现补铁会影响头发生长[10, 11]。当研究铁缺乏伴或不伴贫血时，应进行全血细胞计数（CBC）、铁蛋白及铁全套检查，铁蛋白是一种急性期反应指标，在感染、炎症或恶性肿瘤情况下也可升高。调查缺铁性贫血的根本原因很重要，尤其是在老年患者人群中，因为胃肠道失血是缺铁性贫血的重要原因。

甲状腺疾病

在评估弥漫性脱发和TE的女性患者时，还应考虑甲状腺疾病。尽管缺乏关于补充甲状腺素对TE影响的数据，但已证实甲状腺激素可延长毛发生长期[12]。考虑到头皮广泛受累，供区也可能被累及，毛发移植往往难以进行。

多囊卵巢综合征

PCOS是一种导致代谢和生殖异常的疾病，影响高达8%的有生育能力的女性。其特征为三联征：① 超声提示多囊卵巢；② 慢性无排卵；③ 高雄激素血症。此外，还必须排除高雄激素血症和无排卵的其他原因（如分泌雄激素的肿瘤、库欣综合征和先天性肾上腺增生症）。PCOS的女性通常月经不规律、雄激素水平升高，导致痤疮、多毛症和潜在的雄激素性秃发。雄激素除了降低生长期毛发的比例，还可刺激终末毛囊向毳毛转化。实验室检查应包括血清总睾酮和游离睾酮、SHBG（性激素结合球蛋白）、DHEAS、催乳素和盆腔/经阴道超声。女性型雄激素性秃发是PCOS患者中最常见的秃发模式，男性型脱发虽然不太常见但也是可能的。螺内酯、非那雄胺或醋酸环丙孕酮等药物可阻断雄激素受体结合或抑制5-α-还原酶活性，可在治疗6～12个月后改善脱发。如果结果仍不令人满意，将毛发移植到有美容意义的区域可能会有帮助[13, 14]。

■ 脱发

休止期脱发

休止期脱发是常见的脱发类型之一。这是一种非瘢痕性秃发，通常在6个月内恢复，但也有持续6个月以上的慢性TE。患者一般在诱发事件后约3个月开始出现弥漫性脱发（通常 < 50%的头发脱落），发缝可增宽，双颞部毛发变稀。与雄激素性秃发不同，TE的拉发试验是阳性。

患者往往会对过量的脱发非常担心害怕，他们可能会带来保存其脱落毛发的塑料袋（"头发袋征"）。脱发的时间和原因可因TE类型的不同而不同。TE有6种类型：① 即刻生长期释放；② 延迟生长期释放；③ 即刻休止期释放；④ 延迟休止期释放；⑤ 短生长期；⑥ 慢性TE（表9.9）。

由于TE有许多潜在的诱因，包括药物、生理应激，以及营养、内分泌和自身免疫性疾病，除血清学检查外，还需要完整的病史和体检（表9.10）。

TE可能合并潜在的雄激素性秃发，在这种情况下，脱发可能是进行性的。心理咨询是TE患者治疗的重要组成部分。在大多数病例中，TE的自然病程包括3～6个月的毛发脱落，并在去诱因

表9.8 维生素和矿物质缺乏的脱发患者（TE）的实验室检查和药物补充建议

维生素/矿物质	实验室筛选	缺 乏	每日补充剂量
锌	血浆锌水平	< 60 μg/dL	葡萄糖酸锌100 mg或硫酸锌110 mg×3个月（然后复查）
铁	血清铁蛋白	< 40 ng/mL	口服硫酸亚铁325 mg或葡萄糖酸亚铁324 mg×3个月（然后复查）
维生素D	血清25-羟维生素D	< 30 nmol/L	25-羟维生素D < 20 nmol/L：每周50 000 U维生素D_3×6～8周，然后每天1 000 U 25-羟基维生素D 20～30 nmol/L：OTC维生素D补充剂（维生素D_2或维生素D_3）600～800 U/d[a]

注：OTC，非处方药；TE，休止期脱发。
[a] 每3个月重新评价一次血清25-羟基维生素D水平，直至不再缺乏，然后继续每日服用OTC补充剂。
来源：改编自Kantor et al[10]。

表 9.9　休止期脱发

类　型	诱　因	开始脱发的时间
即刻生长期释放	发热	几天
延迟生长期释放	产后	产后 2～3 个月
即刻休止期释放	外用米诺地尔	用药后 2～8 周
延迟休止期释放	季节性脱发	在季节变化的几周内（通常是冬季到春季）
短生长期	遗传 a	不能长成长发
慢性 TE	常常找不到	数月，持续时间大于 6 个月至数年

注：a 短生长期见于遗传性少毛症、外胚层发育不良和其他方面健康的儿童。

表 9.10　休止期脱发患者的实验室评估

疾　病	实验室检查
甲状腺疾病	TSH、游离 T4、甲状腺抗体
维生素和矿物质缺乏	血清铁蛋白、血清铁、锌、维生素 D
贫血（铁缺乏）	CBC 及分类计数
结缔组织疾病 a	抗核抗体（IFA 法），补体（C3、C4、CH50）

注：IFA，间接荧光抗体；TSH，促甲状腺激素。
a 只有通过病史和体检，临床医生怀疑结缔组织疾病时，才应进行这些实验室检查。

后 3～6 个月观察到毛发再生，而显著的毛发再生可能需要 12～18 个月。除了去除诱因，常用米诺地尔治疗，因为其有延长生长期的作用。在 TE 恢复前，不应进行毛发移植手术，因为很难正确识别最具美容意义的区域，且供体区处于休止期的毛囊可能被丢弃。对于合并有雄激素性秃发且药物治疗无效的患者，TE 发作控制后可能需要毛发移植[15]。

生长期脱发

毛发的生长期以有丝分裂和代谢活动为特征。化疗或头颈部放疗可能导致毛囊有丝分裂或新陈代谢突然停止或受损，继而近端毛干变脆弱和断裂。鉴于其对 DNA 复制的影响，最常见的引起生长期脱发的化疗药物包括：① 抗代谢药物；② 烷化剂；③ 有丝分裂抑制剂。少数情况下，营养不良、免疫性大疱病、AA、结缔组织病、二期梅毒和接触毒素/药物也可能引起生长期脱发（表 9.11）。

由于损伤仅发生在增殖的细胞上，而隆突干细胞（处于静止状态）能够重新启动毛囊生长，因此生长期脱发通常是完全可逆的。在去除损伤后 1～3 个月内，毛发再生长明显。在骨髓移植、白消安和表皮生长因子受体抑制剂治疗的情况下，患

表 9.11　生长期脱发的原因

		致　病　因　素	类　别	作用机制
最常见	化疗			
		5-氟尿嘧啶	抗代谢药物	抑制胸苷酸合成酶
		环磷酰胺	烷化剂	抑制 DNA 复制
		紫杉醇	有丝分裂抑制剂	抑制微管蛋白
		阿霉素	细胞毒性抗生素	抑制拓扑异构酶
不常见	其他药物	铋、左旋多巴、秋水仙碱、白消安 a、EGFR 抑制剂 a 和环孢素		
	营养	严重的蛋白质-能量营养不良		
	免疫性大疱病	寻常型天疱疮		
	原发性毛发疾病	斑秃		
	摄入毒素	汞、硼、铊		
	结缔组织病	系统性红斑狼疮		
	感染	二期梅毒		
	其他	骨髓移植		

注：EGFR，表皮生长因子受体。
a 这些治疗可能导致永久性脱发[18]。

者有较高的永久性脱发风险，最终需要毛发移植（如果有足够的供区毛发）[16]。

生长期毛发松动综合征

生长期毛发松动综合征（loose anagen hair syndrome，LAHS）是一种以女性为主的遗传性疾病，可能是由毛发内毛根鞘过早和异常角化所致，引起生长期毛发松动，很容易无痛地从头皮中拉出。LAHS 主要影响浅色毛发的儿童，少见于成人。头发往往短而无光泽，生长期毛发容易被拔出而形成不规则的秃发斑。在显微镜毛干检查中，生长期松动的毛发（应占毛发的 50% 以上）缺乏毛根鞘，具有特征性的"褶皱袜子"外观。LAHS 通常在青春期或成年后自愈，大多不需要手术干预。

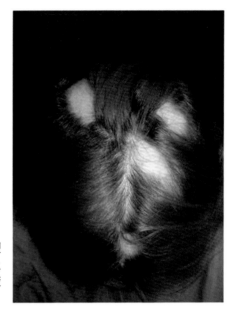

图 9.1　斑片型斑秃，头皮上几个境界清楚的秃发斑

■ 自身免疫性疾病

斑秃

AA 是一种自身免疫性、非瘢痕性秃发，是常见的毛发疾病之一。通常表现为外观正常的头皮或其他毛发区域上散在分布的边界清楚的、硬币大小的非瘢痕性秃发斑（►图 9.1）。少数情况下，AA 表现为从双侧颞部延伸到枕部头皮的大片带状秃发区（匍行性斑秃，►图 9.2），或额部和冠区秃发（中央型斑秃）。弥漫型斑秃与 TE 相似，但出现头发突然变白时很容易鉴别，这种现象称为"一夜白头"。严重时，秃发影响到整个头皮（全秃），或者全身（普秃）[17-19]。

AA 鉴别诊断中包括二期梅毒，怀疑感染这种疾病的患者应该进行血清学检查如性病研究实验室检查（VDRL）或快速血浆反应素试验（RPR）。AA 可自发缓解；对于活动期斑秃，可应用局部注射、系统使用和外用糖皮质激素、甲氨蝶呤及局部接触性免疫疗法（如二苯基环丙酮）治疗。近期，系统 JAK 抑制剂（如枸橼酸托法替布）被用于治疗

AA，但停药后复发很常见[20]。毛发移植手术不是 AA 的适应证，因为 AA 通常是暂时性和（或）复发性的，且往往无法确定供区。但已有成功治疗难治性 AA 的病例报道[21]。手术干预 AA 还需警惕新移植的毛发在未来可能复发 AA。

■ 外伤性秃发

拔毛癖

拔毛癖是一种以故意拔出或折断头发为特征的疾病，在儿童和成人中均可发生。拔毛癖在《精神障碍诊断与统计手册》（第五版）中被归为强迫症和相关疾病。认知行为疗法和习惯逆转疗法对治疗拔毛癖有效，因此需要与精神科医生或心理学家进行跨学科管理。

拔毛癖临床表现为不规则的斑状脱发，仔细检查可发现大量残端较钝、长短不一的断发。卡片试验有助于更好地从视觉上分辨钝与锥形的毛发末端（►图 9.3）。有时头发也可能被剃得贴近头皮而长

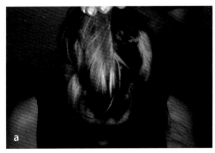
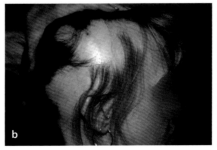
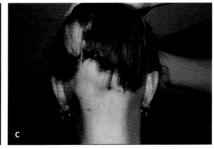

图 9.2　匍行性斑秃

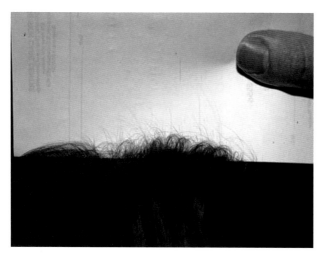

图 9.3 毛发卡片试验。末端变尖的毛发代表再生发，末端变钝的毛发代表断发

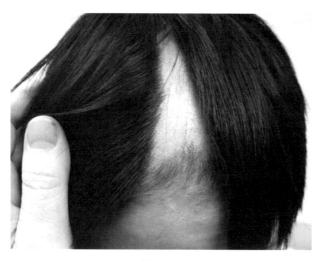

图 9.4 拔毛癖（剪发癖）

短一致（剪发癖，▶图 9.4）。拔毛癖患者也可能吞食拔出或折断的头发（食毛癖）。毛发也可能因摩擦头皮而脱落（摩发癖），头皮可有苔藓样变，可能形成小的秃发性斑块或结节（结节性痒疹）。这些改变可以类似局部炎症、感染或肿瘤。

拔毛癖容易与 AA 混淆，尤其是在患者坚决否认拔毛的情况下。不规则的秃发斑、缺乏感叹号样发、毛囊开口处有毛发、有拔毛引起的出血点以及皮肤活检都有助于区分这两种疾病。此外，"毛发生长窗"（这块区域的毛发是被医生或父母剃掉的）也可能有助于确诊和治疗拔毛癖。单用手指，患者很难拔掉窗口处的毛发，因此在重新评估时不应表现出大量的脱发。

活动性拔毛癖是毛发移植的禁忌证。拔毛癖患者需要转到心理或精神科进行评估和治疗。在强迫

症控制后仍有毛发持续变稀，可考虑毛发移植。但是，如果患者再次拔发，则有后续再脱发的风险，而且在临床实践中，因为重新开始拔毛和相关的抵触情绪可能使这些患者难以随访。

牵拉性秃发

牵拉性秃发（traction alopecia，TA）是导致脱发的一种常见原因。任何高张力发型都有引起 TA 的风险，如过紧的发髻或马尾辫、麻花辫和细发辫、编发和接发、化学和热拉直，以及长期烫发和戴假发[23]。TA 往往是一个进行性或慢性的过程，但也有突然脱发的病例。秃发区沿前额、颞部和（或）枕部发际线呈片状或对称分布（▶图 9.5）。患者还可能主诉头皮压痛、刺痛或结痂，这可能与高张力发型有关。此外，"刘海征"也有助于诊断 TA。在早期和晚期 TA 中都可以看到"刘海征"，表现为沿前额发际线和（或）颞部边缘的残留毛发[24]。TA 是一种排他性诊断，应排除其他类似疾病，包括斑秃、前额纤维化性秃发及颞部三角形秃发。除改变过紧的发型外，应鼓励 TA 患者减少烫发。对于中重度 TA 患者，可通过口服或外用抗生素及皮损内注射糖皮质激素来治疗。外用米诺地尔也可能有助于促进毛囊存活区域的毛发再生。如果患者持续牵拉头发，那么慢性牵拉可能导致纤维化和永久性秃发，最终他们可能需要行毛发移植。外科医生应该强调不采用高张力发型的重要性，以防将来移植毛发的损失。

压力性秃发

在手术后或长期卧床时，持续压力导致头皮缺血，可能发生医源性局部秃发。脱发通常发生在枕

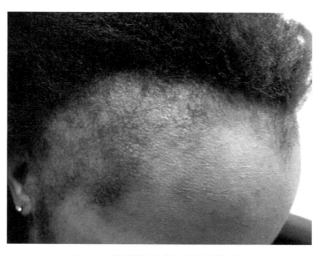

图 9.5 编紧辫子引起的牵拉性秃发

部，如果脱发发生在手术后，则会在术后前几周出现。虽然压力性秃发通常是可逆的，但诊断不及时和持续头皮压力造成的缺血也可能会导致瘢痕性秃发。在这种情况下，可以考虑毛发移植。

毛干异常

毛干疾病分为两大类：毛发脆性增加的毛干疾病和与毛干脆性增加无关的毛干疾病。与毛干脆性增加无关的毛干疾病是先天性的，包括环纹发、分叉发、多生发、羊毛状发和难梳理头发综合征。

毛发脆性增加的毛干疾病通常是获得性的，是由毛干反复物理或热创伤所致，包括泡状发和结节性脆发。毛发脆性增加导致毛发断裂，使毛发生长不良和脱落。先天性毛发脆性增加的毛干疾病不太常见，如念珠状发、扭曲发、套叠性脆发、毛发硫营养不良症和结节性脆发（可能是先天性的，也可能是获得性的）。

三角形秃发

三角形秃发最常见的是单侧、先天性秃发，表现为额颞部头皮上三角形、椭圆形或柳叶刀形的秃发斑。在成年后较少出现。受累区域可完全无毛，也可有少数正常的终毛或毳毛。诊断三角形秃发的其他临床依据包括表皮鳞屑、毛囊间分枝状血管和蜂窝状色素。可使用毛囊单位毛发移植进行修复；对于较小的区域，手术切除也是一种很好的选择，据报道术后6年可持续获益。

要点 瘢痕性秃发

- 瘢痕或永久性秃发可能是由原发性炎症性疾病或继发于感染、创伤、肿瘤或药物所致。
- 在病程早期治疗，许多瘢痕性秃发的不可逆性毛囊损伤是可以预防的。在进行毛发移植前，确定瘢痕性秃发的原因和活动性极其重要，因为多发性原发性瘢痕性秃发可能因手术创伤而加重（即同形反应）。

9.3.2 瘢痕性秃发

大多数头皮感染是自限性的，经过适当的抗菌治疗后很容易被控制。有时候感染的严重程度、治疗时间或微生物的耐药性等因素都可使感染持续加重，而导致局灶性或弥漫性的毛囊破坏。由感染引起的继发性瘢痕性秃发可能与原发性瘢痕性秃发相混淆[25]。对原发性瘢痕性秃发患者进行毛发移植时须格外谨慎，尤其是对那些有可能发生同形反应（包括LPP和FFA）的患者。原发性瘢痕性秃发患者应在停止治疗后稳定至少2年。理想情况下，在对这些患者进行毛发移植前，除详细的病史采集和体格检查外，临床医生还应通过皮肤活检来确认疾病是否缓解。继发性瘢痕性秃发患者最终也可能需要毛发移植。建议在进行适当的抗菌治疗及感染消退至少6个月后再考虑手术干预，这可以为有效的毛囊再生提供合理的时间间隔[26]。

■ 感染

头癣

真菌是头癣（tinea capitis，TC）的病因，如毛癣菌属或小孢子菌属。TC发生于健康儿童，少数发生于成人。"脓癣"是TC的一种亚型，表现为化脓性斑块，常单发于枕部，往往被误诊为脓肿。TC也可出现枕部淋巴结肿大。

脓癣大多由嗜动物性皮肤癣菌如犬小孢子菌引起。早期识别和治疗脓癣非常重要，如果不及时治疗，它可能导致瘢痕性秃发。局部治疗不能渗透入毛干，系统性抗真菌治疗如灰黄霉素（小孢子菌感染治疗8周，毛癣菌感染治疗12～18周）或特比萘芬是TC的标准疗法，因为它们对TC的常见致病菌，如断发毛癣菌和犬小孢子菌最有效。

水痘

水痘-带状疱疹病毒（varicella zoster virus，VZV）可引起继发性瘢痕性秃发。病毒复制发生在毛囊皮脂腺漏斗部的角质形成细胞中，可导致毛囊炎和后续的瘢痕性秃发。有趣的是，有报道VZV也可在受累区域引起复发性AA[27]。

■ 炎症性疾病

很多炎症性疾病可引起瘢痕性秃发。从事毛发修复的外科医生需将这些疾病与稳定的、非进展期的秃发相鉴别。临床上可根据患者特征、病变部位和临床表现来鉴别。然而，当疾病处于退行期或静止期，表现为孤立的瘢痕性秃发时，诊断往往较困难。采用4mm环钻取皮肤活检进行组织学检查，或者从病变早期的活动区域进行多次活检，有助于

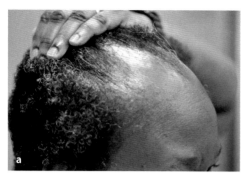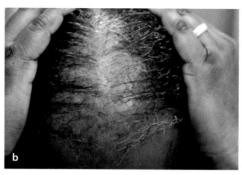

图 9.6 a、b. 中央离心性瘢痕性秃发，秃发中心区域的残留毛发

缩小瘢痕性秃发的范围，但皮肤病理学特征也可能重叠[28]。

疾病活动通常持续较长时间，但也可以自愈。外用、皮损内注射或口服糖皮质激素可作为许多原发性炎症性头皮疾病的首选治疗，而难治性疾病应由有经验的皮肤科医生诊治。如前所述，在毛发移植前，患者的原发性瘢痕性秃发应在停药后静止至少 2 年。如有疾病再活动的迹象，应建议患者立即到皮肤科就诊。一些毛发移植的外科医生倾向于让患者维持治疗，以降低手术诱发疾病的概率。

中央离心性瘢痕性秃发

中央离心性瘢痕性秃发（central centrifugal cicatricial alopecia，CCCA）是一种瘢痕性秃发，以前也被称为毛囊变性综合征或热梳性秃发，最常见于中年非洲裔美国女性。CCCA 的特征是头顶部对称性、离心性扩大的秃发区，头皮柔韧，在中央秃发区内有毛发残留（▶图 9.6）。有时候瘢痕细微可能使其难以与头顶部雄激素性秃发相鉴别，在这种情况下应进行活检。外用或皮损内注射糖皮质激素联合或不联合口服多西环素是 CCCA 常用的一线治疗。可每个月进行一次皮损内糖皮质激素注射，应注意避开萎缩区域。如果使用多西环素 2～6 个月内观察到临床改善，那么药物可逐渐减量，在疾病控制 12 个月后，可停用多西环素。此外，可采用毛发移植，但术前应进行头皮活检以确保没有头皮炎症。此外，肤色较深的患者形成瘢痕疙瘩的可能性较高，出于这个原因及 CCCA 皮损处毛发移植后存活和再生的概率较低，建议在进行大范围的毛发移植手术之前先进行一次试验性移植[29]。

秃发性毛囊炎

秃发性毛囊炎（folliculitis decalvans，FD）及其临床变异型丛状毛囊炎是导致瘢痕性秃发的一种

持续性、进行性原发性炎症过程（▶图 9.7）。FD、头皮分割性蜂窝织炎（dissecting cellulitis of the scalp，DC）和项部瘢痕疙瘩性痤疮（acne keloidalis nuchae，AKN）均为中性粒细胞性疾病，被认为在同一临床疾病谱中。头皮的受累区域通常会有硬结，可伴随疼痛和瘙痒等症状。尽管从炎性病变中常培养出金黄色葡萄球菌，但尚不清楚该细菌是否在 FD 的发病机制中发挥核心作用。丛状毛囊炎和 FD 更常见于中青年男性，多累及头顶和枕部。FD 的特征是秃发斑的前缘出现毛囊性丘疹或脓疱。而丛状毛囊炎常表现为多个毛囊被压缩成一小丛，可见数个毛干从同一毛囊开口处穿出，这继发于毛囊间组织的纤维化和收缩，由此产生的丛状毛发类似玩具娃娃的毛发外观。然而，丛状发是非特异性的，也可见于其他炎症性疾病，且通常存在于瘢痕性秃发中。对于年轻的 TC 患者，可能需要进行真菌培养和（或）头皮活检以排除真菌感染。枕部淋巴结肿大是 TC 的特征性表现。病情较轻时可外用抗生素如莫匹罗星、红霉素或克林霉素，或联合外用/皮损内注射糖皮质激素。对于中重度患

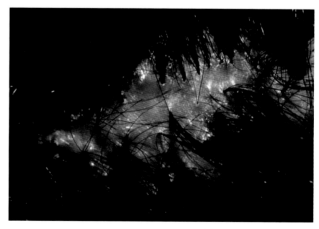

图 9.7 秃发性毛囊炎，表现为毛囊中心脓疱、丛状发和毛囊开口缺失

者，可系统应用抗生素，有不同疗程的多种方案，包括利福平 300 mg bid、克林霉素 300 mg bid 和氨苯砜 75～100 mg qd 联合治疗 10 周，病情得到充分控制后减量至 25 mg qd 维持治疗。异维 A 酸，0.5～1 mg/（kg·d），联合或不联合系统性糖皮质激素或抗生素也可有效治疗 FD。

头皮分割性蜂窝织炎

DC 与 DF 和 AKN 一样，也是一种中性粒细胞性瘢痕性秃发。DC 可见于毛囊闭锁四联征，因为这些疾病可能发生在炎症和潜在的瘢痕形成之前，伴有角化过度和毛囊闭塞。毛囊闭锁四联征包括：① DC；② 化脓性汗腺炎；③ 聚合性痤疮；④ 藏毛囊肿。DC 的发病年龄可能在 18～58 岁，但最常见于年轻患者，尤其是 30 多岁男性。非洲裔美国人被认为是最常累及的人群，然而西班牙近期的一项研究表明，DC 也能影响白种人。DC 典型的临床表现为顶部和枕部头皮的炎性结节、脓肿和窦道，可能导致不可逆的毛囊损伤（▶图 9.8），常伴随疼痛和瘙痒等症状。口服异维 A 酸是 DC 的一线治疗，此外，也可使用具有抗炎/免疫调节作用的抗生素，如多西环素或阿奇霉素及联合利福平/克林霉素治疗。

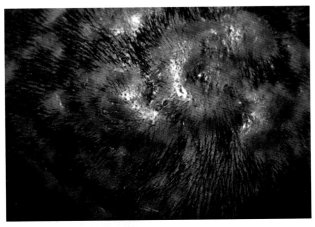

图 9.8　头皮分割性蜂窝织炎通常导致沼泽样头皮，伴有多个疼痛、相互贯通的脓性结节，形成脓肿和窦道

瘢痕疙瘩性痤疮（瘢痕疙瘩性毛囊炎）

AKN 是第三种原发性中性粒细胞性瘢痕性秃发，最常见于非洲裔美国年轻男性的颈背部和枕部。AKN 的特征是多发性丘疹脓疱或纤维化性丘疹融合成结节和斑块，可伴有疼痛、瘙痒或灼热感等症状。AKN 的发病机制尚未明确，其与局部创伤/摩擦和慢性刺激的相关性尚未得到证实。尽管会建议患者避免摩擦，包括尽可能不戴帽子、头盔，不穿有领衬衫，但其益处尚未得到证实。系统性应用抗生素如多西环素是有效的，外用抗生素及每日使用含抗细菌或角质溶解成分的洗发水也有帮助。在隆起部位注射糖皮质激素和外用维 A 酸有助于减少纤维化丘疹，使皮损变平。由于瘢痕疙瘩是一种潜在风险，因此在这些患者进行手术干预时须十分谨慎。一次或分阶段多次行深部头皮切除，同时做或不做头皮组织扩张，一期缝合后或许可以达到良好的效果。水平圆弧的后发际线是快速愈合和良好的组织收缩的表现[29]。

毛发扁平苔藓

毛发扁平苔藓（lichen planopilaris，LPP）及其变异型 FFA 引起的瘢痕性秃发越来越常见。LPP 最常见于中年（50 岁早期）白种人女性。秃发区为多灶性、相互融合，在肉眼或皮肤镜下观察到特征性的毛囊周围红斑和鳞屑（▶图 9.9），伴有灼痛和瘙痒等症状。LPP 也可表现为周围头皮受累。

头皮是 LPP 常见的病变区域，此外，LPP 也可累及面部和身体的毛发。累及面部的 LPP 最常发生于面颊、下颌区和颏部。面部线状 LPP 表现为线状红棕色丘疹，伴毛囊周围红斑、鳞屑和萎缩，可导致胡须区瘢痕性秃发。LPP 的发病机制尚不清楚，但认为其涉及 T 细胞介导的针对毛囊抗原的自身免疫。

药物治疗的主要目的是阻止 LPP 进展，而早期治疗也可能使部分毛发再生。抗疟药如羟氯喹是常用的一线治疗。其他系统性治疗包括多西环素、吗替麦考酚酯、环孢菌素、吡格列酮和沙利度胺[26]。

自有关膀胱癌风险的黑框警告发布以来，吡格列酮越来越不受欢迎。临床医生在应用沙利度胺前必须评估沙利度胺的风险。外用糖皮质激素、他克莫司及皮损内注射糖皮质激素也是常用的治疗方法。

在考虑对 LPP 患者进行毛发移植时应格外谨慎，因为有可能发生同形反应或创伤诱导/加重疾病。此外，应避免对环状 LPP 患者进行毛发移植，因为供区可能已经受累或在手术创伤后发生 LPP。通常建议在 LPP 停止治疗后病情稳定至少 2 年再考虑毛发移植，然而目前尚无关于该特定时间段的循证依据。在对这些患者进行毛发移植前，除详细的

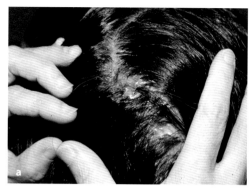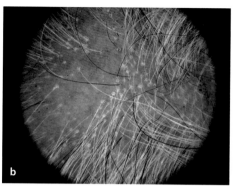

图 9.9 a. 扁平苔藓患者的丛状发、毛囊周围红斑和鳞屑。b. 皮肤镜下：毛囊周围角化过度

病史采集和体格检查外，临床医生最好通过皮肤活检确认疾病是否缓解。

前额纤维化性秃发

前额纤维化性秃发（frontal fibrosing alopecia，FFA）已成为秃发患者中一种非感染性流行病。与 LPP 一样，FFA 是一种苔藓样瘢痕性秃发，主要影响绝经后女性，也见于年轻女性和男性。FFA 最常累及额颞部头皮，也可累及耳周和枕部，大多数患者还伴有睫毛或眉毛脱落（▶图 9.10）。

FAA 可伴随灼痛和瘙痒等症状，亦可影响面部毫毛，表现为小的肉色丘疹。与 LPP 一样，毛囊周围红斑和鳞屑也是 FFA 的特征，但在 FFA 中这些特征通常发生于后退的发际边缘。可通过测量眉间和前额发际之间的距离来监测前额发际线后退。没有秃发的女性眉间–额发际的平均距离为 5.9 cm，而 FFA 的距离为 6.3～12.5 cm。局部治疗如糖皮质激素和钙调磷酸酶抑制剂，有助于减少瘙痒和促进眉毛再生。当眉毛部分脱落时，皮损内注射糖皮质激素可能有效。已证实在绝经后女性中使用抗雄激素治疗（包括口服非那雄胺和度他雄胺）对于阻止临床进展和促进毛发极少量再生有一定作用。如果用于绝经前女性，则必须采取避孕措施。羟氯喹有

稳定和改善病情作用。对于头皮活检显示轻微炎症的患者口服多西环素和米诺环素可能有效。

尽管 FFA 通常比 LPP 更局限，但在对 FFA 患者进行毛发移植前，也应采取与 LPP 患者同样的预防措施，因为 FFA 也可能发生同形反应或创伤诱导 / 加重疾病。如果对 FFA 患者进行毛发修复，毛发移植医生应强调避免面部去皱整容术和上睑成形术，因为这些可能导致疾病复发[29]。

盘状红斑狼疮

盘状红斑狼疮（discoid lupus erythematosus，DLE）是系统性红斑狼疮患者秃发的常见原因。DLE 最常见于白种人和非洲裔美国女性，通常在 20～40 岁发病。DLE 可导致瘢痕性秃发，表现为孤立或多个大小不等、边界清楚的秃发斑，伴有瘙痒和压痛。DLE 的典型临床表现包括毛囊角栓、萎缩、鳞屑、毛细血管扩张和红斑。色素沉着或色素减退见于终末期区域。"那不勒斯冰激凌"用于描述除红斑外还伴有色素沉着和色素减退的 DLE 皮损（▶图 9.11）。

DLE 大多对治疗反应良好，强调避光非常重要。一线系统性治疗药物是羟氯喹（每日 200～400 mg），常联合外用糖皮质激素。外用钙调磷酸酶抑制剂

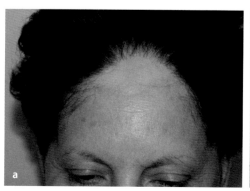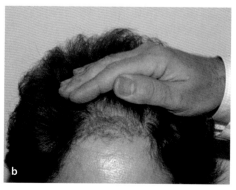

图 9.10 前额纤维化性秃发（a）和毛发移植后（b）。注意，考虑到同形反应的风险，毛发移植必须在病情稳定一年之后才能进行

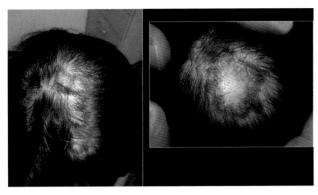

图 9.11 头皮盘状红斑狼疮表现为色素沉着、色素减退和红斑（Dr. Joseph. C. English 形容其为"那不勒斯冰激凌"）

（如他克莫司和吡美莫司）也有效。在羟氯喹治疗3～6个月后，如果患者对羟氯喹单药治疗反应不佳，可加用奎纳克林以产生协同作用（且不会增加视网膜毒性风险）。其他用于难治性病例的治疗包括异维 A 酸、阿维 A、氨苯砜、甲氨蝶呤、乌司奴单抗和阿普米司特[29]。

硬斑病，刀砍状硬皮病

线状硬斑病最常见于年轻白种人女性。刀砍状硬皮病表现为邻近前额或面部中线的局限性凹陷性皮损（▶图 9.12）。疾病晚期可表现为永久性瘢痕性秃发。在这种情况下，毛发移植可能是毛发修复的最终疗法。

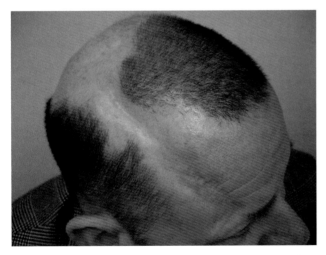

图 9.12 线状硬斑病导致的瘢痕性秃发，刀砍状硬皮病变异型

■ 创伤性秃发

损伤

许多头皮损伤，包括创伤性损伤、医源性损伤、热损伤和化学性损伤，都可能导致瘢痕性秃发。在萎缩和挛缩最小的区域可进行毛发移植或做秃发区切除。在适合的情况下，建议对创伤性秃发患者使用试验性移植。

辐射

尽管努力预防或降低辐射损伤严重程度，但常规全脑放疗及局部头皮放疗还是可能导致瘢痕性秃发。对辐射引起的瘢痕性秃发患者，可根据秃发范围的大小，以及皮肤的厚度和完整性，采用毛发移植或联合其他疗法，而皮肤萎缩程度越高往往导致结果越难以预测[30]。当存在毛细血管扩张时，可在移植前对毛细血管扩张进行电灼术或激光消融术。

血管内放疗可能引起非瘢痕性秃发。在神经放射学引导的脑动脉血管内栓塞术后约 2 周可能发生辐射诱导的暂时性孤立性秃发斑，3～4 个月后毛发再生[31]，这种秃发不应与 AA 混淆。

■ 术后瘢痕形成

瘢痕性秃发见于眉部和面部整容手术（除皱术）、良性和恶性肿瘤切除，以及毛发移植术后。在大多数情况下，除皱术后如果瘢痕位置适当可不需要毛发移植，但在有可见瘢痕的情况下，毛发移植是一个极好的解决方案。同样，如"17 皮肤镜与头皮活检在毛发移植评估中的应用"所述，各种毛发修复手术在供区或受区产生的可见瘢痕通常可以得到改善。

压力性脱发可发生于长手术时间或危重、制动的患者中。尽管大多数压力性脱发是非瘢痕性的，但也可能导致毛发纤维化伴生长期脱发，最终导致瘢痕性秃发。有报道在插管超过 24 小时的患者中发现此类脱发。每隔 30 分钟变换头部位置和术中头皮按摩可能有助于预防压力性脱发的发生。对于不可逆的压力性秃发患者，毛发移植可能是一种可行的毛发修复选择[32]。

■ 肿瘤

多种良性和恶性肿瘤可影响头皮并导致秃发。一般情况下，秃发是由肿瘤的压迫或破坏引起，也可能是肿瘤治疗所致。头皮良性和恶性肿瘤列表见表 9.12。

原发性头皮良性肿瘤

毛发（毛根鞘）囊肿是最常见的头皮良性肿瘤（▶图 9.13），表现为头皮上的小隆起，进行性增大

表 9.12　头皮良性和恶性肿瘤

原发性头皮良性肿瘤：	继发性头皮恶性肿瘤：
• 毛发囊肿 • 表皮痣 • 汗管瘤 • 皮脂腺痣	• 乳腺癌 • 宫颈癌 • 结肠癌 • 胃癌 • 滋养细胞肿瘤（胎盘） • 肾细胞癌 • 皮肤白血病
原发性头皮恶性肿瘤： • 基底细胞癌 • 鳞状细胞癌黑色素瘤 • 血管肉瘤 • 微囊性附属器癌 • 皮肤 T 细胞淋巴瘤 • 隆突性皮肤纤维肉瘤 • 乳房外 Paget 病	

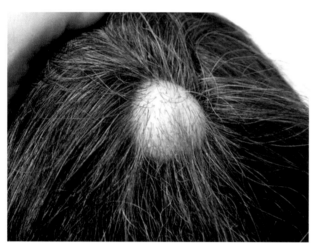

图 9.13　毛发（毛根鞘）囊肿伴毛发稀疏

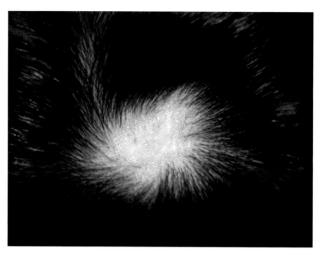

图 9.14　皮脂腺痣引起的秃发。注意：在这些病变中发生基底细胞癌的风险增加

而压迫毛囊，使毛发变稀疏。毛发囊肿虽然纳入在本章节中，但临床上并没有瘢痕。

在囊肿的中央做个小切口，通过切口分离囊壁和内容物，可以很容易地将囊肿切除。应注意确保完全切除囊壁，否则容易复发。如果头皮囊肿持续多年，毛发密度可能不会恢复到正常。对于这些小秃发斑最好的处理方法是手术切除，以恢复正常的毛发密度；如果手术不能达到预期效果，可进行毛发移植。

由囊性肿瘤引起的秃发区通常较小，并被周围毛发遮盖，外科医生可以通过毛发移植达到更高的毛发密度。表皮痣、头皮汗管瘤和皮脂腺痣是毛发修复外科医生可能会遇到的其他几种原发性头皮良性肿瘤（▶图 9.14）。这些肿瘤也可以行手术切除，尤其是皮脂腺痣，考虑到其发生基底细胞癌的风险，建议手术切除。

原发性头皮恶性肿瘤（原发性肿瘤性秃发）

在原发性头皮恶性肿瘤中，基底细胞癌和鳞状细胞癌是最常见的。慢性日光损伤是主要的发病原因，尤其是在毛发稀疏区域。尽管这些肿瘤以前几乎只发生于老年人，但现在在年轻人中也较常见。因此，毛发移植外科医生必须警惕这些肿瘤，尤其是在凯尔特人中。黑色素瘤、血管肉瘤、微囊性附属器癌、皮肤 T 细胞淋巴瘤、隆突性皮肤纤维肉瘤和乳房外 Paget 病是较少见的原发性头皮恶性肿瘤。

继发性头皮恶性肿瘤（继发性肿瘤性秃发）

头皮也可以是原发性隐匿性肿瘤转移扩散的部位。秃发是由转移性恶性肿瘤的肿瘤细胞浸润皮肤所致。需对切除的肿瘤进行准确的组织病理学评估，以避免在转移性肿瘤切除的瘢痕区行不恰当的毛发移植。在少数情况下，转移性肿瘤引起的秃发可能表现为类似 AA 的秃发斑或萎缩性瘢痕性秃发。因此，在详细的病史采集、体格检查和血清学检查后，仍不能明确脱发类型时，头皮活检非常重要。

最常见的头皮转移肿瘤是乳腺癌。继发性肿瘤性秃发的其他罕见原因包括宫颈癌、结肠癌和胃癌、滋养细胞肿瘤（胎盘）、肾细胞癌和皮肤白血病[33]。

原发性恶性肿瘤最常用的治疗方法是手术，在某些情况下也可以放疗。这些治疗方式均会导致一定程度的瘢痕形成、萎缩和（或）毛细血管扩张。可以在术后瘢痕区域内行毛发移植，但手术效果因瘢痕质地而异。由放疗可能引起更严重的真皮萎缩和毛细血管扩张，因此该区域的毛发移植效果难以预测。

因为肿瘤可能会复发，而移植的毛发可能会掩盖复发的肿瘤，所以长期的密切随访对患者非常重要。

参 考 文 献

［1］ Mubki T, Rudnicka L, Olszewska M, Shapiro J. Evaluation and diagnosis of the hair loss patient: Part I. History and clinical examination. J Am Acad Dermatol. 2014; 71(3): 415. e411−415. e415

［2］ Mubki T, Rudnicka L, Olszewska M, Shapiro J, et al. Evaluation and diagnosis of the hair loss patient: Part II Trichoscopic and laboratory evaluations. J Am Acad Dermatol. 2014; 71(3): 431.e−431.e11

［3］ Tosti A, Pazzaglia M. Drug reactions affecting hair: diagnosis. Dermatol Clin. 2007; 25(2): 223−231, vii

［4］ Pinheiro AMC, Lobato LA, Varella TC. Dermoscopy findings in tinea capitis: case report and literature review. An Bras Dermatol. 2012; 87(2): 313−314

［5］ Tosti A, Duque-Estrada B. Dermoscopy in hair disorders. J Egypt Women Dermatol Soc. 2010; 7(1): 1−4

［6］ Tosti A, Torres F, Misciali C, et al. Follicular red dots: a novel dermoscopic pattern observed in scalp discoid lupus erythematosus. Arch Dermatol. 2009; 145(12): 1406−1409

［7］ Miteva M, Tosti A. Hair and scalp dermatoscopy. J Am Acad Dermatol. 2012; 67(5): 1040−1048

［8］ Plonka PM, Handjiski B, Popik M, Michalczyk D, Paus R. Zinc as an ambivalent but potent modulator of murine hair growth in vivo-preliminary observations. Exp Dermatol. 2005; 14(11): 844−853

［9］ Cheung EJ, Sink JR, English I, II JC. Vitamin and mineral deficiencies in patients with telogen effluvium: a retrospective cross-sectional study. J Drugs Dermatol. 2016; 15(10): 1235−1237

［10］ Kantor J, Kessler LJ, Brooks DG, Cotsarelis G. Decreased serum ferritin is associated with alopecia in women. J Invest Dermatol. 2003; 121(5): 985−988

［11］ Trost LB, Bergfeld WF, Calogeras E. The diagnosis and treatment of iron deficiency and its potential relationship to hair loss. J Am Acad Dermatol. 2006; 54(5): 824−844

［12］ Oláh A, Gherardini J, Bertolini M, et al. The thyroid hormone analogue KB2115 (eprotirome) prolongs human hair growth (anagen) ex vivo. J Invest Dermatol. 2016; 136(8): 1711−1714

［13］ Housman E, Reynolds RV. Polycystic ovary syndrome: a review for dermatologists: part I. Diagnosis and manifestations. J Am Acad Dermatol. 2014; 71(5): 847.e841−847.e810

［14］ Buzney E, Sheu J, Buzney C, Reynolds RV. Polycystic ovary syndrome: a review for dermatologists: Part II. Treatment. J Am Acad Dermatol. 2014; 71(5): 859.e851−859.e815

［15］ Malkud S. Telogen effluvium: a review. J Clin Diagn Res. 2015; 9(9): WE01−WE03

［16］ Kanwar AJ, Narang T. Anagen effluvium. Indian J Dermatol Venereol Leprol. 2013; 79(5): 604−612

［17］ Alkhalifah A, Alsantali A, Wang E, McElwee KJ, Shapiro J. Alopecia areata update: part I. Clinical picture, histopathology, and pathogenesis. J Am Acad Dermatol. 2010; 62(2): 177 −188, quiz 189−190

［18］ Alkhalifah A, Alsantali A, Wang E, McElwee KJ, Shapiro J. Alopecia areata update: part II. Treatment. J Am Acad Dermatol. 2010; 62(2):

191−202, quiz203−204

［19］ Shapiro J. Clinical practice. Hair loss in women. N Engl J Med. 2007; 357(16): 1620−1630

［20］ Kennedy Crispin M, Ko JM, Craiglow BG, et al. Safety and efficacy of the JAK inhibitor tofacitinib citrate in patients with alopecia areata. JCI Insight. 2016; 1(15): e89776

［21］ Unger R, Dawoud T, Albaqami R. Successful hair transplantation of recalcitrant alopecia areata of the scalp. Dermatol Surg. 2008; 34(11): 1589−1594

［22］ Johnson J, El-Alfy AT. Review of available studies of the neurobiology and pharmacotherapeutic management of trichotillomania. J Adv Res. 2016; 7(2): 169−184

［23］ Haskin A, Aguh C. All hairstyles are not created equal: what the dermatologist needs to know about black hairstyling practices and the risk of traction alopecia (TA). J Am Acad Dermatol. 2016; 75(3): 606−611

［24］ Madu P, Kundu RV. Follicular and scarring disorders in skin of color: presentation and management. Am J Clin Dermatol. 2014; 15(4): 307−321

［25］ Mirmirani P, Willey A, Chamlin S, Frieden IJ, Price VH. Tinea capitis mimicking cicatricial alopecia: what host and dermatophyte factors lead to this unusual clinical presentation? J Am Acad Dermatol. 2009; 60(3): 490−495

［26］ Bolduc C, Sperling LC, Shapiro J. Primary cicatricial alopecia: lymphocytic primary cicatricial alopecias, including chronic cutaneous lupus erythematosus, lichen planopilaris, frontal fibrosing alopecia, and Graham-Little syndrome. J Am Acad Dermatol. 2016; 75(6): 1081−1099

［27］ Hayderi LE, Nikkels-Tassoudji N, Nikkels AF. Hair loss after varicella zoster virus infection. Case Rep Dermatol. 2013; 5(1): 43−47

［28］ Mirmirani P, Willey A, Headington JT, Stenn K, McCalmont TH, Price VH. Primary cicatricial alopecia: histopathologic findings do not distinguish clinical variants. J Am Acad Dermatol. 2005; 52(4): 637−643

［29］ Bolduc C, Sperling LC, Shapiro J. Primary cicatricial alopecia: other lymphocytic primary cicatricial alopecias and neutrophilic and mixed primary cicatricial alopecias. J Am Acad Dermatol. 2016; 75(6): 1101−1117

［30］ Rannan-Eliya YF, Rannan-Eliya S, Graham K, Pizer B, McDowell HP. Surgical interventions for the treatment of radiation-induced alopecia in pediatric practice. Pediatr Blood Cancer. 2007; 49(5): 731−736

［31］ D'incan M, Roger H, Gabrillargues J, et al. Radiation-induced temporary hair loss after endovascular embolization of the cerebral arteries: six cases [French]. Ann Dermatol Venereol. 2002; 129(5 Pt 1): 703−706

［32］ Chang ZY, Ngian J, Chong C, Chong CT, Liew QY. Postoperative permanent pressure alopecia. J Anesth. 2016; 30(2): 349−351

［33］ Cohen PR. Primary alopecia neoplastica versus secondary alopecia neoplastica: a new classification for neoplasm-associated scalp hair loss. J Cutan Pathol. 2009; 36(8): 917−918

10

Nicole E. Rogers, Aditya K. Gupta

周强　蒋小云　译，王季安　周易　审校

男性型脱发与女性型脱发的药物治疗

Medical Treatment of Male and Female Pattern Hair Loss

概要　虽然本书的主题是毛发移植，但与患者交流时，介绍药物治疗亦至关重要。这对于整体改善患者的外观和生活质量同样重要。在本章中，我们将介绍最常用的脱发治疗方法：米诺地尔、非那雄胺、度他雄胺、低能量激光治疗和富血小板血浆。我们也会讨论每种治疗方法的益处和不良反应。

关键词　米诺地尔，非那雄胺，度他雄胺，激光，富血小板血浆，遮饰

关键要点

- 外用米诺地尔是美国食品药品管理局（FDA）唯一批准的一种治疗女性型脱发的药物。
- 外用米诺地尔和口服非那雄胺是美国 FDA 批准的治疗男性型脱发的唯一药物。
- 口服非那雄胺和度他雄胺可用于女性，但前提是没有妊娠可能。
- 度他雄胺的半衰期比非那雄胺长得多，不良反应持续时间更久。
- 尽管有 FDA-510K 许可但我们没有足够的数据来确定低能量激光治疗或富血小板血浆治疗的理想方案。

10.1　介绍

毛发移植为脱发患者提供了一个永久的解决方案。然而，它并没有解决男性型和女性型脱发持续脱发的问题。许多患者可以在术前、术中和术后的药物治疗中获益。药物治疗也可以提高手术疗效。本章将概述美国食品药品管理局（FDA）批准的每种药物的作用机制、不良反应和预期结果。我们还将讨论一些其他常用的超适应证治疗方法，如度他雄胺、低能量激光治疗（LLLT）和富血小板血浆（PRP）。

10.2　米诺地尔

米诺地尔仍然是 FDA 唯一批准的治疗女性型脱发的药物，也是仅有的两种批准用于男性型脱发的药物之一。米诺地尔有 2% 溶液、5% 溶液、5% 泡沫剂，最近还有喷雾剂型。在 20 世纪 70 年代，米诺地尔首次作为口服药物治疗难治性高血压。1979 年，观察到口服米诺地尔治疗的患者出现了多毛症[1]。1 年后，报道了一例因高血压接受口服米诺地尔治疗的患者出现秃顶头发逆转的病例[2]。然而，口服米诺地尔的不良反应包括血压不安全下降、水肿和体重增加。为了避免这种情况，研究人员研制了外用米诺地尔制剂，并于 1984 年报道其成功用于毛发再生[3]。

10.2.1　作用机制

表 10.1 列出了米诺地尔各种可能的作用机制。最知名的机制涉及米诺地尔的血管舒张和促血管生成特性。米诺地尔在不同个体之间的功效似乎因存在于毛囊下部外毛根鞘中的磺基转移酶水平而异。米诺地尔必须首先转化为硫酸米诺地尔以刺激毛囊。具有较高磺基转移酶活性的患者对外用米诺地尔反应更好[4]。

用米诺地尔处理的人表皮细胞比对照组存活时间更长[5]。米诺地尔减缓角质形成细胞的衰老，并降低细胞从干细胞池中流失的速度。对秃顶短尾猕猴的研究发现，米诺地尔增加了生长期毛囊的比例，减少了休止期毛囊数量，并在总体上增大了毛囊体积[6]。这表明米诺地尔至少能促进毛囊从休止

期到生长期的转变。Abell 研究发现：在接受米诺地尔治疗 12 个月后，秃顶男性头发的生长期/休止期比率增加[7]；但其主要发现是治疗 4 个月时明显增加的平均毛发直径。这在第 12 周和 24 周的组织学检查中得到证实。

表 10.1　米诺地尔：可能的作用机制

血管舒张机制	抗雄激素作用
血管生成机制	抑制胶原合成
促进细胞增殖和 DNA 合成	免疫抑制作用
钾通道开启	

10.2.2　米诺地尔配方

表 10.2 列出了米诺地尔各种浓度和剂型上市的时间线。目前，5% 米诺地尔泡沫和溶液已经成为大多数皮肤科医生和毛发专家的主要治疗方法，无论是用于男性型脱发还是女性型脱发。用于女性时需要权衡获得的益处和不良反应，如瘙痒、刺激和多毛症。新的 5% 泡沫剂不含丙二醇，通常耐受性更好[8]。实验表明，与安慰剂相比，5% 泡沫治疗男性和女性脱发疗效确切。在 5% 泡沫与 2% 溶液疗效相似的研究中，女性使用 5% 泡沫时出现瘙痒和头皮屑的概率较使用 2% 溶液时更小，对梳理造成的影响也更少[9, 10]。

表 10.2　FDA 批准 Rogaine（洛健）溶液和泡沫的时间线

FDA 批准 Rogaine（米诺地尔）溶液
1979 年—FDA 批准米诺地尔口服制剂用于治疗严重高血压（见上文）
1988 年—FDA 批准 2% 溶液（需处方）用于男性型脱发（AGA）
1992 年—FDA 批准 2% 溶液用于女性脱发
1996 年—FDA 批准 2% 溶液用于男性和女性型脱发（OTC）
1997 年—FDA 批准 5% 溶液用于男性脱发（OTC），称其为"男性的额外力量"
2006 年—FDA 批准 5% 泡沫用于男性脱发（OTC）
2014 年—FDA 批准 5% 泡沫用于女性脱发（OTC）

10.2.3　米诺地尔的用途和应用

表 10.3 列举了外用米诺地尔的用途。总体而言，男性型脱发和女性型脱发或雄激素性秃发（AGA）对米诺地尔的反应最为敏感。尽管关于米诺地尔的大多数研究都集中在头顶部区域，但目前已发表的证据表明，5% 泡沫也可以稳定额颞区域的脱发。一项为期 24 周（延长 80 周）的 5% 米诺地尔泡沫临床试验结果表明，男性的额颞区和头顶区域的毛发数量和直径与延长使用至 104 周相比，在统计学上相似[11]。

表 10.3　外用米诺地尔的用途和应用

男性型和女性型脱发（AGA）	化疗导致的脱发
斑秃	牵拉性秃发
毛发移植前后，以提高效果	

10.2.4　毛发移植后米诺地尔

局部外用米诺地尔可作为 AGA 毛发移植手术的有效辅助手段。在一项研究中，16 名患者在毛发移植术前 4 周局部外用 2% 米诺地尔，围手术期停用 3 周，术后继续使用 3 个月，其毛发脱落较少[12]。一项由 11 名国际植发外科医生组成的圆桌会议共识发现，无论是适合植发手术的患者，还是不适合植发的患者，大多数医生使用米诺地尔作为基本治疗手段[13]。他们列举了一些优点，如稳定脱发、增加生长期毛发数量，通过增大微型化的次优毛囊（也使移植更容易）来增加头发重量和密度，以及减少术后休止期脱发。大多数医生建议患者在手术前 2～3 天停用米诺地尔，术后 1～2 周再重新开始。

10.2.5　不良反应

局部米诺地尔的全身吸收可导致女性颜面部或手臂上部的多毛症。尽管多毛症状在停药后完全可逆，但患有多毛症或有毛发生长种族倾向的女性最好从 2% 浓度开始使用。还有许多关于米诺地尔引起接触性皮炎的报道。曾经认为这是由于米诺地尔本身过敏，但斑贴试验发现，9/11 名患者的致病原因是丙二醇（存在于米诺地尔溶液中），而只有 4/11 名患者对米诺地尔本身产生反应[14]。对丙二醇过敏的患者可能需要改用不含丙二醇的 5% 泡沫剂。

根据说明书，米诺地尔在女性妊娠或哺乳期间使用可能有害，属于妊娠 C 类。尽管一项为期 1

年的前瞻性研究显示，与对照组相比，局部米诺地尔治疗的患者心血管事件或不良妊娠结局没有增加，但仍有散在的胎儿畸形报道。米诺地尔可以穿过生物屏障，在脂质中积累。因此，它在大脑和胎儿的浓度可能高于血清中的浓度。如果计划妊娠，患者应等到分娩并完成母乳喂养后再开始米诺地尔治疗。

10.2.6　米诺地尔在日常实践中的应用

根据我们的经验，我们建议每天使用一次 5% 米诺地尔泡沫、溶液或喷雾（▶图 10.1a、b）。这提高了患者的依从性。对于敏感皮肤的患者，使用泡沫剂可能降低丙二醇接触过敏的风险。对于有高雄激素血症或种族多毛症证据的女性，我们可以保守地从 2% 浓度开始。然而，有些女性对毛发再生非常满意，因此我们使用其他方法（激光脱毛、依氟鸟氨酸霜）来去除不需要的毛发。我们确实建议将米诺地尔用于头顶前 2/3 的区域，尽管说明书只建议用于头顶部。我们也提到了刚开始使用米诺地尔 3～4 周时发生的头发脱落风险，但这也可能表明药物正在起作用。

另一种可能的给药方法是口服米诺地尔。在一例个案报道中，每天口服 1 mg 米诺地尔成功地让化疗导致的永久性脱发再生。Sinclair 等还使用米诺地尔单独口服或联合螺内酯口服治疗女性型脱发。据报道，当口服剂量低至每天 0.1 mg 时，血压没有变化。米诺地尔还用于毛发移植术前强化供区毛发[15, 16]。

10.3　非那雄胺

Hippocrates 观察到秃顶与睾酮水平的关系，他注意到年轻男性阉割后不会脱发。男性型脱发的毛发变细也不会发生在 Ⅱ 型 5α- 还原酶先天缺陷的男性。Ⅰ 型和 Ⅱ 型 5α- 还原酶都将睾酮转化为双氢睾酮（DHT）。Ⅰ 型 5α- 还原酶主要存在于皮肤，包括头皮；而 Ⅱ 型存在于毛囊和前列腺中。非那雄胺通过抑制 Ⅱ 型 5α- 还原酶发挥作用。非那雄胺降低了血清和头皮的 DHT 水平，同时增加了头皮的睾酮水平。表 10.4 总结了非那雄胺对头皮和血清激素水平的影响[17, 18]。

表 10.4　5α- 还原酶抑制剂的比较

	非那雄胺	度他雄胺
头皮 DHT	↓	↓
头皮睾酮	↑	↑
血清 DHT	↓	↓↓
血清睾酮	无影响 / ↑ 达到 10%（剂量依赖）	↑↑
作用机制	抑制 Ⅱ 型 5α- 还原酶	抑制 Ⅰ 型和 Ⅱ 型 5α- 还原酶
半衰期	6～8 小时	5 周

治疗男性 AGA 的非那雄胺最佳剂量为 1 mg/d，并于 1997 年获得美国 FDA 批准，商品名为保法止（Propecia）。根据产品信息，非那雄胺在肝脏中代

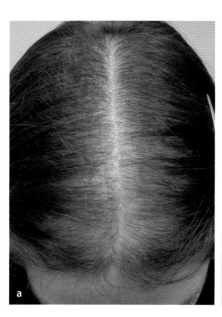
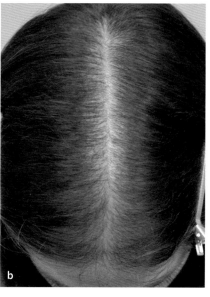

图 10.1　局部外用 5% 米诺地尔泡沫。a. 治疗前。b. 使用 6 个月后

谢，对肝功能异常的患者应谨慎使用。然而，尚未发现非那雄胺具有临床意义的药物相互作用。

10.3.1 在男性中的疗效和安全性

非那雄胺是毛发移植手术的一种极好的辅助药物。我们从大规模的、广泛的、安慰剂对照的研究中发现，它可以帮助保持并促进现存毛囊的生长。一项对 1 553 名男性进行的随机双盲试验，试验对象每天服用 1 mg 非那雄胺或安慰剂，结果表明与接受安慰剂治疗的患者相比，1 年后治疗组的顶部秃发区毛发计数显著增加[19]。同一项试验的 5 年结果显示，治疗组患者的毛发生长在 1～2 年时达到峰值，但 90% 的患者此后能维持疗效或仍高于基线水平[20, 21]；而安慰剂组则继续脱发。尽管我们没有更长期的研究（如 10 年），但非那雄胺的安全性和耐受性并不妨碍其长期使用。

一项随机安慰剂对照试验显示，非那雄胺 1 mg/d 对男性前额脱发也有治疗效果。前额定义为头顶前的区域。这项研究发现：在第二年的研究中，改良 Norwood-Hamilton Ⅱ、Ⅱv、Ⅱa、Ⅲ 或 Ⅲv 级男性 AGA 患者毛发生长增加[22]。但仍需要更长期的研究来证明头皮这一区域脱发的长期疗效。非那雄胺也有助于毛发移植。一项针对 79 名男性 AGA 患者的随机、双盲试验表明：与安慰剂相比，治疗组在毛发移植前 4 周和毛发移植后 48 周每天服用 1 mg 非那雄胺，治疗组的头发较基线有显著改善[23]。

非那雄胺对毛囊有多种作用。像米诺地尔一样，它也被证明可以增加生长期毛发与休止期毛发的比例[24]。其他的长期安慰剂对照研究显示，即使在 3～4 年后，患者头发重量也会持续增加[25, 26]。

10.3.2 在女性中的疗效和安全性

初始数据分析显示，对于女性来说非那雄胺 1 mg/d 的剂量是无效的[27]。这一发现及其致畸风险，导致非那雄胺从未被 FDA 批准用于女性型脱发。然而，最近的数据表明每天服用 5 mg 非那雄胺可能对治疗女性型脱发有益[28, 29]。

10.3.3 不良反应

服用非那雄胺的患者前列腺特异性抗原（PSA）数值将下降大约一半[30]。前列腺癌症预防试验（PCPT）表明，与安慰剂组相比，每天服用 5 mg 非那雄胺的患者前列腺癌症发病率降低了 24.8%[31]。然而，Gleason 评分较高（7～10 分）的肿瘤在非那雄胺治疗组中更常见（非那雄胺组 37% *vs.* 安慰剂组 22%，*P* < 0.01）。从那时起，数学模型驳斥了服用非那雄胺会导致更具侵袭性的前列腺癌症的观点。

有报道称，非那雄胺会导致精子数量和（或）活力下降，但其确切的概率低于 1%[32]。没有证据表明非那雄胺会影响精子形态。在生育能力受损的情况下停止非那雄胺可能会改善精液参数，并帮助夫妇避免更具侵入性的生育治疗。

最初的临床试验表明，与安慰剂组的 1% 相比，2% 的男性（即 50 名中有 1 名）在非那雄胺治疗期间报道了一种或多种性不良反应（性欲减退、勃起功能障碍和射精障碍）。最近的文献描述了一种非那雄胺后综合征，即患者在停药后仍出现性不良反应、情绪变化和自杀意念[33]。到目前为止，人们对这种情况仍知之甚少，但很可能与大脑中复杂的神经递质有关。此外，也有关于情绪变化和乳房增大的报道。两项大型回顾性研究发现，男性乳腺癌与使用 5α-还原酶抑制剂之间没有联系[34, 35]。

10.3.4 非那雄胺的日常用法

无论是单独治疗还是与手术或其他医学治疗相联合，非那雄胺是治疗男性 AGA 的最佳选择。它可以在一天中的任何时间服用，与或不与食物同服均可。目前尚无已知药物相互作用或过敏的报道。除非有肝炎或其他肝脏异常，我们不需要常规地进行肝功能检查。我们指导患者需要服用非那雄胺至少 6～9 个月才能看到结果（▶图 10.2a、b）。我们开具 90 片药，加上 3 次续药，可以持续一整年。对费用感到担忧的患者可能会得到一份 5 mg 非那雄胺的处方，我们指导他每天服用 1/4 片。担心性不良反应的患者可以开始每周服用 2～3 次，耐受后可增加到每天常规剂量。

一些医生已经为患者提供了局部外用非那雄胺，各种综合药店也愿意提供这种药物。然而，较高的费用可能会降低该产品对患者的吸引力。

10.4 度他雄胺

非那雄胺抑制 Ⅱ 型 5α-还原酶，而度他雄胺抑

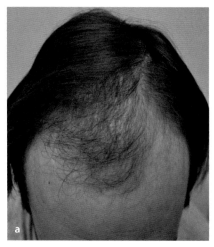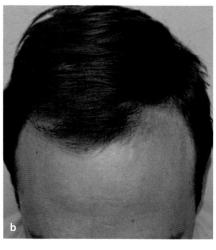

图 10.2　口服非那雄胺 1 mg/d。a. 治疗前。b. 使用 6 个月后

制 I 型和 II 型 5α–还原酶。有证据表明，度他雄胺抑制 II 型 5α–还原酶效力是非那雄胺的 3 倍，而抑制 I 型 5α–还原酶的效力是 100 倍以上。因此，非那雄胺能降低血清 DHT 70%，而度他雄胺降低血清 DHT 90% 以上。非那雄胺和度他雄胺对 DHT 的作用总结于表 10.4。

10.4.1　在男性中的疗效和安全性

2002 年 10 月，美国 FDA 以 Avodart（适尿通）的商品名批准了度他雄胺 0.5 mg/d 治疗症状性良性前列腺增生症（BPH）。度他雄胺已在韩国被批准用于男性型脱发，但在美国度他雄胺第三期试验似乎被永久搁置。度他雄胺已与非那雄胺联合用以促进男性型脱发的再生[36]。2014 年的一项研究表明，0.5 mg/d 度他雄胺比 1 mg/d 非那雄胺更有效[37]。

10.4.2　在女性中的疗效和安全性

度他雄胺属于妊娠类别 X，孕妇或可能妊娠的妇女不应口服或接触。但有报道描述了一名 46 岁的女性每天服用 0.5 mg 度他雄胺 6 个月后，在毛发镜下显示其发干明显增粗[38]。

有趣的是，最近的一项研究发现，度他雄胺在尝试治疗女性型脱发的过程中未出现性欲下降的不良反应[39]。

10.4.3　不良反应

性不良反应可能与剂量相关，与非那雄胺的不良反应发生率大致相当。度他雄胺的半衰期为 5 周，而非那雄胺为 6～8 小时。这表明度他雄胺的任何不良反应都会持续更长时间（几个月），而且

更难逆转。

10.5　低能量激光治疗（LLLT）

利用低能量激光束的许多产品已作为 LLLT 销售用于毛发生长。这些设备可供家庭使用，无须处方即可从医生门诊间、直销网站或通过深夜的电视商业广告获得。还有一些更大、不可携带的设备，患者可以在诊所诊间使用，而不是购买家用设备。LLLT 设备有发刷 / 梳子或帽子 / 头盔，由 LED/ 激光二极管向头发和头皮发射红光。这些器械受美国 FDA 监管，并被指定为 "510K 许可"。该状态表明器械被批准为安全的，并具有与同类器械类似的技术规格；它不表明临床疗效，也不等同于 FDA 的药物批准。目前，有 9 家公司的 LLLT 设备获准用于治疗脱发（表 10.5）。

10.5.1　作用机制

总的来说，激光治疗已在应用于临床诊疗多年［如伤口愈合、脱毛、强脉冲光（IPL）治疗］。生物组织中有一些受体会对最佳波长的光做出反应，吸收光并激活细胞进程[40]。LLLT 设备被销售用于刺激毛发生长。虽然其疗效尚未在临床上得到证实（参见下文），但有动物研究支持这一观点。光刺激大鼠和小鼠的毛发生长，促进毛乳头细胞和外毛根鞘角质形成细胞增殖[41, 42]。但在人体是否有这些作用尚不清楚，因为目前用于脱发的 LLLT 设备使用的红光波长与这些动物研究不同。

10.5.2　证据

关于 LLLT 疗效的主要数据是坊间的或制造

表 10.5　FDA 许可的 LLLT 设备

公　　司	设　　　备	许可日期
Lexington 国际	Hairmax 激光梳	2007—2014
Hartland 技术公司（中西部）	MEP 90 固定帽	2010
Theradome	LH80 Pro 头盔 LH40-EVO 头盔	2012—2013 2016
Apira Science Inc.	iGrow 头盔	2012，2014
HairLabs 国际股份有限公司	LX-100 毛发生长刺激系统	2015
LaserCap 公司	LCPro，LCElite 帽	2015
NutraLuxe	Nutra Stim Hair 激光梳 Nutra Stim Hair 激光头盔	2015 2016
Capillus	Capillus272 Pro，Capillus82 头盔，Capillus272 OfficePro，Capillus202	2015，2016
DermaScalp 有限责任公司	DermaScalp 激光帽（MD and MDX Models）	2016

商提供的数据。有 5 项发表在同行评议出版物的临床研究评估了 LLLT 对 AGA 的疗效，其中一些可能有产业利益关联。两项研究报告使用 Hairmax 激光梳 26 周后男性和女性患者的头发密度显著增加[43]。一项韩国研究发现，使用 LLLT 头盔 24 周后头发密度增加，另外两项小型研究表明使用 iGrow 头盔 16 周后对男性和女性患者均有效果[44-46]。应用 LLLT 的研究数量仍然很少，最佳治疗方案仍未明确。

10.5.3　日常实践中的低能量激光治疗

我们向患者解释 510K 许可仅证明其安全性，并基于对同类设备的批准。大多数毛发专家一致认为需要更多的独立研究来支持 LLLT 在脱发治疗中的作用[47]。

10.6　富血小板血浆疗法

PRP 治疗是用自体血液浓缩出含生长因子的血小板来促进头发生长。采集自体血液并浓缩血小板，其中含有大量生长因子，如胰岛素样生长因子 1（IGF-1）、血小板衍生生长因子（PDGF）、转化生长因子-β（TGF-β）、血管内皮生长因子（VEGF）、表皮生长因子（EGF）和成纤维细胞生长因子（FGF）。当血小板被激活时，生长因子被释放。多种生长因子混合物的协同效应被认为可以促进细胞存活、增殖、分化、血管新生和血管形成。

此外，用这些生长因子刺激毛乳头细胞可以导致毛囊生长期的开始和延长。目前，这一领域的研究正在迅速增多；因此，未来我们对 PRP 起效机制的理解可能会更加深入。

10.6.1　富含血小板血浆的用途和应用

历史上，PRP 制备系统在牙科和骨科等领域的应用最为广泛。2006 年，Uebel 医生等报道了在毛发移植时用 PRP 治疗的一侧毛发生长增加 15%[48]。此后，越来越多的文献帮助我们了解 PRP 对毛囊分子和组织学的影响。PRP 已被研究用于斑秃，以及男性型和女性型脱发，并且可以与毛发移植手术联合使用或在其之后应用。根据不同的文献和制备方案，PRP 治疗成功率从 13% 到 60% 不等[49-51]。与 LLLT 联合治疗时，不同医生应用不同的激光设备和 PRP 制备方案，疗效存在很大差异。有些医生会使用额外添加剂来"激活"PRP，如氯化钙、葡萄糖酸钙或牛凝血酶。也有用微针或依赖与皮肤成纤维细胞接触的 PRP 来启动激活。

10.6.2　不良反应

富血小板血浆疗法很少有不良反应，且所有不良反应都很轻微。报道的不良反应包括红斑、水肿、头痛、嗜睡、轻微疼痛、暂时肿胀和头皮敏感。此外，PRP 自体来源大大降低了免疫原性反应和疾病传播的风险。

10.6.3　富血小板血浆的日常实践

　　PRP 可以和毛发移植手术联用，也可以作为单一治疗。由于它的黏性，通常需要更大的 27G 针头，以网格状图案计量模式进行皮下和皮内注射。注射前用局部浸润神经阻滞可提高患者耐受性。有几种市售的 PRP 分离系统。本章对这些 PRP 分离系统将不做完整讨论。它们通常需要每次抽取 9～60 mL 的血液，并且可以产生 4～10 倍于正常血小板浓度的 PRP（▶图 10.3a、b）。

　　笔者认为，与其他任何医学疗法一样，一次 PRP 治疗不可能产生持久的效果。目前，我们没有足够的数据来告知患者优选的治疗频率。每 4～8 周重复治疗一次（持续 4～6 个月）使 PRP 持续发挥作用，以帮助毛囊增殖（▶图 10.4a、b）。之后，每 1～2 年进行一次治疗的患者可能会获益。

10.7　假发、发片和遮饰

　　最后，一些患者可能会选择使用假发或发片来达到理想的覆盖。这些方法对于单独使用药物和（或）手术无法达到足够密度的患者是有用的。假发或发片没有医学上的不良反应，患者也可以根据需求改变自己的风格。各种美发沙龙和商家可以帮助患者使用合成或天然头发纤维以获得非

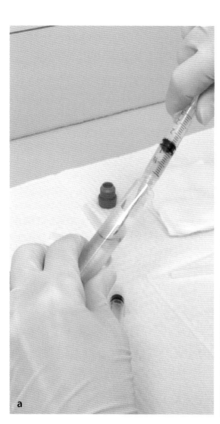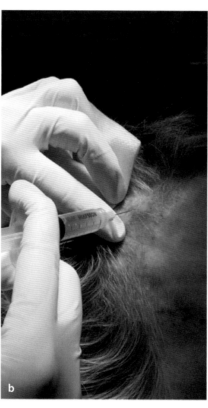

图 10.3　a、b. 富血小板血浆注射技术

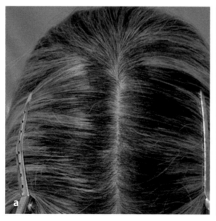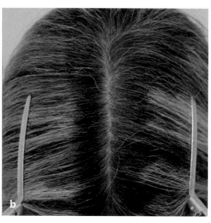

图 10.4　a. 治疗前。b. 3 次（每 6～8 周治疗一次）富血小板血浆治疗后 2 个月

常自然的效果。为了防止脱发加重，患者应避免在头皮上涂抹腐蚀性胶水或头发扎得太紧。患者还可以使用各种局部喷雾或粉来掩饰头发稀疏的区域。

10.8 结论

脱发是非常个体化的状态，所需的治疗方法因人而异，这取决于他们的脱发家族史、一般健康状况、个人喜好和生活方式，以及他们是否愿意坚持每日治疗。与所有咨询就诊的新患者一起沟通非手术和手术治疗方案是非常重要的。他们可以通过毛发移植手术获得最持久、最惊艳的效果。如果愿意持续用某种医学治疗，患者将防止继续脱发，并保护他们前期的植发效果。

参 考 文 献

[1] Burton JL, Marshall A. Hypertrichosis due to minoxidil. Br J Dermatol. 1979; 101(5): 593−595

[2] Zappacosta AR. Reversal of baldness in patient receiving minoxidil for hypertension. N Engl J Med. 1980; 303(25): 1480−1481

[3] Vanderveen EE, Ellis CN, Kang S, et al. Topical minoxidil for hair regrowth. J Am Acad Dermatol. 1984; 11(3): 416−421

[4] Buhl AE, Baker CA, Dietz AJ. Minoxidil sulfotransferase activity influences the efficacy of Rogaine topical solution (TS): enzyme studies using scalp and platelets. J Invest Dermatol. 1994; 102: 534

[5] Baden HP, Kubilus J. Effect of minoxidil on cultured keratinocytes. J Invest Dermatol. 1983; 81(6): 558−560

[6] Uno H, Mori O, Cappas A, Buys CM, Fiedler-Weiss VC. The effect of topical minoxidil on sequential histological changes in alopecia totalis and universalis. J Invest Dermatol. 1986; 86: 512

[7] Abell E. Histologic response to topically applied minoxidil in male-pattern alopecia. Clin Dermatol. 1988; 6(4): 191−194

[8] Olsen EA, Whiting D, Bergfeld W, et al. A multicenter, randomized, placebo-controlled, double-blind clinical trial of a novel formulation of 5% minoxidil topical foam versus placebo in the treatment of androgenetic alopecia in men. J Am Acad Dermatol. 2007; 57(5): 767−774

[9] Bergfeld W, Washenik K, Callender V, et al. Phase-III, multicenter, parallel-design clinical trial to compare the efficacy and safety of 5% minoxidil foam versus vehicle in women with female pattern hair loss. J Drugs Dermatol. 2016; 15(7): 874−881

[10] Bluem-Peytavi U, Hillmann K, Dietz E, Canfield D, Garcia Bartels N. A randomized, single-blind trial of 5% minoxidil foam once daily versus 2% minoxidil solution twice daily in the treatment of androgenetic alopecia in women. J Am Acad Dermatol. 2011; 65: 1126−1134

[11] Kanti V, Hillmann K, Kottner J, Stroux A, Canfield D, Blume-Peytavi U. Effect of minoxidil topical foam on frontotemporal and vertex androgenetic alopecia in men: a 104-week open-label clinical trial. J Eur Acad Dermatol Venereol. 2016; 30(7): 1183−1189

[12] Bouhanna P. Topical minoxidil used before and after hair transplantation. J Dermatol Surg Oncol. 1989; 15(1): 50−53

[13] Avram MR, Cole JP, Gandelman M, et al. Roundtable Consensus Meeting of The 9th Annual Meeting of The International Society of Hair Restoration Surgery. The potential role of minoxidil in the hair transplantation setting. Dermatol Surg. 2002; 28(10): 894−900, discussion 900

[14] Friedman ES, Friedman PM, Cohen DE, Washenik K. Allergic contact dermatitis to topical minoxidil solution: etiology and treatment. J Am Acad Dermatol. 2002; 46(2): 309−312

[15] Sinclair RD. Female pattern hair loss: a pilot study investigating combination therapy with low-dose oral minoxidil and spironolactone. Int J Dermatol. 2018; 57(1): 104−109

[16] Ramos PM, Sinclair RD, Kasprzak M, Miot HA. Minoxidil 1 mg oral versus minoxidil 5% topical solution for the treatment of female-pattern hair loss: A randomized clinical trial. J Am Acad Dermatol. 2020; 82(1): 252−253

[17] Dallob AL, Sadick NS, Unger W, et al. The effect of finasteride, a 5 alpha-reductase inhibitor, on scalp skin testosterone and dihydrotestosterone concentrations in patients with male pattern baldness. J Clin Endocrinol Metab. 1994; 79(3): 703−706

[18] Drake L, Hordinsky M, Fiedler V, et al. The effects of finasteride on scalp skin and serum androgen levels in men with androgenetic alopecia. J Am Acad Dermatol. 1999; 41(4): 550−554

[19] Propecia Package insert

[20] Kaufman KD, Olsen EA, Whiting D, et al. Finasteride Male Pattern Hair Loss Study Group. Finasteride in the treatment of men with androgenetic alopecia. J Am Acad Dermatol. 1998; 39(4, Pt 1): 578−589

[21] Kaufman KD. Merck Research Laboratories (The Finasteride Male Pattern Hair Loss Study Group) Long-term (5-year) multinational experience with finaste-ride 1 mg in the treatment of men with androgenetic alopecia. Eur J Dermatol. 2002; 12: 38−49

[22] Leyden J, Dunlap F, Miller B, et al. Finasteride in the treatment of men with frontal male pattern hair loss. J Am Acad Dermatol. 1999; 40(6, Pt 1): 930−937

[23] Leavitt M, Perez-Meza D, Rao NA, Barusco M, Kaufman KD, Ziering C. Effects of finasteride (1mg) on hair transplant. Dermatol Surg. 2005; 31(10): 1268−1276, discussion 1276

[24] Van Neste D, Fuh V, Sanchez-Pedreno P, et al. Finasteride increases anagen hair in men with androgenetic alopecia. Br J Dermatol. 2000; 143(4): 804−810

[25] Price VH, Menefee E, Sanchez M, Ruane P, Kaufman KD. Changes in hair weight and hair count in men with androgenetic alopecia after treatment with finasteride, 1 mg, daily. J Am Acad Dermatol. 2002; 46(4): 517−523

[26] Price VH, Menefee E, Sanchez M, Kaufman KD. Changes in hair weight in men with androgenetic alopecia after treatment with finasteride (1 mg daily): three- and 4-year results. J Am Acad Dermatol. 2006; 55(1): 71−74

[27] Price VH, Roberts JL, Hordinsky M, et al. Lack of efficacy of finasteride in post-menopausal women with androgenetic alopecia. J Am Acad Dermatol. 2000; 43(5, Pt 1): 768−776

[28] Yeon JH, Jung JY, Choi JW, et al. 5 mg/day finasteride treatment for normoandrogenic Asian women with female pattern hair loss. J Eur Acad Dermatol Venereol. 2011; 25(2): 211−214

[29] Oliveira-Soares R, E Silva JM, Correia MP, André MC. Finasteride 5 mg/day treatment of patterned hair loss in normo-androgenetic postmenopausal women. Int J Trichology. 2013; 5(1): 22−25

[30] D'Amico AV, Roehrborn CG. Effect of 1 mg/day finasteride on concentrations of serum prostate-specific antigen in men with androgenic alopecia: a randomised controlled trial. Lancet Oncol. 2007; 8(1): 21−25

[31] Thompson IM, Goodman PJ, Tangen CM, et al. The influence of finasteride on the development of prostate cancer. N Engl J Med. 2003; 349(3): 215−224

[32] Samplaski MK, Lo K, Grober E, Jarvi K. Finasteride use in the male infertility population: effects on semen and hormone parameters. Fertil Steril. 2013; 100(6): 1542−1546

[33] Traish AM, Hassani J, Guay AT, Zitzmann M, Hansen ML. Adverse side effects of 5α-reductase inhibitors therapy: persistent diminished libido and erectile dysfunction and depression in a subset of patients. J Sex Med. 2011; 8(3): 872−884

[34] Bird ST, Brophy JM, Hartzema AG, Delaney JA, Etminan M. Male breast cancer and 5α-reductase inhibitors finasteride and dutasteride. J Urol. 2013; 190(5): 1811−1814

[35] Duijnhoven RG, Straus SM, Souverein PC, et al. Long-term use of 5α-reductase inhibitors and the risk of male breast cancer. Cancer Causes Control. 2014; 25(11): 1577−1582

［36］ Boyapati A, Sinclair R. Combination therapy with finasteride and low-dose dutasteride in the treatment of androgenetic alopecia. Australas J Dermatol. 2013; 54(1): 49−51

［37］ Gubelin Harcha W, Barboza Martínez J, Tsai TF, et al. A randomized, active- and placebo-controlled study of the efficacy and safety of different doses of dutasteride versus placebo and finasteride in the treatment of male subjects with androgenetic alopecia. J Am Acad Dermatol. 2014; 70(3): 489−498.e3

［38］ Olszewska M, Rudnicka L. Effective treatment of female androgenic alopecia with dutasteride. J Drugs Dermatol. 2005; 4(5): 637−640

［39］ Seale LR, Eglini AN, McMichael AJ. Side effects related to 5-alpha reductase inhibitor treatment of hair loss in women: a review. J Drugs Dermatol. 2016; 15(4): 414−419

［40］ Huang Y-Y, Chen AC-H, Carroll JD, Hamblin MR. Biphasic dose response in low level light therapy. Dose Response. 2009; 7(4): 358−383

［41］ Kim T-H, Kim N-J, Youn J-I. Evaluation of wavelength-dependent hair growth effects on low-level laser therapy: an experimental animal study. Lasers Med Sci. 2015; 30(6): 1703−1709

［42］ Sheen Y-S, Fan SM-Y, Chan C-C, Wu YF, Jee SH, Lin SJ. Visible red light enhances physiological anagen entry in vivo and has direct and indirect stimulative effects in vitro. Lasers Surg Med. 2015; 47(1): 50−59

［43］ Jimenez JJ, Wikramanayake TC, Bergfeld W, et al. Efficacy and safety of a low-level laser device in the treatment of male and female pattern hair loss: a multicenter, randomized, sham device-controlled, double-blind study. Am J Clin Dermatol. 2014; 15(2): 115−127

［44］ Kim H, Choi JW, Kim JY, Shin JW, Lee SJ, Huh CH. Low-level light therapy for androgenetic alopecia: a 24-week, randomized, double-blind, sham device-controlled multicenter trial. Dermatol Surg. 2013; 39(8): 1177−1183

［45］ Lanzafame RJ, Blanche RR, Bodian AB, Chiacchierini RP, Fernandez-Obregon A, Kazmirek ER. The growth of human scalp hair mediated by visible red light laser and LED sources in males. Lasers Surg Med. 2013; 45(8): 487−495

［46］ Lanzafame RJ, Blanche RR, Chiacchierini RP, Kazmirek ER, Sklar JA. The growth of human scalp hair in females using visible red light laser and LED sources. Lasers Surg Med. 2014; 46(8): 601−607

［47］ Gupta AK, Foley KA. A critical assessment of the evidence for low-level laser therapy in the treatment of hair loss. Dermatol Surg. 2017; 43(2): 188−197

［48］ Uebel CO, da Silva JB, Cantarelli D, Martins P. The role of platelet plasma growth factors in male pattern baldness surgery. Plast Reconstr Surg. 2006; 118(6): 1458−1466, discussion 1467

［49］ Trink A, Sorbellini E, Bezzola P, et al. A randomized, double-blind, placebo- and active-controlled, half-head study to evaluate the effects of platelet-rich plasma on alopecia areata. Br J Dermatol. 2013; 169(3): 690−694

［50］ Schiavone G, Raskovic D, Greco J, Abeni D. Platelet-rich plasma for androgenetic alopecia: a pilot study. Dermatol Surg. 2014; 40(9): 1010−1019

［51］ Puig CJ, Reese R, Peters M. Double-blind, placebo-controlled pilot study on the use of platelet-rich plasma in women with female androgenetic alopecia. Dermatol Surg. 2016; 42(11): 1243−1247

11

Fabio Rinaldi

杨旅军　译，冯苏云　杨顶权　周易　审校

富血小板血浆与 ACell
Plasma-Rich Protein and ACell

概要　富血小板血浆（PRP）已成为一种治疗包括皮肤病在内的诸多医学病症的新方法。PRP 可能是一种简单、经济、可行的脱发治疗方案。对于雄激素性秃发、女性型脱发、斑秃和接受毛发移植手术的患者而言，其为一种有价值的辅助治疗方法。来源于血小板的生长因子和细胞因子作用于隆突区干细胞的特异性受体，刺激新毛囊的发育和促进新生血管的形成。PRP 被认为可以提高毛乳头细胞的增殖力，并刺激细胞外信号调节激酶和 Akt 信号传导。作为毛发生长的有力刺激物，成纤维细胞生长因子 7 和 β-连环蛋白，在 PRP 作用下，在毛乳头细胞中表达水平上调。在小鼠的实验中，与对照组相比，注射激活的 PRP 诱导了毛囊从休止期更快地过渡到生长期。总的来说，PRP 已经成为皮肤病学的一种新的治疗选择，初步证据表明它也可能在毛发移植中发挥重要作用。

关键词　富血小板血浆，生长因子，脱发，毛发移植，毛发治疗

关键要点

- PRP 的组织再生效应。
- 血小板源性生长因子对毛囊施加作用；PRP 可诱导毛发生长；PRP 可参与炎症反应。

11.1　介绍

　　医学文献提供了大量有关富血小板血浆（PRP）、具有科学可信性的文章：2017 年 2 月，通过 PubMed 检索到 13 351 篇参考文献，较 2016 年的检索结果新增 668 篇。PRP 用于组织再生的科学证据已经发表

在包括骨科、眼科、整形外科、颌面外科、牙科等诸多领域[1]，在皮肤科和美容医学方面也有了越来越多的应用。

　　在毛发领域，一些体外研究也表明了血小板源性生长因子对毛乳头和毛囊的作用[2,3]。

　　PRP 最重要的细胞成分是血小板，它不仅负责生长因子和趋化因子的分泌，还通过表达趋化因子受体来调节炎症反应。血小板可释放多种生长因子，详见表 11.1[4]。

表 11.1　富血小板血浆生长因子及其作用

因子	作用
FGF	通过刺激细胞生长和迁移，以及调节血管生长来影响组织的构造和再生
VEGF、ECGF	除了介导细胞迁移，还介导血管生成、有丝分裂和抗凋亡作用
TGF-β	具有广泛的功能：趋化作用（角质形成细胞、成纤维细胞和巨噬细胞）；生长抑制作用（角质形成细胞、淋巴细胞和内皮细胞）；激活和有丝分裂作用（平滑肌细胞和成纤维细胞）；调节基质蛋白的产生，包括纤连蛋白、蛋白多糖、胶原蛋白和基质降解蛋白
PDGF	影响成纤维细胞和巨噬细胞的募集；影响平滑肌细胞、成纤维细胞和内皮细胞的有丝分裂；影响基质形成；诱导肉芽组织、血管生成和生长因子分泌
PD-EGF	影响多种细胞，影响细胞生长和分化、趋化及细胞因子分泌
IGF	介导胶原蛋白合成，成纤维细胞生长、迁移和分化
HGF	影响再生，具有抗炎特性，并介导血管生成
FGF-9	有助于新毛囊的发育

　　由于生长因子富含于血小板 α 颗粒内，其在 PRP 中的浓度也明显高于在循环血液中的浓度。

Eppley 等[5]的研究明确表明，PRP 中血小板源性生长因子的浓度明显高于基线值，也高于伤口正常愈合过程中血小板被激活并生理脱颗粒释放的生长因子浓度。

活化的血小板还分泌大量来自 α 颗粒的其他因子，包括 PF-4、骨钙素、骨连接蛋白、纤维蛋白原、玻连蛋白、纤连蛋白和血小板反应蛋白-1。这些因子也可能在 PRP 的不同效应中发挥重要作用。

此外，PRP 含有凝血酶，可直接触发细胞的有丝分裂和生长因子分泌，其诱导分泌的数种抗菌肽，也增强了 PRP 的抗菌性能。进一步的研究可能会发现更多的因子介导了 PRP 的效应。

使用 PRP 的基本原理是基于血浆源生长因子和细胞因子对细胞增殖和迁移的作用。具体来说，生长因子可以影响"头发时钟周期"和头皮炎症的机制，如表 11.2 所述。

表 11.2　血小板生长因子对毛囊和头皮的影响

维持和延长毛乳头的生长期
减少氧化应激
延缓细胞凋亡
刺激静止的干细胞和有生长潜能的毛发再生
阻止毛乳头和毛囊干细胞的微小化
具有显著的抗炎作用

毛囊是一个圆柱形的上皮结构，深入真皮层和皮下脂肪中，并在底部膨大，形成包围间充质来源的毛乳头的毛球[6]。毛囊隆突区是位于外根鞘的一种结构，位于立毛肌（arrector pili muscle，APM）插入点上方，皮脂腺开口下方[7]，在这里，干细胞可以提供未分化的、高增殖特性的多能干细胞。在毛发生长初期，来自毛乳头的信号刺激短暂扩充细胞（β-连环蛋白）增殖和分化，形成新的毛球。

一些体外研究表明，PRP 可以刺激毛乳头的真皮成纤维细胞[8]，并参与许多细胞活动，如增殖、分化、刺激干细胞，以及促炎/抗炎和合成代谢/分解代谢过程的调节。多位作者的工作证实，PRP 的抗凋亡活性可以通过激活 Akt 和 ERK 信号通路来诱导毛发生长和提高细胞存活率。PRP 还能刺激 β-连环蛋白调节蛋白水平的转录活性[9]，在体外和体内研究中都观察到这种效应，研究表明，在血小板源性生长因子作用下，毛发生长期得到延长，休止期被缩短。PRP 上调血管内皮生长因子（vascular endothelial growth factor，VEGF）和血小板衍生生长因子（PDGF），增加毛囊周围血管通透性，改善毛囊血液和营养供应。释放的成纤维细胞生长因子 7 和胰岛素样生长因子 1 通过使头皮微环境正常化和减少真皮纤维化而发生作用。

11.2　富血小板血浆的制备

抽取外周血，数量从 10 mL 到 120 mL 不等。有多种设备可供制备 PRP，有些设定单次离心，有些需二次离心。了解制备的参数和 PRP 中各成分的百分比非常重要。笔者采集全血 36 mL，分成 4 管，每管 9 mL，每管含 1.5 mL ACD-A 抗凝剂。血液在离心机（600 r/min，265g，8 分钟）中处理，平均获得 7.3 mL PRP 和 10.6 mL 乏血小板血浆（platelet poor plasma，PPP），PRP 的血小板浓度是基线值的 5～7 倍。无须特别处理的情况下，PRP 可储存 24 小时，但一般立即使用。PRP 需要保存较长时间的情况下，必须冷冻。通常，只使用提取的 PRP 组分。

11.3　富血小板血浆的激活

给药前，PRP 的激活有助于刺激血小板脱颗粒，从 α 颗粒释放生长因子。有多个治疗方案要求在治疗前激活 PRP，通常通过添加氯化钙（CaCl$_2$）或（和）凝血酶来进行。Cole 还发明了一种超声波激活的新方法。一些临床医生更喜欢使用非激活的 PRP，依赖真皮层中天然胶原蛋白对血小板自发激活。目前，还没有证据表明哪种方法激活 PRP 最佳，是否激活及如何激活 PRP 由医生决定。笔者倾向于通过添加 CaCl$_2$（PRP 容量的 5%）来激活 PRP。一旦激活 PRP，必须在 15 分钟内使用，因为生长因子会在短时间内释放出来。

- PRP 用于毛发移植没有标准方案，因此，很难就疗效做出通泛的陈述。
- 某些方案比其他方案更有效，在 1～3 次治疗后可以看到改善。
- 在布拉格举行的心律学会（Heart Rhythm

Society, HRS）和国际毛发修复外科协会
（International Society of Hair Restoration
Surgery, ISHRS）会议上，外科医生的共识
是，微针结合 PRP 和 ACell 可以在 1 次治疗
后产生良好的效果，而其他有效的方案需要
3 次治疗。

- PRP 不能治愈秃发，需要持续治疗以维持
  头发数量的改善。

11.4　富血小板血浆在毛发治疗中的应用

脱发

建议 PRP 用于几种非瘢痕性秃发，包括雄激素
性秃发（AGA）、女性型脱发和斑秃（AA）。

据后来的研究报道，将 PRP 直接注射到 AGA
患者的头皮，取得了积极的结果（▶图 11.1a、b
和 ▶图 11.2a、b）。PRP 的有效性也已在小鼠实
验中得到证实，其可使毛发更快地从休止期过渡
到生长期[9]。同一小组的进一步体外研究对参与
促进毛发生长的信号通路有了一些发现，Gupta
等[10]证实了这些研究结果。除 AGA 外，Kang 等

还表明 PRP 对女性型脱发有效[11]，但 Puig 等并不
认同。

AA 是一种常见的自身免疫性疾病，会引起炎
症性秃发。T 淋巴细胞，已被证明为寡克隆性和自
身反应性，主要存在于毛球周围的炎症浸润中。活
性氧增加和细胞的高应激水平均已被确认为先天免
疫系统的触发因素，而且全基因组关联研究表明，
风险等位基因可影响先天免疫和适应性免疫。最重
要的是，在小鼠模型中的一些机制研究明确提示了
干扰素（interferon，IFN）驱动的免疫反应，包括
IFN-γ、IFN-γ 诱导的趋化因子和细胞毒性 CD8 T
细胞是疾病发病的主要驱动因素[4]。然而，确切
的发病机制尚不清楚。治疗方法有很多，但没有一
种是治愈性的。血小板在免疫和炎症方面起积极作
用。PRP 可通过多种炎症介质的产生和释放直接参
与炎症反应。PRP 还能表达趋化因子受体，调节炎
症反应。

Rinaldi 等[12]在一项高标准的随机双盲临床试
验中首次证明了 PRP 对 AA 的疗效[13]。该试验采
用安慰剂对照组和活性剂对照组（醋酸曲安奈德）。
虽然只招募了 45 名患者，但结果显示，与安慰剂
和醋酸曲安奈德相比，PRP 组的头发生长有极其显

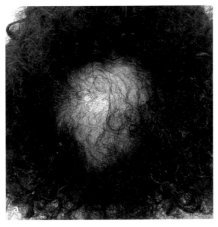

图 11.1　a. 雄激素性秃发治疗前（患者
1）。b. 雄激素性秃发治疗后（患者 1）

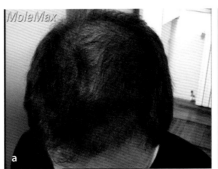
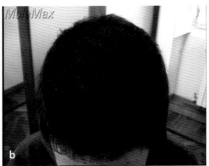

图 11.2　a. 雄激素性秃发治疗前（患者
2）。b. 雄激素性秃发治疗后（患者 2）

著的增加。作为细胞增殖标志物的 Ki-67 表达水平在接受 PRP 治疗的患者中具有显著意义的升高。

11.5 富血小板血浆的安全性和不良反应

PRP，从本质上来说来源于自体，是一种非常安全的复合物，正如患者对其具有高度的耐受性。不恰当的注射技术有时会导致疼痛或继发感染，但由有经验的医生进行操作，这种情况是极罕见的。迄今为止，文献中尚未报道严重的不良反应。

11.6 富血小板血浆应用禁忌证

目前尚不清楚自体 PRP 的应用是否有严重的禁忌证。然而，有报道说有面颈部恶性肿瘤病史、血液病、妊娠，尤其是接受抗凝治疗的患者应禁用[13, 14]。PRP 治疗不适用于需要抗血小板治疗的患者，因为抗血小板聚集药物可能会阻断颗粒分泌，从而阻止生长因子和细胞因子的释放。然而，在最近的一篇文章中，Di Matteo 等[15] 证明 PRP 在治疗一位慢性膝关节疼痛并同时接受抗凝剂治疗的患者时发挥了积极作用。

11.7 富血小板血浆在毛发治疗中的使用方法

为了治疗非瘢痕性毛发疾病，PRP 生长因子和细胞因子必须到达真皮层和真皮下脂肪的上层，也就是毛囊的最深处。

在男性 AGA 中，PRP 被注射在秃顶的区域（额、顶、枕）。在女性型脱发中，PRP 被注射在所有脱发的区域（额、顶、枕，通常是颞部）。

AA 通常先造成头皮上的单个圆形脱发斑片，然后以离心式或多个斑块的多叶型扩大。影响整个头皮的类型被称为全秃；影响全身的叫普秃。PRP 治疗只能用于罹患 AA 的斑片上，或用于罹患全秃或者普秃的患者的全部头皮上。眉毛和睫毛通常也会被波及：PRP 可以用于眉毛，但最好不要用在睫毛上。

11.7.1 注射富血小板血浆

镇痛可采用环形阻滞局部麻醉或封包式表面麻醉。麻醉方法很可能部分取决于注射方法。一些医生强烈建议在注射前使用微针，对患者来说，这比注射前使用环形阻滞麻醉会更舒服。在一些动物模型中，微针已被证明能产生新的毛发生长。笔者倾向于简单地将 PRP 激活后注射到真皮层和真皮下脂

肪的上层。

如果只使用 PRP，则可以使用小规格的针头，如 30G 针头。如果其他产品溶解在 PRP 中，比如 ACell，通常需要稍大规格的针头。

11.7.2 电离子透入疗法

PRP 可以通过"电辅助透皮递药"进行给药。这种技术从未被广泛采用，但在某种程度上，被证明在解决某些特定的药物递送方面是有用的。在 21 世纪初，专家学者致力于借助电离子透入疗法实现多肽和蛋白质的递送。

根据法拉第定律（施加的直流电或伽线尼电流范围为 $0 \sim 250 \mu A = 0.25$ mA），离子电泳提高了在弱电场的力量作用下可电离物质（如血小板源性生长因子）向中性凝胶中的渗透。更具体的技术细节，我们推荐 Kevin[16] 关于透皮离子电泳药物递送的研究作为参考。

11.8 临床方案

11.8.1 雄激素性秃发和女性型脱发

多项研究评估了 PRP 治疗 AGA 的有效性[17]。特别是 Cervelli 等[18] 对 23 名接受 PRP 治疗的 AGA 患者进行了随机安慰剂对照试验。在 3 次治疗的周期结束时，患者报道了毛发平均数量的临床改善和总体头发平均密度的增加。大多数已发表的研究包括三次 PRP 治疗，每次间隔 4～6 周。据报道，在 Hamilton 量表 Ⅰ～Ⅳ 级的 AGA 治疗病例中成功率高达 80%，在严重 AA 治疗病例中成功率高达 40%。女性型脱发对治疗的反应与男性型脱发相当。维持治疗每 6～12 个月进行一次。

还有其他从业者发现在一次治疗后即可以取得显著疗效，包括 Unger、Insalaco、Cole、Cooley 和 McGrath。他们使用 PRP 辅助物，包括微针和 ACell（一种来源于猪膀胱的微基质）的添加。采用后一种方案的治疗通常在单次治疗后 3～6 个月内表现出改善，受益可持续 9～18 个月。

11.8.2 斑秃

我们进行了首例随机双盲、安慰剂和活性剂对照的半侧头皮研究，以评估 PRP 对 AA 的影响，证明了 PRP 在慢性 AA 的治疗上与醋酸曲安奈德

（$P < 0.05$）和安慰剂（$P < 0.001$）相比具有显著的有效性[13]。Donovan报道了PRP在糖皮质激素耐药型匍行性AA中的有效性[19]。在我们的研究中，评估了一项包含3次治疗的方案，每次间隔1个月。但是，根据AA的严重程度、范围和慢性程度，治疗次数可增加至4次或5次（每月1次）。通常情况下，如果患者在第三次PRP治疗后没有表现出任何明显的改善迹象，我们会暂停治疗。

单个或多个斑片的AA（56%的治疗病例报道有显著效果）通常比全秃（改善34%）或普秃（27.6%）对治疗的反应更好。眉毛可以通过注射或电离子透入疗法来治疗，遵循与头皮相同的方案。

我们认为PRP不是AA的首选疗法，因此我们在标准治疗（糖皮质激素、二苯环丙烯酮、二羟基环丁烯二酮等；▶图11.3a、b～▶图11.6a、b）耐药的情况下才使用PRP。

11.9 植发手术中的富血小板血浆

Greco和Brandt[20]在各自的研究中证明了PRP在毛发移植中的疗效。2011年，我们将移植体置于PRP凝胶中培养，研究清楚地表明，在体外的移植过程中，激活的PRP延长了毛囊的生长期，缩短了休止期，同时我们评估了Ki67蛋白（一种核蛋白，该蛋白作为有丝分裂的活性标记，严格来说只在活跃增殖细胞中表达，而在静息细胞中检测不到）的表达，并检测了细胞凋亡片段（凋亡）的数量[2]，如图11.7和图11.8所示。在本实验中，我们研究了用于毛发移植的毛囊的这两项生物学指标，并采用三种不同的培养方式：40个毛囊不加任何培养基，40个毛囊在乳酸林格液中培养和40个毛囊在PRP中培养。下文的图表显示，储存在PRP中的毛囊保持了细胞活性，凋亡片段数量的减少显

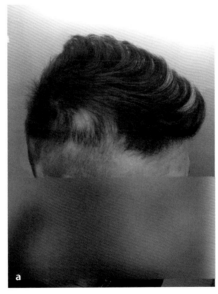
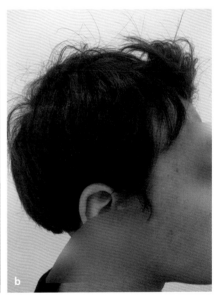

图11.3 a. 治疗前斑秃情况（患者3）。b. 治疗后斑秃情况（患者3）

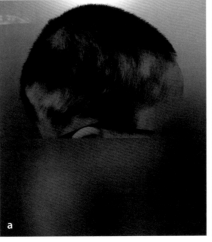
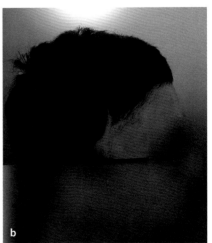

图11.4 a. 治疗前右侧斑秃情况（患者4）。b. 治疗后右侧斑秃情况（患者4）

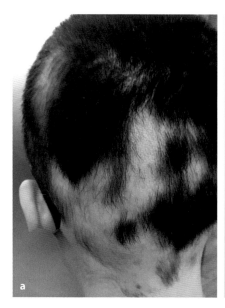
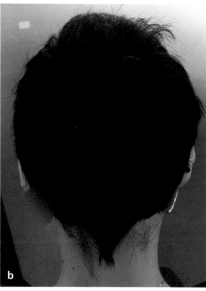

图 11.5 a. 治疗前颈部斑秃情况（患者4）。b. 治疗后颈部斑秃情况（患者4）

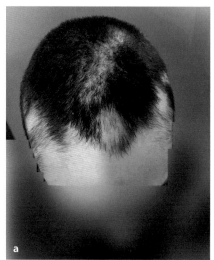
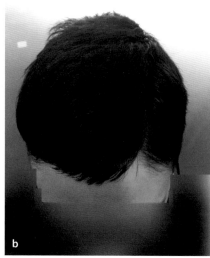

图 11.6 a. 治疗前额部斑秃情况（患者4）。b. 治疗后额部斑秃情况（患者4）

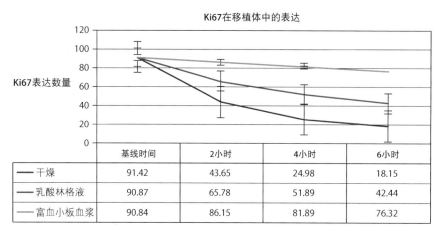

	基线时间	2小时	4小时	6小时
干燥	91.42	43.65	24.98	18.15
乳酸林格液	90.87	65.78	51.89	42.44
富血小板血浆	90.84	86.15	81.89	76.32

—— 干燥 　—— 乳酸林格液 　—— 富血小板血浆

图 11.7 在移植体中的表达

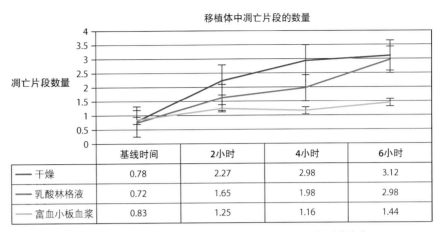

移植体中凋亡片段的数量

	基线时间	2小时	4小时	6小时
干燥	0.78	2.27	2.98	3.12
乳酸林格液	0.72	1.65	1.98	2.98
富血小板血浆	0.83	1.25	1.16	1.44

图 11.8　移植体中凋亡片段的数量

—— 干燥　　—— 乳酸林格液　　—— 富血小板血浆

示凋亡过程减慢。

移植前将毛囊单位培养在 PRP 中，这样，生长因子可以附着在被分离出来的毛囊隆突区域的干细胞上，这样刺激毛囊保持在生长期，促进毛囊快速生长。

毛发移植期间的 PRP 治疗可能在毛发移植术的各个阶段都发挥重要作用[8]：

• 采用毛囊单位头皮条切取术（follicular unit transplantation，FUT）切取头皮条后，PRP 可以促进供区皮肤更快愈合并减少瘢痕（萎缩性瘢痕、肥厚性瘢痕、瘢痕疙瘩）。

• 行毛囊单位钻取术（follicular unit excision，FUE）时，在钻取毛囊单位之前在供区注射 PRP，可以减少出血（促进止血）。

• PRP 可通过激活毛乳头间充质细胞刺激毛囊隆突区干细胞的分化，并在伤口愈合过程中刺激钻取部位新毛发的生长（个人数据，未发表），但需要进一步研究来证明这一结果。

• 在手术（FUT 或 FUE）结束时，受区注射 PRP 可能对毛囊再生有相当大的影响，会在更短时间内显著提高毛发密度和生长质量。PRP 中的生长因子为血管生成提供了富腴的环境，其中 VEGF 是调节毛发生长和周期循环的主要因子[21]。

• 移植结束时在受区注射 PRP，有助于未移植的毛发维持生长期，减少毛发移植后的细胞凋亡和脱发（毛发移植后的毛发脱落置换、休止期脱发）。

• 毛发移植手术结束时，在雄激素性秃发区注射 PRP 可减少未移植毛囊的微小化。

参 考 文 献

［1］Sommeling CE, Heyneman A, Hoeksema H, Verbelen J, Stillaert FB, Monstrey S. The use of platelet-rich plasma in plastic surgery: a systematic review. J Plast Reconstr Aesthet Surg. 2013; 66(3): 301−311

［2］Rinaldi F, Sorbellini E, Coscera T. The role of platelet rich plasma to controlanagen phase: evaluation in vitro and in vivo hair transplant and hair treatment. Int J Trichology. 2011; 3: 514−515

［3］Takikawa M, Nakamura S, Nakamura S, et al. Enhanced effect of platelet-rich plasma containing a new carrier on hair growth. Dermatol Surg. 2011; 37(12): 1721−1729

［4］Rork JF, Rashighi M, Harris JE. Understanding autoimmunity of vitiligo and alopecia areata. Curr Opin Pediatr. 2016; 28(4): 463−469

［5］Eppley BL, Pietrzak WS, Blanton M. Platelet-rich plasma: a review of biology and applications in plastic surgery. Plast Reconstr Surg. 2006; 118(6): 147e−159e

［6］Buffoli B, Rinaldi F, Labanca M, et al. The human hair: from anatomy to physiology. Int J Dermatol. 2014; 53(3): 331−341

［7］Ohyama M, Terunuma A, Tock CL, et al. Characterization and isolation of stem cell-enriched human hair follicle bulge cells. J Clin Invest. 2006; 116(1): 249−260

［8］Uebel CO, da Silva JB, Cantarelli D, Martins P. The role of platelet plasma growth factors in male pattern baldness surgery. Plast Reconstr Surg. 2006; 118(6): 1458−1466, discussion 1467

［9］Garg S. Outcome of intra-operative injected platelet-rich plasma therapy during follicular unit extraction hair transplant: a prospective randomised study in forty patients. J Cutan Aesthet Surg. 2016; 9(3): 157−164

［10］Gupta AK, Carviel J. A Mechanistic Model of Platelet-Rich Plasma Treatment for Androgenetic Alopecia. Dermatol Surg. 2016; 42(12): 1335−1339

［11］Kang JS, Zheng Z, Choi MJ, Lee SH, Kim DY, Cho SB. The effect of CD34+ cell-containing autologous platelet-rich plasma injection on pattern hair loss: a preliminary study. J Eur Acad Dermatol Venereol. 2014; 28(1): 72−79

［12］Trink A, Sorbellini E, Bezzola P, et al. A randomized, double-blind, placebo- and active-controlled, half-head study to evaluate the effects of platelet-rich plasma on alopecia areata. Br J Dermatol. 2013; 169(3): 690−694

［13］Trink A, Sorbellini E, Bezzola P, et al. A randomized, double-blind, placebo- and active-controlled, half-head study to evaluate the effects of platelet-rich plasma on alopecia areata. Br J Dermatol. 2013; 169(3): 690−694

[14] Amgar G, Greco J, Rinaldi F. Platelet-rich plasma and stem cells. In: Bouhanna P, Bouhanna E, eds. The Alopecias Diagnosis and Treatments

[15] Di Matteo B, Filardo G, Lo Presti M, Kon E, Marcacci M. Chronic anti-platelet therapy: a contraindication for platelet-rich plasma intra-articular injections?. Eur Rev Med Pharmacol Sci. 2014; 18(1 Suppl): 55−59

[16] Saepang K, Li SK, Chantasart D. Effect of Pulsed Direct Current on Iontophoretic Delivery of Pramipexole across Human Epidermal Membrane In Vitro. Pharm Res. 2021; 38(7): 1187−1198

[17] Alves R, Grimalt R. Randomized placebo-controlled, double-blind, half-head study to assess the efficacy of platelet-rich plasma on the treatment of androgenetic alopecia. Dermatol Surg. 2016; 42(4): 491−497

[18] Gentile P, Garcovich S, Bielli A, Scioli MG, Orlandi A, Cervelli V. The Effect of Platelet-Rich Plasma in Hair Regrowth: A Randomized Placebo-Controlled Trial. Stem Cells Transl Med. 2015; 4(11): 1317−1323

[19] Donovan J. Successful treatment of corticosteroid-resistant ophiasis-type alopecia areata (AA) with platelet-rich plasma (PRP). JAAD Case Rep. 2015; 1(5): 305−307

[20] Greco J, Brandt R. Our preliminary experiences and extended applications for the use of autologous platelet rich plasma in hair transplant surgery. Hair Transplant Forum Intl. 2007; 17: 131−132

[21] Yano K, Brown LF, Detmar M. Control of hair growth and follicle size by VEGF-mediated angiogenesis. J Clin Invest. 2001; 107(4): 409−417

12

Etienne C. E. Wang, Yanne S. Doucet, Hasan Erbil Abaci, Joanna Jackow, Zongyou Guo, Angela M. Christiano

杨旅军　译，冯苏云　杨顶权　沈海燕　审校

毛发移植：细胞疗法的前景

Hair Transplantation: The Promise of Cell Therapy

概要　毛发移植领域的下一次革命很可能来自实验室，细胞培养、组织工程和干细胞科学的进步为"实验室生长的头发"带来了希望。生物工程毛囊和皮肤构建物技术将很快成为毛发移植的补充。迄今为止，供体组织的有限性一直制约着毛发移植工作。本章讨论了我们目前对毛囊及其细胞相互作用的认知，以及基础科学界在实现这些目标方面的进展和愿景。

关键词　组织工程，干细胞，诱导多能干细胞，毛囊，皮肤构建物

关键要点

- 了解毛囊内不同类型的干细胞，理解它们之间，以及和头皮微环境如何相互作用，将为我们提供在体外重建的方法。
- 干细胞技术可以克服自体供体组织有限这一问题，如诱导多能干细胞，理论上可以无限供应毛囊干细胞，用于再生目的。
- 组织工程技术使我们能够用干细胞"重建"皮肤和毛囊，并最终生成适合移植的毛囊。

12.1　介绍

　　拥有满头秀发的魅力，是毛发移植领域技术进步的重要动力。毛发移植手术技术的进展历经了从头皮皮瓣到单个毛囊单位（FU，▶图 12.1a）的钻孔移植。通常从非脱发区域的枕部提取供体毛囊，损伤小，可以有效提取每个单体毛囊单位。尽管有了这些进步，供体 FU 数量仍然是制约因素。与受区的额顶部区域相比，枕部头皮对雄激素相对不敏感，资源有限，弥足珍贵。毛发移植的下一

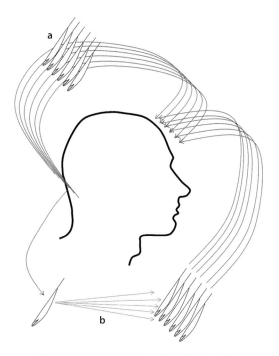

图 12.1　随着细胞培养和组织工程的进步，可以通过体外扩增毛囊干细胞来克服供体组织。a. 有限的问题，以产生更多的毛囊。b. 用于移植

次革命可能源于毛囊干细胞（hair follicle stem cell，HFSC）的体外扩增技术，并利用其再生潜力进行毛发移植（▶图 12.1b）。

　　每个毛囊（HF）由几种类型的干细胞构成，来自上皮系和间质系。这些干细胞具有不同程度的多能性，细胞相互作用、相互协调以促成毛囊的发育和后续的周期循环。这些干细胞存在于特定的微环境中，接受来自周边细胞及毛囊外细胞的信号，为干细胞提供有关自我更新、静息和增殖 / 分化的指令[1]。据推测，扰乱这些干细胞栖身的微环境会导致干细胞的耗损，从而引发各种形式的脱发。例如，斑秃是免疫豁免被破坏，引起自身免疫攻击毛乳头和毛基质所在的毛球（▶图 12.2）。雄激素性

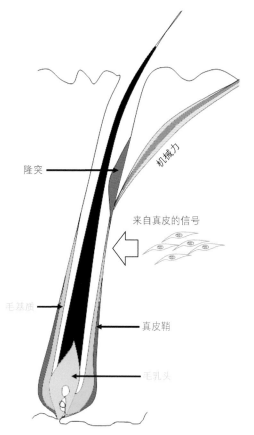

图 12.2 毛囊干细胞位于毛囊的隆突区（红色）和毛基质中（绿色）。诱导信号来自毛乳头（青色），其中的真皮鞘（深蓝色）中含有干细胞。真皮信号和微环境信号有助于调节头发周期循环

脱发（AGA）被认为是多种因素作用的结果，包括雄激素形式的环境信号扰乱，导致干细胞功能障碍和衰老，以致毛囊微小化改变。

毛囊中上皮干细胞的主要来源位于立毛肌插入点附近的隆突中（▶图 12.2）。在隆突中，干细胞寿命长，处于静止状态，其能够分化出毛囊中所有细胞系，甚至在有需要时（如在伤口愈合期间）分化为毛囊间的表皮。隆突中的毛囊干细胞（HFSC）产生出被称为毛基质的第二级群干细胞，其对周边的信号刺激感应性更高，增殖并分化成产生内外根鞘、伴层、角质层的细胞，最终形成毛干。

毛乳头（dermal papilla，DP）是毛囊基底部间充质细胞的特化芽状物。来自毛乳头的间充质信号协调隆突和毛基质作用，得到了最为深入的研究[2]。DP 对于毛囊的生长期进程是绝对必要的，其分泌的Wnts 和成纤维细胞生长因子可促进毛基质的增殖和分化。随着毛发周期的进行，DP 细胞从真皮鞘中的干细胞得到补充（▶图 12.2）[3]。

毛囊外信号也有助于毛囊（HF）的维持。在毛发移植手术中，这种特性与 FU 一同转移。此外，血浆中存在的其他生长因子据信有助于移植 FU 的存活，为免疫细胞或其他迁移性细胞可能产生调节HFSC 的因子和细胞因子提供了证据。因应细胞疗法开展的毛囊再生研究工作中，需要重建一个可持续的微环境，上述这些因素必须加以考虑。

12.2　用于毛发再生的干细胞

为了能够充分发挥 HFSC 的再生潜力并推向应用，已经开发了 HFSC 的分离、培养和通过组织工程构建新毛囊的技术[4,5]。

12.2.1　原代细胞治疗

原代 DP 和 HF 干细胞已经用于建立细胞系。诱导毛发生长的 DP 可以在体外分离和培养扩增，用于细胞治疗。然而，在单层培养条件下，DP 细胞失去了毛发诱导发生能力，在三维（three-dimensional，3D）细胞培养条件下这种能力可以恢复[6]。但是，由于原代细胞供给有限、复制循环代数有限，会影响原代细胞用于临床的可行性。原代细胞的寿命有限，DNA 复制引起的端粒磨损最终导致衰老（生长停滞）。此外，体外培养条件的不完善导致细胞遭受氧化应激，从而导致端粒在达到临界长度前过早衰老。细胞衰老可以通过永生化技术（例如，通过对端粒的遗传操作）来避免，但这些基因修饰，以及长期传代培养导致的基因突变，使得这些类型的原代细胞系不再适合应用于患者。

原代细胞扩增的有限性要求大规模制备异体细胞产品并募集多种细胞的供体。获取临床级细胞是一项艰巨的任务，这需要一个严格而昂贵的筛选过程，以排除携带任何疾病和病毒。此外，供体的不确定性降低了细胞的临床适用性。

胚胎干细胞（embryonic stem cell，ESC）不会衰老，并具有分化为细胞治疗所需的各种细胞类型的能力，但伦理问题一直无法回避。幸运的是，诱导多能干细胞（induced pluripotent stem cell，iPSC）在理论上具有类似 ESC 用于细胞治疗的无限可行性，而无须考虑 ESC 技术相关的伦理问题。

12.2.2　诱导多能干细胞技术

诱导多能干细胞是由原代成体体细胞重编程

而来，表现出与 ESC 相似的多能干细胞样状态[7]。iPSC 并不存在于人体内，其是由导入的某些转录因子的强制表达产生的，如 OSKM 的四种因子（Oct4、Sox2、Klf4、c-Myc）。由于其无限的增殖潜力和向多种细胞类型分化的能力，iPSC 可以作为药物开发、细胞治疗和基础研究的重要新细胞来源。此外，可以对容易获取的细胞进行重编程得到 iPSC，克服了细胞供给受限所带来的问题（►图 12.3）。

随着 iPSC 使用的增加，美国出现了有关患者安全和《药品生产质量管理规范》（*Good Manufacturing Practice*，GMP）相关质量稳定的问题。迄今为止，重编程方法包括采用病毒、转位子、附着体质粒载体和 mRNA，所有这些方法均可成功实现重编程，但效率不同。除了某些方法的重编程效率低（例如，一些附着体质粒载体的重编程效率为 0.013%），染色体不稳定性和致瘤性是临床使用 iPSC 的现实顾虑。因此，新的重编程方法正在开发中，以期更高效地生产出更安全、质量更好的 iPSC，转化出更好的治疗效果和成功的组织再生。

患者来源的细胞可用作生成 iPSC，然而其可得性和用于重编程的潜力，在不同的体细胞类型中是有所不同的。角质形成细胞具有更高的重编程效率，并且在相同条件下使用 4 种 OSKM 因子可比皮肤成纤维细胞更快地进行重编程[8]。一些类型的体细胞可能已经在相当水平上表达了这 4 种重编程因子中的某些因子，使它们更易于实现重编程操作。例如，黑素细胞高水平表达内源性 Sox2，这使得 Sox2 在重编程的鸡尾酒中变得不再必要[9]。有趣的是，DP 细胞只需要引入一个额外的因子（Oct4）即可进行高效的重编程[10]。

为了给患者提供可行的 iPSC 服务，尚有其他因素需要考虑，比如长时间存储细胞的能力，以及体细胞源细胞的可获取性。由于从皮肤或头皮活检中获取人成纤维细胞、角质形成细胞或毛乳头细胞具有一定的侵入性，因此其他非侵入性细胞获取途径也受到关注。已经证明，尿液样本和脐带血样本中的细胞可以用于重编程。

成纤维细胞、角质形成细胞、来自皮肤的 DP 细胞和外周血单核细胞（peripheral blood mononuclear cell，PBMC）都已成功地重编程为 iPSC[11-14]。这些 iPSC 可以通过既定的方法再分化为角质形成细胞、成纤维细胞、黑素细胞和内皮细胞[14-17]。iPSC 来源的细胞已经显示出与它们的原代细胞相仿的细胞相互作用和功能。例如，iPSC 衍生的黑素细胞已经将黑色素成功转移到 iPSC 衍生的角化细胞中[16]，iPSC 衍生的角质形成细胞和成纤维细胞有能力形成分化良好的皮肤构建物[15]。随着 iPSC 衍生 DP 细胞的生产成为可能，以及新技术和移植方法的发展，完全由 iPSC 组织工程技术构建毛囊成为可能。

12.3 给药方式

12.3.1 直接注射

改变秃发区真皮环境最简单的方法是直接注射细胞或生长因子。例如，富血小板血浆（PRP）的局部注射或用于辅助毛发移植手术，已被用于治疗不同形式的非瘢痕性秃发，即 AGA 和斑秃。然而，其疗效需要更多高质量的随机对照研究来证实[18]。

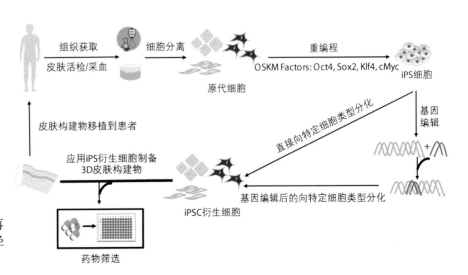

图 12.3 从患者细胞中产生用于再生目的的诱导多能干细胞的临床途径示意图

干细胞疗法的前景引起了患者和医者的兴趣。过去几年来，获取自体干细胞（通常来自患者自身的脂肪组织）并将其注射到头皮中，这种尚未受到监管的做法越来越多。然而，已有研究表明，这些间充质干细胞很少在受区部位长久存在，它们的短暂治疗效果（如果有的话）可能归因于它们分泌的生长因子和细胞因子的旁分泌作用。事实上，来自这些干细胞的无细胞条件培养基已被证明具有类似的结果，并可能为我们掌握通过调节真皮微环境以促进毛发再生的诸多方法铺平道路[19]。

直接注射真皮鞘细胞也被认为是治疗 AGA 的一种可能方法。从头皮活检组织中获取毛囊，经过显微解剖获得真皮鞘细胞，进行培养扩增，数周后再注射到真皮网状层。有人认为这些细胞是干细胞，可以补充 DP 细胞[20]，可以使微小化毛囊中的衰老 DP 恢复活力，使它们重新进入毛发周期循环。这种治疗方式的Ⅰ/Ⅱ期初步结果显示，与对照组相比，AGA 患者治疗部位的毛囊密度有一定程度的增加[21]。

12.3.2　生物工程人毛囊

迄今为止，已有人提出了几种不同的策略，主张使用培养的细胞在活体上诱导头毛发新生。最近的一项研究证明，通过使用小鼠 iPSC 的拟胚体可生成包含毛囊的 3D 表皮系统[22]。将这一策略与人类 iPSC 相结合，将为毛发移植手术提供宝贵的患者特异性毛发资源。然而，本研究应用的方法需要将拟胚体移植到免疫缺陷小鼠的肾包膜中，除了上述 iPSC 的安全性问题，这也对临床转化研究带来相当大的局限性。未来可以通过生物工程技术在体外重建生理微环境，来替代使用动物宿主这个技术环节。

另有研究人员将隆突区来源的上皮细胞和头皮毛囊来源的完整 DP 进行混合，开发了一种类似于毛基质的 3D 培养方法[23]。皮内移植这些细胞混合物可诱导小鼠的毛发生长。尽管在本试验成功诱导出了毛囊，以及有前期进行过的使用完整的人类 DP 的研究，但使用培养的人类 DP 实现毛发的新生一直具有挑战性，因为人类 DP 在体外数次培养传代后即明显失去了其毛发诱导特性。我们的小组最近证明了 22% 的完整 DP 基因标记可以通过 DP 的 3D 球形培养得以恢复，首次实现了利用培养的人类细胞在活体诱导出毛发。虽然这一发现告诉我们 DP 的 3D 构象和显微解剖结构对其功能至关重要，

但它重点强调了简单的球形培养并不能恢复完整 DP 的诱导效率。这种限制主要是由于完整 DP 的基因标记恢复不完全，这可以通过调控负责毛发诱导表型的主调控转录因子（使用系统生物学方法识别）来克服。过表达这些主调控基因，结合 3D 球形培养，可能进一步恢复 DP 细胞的全部毛发诱导基因标记，提高毛发诱导效率，从而使该技术在毛发移植中变得更加可行。

另一种方法是在完全体外环境下培育人类的毛发。这是毛发再生医学领域的一个长期挑战。理论上，组织工程化的人毛囊可以通过 iPSC 的定向分化为表皮器官或使用足够数量的原代或 iPSC 衍生的细胞类型（如毛乳头细胞和角质形成细胞）来启动毛囊新生所必需的细胞信号传导来实现。如前所述，由于这两种方法在体内显示出良好的结果，因此在体外也可以通过重建毛囊发生甚至毛发周期循环过程中的关键微环境要素来获得同样的结果。iPSC - 拟胚体方法的要求之一是移植组织的扩增，需要通过移植部位的充分血管化来实现[22]。最近开发的组织血管化微加工技术可以有效地输送营养物质，从而在体外增加组织体积。此外，其他新兴的工程技术，如 3D 打印和生物打印，可用于控制仿生 3D 基质中细胞的空间排列[17]。这些技术的成功建立，将使组织工程毛囊可以整合在 3D 皮肤构建物中进行皮肤移植治疗，或直接作为 FU 移植到患者身上，这将改变毛发再生医学的未来和可能性。

12.4　细胞治疗的未来

AGA 治疗的未来在于自体干细胞治疗和毛发生长刺激药物开发的进展。个性化医疗技术的开发已经形成了新的途径以达成毛发移植的成效，并且干细胞克隆技术提供了在自体毛发移植之外的新的可能性。在细胞疗法推动脱发治疗的同时，3D 皮肤模型的开发已经成为更好的药物测试平台的先决条件。在体外实现完整的皮肤构建也将推进脱发或其他皮肤病治疗方法的发展。

12.4.1　个性化医疗

细胞培养技术、iPSC 技术和组织工程方法的进步为再生医学提供了令人振奋的新手段。FUE 技术可以在不产生明显瘢痕的情况下容易、微创提取 FU。

所有这些技术的结合意味着患者可以经历一个流程化的过程，即微创手术获得自体细胞，然后体外生成iPSC和重建毛囊，最后将其移植到按照患者自己的面部比例特别设计（可能是通过算法）的发际线上。这些技术的实现还将有助于其他情况的处理，如慢性伤口、二度和三度烧伤及手术伤口的封闭。

12.4.2　普遍兼容的干细胞系

目前，自体干细胞常被用于治疗各种疾病，由于其免疫原性可忽略不计，且安全性良好，大都获得了美国食品药品管理局（FDA）的批准。

但获得足够的患者特异性自体细胞较为困难且

编者述评

Christiano博士提出了一个极有吸引力的观点，即应用干细胞治疗脱发或使各种形式的脱发患者再生出头发。这是一个极具魅力的领域，对未来有许多潜在的影响。然而，我想做一个基于现实的评论。我在这一领域工作了28年，从一开始我就被一次又一次地问："我们什么时候能克隆头发？"这个问题常常在新闻报道一个潜在突破后被问起。我总是不得不回答："也许在5～10年后。"28年过去了，我仍然做着同样的回答。

我相信，在像Christiano这样医者的持续努力下，总有一天干细胞疗法会在临床领域中创造奇迹。然而，正如她所指出的，这非常复杂。

至于使用人类干细胞治疗脱发，众所周知，我们还有很长的路要走。使用现有的技术，可以诱导人类干细胞产生新的终毛，应用于临床实践。无论是在体外克隆毛发还是在体内培育新毛发，都是如此。无论干细胞的来源是去分化的成体干细胞、来自脂肪基质血管组分（stromal vascular fraction，SVF）的干细胞还是胚胎干细胞，都是如此。

显然，当人类干细胞被输送到某个区域时，会发生衰退，并向其他细胞释放化学信号，让它们进入该区域。如果发生这种情况，负责修复的是其他细胞。当直接移植到一个位置时，细胞不会转化为周围细胞的细胞类型。

当人类干细胞产生其他细胞时，它是在一定程度分化的状态下发生的。例如，骨髓来源的造血干细胞被用于因淋巴瘤接受干细胞治疗的患者的骨髓重新填充。

最近，细胞治疗脱发的重点似乎已经从克隆新细胞转移到利用细胞内的"多种生长和信号传导因子"来刺激尚存的微小化头发再生。PRP是应用血小板内因子进行治疗的一个实例。与其用干细胞克隆或长出新头发，我们不如去寻找存在于干细胞中的因子。含有这些因子的干细胞可以对其他细胞传递修复信息，并动员相应的细胞来执行这些任务。

沿着这些思路，其他几个领域的研究可能成为止脱和头发再生的新方法。

最近的一个突破是外泌体作用的重新认识。外泌体可能在治疗许多疾病和损伤方面非常有用。外泌体发现于30多年前，它是细胞的细胞质内由核内体衍生而来的膜结合囊泡。这些膜结合囊泡最初被认为是携带细胞中的废物。近来，我们清楚地认识到这些囊泡携带细胞间交流的各种信息。这些囊泡由细胞分泌，可以与细胞相互作用，并将物质置入交流的细胞中。

来自干细胞的外泌体含有许多"生长和信号传导因子"，这些因子据信可以刺激尚存的微小化头发再生。我们设想通过使用干细胞培养获得的外泌体而不是干细胞，就可以提供更多实际起作用的因子，且风险更低。有些人称之为脱细胞干细胞疗法。

这些外泌体还有其他潜在的治疗用途：外泌体可以被置入在脱发区域，载入并传递药物、基因、基因编辑复合物和其他可能有益于头发生长产生的细胞因子。CRISPR技术和mRNA抑制技术的使用已经取得了令人兴奋的进展。CRISPR技术使得编辑与头发生长和脱发相关的基因成为可能。通过抑制mRNA，有可能调控与脱发和头发生长相关基因的表达。

这些治疗脱发和毛发再生的新方法所昭示的未来才刚刚开始。我们正在进入一个聚焦细胞生物学领域科学进展、创新的新时期。

有创，并且将它们加工成皮肤构建物或其他自体细胞产品花费昂贵，且耗费大量人力。因此，患者通常需要等待很长时间才能使用自体细胞产品进行治疗。基于异体细胞可用于治疗，以及可以避免应用自体细胞的不利制约，患者可以立即获得现成的异体细胞产品。大规模的异体细胞生产及检验使生产成本降低，并提高了产品的一致性和质量控制。

然而，供体细胞和受体免疫细胞之间的人类白细胞抗原（human leukocyte antigen，HLA）的不匹配可引起异体组织移植的排斥反应[24]。免疫抑制药物可通过抑制人体免疫系统来减少免疫排斥反应，但这些药物并不总是有效，且可能引起不良反应[25]。

如我们探讨过的，来自患者的体细胞可以通过 iPSC 技术重编程成为干细胞，然后再分化成各种类型的细胞用于自体治疗应用。基于体细胞核移植（somatic cell nuclear transfer，SCNT）技术，将体细胞转化为干细胞是另一种方法，它是通过将人细胞核转移到无核的人类卵细胞中来实现的[26]。然而，这种方法在技术上具有挑战性，成本高昂。iPSC 技术具有明显的优势，但与重编程相关的基因突变和遗传不稳定性存在安全性问题[27-29]。已经有人提议建立 hESC 库，为患者提供与 HLA 匹配的 hESC 用于再生实践[30]。然而，由于 HLA 抗原的多态性，单是 HLA-Ⅰ类（HLA class Ⅰ，HLA-Ⅰ）基因的二倍体组合就超过 10 亿种[31]，因此无法建立这样一个包含所有 HLA 多态性的 ESC 库进行 HLA 匹配。在未来，创造一种普遍免疫兼容的干细胞系是一个很有吸引力的想法，以期实现广泛的临床应用[32]。

12.4.3 皮肤构建物的进展与未来

在过去的 10 年中，临床研究和化妆品行业已经越来越多使用 3D 皮肤模型取代了动物模型或二维（two-dimensional，2D）细胞培养作为药物开发的工具。事实上，毛发再生新疗法的开发需要对当前的测试模型进行重大改变。除了动物试验背后的伦理问题，使用小鼠来测试毛发再生疗法仍然存在争议，特别是对男性型脱发的研究，因为小鼠的毛发周期可能并不适合模拟 AGA。

2D 细胞培养也有局限性。真皮微环境、干细胞生态微环境和机械应力信号的缺失会改变细胞行为，甚至基因表达。因此，3D 培养已经成为重现一些体内环境和弥合动物试验和临床试验之间差距的首选方法。近年来出现了多种 3D 组织模型，如球形、类器官、水凝胶、器官芯片，以及最近的 3D 生物打印。对于皮肤，由真皮样结构（含有成纤维细胞的胶原基质）和复层表皮（角质形成细胞）构成的 3D 人体皮肤替代物显著提高了在人类细胞上进行体外药物测试的可能性。

这些 3D 皮肤模型可被开发用于模拟 AGA 以及其他疾病，并可能成为药物筛选的有力工具。目前，3D 疾病建模仅限于极少数情况[33]，但越来越多的研究纳入了新的知识和各种细胞类型，以及微流控平台的开发（如皮肤芯片）[34, 35]，将为皮肤病学的高通量、集中药物筛选开辟新的途径。

参 考 文 献

[1] Rompolas P, Greco V. Stem cell dynamics in the hair follicle niche. Semin Cell Dev Biol. 2014; 25-26: 34-42

[2] Morgan BA. The dermal papilla: an instructive niche for epithelial stem and progenitor cells in development and regeneration of the hair follicle. Cold Spring Harb Perspect Med. 2014; 4(7): a015180

[3] Rahmani W, Abbasi S, Hagner A, et al. Hair follicle dermal stem cells regenerate the dermal sheath, repopulate the dermal papilla, and modulate hair type. Dev Cell. 2014; 31(5): 543-558

[4] Rheinwald JG, Green H. Formation of a keratinizing epithelium in culture by a cloned cell line derived from a teratoma. Cell. 1975; 6(3): 317-330

[5] Rochat A, Claudinot S, Nicolas M, Barrandon Y. Stem cells and skin engineering. Swiss Med Wkly. 2007; 137 Suppl 155: 49S-54S

[6] Higgins CA, Chen JC, Cerise JE, Jahoda CA, Christiano AM. Microenvironmental reprogramming by three-dimensional culture enables dermal papilla cells to induce de novo human hair-follicle growth. Proc Natl Acad Sci U S A. 2013; 110(49): 19679-19688

[7] Takahashi K, Tanabe K, Ohnuki M, et al. Induction of pluripotent stem cells from adult human fibroblasts by defined factors. Cell. 2007; 131(5): 861-872

[8] Aasen T, Raya A, Barrero MJ, et al. Efficient and rapid generation of induced pluripotent stem cells from human keratinocytes. Nat Biotechnol. 2008; 26(11): 1276-1284

[9] Utikal J, Maherali N, Kulalert W, Hochedlinger K. Sox2 is dispensable for the reprogramming of melanocytes and melanoma cells into induced pluripotent stem cells. J Cell Sci. 2009; 122(Pt 19): 3502-3510

[10] Tsai SY, Bouwman BA, Ang YS, et al. Single transcription factor reprogramming of hair follicle dermal papilla cells to induced pluripotent stem cells. Stem Cells. 2011; 29(6): 964-971

[11] Shinkuma S, Guo Z, Christiano AM. Site-specific genome editing for correction of induced pluripotent stem cells derived from dominant dystrophic epidermolysis bullosa. Proc Natl Acad Sci U S A. 2016; 113(20): 5676-5681

[12] Umegaki-Arao N, Pasmooij AM, Itoh M, et al. Induced pluripotent stem cells from human revertant keratinocytes for the treatment of epidermolysis bullosa. Sci Transl Med. 2014; 6(264): 264ra164

[13] Higgins CA, Itoh M, Inoue K, Richardson GD, Jahoda CA, Christiano AM. Reprogramming of human hair follicle dermal papilla cells into induced pluripotent stem cells. J Invest Dermatol. 2012; 132(6): 1725-1727

[14] Itoh M, Kiuru M, Cairo MS, Christiano AM. Generation of keratinocytes from normal and recessive dystrophic epidermolysis bullosa-induced pluripotent stem cells. Proc Natl Acad Sci U S A. 2011; 108(21): 8797−8802

[15] Itoh M, Umegaki-Arao N, Guo Z, Liu L, Higgins CA, Christiano AM. Generation of 3D skin equivalents fully reconstituted from human induced pluripotent stem cells (iPSCs). PLoS One. 2013; 8(10): e77673

[16] Gledhill K, Guo Z, Umegaki-Arao N, Higgins CA, Itoh M, Christiano AM. Melanin transfer in human 3D skin equivalents generated exclusively from induced pluripotent stem cells. PLoS One. 2015; 10(8): e0136713

[17] Abaci HE, Guo Z, Coffman A, et al. Human skin constructs with spatially controlled vasculature using primary and iPSC-derived endothelial cells. Adv Healthc Mater. 2016; 5(14): 1800−1807

[18] Giordano S, Romeo M, Lankinen P. Platelet-rich plasma for androgenetic alopecia: Does it work? Evidence from meta analysis. J Cosmet Dermatol. 2017; 16(3): 374−381

[19] Ramdasi S, Tiwari SK. Human mesenchymal stem cell-derived conditioned media for hair regeneration applications. J Stem Cells. 2016; 11(4): 201−211

[20] McElwee KJ, Kissling S, Wenzel E, Huth A, Hoffmann R. Cultured peribulbar dermal sheath cells can induce hair follicle development and contribute to the dermal sheath and dermal papilla. J Invest Dermatol. 2003; 121(6): 1267−1275

[21] http://replicel.com/wp-content/uploads/2015/02/Phase-I-IIa-Interim-Results.pdf. Accessed December 30, 2019

[22] Takagi R, Ishimaru J, Sugawara A, et al. Bioengineering a 3D integumentary organ system from iPS cells using an in vivo transplantation model. Sci Adv. 2016; 2(4): e1500887

[23] Toyoshima KE, Asakawa K, Ishibashi N, et al. Fully functional hair follicle regeneration through the rearrangement of stem cells and their niches. Nat Commun. 2012; 3: 784

[24] Chidgey AP, Layton D, Trounson A, Boyd RL. Tolerance strategies for stem-cell-based therapies. Nature. 2008; 453(7193): 330−337

[25] Niethammer D, Kümmerle-Deschner J, Dannecker GE. Side-effects of long-term immunosuppression versus morbidity in autologous stem cell rescue: striking the balance. Rheumatology (Oxford). 1999; 38(8): 747−750

[26] Tachibana M, Amato P, Sparman M, et al. Human embryonic stem cells derived by somatic cell nuclear transfer. Cell. 2013; 153(6): 1228−1238

[27] Gore A, Li Z, Fung HL, et al. Somatic coding mutations in human induced pluripotent stem cells. Nature. 2011; 471(7336): 63−67

[28] Martins-Taylor K, Xu RH. Concise review: genomic stability of human induced pluripotent stem cells. Stem Cells. 2012; 30(1): 22−27

[29] Puri MC, Nagy A. Concise review: embryonic stem cells versus induced pluripotent stem cells: the game is on. Stem Cells. 2012; 30(1): 10−14

[30] Nieto A, Cobo F, Barroso-Deljesús A, et al. Embryonic stem cell bank: a work proposal. Stem Cell Rev. 2006; 2(2): 117−126

[31] Rubinstein P. HLA matching for bone marrow transplantation-how much is enough? N Engl J Med. 2001; 345(25): 1842−1844

[32] Karabekian Z, Posnack NG, Sarvazyan N. Immunological barriers to stem-cell based cardiac repair. Stem Cell Rev Rep. 2011; 7(2): 315−325

[33] Vörsmann H, Groeber F, Walles H, et al. Development of a human three-dimensional organotypic skin-melanoma spheroid model for in vitro drug testing. Cell Death Dis. 2013; 4: e719

[34] Abaci HE, Gledhil, l K, Guo Z, Christiano AM, Shuler ML. Pumpless microfluidic platform for drug testing on human skin equivalents. Lab Chip. 2015; 15(3): 882−888

[35] Ramadan Q, Ting FC. In vitro micro-physiological immune-competent model of the human skin. Lab Chip. 2016; 16(10): 1899−1908

13A

William Rassman, Jae Hyun Park, Jino Kim, Ronald Shapiro, Nicole Large

周迎慧　译，江南一　审校

"永久性"头皮文饰

"Permanent" Scalp Micropigmentation

概要　头皮文饰（SMP）是一个医疗文身过程，为秃发或头发稀疏的人重新创造一个自然生长的头发外观。它可以单独使用或作为植发手术的辅助手段，以治疗各种导致脱发的疾病。这些病症包括非瘢痕性秃发，如原发性男性型和女性型脱发、斑秃、癌症后放射或化疗引起的秃发，以及其他一系列系统性或医学疾病。它还可用于掩盖各种原因造成的头皮瘢痕，包括毛囊单位头皮条切取术（FUT）或毛囊单位钻取术（FUE）造成的供区瘢痕、整形手术、神经外科手术、创伤、感染等导致的瘢痕。在某些情况下，它提供的治疗选择是以往没有的。在本章中，我们将讨论 SMP 的历史，以及不同的适应证、影响结果的因素和潜在的并发症。还将讨论永久性和暂时性 SMP（也称为"暂时性头皮毛发样着色"）之间的区别。

关键词　头皮文饰，秃发，瘢痕性秃发，头发稀疏，头皮瘢痕，美容文身，毛发移植，暂时性 SMP，头皮毛发色素沉着 [1-3]

关键要点

- 头皮文饰是一个医疗文身过程，可以重现剃发后的外观。
- 可单独使用，也可作为植发手术的辅助手段，为治疗不同原因引起的秃发提供帮助。
- 拓展了植发外科医生的能力范围，可以治疗和更好地帮助全秃、瘢痕性秃发、需要瘢痕文饰、晚期脱发的患者，而这些患者在过去没什么更好的治疗选择。
- 操作看上去简单，但需要正确的技术和丰富的经验来防止出现颜色改变、斑点扩散和不自然的模式等并发症。

13A.1　介绍

头皮文饰（SMP）是一种医疗文身过程，为秃发或头发稀疏的人重塑自然生长的头发外观。虽然在原则上与传统的文身和（或）永久性美容操作有很大的相似之处，但有一些关键的区别，致使 SMP 成为独特的、特别适合于头皮的医疗文身。SMP 的染料、机器和技术方面要复杂得多，是专门设计用于形成自然的头皮文饰外观，同时减少相关的不良反应，如颜色变化和色素迁移。其目标是创造出精确的毛囊复制品，这些色素点是离散不连续的，其直径可与一根头发或毛囊单位相媲美，并精确地复制出剃发后的毛囊或头发茬的外观。SMP 的魅力之一是效果相对立竿见影，而且比手术创伤小。SMP 可以作为一种独立的治疗方法，也可以作为一种辅助手段来改善植发手术的效果。在一些情况下，SMP 为普秃和重度瘢痕性秃发提供了前所未有的治疗选择 [1-3]。如果由熟练的医生正确操作，SMP 会产生很好的效果。然而，它并不像看起来那么简单，在不熟练或没有经验的情况下，可能会出现不良后果和并发症。在本章中，我们将讨论 SMP 的历史，以及不同的适应证、影响结果的因素和潜在的并发症。还将讨论永久性和暂时性 SMP（也称为"暂时性头皮毛发样着色"）之间的区别。

13A.2　历史和术语

13A.2.1　文身和永久化妆

传统的文身作为身体艺术的一种形式已经存在了几千年。几千年来，根据历史记载最早可追溯到公元前 1300 年。1902 年，英国著名的文身艺术家 Sutherland McDonald 首次记录了使用文身作为脸部永久化妆的方法，他为客户提供"粉红色的脸颊"。20 世纪 30 年代，文身师 George Burchett 在他的回忆录中描述了美容院如何在许多妇女不知情的情况下对她们进行永久化妆，将其作为一种"通过在皮肤表层下注射植物染料进行的肤色治疗"。在 20 世纪 80 年代，一种更先进、更精致的永久化妆形式，即"微着色"开始流行，主要用于重塑眉毛、永久眼线和嘴唇。随着时间的推移，其辅助的医疗应用得到发展，如在乳腺癌患者中重塑乳晕，或掩盖白癜风和唇裂。2001 年，Avar Traquna 医学博士首次将微着色用于治疗头皮上的瘢痕。

13A.2.2 "头皮"文饰用于治疗脱发和秃发

此后不久，文饰技术开始被用于秃发男性的头皮治疗，"头皮"文饰这一术语也随之产生。英国的 HIS Hair Clinic 是早期提供这种服务的诊所之一，由 Ian Watson 在 2002 年创办。据称，Ian Watson 在其兄弟突然去世后患上了秃发症，他致力于开发一种真实地用色素复制毛囊的方法。他与兄弟的遗孀（前永久化妆师）合作，声称第一个完善了技术、创造出剃发后的外观。

13A.2.3 迅速增长的时代和问题

随着秃发男性的市场需求不断增大，SMP 的知名度也迅速提高。在接下来的 10 年里，许多新人参与到 SMP 这个领域里。然而，这一时期也出现了一些问题。出现了大量美学上的不良后果，包括纯蓝色的头皮、斑点及不佳的设计。事实证明，头皮皮肤的表现与身体皮肤不同；因此，需对该技术进行修正和改进（▶图 13A.1a～d）。不幸的是，大多数新诊所更注重"占领市场"，而不是改善该领域。当时存在着一种竞争激烈的气氛，很少有信息可以共享。企业家们甚至由于太多疑而不愿意让自己的技术人员知道他们使用的染料类型或供应商是谁。

许多新的诊所都是由前患者、前技师或其他永久化妆师开办的，他们想要在这个市场上分一杯羹，但没有经过真正的培训或本身经验不足。由于没有信息共享，所以进行了很多次实验并出现了大量的错误。

> **编者注**
>
> 在编辑看来，早期问题出现的另一个原因是没有认识到脱发是一个复杂的疾病，有着许多原因、不同的严重程度和对心理的影响。"一鞋难合众人脚"，往往需要采取多方面的手段，结合医疗、手术和美容成分来正确治疗患者。大多数早期做 SMP 的诊所是由文身艺术家或永久化妆专家经营的。虽然他们可能是各自领域的专家，但也许他们没有把握好治疗脱发患者的复杂性。

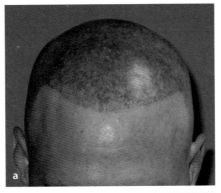
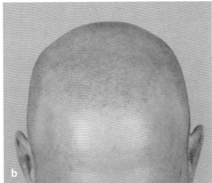
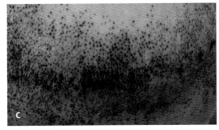
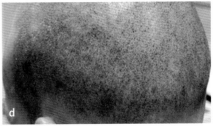

图 13A.1 患者在 2010 年做的早期头皮文饰（SMP），技术不佳。a. 不自然的蓝色、斑点状外观，发际线设计不佳。b. 经过六次发际线的文身激光去除修复，并用现代方法重施 SMP。c. SMP 染料位置过深，产生染料渗出。d. 用调 Q 激光器去除色素，并重复这一过程

13A.2.4　现状

在过去 5 年中，这种情况慢慢有所改善。在染料、设备、技术协议、经验和培训选择方面有了许多改进。一个主要的原因是植发医生认识到 SMP 这一手段可以成为他们治疗脱发的重要辅助手段，并开始与有经验的技术人员合作。因此，人们开始使用更综合的方法。

13A.3　"永久性"头皮文饰与"暂时性"头皮文饰

目前，如果患者研究"SMP"一词，他们会发现有"永久性"和"暂时性"两种技术的说法。这两个术语之间的区别可能会令人困惑，因为它们创造于多年以前，并没有准确地反映出近年来"永久性"SMP 技术所发生的变化。现代的"永久性"SMP 看起来与早期的"永久性"SMP 技术非常不同。特别是在过去 5 年中，"永久性"SMP 和"暂时性"SMP 之间的一些区别已经开始变得模糊不清。为了更好地说明这一点，我们将首先讨论早期和现代"永久性"SMP 技术之间的区别，然后将它们与"暂时性"SMP［也称为"暂时性头皮毛发样着色（STP）"］进行比较。

13A.3.1　早期"永久性"头皮文饰

当早期的 SMP 在 21 世纪初首次开始运用时，诊所使用的文身或永久化妆染料是真正永久性的，即不会褪色。根据具体的墨水和沉积的深度，效果可以持续 10～20 年以上。当时还没有"暂时性"技术，所以"SMP"和"永久性"SMP 这两个词被交替使用。诊所将 SMP 作为一个永久性的过程来推广，因为他们认为这对患者来说是可取的。不幸的是，如上所述，早期尝试使用永久性 SMP 导致了大量的美学意义上的不良后果。最常见的问题是，由于墨水的"永久性"性质，患者可能会出现头皮文饰处变为蓝色或出现斑点。如果出现这些问题，需要进行多次激光治疗来去除文身。这显然需要改进。

13A.3.2　现代"永久性"头皮文饰

特别是在过去的 5 年里，原本粗糙的 SMP 技术已经有了很大的发展。最重要的变化可能是使用

了新的染料，特别是碳基染料，这些染料理论上是"纯黑"的，会褪色成灰色而不是蓝色。此外，人们意识到限制染料深度的重要性，以及使用较小的针、优化规划设计等都改善了文饰后的效果。现代 SMP 的设计仍然不能完全褪色，但它确实会在 2～3 年内褪成较浅的灰色调，使其变得不那么明显。如果一个人希望完全去除色素，仍然需要进行激光治疗。SMP 通常需要每 2～4 年进行一次补色，以刷新褪色的小点；否则小点就会开始看起来更加结实凝固。虽然这些补色或维护的需求非常小，但如果"永久性"一词被用于营销目的，暗示"一劳永逸"，不再需要访问诊所，那么它可能不再是该技术的准确表述。

13A.3.3　"暂时性"头皮文饰或暂时性头皮毛发样着色

暂时性头皮毛发样着色是指一种特殊的技术，由意大利米兰的 Milena Lardi 在 10 多年前（2009 年）开发。这是一次直接的尝试，为了解决"早期"永久性 SMP 中出现的问题（如前所述）。技术的主要区别是开发和使用了复杂的染料，专门设计能在 6～24 个月内完全分解和褪色。Milena 将这种技术命名为"头皮毛发色素沉着"，以区别于当时的"永久性"SMP 技术。然而，它后来被普遍称为"暂时性"SMP。

STP 确实会褪色，需要每 1～2 年进行一次补色以保持效果。但是，去除的话不需要使用激光。如果患者希望完全去除色素，只需等待它完全消退即可。STP 在 13B"暂时性"头皮文饰（毛发色素沉着）中详细讨论。

正如人们所看到的，"早期永久性 SMP 和暂时性毛发色素沉着"之间存在巨大差异。随着时间的推移，这些差异随着现代 SMP 的改进而减少了。STP 和现代 SMP 现在有许多相似之处，包括以下几点：

- 两者都会褪色并需要补色，只是程度不同。
- 两者都对墨水进行了改进以限制颜色的变化。
- 两者都改进了技术，以限制色素迁移。

如今两者间最大的区别如下。

- 虽然两者都会消退，但 STP 会随着时间的推移完全消退，而现代 SMP 则不会。因此，如果由于某种原因希望完全去除现代 SMP，仍然需要进行

激光治疗。不过激光去除现代 SMP 并不困难，只需要一两次即可。这比去除旧技术 SMP 时需要多次痛苦的激光治疗要好得多[4]。

- 虽然两者都会褪色，都需要补色，但 SMP 的补色频率较低，为 2～4 年；而 STP 为 1～2 年。
- 两者目前都使用了变蓝风险较小的染料，但是，这些染料是不同的。STP 只使用各种颜色的氧化铁染料粉，而 SMP 已经开始使用碳基染料，这些染料是黑色的。

对于永久性与暂时性方法的优势和劣势，一直有很多争论。提倡永久性的人强调减少维护的需要，而提倡暂时性的人则强调安全性和可逆性。现在有许多诊所同时提供两种方法。他们先从 STP 开始，这样比较安全，一旦他们确定患者满意效果，就会转而采用更持久的技术。

13A.4 头皮文饰过程中可能出现的问题和不良后果

任何 SMP 技术都可能出现一些潜在的问题和不良后果。最重要的两个问题可能是颜色变蓝和色素迁移导致离散的小点扩散、模糊和凝聚。这可能导致出现"斑点"或"结实凝固"的外观。其他问题包括：保持效果差；褪色不均匀；出现毒性或过敏反应；最后不能不提的是，不良、不自然的设计。表 13A.1 列出了这些问题及它们发生的一些原因。

13A.5 影响头皮文饰结果的技术变量

乍一看，SMP 过程看起来简单得惊人，然而，在现实中，它比看起来要复杂得多。这是一个极其烦琐的、注重细节的过程，需要几个小时来完成，并需要多次访问诊所。有许多变量会影响结果。以下是一些最重要的变量。

13A.5.1 使用的染料类型

使用一种安全（不含毒素，低过敏性）、不会变蓝、不会随时间蔓延迁移的染料一直是 SMP 中非常追捧的目标之一。我们称这是 SMP 的"圣杯"。不幸的是，大多数深色染料是由多种颜色混合而成的。这些染料中蓝色的比例很高，这也是为什么它们在褪色或扩散时随着时间的推移会发生变蓝这一不良后果。然而对于许多可供购买的染料，很难搞清楚其中使用的成分，因为比起列出这些成

表 13A.1　头皮文饰期间可能出现的常见问题和不良后果

颜色改变（通常是变为蓝色）
- 墨水或染料的组成颜色不正确
- 深度渗透造成颜色的迁移和分离
- 苍白皮肤下深色颜料的光折射

迁移（墨水的扩散和分离）
- 针头和染料放置过深
- 穿透时进针的角度不正确
- 针与皮肤接触的时间不正确（循环次数多）

头盔样或结实凝固的外观
- 重复迁移导致离散点的扩散和凝聚
- "SMP 贪婪"（患者强行要求更深的效果）。错误地认为"越多越好"

持久性差（尽管让患者感到失望，但这是很容易解决的）
- 进针太浅
- 皮肤问题，如瘢痕组织或炎症
- 术后护理不当（晒伤、清洗太频繁等）

医疗并发症
- 过敏或毒性反应
- 感染

设计错误（经验不足和缺乏知识）
- 发际线设置太低
- 发际线太直
- 未考虑到将来的脱发

分，供应商通常更希望保护他们的"专利"。旧的文身和永久化妆染料可能包含任一种成分，如无机金属氧化物、重金属、各种植物、水果和坚果。其中一些成分是会造成过敏反应的有毒金属。欧洲在染料规范化方面取得了最大的进展。欧盟法律已经禁止了 1 328 种已知或疑似会导致癌症、基因突变、生殖危害或出生后缺陷的化妆品中的化学成分。相比之下，美国食品药品管理局仅禁止或限制化妆品中的 11 种化学成分。

13A.5.2 穿透深度

关于墨水沉积的完美深度有一些争议，但大多数人同意它应该是在真皮上部的某个地方。如果深度太深，就会有迁移（扩散）的风险，正如我们前面所说，会导致颜色变化和斑点出现。这是初学者常犯的错误之一。然而，如果深度太浅，持久性可能会很差。由于不同患者和头皮部位的皮肤厚度不同，深度需要因人而异、因地区而异。在不同的技术中使用不同的方法来控制深度。有些人凭借经验和通过触摸来做到这一点，而其他人则使用深度防护器。

13A.5.3 针的尺寸

对于使用哪种尺寸的针，人们有不同的见解。在 SMP 中，大多数人使用单点针或三点针。许多人在中央区域使用三点针，在发际线使用单点针。另一些人认为，如果要制造剃发后的外观，应该在所有区域使用单针，而三点针应该只用于达到增厚效应。

13A.5.4 穿透的持续时间和穿刺周期

技术人员可以调整其针头接触皮肤的时间长短，以及每秒的穿刺次数。针在皮肤上停留的时间越长，每秒的循环次数越多，沉积的墨水就越多，造成的创伤也就越大，为在底部的色素扩散留出空间。最佳持续时间和周期将根据被治疗的皮肤类型和面积而调整。

13A.5.5 时序协议

最初通常需要 2～4 次 SMP 来达到一个满意的效果。目前市场的标准是 3 次。关于两次之间应该间隔多少时间，持有不同的意见。根据具体诊所使用的墨水和工具的不同，合适的时间框架可能会有所不同。有些人会在 3 周内（或更短的时间内）做 3 次 SMP，而有些人则在 3 个月内做 3 次。

13A.6 头皮文饰的适应证

SMP 的适应证可分为三个大类，包括：
（1）创造一个剃发后的外观。
（2）创造一个头发增厚效果。
（3）掩盖过去的头发移植、其他手术、创伤等留下的瘢痕。

有各种具体的原因或理由，会导致患者渴望使用 SMP 来达到这些目的中的一个。

13A.6.1 创造一个剃发后的外观

"剃发后的外观"已经成为越来越多的人喜欢的效果，他们想要呈现并维持紧贴头皮剃光头发。

这种 SMP 程序模拟了生长中发茬的均匀统一的外观，类似于剃光的头皮上，头发生长达到 0.1 mm（0 guard）和 0.5 mm（1/2 guard）之间的长度。

剃发后外观可能适合的特定患者包括：
• 由于供区毛囊供应不足而不适合进行毛发移植的患者。
• 可以进行毛发移植，但由于某种原因而喜欢剃光头的患者。有些人可能只是喜欢剃光头的样子，而不喜欢毛发移植。尤其是如果供区毛囊的数量有限，就意味着他们通过植发来达到的效果更为保守。另一些人可能害怕手术，或不想花费手术所需的时间和费用。
• 过去曾做过植发手术并对效果感到失望的患者。这些患者可以选择将移植的毛发剃掉，然后转换为剃发后的外观（▶图 13A.2a、b）。
• 患有普秃或广泛瘢痕性秃发等的炎症性或免疫性疾病的患者也可以用此方式治疗。在过去，这些疾病没有很好的治疗选择（▶图 13A.3a、b）。

需要向患者强调，剃发后外观不是"剃平头"，这点很重要。他们需要把头发剪到 1 mm 或更短。如果他们让枕区的头发长到大于这样的长度，枕区和秃发区域的对比会变得很明显（▶图 13A.4a、b）。

13A.6.2 创造增厚效应

SMP 可以通过减少头皮和头发之间的颜色对比来增加稀疏区域的密度错觉。这与 Dermatch 和 Toppix 等化妆品遮瑕剂的效果相似，但好处是不必每天涂抹。这被称为"增厚效应"。可能适合的患者包括：

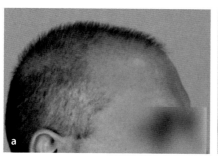
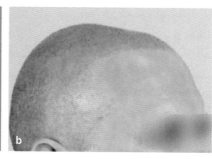

图 13A.2 SMP 可以用来模仿剃光头的外观。这个患者以前做过一次植发手术，他对植发后的效果不满意，与其反复多次手术，不如转换为剃光头的样子。a. SMP 前，植发没有达到他想要的效果。b. SMP 后的剃发后外观

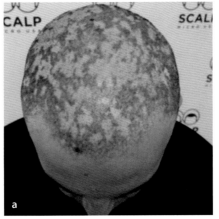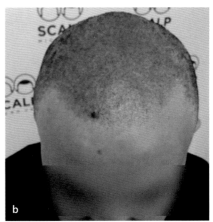

图 13A.3 头皮文饰（SMP）带来的剃发后外观可以解决自身免疫性普秃或严重烧伤导致的瘢痕性秃发的问题。在过去，这些疾病的治疗手段有限。a. 严重瘢痕性秃发。b. SMP 和剃发后外观治疗后的瘢痕性秃发（图片来源：New Hair Institute，NHI）

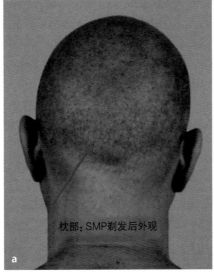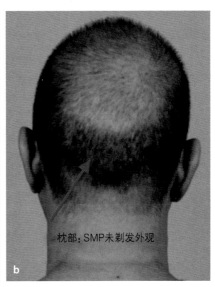

枕部：SMP剃发后外观　　枕部：SMP未剃发外观

图 13A.4 要使剃发后外观发挥作用，至少每 2～3 天要剃一次头发，而且要短于 1/2 cm。一旦枕部边缘到达了一定的长度，秃发模式就会变得很明显。a. SMP 结合秃发区剃发长度小于或等于 1 mm（1 guard）。b. 如果头发长度超过 1 mm（1 guard），剃发后外观就会变得明显

• 患有弥漫性头发稀疏的女性是 SMP 的理想人选。女性型脱发比人们意识到的更普遍，约有 50% 的 50 岁以上女性存在某种程度的脱发。女性经常出现的弥漫性稀疏对 SMP 的反应良好。对许多女性来说，其结果是改变了人生。女性化疗后持续头发变稀疏是另一种适应证（▶图 13A.5a、b）。

• SMP 也适用于那些过去做过植发手术，但植发后效果看起来比他们希望或预期要稀疏的患者。SMP 可以增加出毛发厚实的效果来解决这个问题。如果他们的供区毛囊数量有限，不适合反复多次手术，SMP 是特别有用的（▶图 13A.6a～c）。

• 雄性激素秃发早期局部稀疏的男性不是 SMP 的理想患者。他们可以做 SMP，但必须小心，需要考虑到未来脱发的可能性，以及随着本身头发的脱落，色素阴影区会变得明显。通常不建议做 SMP，但如果一定要做，应该充分提及这种可能性，以及将来可能需要进行毛发移植或激光去除 SMP。这对希望解决发际线和顶区脱发问题的年轻患者来说尤其不利（▶图 13A.7a、b）。

重点要强调的是，在创造增厚效应时，SMP 区域有最低毛发数量的限制。仅仅将 SMP 纹在（头发极其稀少的）秃发区域（如头顶），而周围有头发的区域是不起作用的，只会产生头发包绕阴影区的效果。

13A.6.3 瘢痕文饰

SMP 对于伪装或掩盖瘢痕非常有用，无论是单独使用还是与 FUE 结合使用。然而，处理瘢痕比普通头皮更棘手，需要更高的技术水平。在一些瘢痕中，色素往往会扩散，形成斑点。而其他的瘢痕，情况正好相反，即很难着色。明智的做法是在正式进行之前做一次测试，评估瘢痕的表现。有许多不同类型的瘢痕，SMP 可能对以下一些情况有用：

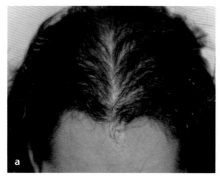
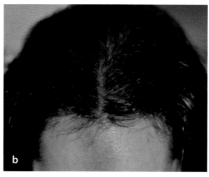

图 13A.5 a. 头皮文饰（SMP）前因化疗引起的弥漫性头发稀疏。b. SMP 后，弥漫性稀疏的外观被隐藏了（图片来源：New Hair Institute，NHI）

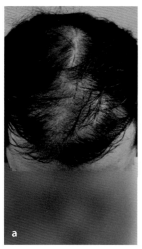
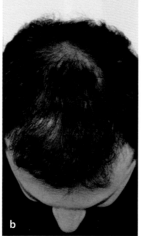
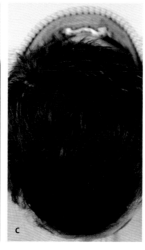

图 13A.6 一旦有了足够基础数量的毛发，头皮文饰（SMP）可以用来增加移植区头发厚实的假象。a. 植发前。b. 头皮前三分之二区域进行植发后。c. 在植发后添加 SMP

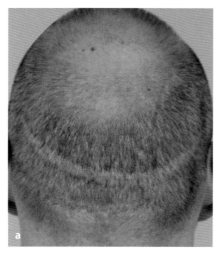
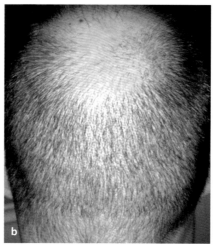

图 13A.7 头皮文饰（SMP）可以用来掩盖头皮条切取术的瘢痕。a. 可见的条状瘢痕。b. 经过 SMP 掩盖的条状瘢痕

• 修复过去植发手术留下的条状瘢痕是 SMP 常见的用途之一。FUE 和 SMP 的结合通常是最好的修复方法。预期目标是在瘢痕的上方、下方和内部创造一个分布均匀的、有毛囊和头发的外观。初学者犯的一个错误是只在实际的瘢痕上进行 SMP，而不在瘢痕的上方和下方隐藏融合瘢痕。这样做的结果可能是使白色的瘢痕变成一条明显的黑线。然而具有讽刺意味的是，如果你将所有三个区域（瘢痕、瘢痕上方、瘢痕下方）后续都进行 FUE 移植，偶尔

也会出现另一个问题。如果瘢痕的色素保留率很低，而其他区域的色素保留率很高，可能最终会使瘢痕更加明显，因为瘢痕仍然很浅，而周围的区域的颜色变得更深。要使这三个区域的颜色均匀是件很棘手的事，需要经验和技巧（▶图 13A.7a、b）。

• SMP 可用于遮盖 FUE 可能出现的白点、窗口效应导致的虫蛀外观和过度提取毛囊后造成的弥漫性稀疏（▶图 13A.8a、b）。

• 虽然有争议，有时为了获得足够量的毛囊，

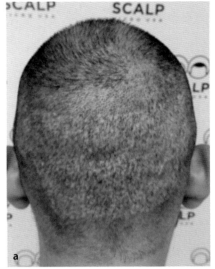
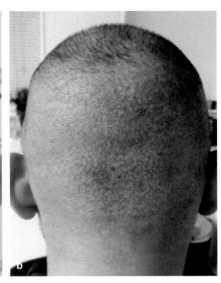

图 13A.8 SMP 可以掩盖 FUE 后的虫蛀外观或白点。a. FUE 瘢痕造成的虫蛀外观。b. SMP 后的 FUE 瘢痕

允许在 FUE 中稍微过度提取毛囊然后结合 SMP。

- SMP 可以用来在 FUE 手术前暂时掩盖条状瘢痕。有陈旧性条状瘢痕的患者，现在想做或需要做 FUE 手术，他们担心在剃发做手术时，旧的条状瘢痕会很明显。SMP 以适当的方式联合 FUE，在等待被剃掉的头发重新生长的这段过程中，这种条状瘢痕的可见度可以降到最低。

- 整形手术、神经外科手术、创伤性事故、烧伤等在头皮上留下的瘢痕可以用 SMP 治疗。如果面积大，有时采用剃发后外观。如果面积较小，可能会选择 FUE 和 SMP 相结合的方式。

13A.7 结论

头皮文饰是一种相对较新的、可用作治疗各种头皮和头发疾病的美容文身。它是可以与毛发移植手术联合使用的一种重要方式。通过适当的培训，这种技术应该作为其他脱发疗法的辅助手段，由医生在他们的执业地点实施。

参 考 文 献

[1] Micropigmentation S. A concealer for hair and scalp deformities. Journal of Clinical and Aesthetic Surgery. 2015; 8(3)

[2] Rassman W, Pak J, Kim J. Scalp micropigmentation: a useful treatment for hair loss. Facial Plast Surg Clin North Am. 2013; 21(3): 497−503

[3] Rassman W, Pak J, Kim J. In: Lam SM, ed. Scalp micropigmentation: a valuable technique for use in hair loss. 1st ed. Vol 3. New Delhi, India: Jaypee Brothers Medical Publishers; 2014

[4] Sara Wasserbauer MD. Repair of micropigmentation. Presentation at the World Congress of Hair Restoration Prague 2017

13B

Piero Tesauro, Nicole Large, Ronald Shapiro

周迎慧　译，江南一　程含晶　审校

"暂时性"头皮文饰（头皮毛发样着色）

"Temporary" Scalp Micropigmentation (Trichopigmentation)

概要　暂时性头皮毛发样着色（STP）是一种创新的头皮伪装技术，用色素在头部创造出剃发后的假象。与其他头皮文饰（SMP）技术一样，它对脱发的各种情况都很有用。它与标准的永久性 SMP 不同，因为它不是为褪色而设计的。STP 不是对以前的 SMP 技术的改良，而是专门为解决早期永久技术的问题而开发的独特程序。在本章中，我们将详细讨论用于实施暂时性 STP 的设备、染料、技术和操作方法，这些赋予它独特性。本章将探讨 STP 潜在的优势和劣势。STP 的适应证与永久性 SMP 相似，并在 13A - 永久性头皮文饰中详细介绍过了。

关键词　头皮毛发样着色，暂时性头皮毛发样着色，头皮文饰，头发稀疏，瘢痕文饰，剃发后效果

关键要点

- 暂时性头皮毛发样着色是一种安全有效的替代治疗方法，对于合适的患者，可用于掩盖脱发和瘢痕。它可以是一种独立的操作，也可以作为植发手术的辅助手段。
- 可逆性是 STP 的主要优势之一。虽然有些人认为这是一种限制，但支持者认为这是它最大的优势之一。患者可以自由决定是继续治疗还是停止治疗来改变他们的外观。
- 染料、工具和技术是专门为这种技术设计的，而不是从其他技术改良的。
- 毛发色素沉着完全符合欧盟对皮内染料生产的要求，该要求有最严格的准则，禁止使用超过 1 328 种物质。
- 所用的染料分子都比较小（～15 μm），这

是赋予 STP 可吸收性和可逆性的关键。虽然有人提出了涉及纳米毒理学（一门新的科学）的问题，但没有证据表明这些染料和任何疾病有关联。

13B.1　介绍

STP 是一种创新的头皮伪装技术，用色素在头部制造出剃发后的假象。与标准的 SMP 不同，它是暂时性的，旨在消退。暂时性 STP 是在卡普里岛举行的第 14 届意大利植发协会大会的特别会议（2010 年 5 月）上正式引入植发领域的。这是第一次在植发大会上展示各种类型的 SMP，并受到好评。人们对其作为辅助"治疗性"工具的潜在用途非常感兴趣，它可以用于治疗脱发患者。随后，这项技术开始在植发界迅速传播。

在引入 STP 之前，永久性 SMP 已经存在了大约 10 年。然而，在这段时间里，它并没有被植发界所接受，而且由于很容易发生不自然的后果，诸如颜色变化、色素迁移和斑点形成，永久性 SMP 受到了很多批判。

暂时性 STP 是专门为解决这些问题和其他由原来的永久性技术引起的问题而开发的。已开发出一种独特的染料，它是"暂时性的"，能随着时间的推移而褪色。其他的改良之处是为了限制颜色变化、色素迁移和过敏反应。设计出 STP 的设备和操作方法是为了解决头皮独有的特性问题。

应该提及的是，近年来，SMP 的永久性技术有了重大改进，因此重新引起了人们的兴趣[1]。

这两种技术的支持者之间存在着激烈的争论。纵观所有关于这些技术的积极反馈，很明显，只要

方法正确且操作熟练，这两种方案都能得到很好的应用。两者都有其相对的优势和劣势。医生应该对每种技术能够为患者带来什么保持开放中立的态度，并根据患者的最佳利益提出建议。

13B.2　暂时性头皮毛发样着色的基本原理

STP 染料经历了一个微粉化的过程，确保所有的颗粒直径都小于 15 μm。通过向真皮浅层注射仅由不到 15 μm 的颗粒组成的色素，巨噬细胞可以吸收并最终消除它们。通常情况下，色素需要 1～2年的时间才能被完全重吸收。

然而，如果患者希望维持这种外观，可以在色素点开始褪色时进行补色治疗，以对抗可逆性。因此，患者可以选择永久保持这种外观，或者让它褪色。支持者认为，这种灵活性是 STP 的主要优势之一。患者可以尝试一种外观，在将来如果他们愿意也可以改变想法。这种治疗的"有效期"被一些人视为一种限制，但在许多情况下却变成了一个优点。尽管患者在开始治疗时有一个想要的特定外观，但他们可能在以后由于一些原因而改变主意。随着年龄的增长，他们可能只是希望有一个更保守的发际线，或者随着脱发不断进展，SMP 变得不再好看了。患者可以自由地停止治疗，随时改变他们的外观，而不需要进行激光去除来获得"正常的"的外观。

13B.3　头皮毛发样着色的特征

STP 的染料是独特的，专门为解决在头皮上进行文饰时面临的问题而开发。目标是开发暂时性、颜色稳定和低过敏性的染料。

STP 染料仅由不同的有颜色的金属氧化物粉末组成。其中包括白色的二氧化钛，以及可以呈现出红色、黑色或黄色的氧化铁。它们被混合在一起，形成一种通用的棕色，当注射到皮肤下面时，呈现烟灰色（与角蛋白的颜色相同）。

染料经历了一个微粉化的过程，在这个过程中，它们被离心、过滤和封装。在微粉化之前，颗粒的形状和大小是不同的。在微粉化之后，剩下的是尺寸小于 15 μm 且大小相同的微球。过滤则保证了没有大于 15 μm 的颗粒。这就是为什么染料是暂时的。人身体的巨噬细胞会吸收并去除小于 20 μm 的外来颗粒。较大的颗粒会被留在真皮层中。因为

所有颗粒的大小和形状都是相同的，并将以相同的速度被吸收，颜色的变化就会受限，这就可以防止留下主导颜色。主导颜色出现在色素以不同速度被吸收时，是颜色变化的原因之一。

在这个过程中，染料还被封装在一个生物兼容的硅膜中。这防止了它与组织接触，并降低致敏性。

多年来，文身和染料领域几乎是不受监管的。很难知道不同产品中的成分或它们的安全状况[2,3]。这种情况正在发生改变，欧盟正走在前面，并制定了最严格的指南，已禁止使用超过 1 328 种物质。

对于 STP 染料提出了一些理论上的担忧问题，为了完整起见，下文将详述：

- 一个令人担忧的问题是，染料中的金属可能会干扰核磁共振成像。目前没有证据证实。

- 另一个令人担忧的地方在于，类似于微硅的封装物会被清除，不会在淋巴系统中富集。目前没有证据证实。

- 最后一个问题是这些染料是否构成纳米疗法，并会带来纳米毒性的风险，这涉及一个相对较新的医学领域。许多信息来自复杂的研究[4]。目前没有证据证实，但要辩证地看待这个问题，出现任何问题时也要及早报道。

13B.4　头皮文饰的设备特点

13B.4.1　文饰机器

头皮的特征在不同的区域有所不同。例如，顶区比头顶中间区厚，瘢痕组织的特性与原始组织不同。

为 STP 开发的色素沉着机器具有针对头皮不同位置的特定控制按钮和设置（转速和功率）。虽然可调，但这些设定使这个过程更容易学习，也更具有一致性。另一个改进的地方是限制了振动和手震颤的手柄。这降低了对皮肤的损伤，进而限制了色素的迁移。

13B.4.2　头皮毛发样着色针

STP 针的独特之处在于其内部和外部具有不同的质地。外侧的针尖是光滑的，易于穿透皮肤。内壁是粗糙的，旨在抓取多余的染料，防止染料的过度流动。这使得染料的沉积可控，每次的沉积量都是一致的。

大多数 STP 是用单点和三点针的组合完成的。有些人认为，应该用三点针来创造头发之间的增厚效应，而发际线和剃发后外观应只用单点针。

STP 针比其他品牌的针略微细一些，打出的点更小也更精致。这是一大优势，可以打造出自然的外观，特别是在发际线区。想要产生一个更密集的效果时，有些人偏好大一点的针。在效果自然与密度的权衡方面，对针的最佳尺寸存在着一些争议。

13B.4.3　深度防护器

STP 的手柄带有一个可调节的深度防护器，使我们能够准确地将针的深度在 0.2～1.5+mm 的范围内调整。在 STP 中，最佳深度是在真皮上部，通常在 0.5～1.0 mm。如果太深，它可能会迁移，如果太浅，它可能会色素保留不良。在头皮的不同区域，深度会发生变化。许多诊所"凭感觉"来操控针到达正确的深度。虽然这是可行的，但需要很多技巧和经验。在这个过程中会犯很多错误。有了深度防护器，学习起来就容易多了，在探寻适当的深度方面也能保持一致。随着他们更加熟练，他们也可以利用判断和感觉来操作。

13B.5　咨询和患者选择

脱发其实是一种相当复杂的病症，有许多原因，并带来很大的心理影响。通常需要使用医学、外科和美学方法（如 SMP）的多学科方法来获得最佳结果。伴有脱发的身体畸形综合征[5,6]的发生率很高，从业者必须谨慎对待那些没有实际期望的患者。如果要同时进行手术和 STP，必须确定顺序和时间，这将因情况而异。有时，最好先做 SMP，因为它能得到最快的结果，而且往往能暂时满足患者的需要。在其他情况下，例如，在瘢痕修复中，有时最好先进行手术，因为这将改善瘢痕组织的特性，使其更能接受后期的 STP。通常情况下，人们会对修复这个决定感到非常焦虑。比较好的做法是，在做出最终决定之前，预留一段时间，以便做出更知情和有意识的选择。在焦虑和犹豫不决的时候，STP 的暂时性可能是一个更好的选择。

13B.6　头皮毛发样着色的操作流程和时间安排

色素沉积浅，因此疼痛是可以忍受的。在大多数情况下，不需要任何麻醉。如果是在有医生在场

的执业地点操作，他们有时会提供局部麻醉或温和的抗焦虑药物。

头皮的每个区域可能有不同的厚度，因此技术员需要选择正确的转速和进针的深度。这在瘢痕组织上尤其棘手。在某些情况下，在实施全体治疗之前，最好先在一个小块区域进行测试。

由 Milena Lard 开发的 STP 协议使用一种非常系统化的设计方案来创造密度和保持自然性。在第一阶段中，技术员创建等距色素点作为基础。在其他所有的阶段中，色素点被放置在第一天所做的基础色素点之间来完成治疗。通过这种方式，技术员决定可以如何放置这些点，以达到患者的预期效果，拥有自然的毛发密度。

这种系统化的方法与其他方法不同，其他方法只是简单地观察治疗区域，并利用临床判断，企图一次就解决问题，以尽可能接近的均匀密度来填充空间。这种不太系统化的方法是可以成功，但是它需要更多的经验和技能，而且在本质上比系统化方法更有风险。

28 天后，在一个完整的细胞更新周期结束时，可以评估治疗的结果并进行额外的治疗。在达到预期效果之前所需的治疗次数取决于许多因素，包括所做的操作类型、被治疗的头皮面积和厚度、患者的个人免疫系统、皮肤再生特性等。平均来说，根据不同的情况，需要 2～4 个疗程，间隔约 1 个月（▶图 13B.1a～d）。有经验的技术人员可以对治疗时间表进行修改，以延长维持治疗的时间间隔。

掌握发际线设计和脱发进展是很重要的，这样才能立即创造出自然的外观，并随着脱发的进展得以维持。此外，重要的是融合或"羽化"不同治疗区域的边界，这样就不会产生明显的、不自然的对比区域。考虑到原有的头发和新的色素点，尤其是在瘢痕组织中创造同等密度的能力需要一定的经验[7]。

13B.7　维持补色

从最后一次治疗开始，治疗将平均保持 6 个月的稳定期。在最后一次治疗的 1 年后，治疗效果将达到约 60%。

随后，治疗的效果将在 2 年内逐渐消退。

我们的免疫系统有吸收色素的能力，补色也取决于患者的期望值。

维持补色治疗是单次的。在这期间，技术员只

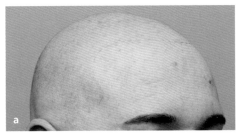
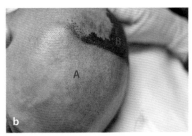
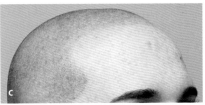
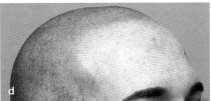

图 13B.1 创建剃发后外观的步骤。a. 手术前，画出发际线。b. 第一个步骤进行到一半：B 区显示系统化的第一阶段，等距重叠圆。A 区在擦拭后显示出均匀分布的点。c. 第一阶段完成后的剃发后外观。d. 第二阶段完成后，看起来更密集

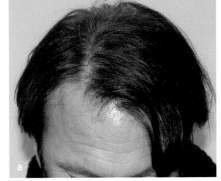
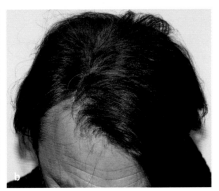

图 13B.2 在头发稀疏的患者中使用 STMP，希望减少头皮透明可见的程度。a. 操作前。b. 操作后

在必要的地方制造新的色素点，以消除色差，达到均匀的效果。

得益于维持补色治疗，STP 的效果会得到改善，使其看起来更加自然和立体。这是由于新的点比旧的点更清晰，颜色更深，这在头皮上创造了一种体积感的视觉错觉。

13B.8 头皮毛发样着色的相对优势和劣势

根据患者看法的不同，STP 暂时的特性和对补色治疗的需求可以被看作是一个相对的优点或缺点。有些医生现在两种技术都做，如果他们觉得可以，患者对外观满意，就会从 STP 开始，转为永久性的 SMP。这可能在增厚效应时更为常见（表13B.1）。

13B.9 暂时性头皮毛发样着色适应证

暂时性 STP 和永久性 SMP 的常见适应证相似，在 13A - 永久性头皮文饰中有详细讨论。最常见的一般适应证是创造一个剃发后的外观，使稀疏的头发看起来更厚实丰满（▶图 13B.2a、b），或掩盖以前的瘢痕（▶图 13B.3）。稍后将讨论 STP 作为

表 13B.1 STMP 治疗的适应证摘要

一般适应证
- 希望获得均匀的剃发后外观的患者
- 头发稀疏的患者，希望减少头皮的可见度
- 瘢痕文饰
- 掩盖瘢痕性秃发的情况

与手术有关的适应证
- 掩盖 FUE 术后的 FUT 瘢痕
- 改善毛囊过度提取后的供区毛发密度
- 在 FUE 修复手术前，改善供区的毛发密度
- 3D 短发，产生更多密度的错觉

更复杂的植发情况的辅助手段的一些具体用途（表13B.2）。

13B.9.1 在为既往做过 FUT 患者做 FUE 手术时掩盖条状瘢痕

对过去做过 FUT 的患者进行 FUE 如今相当普遍。在一些患者中，这是获得更多供区的唯一途径。然而，一个令人担忧的问题是旧的条状瘢痕会暂时暴露。ST 可以用来掩盖 FUT 瘢痕，直到头发重新生长出来。ST 的第一阶段可以提前计划，而第二阶段可以在剃发后立即进行，即手术前一天

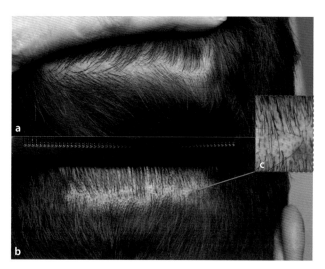

图 13B.3   希望减少先前手术造成的瘢痕可见性的患者的前后照片。a. 操作前。b. 操作后。c. 在小方块中可以看到有规律分布的小点

（▶图 13B.4a、b）。

13B.9.2   改善严重的 FUE 毛囊过度提取后供区的毛发密度

供区的毛囊被过度提取后头皮会表现出严重透明感，患者会给人一种患有系统性疾病的印象。在这种情况下，ST 可以提高毛发的密度，并打造出柔和常见的自然外观。

13B.9.3   对于迫切需要额外移植物的复杂患者，能够使用 FUE 略微过度提取供区毛囊

在极少数情况下，对于困难且具有挑战性的病例来说，适当过度提取毛囊是最后的选择（当治

表 13B.2   暂时性 STP 的相对优势和劣势

优　势
可以选择永久性或暂时性：
• 如果停止补色治疗，可恢复原状
• 如果继续治疗，则是永久性的
• 如果患者改变主意，想去除色素，则不需要激光去除文身
由于染料的微粉化和通用的棕色，变色的风险有限
深度防护器和纹理需求使深度控制易于学习和更加稳定
系统化的设计方法更易使色素点的分布均匀和一致
较小的针更能打造出柔和的发际线
如果患者确定他们满意效果，就能转为永久性技术

劣　势
有些人认为，每隔一两年就需要进行一次补色是一个相对的缺点。然而，更现代的永久性 SMP 技术与碳基染料也会褪色，只是不那么彻底。他们可能需要每 2～4 年进行一次补色，这并没有什么不同
较小的针和较轻的墨水有时在最初需要多做 1～2 次操作才能达到理想的颜色

疗和传统植发方式已经用尽或不适用时），这些患者的安全供区毛囊提取已经达到了通常意义上的极限。在这些情况下，可以略微地过度提取毛囊，使用 STP 来掩盖其负面效应。然而，这是一种妥协，也是一面危险信号旗，需要与患者深度讨论，确保他们了解对供区的风险。

13B.9.4   3D 短发与更多毛囊密度的错觉

在 Ⅵ～Ⅶ 级，STP 和 FUE 的组合可以营造 3D 自然短发。这种简单的两步操作可以先做一个均质

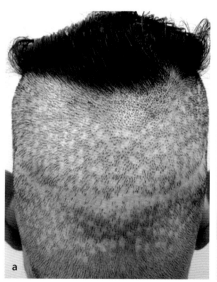

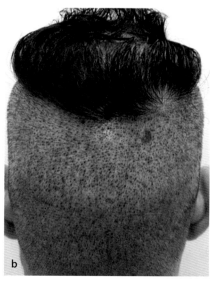

图 13B.4   曾经进行过头皮条切取术并改为 FUE 的患者，在术后到头发重新长回来的阶段里有暴露条状瘢痕的风险。通过在手术前 1 天和手术当天进行 STP，可以掩盖瘢痕，直到头发长回来

化的 STP，将发际线设置在一个非常保守的位置。然后可以计划将适量的 FUE 移植物均匀分布移植在患者头皮上。前面的发束应该被加强，以营造出更多密度的错觉。

这种解决方案对于那些不喜欢完全剃光的人来说更容易接受。它给人一种更加 3D 和富有纹理的效果。然而，必须明确的是，这不是"剃平头"。它可能需要人们从每天剃头发变为大约每周剃一次。如果头发长得太长，将看到密度对比的区域。

13B.9.5 希望拥有更积极的发际线的年轻患者的 3D 短发

该方案与之前描述的其他方案完全一样，只是降低了发际线，年轻患者通常会要求这种效果。这是一种更具挑战性和风险性的解决方案，在开始实施之前应仔细评估。FUE 头发的分布将更加均匀离散，移植后不会产生毛发密集的区域。患者应该意识到，这个决定将导致他的头发外观在一定程度上被"保持"下去。这是有风险的，因为不是所有的患者都会对这种方法最终形成的外观感到满意。一般来说，我们尽量鼓励采用更保守的设计方法。在能够实行 STP 联合 FUE 治疗之前，我们绝不会尝试这种方法。一方面，有些患者因脱发而受到严重的心理影响，这种外观可能会对他们的生活质量产生影响[8,9]。另一方面，他们不是专家，可能认为较低的发际线会给他们带来更多的好处，而事实并非如此。他们需要我们专家的指导。

需要多次咨询和时间来制订方案，同样找到用了类似方法的患者也是很重要的。此外，患者需要知道，如果不满意的话，可以使用激光去除文身和

FUE 来扭转这一过程，使其看起来更加保守。这种方法只能由经验丰富的 HT 植发外科医生来做，即使如此，也有很大的风险。之所以提到它，只是因为它对一部分患者有帮助。关键是要能够认识到它可能对谁有帮助，对他们进行宣教，如果不合适就拒绝。

13B.10 头皮毛发样着色的禁忌证

STP 是相对安全的；然而，在某些情况下，不应该施行或应推迟治疗。任何处于活跃期的皮肤炎症都会影响色素的保留，并有可能导致色素迁移，在做 STP 前应控制这些皮肤炎症（脂溢性皮炎、毛囊炎等）。不应将 FFA 或 LPP 的稀疏发际线加厚，因为这些疾病很有可能会出现发际线后退的情况，导致墨水变得显眼。一些瘢痕，如瘢痕疙瘩，也不应该做 STP。据报道，标准的文身操作会引起银屑病患者的 Koebner 现象，因此操作 STP 也应慎重[10]。

13B.11 结论

正如"介绍"部分所述，暂时性 STP 的发明是由于需要找到新的方法来解决旧的永久性 SMP 所引起的问题。它的支持者认为，它的优点是如果患者愿意，可以很容易地逆转，而不需要激光去除文身。然而，如果需要的话，可以通过每年的补色来保持永久性。这两种操作（SMP 和 STP）乍一看都很简单。但事实上，如今这两种技术所达到的精致的效果是经过多年的经验积累才形成的。对操作保持敬畏心是很重要的，否则会出现不良的后果。如果谨慎地施行，它们可以成为脱发患者的福音。暂时性 STP 的设计是考虑到了一致性和安全性。

参 考 文 献

[1] Rassman WR, Pak JP, Kim J, Estrin NF. Scalp micropigmentation: a concealer for hair and scalp deformities. J Clin Aesthet Dermatol. 2015; 8(3): 35－42

[2] Laux P, Tralau T, Tentschert J, et al. A medical-toxicological view of tattooing. Lancet. 2016; 387(10016): 395－402

[3] Serup J. From technique of tattooing to biokinetics and toxicology of injected tattoo ink particles and chemicals. Curr Probl Dermatol. 2017; 52: 1－17

[4] Dana D. The Nanotechnology Challenge: Creating Legal Institutions for Uncertain Risks. 1st ed. Cambridge: Cambridge University Press; 2014

[5] Summers BJ, Matheny NL, Cougle JR. "Not just right" experiences and incompleteness in body dysmorphic disorder. Psychiatry Res. 2017; 247: 200－207

[6] Baldock E, Anson M, Veale D. The stopping criteria for mirror-gazing in body dysmorphic disorder. Br J Clin Psychol. 2012; 51(3): 323－344

[7] Traquina A. Micropigmentation as an adjuvant in cosmetic surgery of the scalp. Dermatol Surg. 2001; 27(2): 123－128

[8] Han S, Byun J, Lee W, et al. Quality of life assessment in male patients with androgenetic alopecia: result of a prospective, multicenter study. Ann Dermatol. 2012; 24(3): 311

[9] Zhang M, Zhang N. Quality of life assessment in patients with alopecia areata and androgenetic alopecia in the People's Republic of China. Patient Prefer Adherence. 2017; 11: 151－155

[10] Arias-Santiago S, Espineira-Carmona M, Aneiros-Fernandez J. The Koebner phenomenon: psoriasis in tattoos. CMAJ. 2012; 185(7): 585－585

化妆品遮盖与假发

Cosmetic Cover-ups and Hairpieces

概要　脱发对于男性和女性来说是常见的问题，不管是可逆性秃发，还是永久性秃发，均能对其自尊心和心理社会功能产生负面影响。脱发或毛发稀疏的患者可采用多种遮盖技术。许多患者常来咨询掩盖或改善脱发外观的方法，如毛发遮盖剂（毛发纤维、粉饼、乳液和喷雾）或假发（假发帽、假发片和接发片）。本章将探讨目前可帮助患者遮盖脱发或毛发稀疏的重要方法，并对其进行利弊评估。在此之后，医生能够回答最常见的问题，并为有关患者提供建议，从而提高其生活质量。

关键词　脱发，毛发稀疏，遮盖技术，毛发纤维，假发，毛发系统

关键要点

- 脱发对于男性和女性来说都是非常常见的问题。若从咨询之初就知道如何去帮助患者，可改变他们的生活。
- 脱发或毛发稀疏直接影响患者的生活质量。
- 毛发遮盖剂（毛发纤维、粉饼、乳液和喷雾）或假发（假发帽、毛发系统和接发片）可作为药物或手术的辅助治疗。

14.1　介绍

除了药物和手术疗法，还有很多化妆品和遮盖物可以为脱发患者提供有效、经济的帮助[1-3]。这些方法并不能逆转秃发，而是通过遮饰使现有的毛发稀疏程度看上去不那么明显。有了这些遮饰方法，我们不仅提高了从药物和手术疗法中获得的收益，还能帮助那些不适合药物和手术治疗的患者。

不幸的是，大多数临床医生只熟知脱发的药物和手术疗法，而缺乏在化妆品和遮盖方面的知识。很多时候，临床医生会有"视野狭窄"，并且只讨论药物或手术疗法。往往医生选择的方式是医疗方式居多而忽略了一些非医疗手段。如果患者目前不适合这些方法，且可供其选择得少，那么他可能会对治疗方式选择的缺乏而感到失望。在本章中，我们将讨论现有的各种遮饰方法来帮助我们的患者。

14.2　洗发水和护发素

毛发随着生长和衰老，会在一定程度上退化或老化，变得脆弱、易断。漂发、卷发和拉直发等理化过程使其更加脆弱、易断[4]。这种损伤的累积或许让毛发看上去更稀疏。由于脱发患者也常有毛发损伤的表现，因此使用强韧毛干的产品是有用的。

洗发水应去除足够的皮脂，但不能使毛发过度干燥、粗糙，以免受到静电影响而难以定型。有些洗发水含有生物素、泛醇、复合维生素、生育酚烟酸酯和其他活性成分，有可能会强韧毛发，恢复发量和活力。

护发素模拟皮脂的作用，使毛发光泽、柔软、易于打理。

有些护发素可以通过加强毛干外的保护，或通过增粗毛干来强韧因化学或机械损伤而受损的毛发[5]。含有蛋白质的护发素可以暂时性增加毛干厚度和毛发强韧度高达5%，使脱发患者具有更美的外观[6]。

14.3　定型产品

对于早期毛发稀疏，只要简单地更换发型或发色便能从视觉上丰盈外观。将深色毛发变成浅色便可有效地减少深发色与浅肤色间的色差。毛发长

度的变化也会影响外观的丰盈。有些情况下长发更好，因为长发能覆盖更多区域；其他情况下则短发更好，因为短发更蓬松，不会像长发那样重。建议尝试对不同长度的毛发。

发胶、摩丝等定型产品可以令毛发不贴头皮、增加发量，从而改善毛发稀疏的外观。取少量发胶或摩丝于毛干底部进行按摩，然后用吹风机吹干毛发，同时将毛发从头皮上梳开，营造出发量多的假象[6,7]。

14.4 化妆品遮瑕

有4种类别的头皮遮瑕化妆品可以帮助改善脱发的外观：毛发纤维、粉饼、头皮乳液和头皮喷雾。头皮遮瑕膏的主要作用是消除毛发与头皮间的色差，从而丰盈外观。每款遮瑕膏都有多种颜色可选，以便贴近个人发色。当头皮遮瑕膏和定型修饰相结合时，它们以一种简单、廉价且极其有效的方式，在毛发稀疏区营造出丰盈的外观[3]。遮瑕膏的缺点是需要患者每天使用。此外，患者应尽量避免沾水和剧烈运动，因为有些遮瑕膏会脱妆，或随着水和汗液而流脱。

女性对于遮瑕膏的接受度一般高于男性，原因包括：首先，女性在日常生活中更习惯使用化妆品；其次，虽说脱发对男女都有重大的影响，但男性认为脱发是一个正常的、与年龄相关的现象，尽管他们并不乐意脱发。而女性却从不认为脱发是正常的，脱发在女性身上往往会传达出生病的信号[8]。男性一开始可能会抵触遮瑕膏，但要是有人能够向他们介绍遮瑕膏，尤其是在看到遮瑕膏的效果后，大多数男性会接受此类产品。

14.4.1 毛发纤维粉

有些公司生产了有色的遮瑕增发纤维。这些纤维除了减少毛发与头皮间的色差，还含有正电荷，理论上可以与原有的毛发交联，从而增加外观的丰盈与密度。使用时，将罐中纤维喷洒于干燥的头皮秃发区，用传统的发胶来增加纤维与毛发间的黏附度（▶图14.1a、b）。

这些毛发纤维对全秃无效，因为人工纤维需要最小密度的毛发才能黏附。在轻微出汗或轻度潮湿时，毛发纤维还能覆盖住头皮的覆盖，但在暴雨或游泳时就无法覆盖了[9]。例如，Toppik 增发纤维（Spencer Forrest，Inc.）和 Nanogen 纤维（Pangaea Laboratories Ltd.）。

14.4.2 有色遮瑕粉饼

如 DermMatch（DermMatch 股份有限公司）就是一款流行粉饼。洗澡后用毛巾擦干毛发，用湿海绵将粉饼涂抹于头皮。同样地，粉饼应选择与患者毛发接近的色号。粉饼不仅能覆盖头皮，还能覆盖毛发稀疏区域，使其看上去更浓密。该类产品比纤维防水，患者在使用后多能游泳、运动和出汗。只有洗发水才能轻松将其洗掉。在干燥且涂抹得当的情况下，即使用手梳理毛发，粉末也不易被发现，亦不会脱落，这提高了患者的安全感与舒适感。

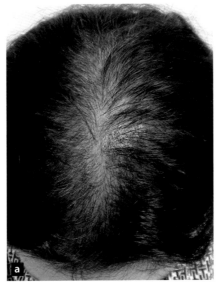
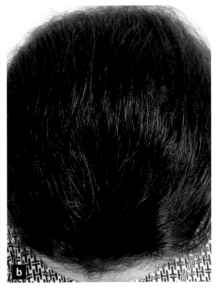

图 14.1 女性患者使用深棕色纤维前（a）后（b）的效果

14.4.3   遮瑕乳

乳液的功能类似于粉饼。市场上主要用于头皮遮盖的乳液是 COUVRé（Spencer Forrest，股份有限公司），但也有其他产品。其功能在本质上就如粉饼，用于消除正常毛发与头皮间的色差，但不同于粉饼的是，乳液覆盖不了那么多毛干。有些人觉得使用乳液后毛发显得更脏乱，而且乳液也没粉饼那么防水。

14.4.4   遮盖喷雾

有人可能还记得 20 世纪 90 年代 Ronco 股份有限公司出品的 Good Looking Hair（GLH）喷雾剂广告，他们推广了"罐装毛发"或"毛发喷雾"等术语。这些产品及许多类似的产品至今仍存在于市面上。有些产品只是简单地给头皮上色（如粉饼和乳液），而有些产品还包含了纤维（如 Toppik 或 Nanogen）。尽管广告上这些喷雾剂的使用过程看起来很滑稽，但它们确实有效，一些患者被它们的应用速度所吸引。作者认为这些喷雾的主要缺点是摸起来有僵硬和结块感。

14.5   头皮文饰：半永久性毛发和头皮遮瑕

13A 和 13B 详细介绍了这一主题。此处简要提及是因为头皮文饰（SMP）确实有一些类似于遮瑕膏的特性。SMP 将医用级染料应用于头皮，旨在营造出发茬或剃发的错觉。如果染料颜色与患者发色相近，就能减少头皮与毛发间的色差，类似于遮瑕膏那样，能增加毛发稀疏区的丰盈感。SMP 的主要优点是它能维持 1～4 年，这意味着患者无须每日使用遮瑕膏。有时遮瑕膏与 SMP 搭配使用是因为 SMP 使患者在使用少量遮瑕膏的情况下就能达到预期效果。

尽管 SMP 可像遮瑕膏一样减少色差，但它不仅仅是遮瑕膏的永久替代品，不同于普通遮瑕膏，SMP 有其适应证与禁忌证。如前所述，遮瑕膏的使用需要少量的毛发才能有效。若患者因脱发进展而失去了原有的毛发，那么遮瑕膏的效果就会降低，而且看上去会不太正常，就像皮肤上的颜料一样。此时，患者可选择停用遮瑕膏，考虑其他方法。如果使用 SMP 时发生上述同样的情况，患者可停用 SMP，要么等其消褪，要么用激光去除它；若患者适合的话，可以考虑毛发移植、药物治疗或 PRP 来增发。因此，未经合理规划就使用 SMP 会造成更多潜在的严重后果。然而，若有了规划和良好的技术，SMP 则会是个很好的辅助手段，也为患者提供了从未有过的选择（▶图 14.2a、b）[10-12]。

SMP 尤为有效的情况如下：

● 重度雄激素性秃发和供区不良的男性，不适合毛发移植和（或）更喜欢当前流行的寸头造型。

● 曾接受过毛发移植但不满足于毛发密度的男性。

● 弥漫性稀疏、供区不良，不适合毛发移植的女性。

● 隐藏因毛囊单位钻取术（虫蚀状）或毛囊单位头皮条切取术（线性瘢痕）导致的供区瘢痕。

● 全秃、终末期瘢痕性秃发或严重外伤瘢痕等头皮皮肤病患者。这些严重的情况也可能适用于稍后讨论的假发帽或假发片。

14.6   假发套和假发片

对于有些患者或在某些情况下，即使应用常见的手术和药物治疗，甚至联合化妆品遮盖，其效果也不佳。在这样的情况下，使用假发套或假发片可能是一种选择。有些患者也许只是脱发太多、供区毛发太少，无法移植出令其满意的外观，

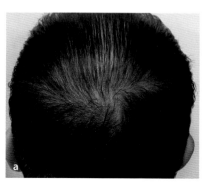
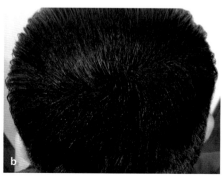

图 14.2   男性患者头顶使用深棕色纤维前（a）后（b）的效果

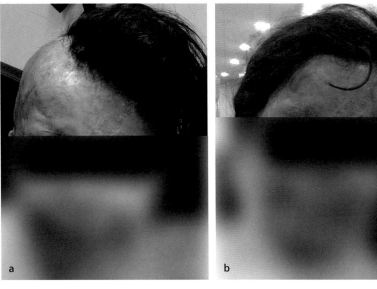

图 14.3 年轻的面部烧伤患者使用毛发系统前（a）后（b）

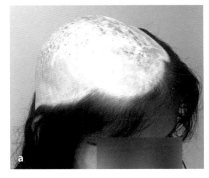
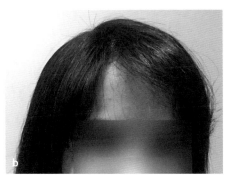

图 14.4 女性外伤患者使用毛发系统前（a）后（b）（来源：图片由 RHR Rush Hair Replacement 提供）

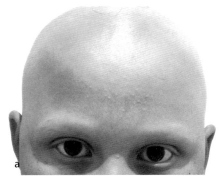
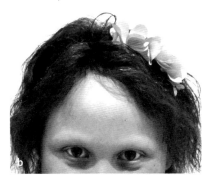

图 14.5 全秃患者使用毛发系统前（a）后（b）

如重度斑秃（或全秃），以及烧伤、外伤或瘢痕性秃发造成的大面积头皮瘢痕（▶图 14.3a、b～▶图 14.5a、b）[2, 13]。还有一种情况是暂时性脱发，如化疗后秃发或严重的休止期脱发，此时立即手术并无意义。最后一种情况是患者尚未做好心理准备接受长时间的药物与手术治疗，他们可能想先尝试假发。

假发套和假发片在质量、结构与价格上有很大的差异。便宜的现成假发套是由人工发制成，可以像绒线帽一样轻易地套在头上，售价在 100～300 美元。昂贵的定制假发片则是由真人发制成，用极薄的透明聚氨酯制成底座，价格在 1 000～3 000 美元。

多年来，定制假发片因各种原因变得更为自然。毛发纤维颜色与直径的选择有所增加，可以完全匹配患者的毛发。如今，也能将不同密度的毛发置于底座上，以模拟真实头皮更为自然（通常更低）的密度。底座本身也变得更为轻薄、自然。现在的聚氨酯底座非常精巧透明，能在纤维之间露出自身头皮。这些底座几乎完美模拟了正常头皮的外观与手感。当毛发注射技术或无结 V 形环技术应用于制作时，假发片就能像真发一样被梳理和定型。

只要连接牢固、设计得当，患者便能进行锻炼和游泳等大多数活动。

　　定制假发片的制作与穿戴过程非常简单。将头皮不同区域的毛发样品寄给供应商，供应商会根据各区域要求的毛发颜色与密度来定制这个假发片。收到假发片后，从患者头部取模，在模具上标出秃发区，按照模具将假发片剪成适合患者的尺寸，然后用胶水或胶带将其固定于头皮。想要频繁穿脱假发片的患者可使用夹子。供应商 Rush Hair Replacement（rushhairreplacement.com）用真人发及最先进的薄底座（▶图 14.6a、b）制成名为 skin flex 与 ultra-skin flex 的优质假发片。

　　假发片的主要问题之一是它无法变长。随着时间的推移，它会像真发发梢那样"风化"并断裂。因此，假发片一开始看上去不错，但如果不替换或保养，就会逐渐变得难看。患者往往被告知要购买两套假发片轮流使用。有些项目是按年"订购"，每隔几个月就会向患者提供一顶新的假发片。

14.6.1　真人发 vs. 人工发

　　真人发的主要优点是它们的外观和手感比人工发更自然。真人发还可以像真发一样被梳理和定型，这点对于喜欢换发型的人来说尤为重要。发型师通常会对其进行修剪、定型，使之与自身毛发融为一体。与人工发相比，真人发的主要缺点是价格昂贵、保养要求高，且使用时间不长。此外，真人发重量大、易吸附气味，导致洗涤频率增加，缩短使用寿命。

　　多年来人工发纤维已有所改善，但仍不如真人发那样自然。人工发不能定型，因为吹风机的温度会损坏纤维，这对大多数人来说是一个缺点。但对那些不想花时间做定型、偶尔戴假发片或因暂时

性疾病而戴假发片的人来说，他们可能更喜欢人工发。人工发片比真人发片更轻、更耐用、更持久，保养要求更低，也更便宜。

14.6.2　接发片

　　接发片可以用来遮盖局部秃发区或增加发量和长度。与假发片不同的是，接发片是用夹子、胶带或胶水将其固定在患者的毛发上，而不是皮肤上。接发片的效果很好，但通常不建议脱发患者使用接发片，因为接发片的重量会导致牵拉性脱发，使毛发更加稀疏。

14.7　人工发植入术

　　人工发植入术是个颇具争议的话题。美国食品药品管理局禁止人工发植入术在美国开展。然而在有些地区，人工发植入术被宣传用于治疗男性型脱发。该技术是在局部麻醉下将人造聚酯纤维植入头皮，其主要优点是适用于供区不良的患者，但亦存在炎症与全身感染的重大风险。若出现上述不良反应，则需要去除纤维，进行系统治疗。可能会发生持续炎症和异物反应，导致植入部位形成凹陷性瘢痕。

　　有人声称已制造出新型的、改良的人造纤维来减少上述风险。尽管有此说法，但作为皮肤科医生，我们仍看到许多异物反应持续发生。

14.8　结论

　　脱发患者的焦虑往往会降低他们的生活质量。他们通常在咨询医生前已尝试多种自我治疗。头皮遮盖剂作为有效的美容方法，帮助脱发患者改善外观。头皮遮盖剂可以联合药物或外科疗法，使毛发再生并获得外观上的即刻改善。

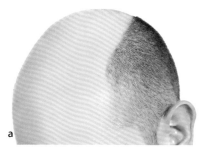
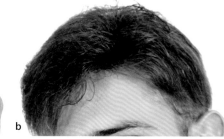

图 14.6　雄激素性秃发患者使用高端假发片前（a）后（b）（图片由 GIC International Hair 提供）

参 考 文 献

［ 1 ］Cossman JP, Ladizinski B, Lee KC. Pigmented concealing powders for the hair loss patient. J Cosmet Dermatol. 2013; 12(4): 322－324

［ 2 ］Banka N, Bunagan MJ, Dubrule Y, Shapiro J. Wigs and hairpieces: evaluating dermatologic issues. Dermatol Ther (Heidelb). 2012; 25(3): 260－266

［ 3 ］Donovan J, Shapiro R, Shapiro P, Zupan M, Pierre-Louis M, Hordinsky MK. An overview of scalp camouflaging agents and prostheses for individuals with hair loss. Dermatol Online J. 2012; 18(8): 1

［ 4 ］Dawber R. Cosmetic and medical causes of hair weathering. J Cosmet Dermatol. 2002; 1(4): 196－201

［ 5 ］Swift JA, Brown AC. The critical determination of fine change in the surface architecture of human hair due to cosmetic treatment. J Soc Cosmet Chem. 1972; 23: 675－702

［ 6 ］Draelos ZD. Shampoos, conditioners, and camouflage techniques. Dermatol Clin. 2013; 31(1): 173－178

［ 7 ］Draelos ZD. Camouflage technique for alopecia areata: what is a patient to do? Dermatol Ther (Heidelb). 2011; 24(3): 305－310

［ 8 ］Sinclair R, Patel M, Dawson TL, Jr, et al. Hair loss in women: medical and cosmetic approaches to increase scalp hair fullness. Br J Dermatol. 2011; 165 Suppl 3: 12－18

［ 9 ］Kobren SD. The truth about women's hair loss. New York: McGraw-Hill; 2000

［ 10 ］Rassman WR, Pak JP, Kim J, Estrin NF. Scalp micropigmentation: a concealer for hair and scalp deformities. J Clin Aesthet Dermatol. 2015; 8(3): 35－42

［ 11 ］Garg G, Thami GP. Micropigmentation: tattooing for medical purposes. Dermatol Surg. 2005; 31(8, Pt 1): 928－931, discussion 931

［ 12 ］Rassman WR, Pak JP, Kim J, Estrin NF. Scalp micropigmentation: a useful treatment for hair loss. Facial Plast Surg Clin North Am. 2013; 21: 497－503

［ 13 ］Zannini L, Verderame F, Cucchiara G, Zinna B, Alba A, Ferrara M. 'My wig has been my journey's companion': perceived effects of an aesthetic care programme for Italian women suffering from chemotherapy-induced alopecia. Eur J Cancer Care (Engl). 2012; 21(5): 650－660

［ 14 ］Kelly RI, Marsden RA. Synthetic hair implantation. Lancet. 1993; 342(8884): 1423

［ 15 ］Santiago M, Pérez-Rangel R, D'Ugo A, et al. Artificial hair fiber restoration in the treatment of scalp scars. Dermatol Surg. 2007; 33(1): 35－43, discussion 44

15

Timothy Carman

周强　蒋小云　译，孙蔚凌　程含晶　审校

非处方制剂
Over-the-Counter Preparations

概要　这一章主要关于非处方制剂，旨在让植发医生熟悉目前患者可获得的非处方制剂中的常见成分。常有患者对这些成分提出疑问。其中大多数成分传闻在过去一直被推荐使用，而对它们应用的客观科学依据的研究仍然是一个新兴领域。所列的大多数成分和制剂可以作为患者整体护发计划的辅助治疗，因为没有任何证据表明在服用或使用推荐剂量时对患者的健康有不利影响。

关键词　保健品，毛囊健康，营养补剂，健康毛发

关键要点

- 尽管有大量的非处方制剂供患者使用，但大多数都是由类似的成分组成。
- 本文所述的保健品和补充剂被证实是安全的，因为没有发现它们在推荐的数量及剂量下对健康有害。
- 目前，大多数关于非处方制剂中成分的有效性证据都是传闻，而客观的科学研究正在进行。

15.1　介绍

纵观历史，不管是男性还是女性，都一直在寻求方法改善他们头发的外观和活力。因此，毫无疑问，当他们面临脱发时，或多或少会寻求能使他们头发恢复正常的药片或药水，以使他们头发恢复到脱发前的数量和状态。时至今日，这种探索仍然是令人遗憾的，很多宏伟的承诺都被华而不实的营销和巧妙的销售包装过。

作为专注于脱发疾病医学和手术诊疗的从业者，经常面对患者针对市场上现有的任意制剂提出

的问题。脱发市场是相当巨大的。据估计，2016 年全球护发市场的销售额高达 831 亿美元，预计到 2021 年将达到 1 000 亿[1,2]。当今销售的产品含有广泛的成分，并且患者希望得到我们的指导。这些制剂中许多是专有配方，其完整的成分只有制造商自己知道。

面对这一现实情况，本章将讨论有悠久历史的制剂中一些比较常见的配方成分。这将帮助我们教育患者了解其益处，但最重要的是了解这些非处方药（OTC）制剂的局限性。虽然这份清单并不详尽，但希望它尽可能涵盖我们在接受患者咨询时常被问到的配方成分。

15.2　背景

一般来说，这些制剂可以粗略地分为两个功能类别。一类产品被认为是影响毛发纤维本身的生长和活力，通常是改变毛囊新陈代谢水平；另一类产品的目的是改善毛发纤维的美容外观。前者以口服制剂比较常见（但不绝对），单种或者多种成分联合摄入；而后者主要是局部制剂，如洗发水和护发素。最后，对能够提供这两种类别制剂的常见商业化毛发护理方案或产品系列进行简要的回顾。首先，让我们来看看那些被认为对毛囊健康和生长有积极影响的制剂。

15.3　影响毛囊健康和生长的制剂

在这些常用制剂中发现的成分可分为三类：草药、补充剂或药。第一类，草药成分也被称为保健品或植物药材，包括直接从植物中提取的物质，除了提取出的主要成分，几乎没有进行加工。第二类，膳食补充剂，包括维生素和矿物质类营养性的添加剂，比如烟酸、铁和铜。第三类，也就是药用

成分，严格地讲限于那些只能通过处方获得的。在今天的全球市场上，这些制剂配方成分分类界限变得更加清晰，并已影响患者从"OTC"获得的制剂类型。这一点在所谓的专利配方中尤为明显。在这些配方中，许多成分都被掩盖在特定制造商的企业"机密"保护之下。这些配方可能是受版权、专利和（或）商标保护的配方。让我们首先研究一下通常遇到的草药成分。

15.4 草药成分

植物药或植物药材是指一种草药实体，是一种全植物制剂，而不是单一分离的化合物。从整个植物中提取的草药制剂其实包含数百种单独的活性成分，所有这些成分赋予了植物制剂的主要活性和治疗适应证。植物药材是标准化的，其治疗价值得到了药理学和临床研究及经验的支持[3]。在欧洲，由医生处方和药剂师配发的植物药是被认可和受到监管的；而在美国，植物药被作为 OTC 膳食补充剂在健康食品店和药店销售。在我们探索植物药材这一新兴领域时，美国补充和综合健康国家中心（NCCIH）下属的美国国家卫生研究院（NIH）正在对植物药进行的研究无疑将增加我们对这一相对未开发资源的了解和应用[4]。

15.5 锯棕榈

锯棕榈（Saw palmetto）是患者常询问的成分之一，它在自然界中是一种浆果。

Serenoa Repens 浆果是棕榈科一个品种，也被称为 Sabal Fructos（沙巴果实）。锯棕榈含脂肪油，由植物甾醇和多糖组成。锯棕榈被认为是一种 5α-还原酶抑制剂，因而人们推测其可以降低双氢睾酮（DHT）水平，从而治疗男性型脱发。这与非那雄胺的功效相似，尽管相比之下锯棕榈的抑制作用很弱[5]。常规的推荐剂量是每天 320 mg。

15.6 臀果木

臀果木（Pygeum）或非洲刺李（Pygeum africanum）含 β-谷甾醇、齐墩果酸和熊果酸，在良性前列腺增生症（BPH）中发现它的主要作用机制似乎是减轻炎症和肿胀。臀果木的作用与锯棕榈相似，但通过不同的生化途径，并不涉及降低 DHT 水平。目前还没有任何研究能够证实臀木果可以改善头发的生长和（或）质量。

15.7 刺荨麻根

荨麻根（Nettle root 或 Urticae radix）常与沙棕榈一起使用，其唯一已知的功效是增加 BPH 患者的尿流量。这也是锯棕榈的功效之一。荨麻含有丰富的蛋白质、矿物质和维生素，尤其是维生素 E[6]。然而，没有确切的数据表明荨麻根对头发生长或质量有任何影响。

15.8 何首乌

何首乌（Fo Ti 或 Polygonum Multiflorum）在20 世纪 70 年代从中国到达美国时被命名为"Fo Ti（佛提）"。它含蒽醌类物质，包括大黄酚、大黄素、大黄酸等。何首乌还含有 β-谷甾醇、儿茶素、花青素和二苯乙烯苷没食子酸酯，以及锌、锰、钙等元素。何首乌在亚洲被认为是一种"神奇"的草药。它已被证明在细胞和生化水平上具有抗衰老作用，可增加小鼠超氧化物歧化酶和生物胺（5-羟色胺、去甲肾上腺素和多巴胺）的水平，降低衰老小鼠关键器官中单胺氧化酶-B、过氧化脂质和丙二醛的水平。它还抑制了胸腺和肾上腺的萎缩。研究发现，何首乌能增强细胞免疫功能，降低低密度脂蛋白水平同时提高高密度脂蛋白水平，并在肝脏中作为一种抗氧化剂发挥作用[7]。尽管有这些研究，佛提对头发生长的促进作用仍有待独立验证。

15.9 迷迭香

迷迭香叶（Rosemary leaf 或 Rosmarini folium）通常可作为外用精油，作为一种皮肤刺激物涂抹于皮肤时可增加血液循环。迷迭香的化学成分包含类黄酮、酚醛酸、三萜酸和单萜烃化合物等，已被证明具有抗氧化和抗微生物活性。迷迭香已用于治疗斑秃并发挥了积极作用[8]。

15.10 马尾

马尾草（Horsetail herb 或 Equiseti herba/Equisetum arvense）已被用作皮肤病治疗剂和伤口愈合的辅助制剂[9]，并且也被作为一种日常外用剂型治疗头皮屑。它是二氧化硅的良好来源，而二氧化硅是使头发强韧有光泽的必要成分[3]。但是马尾草摄入量和生发效果之间的关系仍有待于客观量化。

15.11　接骨木果

几个世纪以来,接骨木果(*Elderberry* 或 *Sambucus Nigra*)一直被用于一系列药学和美容适应证。它含有丰富的植物化学营养物质,包括但不限于 α-香树脂醇、黄芪苷、β-胡萝卜素、菜油甾醇、必需脂肪酸及维生素 A、维生素 B_1、维生素 B_2、维生素 B_3 和维生素 C。接骨木果已被证明可对抗自由基、减少炎症、增强免疫,被用来治疗流感症状和缓解皮肤刺激。或许由于接骨木果的舒缓作用,在没有客观研究支持其生发作用的情况下接骨木果还是被纳入各种护发产品中。使用这类产品时应谨慎,其茎部含有氰化物,因此可能有很大毒性。一般来说,在妊娠期间禁用[3]。

15.12　大红袍

大红袍(*Great Burnet*)或地榆(*Sanguisorba officinalis*)是一种卵形的猩红色花,属于蔷薇科或玫瑰科,是一种根系广泛的多年生根茎植物,可以生存数十年。其根和根茎含有单萜类化合物、黄酮类化合物、皂苷、熊果酸、阿拉伯糖、维生素 C 和多种单宁酸。由于能够止血和"清热",大红袍在传统中医(traditional Chinese medicine,TCM)中的应用有着悠久的历史。大红袍被西方医学用作收敛剂和消炎剂,包括内服和外用。近来的研究表明,它对成纤维细胞生长因子 5(FGF5)具有抑制作用。FGF5 是毛发生长的一个调节器,促进毛囊从生长期不可逆地移行到退行期。抑制 FGF5 可以延长生长期并减少脱发。

有限的研究证据表明,地榆根部提取物(SO 提取物)是一种有效的 FGF5 抑制剂。体外试验发现,SO 提取物能增强外毛根鞘细胞的增殖;体内试验表明,SO 提取物虽然不能促进生发,但它显著减少了休止期毛囊的数量,并增加了头发的长度[1]。随后的研究报道了多种植物来源的更有效的 FGF5 抑制剂,它们具有类似的效果[2]。需要注意的是,在这些研究中,地榆根部提取物的作用最弱。遗憾的是,该研究没有透露哪种植物提取物的功效更强(出于商业利益)。FGF5 抑制剂在市场上销售的商品名为 Lexilis(乐喜力丝,日本 Adnagen 公司)和 Evolis(研依密,澳大利亚 Cellmid 公司)。

15.13　银杏叶

银杏叶(*Ginkgo biloba* 或 *Ginkgo Folium*)来自地球上最古老的树木之一,存在了几千个世纪。银杏果实和叶子除含有其他成分外,还有生物黄酮、黄酮苷、花青素,以及一系列被称为银杏内酯的特殊的多环结构,从化学上讲,这些多环结构是多丙酮。在中国,银杏提取物用于治疗咳嗽、过敏、哮喘、支气管炎及其他肺部和心脏疾病已有 5 000 多年历史。人体内研究表明,银杏可以改善受损的大脑循环(改善缺氧耐受性),以及与动脉粥样硬化有关的循环障碍。它也已被证明可以改善组织微循环。银杏提取物的作用机制是基于其活性成分的抗氧化和抗血小板功能。或许是基于其对微循环的积极作用,银杏可以在 OTC 生发配方中找到,推测其增加微循环利于毛囊健康。迄今,还没有临床研究来客观验证这一观点。

15.14　女贞子

女贞子(*Ligustrum* 或 *Ligustrum lucidum*),又称冬青子(*Dongqingzi*),含有三萜类物质,包括齐墩果酸,被认为是其主要生物活性成分。女贞子是 TCM 中价值很高的补品之一,并且已被证明对人体有多种生物学效应,包括预防接受化疗和(或)放疗癌症患者的白细胞减少症。它还能抗炎、促进循环,以及降低糖尿病患者的血脂和血糖水平。在市场上女贞子作为外用护发产品的成分,以促进头发生长;作为口服制剂,它具有使头发变黑和预防白发的作用[7]。同样地,尽管有上述报道,但没有进行正式的研究来客观地证实女贞子对头发生长和养护的好处。

15.15　杜松子油

杜松子油(*Cade oil* 或 *Juniperus oxycedrus*)也被称为刺柏焦油,在药理学上具有角质松解和抗瘙痒的作用,并且体外研究表明具有抗菌活性[7]。杜松子油被广泛应用于治疗寄生虫性皮肤病和湿疹的外用制剂。它也被用来解决脱发问题,不过,也有观点认为其治疗脱发的有效性只是传闻。

15.16　印楝油

印度楝树(*Neem* 或 *Azadirachta indica*)是印

度次大陆特有的一种常绿树，从它的果实和种子中压榨出印楝油。印楝油含有三酰甘油、若干种甾醇，以及多种三萜类化合物。印楝素是三萜类化合物中的一种，可以在许多头发护理制剂中找到，但很少有研究支持它有促进头发生长或减缓头发脱落的说法。

15.17　茶树油

茶树（Tea tree 或 Melaleuca alternifolia）被制备成一种外用精油，它含有 α–萜品醇、芳香烯、樟脑、柠檬烯和其他活性植物化学成分。它被用于各种皮肤病并取得了令人欣慰的效果，包括痤疮、足癣、疖疮和轻微皮肤外伤。

低浓度茶树油（20% 或更低）作为洗发水的添加剂可以帮助消除蠕形螨，这些蠕形螨生活在毛囊及其周围，以死皮碎屑和皮脂为食。有传闻称，在一些男性中蠕形螨可能参与了毛囊损伤，在某种程度上促进了具有遗传易感性的男性型脱发（MPHL）发病。

15.18　其他精油

精油如百里香（Thymus vulgaris）、迷迭香（Rosmarinus officinalis）、薰衣草（Lavandula angustifolia）和杉木（Juniperus virginiana），当单独使用、混合使用或与电磁脉冲结合使用时，可以改善斑秃[8]。薄荷醇作为一些精油的成分，已被作为头发生长刺激物单独用于一些护发产品中；然而，没有独立的研究表明薄荷醇能促进毛发生长或防止脱发。

15.19　牛蒡根

牛蒡根［Burdock root 或 Radix Bardanae（Arctium lappa）］已被用于治疗各种慢性皮肤病，包括银屑病和痤疮。它含有大量的植物化学成分和营养物质，包括乙酸、β–胡萝卜素、咖啡酸、菊糖、木质素、谷甾醇，以及氨基酸、钙、铜、铁、镁、硅、锌和维生素 B_1、维生素 B_2、维生素 B_3、维生素 C。它是一种抗氧化剂，具有抗细菌和抗真菌活性。以精油的形式，牛蒡根被认为可以促进头发生长[10]；然而，迄今为止还没有独立的研究来支持这一观点。

15.20　肌醇

肌醇是肌糖的营养活性形式，是磷脂酰肌醇的

一种成分，存在于天然的柑橘和豆类中。磷脂酰肌醇是细胞膜的一种次要磷脂成分。明确的肌醇缺乏症病例在人类中尚未发现。肌醇也没有被证明会影响人类毛发的生长。然而，在 20 世纪 40 年代肌醇被认为在某些啮齿类动物中是一种抗脱发因子，因此它出现在各种 OTC 防脱发产品中。

15.21　胡芦巴

胡芦巴（Fenugreek 或 Trigonella Foenum-Graecum）含有一些植物化学成分和营养物质，包括 β–胡萝卜素、β–谷甾醇、木犀草素、葫芦巴碱和皂甙，以及氨基酸、必需脂肪酸、叶酸、铁、硒、锌和 B 族维生素[3]。它已被用作通便剂和治疗局部皮肤毛囊炎 / 疖。建议以糊剂或油剂每天早上一次局部外用于头皮以促进毛发生长。对头发质量和生长的积极作用只是传闻，缺乏实践的证实。

15.22　姜黄素

姜黄素（Curcumin 或 Curcuma longa L），是姜黄的主要生物活性成分，具有广泛的生物学作用，可作为抗氧化剂、抗炎症制剂、抗菌剂等[11-13]。姜黄素在传统上被用来治疗消化不良，但也作为抗炎 / 抗氧化剂被应用在护发制剂中，用于解决相关的脱发问题。截至本文发稿时，用于证实这些说法的研究还在进行。

15.23　鱼肝油

鱼肝油提供维生素 A 和维生素 D，以及必需脂肪酸二十二碳六烯酸（DHA）和二十碳五烯酸（EPA），它们统称为欧米茄 3（omega 3）。鱼肝油中的欧米茄 3 在头发护理产品中的应用被吹捧为一种活性 DHT 阻滞剂，但客观科学对该观点支持度较低。

15.24　蓖麻油

蓖麻油（Castor oil 或 Ricinus communis）是从全世界范围内种植的灌木或树的成熟种子中提取的。蓖麻油主要含蓖麻油酸的三酰甘油，其含量高达 90%，还有少量的亚油酸、油酸、硬脂酸和二羟基硬脂酸。蓖麻油在传统上被用作泻药和皮肤润肤剂，其帮助头发生长的作用是基于传闻的支持。

15.25　绿茶提取物

绿茶（Green tea 或 Camellia Sinensis）的使用可追溯到几千年前。它的化学成分很复杂：咖啡因、黄嘌呤生物碱、黄酮类化合物、氨基酸、紫罗酮和超过 300 种其他化合物，其中包括多酚表没食子素儿茶素（EGCg）等。这些多酚被宣称可能在抗癌症方面发挥作用，它们也被证明具有抗氧化作用。绿茶提取物被声称是一种活性的 DHT 阻滞剂，故用于护发产品中；但是这种说法还没有在人体试验中得到科学证明。

15.26　芦荟

芦荟（Withania somnifera Dunal 或 Indian Ginseng）在阿育吠陀医学中被广泛用作一般滋补品，以及治疗关节炎症状和因月经失调而导致的出血性疾病。对其活性成分醉茄素 A 和醉茄内酯 D 的研究表明，芦荟可能通过抑制泛素蛋白酶体通路（UPP）而抑制血管生成。UPP 的紊乱可导致各种血管炎症性疾病[14]。芦荟还能作为一种抗炎剂对抗持续压力的影响，刺激内源性抗氧化系统，通过对血管和一氧化氮合成酶的影响改善组织氧合，从而提高对各种压力源的抵抗力[15-20]。芦荟最近被纳入 OTC 毛发制剂中，是基于更多的新研究表明多因素导致的脱发与各种皮肤及身体慢性疾病具有相关性[21-24]。

15.27　膳食补充剂

这里所说的补充剂包括维生素、矿物质，以及必需脂肪酸和氨基酸。维生素、糖类、蛋白质和脂类均是有机化合物。维生素被认为是正常的新陈代谢、生长和身体健康所必需的少量营养素。另外，矿物质是生长和新陈代谢所需的元素，每天膳食需求量低于 100 mg 的矿物质可称为"微量元素"，如铁、铜、碘和锌是常见微量元素。事实上，矿物质缺乏和微量元素不足的状态比维生素缺乏的状态更容易发生。低卡路里饮食者、炎症性肠病和营养吸收不良者、老年人、孕妇、服用某些药物（如利尿剂）和素食者或"代餐"饮食人群罹患风险最大。

15.28　必需脂肪酸

亚油酸（一种欧米茄 -6 脂肪酸）和 α- 亚麻酸（ALA；一种欧米茄 -3 脂肪酸）因为不能被人体合成，所以被认为是必需脂肪酸（EFA）。长链 α- 欧米茄 -3 脂肪酸、EPA 和 DHA，可以从 ALA 合成，但由于转换率低，建议从其他饮食来源获得 EPA 和 DHA。这些脂肪酸在生物学上最重要的作用是作为细胞壁结构成分、生物活性脂质介质及抗炎症效应分子。临床上最常被提及脂肪酸在神经和心血管方面的功能。当今市场上护发产品中经常使用的成分包括但不限于亚麻籽油、月见草油和鲑鱼油。必需脂肪酸已被证明可以改善头发质地，并有助于预防头发干燥、变脆。然而，没有独立证据支持它们能防脱生发的观点。

15.29　生物素

生物素是一种水溶性 B 族维生素，作为羧化酶反应辅助因子参与合成脂肪酸、嘌呤核苷酸，以及支链氨基酸的代谢[6]。生物素缺乏并不常见，主要影响到皮肤和头发[3]。食用生蛋清的患者更容易出现生物素缺乏。生鸡蛋中的抗生物素蛋白能与生物素结合并阻止其被人体吸收。生物素广泛存在于膳食中，坚果、全谷物食品、牛奶、蔬菜、动物内脏和酒曲是生物素的优质来源。经验表明，正常健康成年人补充生物素并不能促进头发的生长或防脱，但有传闻称生物素可以改善头发质量。值得注意的是，补充生物素可以改变许多血液检测指标，包括最显著的肌钙蛋白和甲状腺素水平。

15.30　锌

锌是免疫系统的主要保护者。越来越多的证据表明，随着年龄增长几乎所有人都容易出现缺锌现象[6]。此外，锌在极少数非加工食品中含量很高。在消费者层面，患者被告知它可以通过增强免疫功能来刺激头发生长[3]。虽然有少数报道显示部分全秃患者的头发恢复了生长，但没有证据表明锌可以恢复或减缓男性型或女性型脱发。

15.31　镁

镁是一种必需的矿物质，它是人体内第二丰富的细胞内阳离子。几乎所有的主要生物学过程都需要镁，包括葡萄糖代谢、细胞能量的产生，以及核酸和蛋白质的合成。镁能维持细胞的电稳定性、保持膜的完整性、促进肌肉收缩和神经传导，以及调节血管张力。镁缺乏的特点是食欲不振、恶心、呕吐、精神错乱、失去协调能力，偶尔还会出现致命的抽搐。尽管还没有得到科学证实，镁缺乏经常被认为是影响头发健康和（或）脱发的一个主要因素。当然，没有证据表明补充镁对头发生长和维持有益。

15.32 铜

铜是一种人类必需微量元素。铜促进铁的吸收，是合成血红蛋白所需的。铜在胶原蛋白和弹力蛋白的合成中起着关键作用，这些都有助于结缔组织和心血管的完整性。通过与锌配对并与超氧化物歧化酶的功能相结合，铜能保护或减轻氧化损伤。铜缺乏少见，但可能导致小细胞低色素性贫血、中性粒细胞减少、免疫力下降和骨质疏松。最近发现，铜作为一种名为"GHK-Cu"的铜肽进入护发市场。铜肽由铜和三个氨基酸（甘氨酸、组氨酸和赖氨酸）组成。铜肽可以自然合成，也存在于血浆、唾液和尿液中。护发产业开发的产品中包含的就是合成的 GHK-Cu。已发现铜肽可改善伤口愈合，其机制包括促进血管生成、细胞增殖和增加抗氧化酶的表达[25-28]。也许是因为对伤口愈合的积极影响，铜肽被用于护发产品中。但很少有独立研究支持其直接增加头发生长和质量的说法。

15.33 铁

铁是一种必需微量元素，是血红蛋白、肌红蛋白和各种酶的组成部分。这些酶参与至关重要的代谢途径，包括电子传输和 DNA 合成。铁缺乏会导致小细胞低色素性贫血。贫血可能导致脱发，补充铁剂可改善缺铁性贫血相关的脱发症状，增进头发的生长和质量。这是女性型脱发患者常见的潜在问题之一。我们应检测铁蛋白水平，其水平以≥70 ng/mL 为佳。

15.34 烟酸

烟酸，也被称为维生素 B_3、烟酰胺和烟碱酸，是烟酰胺辅酶 NAD 和 NADP 的前体。NAD 和 NADP 作为酶之间的可溶性电子载体，参与许多生物合成通路。

烟酸或烟碱酸作为一种补充剂可降低胆固醇水平，所需剂量为每天 2 g 以内。烟酸可以作为血管扩张剂，吸收后引起局部面部潮红。可能是基于血管扩张可能改善循环有利于头发生长的假设，烟酸应用于头发护理产品中。作为单一的营养补充剂，推荐剂量为 50 mg，每天 3 次口服。同样，烟酸对头发生长的积极影响缺乏实践支持。

15.35 泛酸（维生素 B_5）

泛酸，也被称为维生素 B_5，属 B 族维生素，在人体中发挥着重要的代谢作用。由于泛酸可以恢复头发的颜色和光泽，它正成为一种越来越受欢迎的营养补充剂。虽然已经证明大鼠泛酸缺乏时会导致毛发变白和脱落，但声称它可以恢复人类头发颜色充其量只是传闻，并没有经过科学研究的验证。然而，许多制造商在护发素和其他美容美发产品中添加了泛醇（泛酰醇）。

15.36 吡哆醇（维生素 B_6）

吡哆醇，又称维生素 B_6，参与了 100 多个影响蛋白质、脂肪和糖类代谢的反应。吡哆醇参与神经递质的合成，以及色氨酸向烟酸的转化。它可以在许多头发护理配方中被发现，但其生发作用并没有得到经验上的支持。

15.37 L-赖氨酸

L-赖氨酸是一种必需氨基酸，因此必须从膳食中获得。市面上已有含 L-赖氨酸的产品。但作为单一的摄入氨基酸或外用产品中的单一成分，未证实 L-赖氨酸能改善头发的生长或质量。据传闻称，L-赖氨酸能提高非那雄胺作为 DHT 阻滞剂的疗效，但亦缺乏独立的研究。

15.38 角蛋白

由于角蛋白是头发的组成成分，它已被建议作为口服补充剂和局部外用治疗。巴西式吹发是一种头发拉直的治疗方法，采用热能和角蛋白来固发和增加头发光泽。但是这种治疗方法常常会永久性地损伤发干，导致了许多不良的后果。口服角蛋白补充剂还没有被证明会影响头发的生长和（或）质量。

15.39 药用成分

已被美国食品药品管理局（FDA）批准用于治疗雄激素性秃发（AGA）的非那雄胺和米诺地

尔可能以不同剂量出现在 OTC 制剂中。口服非那雄胺可抑制 2 型 5α-还原酶，从而减少 DHT 的产生。非那雄胺治疗 AGA 有效，而对女性型脱发通常无效也不推荐使用。米诺地尔曾经作为一种口服药物用于治疗高血压。因为有助于延长毛发生长期，外用米诺地尔可以治疗男性型和女性型脱发。这里只是简单提及这些药物，因为在有些国家可能通过 OTC 获得。但在美国，非那雄胺仅能通过处方获得。

15.40　毛发治疗联合"方案"

目前有许多国内和跨国的养发护发机构提供口服和外用药物，包括一系列种类繁多的产品，所有这些产品都承诺能够增进头发的生长、持久和健康。这些产品通常价格较高，也给人以更"复杂"和（或）"完整"的印象，通常吹捧类似"突破性"成分等。事实上，它们都含有前面提到的成分，通常隐藏在带有版权商标的专利配方中。对于那些市场推销中所说的效果，充其量只是传闻，或如前文对个别成分的讨论中所描述的那样。也就是说，在本章发表之时，只有一部分正在进行的经验性研究能提供部分产品价值的客观依据。

15.41　Viviscal, Nourkrin, Hairgain

Viviscal 是以"生发和头发护理计划"的形式向患者销售膳食补充剂和美容护发产品。其产品的确切成分隐藏于所谓的专利配方中。它吹捧一种"海洋复合物"，是基于针对因纽特人的研究发现他们的健康头发和皮肤归功于富含鱼类和蛋白质的饮食。总的来说，这种"复合物"是一种从贝类和鱼类（如鲨鱼软骨）中提取的海洋蛋白质混合物，称为"糖胺聚糖（GAG）"。据称，GAG 对头发的生长周期有益[29]。海洋动物如鱼和磷虾类可以提供 EPA 和 DHA，制造商常常将其纳入产品中。例如，另一个头发治疗"品牌"Nourkrin，其产品包含 Marilex，内含上述的类似成分。总部位于印度的 Hairgain 公司销售的一种护发系列产品，含糊地列出了含有专有配方、大豆和 B 族维生素等成分的混合物。

15.42　赫尔辛基配方（Helsinki formula）

该产品中的主要成分最初是聚山梨酯-60，现在是聚山梨酯-80。聚山梨酯是一种表面活性剂、保湿剂、分散剂和乳化剂。据称，聚山梨酯可以清除毛囊中的 DHT，保护毛囊免受 DHT 的影响。但迄今为止，这一点并没有得到证实。

15.43　Avacor

这个品牌的护发产品以一种外用药液为中心，其活性成分是 5% 米诺地尔，以及一种含有 B 族维生素、生物素、锯棕榈、角蛋白、银杏叶、越橘和白藜芦醇的口服补充剂。越橘或黑果越橘是一种水果种子提取物，对头发生长 / 质量未见直接的益处。从植物中获取的天然酚类物质白藜芦醇也是如此。Avacor 产品的功效主要取决于其独立成分的效果。

15.44　Nutrafol

Nutrafol 被市场称为是首创突破性"智能"补充剂，含有标准化的植物成分。经临床验证该产品针对脱发和头发细软的多种根本原因。Nutrafol 由 20 种超纯天然成分组成，并称利用了多种特殊植物的恢复能力，协同对抗压力、激素失衡、老化、自由基、炎症和许多其他削弱毛囊的因素。Nutrafol 利用先进的营养品加工技术，选择性地采用有专利的、有临床数据证明功效的植物成分，并对植物活性成分进行标准化。Nutrafol 提出的作用机制是基于更多的新研究，多因素导致的脱发与各种皮肤及身体慢性疾病具有相关性[30]。截至 2017 年年初，三项对 Nutrafol 配方整体测试的随机、安慰剂、双盲对照试验正在进行中，证实其功效的试验数据将随之而来。最近发表的一项研究显示，Nutrafol 配方对女性型脱发有积极作用[31]。从制造商那里可以获得关于单个成分的临床数据。与其他产品一样，部分植发医生在临床使用 Nutrafol 后发现其可能对头发健康有积极影响。该制剂中的许多成分可以在本章前面内容中查阅。

15.45　结论

总的来说，患者在 OTC 市场上可以获得的大多数草药和营养性膳食补充剂所含有的成分据说对头发的生长和活力有积极影响，能减缓头发持续脱落。然而，对这些成分中的大部分来说，其功效充其量只是传闻而已。幸运的是，在本章发表时正在进行的一些研究会对这些成分可能发挥的作用有更多的了解，因为它们是在合理的实验方法背景下进行的研究。由于大多数情况下这些疗法本身并不是有害的，患者可以继续将这些配方制剂作为经过科学验证的治疗方式的辅助手段。

一个非常重要的问题是，目前市场上的所有这些制剂在质量控制及其关乎疗效的生物活性方面存在很大的差异。向患者提供补充剂咨询服务时，必须强调任何疗法必须持续使用至少6个月，最好是1年，才能得到充分的疗效评估。这与毛囊生长周期的基本生物学原理有关。

应该简要提及的是，从美容的角度，许多洗发水、护发素和其他外用头发产品可以改善视觉上的头发密度和活力。使用高质量的头发产品是我们可以为那些寻求指导改善外观从而提高生活质量的患者制订的整体策略的一个重要部分。一般来说，建议患者远离可能会使头发水分含量变少的低质量洗发水或产品／行为。坚持使用高质量的养发产品是一个很好的选择。应鼓励患者尝试各种不同的产品，以找到最适合个人发质的特定品牌和（或）成分。

最后，以下罗列了总体参考资料清单，以方便想更深入地了解本文中所涉及物质的读者参考。

参 考 文 献

［1］ Statista. The Statistics Portal. Size of the Global Hair Care Market from 2012 to 2023 (in Billion U. S. Dollars). Available at: www.statista.com/statistics/254608/global-hair-care-market-size/. Accessed December 5, 2016

［2］ Transparency Market Research. Hair Care Market (Product Type-Shampoo, Hair Color, Conditioner, Hair Styling Products, and Hair Oil)- Global Industry Analysis, Size, Share, Growth, Trends, and Forecast 2016 −2024. Available at: www.transparencymarketresearch.com/hair-care-market.html. Accessed December 5, 2016

［3］ Bach PA. Prescription for Nutritional Healing: A Practical A-to-Z Reference to Drug-Free Remedies Using Vitamins, Minerals, Herbs & Food Supplements. 5th ed. Avery; 2010

［4］ National Center for Complementary and Integrative Health (NIH). Herbs at a Glance. Updated November 21, 2016. Available at: https://nccih.nih.gov/health/herbsataglance.htm. Accessed December 5, 2016

［5］ Rossi A, Mari E, Scarno M, et al. Comparative effectiveness of finasteride vs Serenoa repens in male androgenetic alopecia: a two-year study. Int J Immunopathol Pharmacol. 2012; 25(4): 1167−1173

［6］ Hendler SS. The Doctor's Vitamin and Mineral Encyclopedia. New York, NY: Simon & Schuster; 1990

［7］ Khan IA, Abourashed EA. Leung's encyclopedia of common natural ingredients: used in food, drugs, and cosmetics. 3rd ed. Wiley; 2009

［8］ Hay IC, Jamieson M, Ormerod AD. Randomized trial of aromatherapy. Successful treatment for alopecia areata. Arch Dermatol. 1998; 134(11): 1349−1352

［9］ Blumenthal M, Busse WR, Goldberg A, et al, eds. The Complete German Commission E Monographs: Therapeutic Guide to Herbal Medicines. Austin, TX: American Botanical Council; 1998

［10］ Weiss RF, Fintelmann V. Herbal Medicine. 2nd ed. Thieme; 2000

［11］ Chandran B, Goel A. A randomized, pilot study to assess the efficacy and safety of curcumin in patients with active rheumatoid arthritis. Phytother Res. 2012; 26(11): 1719−1725

［12］ Gupta SC, Patchva S, Aggarwal BB. Therapeutic roles of curcumin: lessons learned from clinical trials. AAPS J. 2013; 15(1): 195−218

［13］ Chattopadhyay I, Biswas K, Bandyopadhyay U, Banerjee RK. Turmeric and curcumin: biological actions and medicinal applications. Curr Sci. 2004; 87(1): 44−53

［14］ Mukherjee PK, Houghton PJ, eds. Evaluation of Herbal Medicinal Products: Perspectives on Quality, Safety and Efficacy. Pharmaceutical Press; 2009

［15］ Auddy B, Hazra J, Mitra A, Abedon B, Ghosal S. A standardized Withania somnifera extract significantly reduces stress-related parameters in chronically stressed humans: a double-blind, randomized, placebo-controlled study. JANA. 2008; 11(1): 50−66

［16］ Bhattacharya SK, Muruganandam AV. Adaptogenic activity of Withania somnifera: an experimental study using a rat model of chronic stress. Pharmacol Biochem Behav. 2003; 75(3): 547−555

［17］ Kulkarni SK, Dhir A. Withania somnifera: an Indian ginseng. Prog Neuropsy-chopharmacol Biol Psychiatry. 2008; 32(5): 1093−1105

［18］ Minhas U, Minz R, Bhatnagar A. Prophylactic effect of Withania somnifera on inflammation in a non-autoimmune prone murine model of lupus. Drug Discov Ther. 2011; 5(4): 195−201

［19］ Usharani P, Fatima N, Kumar CU, Kishan PV. Evaluation of a highly standardized withania somnifera extract on endothelial dysfunction and biomarkers of oxidative stress in patients with type 2 diabetes mellitus: a randomized, double blind, placebo controlled study. Int J Ayurveda Pharma Res. 2014; 2(3): 22−32

［20］ Tiwari R, Chakraborty S, Saminathan M, Dhama K, Singh S. Ashwagandha (Withania somnifera): role in safeguarding health, immunomodulatory effects, combating infections and therapeutic applications: a review. J Biol Sci. 2014; 14(2): 77−94

［21］ Breitkopf T, Leung G, Yu M, Wang E, McElwee KJ. The basic science of hair biology: what are the causal mechanisms for the disordered hair follicle? Dermatol Clin. 2013; 31(1): 1−19

［22］ Trüeb RM. Molecular mechanisms of androgenetic alopecia. Exp Gerontol. 2002; 37(8−9): 981−990

［23］ Mahé YF, Michelet JF, Billoni N, et al. Androgenetic alopecia and microinflammation. Int J Dermatol. 2000; 39(8): 576−584

［24］ Gatherwright J, Liu MT, Amirlak B, Gliniak C, Totonchi A, Guyuron B. The contribution of endogenous and exogenous factors to male alopecia: a study of identical twins. Plast Reconstr Surg. 2013; 131(5): 794e−801e

［25］ Gul NY, Topal A, Cangul IT, Yanik K. The effects of topical tripeptide copper complex and helium-neon laser on wound healing in rabbits. Vet Dermatol. 2008; 19(1): 7−14

［26］ Cangul IT, Gul NY, Topal A, Yilmaz R. Evaluation of the effects of topical tripeptide-copper complex and zinc oxide on open-wound healing in rabbits. Vet Dermatol. 2006; 17(6): 417−423

［27］ Arul V, Kartha R, Jayakumar R. A therapeutic approach for diabetic wound healing using biotinylated GHK incorporated collagen matrices. Life Sci. 2007; 80(4): 275−284

［28］ Mulder GD, Patt LM, Sanders L, et al. Enhanced healing of ulcers in patients with diabetes by topical treatment with glycyl-L-histidyl-L-lysine copper. Wound Repair Regen. 1994; 2(4): 259−269

［29］ Hornfeldt CS, Holland M, Bucay VW, Roberts WE, Waldorf HA, Dayan SH. The safety and efficacy of a sustainable marine extract for the treatment of thinning hair: a summary of new clinical research and results from a panel discussion on the problem of thinning hair and current treatments. J Drugs Dermatol. 2015; 14(9): s15−s22

［30］ Farris PK, Rogers N, McMichael A, Kogan S. A novel multi-targeting approach to treating hair loss, using standardized nutraceuticals. J Drugs Dermatol. 2017; 16(1): s141−s148

［31］ Ablon G, Kogan S. A six-month, randomized, double-blind, placebo-controlled study evaluating the safety and efficacy of a nutraceutical supplement for promoting hair growth in women with self-perceived thinning hair. J Drugs Dermatol. 2018; 17(5): 558−565

16

Bernard P. Nusbaum, Aron G. Nusbaum

张悦 译，周易 王展 审校

咨询与手术计划
The Consultation and Surgical Planning

概要 植发手术成功的关键在于选择合适的患者。翔实的病史获得和详尽的头皮评估决定了患者是否适合手术。这其中也包括了对潜在手术患者进行各种手术方式的宣教。对于预期结果的真实案例必须清楚传达展示，同时应该仔细观察患者反应以确保他们对手术计划的理解和接受。植发手术的效果形成需要时间，而脱发的本质是渐进性的。这两个因素使得患者和手术医生之间建立长期的信任关系至关重要。

关键词 患者选择，植发咨询，躯体变形障碍，脱发诊断

关键要点

- 合适患者的选择是咨询过程的重要组成部分之一，以确保患者对手术的满意度。

- 应从每一位患者处获得详细的病史，以明确是否存在潜在的手术禁忌证。

- 综合考量脱发程度、头发及头皮特点等因素后，准确告知每个患者的植发结果类型是非常必要的。

16.1 介绍

植发手术的成功取决于多种因素，其中最重要的一项是通过咨询选择合适的患者。植发咨询需从对患者进行植发手术的一般原则和可选的各种方式的宣教开始。此外，需要向患者解释手术当天、术后即刻的注意事项，以及预期的毛发生长时间。通过详细病史获得以明确可能的医疗风险后，需对患者进行详尽的头皮检查，包括脱发病因的准确诊断，以及明确患者是否完全合适手术。供区的质量和数量必须进行评估，因为这关系到目前和未来的脱发程度。此外，术者应与患者就手术效果进行清晰的沟通，以确保可以满足患者的期望。在整个过程中，手术医生应该尝试并密切关注患者的肢体语言和线索，以了解患者的精神和情绪状态。和患者建立个人层面的连接及确保牢固和谐的医患关系很重要。在出现沟通不一致的早期迹象，应谨慎考虑是否进行手术，此时建议患者至其他医生处获取意见是明智的选择。

16.2 向患者提供的一般信息

随着互联网上可获取的资讯逐渐增多，患者在咨询前已经对术式进行充分调查的情况并不少见。尽管如此，还是需要向每一位患者以口头和书面的形式告知包括毛囊单位头皮条切取术的概念、其在供区提取方面与毛囊单位钻取术（follicular unit excision，FUE）的区别、供区的局限性，以及决定一次手术过程中移植体数目的个体因素等信息。关于供区，应解释头皮条获取的演变发展如隐藏式缝合技术、不同患者之间的瘢痕的差异[1,2]。需要强调的是，FUE 并不是无痕操作。患者应明白，虽然 FUE 没有线性瘢痕，可以剃相较于头皮条切取术更短的发型，且不会被发现曾进行过手术，但若在完全剃发状态下，还是可以看到小的点状瘢痕。此外，需要指出的是，随着 FUE 次数的增加，供区可出现明显稀疏。FUE 可能更适合于那些可能在后期有脱发进展、不愿再次手术并一直保持短发的年轻人。FUE 的另一个适应证是提取头发移植于现有的线性瘢痕中来掩盖其存在。接受过多次头皮条切取术使得供区过紧而无法进一步行头皮条切取术的患者也可能适合 FUE。此外，FUE 是获取非头皮供区

毛发如胡须、胸毛、腿毛的首选方式[3]。针对不同供区获取方式，术前是否剃发应由患者结合他们目前的发型、术后早期的社会和职业限制来考虑。有关术中体验和术后过程的一般信息可以方便简洁地用常见问题书面问答的形式来介绍。在咨询过程中还应提供一份潜在并发症及相应发生率的清单。

16.3 病史

为了明确潜在的手术禁忌证，术者需要获得每个患者的详细病史，其中应包括系统性疾病、既往手术史、社会心理史、过敏史、目前用药情况及完整的系统回顾（表 16.1）。当患者进行最后一次医学检查时，术者注意，明确所提供的信息是否准确可靠十分重要。脱发家族史可能有助于确定患者未来脱发的可能性。

表 16.1　病史筛查清单

• 过敏史	• 青光眼
• 用药史 　—抗血小板或抗凝剂 　—三环类抗抑郁药 　—拟交感神经药 　—非选择性β受体阻滞剂	• 脊柱疾病
• 心脏病史 　—冠状动脉疾病 　—瓣膜病 　—心律失常 　—高血压	• 异常瘢痕形成
• 假体植入物 　—起搏器 　—心脏瓣膜 　—整形假体	• 头皮皮肤病
• 糖尿病	• 皮肤感染或耐甲氧西林的金黄色葡萄球菌（MRSA）感染史
• 癫痫发作	• 涉及头皮和颅骨的既往手术
• 凝血功能障碍	• 既往毛发移植手术史
• 肝病	• 饮酒史、吸烟史、用药史
• 睡眠呼吸暂停	• 精神病史
• 消化性溃疡	

术者必须对患者的一般健康状况进行全面的评估，尤其是心脏病史。因为术中通常使用肾上腺素进行局部麻醉，所以患有冠状动脉或瓣膜病、心律失常或高血压的患者必须在手术前由专科医生评估是否耐受手术，以及是否可以安全地停用阿司匹林

或抗凝血药物。活动期肝病必须纳入考量，因为其可能导致凝血改变，同时会影响局麻药物的代谢。糖尿病患者在手术应激下存在伤口愈合不良和高血糖的风险，因此必须接受药物控制并且病情稳定。此外，通常为预防毛发移植术后水肿而给予的皮质类固醇会导致这些患者的高血糖，因此需禁用或减少剂量。同样，系统使用皮质类固醇可能会加重消化性溃疡或青光眼。由于毛发移植手术通常会使用一些镇静药物，当患者出现睡眠呼吸暂停时，应调整镇静药物剂量。癫痫发作史与药物治疗水平是有相关性的，因此某些抗癫痫药物如苯妥英钠等的治疗水平应在术前确定。有出血倾向的患者应进行相关的血液检查和（或）转诊到血液科咨询。对于那些有脊柱疾病或行动受限的人，应给予特别关注，因为毛发移植手术需要长时间保持静态姿势。对于伤口愈合不佳、瘢痕增生或瘢痕疙瘩形成的患者，应进行适当的咨询，也许可在确定手术前进行小范围的测试。一些头皮皮肤病史，如脂溢性皮炎、银屑病、毛囊炎等需明确获知，因为这些疾病需在手术前治疗。此外，频繁的皮肤感染病史可能预示MRSA携带状态，如果确认存在，需采取根除措施。

既往手术的信息，特别是那些涉及诸如起搏器、心脏瓣膜或整形假体等假体植入的手术的信息都与咨询相关，并且手术应遵循目前关于预防性抗生素使用的指南。对于起搏器，应注意电凝的特殊注意事项。既往累及头皮的手术可能导致头皮局部血液循环减少和坏死风险增加。曾做过涉及颅骨手术的患者应进行神经外科或颌面外科的专科评估并获得手术许可，因为毛发移植手术所导致的局部感染、颅骨假体损害，或者在去骨瓣区域进行手术都可能带来灾难性的后果。显然，既往的任何毛发移植手术都需要明确包括移植体的数量和供体的获取方法等信息。

应编制一份完整的药物清单，包括处方药和非处方药，如维生素或草药补充剂。特别重要的是抗血小板或抗凝血剂，以及能增强肾上腺素作用的药物，如三环类抗抑郁药和拟交感神经药。建议停用或替换非选择性β受体阻滞剂，因为当它们与肾上腺素合用时，有可能出现无拮抗的α-肾上腺素刺激和明显的高血压[4]。

社会史的确认包括患者现有或既往的烟草、乙醇或其他非法药物的使用情况。精神疾病史包括

患者是否患有抑郁症、焦虑症或任何其他精神疾病，以及是否接受过心理医生或精神科医生治疗的信息。如果患者有明显的精神疾病史并决定进行手术，与其主治医生沟通将有助于明确毛发移植手术是否对患者有益，以及根据患者情况确定手术时机。在所有的美容手术中，识别躯体变形障碍（body dysmorphic disorder，BDD）患者是非常重要的，因为他们通常是由于不切实际的期望无法得到满足而感到不满意。虽然 BDD 在普通人群中的发病率估计在 0.7%～7%，但在进行美容手术的人群中，发病率高达 53.6%[5]。在美容手术 / 皮肤科中得到验证的两个筛查工具是 BDD 问卷－皮肤科版（BDD questionnaire-dermatology version，

BDDQ-DV）和畸形关注问卷（dysmorphic concern questionnaire，DCQ）[6, 7]。两者都可以在咨询过程中使用，耗时较短，而且是自我填报形式。如果患者承认过分关注自身外貌，并且至少有中度的困扰或功能受损，则认为 BDDQ-DV 阳性（▶图 16.1）。

16.4　体格检查

包括皮肤镜在内的详细头皮检查对于排除有相对或绝对手术禁忌证的脱发患者至关重要，如休止期脱发、斑秃、活动性瘢痕性秃发或拔毛癖[8, 9]。一旦确定了雄激素病因，目前和预期未来的脱发模式的严重程度将被确定，并使用 Norwood 系统进

您是否很在意自己身体某个部位的样子，觉得特别不好看？　　　　　　　是　否

如果否，感谢您的时间和关注。问卷填写完毕。

* *

如果是，这些担忧是否让您心烦意乱？也就是说，您经常思考这些问题，而且很难停止思考这些问题？　　　　　　　　　　　　　　　　　　　　　　　　是　否

这些担忧是什么？您对这些身体部位的外观有什么具体困扰？＿＿＿＿＿＿＿＿＿
＿＿＿＿＿＿＿＿＿＿＿＿＿＿＿＿＿＿＿＿＿＿＿＿＿＿＿＿＿＿＿＿＿＿＿
＿＿＿＿＿＿＿＿＿＿＿＿＿＿＿＿＿＿＿＿＿＿＿＿＿＿＿＿＿＿＿＿＿＿＿

您对自己外表的关注对您的生活产生了什么影响？＿＿＿＿＿＿＿＿＿＿＿＿＿
＿＿＿＿＿＿＿＿＿＿＿＿＿＿＿＿＿＿＿＿＿＿＿＿＿＿＿＿＿＿＿＿＿＿＿
＿＿＿＿＿＿＿＿＿＿＿＿＿＿＿＿＿＿＿＿＿＿＿＿＿＿＿＿＿＿＿＿＿＿＿

您的缺陷是否经常给您带来很多困扰、折磨或痛苦？有多大？（圈出最佳答案）。

1	2	3	4	5
没有困扰	轻度，不会太令人不安	中度且令人不安但仍可控制	重度且非常非常令人不安	极严重且致残的

您的缺陷是否导致您在社会、职业或其他重要领域的功能受到损害？有多大？（圈出最佳答案）。

1	2	3	4	5
没有限制	轻度干扰，但整体表现不受影响	中度的、明确的干扰，但仍可控制	严重的，造成实质性损害	极度丧失能力

您的缺陷是否经常严重干扰您的社交生活？　　　　　　　　　　　　　是　否
如果是，如何干扰？＿＿＿＿＿＿＿＿＿＿＿＿＿＿＿＿＿＿＿＿＿＿＿＿＿＿
＿＿＿＿＿＿＿＿＿＿＿＿＿＿＿＿＿＿＿＿＿＿＿＿＿＿＿＿＿＿＿＿＿＿＿

您的缺陷是否经常严重干扰您的学校生活、工作，或导致您没有能力完成个人职责？　是　否

是否有因为您的缺陷而回避的事情？　　　　　　　　　　　　　　　　　是　否
它们是＿＿＿＿＿＿＿＿＿＿＿＿＿＿＿＿＿＿＿＿＿＿

图 16.1　BDD 问卷－皮肤科版（BDDQ-DV），如果患者承认过分关注自身外貌，并且至少有中度的困扰或功能受损，则认为是阳性

行分级。检查应彻底，以便能够识别皮肤科头皮疾病的任何征象，如红斑、鳞屑或脓疱。脂溢性皮炎、银屑病、毛囊炎、光线性角化病或任何头皮肿瘤都应在手术前进行治疗。应评估永久性或"安全"供区的边界[10]，且需考虑到可用供区和受区的比例。在年轻或者早期秃发患者中，"安全"供区和 AGA 未来的程度很难估测。供区评估还需要包括毛囊密度、毛干颜色、直径和质地。粗壮、波浪状或卷曲的头发会比细直的头发提供更多的覆盖面；并且头发与皮肤的颜色反差越小，外观上密度越大。对供区皮肤镜的检查可以识别以供区过度微小化（＞20%）为特征的弥漫性非模式性秃发（diffuse unpatterned alopecia，DUPA）。DUPA 患者并不适合行毛发移植手术，因为他们通常表现为供区可见的稀疏，供区毛囊移植至受区后可能随着时间推移出现毛囊微小化甚至脱落[11]。若考虑行供区头皮条切取术，必须测量头皮弹性，因为较紧的头皮会限制可切取头皮条的宽度从而限制可获取的毛囊单位数目。如果因此获取毛囊单位数量无法覆盖所需移植的受区，便不能采用头皮条切取的方法。矛盾的是，过于松弛的患者可能在愈合后形成宽大的瘢痕[12]，需询问这些患者是否存在关节过度活动或是否舌头可以触碰到鼻子，因为这两个表现都是 Ehlers-Danlos 亚型的特征，应避免行头皮条切取术[13]。如果计划行 FUE，供区毛囊单位密度必须充足以保证提取后不会出现稀疏、"虫蛀状"表现。毛发极度卷曲的患者可能会出现 FUE 提取困难，导致横断率增加，此时可以挑选点位进行试提取以明确毛干角度[14]。

16.5 手术计划

术者必须询问患者自身对密度和所需覆盖面积的期望。如果现有的供体不能满足这些期望，必须立即向患者解释供体不足的问题，并提出可以实现的合理选择。并且为了让患者直观地看到预期的结果，展示具有类似毛发特征的患者的前后照片是非常有帮助的，术者应谨慎地描述手术效果，不要夸大。关于供体数量，除了 Norwood Ⅶ级，一般来说，通常有 4 000～6 000 个总毛囊单位可供移植，另外一些供区面积大和（或）供区密度高的人可能有接近 8 000 个可用的毛囊单位。胡须、胸毛、腿毛等供区，虽然仅有单根毛囊，与头皮毛发生长特

性不同且存活率较低[3]，通常作为"最后的手段"，但在后枕部供体不足时，也是值得考虑的。AGA 进展的可能性是患者宣教中重要的一部分，那些 Norwood Ⅵ级或可能要发展到这种程度的患者，通常只能通过植发达到覆盖额区和顶区头皮的效果。Norwood Ⅶ级患者通常不适合做植发或只能实现前额区有限的设计。咨询时也应向患者提及在毛发再生及减缓和稳定脱发进程方面，药物单独使用及植发手术联合药物的作用。

作为咨询的一部分，拟定的受区会被标记出来，手术一般会覆盖秃发区的前半部分或后半部分。对于前额和头顶都有 AGA 累及的患者，最好是在确定患者对前额效果满意后再进行顶区的手术。为了估计拟进行的手术所需的毛囊单位的数量，术者以平方厘米为单位测量受区的面积，并根据在特定区域拟种植的密度（FU/cm^2）计算所需毛囊数量。最大种植密度是指在初次手术时可以实现的，既不损伤头皮血供又能保持高毛囊存活率的密度，该密度并不等于供区的自然密度。人眼无法看出毛发稀疏，除非毛发密度降低至少 50% 以上[15]，正是由于存在这种密度错觉，所以通常植发时无须将脱发区域恢复到脱发前的密度。此外，如果需要的话，可以进行后续的"加密"手术，以增加丰满度。

16.6 额区

恢复额区对于面部框架、创造更年轻的外观和改善脱发的外观至关重要。这个区域从额部发际线向后延伸到从双侧耳垂向上延伸的虚线。在设计额区时，绘制发际线是第一步。发际线不应该太低，定位发际线中点的一般指导原则是：在眉间上方 7～10 cm 处，或在额部最高的皮肤皱褶上方 1 cm 处。另一个定位前额中点位置的标志是前额的垂直平面和头皮的水平平面相交处[16]。这些通用的指导原则必须根据头部的大小和形状及脱发的程度进行个性化调整，如在更严重的秃发模式中，发际线的位置要高一些。设计的下一步是确定颞部后移的程度，即额部发际线与颞部头发的交汇点。定位这个点的粗略方法是，从鬓角的前部向上延伸一条线[16]。对于中度或重度脱发，这条线可以调整为对应于鬓角中部或后部。从侧面看，发际线应该是水平的，或者从额部中点到颞部后移处向上倾斜，但绝不应该向下倾斜。发际线的形状有种族差异，

高加索人的颞部后移更明显，非洲裔患者的发际线通常更平坦，后移更少[17]。

虽然术者通常在设计之初以既改善面部轮廓又尽可能保留供区毛囊为指导原则，但患者往往会要求更低的、更扁平的发际线。有时，术者可以根据患者要求适当"妥协"，但也要明确拒绝太低或过于扁平的设计，因为这种设计不仅在一开始看起来不自然，而且随着时间的推移和脱发的进展，这种设计将使得原生发与种植发之间出现断层，而无法维持最初的术后外观。

16.7　头顶中间区

当额区移植完成后，下一步通常是修复头顶中间区。这个区域从额区的后边界向后延伸到位于头皮从水平面转为垂直面的过渡点。从侧面看，其包括了"侧面驼峰区"，形成连接供区侧缘的"桥梁"。"侧面驼峰区"有明显的美学意义，因为从侧面观察脱发患者时，"侧面驼峰区"可以掩盖脱发区域的后部头皮。这一部分毛发在重度脱发下仍能保留，并且是 Norwood Ⅵ级过渡到Ⅶ级的过程中，侧缘最后脱落的区域。如果供体充足，对于晚期脱发患者，建议至少修复头皮额区和头顶中间区，因为重建这两个区域后可以获得较自然的毛发分布模式。

16.8　颞点

颞点的修复可以创造面部美学的平衡感，因为颞点标记了面部"框架"的侧边界。对于非常年轻的患者，应避免进行颞点修复，因为有可能在未来出现脱发，并在移植区后方出现"缺口"。为了设计颞点的合适位置，可以依据一些残留的毳毛，或者利用鼻尖穿过瞳孔中线至拟定颞点前段的线及额中点至耳垂最下缘的线的交叉点进行定位。

16.9　顶区

在处理额区和头顶中间区之前，在顶区移植毛发会存在美学上的风险。因为将来在这个区域移植的毛发周围出现脱发可能会在移植区域周边出现脱发"环"。这看起来会很"奇怪"，从而需要进一步的移植，可能会耗竭供体。当最初的手术计划是针对顶区时，需要有足够的供体储备，以防 AGA 最终发展到额区及头顶时能保障这些区域的移植需

求。一般来说，建议对顶区 AGA 的患者进行药物治疗，且在移植前，这个区域的脱发情况最好是稳定的。年轻患者不宜进行顶区移植，由于对未来脱发的情况难以把握，有些人将这一区域的移植推迟到患者超过 30 岁或接近 40 岁时进行[18, 19]。对于仅限于顶区的 AGA 患者，年龄在 40 岁以上可以进行植发手术。由于毛发方向的差异及顶区常需要从头顶上方才能看到这一事实，患者应该被告知这一区域在植发后的密度与额区相比会相对低，可能会存在"能看到"头皮的状态。因此，患者可能为了解决这一问题，要求进行多次"加密"手术，但考虑到前述供体耗竭的问题，术者应拒绝患者的此类要求。

16.10　并发症

应该向患者强调，在植发手术中，严重的并发症是极其罕见的；然而，正如任何一种手术咨询一样，必须向患者告知潜在的并发症。手术感染是罕见的，根据笔者的经验，估计发生率不到 1%。在头皮条切取术中，供区的并发症通常与缝合时头皮张力过大有关，包括宽大的瘢痕、供区瘢痕周围脱发、创面裂开或组织坏死[20]。供区其他的并发症包括瘢痕增生和毛囊炎，后者更常见于隐藏式缝合术。血肿、神经痛和感觉减退也可能发生，在极其罕见的情况下，会出现神经瘤或动静脉瘘。FUE 供区并发症包括供区明显稀疏、白色瘢痕、毛囊炎、脱发、坏死和囊肿形成[20]。

在受区，发际线或额区种植后可出现暂时性额部和眼睑水肿。患者在术后 3 个月内可能会经历原生发稀疏，可出现毛囊炎、囊肿形成和局部或广泛的毛囊存活率不佳。血管受损的患者，如吸烟者、糖尿病患者，以及既往有头皮手术史、光线性损伤或薄头皮的患者，可能更容易出现受区坏死的严重并发症[21]。

16.11　结论

成功执行咨询的每一步非常重要。任何一个点的失败都可能导致一系列事件的发生，从而最终损害手术本身和（或）医患之间短期和长期的关系。在每一次咨询中，面对每一位患者，术者都能成功维系良好的医患关系，是毛发移植手术成功非常重要的因素之一。

参 考 文 献

[1] Rose PT. The latest innovations in hair transplantation. Facial Plast Surg. 2011; 27(4): 366−377

[2] Rose PT. Trichophytic closure overview. In: Unger W, Shapiro R, Unger R, et al, eds. Hair Transplantation. New York, NY, USA: Informa Healthcare; 2011: 281−284

[3] Cole J. Body to scalp, donor area harvesting. In: Unger W, Shapiro R, Unger R, et al, eds. Hair Transplantation. New York, NY, USA: Informa Healthcare; 2011: 304−036

[4] Becker DE. Cardiovascular drugs: implications for dental practice part 1—cardiotonics, diuretics, and vasodilators. Anesth Prog. 2007; 54(4): 178−185, quiz 186−187

[5] Picavet V, Gabriëls L, Jorissen M, Hellings PW. Screening tools for body dysmorphic disorder in a cosmetic surgery setting. Laryngoscope. 2011; 121(12): 2535−2541

[6] Dufresne RG, Phillips KA, Vittorio CC, Wilkel CS. A screening questionnaire for body dysmorphic disorder in a cosmetic dermatologic surgery practice. Dermatol Surg. 2001; 27(5): 457−462

[7] Oosthuizen P, Lambert T, Castle DJ. Dysmorphic concern: prevalence and associations with clinical variables. Aust N Z J Psychiatry. 1998; 32(1): 129−132

[8] Donovan J. Lichen planopilaris after hair transplantation: report of 17 cases. Dermatol Surg. 2012; 38(12): 1998−2004

[9] Rogers N. Imposters of androgenetic alopecia: diagnostic pearls for the hair restoration surgeon. Facial Plast Surg Clin North Am. 2013; 21(3): 325−334

[10] Devroye J. An overview of the donor area: basic principles. In: Unger W, Shapiro R, Unger R, et al, eds. Hair Transplantation. New York, NY, USA: Informa Healthcare; 2011: 247−262

[11] Konior RJ, Simmons C. Patient selection, candidacy, and treatment planning for hair restoration surgery. Facial Plast Surg Clin North Am. 2013; 21(3): 343−350

[12] Bernstein R. The scalp laxity paradox. Hair Transplant Forum Int. 2002; 12: 122−123

[13] Marzola M. Single-scar harvesting technique. In: Haber RS, Stough DB, eds. Procedures in Cosmetic Dermatology Hair Transplantation. Philadelphia, PA: Elsevier Saunders; 2006: 84

[14] Rose PT, Nusbaum B. Robotic hair restoration. Dermatol Clin. 2014; 32(1): 97−107

[15] Marritt E. The death of the density debate. Dermatol Surg. 1999; 25(8): 654−660

[16] Shapiro R. Principles of creating a natural hairline. In: Unger W, Shapiro R, Unger R, et al, eds. Hair Transplantation. New York, NY: Informa Healthcare; 2011: 374−376

[17] Mayer M. Hair transplantation in black patients. In: Unger W, Shapiro R, Unger R, et al, eds. Hair Transplantation. New York, NY: Informa Healthcare; 2011: 431−435

[18] Stough D. Virtually never. In: Unger W, Shapiro R, Unger R, et al, eds. Hair Transplantation. New York, NY: Informa Healthcare; 2011: 175

[19] Barusco MN. Commentary. In: Unger W, Shapiro R, Unger R, et al, eds. Hair Transplantation. New York, NY: Informa Healthcare; 2011: 177

[20] Konior RJ. Complications in hair-restoration surgery. Facial Plast Surg Clin North Am. 2013; 21(3): 505−520

[21] Nusbaum B, Nusbaum A. Recipient area complications. In: Unger W, Shapiro R, Unger R, et al, eds. Hair Transplantation. New York, NY: Informa Healthcare; 2011: 424

17

Aron G. Nusbaum, Antonella Tosti

魏珂璐 译，周易 审校

皮肤镜与头皮活检在毛发移植评估中的应用

Dermoscopy and Scalp Biopsy in the Hair Transplant Evaluation

概要 虽然有植发诉求的患者多被诊断为雄激素性秃发，但医生必须将其与其他脱发疾病鉴别。皮肤镜是一种非常宝贵同时简单易学的头皮检查工具，它可放大局部头皮图像，识别肉眼不可见的变化，为临床医生迅速提供重要的诊断线索。它可以检测到多种脱发疾病的特殊征象，例如，有助于区分瘢痕性秃发与非瘢痕性秃发、雄激素性秃发与休止期脱发或隐匿性斑秃，以及经典斑秃与其他斑片状脱发。当镜下表现不明确或怀疑瘢痕性秃发时，建议在皮肤镜引导下进行头皮活检，这种方法可以显著提高诊断率。

关键词 皮肤镜引导下定位，非瘢痕性秃发，瘢痕性秃发，隐匿性斑秃，经典斑秃，休止期脱发，斑片状脱发，毛周血管征

关键要点

- 皮肤镜是一种宝贵的、非侵入性的头皮检查工具，它可以放大局部头皮图像，识别肉眼不可见的变化，为临床医生迅速提供重要的诊断线索。
- 当临床或镜下表现不明确时，应行头皮活检，不仅可明确诊断，还可判断疾病的活动性。
- 建议在皮肤镜引导下定位选择活检部位，可明显提高诊断成功率。

17.1 介绍

植发医生会遇到患有各种脱发疾病的患者。在这些脱发疾病中，部分疾病需要详细评估是否适合植发，并且另有一些疾病是植发手术的相对或绝对禁忌证。毛发专科与所有医学专科一样，正确的诊断对制订一个恰当的治疗方案十分重要，尤其是考虑进行植发手术时。尽管绝大多数有植发诉求的患者患有雄激素性秃发（AGA），术者仍需要鉴别特殊的亚型如弥漫性非模式性秃发（diffuse unpatterned alopecia，DUPA）。此外，非雄激素性如瘢痕性秃发及其他非瘢痕性秃发临床特征常常难以察觉，并且也可与 AGA 共存或与 AGA 表现相似。毛发医生必须提高对脱发病因的认知、头皮检查的能力，以及使用如皮肤镜和头皮活检等辅助工具的意识。

头皮检查首先需要观察患者是否呈现明显的脱发模式，如 AGA，如没有，应引起警觉。皮肤镜/毛发镜是一种宝贵的、非侵入性的头皮检查工具，可以使用放大倍数 > 20 倍的摄像显微镜或将皮肤镜连接在电子相机或智能手机上使用[1]。它可放大局部头皮图像，识别肉眼不可见的变化，为临床医生迅速提供重要的诊断线索（表 17.1）。它可以检测到多种脱发疾病的特殊征象，例如，有助于区分瘢痕性秃发与非瘢痕性秃发、AGA 与休止期脱发（telogen effluvium，TE）或隐匿性斑秃（alopecia areata incognita，AAI），以及经典斑秃（alopecia areata，AA）与其他斑片状脱发。虽然根据查体和皮肤镜可作出大多数诊断，但当镜下表现不明确或怀疑瘢痕性秃发时，应行头皮活检。头皮活检不仅可明确诊断，还可判断疾病的活动性。活检时，建议在皮肤镜引导下定位选择活检部位，可明显提高诊断成功率[1,2]。

17.2 正常头皮的皮肤镜表现

为了正确鉴别脱发疾病的各种皮肤镜表现，首先需要识别正常头皮或 AGA 供区未受累头皮的皮肤镜表现。正常头皮由平均分布的包含 1～4 根毛发的毛囊单位和毳毛组成，后者占所有毛发数的比例不超过 10%～20%[3]。毛周血管可观察到呈纤细的红

表 17.1 脱发疾病的经典皮肤镜表现

皮肤镜表现	描　述	相关脱发疾病
毛干微小化比例＞20%	＞20% 的毛发的直径不同程度地降低	雄激素性秃发
黑点征	毛囊开口内可见黑点	斑秃 拔毛癖
惊叹号发	1～3 mm 短发，并且发干远端膨大	斑秃
毛囊角栓	角化纤维堵塞毛囊开口	盘状红斑狼疮
簇状发（2～4 根头发）	毛发聚集于同一个开口	毛发扁平苔藓
簇状发（≥6 根头发）	毛发聚集于同一个开口	秃发性毛囊炎
毛周管型	毛干近端袖带样角化套	毛发扁平苔藓 前额纤维化性秃发 盘状红斑狼疮 牵拉性秃发（活动期）
毛周灰白晕	毛囊开口周围灰白环	中央离心性瘢痕性秃发
毛周征	毛囊开口周围棕色晕环	雄激素性秃发
红点征	毛囊开口周围或内部粉红色多边形结构	盘状红斑狼疮
白色斑片	硬化的白色区域缺乏毛囊开口	瘢痕性秃发
黄点征	小、黄色或黄粉色圆形或多环形点	斑秃 雄激素性秃发 拔毛癖

色发夹样环状真皮乳头毛细血管，以及呈粗大树枝样红线状的真皮深层血管丛[4]。对于有色皮肤或慢性光损害皮肤，医生可观察到黑色素沉积所形成的毗邻的棕色环，并构成蜂巢网格，同时可观察到汗管开口和（或）休止期空毛囊形成的针尖样白点[5]。

17.3 非瘢痕性秃发的皮肤镜表现

17.3.1 雄激素性秃发（AGA）

AGA 具有诊断价值的表现包括毛发直径变异、前额再生短毛发多于 6 根和单根毛发毛囊。AGA 受累区域最易辨识特征为毛干直径变异率超过 20%（▶图 17.1a），伴相较后枕部的毛干微小化和毛囊单位内毛发数降低。在毛干出头皮处可观察到与毛囊周围炎症相关的棕色晕环，即"毛周征"[6]。还可观察到不均匀分布的形状大小各异的黄点（▶图 17.1b）[7]，尤其当脱发处于进展期。AGA 的黄点征常具有油性外观，或与毛囊开口皮脂分泌旺盛相关。对于 AGA 的一种亚型——弥漫性非模式性秃发，即使在枕部，皮肤镜下也可观察到前述的微小化特征，这提示该区域毛囊不稳定，并不适合作为植发供区[8]。

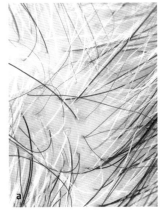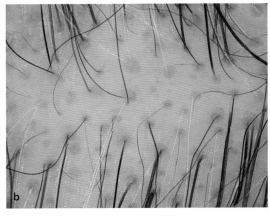

图 17.1 a. 毛干直径变异率 ＞ 20% 提示 AGA。b. 一位 AGA 患者毛囊开口处黄点征伴毛干不同程度微小化

17.3.2 斑秃（AA）

AA 常见表现为斑片状毛囊开口不消失的非瘢痕性秃发。但植发医生应警惕，临床上还可出现难与 AGA 鉴别的弥漫型 AA。此外，还可有 AA 与 AGA 共同存在的情况。

AA 的皮肤镜表现包括黑点征、断发（即断裂的毛干）、惊叹号发（短的断发，长度 1～3 mm，远端直径大于近端直径）和弯管样发（正常长度的毛发近端变细弯折）。超过 40% 的患者表现出黑点征，并且亦如惊叹号发，与疾病活动性相关[9]。AA 和 AGA 患者均可表现出黄点征。AA 的黄点、黑点，可为空毛囊，也可包含断发（▶图 17.2）或短的再生发，通常表现为簇状短毳毛，而在 AGA 则表现为不同程度的微小化毛发。

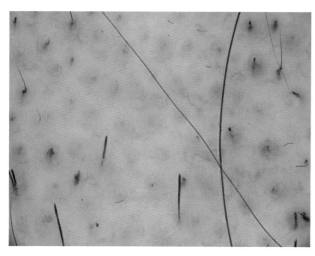

图 17.2　斑秃。黄点、黑点、断发、惊叹号发

AAI 是一种 AA 的亚型，特征为急性休止期毛发脱落，而不表现为经典的斑片状[10]。其皮肤镜表现为广泛分布于绝大部分（～70%）毛囊开口的黄点和很多短（2～4 mm）再生发[11]。

17.3.3 休止期脱发（TE）

TE 皮肤镜表现为均匀一致的终毛，各种程度的微小化 < 20%[12]。短再生发直径正常，末端呈锥形，也可观察到空毛囊。与 AGA 不同，皮肤镜表现的分布是均一的，前额和顶部头皮与后枕部无异。

17.3.4 拔毛癖

拔毛癖最常见的皮肤镜表现是不规则断发。其他表现还包括末端分叉的短发、V 字征（萌生于同一毛囊开口的两根毛发在相同水平面断裂）、卷发和火焰发（拔掉生长期毛发后残留的半透明的波浪状发）。值得注意的是，虽然卷发是拔毛癖的特征表现，惊叹号发是 AA 的诊断依据，拔毛癖与 AA 还是有许多相同的皮肤镜表现，如黄点征、黑点征和断发。

17.3.5 三角形脱发

三角形脱发的诊断主要依靠典型病史，以及脱发区域的部位和形状，但当脱发发生在不典型部位或需要与 AA 鉴别时，皮肤镜极有帮助。三角形脱发的皮肤镜表现为受累区域内一片毳毛，周围环绕着终毛[13]。白发和毛发直径变异也有报道[14]。

17.4　瘢痕性秃发的皮肤镜表现

17.4.1　毛发扁平苔藓和前额纤维化性秃发

毛发扁平苔藓（lichen planopilaris，LPP）和前额纤维化性秃发（frontal fibrosing alopecia，FFA）是植发实践中最常见的瘢痕性秃发，两者虽然临床表现迥异，但皮肤镜表现难以鉴别。在疾病早期或静止期，皮肤镜下没有可辨认的表现。毛囊开口缺失是一个重要特征，也是所有瘢痕性秃发的标志，可见于大小形态不等的硬化白斑内。毛周管型也是常见表现，即毛发萌出处，近端毛干周围圆柱状或盘状的袖带样角化结构（▶图 17.3）[1]。簇状发和断发也很常见。FFA 的发际线区域的皮肤镜下无毳毛，这一点有助于与 AGA 鉴别（▶图 17.4）[15]。

LPP 也可表现出类似 AGA 的分布模式或合并 AGA，这些患者常被误诊为 AGA 合并脂溢性皮炎[16]。当 LPP 合并 AGA 时，皮肤镜下除了毛干直径变异率超过 20%，还表现出毛周管型、红斑、毛囊间鳞屑和 2～4 根簇状发（▶图 17.5）[16]。

17.4.2　中央离心性瘢痕性秃发

中央离心性瘢痕性秃发（central centrifugal cicatricial alopecia，CCCA）最突出的皮肤镜表现是毛周灰白色晕环（▶图 17.6），94% 的患者有此表现，具有高灵敏度和特异度[17]。对应到临床表现上是毛发周围 0.3～0.5 mm 灰白圈，组织学上对应外根鞘周围板层状纤维化。其他皮肤镜表现包括毳

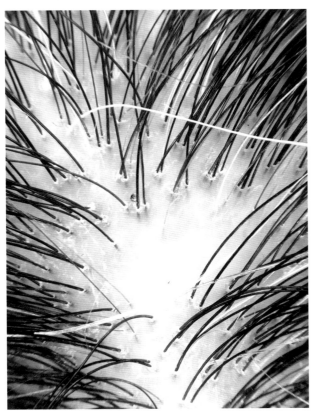

图 17.3 毛发扁平苔藓。硬化白斑和包绕近端毛干的毛周管型

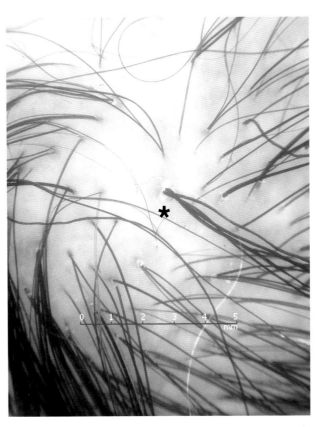

图 17.5 植发后的毛发扁平苔藓合并雄激素性秃发。注意毛干直径变异率 > 20%，2 ～ 4 根簇状发和毛周管型。星号表示包绕一个移植毛囊单位的毛周管型

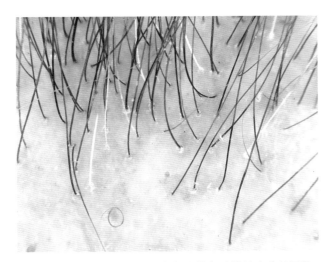

图 17.4 前额纤维化性秃发患者的前发际线的皮肤镜图像。注意毳毛缺失、毛周管型和缺乏毛囊开口的硬化区

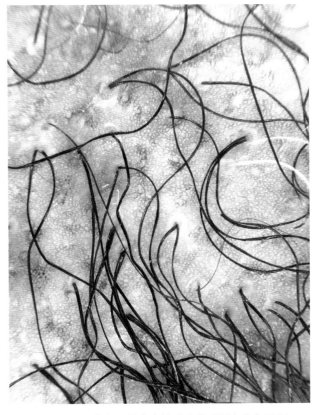

毛和终毛的毛发密度均降低，毛囊间头皮散在针尖样白点。

17.4.3 牵拉性秃发

在活动性牵拉仍存在的区域可在皮肤镜子下有所表现，如脱发斑片的边界处可见毛周管型[18]。

图 17.6 中央离心性瘢痕性秃发的毛周灰白色晕环

17.4.4 盘状红斑狼疮

盘状红斑狼疮（discoid lupus erythematosus，DLE）的特征皮肤镜表现是毛囊内颜色大小各异的角化栓，可以突出于头皮表面，意味着角化纤维阻塞了毛囊漏斗部[19]。毛囊开口内和周围同心分布的红点代表疾病的活动期，但同时也代表着预后良好[20]。扩张的分叉血管是其常见的皮肤镜表现，还有其他瘢痕性秃发的共同表现，尤其是白色硬化斑，毛囊开口消失和毛周管型（▶图 17.7）。

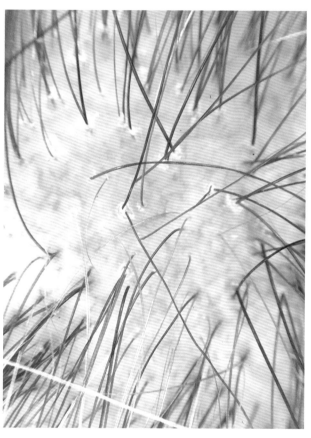

图 17.7 盘状红斑狼疮的皮肤镜表现。注意扩张的分叉血管，毛囊开口消失和毛周管型

17.4.5 秃发性毛囊炎

簇状发是严重秃发性毛囊炎的突出特征之一。不同于 LPP 的簇状发由 2～3 根毛发组成，秃发性毛囊炎的簇状发由 6～20 根毛发从同一毛囊开口中长出（多毛症）[1, 21]。还可观察到从毛囊开口发散出的放射状角化过度[22]。脓疱疹代表着疾病的活动期[21]。还可观察到扩张的毛细血管形成的扭曲的红圈样血管征。

17.5 头皮活检

当非侵入性方法不足以做出诊断或怀疑瘢痕性秃发时，应行头皮活检。通常，纵向和横向切片获取两个样本。横向切片展示毛囊的横断面，可用于计数毛囊，测量毛干直径和计算处于不同毛发周期毛囊的比例，这对组织病理诊断很重要[23]。活检样本直径应为 4 mm，如有毛发，也应包括在取样的范围内，同时应连带一些皮下脂肪。为了避免横断毛发，应注意活检环钻角度。活检样本应由有头皮病理经验的皮肤病理医生处理和评估。

在疾病处于活动期的区域取样，对诊断至关重要。例如，只有 AA 急性期才能观察到毛球炎症细胞浸润；因此，建议选择新发的脱发皮损行活检，以提高诊断率[23]。当怀疑瘢痕性秃发时，建议在脱发区域边缘或炎症活动的区域行活检。近期，一项针对 80 位瘢痕性秃发患者的研究表明，皮肤镜引导下头皮活检组织病理诊断成功率可达 95%[1]。皮肤镜引导下头皮活检的典型表现包括：LPP 和 FFA 的毛周管型；秃发性毛囊炎的簇状发；CCCA 的毛周灰白晕环；DLE 的毛囊红点、角化栓和毛周管型。

基于既往经验，目前瘢痕性秃发的植发原则是建议手术前维持疾病稳定至少 12～24 个月。从临床表现很难准确判断疾病是否处于非活动期，故应借助病理活检来确保没有活动性炎症。活检不应选择因疾病导致完全秃发的区域，因为该区域活检结果可能为阴性，而活动性炎症隐藏于秃发位置的周边区域。如果因此而判断可以进行植发手术，可能因手术本身刺激疾病进入活动期而导致新植入的毛囊也被破坏。这也从另一个角度支持使用皮肤镜引导头皮活检。这一点对 FFA 尤其重要，因为相较瘢痕性秃发的其他亚型，FFA 炎症程度较轻。

17.6 头皮组织病理学

头皮组织病理学结果诠释包括多项内容，如毛发周期的不同时期、终毛毳毛比、炎症模式和浸润细胞类型、是否存在纤维化、一些特殊染色的结果、免疫组化，以及免疫荧光结果。植发医生应熟悉雄 AGA 和临床表现相似的其他脱发疾病的组织学特点。

17.6.1　雄激素性秃发

AGA 的组织学特点是终毛转化为毳毛导致的进行性微小化，以毛发直径变异为主要特点。AGA 的终毛毳毛比小于 4∶1；正常头皮应大于 6∶1。同时表现出休止期毛囊增加，以及毛囊下三分之一毛囊暂时残留的纤维血管束形成的毛囊索[24]。部分病例或可见毛囊上部轻微单核细胞浸润[25]。

17.6.2　休止期脱发（TE）

相较于 AGA，TE 不存在微小化，终毛毳毛比大于 8∶1[26]。毛囊总数正常，但休止期毛囊比例增加，没有炎症表现[27]。

17.6.3　斑秃（AA）

急性、亚急性和慢性期的 AA 有不同的组织病理表现[23]。如前所述，急性期的特点是毛球周围以淋巴细胞为主的重度炎症细胞浸润（蜂拥样）（▶图 17.8），也可见朗格汉斯细胞、嗜酸性粒细胞、肥大细胞和浆细胞。亚急性期，退行期、休止期毛发和毳毛数增加，而终毛数降低。慢性期主要表现为微小化的毛囊，并且在真皮乳头层毛囊周围有不同程度的淋巴细胞浸润。AAI 表现出部分前述特征：休止期毛发和毳毛数增加，真皮乳头内有微小化毛囊，这些微小化毛囊部分存在轻微毛周炎症细胞浸润[11]。或可见毛囊索，通常内含淋巴细胞。

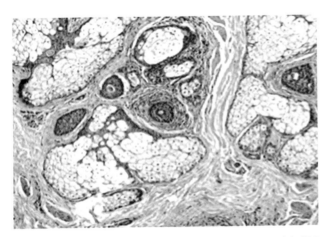

图 17.8　急性斑秃的特点：密集的淋巴细胞浸润（蜂拥样）（图片由 C. Misciali 医生提供）

17.6.4　毛发扁平苔藓（LPP）和前额纤维化性秃发（FFA）

这两种疾病从组织病理学上很难区分，表现为毛周纤维化和带状（苔藓样）淋巴细胞浸润。炎症浸润主要位于漏斗部和峡部，但或可沿毛囊延伸（▶图 17.9）[28]。弹性纤维缺失和真皮浅层楔形瘢痕。毛囊周围纤维化是疾病的后期阶段。LPP 的毛周浸润更严重并且炎症累及表皮，这两点可将 LPP 与 FFA 区别开来。LPP 合并 AGA 时既可观察到 LPP 的相应特征也可观察到毛囊微小化即终毛毳毛比值下降。

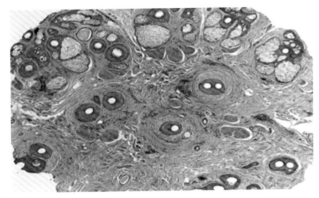

图 17.9　毛发扁平苔藓的组织病理学表现为毛周纤维化和峡部苔藓样淋巴浸润（图片由美国的 M. Miteva 医生提供）

17.6.5　中央离心性瘢痕性秃发（CCCA）

CCCA 的组织学特点为内根鞘早剥，毛周纤维化的毛囊结构，以及漏斗部和峡部不同程度的淋巴细胞浸润[28]。其他表现还包括内根鞘早剥的毛干周围板层状角化过度和角化不全，局部保留的皮脂腺包围着未受累毳毛[29]。

17.7　总结

虽然有难度，但系统回顾相关病史、进行全面的头皮检查和使用诊断工具可以帮助诊断各种脱发疾病。皮肤镜是一种简单、非侵入的工具，将其纳入植发咨询可提高医生的诊断能力，它也可以帮助皮肤活检准确定位。希望本章可为临床实践提供指导，推广皮肤镜的使用。除了前述诊断和定位之用，也可观察术后改变判断手术疗效。

参 考 文 献

［ 1 ］ Miteva M, Tosti A. Hair and scalp dermatoscopy. J Am Acad Dermatol. 2012; 67(5): 1040－1048

［ 2 ］ Miteva M, Tosti A. Dermoscopy guided scalp biopsy in cicatricial alopecia. J Eur Acad Dermatol Venereol. 2012; 27(10)

［ 3 ］ Torres F, Tosti A. Trichoscopy: an update. G Ital Dermatol Venereol. 2014; 149(1): 83－91

［ 4 ］ Olszewska M, Rudnicka L, Rakowska A, Kowalska-Oledzka E, Slowinska M. Trichoscopy. Arch Dermatol. 2008; 144(8): 1007

［ 5 ］ Lacarrubba F, Micali G, Tosti A. Scalp dermoscopy or trichoscopy. Curr Probl Dermatol. 2015; 47: 21－32

［ 6 ］ Tosti A. Dermoscopy of hair and scalp disorders with clinical and pathological correlations. London, United Kingdom: Informa Healthcare; 2008

［ 7 ］ Ross EK, Vincenzi C, Tosti A. Videodermoscopy in the evaluation of hair and scalp disorders. J Am Acad Dermatol. 2006; 55(5): 799－806

［ 8 ］ Bernstein RM, Rassman WR. Follicular transplantation. Patient evaluation and surgical planning. Dermatol Surg. 1997; 23(9): 771－784, discussion 801－805

［ 9 ］ Mubki T, Rudnicka L, Olszewska M, Shapiro J. Evaluation and diagnosis of the hair loss patient: part II. Trichoscopic and laboratory evaluations. J Am Acad Dermatol. 2014; 71(3): 431.e1－431.e11

［10］ Rebora A. Alopecia areata incognita: a hypothesis. Dermatologica. 1987; 174(5): 214－218

［11］ Tosti A, Whiting D, Iorizzo M, et al. The role of scalp dermoscopy in the diagnosis of alopecia areata incognita. J Am Acad Dermatol. 2008; 59(1): 64－67

［12］ Rakowska A, Slowinska M, Kowalska-Oledzka E, Olszewska M, Rudnicka L. Dermoscopy in female androgenic alopecia: method standardization and diagnostic criteria. Int J Trichology. 2009; 1(2): 123－130

［13］ Iorizzo M, Pazzaglia M, Starace M, Militello G, Tosti A. Videodermoscopy: a useful tool for diagnosing congenital triangular alopecia. Pediatr Dermatol. 2008; 25(6): 652－654

［14］ Fernández-Crehuet P, Vaño-Galván S, Martorell-Calatayud A, Arias-Santiago S, Grimalt R, Camacho-Martínez FM. Clinical and trichoscopic characteristics of temporal triangular alopecia: a multicenter study. J Am Acad Dermatol. 2016; 75(3): 634－637

［15］ Lacarrubba F, Micali G, Tosti A. Absence of vellus hair in the hairline: a video-dermatoscopic feature of frontal fibrosing alopecia. Br J Dermatol. 2013; 169(2): 473－474

［16］ Baquerizo Nole KL, Nusbaum B, Pinto GM, Miteva M. Lichen planopilaris in the androgenetic alopecia area: a pitfall for hair transplantation. Skin Appendage Disord. 2015; 1(1): 49－53

［17］ Miteva M, Tosti A. Dermatoscopic features of central centrifugal cicatricial alopecia. J Am Acad Dermatol. 2014; 71(3): 443－449

［18］ Tosti A, Miteva M, Torres F, Vincenzi C, Romanelli P. Hair casts are a dermoscopic clue for the diagnosis of traction alopecia. Br J Dermatol. 2010; 163(6): 1353－1355

［19］ Lanuti E, Miteva M, Romanelli P, Tosti A. Trichoscopy and histopathology of follicular keratotic plugs in scalp discoid lupus erythematosus. Int J Trichology. 2012; 4(1): 36－38

［20］ Tosti A, Torres F, Misciali C, et al. Follicular red dots: a novel dermoscopic pattern observed in scalp discoid lupus erythematosus. Arch Dermatol. 2009; 145(12): 1406－1409

［21］ Otberg N, Kang H, Alzolibani AA, Shapiro J. Folliculitis decalvans. Dermatol Ther. 2008; 21(4): 238－244

［22］ Rakowska A, Slowinska M, Kowalska-Oledzka E, et al. Trichoscopy of cicatricial alopecia. J Drugs Dermatol. 2012; 11(6): 753－758

［23］ Dy LC, Whiting DA. Histopathology of alopecia areata, acute and chronic: Why is it important to the clinician? Dermatol Ther (Heidelb). 2011; 24(3): 369－374

［24］ Horenstein MG, Jacob JS. Follicular streamers (stelae) in scarring and non-scarring alopecia. J Cutan Pathol. 2008; 35(12): 1115－1120

［25］ Ramos PM, Brianezi G, Martins AC, da Silva MG, Marques ME, Miot HA. Apoptosis in follicles of individuals with female pattern hair loss is associated with perifollicular microinflammation. Int J Cosmet Sci. 2016; 38(6): 651－654

［26］ Sinclair R, Jolley D, Mallari R, Magee J. The reliability of horizontally sectioned scalp biopsies in the diagnosis of chronic diffuse telogen hair loss in women. J Am Acad Dermatol. 2004; 51(2): 189－199

［27］ Whiting DA. Chronic telogen effluvium: increased scalp hair shedding in middle-aged women. J Am Acad Dermatol. 1996; 35(6): 899－906

［28］ Stefanato CM. Histopathology of alopecia: a clinicopathological approach to diagnosis. Histopathology. 2010; 56(1): 24－38

［29］ Miteva M, Tosti A. Pathologic diagnosis of central centrifugal cicatricial alopecia on horizontal sections. Am J Dermatopathol. 2014; 36(11): 859－864, quiz 865－867

毛发移植评估的数码影像和其他辅助工具

Digital Imaging and Other Ancillary Tools for Hair Transplantation Evaluation

概要 在进行植发患者毛发评估时，仔细测量供区毛囊单位密度等参数是非常重要的。有许多不同工具的可以用于记录、量化毛发密度并规划植发方案，如毛发密度测量仪、视频显微镜、Folliscope 仪、Follysis 系统、HairCheck 仪、带有 TrichoScan 和 TrichoScale 的 FotoFinder 系统，以及 ARTAS 毛发工作站。使用先进的数码影像技术可以帮助判断患者是否适合植发，并使外科医生的判断更加一致。

关键词 毛发密度，毛发微小化，毛发镜，照片记录，患者咨询，植发工具

关键要点

- 目前有多种评估供区毛发密度的工具，可以帮助判断患者是否适合植发，并使外科医生判断结果更加一致。
- 毛发密度测定仪可用于评估供区毛发密度、毛囊单位组成，以及是否存在供区毛发微小化。
- 随着技术的更新和数码影像的进步，可即时获得供区的定量测量结果，并对结果进行存档。

18.1 介绍

在进行雄激素性秃发（AGA）患者的植发术前评估时，医生通常会确定患者的 Norwood 级别、设计受区范围、认真观察所需要的，以及可从供区获得的移植物数量，然后决定本次适宜的移植物数量。多数情况下，对供区毛囊单位密度进行具体测量，以及根据终毛毳毛比来评估供区的毛发质量常被人们忽略。然而，这些重要参数恰恰决定了哪些患者适合毛发移植，以及术中需要提取的移植物数量及其所需的供区大小[1]。

18.2 背景

最早测量毛发密度的一种方法是由 Bouhanna 设计的，他使用相机附件构建了一种"图像式的毛发镜"，可拍摄距离头皮超近距离的毛发照片，从而记录毛干的质量和数量。然而，这项新技术的缺点是，只有在胶片显影后才能对毛发进行评估[2]。

随着技术的发展，又开发了许多用于测量毛发密度的手持式测量仪器，具有放大、照明和固定大小的视野或标尺等基本元素。而最新的技术，允许医生使用数码毛发图像对毛干直径进行定量测量，并将这些信息即时、永久的记录[3-6]。

将数码影像中的技术进步应用于对脱发模式及脱发特征整体评估的系统中，可以帮助确定适合进行毛发修复手术的咨询者。且可以通过识别一些无法满足植发手术要求或者临界的患者，以便使术者更容易获得稳定、美观的手术效果。

18.3 密度测量法和视频显微镜

1993 年，Rassman 和 Bernstein 引入了一种毛发密度测量仪，这是一种可放大 30 倍的小型放大仪器，用于帮助医生测量毛发密度和发现微小化的毛发。密度测量术是一种在放大视野下分析头皮的技术，可以提供有关毛发密度、毛囊单位组成和毛发微小化程度等信息。它可以用来帮助评估患者是否适合进行毛发移植，并帮助预测 AGA 未来累及的区域[7]。

密度测量仪是一种独立的便携式设备，配有一个放大镜和一个固定大小的开口（▶图 18.1）。检

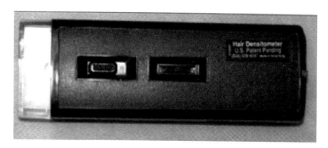

图 18.1 Rassman 毛发密度测量仪。能够快速检测毛囊单位密度

测时需将头发剪短（～1 mm），将检测设备直接放在头皮上，对固定大小为 10 mm² 的头皮进行检测。对头皮的不同部位进行多次检测可有助于毛发的评估，尤其是不同部位毛发质量差异较大的患者[1]。

手持的毛发密度测量仪的优点之一是价格低廉且可在患者咨询时灵活使用，并可及时提供相关信息帮助判断患者是否适合植发。

密度测量法最初被用于量化患者的供区毛发密度，预估可从供区安全获得的移植物总数，并帮助预测后续的毛发移植术中供区毛囊存量减少的程度。随着 1995 年毛囊单位头皮条切取术（FUT）的引入，毛发密度测量法开始被用来评估毛囊单位组成（每个毛囊单位包含的终毛和微小化毛发的数量）和毛囊单位密度（毛囊单位的间距）。这些测量信息对于供区评估和毛囊单位移植非常重要[8-10]。

毛发密度测量法很快便被推广用于指导具有明显种族特征的患者的植发手术，提升女性脱发患者的诊疗，并进一步用于鉴别模式性和非模式性的弥漫性脱发[10-12]。

18.4 使用密度测量法进行评估

在确定患者是否适合进行毛发移植时，可以使用密度测量法来测量供区毛发密度（即每平方毫米的毛发数量）、毛囊单位的组成（即含 1、2、3 和 4 根毛发的毛囊单位数量），以及毛发微小化程度。

虽然准确的毛发密度和毛囊单位组成要在供区头皮条完全分离后才能知道，但密度测量法可以在患者咨询时获得近似的毛发密度。这使医生能够预测从一定尺寸的头皮条带中可以获得的移植物的数目，或者在指定的供区内通过毛囊单位钻取术（FUE）可以提取的移植物数量。

18.5 Folliscope

Folliscope（2006）是一种数码影像设备，它使毛发图像分析仪的发展成为可能。Folliscope 是一个简单的通过 USB 连接到计算机和屏幕的设备（▶图 18.2）。这种小型手持设备包含一个高清晰度显微相机，能够在 1.7 cm² 的区域内以 2 048×1 536 像素的分辨率拍摄放大 1～300 倍的图像。它的优点是能够清晰地显示毛发，并帮助医生测量毛发密度、毛干直径及终毛毳毛比值。为了进行测量，医生必须在软件测量毛发密度及毛发直径前标记每一根毛发[7]。

该软件还可以对同一患者不同时间的毛发参数测量结果进行前后比较，从而提供对患者病程和治疗效果评估有价值的信息。检测时无须拔掉或剪短头发，测量过程是在干燥的头皮上进行的，通常不需要浸液及毛发染色。

使用 Folliscope 比较供受区之间毛发的差异也可以为"患者是否适合植发手术？"提供客观、有预测性的依据，在供区多个点位进行毛发密度的测量，可以预估供区可提供的移植物数量。相比供区毛发密度下降较大或微小化毛发比例较大的患者，供区密度较高且微小化毛发少的患者更适合进行毛发修复手术。受区明显的毛发微小化提示存在术后应激性脱发的风险，以及 AGA 进展导致受区进一步扩大的可能。在提供毛发咨询时，Folliscope 也是一种有用的患者教育工具，它能够在计算机屏幕上即时向患者显示他们供、受区的特征，这有助于患者产生更为客观合理的预期。

18.6 Follysis

Follysis 系统是由希腊帕特拉斯大学的一群医学物理学家于 2014 年开发的。该系统包括数据库图像分析技术，并提供毛发移植方案和患者随访工具（▶图 18.3）。它将数学公式、数据库分析和图像解析进行了整合。

18.6.1 治疗计划

Follysis 使用图像分析和图像处理技术来自动测量供、受区的特征，包括大体照片上每个分区的表面积大小和曲率。此外，它还可以识别毛发和毛囊单位，计算毛发 / 毛囊单位密度，并在微观图像上计算毛囊间距。因此，Follysis 是一个带有工具的系

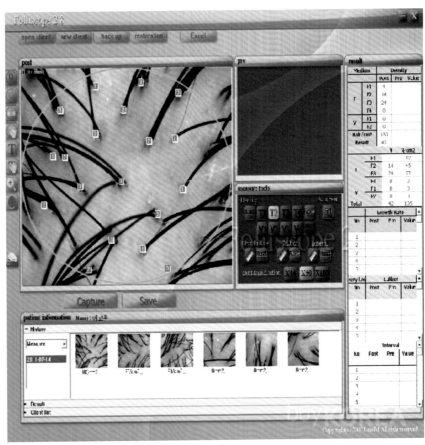

图 18.2　Folliscope 软件概述。使用数码影像来测量和计数毛囊和毛发密度，一些型号的软件可以测量毛发直径和其他参数

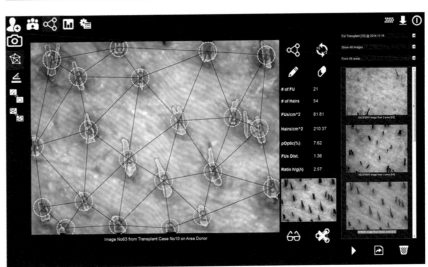

图 18.3　Follysis 通过分析图像计算毛囊单位数（FU）/cm², 毛发 / 毛囊单位比值等多个参数，显示毛囊单位间距与毛发直径

统，可以帮助医生评估大体照片上脱发的严重程度，并进一步根据微观图像上的毛发 / 毛囊单位的减少来量化脱发的严重程度，从而推断出每个受区所需的毛发数量，计算需要的移植物数量，找到移植物在受区上的最佳分布模式，并预估所需供区的大小。

18.6.2　治疗随访

　　Follysis 可为每位患者提供一份详细的随访表

格，可追踪治疗区域毛发的变化。此外，还可以对比治疗前、后的检查结果，最后，可以打印出关于治疗过程和头皮不同分区特征的详细报告。

18.6.3　患者数据存档

　　一个设计良好的患者数据存档系统对于当代毛发护理专职人员来说是非常重要，它可简化临床实践中的患者护理流程。Follysis 提供了一个数据库，具有以下功能：患者详细联系方式的存储、初始毛发检测信息存储、大体及微观照片存储、供受区特征综合分析、电子版手术报告、拷贝输出及打印功能、随访监测系统、远程数据库访问，以及备份和恢复系统。

18.7 HairCheck

毛发质量取决于头皮毛发密度（每平方厘米的毛发数量）和毛发直径。毛发脱落和生长会导致毛发密度和直径（μ）变化。在毛发脱落时，由于直径正常的毛发脱落，密度会降低，同时毛发直径会随着毛发微小化的进程逐渐变小。

HairCheck 是一种手持仪器，可以测量一束孤立毛发的横截面积（▶图 18.4）。它生成一个名为"毛发质量指数"（Hair Mass Index，HMI）的值，并确定选定头皮区域毛发的总数。毛发密度和直径的变化可反应在 HMI 中，而 HMI 的变化也可提示毛发的脱落或生长。HMI 可以监测和测量 AGA 脱发程度，确定脱发是否稳定及治疗是否有效。它也

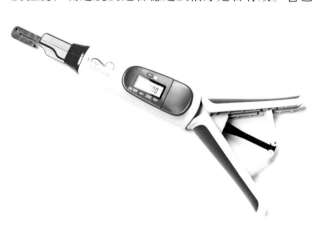

图 18.4 HairCheck 设备。这种装置将头皮一个区域的毛发数量和直径结合起来，得到一种名为横截面毛发测量法的方法，从而测量毛发质量

能在一定程度上检测到早期的、潜在的 AGA，同时也可用于检测休止期脱发的恢复情况。

选择对一束头发的横截面进行测量的原因很简单。头发的生长和脱落是头发密度和头发直径变化的共同结果。仅仅测量头发直径就需要对大量头发进行采样，不仅如此，因为头发的横截面是椭圆形的，所以每根头发都有数个大小不等的直径，在测量时存在不清楚测量的是哪一个直径的问题。同时单独测量每平方厘米头皮的毛发数量也是有问题的，头发将被剃短后，头皮上剩余的发根也必须被计算在内。此外，对于存在毛发微小化的患者来说，头发的直径可能存在巨大差异，这种情况下直径 40 μm 和直径 70 μm 的头发都会被算作是"一根头发"。

对于该问题，一个合理的解决方案即测量头皮一定面积内一束头发的横截面积。将该值表示为每平方厘米头皮的毛发平方毫米数，从而测量毛发质量——或者更具体地说，毛发数量及毛发直径来决定了一束头发的横截面（▶图 18.5）。

该设备具有足够高的灵敏度，能够检测 AGA 的进展并确定头皮对治疗的反应。例如，如果患者存在前额部位脱发，同时测量患者脱发区域和理论上不受 AGA 影响的区域（如后枕部区域）的 HMI 值，从而形成患者的自身"对照"。如果前者的 HMI 值小于后者，可作为诊断 AGA 的基础，同时这些测量值及比率可以成为患者就诊的基线。当患者进行 6 个月随访时，可再次测量脱发的区域的 HMI，如果 HMI 下降，则可以计算 HMI 下降的百分比，从而判断脱发进展程度，增加患者对治疗的依从性。

18.8 FotoFinder

FotoFinder 是一项针对脱发和植发操作过程而精心设计的影像技术（▶图 18.6）。软件中集成了

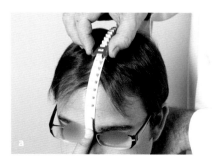
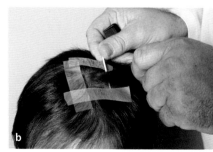
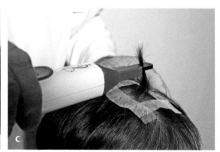

图 18.5 使用 HairCheck 测量脱发。a. 定位待测量区域。b. 分隔待测区域的头发。c. 使用横截面毛发测量法综合测量毛发直径和毛发数量，可观察治疗效果随时间的变化

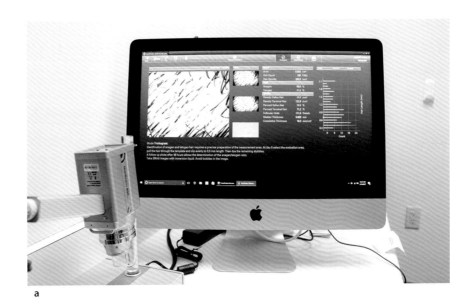

a

临床测试
Aichner-Schmied-Str. 3
84364
Bad Birnbach

TrichoLAB
毛发检测报告

姓名： Tom	姓氏： Test	身份证： 12345678901	日期： 17/03/2015

前额部

颞区

枕区

统计值：

	前额部	颞区	枕区
平均毛发数量（N/cm^2）	203	146	197
平均毛干直径（μm）	60	60	65
细毛发（≤ 30 μm）(%)	6	4	0
中间发 (30 ~ 50 μm)（%）	26	15	8
粗毛发（≥ 50 μm）(%)	69	81	92
单根毛囊单位（%）	26	27	7
双根毛囊单位（%）	46	45	38
三根及以上毛囊单位（%）	29	23	48
空毛囊 / 黄点（N/cm^2）	24	9	0

结论：
早期雄激素性秃发表现：前额区域空毛囊及单根毛囊单位增多，颞区平均毛干直径较枕区下降，前额区毛发直径差异明显。

图 18.6 a. FotoFinder 系统是一个先进的系统，包括高端数码相机（大体和显微视野）及专业的成像软件。Tricholab 功能允许将图像发送到第三方实验室进行专业解读。b. FotoFinder 为医生创建的详细报告

22394/FotoFinder 800HD/385　　　performed with TrichoLAB™ system　　　www.tricholab.eu

b

多种高度专业化的功能和工具，可帮助医生诊断患者脱发情况及是否适合植发手术。这些功能包括：毛发密度 / 毛囊单位密度测量，照片的标准化处理，生长期、休止期和毳毛的量化，以及毛发直径的测量等。

TrichoScan 和 TrichoScale

2001 年，TrichoScan 作为一种全自动毛发参数检测方法被推出，可测量如毛发密度、毛发直径、生发期–休止期百分比及毛发生长速度等参数。据发明的人说，TrichoScan 是一种自动、精准、可重复、高效、易于处理且具备对比增强功能的毛发图像分析仪。

TrichoScan 是一个基于统计学和毛发模式定义的软件程序（▶图 18.7）。虽然该软件不能像组织病理学那样诊断生长期和休止期的毛发，但它可以根据毛发生长速度的数学模型近似区分生长期和休止期的毛发。根据定义，休止期毛发不会生长，而生长期的毛发将以大约 0.3 mm/d 的速度生长。在刚剪头发和剪发后 3 天拍摄图像，可以根据毛发的长度区分生长和未生长的毛发。使用默认的临界值 0.7 mm 来区分生长和未生长的毛发，且可手动调整临界值。TrichoScan 将未生长的毛发识别为休止期毛发，将有生长的毛发识别为生长期毛发。TrichoScan 对毛发直径的检测下限为 5 µm。因此，它可识别直径小于 40 µm 的毛发为毳毛，这一特征有助于区分休止期脱发和雄激素性秃发。但要使用 TrichoScan 的这一功能，必须按要求进行的理发、染发及准确的测量。此外，患者必须愿意在首次测量后 3 天复诊，这可能使软件在使用某些功能时受到限制。

2015 年，FotoFinder 软件更新后改名为 TrichoScale。新软件更加精确，用户界面也更加友好。使用 TrichoScale，医生可以使用一种称为"即时计数模式"的功能来即时确定毳毛及终毛百分比、毛发密度和毛囊单位密度（▶图 18.8）。剪发并染色是进行准确测量的必要步骤，使用"即时计数模式"

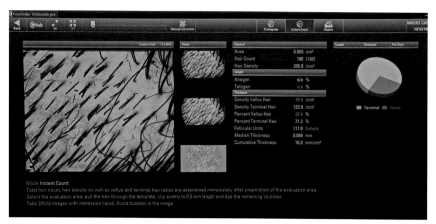

图 18.7 TrichoScale 软件即时计数。该软件能够即时推算毛发生长模式，如生长期和休止期毛发占比及微小化毛发百分比

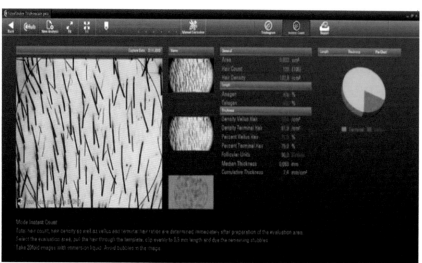

图 18.8 FotoFinder TrichoScale Pro 版本可推算毛发厚度

可以指导医生判断患者是否适合毛发移植手术，以及哪项技术更适合他们（FUT、FUE 等）。

FotoFinder 系统还有配备一台高清数码相机，能够拍摄大体照片和皮肤镜照片（放大倍数为 20～120 倍）。该软件的其他功能还包括：建立患者治疗前后照片集，以便纵向监测患者治疗反应。皮肤镜能够提供毛干及头皮的高分辨率实时视野来发现可能的病理征象，如黄点征、黑点征、异常血管及毛周管形，从而有助于诊断毛发及头皮的疾病。此外，该软件还可以打印出所有照片的详细报告，以供患者和专业人员阅读（▶图 18.9）。

18.9　Artas 毛发工作站（植发机器人）

手术前评估患者的预期是植发咨询过程中至关重要的一个环节，如果无法满足患者的预期，则难以让他们满意。为了实现这一点，医生需要评估患者的初始预期、确定可能实现的美学效果并准确地将可实现的预期传达给患者。

目前毛发咨询中的技术包括用马克笔绘制发际线设计图，并让患者想象术后可能得到的外观。同时医生试图通过展示其他接受类似手术患者的照片，向患者展示他们可以通过不同数量的毛发移植手术（例如，1 500 个毛发移植物、2 000 个毛发移植物和 3 000 个毛发移植物）能够实现什么样的覆盖范围和美学效果。然而，这些方法不能回答患者在做这一重要决定时所面临的一个基本问题："植发后我会是什么样子？"

Artas 毛发工作站（AHS）应用程序是一种交互式 3D 患者咨询工具。通过使用患者的照片，医生可以创建患者面部和头皮的模拟模型，可以在数码模型上为患者设计植发受区的美学方案。该应用程序可在触摸屏平板电脑上使用，操作简便。这款

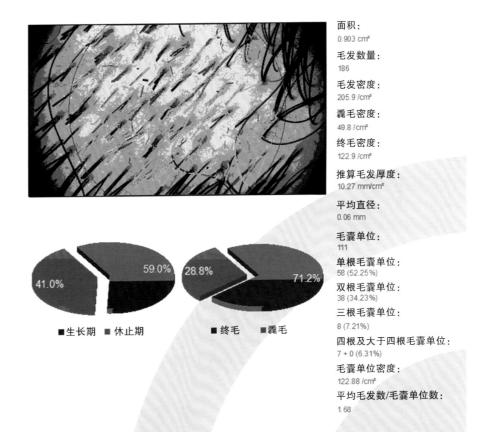

图 18.9　使用 TrichoScale Pro 软件打印数码毛发图像报告

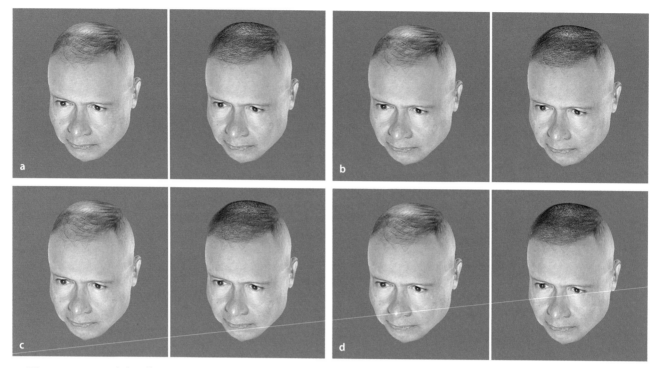

图 18.10　Artas 毛发工作站模拟图像示例：a. 1 500 个移植物。b. 2 000 个移植物。c. 2 500 个移植物。d. 3 000 个移植物

基于平板电脑的应用程序允许医生向患者展示植发可能出现的各种情形，以帮助患者建立客观合理的预期。

　　AHS 应用程序的模拟功能允许医生从任何角度查看患者的头部。通过使用触笔，医生可以直接在模型上绘制了毛发移植方案，包括绘制发际线、移植物数量、毛发分布密度和生长方向。医生还可以在模拟前后直接调整最终效果，如更改头发长度、头发颜色和发型等参数。

技术工作流程

　　要使用该软件，需要拍摄患者面部和头部的五张照片：前、后、顶、左和右侧面。这些照片被上传到软件，然后在 AHS 内创建 3D 模型。

　　咨询的重要问题之一是确定重建的发际线位置。使用 AHS 技术，可以在不同的位置绘制发际线并且可以生成一个模拟图像，显示患者的发际线位置太低或者发际线与年龄相匹配分别是什么样子。该工具可以告知患者美学建议的"发际线的位置"背后的基本原理。

　　该技术还可以模拟患者经历不同规模毛发修复手术后的外观。AHS 技术可以用来模拟不同的植物数量所能达到的覆盖率；例如，1 500 个、2 000 个和 3 000 个毛发移植物（ ▶图 18.10 ）。这有助于患者选择毛发修复手术规模的大小。

　　AHS 技术允许医生打印出各种发际线设计和手术规模的模拟外观报告，也可以 PDF 形式使用电子邮件发送报告。与任何美容手术模拟软件一样，模拟的效果有可能会夸大手术实际可以达到的效果，因此必须向患者清楚地解释这一点。

参 考 文 献

［ 1 ］ Robert M, Bernstein MD. William R. Rassman. Hair Transplant Forum International. 2007; 17(2): 41, 49－51
［ 2 ］ Bouhanna P. Phototrichogram: a technique for the objective evaluation of the diagnosis and course of diffuse alopecia. In: Montagna W, Serri F, Bartolctti L, et al, eds. Hair and Aesthetic Medicine. Salus, Rome; 1983: 277－280
［ 3 ］ Stough DB, Haber RS. Hair Replacement: Surgical and Medical. St. Louis: Mosby-Year Book, Inc.; 1996: 139－140

［ 4 ］ Van Neste D, Dumortier M, De Coster W. Phototrichogram Analysis: Technical Aspects and Problems in Relation to Automated Quantitative Evaluation of Hair Growth by Computer Assisted Image Analysis. Lancaster: Kluwer Academic Publishers; 1989: 155－165
［ 5 ］ Van Neste D, Lachapelle JM, Antoine JL, eds. Trends in Human Hair Growth and Alopecia Research. Dordrecht, The Netherlands: Kluwer Academic Publishers; 1989: 155－165
［ 6 ］ Hayashi S, Miyamoto I, Takeda K. Measurement of human hair growth

by optical microscopy and image analysis. Br J Dermatol. 1991; 125(2): 123-129

[7]　Devroye J. An overview of the donor area: basic principles. In: Unger W, Shapiro R, Unger R, Unger M, eds. Hair Transplantation. 5th ed. New York: Informa Healthcare; 2011: 82-83, 256-257

[8]　Bernstein RM, Rassman WR, Szaniawski W, Halperin A. Follicular transplantation. Intl J Aesthetic Restorative Surgery. 1995; 3: 119-132

[9]　Bernstein RM, Rassman WR. The logic of follicular unit transplantation.

Dermatol Clin. 1999; 17(2): 277-295, viii, discussion 296

[10]　Bernstein RM, Rassman WR. Follicular transplantation. Patient evaluation and surgical planning. Dermatol Surg. 1997; 23(9): 771-784, discussion 801-805

[11]　Bernstein RM, Rassman WR. The aesthetics of follicular transplantation. Dermatol Surg. 1997; 23(9): 785-799

[12]　Norwood OT. Male pattern baldness: classification and incidence. South Med J. 1975; 68(11): 1359-1365

Nicole E. Rogers

王季安　译，周易　王展　审校

女性脱发患者评估时的特殊考量

Special Considerations in the Evaluation of Females with Hair Loss

概要　要成为一名优秀的毛发外科医生，需要知道何时适合植发合何时不宜植发。对于女性患者来说，术前认识到可能影响手术成功率的脱发潜在病因至关重要。例如，若有内分泌或激素原因导致脱发的患者的病情可能很容易逆转，而不需要手术。其他早期且未明确诊断的瘢痕性秃发的患者，如果没有确定和控制潜在的炎症，可能导致移植的头发再次脱落。在本章中，我们将讨论女性脱发患者需特别考虑的诸多因素，尽管部分可能与男性患者的情况重叠。

关键词　休止期脱发，激素，甲状腺，实验室检查，头皮活检

关键要点

- 甲状腺疾病、多囊卵巢综合征、分娩、开始或停止服用避孕药，以及服用雄性激素或补充剂，都可能导致脱发。
- 头发断裂可以模拟脱发。
- 虽然脱发与低铁或维生素水平有关，但仅纠正这些可能无法解决女性脱发的根本问题。
- 皮肤镜下出现的微型化表现并且有严重的脱发家族史支持对女性型脱发的诊断。
- 头皮活检可以帮助确定脱发的性质。

19.1　介绍

女性脱发尤其具有破坏性。在诊断为女性型脱发（FPHL）之前，女性必须经历一个复杂的评估过程。在许多患者中，诊断是相对简单的，特别是如果他们有一个近亲在年轻的时候就出现脱发。然而，在其他情况下，没有脱发家族史，或者家族史不明确，这些患者往往会就诊于多个专科医生（内科医生、产科医生、内分泌科医生等），最后才得到正确的诊断。

19.2　基本病因

女性型脱发检查的一个关键因素是了解其脱发的时间。头发逐渐变薄的病史指向 FPHL，而突然开始的头发脱落指向休止期脱发（由潜在的生理变化或应激源导致的临时性头发脱落）。很多患者可能两者均有，其中有一个疾病（休止期脱发）掩盖了另一个疾病［遗传的 FPHL，或雄激素性秃发（AGA）］。头发脱落超过 6 个月被认为是慢性休止期脱发，可能更难以识别和治疗。

断发也可能被错认为脱发。在白种人女性中，问病史时应该询问是否处理过头发，如使用夹发板或"角蛋白"治疗，可导致结节性脆发。这两种技术都使用非常高的热量，可能会导致发干内裂隙，从而导致发干断裂。经常染发并使用卷发器，也会使毛鳞片受损，毛干干枯易断，如果他们有潜在的 FPHL，头发就更容易断裂。这种头发的断裂可能会因为头发总体积的损失而误认为是脱发。

非洲裔患者如果扎辫子，使用假发或胶黏的发片，可能导致不同程度的暂时性或永久性的脱发。使用缝制的"编发"或"快速编发"（将丝袜帽戴在头上，涂上强力胶，然后绑上发带）已导致数以千计只是遵从理发师建议而对脱发毫无概念的非洲裔女性永久性脱发。他们也可能因为烫发或顺发剂而导致断发。

19.3　既往病史

获得完整的病史是至关重要的。近期分娩的妇女在产后 3～6 个月可能会出现突然的脱发（休止

期脱发）。最近接受过化疗的癌症患者可能会出现生长期脱发。在这些情况下，头发可能重新生长，也可能不再生长，或者只是部分恢复。长出来的头发也可能呈现出完全不同的颜色或质地。近期有显著减重的患者或经历过节食的患者也可能出现不正常的脱发。

开始服用新药的患者可能会出现与新药有关的脱发。最常见的药物是异维 A 酸（治疗痤疮的药物）或大剂量的维生素 A 补充剂。许多心血管药物被认为是 FPHL 的罪魁祸首，如华法林和 β 受体阻滞剂。重要的是要了解脱发与心血管疾病（如糖尿病、高血压和高胆固醇血症）之间存在潜在的遗传联系[1,2]。因此，在可能存在混淆的情况下，不能简单地将脱发归咎于这类药物。

开始或停止服用避孕药会造成脱发。绝经后女性开始服用含有睾酮或其他更具雄激素性的孕激素制剂（如炔诺酮）的激素补充剂，也会导致脱发。还有一种可能性（未经证实），即单纯的更年期可能会导致脱发。因为随着雌激素分泌的减少，它很难掩盖伴随而来的雄激素分泌。

一定要确定所有既往的治疗。这也将有助于了解患者尝试过哪些非处方药产品，以及补充剂或药物。了解他们每种治疗方法坚持的时间也很有帮助：如果患者只尝试了 3 周的米诺地尔，就很难说米诺地尔"无效"。同样地，要弄清楚服用了什么配方的脱发治疗药物。如果患者因头皮瘙痒而提前停止使用米诺地尔溶液，考虑他们可能对防腐剂丙二醇产生了接触性皮炎，并考虑再次尝试使用泡沫制剂。

脱发家族史可能是病史采集中最重要的方面。作为一个医生，你可能会花 30～45 分钟去了解药物，最后才发现她的双胞胎姐妹戴着假发，或者他们的父亲在大学期间就秃顶了。尽早了解这些线索可以帮助医生更早地得出 FPHL 的诊断。

19.4 系统回顾

询问是否有痤疮、面部多毛、月经不调、头皮屑和妊娠困难等情况有助于诊断。这些症状可能发生在多囊卵巢综合征（polycystic ovary syndrome，PCOS）中，并且 PCOS 也可能导致头发稀疏。患者通常由其妇科医生根据超声下显示卵巢出现多个卵泡而诊断为 PCOS，然而，更隐匿的一些病例可以根据黄体生成素 / 促卵泡激素比率的升高和（或）睾酮水平的升高来诊断。这些患者可能从抗雄激素治疗中获益，如螺内酯、二甲双胍或短效避孕药（雌二醇 + 屈螺酮）。同样，分泌雄性激素的肿瘤可能使患者表现为声音变粗或外部性征的男性化。

患者在排除妊娠或哺乳后，如有月经紊乱或月经稀发，并且存在乳头溢液的情况，应检查是否存在高泌乳素血症。变性患者在检查过程中可能需要额外的时间和考量。变性患者通常已经在服用非那雄胺及雌激素补充剂。在这种情况下，与他们原先的主治医生或内分泌科医生多学科协作将有助于诊断评估。

患者易感疲劳也是有助于评估的症状。例如，它可能提示潜在的甲状腺异常，以及低铁蛋白（铁储存）或贫血。由于子宫肌瘤或家族性的月经量过多的妇女容易出现缺铁，需要补充。疲劳也可能指向维生素或矿物质的缺乏。许多医生根据经验给他们的脱发患者注射维生素 B_{12} 以"补充能量"，但没有什么研究数据支持这一做法。极重度睡眠呼吸暂停患者也可能会出现脱发和疲劳的症状。对于每个患者来说，其个人病史和病情必须根据具体情况具体考虑。

所有脱发的女性都应该询问是否有头皮瘙痒、灼热感或头皮压痛。这可能是潜在炎症导致脱发的迹象。严重的脂溢性皮炎、头皮银屑病或洗发水、护发素或其他头发产品中的化妆品成分引起的接触性皮炎可能会导致脱发突然出现。同样，瘢痕性秃发，如扁平苔藓（lichen planopilaris，LPP）、前额纤维化性秃发（frontal fibrosing alopecia，FFA）或中央离心性瘢痕性秃发（central centrifugal cicatricial alopecia，CCCA），也会出现头皮瘙痒或灼热感。少见的引起脱发的炎症性病因包括秃发性毛囊炎、皮肌炎、红斑狼疮或硬皮病。

19.5 实验室检查

对有头发稀疏的妇女进行血液检查是有帮助的，但它并不总是能解决手头的问题。例如，众所周知，患有甲状腺功能亢进或减退的妇女经常会出现脱发。然而，对于遗传性的女性脱发，在开始针对脱发的相关治疗前，仅针对甲状腺功能的治疗并不能完全解决头发稀疏或脱落的问题。虽然许多医生会进行全套的甲状腺检查，但简单的促甲状腺激素（thyroid-stimulating hormone，TSH）就可以非常敏感地提示甲状腺功能。TSH 在正常范围内的患者一般不需要进行额外的评估，除非患者有明显症状，而被高度怀疑存在甲状腺疾病。

给患者在进行甲状腺检测之前嘱其停用生物素补充剂是非常重要的。医学文献中有一篇报道，一位患者在服用高剂量生物素治疗多发性硬化症时，被错误诊断为 Graves 病[3]。许多脱发患者在来就诊之前都已经服用了高剂量的生物素。幸运的是，生物素洗脱期很短，因此患者只需在甲状腺检查前停药 1 周左右即可。

铁储备与脱发的联系仍然存在争议。一些研究证实了这种相关性，而另一些研究表明，治疗低铁储备并不能逆转脱发（尤其是在遗传性 FPHL 的情况下）。虽然在这种情况下，完整的血细胞计数筛查可能会有所帮助，但通常更准确的是直接检测铁蛋白水平（铁储存的测量指标）及铁 / 总铁结合力水平。

最近的数据发现，在休止期脱发的患者中，最相关的实验室检查指标是铁蛋白、维生素 D 和锌[4]。有研究表明，维生素 D 缺乏与女性型脱发具有相关性[5]。已有一些关于维生素 D 受体异常的婴儿出现脱发的报告，但将 FPHL 与低维生素 D 联系起来的数据仍然相当有限。医生也应该考虑每名患者是否愿意支付昂贵的实验室检查费用。例如，对诊断为脱发的妇女所进行的维生素 D 检测，检查费用可能需要患者自费。建议提前告知患者检查费用的问题，以避免患者对费用不满。

在患者接受终生医学治疗或毛发移植之前，排除易识别的脱发潜在原因是很重要的。不同的医生会根据他们的经验和对症状的回顾，进行或多或少的实验室检查。表 19.1 总结了一些有助于评估患者的实验室检查。

19.6　体格检查

医生应平视或俯视患者行头皮检查。理想情况下，患者应坐在可 360° 旋转的凳子或椅子上。仔细的临床检查应包括前额和后枕部发际线、鬓角、眉毛和面部。通过将头发沿中央发缝分开，可以将头皮顶部发缝的宽度与枕部发缝的宽度进行比较。如果头皮顶部发缝明显宽于枕部发缝，应强烈考虑 FPHL（▶图 19.1）。

表 19.1　实验室检查和相应的转诊计划

伴随症状	相关实验室检查	转诊或治疗
疲劳	铁蛋白[a]，铁 / 总铁结合力	内科医生或血液科医生
疲劳、烦躁不安、体温异常、心悸	TSH	内分泌科医生
疲劳，尤其是深肤色类型	维生素 D	维生素 D₃ 每周 50 000 U，连续 8 周
面部多毛、声音变粗、月经不规律、不孕	睾酮、DHEAS、LH/FSH	妇科医生或内分泌科医生
皮炎、腹泻、精神异常	锌	内科医生
月经稀发、溢乳	催乳素	妇科医生或内分泌科医生

注：DHEAS，硫酸脱氢表雄酮；FSH，促卵泡激素；LH，黄体生成素；TSH，促甲状腺激素。[a] 如果升高，则考虑血色素沉着症。

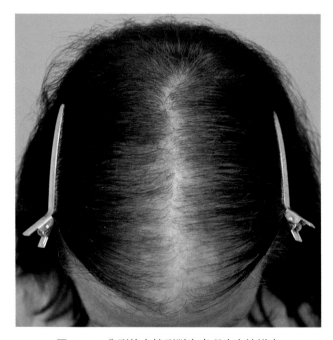

图 19.1　典型的女性型脱发表现为发缝增宽

在检查头皮时，应注意观察有无黄色鳞屑（提示脂溢性皮炎）、银白色鳞屑（提示银屑病）、形状各异的皮损或断毛区域（暗示人工性皮炎或拔毛癖）、儿童的白色鳞屑（表明头癣），以及椭圆形或圆形的脱发斑片，并伴有毛发再生（暗示斑秃）。白发再生（灰发症）的存在有助于确认斑秃。

皮肤镜是头皮检查中的重要工具。首先评估枕部头发密度有助于作为比较基准。枕部毛发一般直径均一，每个毛囊有2～4根毛发。相比之下，FPHL患者的头顶毛发存在直径异质性，并且大部分毛囊单位包含一到两根毛发，仅少数毛囊单位有3～4根毛发。使用皮肤镜有助于在咨询过程中向患者展示和解释这一过程。

毛囊微型化的过程是终毛被更细小的毛发所取代，并且这些细软毛发生长期变短的过程（▶图19.2）。一些女性的头皮两侧和枕部也可能会出现毛囊微型化。这些患者最好在毛发移植前接受药物治疗，以便首先滋养供区毛囊。患有休止期脱发的患者，一般不会存在头发直径异质性，除非同时患有潜在的FPHL。瘢痕性秃发患者也不会有这种毛囊微型化表现，除非也同时患有潜在的FPHL。

老年性秃发已被用来描述随着年龄增长而出现的正常和逐渐变薄的头发。它通常也缺乏微型化表现，因为老年性秃发的发干直径变细是均匀一致的。这种情况通常对局部米诺地尔治疗有反应，但对抗雄激素疗法（如螺内酯）可能反应较弱。目前人们对老年性秃发的理解仍然不足，甚至一些学者，认为老年性秃发是仍有争议的诊断。

瘢痕性秃发通常伴有毛囊周围红斑和角化过度的皮肤镜表现，这代表毛囊漏斗周围的淋巴细胞性炎症（▶图19.3）。在这种情况下，瘢痕组织取代毛囊组织导致皮肤变白，并且存在于脱发区域内。同样，也可能出现簇状发，其中两个或多个毛囊被周围的瘢痕组织包绕在一起。这在LPP中可见，在秃发性毛囊炎中更常见。秃发性毛囊炎还可出现头皮黄色硬痂，代表金黄色葡萄球菌或链球菌定植。

大约75%的患有FFA的女性会出现眉毛缺失或眉毛逐渐稀疏（▶图19.4）。在FFA患者中也发现了异常的面部丘疹。这些最常见于颧骨，但可能出现在前额或鼻部和颏部。这些面部丘疹的组织学检查显示，面部的毛囊周围有类似的炎症。其他特征包括突出的静脉及代表原发际线位置的"孤立发"。

头发断裂的患者通常在发干远端有可见的白色结节（▶图19.5）。相同的一把毛发，其靠近头皮近端的头发厚度与远端会有明显差异。了解他们剪头发的频率，以及头发是否剪了具有层次感的发型

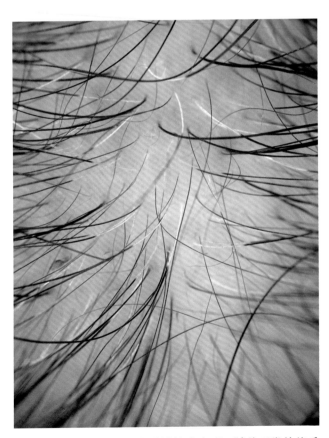

图19.2 女性型脱发的皮肤镜检查表明，随着正常的终毛转化为微型化的毛发，毛发直径会发生变化

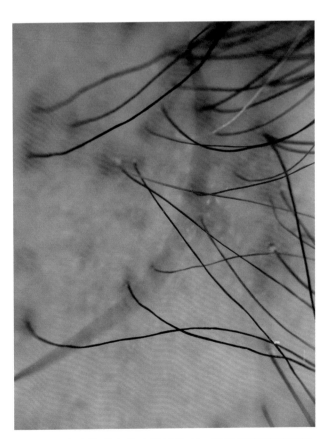

图19.3 瘢痕性秃发的皮肤镜检查，显示毛囊周围红斑、角化过度和扭曲发

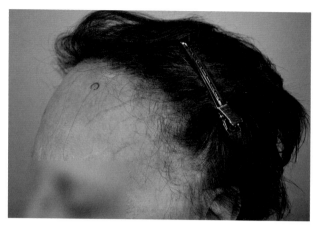

图 19.4 一位 77 岁女性，患有前额纤维化性秃发：可以看到眉毛和鬓角毛发缺失、突出的静脉和孤立发（圆圈处），表明她原来的发际线位置

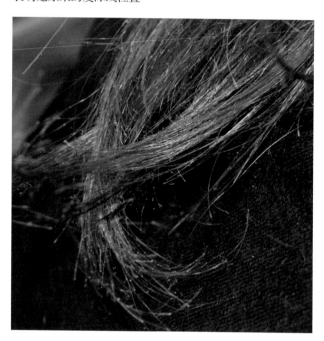

图 19.5 脆发症（毛发断裂）情况下可见的白色结节

是很有帮助的。医生应该询问非洲患者使用柔顺剂的频率（最好是 12 周），因为很多人会频繁烫发且每月使用化学制品处理头发，而这些不良刺激导致脱发时患者仍会感到惊讶。

19.7 头皮活检

对于根据病史、体格检查和实验室检查仍不清楚诊断的患者，或存在瘢痕性秃发诊断并需要明确诊断的患者，应考虑进行 4 mm 环钻头皮活检。对于 FPHL 或休止期脱发，最好从头皮顶部取材（靠近中缝旁，因此活检瘢痕能被头发遮挡）。活检处可以用 3-0 或 4-0 缝合线缝合。对于疑似瘢痕性

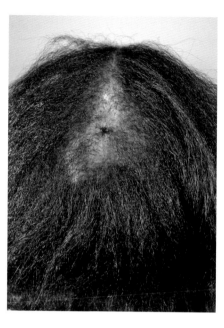

图 19.6 疑似中心离心性瘢痕性秃发女性建议的活检位置

秃发，应在头皮瘙痒或压痛的部位活检。例如，在 CCCA 中，顶区是最常见的受累部位，因此活检结果最准确（▶图 19.6）。对于 FFA，应沿着发际线的边缘取材。对于 LPP，应在脱发斑片的边缘进行，以便最好地捕捉存在的炎症。

19.8 鉴别诊断

对于脱落时间少于 6 个月的患者，应考虑诊断为休止期脱发，这通常是由主要生理应激源引起的。如果脱发持续超过 6 个月，患者可能被诊断为慢性休止期脱发。如果脱发更多的是头发渐进性地稀疏，并且局限于头皮前部 1/3 到 2/3 的额部区域或头皮两侧，则患者可能患有 AGA（FPHL）。

19.9 休止期脱发的病因

分娩可能是休止期脱发的最常见原因，通常在分娩后约 3 个月开始大量脱发。在妊娠期间，毛囊仍处于延长的休止期，并在分娩后几个月脱落。女性需要 6～12 个月的时间才能完成头发的脱落和完全再生。通常不需要治疗。

快速节食、全身麻醉和长期疾病（如高热或长期住院）也可能是休止期脱发的原因之一。经历离婚或亲人去世的患者也可能会经历大量脱发，只有在压力事件解决后脱发问题才能得以解决。日常压力通常不足以成为脱发的主要原因，否则，人人都将成为秃头！季节性脱发也可能发生：一年中处于休止期的毛发数量最多的时间是夏天。因此，在夏

季和初秋，头发脱落是正常的。像熊一样，在冬季我们毛发脱发会减少，以助于抵御严寒！

19.10 女性脱发的其他原因

本章前面已经描述过的瘢痕性秃发是一种潜在的毁容性的永久性的毛囊瘢痕化的脱发，它通常影响绝经后的患者，但也可能涉及年轻女性和男性。高加索女性最常见的两种瘢痕性秃发是 LPP 和 FFA。LPP 通常表现为头顶或颞侧有光泽的脱发斑。疾病起初可以是直径小于 1 cm 的圆形或椭圆形斑，但最终可能融合成大片、瘢痕化的脱发区域（▶图 19.7）。

非洲裔女性最常见的瘢痕性秃发是 CCCA。这被称为热梳性秃发，但也被称为毛囊退化综合征。目前的命名法很好地描述了它是如何从头皮顶点开始脱发并缓慢向周边进展的特点。有一些证据表明，这些疾病可能有遗传因素参与。女性通常很难掩饰这些脱发区域，因而通常会用假发来遮盖。对于所有瘢痕性秃发患者来说，目标是疾病稳定，而不是再生。使用毛发移植来治疗这类瘢痕性秃发虽然在技术上可行，但不能保证毛发长期生长。

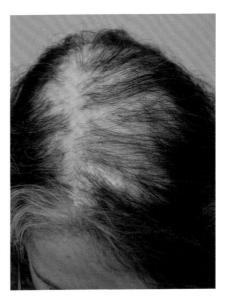

图 19.7 一名 55 岁女性，患有严重扁平苔藓

19.11 结论

对脱发女性的评估需要时间，通常需要一定程度的调查。在就诊前，请患者携带所有相关的实验室结果和以前的活检报告将有助于诊断。在某些情况下，部分指标需要重复检查。患者必须明白，这需要时间及耐心，才能确定诊断并最终正确治疗。

参 考 文 献

[1] Su LH, Chen LS, Lin SC, Chen HH. Association of androgenetic alopecia with mortality from diabetes mellitus and heart disease. JAMA Dermatol. 2013; 149(5): 601−606

[2] Kim MW, Shin IS, Yoon HS, Cho S, Park HS. Lipid profile in patients with androgenetic alopecia: a meta-analysis. J Eur Acad Dermatol Venereol. 2017; 31(6): 942−951

[3] Barbesino G. Misdiagnosis of Graves' disease with apparent severe hyperthyroidism in a patient taking biotin megadoses. Thyroid. 2016; 26(6): 860−863

[4] Cheung EJ, Sink JR, English III JC. Vitamin and mineral deficiencies in patients with telogen effluvium: a retrospective, cross-sectional study. J Drugs Dermatol. 2016; 15(10): 1235−1237

[5] Banihashemi M, Nahidi Y, Meibodi NT, Jarahi L, Dolatkhah M. Serum vitamin D3 level in patients with female pattern hair loss. Int J Trichology. 2016; 8(3): 116

[6] Whiting DA. How real is senescent alopecia? A histopathologic approach. Clin Dermatol. 2011; 29(1): 49−53

设计原则：毛发移植的短期与长期规划

Planning Principles: Good Short- and Long-term Planning in Hair Transplantation

概要 本章的目的是向从业者提醒并强调在设计植发时最重要的因素：即考虑最终需要手术的秃发面积和供区的毛发面积、密度和直径。这些方法在避免受区和供区出现长期隐患的同时，还能最大限度提高毛发利用率和手术成功率。结合其他专家的建议、对作者的"最安全供区（SDA）"的回顾，对可预见的长期隐患进行批判性评价。这些长期隐患在使用毛囊单位钻取术（FUE）时比使用头皮条切取术（FUT）时更容易发生，特别是对于那些相对年轻、使用 FUE 技术移植超过 3 000 个毛囊的"大型手术"的患者，或者所需毛囊高于平均数量的患者。对于这些患者，应酌情考虑受区低密度种植。最后，笔者建议从业者在设计手术区域时要考虑未来可能存在的脱发问题，并根据受区现有头发的角度和方向打孔。

关键词 男性型脱发，密集植发，低移植物密度，女性型脱发，横断的毛囊单位，高移植物密度

关键要点

- 毛发移植手术可达到的覆盖率和密度，是由受区秃发的严重程度和供区可供移植的毛发数量之间的关系决定的，也可以表示为供区-受区比例。
- 对于大多数人来说，随着时间的推移，供区受区比不断下降，即秃发区域面积会逐渐扩大而能用于移植的毛发资源将不断减少。
- 成功的毛发移植规划必须同时考虑到当前和预期的供体-受体比例。换句话说，有效的规划要权衡现在和未来的受区需求，以及当前和预期的供区供应。

- 在受区移植高密度毛发是不明智的，因为供区有限的毛发资源无法支撑起一个成功的手术，除非是特殊患者或种植区域面积较小的患者。此外，高密度毛发移植是不必要的，因为实际平均毛发密度可能远低于以前估计的每平方厘米 100 个毛囊单位，而且，大约正常密度的 50% 就可以达到头发浓密的效果。
- 使用 FUE 提取供体可能会产生重大的长期影响。考虑到大多数患者对术后短期和长期外观的接受程度，FUE 技术想要获取与 FUT 技术相同数量的毛囊单位，必须至少在 3 倍大的供区进行手术。
- 在设计过程中预测未来可能脱发的区域，并在该区域移植毛囊是非常关键的。诀窍是在打孔时，打孔角度方向与现有头发的角度和方向保持一致。这种打孔方法可以减少毛囊的横断，以便更准确地判断术后生长期毛发的脱发量。

20.1 介绍

本章的目标是提醒和强调规划的重要性，在术前规划时需要综合考虑，随着脱发的进展潜在的秃发区域及供区的面积、头发密度和头发直径的变化。良好的规划对供区和受区的外观有长远且积极的作用。以下是有关的重要原则。

20.1.1 脱发是一个渐进的过程

如我们所知，男性型脱发（MPB）和女性型脱发（FPHL）都是一个渐进的过程，但在规划时可

能会"忘记"。虽然，脱发的进展是间歇性的，但在整个人生中，脱发困扰是不可避免的。即使脱发处于稳定期，也会周期性地出现脱发期，而在此期间部分和完全秃发的区域会扩大。因此，除非是罕见情况，否则受区的面积会随着时间而扩大。

20.1.2 供区面积随时间减少

随着受区面积的增加，供区面积则出现相对不足。对有严重秃发家族史的患者在治疗早期小面积秃发时，毛发移植手术应特别谨慎毛发的使用量。这一指导对30~40岁的年轻患者尤为重要，因为远期脱发的程度难以预测，所以有可能出现大面积秃发区，而供区的毛发数量不足以满足移植的需求。例如，虽然通过使用每平方厘米40个、50个、60个或更多"毛囊单位"（FU）移植物的"密集植发"技术可以创造出极其密集和青春的发际线，但对于大多数年轻人来说，这样的选择是非常不明智的。相对地，年龄更大的患者也有一些优势：患者年龄越大，医生可以更大胆地采取积极措施，因为可以更准确地预测脱发的趋势。

图中展示的患者（▶图20.1）有Ⅵ和Ⅶ型MPB的家族史。他最初对术后发际线的要求如图（▶图20.1a）中勾勒所示。他访问了一些网站，这些网站显示低发际线是合理的选择。而笔者建议他接受的

是较高的发际线。这几个网站的医生所建议的低发际线，和笔者建议的高发际线之间的区域，如果用"密集植发"则需要约4 000个毛囊单位。对这名患者进行查体之后，我确信他最终会进展成为Ⅵ型或更高级别的MPB。但是，他可能终身仅有约5 393个永久毛囊单位可以使用[1]（▶图20.2）。如果他去找了那些网站上承诺可以做"密集种植"和低发际线手术的医生治疗，他最终将得到一个非常密集和低的前发际线区域。虽然最初他会对结果感到满意，但最终他将出现一个非常大的秃发区域，使得他看起来非常不自然。不幸的是，一些在互联网上非常活跃的医生（包括一些在我这里学习过的）宣传自己能做更低或类似的发际线，并且种植密度非常高，因为这正是大多数患者想要的，而不是他们需要的（在美容外科手术中，相比能做什么，应该做什么更重要）。幸运的是，这位患者足够明智，听从了笔者的建议选择了相对较高的发际线和较低的毛囊移植密度。考虑到他未来有可能出现的不良供区-受区比例及脱发进程，他最初选择的低发际线将显得很不自然。

20.1.3 患者终生可供移植的毛发数量是多少？

这是毛发移植中最重要的问题之一，因为它为移植的数量设定了上限，并为实际操作提供依据。

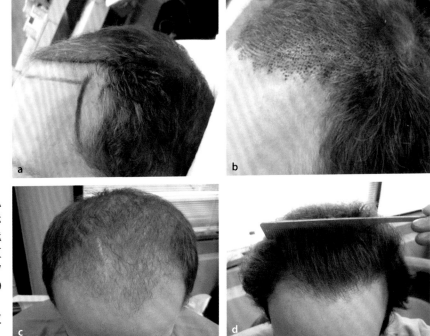

图20.1　a. 这位29岁的患者原本被几位其他医生建议使用更为激进的前发际线设计。b. 我建议使用较高的前发际线设计。c. 一张术前照片。d. 第一次种植前发际线（2 611个毛囊单位）术后17个月照片，在发际线区域移植密度为30个FU/cm²（单根和双根头发为主的），其他部位移植密度为20个FU/cm²（双根和三根头发混合）

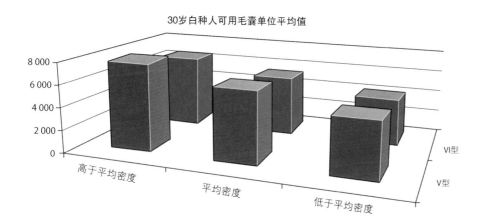

图 20.2 30 岁白种人可用毛囊单位平均值

	高于平均密度	平均密度	低于平均密度
V 型	7 904 (3 000~12 000)	6 404 (2 000~10 000)	4 963 (1 000~9 000)
VI 型	6 661 (2 000~10 000)	5 393 (1 250~9 000)	4 204 (500~8 000)

我们知道每个患者供区的永久毛发是有限的。虽然我们可以根据咨询时患者供区毛发的粗细、密度、家族史和其他变量来估计这个数字，但这个数字仅仅是一个估计。为了获得这一重要问题的大致答案，我以电子邮件的形式邀请了全球范围内的一些植发专家（名单见 20.3 附录），并向他们提出了以下问题。

考虑到随着时间推移，最接近供区上下缘及前缘的毛发会随着时间推移而丢失，在以下情况下到底可以收获多少永久性的毛囊单位（FU）：

（1）一个 30 岁的患者具有以下哪个特点时，您认为他一定会进展成 V 型 MPB：

- 高于平均头发密度。
- 平均头发密度。
- 低于平均头发密度。

（2）相同的问题，您认为一定会进展成 VI 型 MPB 的患者特点是什么？

39 位专家的答案如图所示（▶图 20.2）。一般而言，头发密度低的患者移植物数量低于 4 000，头发密度高的患者移植体数量高于 8 000。这些数字虽然不是绝对权威，但考虑这些专家的经验累计起来超过 900 年，还是有一定参考价值的。

20.1.4 "相对"安全供区的意义

在毛发移植中，我们总是优先选择可能是"永久"的供体毛发（引号是因为没有人可以确定什么是"永久"的）。如果不能认识到毛发边界随着时间而缩小，可能会导致远期受区和供区状态都不佳。同样重要的是，要认识到即使是"永久供区"的毛发也会变得更短、更细，特别是在边缘处。

在早期的毛发移植中，我们未能意识到毛发边界变窄的程度之深和速度之快，甚至不知道供区毛发的直径也会减小。这两点同样重要，因为较细直径的毛发与较大直径的毛发相比，产生的覆盖范围和外观密度要低得多。例如，Cole 指出，将平均毛发的直径增加 0.01 mm，毛发覆盖率就可以增加 36%[2]！

若未能准确预估安全供区（SDA），随着时间的推移，可能会导致受区移植的毛发脱落，边缘区域供区瘢痕暴露。如患者在湿发和干发时的外观（▶图 20.3）。极端情况下，供区的脱发会使得瘢痕完全暴露。上述现象是毛发移植术后最严重的远期并发症，会给医生和患者造成困扰。

当我看到这些并发症时，决定进行一项研究，试图确定一个能够包含最多永久毛发数量的边界。与一名住院医师一起，我们仔细检查了 328 名 65 岁或以上男性的边缘毛发，寻找每 4 mm 直径圆形区域中至少有 8 根毛发的范围[3]。利用这些收集的数据，我们勾画了 SDA 的边缘，后来更准确地被称为"最安全供区"。我们发表了这些数据，它作

图 20.3　a. 这位患者在 29 年前做了毛发移植，现在顶端的头发变得稀疏，以前的供区出现了明显的瘢痕。患者曾尝试过使用非专业的纹绣技术改善这些区域的外观，但未能成功。b. 这张照片与照片 a 同时拍摄，头发干燥且梳理下来时的状态。此时，他只有 53 岁，我们可以想象这些年他的美观问题在不断恶化

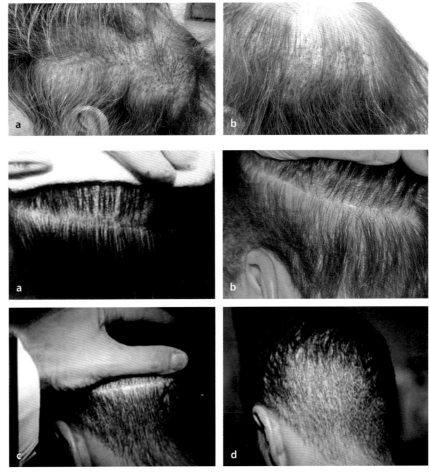

图 20.4　a. 手术后 6 个月的典型条状瘢痕。图（b）与图（a）是同一个患者，但图（b）是第四次头皮条切取术后照片。如一些人所建议，若伤口的闭合张力不会随着条带宽度的增加而增加，那么供区瘢痕也不会在每次术后都变宽。图（c）是另一个患者的条状瘢痕，略宽于图（a）和（b）中所示。图（d）和（c）是同一患者，但图（d）头发已梳理成日常形态，且瘢痕仍然几乎看不到。90%～95% 的患者瘢痕类似于图（a）和（b）中所示，可以留如图所示的发型而不会被注意到瘢痕

为指南被医生广泛接受，指导他们在最合适或"最安全"的位置获得移植体；"指南"二字之所以加粗，是因为安全供区只是一个指南或警示，而不是必须要坚持的教条。最密集的头发在安全供区的水平中线附近（其他调查人员提供的安全供区的信息不太可靠，因为他们调查的基数较少，而且大部分年龄相对较小，因此无法指导长期预后）。临床医生还应结合查体、患者的年龄、家族史等，决定是否可以合理地扩大或缩小该患者安全供区的边界。从供体毛发的存活率来看，在头发最浓密的部分选择移植体似乎是最安全的，同时要避开供区的前界、上界和下界，因为 MPB 和 FPHL 都是从这里开始的。要做到这一点，最好是在 SDA 内头发最浓密的部分切除一条带毛发的头皮条，如果之后还需要治疗，新切下来的头皮条需将之前旧的瘢痕涵盖进去。如此一来，医生在每次提取时，不仅可以较容易获得最可能的永久性毛发，而且无论患者接受了多少次手术，只会在头发最浓密部分留下一条瘢痕（▶图 20.4）。

专家估计，发际线区域约为 30 cm²，Ⅴ～Ⅵ型 MPB 患者的前 1/3 脱发区域约为 70 cm²，前 1/2 区域约为 100 cm²，前 2/3 区域约为 130 cm²，整个脱发区域约为 230 cm²（一些从业者预估Ⅵ型 MPB 的总脱发面积可能更大）[4]。即使仅考虑 100 cm² 的脱发区域，如果以平均密度 60 FU/cm² 进行移植，就需要使用 6 000 个毛囊单位才能完成（▶图 20.2）。可以看出，如果一个患者最终会进展为 Ⅴ 型 MPB，几乎所有的移植体都会用于治疗最终秃发的区域。如果他最终发展为Ⅵ型 MPB，那他可用的移植体甚至有可能无法覆盖秃发区域的前 1/2。通过在最重要的美容区域，如发际线区域，种植最高密度的毛囊单位，而在更远的后方种植较低密度的毛囊单位，可以一定程度地缓解这种供区毛囊过少的尴尬。但这种头发分布并不自然，自然情况下，额部的头发通常在发际线区域最稀疏，而在更远的后部则逐渐变密。此外，即使移植密度为 30 FU/cm²，在一个大约 2.5 cm（1 英寸）宽的发际线区域通常需要大约 1 200 个毛囊单位（或更多）；以此类推，

移植密度为 60 FU/cm² 时，将使用 2 400 个毛囊单位；移植密度为 90 FU/cm² 时，仅在该狭窄区域就需要消耗 3 600 个毛囊单位。然而，正如前面所指出的，在一些互联网网站仍旧建议那些想要恢复青少年发际线的年轻男性，以高达每平方厘米 60 个、80 个、100 个甚至更多毛囊单位的"密集种植"进行手术，这个我们之后也将再讨论。

20.1.5　小心供区资源枯竭，用 FUE 技术为未来做打算

图 20.5 是我最近治疗的一位年轻医学生的照片，旨在用 FUE 技术来改善另一位植发医生的 FUE 手术痕迹。那位医生使用的打孔器太大且提取的太近，试图通过这种方法使毛囊移植体提取量最大化。他也从长远考虑，尽量没有从 SDA 的上方或下方区域提取头发，因为随着时间的推移，那里的头发更有可能脱落。不幸的是，这些看似合理的操作的结果使得当患者试图按照他自己的意愿留短发时，供区看上去有虫蚀感。FUE 技术确实具有一些重要且广为人知的优势（参见"21 毛囊单位头皮条切取术或毛囊单位钻取术：计划与决策"和"53 毛囊单位钻取术的利与弊"），但它并不是"无痕"的，也有潜在的严重问题。

我试图通过以下方式来解决这个问题：① 通过 FUE 提取毛囊时，尽可能地接近以前的供区（因为这些区域最有可能是永久供区）；② 将移植体种在以前供区最严重的瘢痕处。如果第一位植发医生和

患者能接受较小移植量的手术，这个问题是可以避免的。如果他们把提取的间隔拉得更远，又要获得同等数量的移植体时，就会超出 SDA。但是，这些 SDA 以外获得的移植体大概率不是永久性的；提取的位置越高或越低，供区的瘢痕痕就越高或越低，随着时间的推移就越容易变得更加明显。前面说的是 FUE 不可避免的两难问题。这也是我建议大多数年轻患者不要使用 FUE 的原因之一，因为他们最终的供区大小、毛发密度和直径都不如中老年患者那样可以预测。

此外，虽然这位患者供区瘢痕明显的问题是短期内出现的，但许多接受 FUE 手术的患者最初可能没有类似的问题。但随着时间的推移，他们的供区毛发密度和直径降低，最终瘢痕仍有暴露的风险。提取供区范围越大，提取密度越高，就越有可能出现这种情况。FUE 使用的历史还不够长，我们不知道这些问题会变得多么严重和频繁，但是这些小的移植物的提取方式与早期移植手术中的圆形移植物相同（打孔提取），而供区边缘毛发的比例也是相似的（▶图 20.6）。正如前面所讨论的，那些早期的瘢痕随着周围头发的脱落将变得越来越明显。

令我震惊的是，一些 FUE 的支持者将 FUE 称作"小切口手术"。在我看来，这与现实相去甚远。如表 20.1 的数据表明，FUE 所造成的切口总长度和瘢痕总面积通常比 FUT 要大得多。例如，为了获得大约 2 000 个毛囊单位，FUE 造成的切口总长度约为 565 cm，而 FUT 的则约 48 cm；FUE 造成的瘢

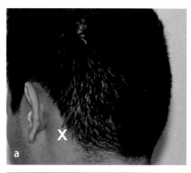
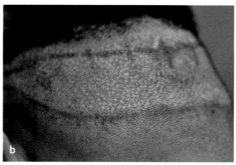
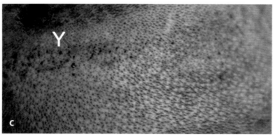

图 20.5　a. 一位年轻患者 3 年前曾接受另一位医生通过 FUE 提取 1 000 个毛囊单位，导致供区呈现不自然的虫蚀状外观（X）。这个问题在术后一开始就很明显，但在一些人身上，随着供体区的毛发断断续续地变稀、变细，可能几年后才会显现出来。b. 在原供区上方再次进行 FUE 手术之前，供区毛发被剃得很短，明显可见 FUE 的椭圆形 / 圆形瘢痕。c. 这次，作者用较小的打孔器和较宽的部位间距（Y）收获毛囊单位。在第二次 FUE 手术中获得的移植体被种植在第一次手术中最严重的瘢痕处

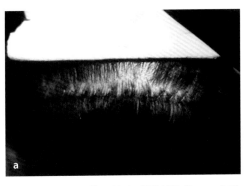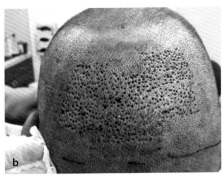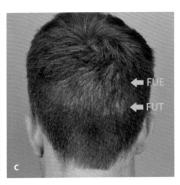

图 20.6　a. FUT 伤口缝合后即刻外观。b. 由于 FUE 手术不当，使用的打孔器太大，间距太近，导致供区伤口比 FUT 供区伤口大得多。c. 此照片显示在同一患者身上做得好的 FUT 手术和做得不好的 FUE 手术的对比。两种方法获得的移植体数量相似。FUT 的箭头表示几乎没有明显的条状瘢痕，FUE 的箭头指向 FUT 瘢痕上方看起来像虫蚀的区域（图片由 Jerry Cooley 提供）

痕总面积约 12.72 cm²，而 FUT 的则约 2.4 cm²。

表 20.1　FUE，切口最小的手术

	供 区	
	FUE 打孔（0.9 mm 直径，2 000 单位）	头皮条切取（头皮条长度为 24 cm）
切口总长度	2 π r × 2 000 单位 （2 × 3.14 × 0.45）× 2 000 =565.2 cm	24 cm × 2（上下两边） =48 cm
瘢痕总面积	π r² × 2 000 3.14 × 0.45² × 2 000 =12.72 cm²	24 cm × 0.1 cm（最多） =2.4 cm²

注：通常情况下，如果使用 0.9 mm 直径的打孔器，头皮条切取术产生的切口总长度和瘢痕总面积要小于 FUE。（使用更低直径的打孔器将使差异略微变小，但始终比头皮条切取术大得多）。然而，FUE 通常被宣传为"最小切口手术"。

20.1.6　是否有必要密集种植？我们需要补种多少头发？

　　患者希望通过"密集植发"来重建先前的发际线密度，尤其对于那些近几年才开始脱发的患者，这是可以理解的。但是，除了笔者之前的那些评论，如果您认为需要通过"密集植发"来创造"自然"的发际线，您应该查阅一项由 Sharon Keene 博士在"正常男性"上进行的有关头发密度的研究，这些男性没有脱发的家族遗传史，自己也没有出现任何明显的脱发[5]。这项研究结果与医生的核心信念相矛盾，该信念基于 1984 年发表的一项研究，即"正常"的头皮毛发密度为每平方厘米 100 个毛囊单位[6]。接下来是 Keene 在 2011 年《毛发移植》第五版中的节选：

　　"在我们自己的自然发际线密度的试点调查中，我们观察了 14 位剃光头且无雄激素性秃发个人或家族史的男性，颞部密度范围为 24～59 FU/cm²（平均 41 FU/cm²），前发际线密度范围为 38～78 FU/cm²（平均 52 FU/cm²）。观察到前发际线后面的前顶区密度平均为 55～60 FU/cm²。还注意到，枕部供区头发密度基本印证了 Jimenez 等的发现，即密度范围为 65～85 FU/cm²[7]。另外，当 3～4 根毛发的毛囊单位更多时，毛囊单位密度会降低，但每平方厘米的毛发数量大致相同。观察到的毛囊单位内的毛发密度也与 Bernstein 和 Rassman 的发现一致，他们报告了平均每个毛囊单位的毛发数量为 2.2 根[8]。值得注意的是，这样的毛发密度比 Headington 的推断要低，即 100 FU/cm²，他观察到后枕部头皮每毫米都有一个毛囊单位。"

　　为什么这些数字如此重要？如前所述，虽然 100 FU/cm² 在很长一段时间内被认为是"正常"的头发密度，但事实上，这个结论似乎是错误的。此外，大多数皮肤科医生和植发医生都同意，任何区域只有原生发脱落一半以上时，毛发稀疏才会变得明显。因此，一般来说，由于可用的供区毛发数量有限，植发医生在任何区域的种植密度不应超过原始头发密度的一半。因此，提取的毛发数量也应该是接近上述数字的一半，而不是 100 或更多的一半。此外，根据笔者的经验，在 30 FU/cm² 的密度下，可适当混合使用单根、双根和三根头发的毛囊单位，不同区域各种毛囊单位混合的比例不同，均能呈现出令人满意的术后效果。前提是手术团队的成员技术娴熟，毛发存活率高（▶图 20.7）。

　　如果患者在受区仍有一些原来的头发，如果

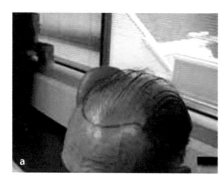
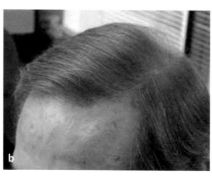

图 20.7 一个 VI 型男性型脱发患者在额区和头皮中间区以 30 FU/cm² 的密度进行移植，两次共计 2 808 毛囊单位。图（a）为术前，图（b）为术后

受区打孔的角度和方向与原来的头发相同，而且手术团队分离的毛囊存活率高，30 FU/cm² 的密度也可以产生很好的美容效果。这是因为除了移植的头发，患者还拥有持久的原生发（▶图 20.8 和▶图 20.9）。当然，如果原有头发脱落，受区的头发密度会随之下降。然而，这可能需要很多年，在患者年轻时，他还是可以拥有一头浓密的头发。随着年龄的增长和原有头发的脱落，如果脱发发生得比预期早，他可以选择在之前的受区再移植加密头发。但随着患者年龄的增大，可能不介意头发稀疏些。无论如何，他会更好地认知：脱发区域会变大，而潜在的供区可能会变小、毛发变稀疏。

20.1.7 低密度种植的其他优势

移植密度低于 30 FU/cm² 可能有三个潜在优势：① 对于一定数量的移植体，如果使用更低的移植密度，可以治疗更大的区域。例如，如果原计划使用 50 FU/cm² 或 60 FU/cm²，改用 25～30 FU/cm² 后，则可以覆盖 2 倍大的区域。② 你将看到"植发休克"（由于受区切口减少了该区域的血供）发生率和严重程度降低。③ 更低的移植密度会在患者外观上产生更微妙的变化，其他人可能不会注意到该患者做了植发手术。许多选择低密度种植的中老年男性患者向我反馈，他们的朋友经常只是说："你看起来很棒！"或者会问："你减肥了吗？你在锻炼吗？你做了面部提拉手术吗？"因此，如果患者不希望大家注意到他们做了毛发移植手术，那么他／她可能会选择接近 20 FU/cm² 的移植密度，而不是更高。例如，图 20.10 中的患者就有这样的需求。他对我说："密度减少一半，面积增大 2 倍，这样

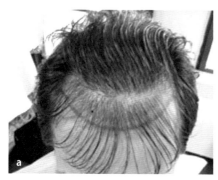
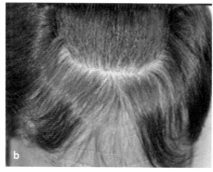

图 20.8 该患者是一位演员，因为他没有等到受区变得非常稀疏或全秃就来手术，所以没有人意识到他的头发慢慢变得浓密了。图（a）为术前，图（b）为术后，种植密度为 30 FU/cm²

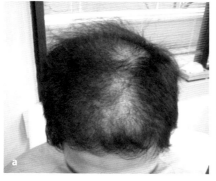
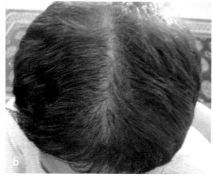

图 20.9 将头发拨开后，用同样的角度进行拍摄并评估。图（a）为术前，图（b）为术后

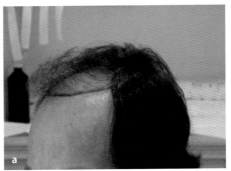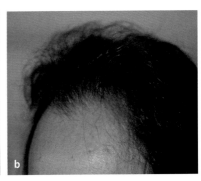

图 20.10 患者不希望在术后被其他人发现自己做了植发手术，但同时又想要更好的效果。图（a）为术前，图（b）为术后，种植密度为 15～20 FU/cm²

我的朋友就不会注意到我做了植发。如果我想让它变得更浓密，我只需在同一区域再接受一次植发手术。"他对 15～20 FU/cm² 的移植密度非常满意，并认为不需要补种。他告诉我，他的朋友们觉得他看起来很棒，但并没有意识到为什么。

20.1.8 根据现有头发的角度和方向进行打孔，并将毛发仔细地移植到不断进展的脱发区域

同时平衡患者短期要求和长期规划的一个关键因素是，预测并提前将毛发移植到将要进展的脱发区域。通过这样做，医生可以减轻患者在脱发进展时内心的不安。此外，这也让受区在未来看起来更自然，一方面因为在受区和供区的交界处出现了秃发的"护城河"，另一方面是由于在本该秃发的区域提前移植了少量的毛发。

在秃发进展的区域成功进行植发手术的窍门是，按照受区现有头发的角度和方向打孔。受区现有的毛发越多，医生在受区打孔时就越需要缓慢、仔细。如果在打孔时切断了原有的毛囊，这些毛发可能不会再生或者只长出较细的毛发，提供的遮盖面积就少。令人惊讶的是，一些医生并不相信这一说法，这和他们通常不愿意在有原生发的区域进行手术有关。无论患者是男性还是女性，他们只会看到比平常更高的所谓临时"植发休克"率，以及患者对术后效果的"不满意"。

直到最近我才意识到，一些植发医生可能认为在受区打孔时，是否切断毛发并不重要，直到我让其中一位持这种观点的医生参观了我的手术。我邀请他到我的诊所观察我的手术，探讨我们是否有一些不同的做法，以及我们对各自患者观察结果的不同之处。手术结束后，我问他在手术过程中他会做些什么不同的事情，他回答说他打的孔更加锐利，

并且方向也不同。我回答说我会按照现有毛发的方向和角度打孔，如果不这样做，我会切断很多毛发。他的回应是"没关系"。我对这个答案感到非常震惊，并问他这种说法有什么根据。他唯一的回答是不断重复"没关系"。在后来的讨论中，他认为我必须证明我所提出的横断毛发具有负面影响，而不是他不必须证明破坏毛囊的完整性不会造成伤害。

20.2 结论

本章主要讨论关于高加索人群的毛发移植规划。本书的其他章节中也包括了其他族群的毛发移植规划。其中，"东印度患者指南"在《皮肤外科》杂志上有详细的描述[9]。此外，需要指出的是，无论是 FUT 还是 FUE，尽可能多地在供区获得短期和长期供体的原则是相同的。本章主要关注 FUT 问题，但也提到了 FUE 的潜在问题。其中一个主要的争议，也是需要研究的领域，就是对 FUE、FUT 及 FUE 联合 FUT 的长期供体的评估，以确定其差异和这种差异的临床意义。这个讨论可以在其他章节中找到。最后，由于空间有限，笔者只能简化这些原则，仅附上较少的验证照片、表格和参考资料。以上内容和更多关于长期规划的照片、表格和参考资料，可以在 2011 年版的文本和笔者的网站（drwalterunger.com）上找到，该网站最近已经更新。

20.3 附录

Michael Beehner, Jerry Cooley, Paul Cotterill, Eric Eisenberg, Vance Elliott, Ed Epstein, Bessam Farjo, Nilofer Farjo, Marcelo Gandelman, John Gillespie, Robert Haber, James Harris, Victor Hasson, Sungjoo Hwang, Francisco Jimenez, Sheldon Kabaker, Sharon

Keene, Russell Knudsen, Bobby Limmer, Antonio Mangubat, Mario Marzola, Jennifer Martinick, Paul McAndrews, Melvin Mayer, Bernie Nusbaum, William Parsley, Damkerng Pathomvanich, David Perez-Meza, Marcelo Pitchon, Carlos Puig, William Rassman, William Reed, Paul Rose, Ron Shapiro, Arthur Tykocinksi, Robin Unger, Walter Unger, James Vogel, Jerry Wong.

笔者非常感谢 Dr. Ruel Adajar 在编写本章时的协助。

参 考 文 献

[1] Unger WP, Unger RH, Wesley CK. Estimating the number of lifetime follicular units: a survey and comments of experienced hair transplant surgeons. Dermatol Surg. 2013; 39(5): 755－760

[2] Cole J. Mathematics of follicular unit transplantation. Presented at the Sixth Annual Meeting of the International Society of Hair Restoration Surgery, Washington, September 16－20, 1998

[3] Unger W. Donor area boundaries. In: Unger W, ed., Hair Transplantation, 3rd ed. New York: Marcel Dekker Inc.; 1995: 183－187

[4] Shapiro R. Implications of a limited total donor supply. In: Unger W, Shapiro R, eds. Hair Transplantation, 4th ed. New York: Marcel Dekker Inc.; 2004: 439－440

[5] Keene S. Cosmetic density. In: Unger W, Shapiro R, Unger R, Unger M, eds. Hair Transplantation, 5th ed. New York: Informa Healthcare London; 2011: 165－168

[6] Headington JT. Transverse microscopic anatomy of the human scalp. A basis for a morphometric approach to disorders of the hair follicle. Arch Dermatol. 1984; 120(4): 449－456

[7] Jimenez F, Unger W. A practical approach to the donor area. In: Unger W, Shapiro R, Unger R, Unger M, eds. Hair Transplantation, 5th ed. New York: Informa Healthcare London; 2011: 262－267

[8] Bernstein RM, Rassman WR. The logic of follicular unit transplantation. Dermatol Clin. 1999; 17(2): 277－295, viii, discussion 296

[9] Lee IJ, Jung JH, Lee Y-R, et al. Guidelines on hair restoration surgery for East Indian patients. Dermatol Surg. 2016; 42(7): 883－892

Bijan Feriduni

赵钧 译，勒德勐杰 张悦 审校

毛囊单位头皮条切取术或毛囊单位钻取术：计划与决策

Follicular Unit Transplantation or Follicular Unit Excision: Planning and Decision-Making

概要 在现代毛发移植手术中，可以通过毛囊单位头皮条切取术（条状 FUT 或 FUT）或毛囊单位钻取术（FUE）获取毛囊单位，FUT 是将从供区切下的头皮条进行显微解剖获取毛囊单位，而 FUE 是从供区直接提取单个毛囊单位。FUE 和 FUT 都是非常优秀的技术，然而为每一位患者选择最优的术式并非易事，因为在选择术式的时候需要考虑非常多的因素，比如患者的目标和期望、毛发条件、年龄、性别、供区情况等。这两种术式都有其优缺点。过去 FUE 由于存在高横断率和移植物损伤的问题而造成了毛囊存活率较低。然而，近年来 FUE 明显改良。如今，FUE 和 FUT 的毛囊横断率、存活率和术后美观性已没有明显差距。在患者看来，FUE 一个显著的优势在于术后不会遗留线状瘢痕并且术后创伤较小，这导致了患者对该术式的需求增加从而让 FUE 技术快速发展，以至于 FUE 的手术量已经超过了 FUT。这说明决定患者选择倾向的不仅仅是术区美学效果的差异，更多的是考虑供区瘢痕遗留和术后恢复体验的差异。

例如，年轻男性可能因为想要一个短发发型而抗拒线性瘢痕（无论多细），而女性或中年高管则更不能接受 FUE 手术所需的大范围的供区剃发。尽管在大多数情况下这两种术式都可灵活选择，但仍需注意在某些情况下 FUE 或 FUT 中存在一个明显的更优选。

关键词 毛囊单位质量，供区供应，横断率，并发症，毛发移植手术，毛发生长

关键要点

- FUT 和 FUE 都是目前先进的技术，术式的选择取决于患者的偏好和适应证。
- FUE 已经能很好地替代 FUT，但在某些情况下，FUT 仍然是最适合的术式。
- 为了患者的权益最大化，植发医生需要同时掌握 FUT 和 FUE。

21.1 介绍

在过去的 20 年中，微创逐渐成为美容外科的趋势。毛发移植手术也提倡在手术过程中尽可能缩小头皮的切口。

在现代毛发移植手术中，可以通过条状 FUT 或 FUT、FUE 获取毛囊单位，FUT 是在从供区切下头皮条进行显微解剖获取毛囊单位，而 FUE 是从供区直接提取单个毛囊单位[1,2]。

条状 FUT（通常称为 FUT）在取代了过时的钻孔及微型移植技术后，多年来一直是最先进的技术。FUT 能在受区呈现非常好的临床效果，但同时也会在供区遗留一条线状瘢痕[1,2]。尽管通常这条瘢痕很细也并不对患者产生什么影响，但依然存在瘢痕增宽的风险，然而，即使一条"很好"的瘢痕对于有留短发的需求的患者来说尤为重要。多年来，为了达到瘢痕最小化我们已经做了很多努力，但是瘢痕并不能完全避免，并且瘢痕增宽的风险始终存在[3]。

FUE 主要是针对 FUT 中可能出现的线性瘢痕

增宽而开发的。FUE由于在技术上存在难度，是一个劳动密集型的术式而且伴随着较高的横断率，最初并不被植发界接受。早期只有一些移植量较小的案例，并且与FUT相比，FUE的临床效果也不尽如人意。此外，FUE也会遗留该术式特有的点状瘢痕（多个小白点）[4,5]。

然而，随着手术技巧、科技和仪器设备的不断进步，FUE的临床效果也显著提高。如今，FUT和FUE都能在受区呈现出比较优越的手术效果[6-8]。并且FUE还有不会在供区遗留线状瘢痕及术后创伤较小的优点。供区"低侵入性"且能达到受区同样美观的手术效果使得FUE的患者需求量和手术量快速增长。根据国际毛发修复外科协会（ISHRS）的数据，FUE的手术占有率从2006年仅占所有手术的7%增长到2017年的50%以上[9]。

21.2 当前FUE和FUT之间的争论

从一开始，就有很多关于FUT与FUE的相对优势的争论。很长一段时间以来，医生都因为FUE的美学效果不如FUT而认为该术式应用有限。然而，现在的争论焦点已经因FUE可以提供与FUT相当的美学效果而改变。如今的争论更多的在于"何时、何地及为什么"你会选择某一种术式而不是另一种。两种术式的支持者对于哪种术式是不同情况下的最优选仍存在一定争论[10-13]。决定采用一种术式还是另一种应考虑到患者的个体差异及每种术式各自的优缺点。然而，大多数新进入该领域的医生仅学习FUE，FUT的应用越来越少，并且如果依照目前的速度继续衰减下去，很有可能完全被FUE所取代。因此，现在更需仔细斟酌FUE和FUT在不同情况下的相对优势和劣势。

21.3 FUE和FUT的潜在优势和劣势

21.3.1 FUT的优势

• 在头皮松弛度和供区密度良好的患者中，与FUE相比，FUT可以在一次手术中获取更多的移植物[14]。Hasson和Wong多次证明，头皮松弛度和供区密度良好的手术患者单次可提取移植物数量多达5 000～6 000个。

• 采用FUT收获的所有移植物都来自"最安全"的供区，因此随着时间的推移脱落的风险较小[13-15]。

• 条状FUT提取的移植物有更多的毛囊周围组织包裹和更低的横断风险。因此，它们更不易损伤[15]*。

• 与仅使用FUE的患者相比，使用FUT和FUE相结合的患者一生中可从头皮获得的移植物总量更大[12]。这对于需要大数量移植才能达到美学目标的患者而言尤为重要[15]**。

• 采用FUT的患者无须剃光整个供区**。

* 随着FUE钻孔器和技术的发展与更新，这一优势可能会变得不那么明显。

** 随着不剃发FUE的普及，这一优势可能会发生变化。

21.3.2 FUT的劣势

• 线状瘢痕会使拥有一个当今流行的短发发型变得困难甚至不可行。

• 瘢痕的宽度是不可预测的，遗留的瘢痕并不总是"像铅笔线一样细"[3]。

• 恢复时间更长，更痛苦，而且有活动限制。

• 需要一支人数较多的经受过专业训练的技术人员组成的团队来进行头皮条分离。

21.3.3 FUE的优势

• 由于手术的创伤较小，患者更有倾向性[9]。

• 没有线状瘢痕，手术后可以剪短头发。

• 尽管FUE也会出现瘢痕，但如果正确操作，即使头发剪得很短，这种瘢痕也不会肉眼可见。

• 术后恢复时间非常短且恢复期几乎无痛，活动限制最小。

• 必要时可以特别挑选更大的移植物（3根或4根毛发的毛囊单位）以获得更高的毛发与移植物比例，同理也可挑选更小的移植物。

• FUE可以从传统安全供区（SDA）以外的区域获取移植物，弥补了过去FUT超范围取发容易遗留明显瘢痕的缺陷，这也大大增加了可供移植的移植物的供应量。尽管这不是FUE发明的主要原因，但事实证明这已经是FUE的主要优势之一。可以作为供区的新区域包括：

—"SDA"上方和下方的区域。

—头皮的颞部或颈部区域。

—胡须和体毛（来自胸部、背部、腿部、会阴部等）。

需要注意的是，从 SDA 外区域取下的头发在移植后可能会再次脱落，体毛不会有像头发这样的风险。

21.3.4 FUE 的劣势

- FUE 的移植物通常被较少的毛囊周围组织包裹，因此有更大的损伤风险并造成较低的存活率 *。
- FUE 的移植物横断风险高于 FUT *。
- 在 "SDA" 之外收获的毛囊单位移植物可能不是永久性的。
- 有时 FUE 手术不能在单次手术中获得很大量的移植物。
- 如果仅使用 FUE 技术，则一生可获取的移植物总量可能会减少，特别是考虑到 SDA 外移植物的潜在损失。随着脱发的进展，这对部分患者能否达到预期的毛发密度将产生未知的影响 [14, 15]。
- 经验不足的术者如果不能践行较好的供区管理理念，FUE 可能会导致严重的瘢痕、虫蚀样外观和移植物损耗。如果使用大于 1.0 mm 的钻头，或者提取密度超过安全极限，则这些风险会更大。
- 为了通过 FUE 安全地获得最大数量的移植物，需要接受最终供区密度会均匀降低。
- 存在损坏或埋置移植物的风险。

*随着 FUE 钻孔器和技术的发展与更新，这一优势可能会变得不那么明显。

21.4 FUT 和 FUE 的抉择

基于上述优势和劣势，某些情况可能更适合某种或另一种技术。

FUT 可能更适合的情况如下：

- 前一次 FUT 手术已经遗留线状瘢痕但头皮仍足够松弛的患者。由于这些患者头皮已经存在线状瘢痕，FUE 对他们而言已经失去了一个主要优势。
- 不介意线状瘢痕的长发患者。
- 由于社交需求而不想（或不能）接受供区剃短发的患者。例如，年长的男性（高管、电视名人等）可能并不希望发型发生如此明显的变化，即使这个变化是暂时的。长头发的女性也不能接受供区剃发，因为供区剃短后可能需要数年才能重新长到原来的长度 **。

- 需要大量单位移植来达到预期效果的晚期脱发（Norwood 模式 Ⅴ～Ⅵ）的老年患者（最好是 4～5+ 型）。
- 眉毛移植患者，FUT 分离时可以更直观地感受头发的弯曲程度。
- 如果患者依然拥有较好的头皮松弛度，可以用 FUT 修复之前头皮条切取后遗留下的宽瘢痕。如果修复成功可以立刻看到修复效果，并且还能节省 FUE 提取的移植物以用于其他区域 [3]。
- 具有某些使 FUE 操作非常困难的头发和皮肤特征的患者，如头发卷曲或分叉的黑种人患者。

** 当不剃发或长发 FUE 可操作后，这一优势将会有变化。

- 头皮区域已经应用 FUE 广泛提取过，而进一步提取可能导致供区明显稀疏的患者，以及愿意留长发以掩盖线状瘢痕的患者。

FUE 可能更适合的情况如下：

- 单纯不想要线状瘢痕的患者。
- 留着容易暴露线状瘢痕的短发或军队发型的患者，包括留着时尚短发发型的女性。
- 仅需要小移植量手术的，但对未来非常焦虑的年轻患者。这让年轻患者有机会选择随时停止治疗，即使换成更短的发型也不必担心线状瘢痕。
- 修复之前的头皮条手术、老式大钻孔提取手术或其他创伤造成的头皮供区瘢痕（▶图 21.1a、b）。
- 由于头皮过紧而可能出现供区瘢痕增宽的患者。FUE 可以在紧绷的头皮上进行。
- 以前做过多次头皮条手术，现在因头皮紧绷而面临着提取率低下和瘢痕形成的风险的患者。
- 小面积的受区，如颞峰、眉毛、胡须或睫毛。使用 FUE 可以更精准地获得所需的移植数量和移植物大小，还能为眉毛、睫毛等选择更合适的头发。
- FUE 可以通过钻取和重新放置原本放置不良的移植物来修复发际线。

21.5 FUE 与 FUT 的比较

如本章前面所述，FUE 的发展并不是一成不变的，而是一直处在巨大的变化和改进中。以下是 FUE 和 FUT 最常比较的方面的更新。这些包括移植物质量、移植物存活率和结果、每次手术的移植物数量、总移植物数量和供区瘢痕。

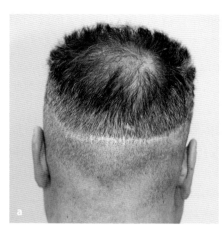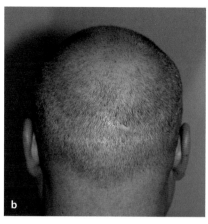

图 21.1　a. 原来的条状瘢痕。b. 通过 FUE 修复后的条状瘢痕

移植物横断率与质量

过去，因为一些原因 FUE 移植物通常被认为比 FUT 移植物更"脆弱"。主要是由于高横断率和毛囊周围组织（尤其是基底周围）较少，移植物在手术过程中更容易受到额外的损伤，尤其是在植入过程中。当提取阶段需要进行高速切割时，扭转（来自高旋转力）和机械冲击可能会造成额外的损伤[4,5,10-12]。埋藏或覆盖移植物是 FUE 过程中特有的两种现象。由于毛发和皮肤的某些特征，如卷曲、开叉、角度过小、皮肤质地过硬或过软，横断和损伤的风险都会增加。

另外，FUT 所提取的移植物由于横断较少和毛囊周围组织数量充足被认为不易受到损伤（▶图 21.2 ）。FUT 可发生横断[12]，但通常这一比例低于 5%。最近，通过使用钝性解剖或皮肤钩结合牵引的方法，达到低于 1% 的横断率已不再成为罕事。

FUE 的支持者指出，理论上而言，FUE 比 FUT 的优势在于横断毛囊的近端部分留在体内后有机会再生。然而，事实上大多数 FUT 的横断发生在头皮条切取时的条带边缘，而不是在显微解剖分离期间；因此，大部分 FUT 横断的近端部分也可能留在体内。此外，Jean Deveroy[7] 的一项研究表明，留在体内的毛发近端部分的再生率仅为 65% 且直径更细。

FUE 的支持者还提出了另一个有趣的理论，即在修剪 FUT 移植物的过程中，脱落期（即在休止期之后的阶段，导致没有可见的毛干）的毛发可能会丢失。由于 10%～15% 的毛发处于休止期，所以这是有可能的。然而，这很可能取决于移植物修剪后残留在毛囊周围的组织的量。如果不进行极细移植

物的移植，这种风险就会降低。

近 5 年来，由于技术水平的提高及 FUE 技术的进步（如新的钻头设计和多样化的 FUE 机器），FUE 移植物的质量有了显著提高。FUE 横断率已经下降，移植物现在有更多的毛囊周围组织包裹。它们更容易提取和植入并且创伤更小。过去只有少数非常熟练的医生能稳定地提取高质量的移植物。如今越来越多的医生能达到 FUE 毛发横断率低于 5% 的水平，这已经接近于 FUT 的数据。目前，对于技术熟练的操作者而言，普通患者提取过程中 FUE 和 FUT 移植物的横断率和质量已经几乎没有差异（▶图 21.2 ）[15]。

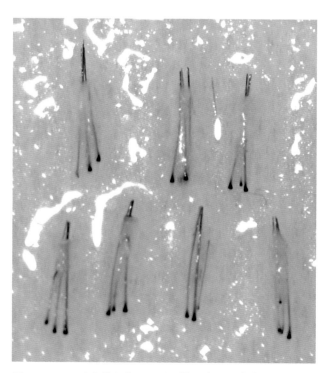

图 21.2　FUT（上排）和 FUE（下排）在同一患者的颞部、头顶部和枕部获取的毛囊。这例移植物非常相似。在这个案例中，毛囊周围组织的损耗非常小

然而，提取 FUE 移植物本质上仍然比 FUT 更困难，不熟练的操作者仍然存在横断率高和提取移植物质量低的风险，特别是在具有使 FUE 提取困难的头发和皮肤特征的患者中，例如，头发极度卷曲、开叉和弯曲的黑种人患者，皮肤极厚、极软或毛发生长角度非常小的患者，如果出现了令人难以接受的横断率，应考虑停止手术以避免毛囊浪费。

21.6　术后头发的存活与生长

高毛发存活率对于满足患者对密度和覆盖率的期望至关重要。21 项研究的荟萃分析显示，FUT 的存活率约为 90%[16]。尽管过去很少进行 FUE 存活率的研究，但多年来，由于前面提及的几个问题，人们普遍认为 FUE 移植物的存活率低于 FUT。然而，随着 FUE 技术的改进，这一假设不再成立。近期有研究表明，这两种技术的毛发存活率是相同的[15]。笔者的观点和个人经验与这一发现是一致的（▶图 21.3）。显示了笔者的两名患者的术前情况和术后效果，这些患者的脱发史、毛发特征（质量、结构、颜色）相似，且移植数量大致相同。FUE（和 FUT）总体存活率提高的另一个原因是种植笔的使用增加了（参见"47A 种植笔种植"）。

21.6.1　单次手术规模（移植数量）

大多数患者毛发移植手术的常规规模是移植数量在 1 000～4 000 个。在笔者（R.S.）的实践中，一次性最常见的移植数量在 2 500～3 500 个。目前，

这些移植数量可以通过 FUT（1 天内）或 FUE（1 天或 2 天内，取决于医生的技术和经验）来实现。

如果头皮松弛度和供区密度良好，效仿 Hasson 和 Wong 多年来的实践，单独使用 FUT 可以实现单次数量超过 5 000 的移植[14]。然而，如果单纯使用 FUE，单次移植数量超过 4 000 个已是非常罕见的（也是不可取的）。有人担心单次提取数量过多有可能会对未来 FUE 提取周围的毛囊产生负面的影响。从实际情况来看，这两种技术目前都能提取出单次手术中最常用的移植物数量。

21.6.2　患者终生总移植物数量

这可能是关于 FUE 和 FUT 之间差异的非常重要的问题之一，也是目前尚无答案的问题。如前所述，毛发移植不仅需要满足患者当下对于毛发密度和头皮覆盖率的需求，也需要考虑到脱发进展过程中关于密度和覆盖率的问题。根据 2015 年 ISHRS 的调查，患者术后最常见的不满就是关于覆盖率和密度的问题。最终，移植物存活率（前面讨论过）和患者一生中总共可以获取的移植物的总数一起决定了毛发密度和头皮覆盖率。有限的移植物数量一直是实现这些目标的最大障碍，尤其是在秃发面积较大且期望值较高的患者群体中。如果我们的移植物数量不受限制，那么通过手术进行毛发修复会更容易。不幸的是，我们没有无限制的移植物数量；因此，确保我们选择的方法能够最大限度地提高患者的毛发提取潜力非常重要[11-15]。

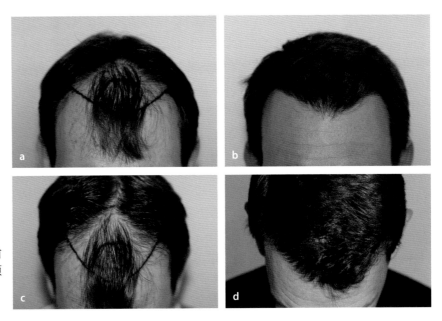

图 21.3　前额发际线 FUT 取术的术前术后对比：a. 术前。b. 术后。c、d. 前额发际线 FUE 的术前术后对比

重要问题包括：

- 单纯使用 FUE、单纯使用 FUT 或两种术式相结合使用，这三种提取策略在某一患者终生能获得的总移植物数量上是否存在差异？
- 如果存在差异，这一差异是否具有临床意义或社会意义？

这些问题尤其重要，因为大量新进入该领域的医生只学习了 FUE。

如果使用 FUT，那么我们只能在 SDA 内提取移植物，因为一旦超出该区域会出现遗留明显瘢痕的风险。但是我们能使用该区域内提取的每一个毛囊。从该区域提取的毛发通常具有最高的密度、每移植单位更高的毛囊数量和更大的直径的优势。随着脱发的持续进展，从 SDA 提取的头发在未来脱落的风险也会更低。根据头皮松弛度和供区毛发密度的差异，在仅使用 FUT 的情况下，不同的患者终身可提取的移植物的数量范围在 5 000～7 000+。

如果应用 FUE，我们可以在更大的供区范围进行提取，可以超出 SDA 的上方或下方，也可以横向超出 SDA 进入颞区。为了使供区密度均匀并且在提取区和未提取区之间不产生"窗口"效应，我们通常必须将提取区延伸到当前供区的边缘。通常，根据初始的毛发密度和直径（覆盖率），提取 30%～40% 以上的毛发可以认为是安全的且不用担心提取后供区形成毛发稀疏的外观。尽管目前存在多种多样的观点，且这些观点每年都在不断变化，但目前似乎公认的是，普通患者使用 FUE 进行提取，一生中可以提取到 4 000～6 500+ 的移植物数量。这与单纯应用 FUT 进行提取的数据非常接近。随着毛囊单位部分提取和 SMP 等一些供区保护技术的应用，一些医生也报道了更高的提取量。FUE 提取的一个劣势在于那些超 SDA 提取的毛发在远期存在着一定的再脱落风险。

许多医生认为，FUT 和 FUE 相结合能提取到更多的移植物，与单纯应用某一术式相比，每一位患者能增加 1 500～2 000 的提取量。当考虑结合应用 FUT 和 FUE 时，FUT 操作次数不应超过两次，之后应转用 FUE 进行提取。从理论上讲，这样操作不仅能降低供区瘢痕的风险（每次切取头皮条后都会增加），还能充分利用 SDA 中数量充足的移植物，另外，还可以利用 FUE 提取该技术发现以前难

以提取的区域，尽管该区域的移植物随着脱发的进展存在着再次脱落的风险。两种技术相结合的优点在于将提取量最大化，但缺点在于形成了一条线状瘢痕。

21.6.3　供区瘢痕

条状 FUT 后不可避免地会形成供区线状瘢痕，这也促进了 FUE 的发展。严格来说，条状 FUT 只会遗留一个宽度为 1～2 mm 的细小线状瘢痕，如果不仔细检查或不将头发剪短至 1 cm 以下，这一瘢痕并不显眼[1-3]。对头皮松弛度进行更好的评估，以及应用隐藏式缝合技术等一些对供区缝合技术的改进能进一步实现瘢痕的更精细化。不幸的是，线状瘢痕不能完全消失，而瘢痕增宽的风险永远存在。此外，如果头发剪得很短，即使是非常细的瘢痕也会很明显且影响美观。由于一些患者（尤其是年轻男性）喜欢剃光头或短发，或者保留一些将来改变发型的空间，线状瘢痕对他们来说可能也会成为一个限制更多选择的困扰。头皮条瘢痕患者的其他问题包括术后疼痛、需要缝合、相当长的愈合时间及术后 3 个月的活动受限。

另一方面，FUE 切口只会留下一些除非头发剃得很短否则"通常"难以发现的圆形小瘢痕。即使它们被注意到，由于这些瘢痕是散在分布的，和线性瘢痕相比接受度更高。这也使得这项技术尤为适合那些想要剃光头或者留短发发型的患者。

FUE 瘢痕的大小和能见度是具有个体差异的，这取决于皮肤条件和钻头大小；钻头越小，瘢痕越不明显[4,5,11]。一种可以让 FUE 瘢痕最不明显的方法是将复合毛囊群进行"线性分割"（提取毛囊单位的一部分）。复合毛囊群是同时拥有 3～6 个毛囊的毛囊群，这之中往往有 1～2 根毛发与其他毛发有一定的距离。我们可以在提取移植物时将这 1～2 根头发分离并保留在头皮供区，而不是提取整个复合毛囊群组成的毛囊单位[17]。保留在供区的毛囊可以再生，并有助于隐藏术后色素减退的瘢痕（▶图 21.4）。这样操作不仅有助于掩饰瘢痕，而且还可能获得更大的移植总量。

"毛囊单位部分提取"的一个潜在缺点是，留下的一部分毛囊可能被横断并且导致再生不良。Deveroy[7] 最近的一项研究表明，因横断而遗留在头皮中的毛囊只有约 60% 可以再生。

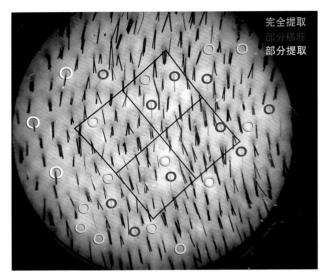

图 21.4 FUE 瘢痕镜下照片，由完全提取、部分横断和毛囊单位部分提取组成

FUE 的另一个好处是术后愈合快、疼痛小、活动受限更少。通常在 10～14 天后就不太能看见取发孔（▶图 21.5a、b）。需要指出的是，FUE 操作者的经验缺乏也可能导致供区瘢痕形成、坏死，以及和条状 FUT 一样严重的组织破坏。

然而，在供区愈合和瘢痕形成方面，FUE 比 FUT 具有优势，尤其是在头发短的患者中（▶图 21.6a、b）。

21.7 结论

毛发移植的主要目的是达到患者在自然度和密度方面的短期和长期目标。同时，我们希望认识到患者对供区瘢痕和术后恢复过程的担忧。

如今，两种技术的移植质量、存活率及受区的美学效果都是相似的。然而，FUE 的供区瘢痕更不明显，尤其是当头发剪短时。

理论上来说，由于这两种术式都可以在患者的一生中提取至少 6 000 个移植物，并且 6 000 的移植数量已经可以满足大多数患者的需求，因此这两种技术均已足以满足大量患者。然而，患者可以通过选择 FUE 来降低线性瘢痕形成的风险，并逃脱线性瘢痕可能带来的一些限制。因此，FUE 已迅速成为许多患者的首选。

然而，FUT 可能仍然是一些特定患者的首选，例如，那些不想将供区剃发的患者，包括长发女性或中年男性高管；那些有着使 FUE 操作困难的皮肤和毛发条件的患者，包括毛发极度卷曲和分叉的黑种人患者；以及那些由于大量脱发和（或）对密度期望过高而可能需要更大移植量的患者。

这最后一类（可能需要更大移植量的患者）可能是最重要和最有争议的。许多人认为，相较于单

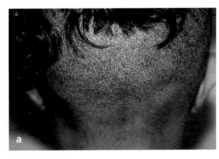
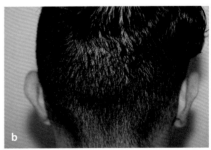

图 21.5 FUE 提取了 3 900 单位后供区即刻（a）和 14 天后（b）

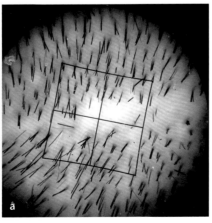
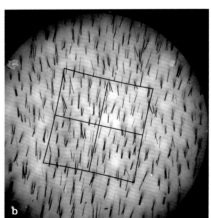

图 21.6 a. 难以预料的线状瘢痕的镜下照片，注意这种情况下的毛干错位。b. 用 0.85 mm 钻孔提取后的小瘢痕

独应用 FUE，结合 FUT 和 FUE 可以获得更大的提取总量。然而，其临床意义尚不清楚。

有待回答的问题如下：

• FUT 和 FUE 相结合真的有可能在患者的一生中提取到更多的移植物数量吗？

• 如果是的话，这个移植物数量将会是多少，这个数量是否具有临床意义？

• 如果是的话，这一类患者占比多少？

• 如果是的话，单纯使用 FUE 能否使这一类患者达到与 FUT 和 FUE 结合应用相同的覆盖率？如果不能，两者之间的差异是否具有临床意义？

• 由于 FUE 从非安全供区进行了移植物提取，未来 10 年内受区密度是否会进行性降低？这是否会导致若干年后受区延迟性的密度下降？如果会，这又有临床意义吗？

相反，如果增加每一位患者胡须和体毛的提取量，是否足以使不同提取策略能提取的移植物总量的差异变得不那么显著。

我们目前还不知道答案；然而，这些都是亟须回答的问题。如果最终我们发现这些问题都很重要，那么培养相关技术和技能去识别这类患者也很有必要。

参 考 文 献

[1] Bernstein RM, Rassman WR. Follicular transplantation. Patient evaluation and surgical planning. Dermatol Surg. 1997; 23(9): 771–784, discussion 801–805

[2] Limmer BL. Donor strip slivering and microscopic dissection. In: Haber RS, Stough DB, eds. Hair Transplantation. Philadelphia, PA: Elsevier Saunders; 2006: 86

[3] Marzola M. Trichophytic closure of the donor area. Hair Transpl Forum Int. 2005; 15(4): 113–116

[4] Rassman WR, Bernstein RM, McClellan R, Jones R, Worton E, Uyttendaele H. Follicular unit extraction: minimally invasive surgery for hair transplantation. Dermatol Surg. 2002; 28(8): 720–728

[5] Bernstein R, Rassman W. Follicular unit extraction mega sessions: evolution of a technique. Hair Transpl Forum Int. 2004; 14: 97–99

[6] Harris JA. New methodology and instrumentation for follicular unit extraction: lower follicle transection rates and expanded patient candidacy. Dermatol Surg. 2006; 32(1): 56–61, discussion 61–62

[7] Devroye J. My technique: WAW Foot Pedal and Unsharp Non-Traumatic Punches. Presented at the 3rd Mediterranean FUE Workshop, Turkey; 2015

[8] Bernstein R. Pre-making recipient sites to increase graft survival in manual and robotic FUE procedures. Hair Transpl Forum Int. 2012;

7/8: 128

[9] 2017 International Society of Hair Restoration Surgery Census Survey 2017

[10] True R. State-of-the-Art FUE. Hair Transpl Forum Int. 2016; 09: 10–179

[11] Cole J. Physicians sound off: FUT vs. FUE. Hair Transpl Forum Int. 2015; 9–10: 185–186

[12] Feriduni B. FUE and FUT, a comparison of both techniques. Presented at the 2nd Mediterranean FUE Workshop, Spain; 2013

[13] Wolf B. Cyberspace chat: exploring the limits of follicular unit extraction. Hair Transpl Forum Int. 2016; 09/10: 208–213

[14] Wong J. Preservation and strategy for donor area: FUT mega-sessions. Presented at the 3rd Mediterranean FUE Workshop, Turkey; 2015

[15] Shapiro R, Josephitis F. FUE vs FUT graft survival study. Hair Transpl Forum Int. 2018; 28(6)

[16] Unger WP. Graft survival and growth studies. In: Unger WP, Shapiro R, eds. Hair Transplantation, 4th ed. New York, NY: Marcel Dekker; 2004: 330–332

[17] Lorenzo J, Devroye J, True R, Cole J. Standardization of the terminology used in FUE: part I and II. Hair Transpl Forum Int. 2013; 23(5): 166–168; 23(6): 210–212

Robin Unger

王新宇 译，陈鹏 张悦 审校

年轻患者：计划与决策
The Young Patient: Planning and Decision-Making

概要 对年轻男性进行毛发移植手术是很有挑战性的。通常，拒绝手术对术者而言是最省心的选择；然而，对这个阶段的男性而言，脱发将严重影响他们的自尊，从而影响他们在关键时期的社交。这些男性通常想要遮盖凹陷的太阳穴，同时拥有浓密的发际线，从而达到对年轻外表的追求，这种心态是很好理解的。但这不现实，因为供区可能无法提供足够的毛发。少数男性的发际线较高，但发际线后面的头发非常浓密，而这些出现男性型脱发（MPB）症状的男性，则期待能将脱发控制在较低程度，最好能在多年之后仍能维持一个只是发量变少而非谢顶的较良好形象。还未脱发但未来将发生脱发的区域也是需要被纳入手术范围的，并且排除禁忌证后应予以药物辅助治疗，以减缓毛发脱失。对年轻女性进行毛发移植同样具有挑战性；但如果脱发区域具有重要的美学意义，那做决定就不那么困难了。

关键词 年轻患者，早发性脱发，非手术治疗，富血小板血浆，遮盖技术，提取技术，受区规划，现存的毛发，保守的发际线，低密度移植

关键要点

- 治疗年轻患者的早发性脱发对外科医生来说是一项艰巨的挑战。
- 在考虑对年轻男性进行毛发移植之前，应尽可能尝试所有可用的非手术治疗手段。
- 在计划对年轻患者进行手术时，考虑 MPB 未来的发展趋势非常重要。
- 在考虑进行毛发移植手术时，应考虑到患者的心理和预期，这一步可能需要大量时间来

告知、劝解患者接受现实。
- 适合年轻患者的手术设计应包括以下内容：保守的发际线、低密度毛发移植和治疗未来的脱发区域。
- 一位经验丰富、善解人意的外科医生总是会考虑到患者脱发是一个随时间推移而改变的过程，而不是简单地满足没有受过关于 MPB 适当教育的年轻患者的直接植发愿望。

22.1 介绍

在脱发治疗领域，年轻患者的毛发移植这一话题已经引起了广泛的争论[1]。有些外科医生根据自己的经验设定了较低的年龄限制，也有些外科医生很轻易就进行手术。应用年龄限制的理由是，在没有充分考虑到 MPB 的漫长进展情况下，对年轻男性进行手术治疗，设计较低和较密的发际线，但没有将毛发移植到未来脱失的区域，反而像是将毛发移植在一个逐渐变稀薄的漩涡中间，而漩涡将随着时间的推移而不断扩大。

早发性脱发

早发性脱发的年轻患者正处于他们生命中一个特别重要的时期。对他们来说，以自信和良好的自尊心面对世界很重要。一个负责任的且从长远角度出发的毛发移植手术，可以帮助患者实现这一目标！

还有其他外科医生主张考虑每个患者的个体差异性，以便做出正确的决定。这种主张同样非常强调 MPB 或女性型脱发（FPHL）的未来发展[2]。

任何一个脱发初期的年轻人，无论男女，在到植发医生处就诊时，内心都是非常痛苦的。他们正处在生命中一个极其重要的时期，而脱发让他们在面对世界时自卑不已。他们想寻求一种迅速的方案来解决这种痛苦。当然，"最简单"、安全的做法无疑是非手术治疗，但手术可能会大大提高患者的生活质量，如果能长远规划，同时考虑到未来的脱发区域，那么手术将获得很好的疗效。

22.2 非手术辅助治疗

在治疗脱发以前，医生应该首先排除任何可能导致脱发的原发疾病[3]。本书的第 7、8 和 9 章非常详细地论述了这个主题。为此，应对患者进行基本的血液检查和评估。对男性而言，可能涉及铁、维生素 B_{12}、维生素 D、睾酮、泌乳素、促甲状腺激素（TSH）、T3 和 T4 等检查。对于女性来说，因为需要评估雄激素过量等情况，检查要更复杂一些，包括睾酮、脱氢异雄酮、铁、维生素 D、维生素 B_{12}、泌乳素、TSH、T3、T4，如果怀疑多囊卵巢综合征，应转诊给妇科医生[4]。如果检查发现异常，必须优先解决原发问题。

治疗方式

在考虑手术之前，应尽可能尝试药物治疗，包括非那雄胺和（或）米诺地尔和（或）女性的抗雄激素治疗（如有指征）。排除禁忌后，手术治疗应与药物治疗相结合，以减缓未来的脱发。这将使患者在更长的时间内维持毛发更茂密的外观；然而，长远的手术计划不应受到当前暂时获得的收益影响，因为这些收益可能不是永久的。

让患者开始接受某种药物（非那雄胺、米诺地尔、其他激素调节）治疗以减缓脱发是非常重要的[5]。而同样重要的是，这些药物都不能完全治愈或完全停止 MPB 或 FPHL 的进展，因此药物治疗不会影响长期手术计划。最安全的药物治疗方法是从局部使用米诺地尔开始[6]，即使发生不良反应也很轻微，而且有明确的临床证据表明米诺地尔可以延缓毛发稀少的进程。术者应当明确告知患者，即使进行了毛发移植手术，仍然需要药物治疗以减缓

持续的脱发。非那雄胺和度他雄胺也对脱发有作用，被批准用于男性型脱发的治疗[7,8]，大多数医生会对年轻男性患者（青春期后）开具此类药物。笔者建议在对年轻男性患者使用此类药物之前，应进行基线精子分析，以确保患者拥有正常的精子数量基础。尽管其他一些植发医生认为这是"极个别"现象，但有证据表明，开始服用非那雄胺后，精子基础数量较低的男性，精子数量可能会进一步下降[9]。在不孕中心停止接受非那雄胺治疗的患者，精子数量确实会上升，但通常仍低于正常水平。为了患者的安全和未来的家庭构建，并从保护医生的角度出发，作者认为，在开始使用非那雄胺之前，进行基线精子分析是一个明智的选择。

作者认为，对年轻女性使用非那雄胺，通常是不可取的。有些雄激素过高的女性可能会受益；但是，非那雄胺是一种未经在女性患者身上测试（或批准）的药物，需要认真考虑女性长期服用的潜在风险。对于在美国的执业医师来说，对于低雄激素指数且暂无生育计划的患者，螺内酯通常是更安全的选择。在美国以外，醋酸环丙孕酮是患有高雄激素综合征的年轻女性的最佳选择。此外，对 5% 米诺地尔无反应且耐受性良好的女性患者，也可以考虑更高剂量的米诺地尔（高达 15%）治疗[10]。

尽管已发表的临床证据有限，但使用富血小板血浆（PRP）治疗脱发的植发医生越来越多，这为年轻脱发患者提供了另一种选择[11, 12]。以往的报告和医生对这种手术的经验差异性很大，而且在毛发整形中心也没有形成标准化的诊疗流程。这当然是向年轻患者提供的一种新选择，但同时也应该明确告知患者该方式的现状和风险。这种方法可能适用于常规疗法效果不佳或产生严重不良反应的患者，并可能有助于减缓或扭转某些患者的部分损失。作者发现，一般来说，此法对年轻女性患者的疗效较年轻男性更佳，其原因尚不清楚，但年轻男性应用此法多是由于脱发进展迅速且无法耐受非那雄胺，而 PRP 很可能是治疗主要由激素变化引起的脱发过程的有效手段。

最后，笔者推荐使用各种遮盖技术，使患者在等待药物治疗起效时或在手术治疗无法覆盖的区域感受更佳。例如，年轻患者通常不建议治疗顶部脱发，但无论是年轻男性还是女性，都可能会对头顶暴露的头皮感到困扰，而年轻患者的头顶仍然有毳

毛覆盖，那么此时头皮文饰对其便是一个不错的选择。这些临时文饰可以维持数年，因此未来不会给患者留下完全秃发的区域，但头皮上面有可见的文饰点或在较差的情况下，文饰点相互融合形成单一色块——可能与患者的头发颜色不匹配。

毛发移植是年轻患者的一种选择，但患者不应草率地进行手术，只有具有丰富经验的外科医生才能尝试这些手术。了解患者的家族脱发史非常重要，但无论病史如何（或没有病史），最好的方法是假设患者将来会演变成一种非常严重的脱发类型。我们应告知年轻患者，手术计划是基于这种严重进展的可能性而制订的。许多年轻患者更关注短期效果，而医生的作用是强调长远规划更重要。

22.3 年轻男性的手术计划

当年轻人真的考虑通过手术这么严肃的手段来改善 MPB 时，就表明了这个问题对他们来说有多重要。在他们的生活中，无论是面试工作，还是寻找未来的生活伴侣，外表对整体信心都非常重要，而缺乏自信会极大地改变他们的生活。

供区提取技术

供区提取技术的选择很复杂。毛囊单位钻取术（FUE）既有优点，也有缺点，需要和患者如实地讨论这些因素。只提出一个选项是不公平的，作者还应与患者讨论临时遮盖技术的使用，如发际线粉、临时头皮文饰和假发。

22.3.1 提取技术选择

作者总是从这个问题开始："你觉得你通常都是用电推将头发剪得很短吗？"（这通常是他们的父亲或祖父使用的方法），如果患者的答案是肯定的，那么建议他们趁着年轻和身体好的时候尝试一下也许是明智的；也有可能患者会从中找到生活的勇气，完全避免手术。如果他们现在不愿意尝试，但将来想要尝试，那么 FUE 是明智的选择——当他们不希望进一步移植时，他们可以随时喊停。患者一生中可移植的优势毛发的数量将显著限制 FUE 提取方法，因为MPB 开始得越早，安全供区的范围越窄。此外，一些提取的毛囊单位可能来自边缘非安全供区，因为一定程度上提取该区域毛发，可以扩大 FUE 提取区的

范围，以获得足够数量的移植物用于手术[13]。

如果他们从未想要剃短发，那么作者认为最好的提取方式是头皮条切取术，这可以让他们在一次手术中提取到优势毛发，并伴随他们一生，而不会使供区头发明显变薄。后续的手术通常会去除先前的瘢痕，以便只留下一个很细的线状瘢痕。如果他们愿意的话，他们也可以在未来用一个小型的 FUE 手术来掩饰瘢痕。又或者说，患者目前对以后毛发的提取术式举棋不定，即使可能第一次提取是FUE，他们未来仍可以选择头皮条切取术。

22.3.2 受区规划

受区规划其实极为重要。如果对未来的愿景进行正确的规划，它可以减轻当前的许多担忧，而不会给患者留下未来巨大的遗憾。尽管如此，术者规划的理想受区有时并不能解决患者的主要问题：年轻男性最常出现短时间内的发际线后移和（或）顶部中央区的毛发变稀。一般来说，这些区域不应该在年轻时就处理。因为几乎所有的男性都会出现短时间内发际线后移，在年轻时就将头发移植到这些区域，会使男性随着年龄增长而出现奇怪的发际线，即发际线后面区域头发稀疏或脱发。非常年轻的男性应该对未来潜在的孤立前额区域进行一些随意发的添置[14]。

作者提出的一种选择就是，如果对患者来说，FUE 能利用的安全供区较少的话，外科医生可以将供区边界稍微向前移，大概向前移动 4～6 排。对于那些安全供区较窄的年轻男性，FUE 中的一部分移植物，通常可以从供区边缘的区域提取，且只留下非常小的点状瘢痕，也许这种方法可以在这些年轻男性中得到有效的应用。这些非安全供区的 FUE 移植物可以选择性地移植到那些原本不需要治疗的区域，从而有助于在目前毛发脱落的较重部分提供毛发密度，但随着患者年龄的增长，这些移植物会变稀薄和脱落，前额的发际线轮廓仍然是一种"后移的外观"，但它比其他区域的脱落得显得更慢一点、更稀一点。此外，那些非安全供区的毛发可以移植到顶部区域以获得即时满足感，而不会"浪费"应该用于前额 2/3 区域的安全供区的毛发。这是一种作者很少使用的技术，只有当患者真的不愿意接受更保守、更明智的方法时才用。

如前所述，年轻男性手术应该注意尽量保守[15]。笔者使用的两种最常见的方式，一是前瞻性的孤立

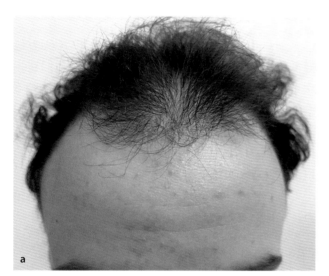

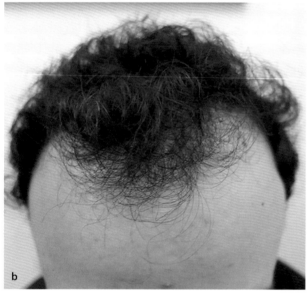

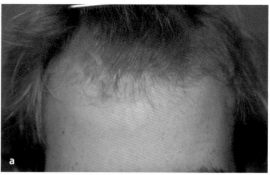

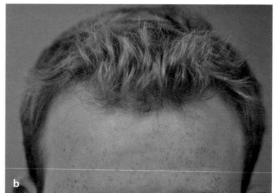

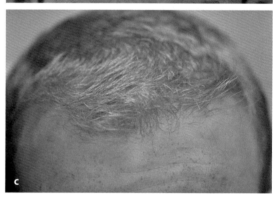

图 22.1　a. 一名 17 岁的年轻患者。他已经每天服用 1 mg 非那雄胺，并每天 2 次外用 5% 米诺地尔。他的家族史表明，他将发展成 Norwood 量表中的 Ⅵ 型。有趣的是，他的主要关注点是顶区。我们和他的母亲一起决定了一种前瞻性的孤立前额区域术式，这将在一定程度上解决他所称的"顶区"的前部及更重要的正面观。b. 一次 2 334 FU 毛发移植术后的患者（759−1 H，1261−2 H，320−3+ H）。从正面和侧面看，发际线更完整。当时，他反复表示希望加密顶区，而我建议在孤立的前额区域后方、前方设计一点不规则的覆盖，他采纳了建议，进行了手术。图中可见不规则、保守的发际线设计

图 22.2　a. 笔者首次见到该患者时，他才 16 岁，是一名高中生，对自己已经严重的脱发感到非常沮丧。他的外祖父在 20 岁时就秃顶了，并发展成了 Norwood 量表 Ⅴ～Ⅵ 型。患者开始外用米诺地尔，而且得到儿科医生批准后也服用 1 mg 非那雄胺。不幸的是，这两种药物似乎都不能减缓他的脱发速度，他的父母感觉到他的抑郁状态正在加剧，需要及时手术。各方都明白，基于他可能遗传外祖父的脱发发展模式的前提下，我们的手术目标必须是保守的。b. 前额（包括未来的脱发区域）第一次手术后一年，采用保守的发际线和低密度（20 FU/cm²）进行，共提取 2 141 FU（428−1 H，1062−2 H，651−3+ H）。患者对自己的术后效果非常满意，知道自己有相对永久的头发后，对脱发也感到更加释然。笔者也同患者解释过，随着边缘毛发变稀，移植的区域也会变稀。c. 四年后，第二次毛发移植到头顶中间区，密度为 15～20 FU/cm²（较低的密度用于未来的丢失区域）。第一次的手术瘢痕作为毛囊提取的一部分被移除，这次共提取了 1 782 FU（299−1 H，923−2 H，560−3+ H）。患者仍在接受治疗，但他的 MPB 仍在继续，照片中的大部分毛发都是移植毛发。尽管该计划很保守，且患者年纪小，但患者已在术后效果预期上与术者达成一致，所以对其结果表示非常满意

前额区域（▶图 22.1a、b），二是 20～30 FU/cm² 的低密度毛发移植以覆盖受体区域的正面 2/3，以达到自然衰退的发际线（▶图 22.2a～c；参见第 24 章，了解孤立的前额区域的讨论）。只要发际线不设置得太低，前额区域的密度稍高，即使随着时间的推移，这种术式的术后效果看起来仍将持续自然。患者还

可以通过二次手术来加密，毕竟他们逐渐失去更多原有的头发。

移植到现存毛发区域

年轻患者的毛发移植几乎都会涉及移植到现存毛发的区域。这些现存的毛发需要被保护，因此医生应该仔细遵循现存毛发的角度和方向。

对于年轻男性来说，现存头发的状况是另一个特别重要的问题，应该评估其继续脱落的可能程度，并确定最终脱发区域的边界（▶图 22.3a～c）。理想情况下，未来脱落区域应视为每个手术的一部分。备选的方案是只处理当下脱落区域，然而，目前令人担忧的是，如果患者的手术不包含未来脱发区域（出于健康、金钱或时间的原因），他们残留下来的毛发的分布将是极其不自然的。同样非常重要的是，要保护好现有的头发，不要做任何造成毛发永久性损伤的事情[16]。好的毛发移植效果应同时包含原始毛发和移植后的毛发，否则患者其实遗留的毛发会更少。这就需要移植的毛发遵循现有毛发的角度和方向，以防止这些现有毛发被机械性切断，同时不应进行高密度植发，以免损伤现有毛发的血液供应。这个密度界限尚无标准，但作者认为年轻男性的密度不应超过 40 FU/cm²，通常 20～30 FU/cm² 的密度可以提供出色的美容效果。这也意味着，即使医生认为更锐利的角度会产生更好的效果和密度错觉，也不应在还留存有头发的年轻男性中使用，这种角度的植发最好等到他们完全脱发后再使用。

22.4 年轻女性的手术

笔者认为，这个话题的重要性与年轻男性相比更加毋庸置疑。对于患有明显早期脱发的年轻女性来说，这是非常痛苦的。同样，应尽一切努力通过药物治疗来减缓未来进一步的脱发，但从美观上，对于严重影响外观的区域，手术是唯一明确可以长期改善现状的方法。保护这些患者现有的头发（采用精细的手术技术，并遵循现有头发的角度和方向）非常重要，以便产生显著的外观改善[17]。

对女性来说，无论年龄大小，最重要的区域始终是前额。如果这是年轻女性关注的领域，那么植发将在她们生命中最关键的时刻增加更多且存留更持久的头发。即使这种改变是暂时的，可能到未来的某个时刻，他们仍需要在后面再戴一个假发，但手术依然是有益的。

发际线后面的区域通常是最重要的，边缘轮廓区域也很重要。有些年轻女性很在意自己的太阳穴凹陷或天生的高发际线，但一般来说，不应在年轻女性这些区域进行治疗，除非明确患者几乎没有 FPHL 的家族史。与之类似，顶区的美观也没那么重要，如果对该区域进行手术的话，需要大量移植才能产生显著改善（因为自然的发旋和头发方向的变化）。因此，对年轻女性而言，顶区也不建议治疗。

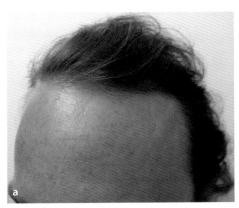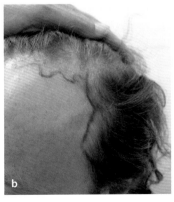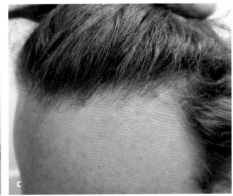

图 22.3　a. 图为患者 25 岁时就诊情况。21 岁时，脱发开始引起该患者的注意，他尝试了多种方法，包括米诺地尔、生物素补充剂、激光帽和富血小板血浆，患者本人主要关心的是他非常稀薄的顶区。我们进行了长时间的讨论，考虑了从长远来看什么对他更重要，最后一致认为移植到前额区域是更好的方法，并开始给他服用 1 mg 非那雄胺。b. 术前的侧面图。c. 患者接受 2 213 FU（494-1 H，979-2 H，541-3 H，199-FF）和 250 DFU 术后 1 年。绝大多数毛发被移植到原有毛发的区域，但约 40% 的移植物被放置在前发际线和侧发际线区域

与许多植发医生的观点相反，笔者认为，为了给女性带来美容效果，应在任何给定的受区移植大量毛发，即使该区域并非完全脱发，只是逐渐变稀，但为了使稀少的区域看起来更浓密，与几乎完全脱发的男性产生美学改善所需的相对较低的密度相比，女性需要更多的移植物来产生美学改善。

迄今为止，在女性毛发移植中，头皮条切取术（FUT）相对FUE是更优的选择。女性更持久的安全供区的范围通常比她们相同条件下的男性要小，并且她们从来没有打算把头发剪得太短，不会面临线状瘢痕暴露的问题。FUT的优势在于，可以将大量的更持久的安全供区毛发移植到更重要的美观区域。

22.5 结论

年轻患者的毛发移植手术需要医患意见达成一致，并制订一个包括手术和辅助治疗的长远计划。外科医生可用的方式越多，计划就越能根据患者的需要进行调整。这个计划可以为年轻男女提供他们一生中最重要的时期所需的信心，如果负责任地执行，结局将是长远的疗效。

参 考 文 献

［1］ UngerW. The approach to the young patient. In: Unger WP, Shapiro R, Unger R, Unger M, eds. Hair Transplantation. 5th ed. New York: Informa USA; 2011

［2］ Bhatti HA, Basra MK, Patel GK. Hair restoration approaches for early onset male androgenetic alopecia. [Review]. J Cosmet Dermatol. 2013; 12(3): 223−231

［3］ Lin RL, Garibyan L, Kimball AB, Drake LA. Systemic causes of hair loss. Ann Med. 2016; 48(6): 393−402

［4］ Lizneva D, Gavrilova-Jordan L, Walker W, Azziz R. Androgen excess: investigations and management. [Review]. Best Pract Res Clin Obstet Gynaecol. 2016; 37: 98−118

［5］ Rossi A, Anzalone A, Fortuna MC, et al. Multi-therapies in androgenetic alopecia: review and clinical experiences. Dermatol Ther (Heidelb). 2016; 29(6): 424−432

［6］ Kelly Y, Blanco A, Tosti A. Androgenetic alopecia: an update of treatment options. Drugs. 2016; 76(14): 1349−1364

［7］ Unger JM, Till C, Thompson IM, Jr, et al. Long term consequences of finasteride versus placebo in the prostate prevention trial. J Natl Cancer Inst. 2016; 108(12): djw168

［8］ Samplaski MK, Lo K, Grober E, Jarvi K. Finasteride use in the male infertility population: effects on semen and hormone parameters. Fertil Steril. 2013; 100(6): 1542−1546

［9］ Siah TW, Muir-Green L, Shapiro J. Female pattern hair loss: a retrospective study in a tertiary referral center. Int J Trichology. 2016; 8(2): 57−61

［10］ McCoy J, Goren A, Kovacevic M, Shapiro J. Minoxidil dose response study in female pattern hair loss patients determined to be non-responders to 5% topical minoxidil. J Biol Regul Homeost Agents. 2016; 30(4): 1153−1155

［11］ Ferneini E, Beauvais D, Castiglione C, Ferneini M. Platelet-rich plasma in androgenetic alopecia: indications, technique and potential benefits. J Oral Maxillofac Surg. 2017; 75(4): 788−795

［12］ Alves R, Grimalt R. Randomized placebo-controlled, double-blind, half-head study to assess the efficacy of platelet-rich plasma on the treatment of androgenetic alopecia. Dermatol Surg. 2016; 42(4): 491−497

［13］ Unger WP, Unger RH, Wesley CK. Estimating the number of lifetime follicular units: a survey and comments of experienced hair transplant surgeons. Dermatol Surg. 2013; 39(5): 755−760

［14］ Beehner ML. A frontal forelock/central density framework for hair transplantation. Dermatol Surg. 1997; 23(9): 807−815

［15］ Beehner ML. Management of advanced hair loss patterns. Facial Plast Surg Clin North Am. 2013; 21(3): 385−395

［16］ Unger WP. Recipient area hair direction and angle in hair transplanting. [Review]. Dermatol Surg. 2004; 30(6): 829−836

［17］ Unger RH. Female hair restoration.［Review］. Facial Plast Surg Clin North Am. 2013; 21(3): 407−417

Marc R. Avram, Robert Finney

王新宇 译，陈鹏 张悦 审校

轻度脱发患者：计划与决策

The Patient with Minimal Hair Loss: Planning and Decision-Making

概要 本章讨论了早期雄激素性秃发患者的治疗方法，以及毛发移植手术在治疗中的作用。与所有患者一样，在咨询期间设定好期望值，并筛选适合手术的患者是手术获得成功的关键。年龄、脱发模式、性别、供体密度和毛发直径都是影响患者是否适合毛发移植手术的因素。考虑到模式性秃发的进展性，尽管是对轻度脱发的患者进行毛发移植，也应设计保守的手术方案，有助于确保术后远期的美容效果。

关键词 轻度脱发，毛发移植，毛发手术，雄激素性秃发，模式性秃发

关键要点

- 所有轻度脱发患者都应强调药物治疗。
- 对于大多数轻度脱发的患者，应避免种植顶区。
- 轻度脱发的手术最佳适应证是在药物治疗后脱发趋于稳定的老年患者。

23.1 咨询

与所有脱发患者一样，轻度脱发患者的治疗也是从咨询开始。从患者身上获取完整的病史和脱发史非常重要，其中包括对脱发的发病、病程和治疗方法的调查，以及涉及头皮的皮肤病史。甲状腺疾病或缺铁性贫血等疾病也会导致或加速脱发，因此进一步询问家族史、饮食、显著体重减轻和系统回顾也尤为重要。

23.2 检查

手术前，应对患者进行临床检查以排除炎症或感染性病因。在考虑用药物或手术治疗脱发之前，为每位患者明确临床诊断是非常重要的。检查应由熟悉脱发相关诊断、药物和手术治疗的皮肤科医生或治疗脱发的专家进行。如果专家对脱发原因评估后，判断其不符合植发手术的适应证，则应将患者转诊给同事进一步评估，即使可以手术，也应在术前优先考虑药物治疗。

23.3 药物治疗

如果根据病史、临床检查和（或）研究诊断为男性型或女性型脱发，则在进行任何手术选择之前，必须先进行药物治疗，这一点对于轻度脱发患者尤其重要。这部分患者从药物治疗和早期干预中受益最多；药物不仅可以延缓他们进一步脱发，而且与脱发级别更高的患者相比，采用相同的治疗，轻度脱发患者的毛发再生率更高。关于药物治疗，讨论主要聚焦在疗效最显著的几种方法上，包括米诺地尔、非那雄胺、低能量激光治疗和富血小板血浆疗法（PRP）。外用米诺地尔对男性和女性都是安全的，考虑到这种药物在全国范围内都可以买到，在几种主流药物中不良反应最小，并且有研究证明使用后其稳定脱发的时间长达 2 年，因此应该将它推荐给所有进入植发诊所的患者[1]。口服非那雄胺是男性脱发患者的另一有效选择，有研究显示，该药物也可稳定脱发，随访 5 年内均有效[2,3]。当告知患者该药物可能造成性功能方面的不良反应（即使概率很低），以及风险极低的非那雄胺后综合征时，轻度脱发患者，尤其是年轻患者，可能会犹豫是否要服用这种药物[2,4]。非那雄胺是食品和药品管理局（FDA）批准的男性专用药，不得用于育龄妇女，但该药已经在绝经后的女性患者中取得了一些成功（属于超说明书使用）[5]。低能量激光治

疗是可与患者讨论的另一种治疗选择，目前尚无足够的数据支持，向患者告知其预期疗效是应趋向保守，但研究表明该方法有一定的效果，因此值得讨论[6,7]。此外，PRP是一种新兴的治疗方案，已显示出应用前景，推荐用于患有模式性脱发的男性和女性，特别是那些以上治疗均无效或有禁忌证的患者[8]。目前达成共识的是，很多治疗方法有协同作用，因此联合使用效果更佳。由于依从性是所有这些治疗的关键，因此指导患者进行他们最可能使用的治疗是非常重要的。同样重要的是，需要声明所有疗法均应在使用6～9个月以后来判断其有效性。在6个月内定期对患者进行随访以评估依从性和效果，可以鼓励其遵守方案并提供帮助。

23.4　何时考虑毛发移植

对于轻度脱发患者，咨询的最后一部分可以集中在毛发移植上。至关重要的是，患者要理解移植并不会阻止他们潜在的脱发。移植的净感知密度等于移植量减去他们持续的脱发量。患者应明白，有效的药物治疗将使毛发移植手术产生最大的美容效果。作为一名医生，我们还应该假设患者将来可能会决定停止药物治疗，且脱发会继续进展，在脱发早期接受毛发移植的患者可能会在脱发晚期再次接受后续手术；因此，医生必须在计划手术时，考虑到持续脱发对术后美容效果的短期和长期影响，须向患者讲明，在供体区域中，被认为是"安全"的毛囊单位数量有限，随着时间推移，可用数量将无法满足以可接受的密度来覆盖整个前额、头顶中间区和顶区[9]。鉴于雄激素性秃发的渐进性，在计划毛发移植手术时，外科医生必须假设大多数患者最终会进展到Norwood/Ludwig量表的后期阶段，因此完全恢复是不现实的。但在某些情况下，这种假设结果也不是绝对的，例如，轻度脱发的老年患者可能永远不会进展到晚期阶段，或者患者在药物治疗中脱发已稳定多年，并且将继续坚持治疗。从美容的角度来看，发际线和前额部是毛发移植最重要、最安全的区域，因此大部分供区毛发应专门留给头皮的前2/3进行移植以修复脱发（无论男性还是女性）。在手术前，使用记号笔标记发际线和移植区域，并与患者共同讨论和决定最后的受区设计。在规划发际线时，认识到潜在的未来脱发风险是很重要的。患者经常会要求降低发际线，甚至于

不适当的高度，而这会给远期效果带来很高的风险。外科医生还是应劝告患者选择合适的发际线高度，从而在脱发进展、颞侧发际线和后发际线不断后退时，还能保持外观上的平衡。随着时间的推移，患者的后发际线会继续后退，移植的毛发与后发际线分开，进一步裸露头皮，呈现出甜甜圈的外观，因此仅在顶部中央区移植头发，会带来巨大的美容风险（▶图23.1）。

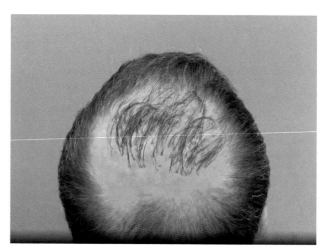

图23.1　毛发移植到顶区，但患者的脱发仍在继续，留下了一个看起来不自然的"孤岛"

23.5　毛发移植时要考虑的重要因素

医生应向轻度脱发患者传达的另一个重要观点是，移植物在受区需要足够的空间。如果患者期望在受区移植的毛发密度过高，则在该区域移植毛发可能会导致现有毛发的损伤和潜在的脱落。如果手术医生没有信心避免这些问题，那就不应该进行手术。对于没有尝试过任何药物治疗的轻度脱发患者，考虑到药物治疗有可能使患者头发变浓密并无限期地停止脱发，医生不需要过于强调毛发移植这种方式的选择。如果他们同意接受医生建议的治疗，则应在大约6个月后进行随访。

一个早期雄激素性秃发的患者，如果其脱发在药物治疗中已经稳定下来，但仍然希望通过手术进一步改善，那么他很可能是手术医生都满意的符合适应证的"完美患者"，术后能达到良好且可持续的美容效果。对于那些希望手术，但尽管给予了最优化的药物治疗却仍持续脱发或拒绝药物治疗的患者，如果考虑手术，则需要采用更保守的手术方案。

23.6 年龄因素

年龄也是毛发移植需要考虑的一个重要因素。与 20 岁时就发病的患者相比，轻度脱发的老年患者进展为 Norwood Ⅵ或Ⅶ型的可能性要小得多。年轻患者未来脱发的进展相对而言更加难以预测，因此该人群不是进行手术修复的理想人选。在过去，25 岁以下的患者通常不进行手术，因为如果患者决定在未来将头发留得很短，可能会暴露出明显的瘢痕。随着毛囊单位钻取术的出现，这一人群进行毛发移植时仅产生微小的瘢痕，因此远期美观风险较小。尽管如此，在对年轻患者进行毛发移植时，仍应计划更保守的手术方式，同时，应避免对顶区进行毛发移植，并且发际线设计不应过低。总的来说，对年轻患者进行手术仍具有较高的美容风险。

23.7 毛发个体差异性因素

供区毛发密度高、且毛发又粗又卷的患者，在雄激素性秃发任何阶段都是植发手术的理想人选。即使不联用药物治疗，这些患者也可以拥有更饱满的头发，只需一小部分的移植物，就可以拥有和头发又细又直的患者同样的外观。

23.8 轻度脱发女性：特殊考虑因素

对于患有模式性秃发的女性，医疗选择更加有限。米诺地尔、PRP 和低能量激光已经显示出一些好的效果，但效果不如男性患者那么明显。也有人尝试过螺内酯，有一些疗效，但通常仅用于潜在激素失衡的患者。非那雄胺已超说明书用于绝经后的女性型脱发患者，并显示出一定的疗效。对女性进行毛发移植时，最重要的美容目标是使前额毛发尽可能浓密。前额头皮裸露，对模式性秃发的女性患者来说，是最大的社交障碍。毛发移植不仅可以帮助解决这一问题，还让女性患者拥有更多的发型选择。

女性型脱发患者一般不太可能发展到晚期模式性秃发，而且通常发生脱发的年龄较大，因此是手术的良好人选。前文中提到的适用于男性的因素也同样适用于女性。最好的手术人选是年龄较大，且接受药物治疗后病情稳定的患者，而最差的人选是年轻患者，她们发病迅速，且不想接受药物治疗。还有个奇怪的现象，弥漫性模式性脱发，在女性中比在男性中更常见，这类患者因其供体密度不足，也不适合进行手术。

23.9 结论

对于轻度脱发而言，尽管毛发移植不作为一线治疗，但通过保守的设计、联合药物治疗、适当的患者筛选和符合实际的预期调整，毛发移植手术依然可以进行，并对患者生活产生积极的影响。

总的来说，治疗轻度脱发患者的方法与治疗任何脱发患者的方法相似，但应更加重视药物治疗，以阻止进一步脱发。这一类模式性脱发患者从药物治疗中获益最大，如果他们能够稳定脱发，将来进行手术修复也会有更好的美容效果。

编者注

早期模式性脱发患者的毛发移植可能充满困难。本章强调需要强烈建议患者进行稳定脱发的治疗，虽然编者赞成这些治疗反应通常会随着时间的推移而减弱。尽管进行了药物治疗，随着时间的推移，患者越年轻，脱发加重的可能性依旧越大。一些外科医生不主张将移植物种植在未来的脱发区域（目前未显示出明显脱发），而另一些外科医生则认为，如果患者决定未来不继续手术，手术设计应将这些区域纳入考虑，以避免未来毛发分布不自然的发生。

但无论偏向哪种观点，做出何种选择，手术计划都应考虑到这一点。

参 考 文 献

[1] Kanti V, Hillmann K, Kottner J, Stroux A, Canfield D, Blume-Peytavi U. Effect of minoxidil topical foam on frontotemporal and vertex androgenetic alopecia in men: a 104-week open-label clinical trial. J Eur Acad Dermatol Venereol. 2016; 30(7): 1183–1189

[2] Leyden J, Dunlap F, Miller B, et al. Finasteride in the treatment of men with frontal male pattern hair loss. J Am Acad Dermatol. 1999; 40(6,

Pt 1): 930–937

[3] Finasteride Male Pattern Hair Loss Study Group. Long-term (5-year) multinational experience with finasteride 1 mg in the treatment of men with androgenetic alopecia. Eur J Dermatol. 2002; 12(1): 38–49

[4] Chiriacò G, Cauci S, Mazzon G, Trombetta C. An observational retrospective evaluation of 79 young men with long-term adverse

effects after use of finasteride against androgenetic alopecia. Andrology. 2016; 4(2): 245-250

[5] Boersma IH, Oranje AP, Grimalt R, Iorizzo M, Piraccini BM, Verdonschot EH. The effectiveness of finasteride and dutasteride used for 3 years in women with androgenetic alopecia. Indian J Dermatol Venereol Leprol. 2014; 80(6): 521-525

[6] Lanzafame RJ, Blanche RR, Bodian AB, Chiacchierini RP, Fernandez-Obregon A, Kazmirek ER. The growth of human scalp hair mediated by visible red light laser and LED sources in males. Lasers Surg Med. 2013; 45(8): 487-495

[7] Lanzafame RJ, Blanche RR, Chiacchierini RP, Kazmirek ER, Sklar JA. The growth of human scalp hair in females using visible red light laser and LED sources. Lasers Surg Med. 2014; 46(8): 601-607

[8] Gkini MA, Kouskoukis AE, Tripsianis G, Rigopoulos D, Kouskoukis K. Study of platelet-rich plasma injections in the treatment of androgenetic alopecia through an one-year period. J Cutan Aesthet Surg. 2014; 7(4): 213-219

[9] Harris J. Lecture synopsis: donor vs. recipient site density: planning for future sessions. Hair Transplant Forum Int'l. 2016; 26: 32

重度脱发患者：计划与决策

The Patient with Severe Hair Loss: Planning and Decision-Making

概要 本章讨论了治疗大面积脱发男性患者的手术理念。这可以应用于两种人群：一种是已经有大面积脱发的人，另一种是未来脱发程度不确定或已经有某种信号警示他们会大面积脱发的年轻人。这里讨论了三种不同的前额模式："盾形"前额、"椭圆形"前额和部分"半椭圆形"前额。对这三个前额模式有三个通用的设计理念，它们是：

（1）将后顶部区域排除在移植范围之外（极少数情况除外）。

（2）不要过于激进地将前发际线前移或填补颞部区域。

（3）前中央区需要设计最大的密度来塑造面部轮廓，并向后逐渐降低移植密度，以模糊前额区域外侧及后侧的秃顶区域。

关键词 前额区，晚期脱发，Norwood Ⅶ型模式，盾形前额模式，椭圆形前额模式，半椭圆形前额模式，秃发，发际线模式

关键要点

- 如果使用前额模式，几乎所有脱发的男性都可以接受植发手术。
- 需要降低期望值。
- 关键是捕捉一个自然脱发进程中的脱发形态，并通过毛发移植获得自然的效果。

24.1 介绍

在植发手术中，有一些事实是无可争议的：一是对于大多数遗传性脱发的男性而言，脱发过程在他们成年后的生活中是渐进性的；另一个是大多数患者最重要的目标是在前额区"面部塑形"。幸运的是，大多数人都有足够的供区毛发和一个相应大小的受区，这样我们就能够设计一个完整合理的发际线，并使毛发在额区和头皮中间区中具有相当好的密度。然而，有些人的供区毛发数量非常少，与移植面积相比存在很大差异。对于这些患者，最好采用一些技巧性的设计方法：首先，它应该塑形面部，从前方视角给人一个相当"饱满"的外观；其次，它应该看起来自然，模仿许多男性随着年龄增长而经历的自然脱发阶段。先前所描述的脱发模式对于"非常秃"的人很有帮助，对于那些出现早期脱发并有警示信号表明可能会进展到 Norwood Ⅶ型模式的年轻患者也很重要。有必要对这些患者采用保守的方法，以适应可能发展的"最坏情况"。毛发外科医生有责任向患者传达为什么保守的方法符合他们的最佳利益。我们希望毛发外科医生和患者的期望是一致的，并且他们之间能建立信任的纽带。

这些模式允许植发医生使用有限的供区毛发来治疗非常大的脱发区域，并呈现一个随着患者年龄的增长依然能保持自然的面部轮廓[1]。

24.2 时机

那么，植发外科医生何时应该应用这些"前额"模式呢？答案是当外科医生感觉没有足够的供体毛发来充分填补从一侧向另一侧延伸的额区和头皮中间区时。使用模拟前额形态的方法，似乎能让"稀少"看起来更"茂密"。所有较稀疏的边缘区域都与前部中央区域这一"核心"的密度相匹配。在前额和侧缘之间的空隙区域，目标是在视觉上创造出"镜像"效果。这个区域的移植密度比前额主体略微稀疏，目的是模糊空隙并且避免形成一个秃"巷"。采用这种设计理念，后顶部通常不进行移

植，前额颞部的后退也不进行积极填充或前移。这使外科医生能够在前额区域使用绝大部分可用的供体毛发，以达到最大的视觉效果[2]。

前额移植模式适用于明确 Norwood Ⅵ 或 Ⅶ 型脱发的中年至老年男性，它也适用于非常年轻就出现雄秃的男性患者，以及残留的毛发可能会在未来脱落的患者。值得注意的是，特别是对那些男性亲属有 Norwood Ⅶ 型脱发家族史的、耳朵周围有"绒发"的、毛囊存在萎缩现象而导致毛发边缘区域模糊的 20～30 岁男性患者，要采取更保守的设计方案。作者对年轻男性移植的非官方年龄限制为 23 岁，但偶尔也有 21 岁或 22 岁的人可以在额区的中央部位移植。在评估年轻男性的脱发患者时，重要的是排除弥漫性非模式性秃发（DUPA），这种脱发特点是供区和受区都有广泛的毛发稀疏和萎缩。这类患者并不适合毛发移植，因为供区瘢痕或毛囊单位提取导致的"点状瘢痕"最终都会裸露，并且大部分移植到头顶的毛发最后很可能会脱落。

在为一个患有大面积脱发且供体有限的患者进行移植手术时，理论上有两种选择：第一种选择并不推荐，即将可用的供区移植物在整个脱发区进行广泛、均匀分布；第二种选择是将可用的移植物的分配范围限制在脱发区前 60%～70% 的区域，并使用逐渐降低密度的方法来塑造相对高密度的前部中央区域，侧面和后面的毛发移植密度可以逐渐降低。第一种选择是较差的选择，因为它不能够修饰面部，大部分时候都会导致头发整体稀疏的外观。第二种选择可以让植发医生利用珍贵的移植体在有限的区域中塑造出形态差异，并改善患者的整体外观（▶图 24.1 和▶图 24.2）。

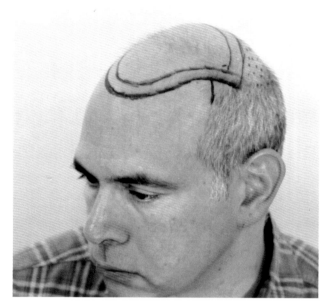

图 24.1　画在 Norwood Ⅶ 型脱发患者头上的盾牌型前额形态

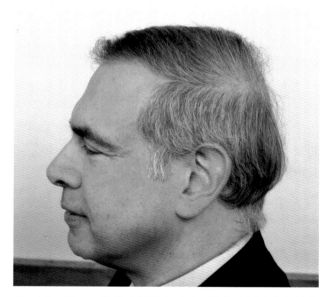

图 24.2　图 24.1 的患者两次手术后。注意前额毛发主体的侧边缘与侧方毛发相连

24.3　沟通和初始患者评估

咨询沟通是一切的开始，也是建立医患之间至关重要的默契和信任的时机。此外，外科医生通过触诊、视诊和高倍放大镜检查患者的头皮，这可以决定这个人是否适合进行毛发移植手术。沟通期间面对面的交流也非常重要，可以评估患者的成熟度和他们的期望能否实现。这对于年轻患者尤其重要。使用高倍放大镜观察患者的头皮有三个优势：第一，可以显示现存毛囊的萎缩程度；第二，可以显示头皮上原生毛囊群的密度；第三，可以使外科医生知道每个毛囊单位毛发的根数及其比例。在沟通期间，应当给予患者机会表达自己的愿望和期望，包括手术方式和具体的治疗区域。希望这与外科医生的客观评估相符合，以确定可行性和最佳方案[3]。

24.4　部位

在本节中，笔者将描述自己最常用的三种"前额"模式的一些相关细节："盾形"前额、"椭圆形"前额和半椭圆形前额。这三种形态分别在图 24.3、图 24.4 和图 24.5 中展示。

24.4.1　初步决策总结

在笔者 27 年的毛发移植手术实践中，有许多男性在多年后回来进行复查。从这个独特的视角，观察到了男性脱发进展的历程。以下是用于确定患者最佳方案的一般标准：如果颞部宽度非常宽（14 cm 或更宽），或者患者非常年轻并且存在进展为 Norwood Ⅶ 型的可能性，最保守的"椭圆形"模式是首选。如果患者年龄在中年（30 多岁或更老），颞部宽度小于 14 cm，并且颞部有相当密集的头发，笔者喜欢使用"盾牌"模式。扩张状的盾牌形使其具有更自然的外观[4]。第三种半椭圆模式在笔者个人实践中使用最少，我只会应用在 20 岁出头的年轻男性中，笔者会在头皮的前 1/3 设计发际线，从而为将来病情进展后留下更多的选择空间。

24.4.2　"盾形"前额模式

如果可能的话，这是笔者首选的前额模式。是否选择这种模式的决定因素是，笔者是否可以根据患者的年龄和现有头发模式合理预测前发际线的侧面能否与两侧的颞上缘相连（▶图 24.3）。

根据颞部毛发的位置和患者前额的整体大小，前额发际线在眼眉上方 6.5～8 cm（眉间上方 7.5～9 cm）处呈小弧形。将一把尺子或铅笔与外眦垂直，标记该垂线与前额边缘的交点，另侧同

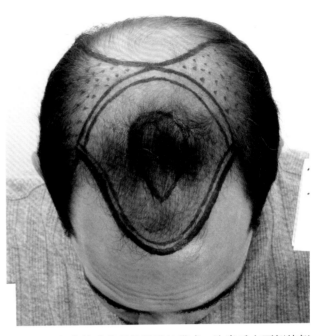

图 24.3　经典的盾牌型前额设计模式。注意后方两侧的侧顶部三角区

理，并保证这两个点对称。将患者的头向前倾，用鼻子作为中心点，并向后投影一条线，确保它与外侧标记距离相等。在第一个点的外侧大约 1 cm 作另一个标记，将小弧形与第二个横向标记点相连（▶图 24.4）。另一个点为连线的中外 1/3 点，将这些点连接成半圆形。前发际线最后的点睛之笔是从

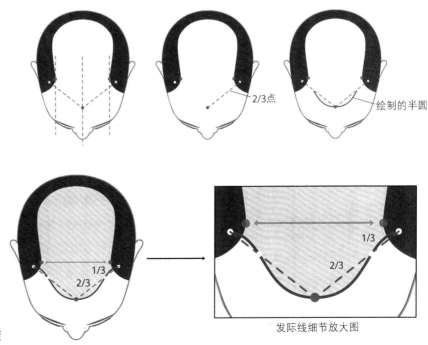

图 24.4　绘制一个前额发际线的步骤

发际线细节放大图

中外三分之一点向后到两边的远侧标记点画出一个短而弯曲的弧形。然后，从多个角度观察并调整发际线。为了完成前额设计，绘制一条凸曲线，从发际线的这一横向点开始，从每一侧延伸回顶点过渡点（VTP）。凹形线条（从后面看）勾勒出顶部的前缘。这在每一边的后外侧形成一个三角区，即"后顶三角区"（PPT）。PPT 移植得相当稀疏，通常每侧有 100～200 个 FU，这取决于面积的大小。前发际线区域通常移植大约 600 个 FU，发际线前缘用单根毛囊移植，艺术性呈现出"羽毛状"的不规则感，后面区域则用双根毛囊进行加密移植。大的中心区域是脱发形态中最密度最高的区域，填充有 MFU（多毛囊单位）移植物，每个移植物有 4～6根毛发，此处矢状面打孔（孔径 1.9 mm），或者圆形打孔（孔径 1.3 mm）。中央区后部 1 英寸宽的弧形区域移植大约 400 个 FU。因此，平均每个"盾牌形"的前额消耗 1 600～1 800 个移植物，包括约 4 500 根毛发。对于大多数患者来说，需要两次手术（通常间隔至少 1 年）达到最终"完整"又自然的外观。

如果外科医生不喜欢使用 MFU 移植物，另一种是在前额形态中创建密度梯度的方法，在中心区域种植含三根和四根毛发的 FU，如果不存在这样类型的毛发，也可有种植两个密度相当的 FU。

24.4.3 "椭圆形"前额模式

这种模式适用于 20 多岁或 30 出头的年轻患者，他们很可能会逐渐进展到 Norwood Ⅶ型脱发（▶图 24.5），也适用于已经处于 Norwood Ⅵ型或 Norwood Ⅶ型的中老年患者。首先，在拟定的前发际线中心点画一个小弧线。从外眦向上做投影线，与双耳连线相交处做标记。外眦投影线的内侧 1 cm 处另做标记（双侧）。对于一个有一头浓密头发的男性来说，外眦投影线就对应着头发的自然"折痕"处。然后在 VTP 的后面（或有时在 VTP 前面 1～2 cm）做一个标记，然后使用这 4 个参考点作为椭圆形的前后和左右边界，画出一个平滑的椭圆形。在大椭圆形内再画一个较小的椭圆形，留下约 14 mm 宽的外边缘。中央区域需要 MFU 移植物或更高密度的 FU 移植，外椭圆形边缘通常需要移植约 800 个 FU，侧面的空隙区域使用下一节中描述的两种方法之一进行低密度移植。通过多角度检查

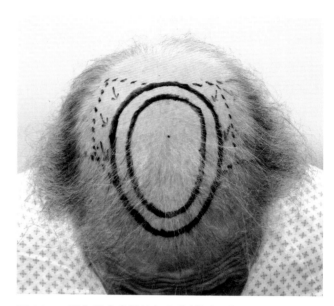

图 24.5　画在患者头部的保守的椭圆形前额，侧面区域低密度填充。注意箭头显示了前额和侧缘之间横向空间中各种毛发的方向

最终设计以确保对称性。

24.4.4 半椭圆形前额模式

此模式如图 24.6 所示，用于一名 20 多岁的年轻男子身上，他主要是头部前半部分的头发缺失。这种形态的设计线直接进入颞部，连接自然"折痕"，与外眦向后的投影线平行。

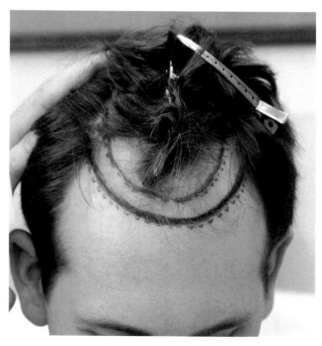

图 24.6　半椭圆形前额。注意这只适用于头皮的前半部分，发际线平行于外眦连线的延长线

24.4.5　前额主体外侧区域的移植

本部分主要补充说明椭圆形前额外侧区域的相关问题。第一种选择是确定经外眦的垂线投影到头顶的位置，这是"区域分水岭"，与该线平行的毛发方向通常是向下的。这条线内侧的毛发主要在前额主体的前内侧。只有单根或双根的毛发在该区域种植，可以用较低的密度来模糊前额中央区和边缘之间的空隙。为了在这些侧部区域中真正创建密度的"镜像"，双根头发的 FU 应该靠近前额中央区移植，而单根毛发的 FU 应该用在两个边界区域之间，做"接缝"使用。

第二种选择是双边重建"侧方隆起"（▶图24.7）。在隆起内，移植物方向全部向下，有时稍微向前。隆起不超过外眦线的投影之外。如果隆起和前额主体之间仍然有一个秃的区域，那么可以在该区域稀疏的移植少量 FU，并将其过渡至前额主体的前内侧。这种方法比第一种方法消耗更多的移植物，因此通常不是最佳选择。

24.4.6　综合评价

我认为，无论是盾形还是椭圆形前额，最适合的发型都是将头发向后梳。椭圆形模式的独特之处在于，它几乎可以用于任何患者。在建议患者如何最好地给头发塑形时，考虑个人的头发特征也很重要。对于一些头发非常黑、粗糙、扭结的患者，最好全部使用 FU 移植物，而不是混合使用 MFU 移植物。对于头发非常卷曲的患者，头发在头皮上的移动性差，最好保持相对较短和层次分明，同时有足够的长度与周围的头发形成一定的重叠。另外，"盾牌"前额模式的最大优势是从正面和侧面看，患者看起来像是长了一头完整的头发。与椭圆形前额的患者相比，有盾状前额的患者能够更容易地从一侧到另一侧梳理头发。当这两种类型的患者进行第二或第三次复诊时，他们明显都会朝某个方向梳

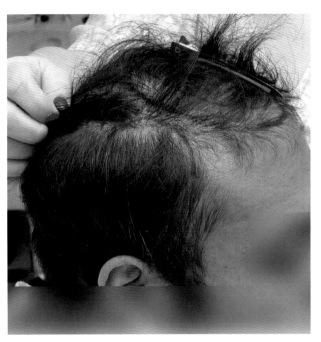

图 24.7　侧方隆起被画在头皮顶部的椭圆形前额侧面。注意移植的毛发向下，以提高该区域的自然密度

头发，这有助于增加某一侧的密度。对于许多使用这两种设计的前额脱发患者来说，另一个可行的办法是在他们的发缝或头皮裸露处放置一些"锚点（tacking hairs）"或少量的覆盖物。这些"锚点"的头发有助于将长发固定在头顶上[5]。

24.5　原因

总之，使用这种方法的主要原因是，它大大拓宽了毛发外科医生的能力，使其能够安全地为几乎所有晚期脱发的男性提供移植毛发的模式。对于患者而言，能设计的头发模式或许有所限制，但是他们总有机会得到能修饰他们面部轮廓的发型。

给予这种有一定限制性的设计方案，毛发外科医生更能帮助那些严重的 Norwood Ⅵ型或 Norwood Ⅶ型脱发形态并有合理预期的患者。在创建前额模式时，外科医生需要有想象力，并通过利用移植物放置的梯度差异来塑造最终效果，从而成为一名真正的艺术家。

参 考 文 献

［ 1 ］ Beehner M. The frontal forelock concept in hair transplantation. Am J Cosmet Surg. 1997; 14(2): 125−132
［ 2 ］ Beehner M. The frontal forelock concept. Int J Cosmet Surg. 1998; 6(1): 35−42
［ 3 ］ Beehner M.. Update on forelock approach of hair transplantation. Hair Transplant Forum Int. 2007; 17(1): 11−13
［ 4 ］ Beehner ML. Management of advanced hair loss patterns. Facial Plast Surg Clin North Am. 2013; 21(3): 385−395
［ 5 ］ Beehner M. Hairline design in hair replacement surgery. Facial Plast Surg. 2008; 24(4): 389−403

Russell G. Knudsen

勒德勐杰　译，张悦　沈海燕　审校

顶区：计划与决策
The Vertex: Planning and Decision-Making

概要　顶区的毛发移植具有一定的挑战性，特别是对于年轻患者来说。如果患者有家族史或有征象提示未来可能会发展为 Norwood 分级晚期脱发时，应该避免对其进行头顶部毛发移植。顶区毛发移植通常需要大量供体，如果供区毛发的数量、毛干粗细、颜色等特征不理想，可能难以满足患者的预期。精心的手术设计和手术前充分沟通可能出现的结果能够帮助患者设定切合实际的效果预期。同时，在手术过程中认真设计移植毛发的方向和密度对于取得满意的手术效果至关重要。

关键词　规划，现实预期，发旋螺旋模式，未来脱发，叠瓦构造

关键要点

- 无论是从技术还是规划的角度来看，头顶部毛发移植都极具挑战性。
- 只有经验丰富的外科医生和团队才可以考虑尝试这类手术。
- 强烈建议药物治疗与手术相结合。

25.1　简介

　　任何关于顶区植发的讨论都必须从规划这个特别具有挑战性的秃发区域开始。顶区脱发被视为秃发的固定区域，因此顶区的先天性脱发或非炎性瘢痕性秃发在原则上没有特别的争议。然而，头顶脱发作为模式性秃发的一种表现时，肯定不是"固定"秃发，除非手术医生预判其为未来秃发区域并且将其按照已秃发区域处理。

25.2　顶区规划

　　手术医生的操作理念可以从保守到激进。除少数特别情况外，很少有经验丰富的手术医生会积极地进行顶区毛发移植，这也应当引起经验不足的医生的注意。许多人将头顶称为"黑洞"，如果没有仔细规划，它会把所有可用的移植毛囊都"吸入"。顶区毛发从发旋开始以螺旋排列向外辐射生长，导致头顶毛发方向可产生 360° 变化[1]。因此，想要高度覆盖头顶时就需要移植更大密度的毛发[2]。随着顶部脱发区域离心性扩大，脱发区域的直径增加，表面积以对数方式增加（A=πr² 是数学的粗略近似值，虽然头顶的形状更像是椭圆而不是圆形）（▶图 25.1）。患者常常由于低估了头顶秃发的面积，进而低估了所需的移植毛发的数量。对于 Norwood Ⅵ 和Ⅶ级的男性，顶区秃发的面积可能等于前额和头顶中间区秃发面积的总和。

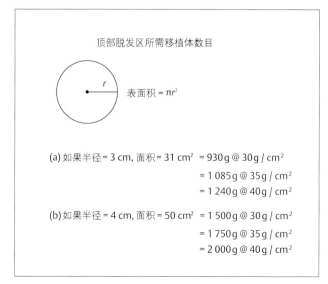

图 25.1　顶区移植所需移植体数目

决定是否进行顶区植发没有绝对的原则，但要综合考虑患者的特征（年龄、秃发程度、家族史和毛发特征）及患者的期望，术前进行详细充分的咨询是必要的。笔者经常听到的来自顶区毛发移植患者的抱怨是他们"期望更高的密度"（尤其是在发旋处）。头顶表面的曲率显著降低了既定移植体数量在视觉上的效果。而在顶区水平部位的前方相对容易出现密度更高的错觉。即使经过详细的术前谈话，患者期望难以满足仍是最常见的问题。

年轻患者通常抱有很高的期望，应避免对他们进行该区域植发，除非他们具有可低密度种植的毛发特征（例如，毛发与头皮的颜色对比度低和明显卷曲），否则在年轻患者中过于积极地进行顶部移植可能会导致未来前发际区脱发的剩余移植体数量不足。深发色的患者可能需要大量移植体［35～40个毛囊单位（FU）/cm²］，才能达到令人满意的效果，因此需要大量的供体毛发。

供-受区面积比率可以提示我们患者是否有足够的供体来充分治疗当前和未来的秃发。笔者喜欢自称为"手术悲观主义者"，因为这可以指导决策。无论是医生还是患者都发现脱发量比预期的要多，且脱发的速度也比预期的更快。通常来说植发医生对于顶区脱发速度的估计只会低不会高。在满足以下两个要求的前提下，应用非那雄胺或米诺地尔很少会改变笔者的手术计划：① 持续不间断地使用药物；② 药物治疗能够成功阻止未来脱发。经验告诉我们，只有少数患者能满足这两个要求。尽管如此，仍然强烈建议任何考虑顶区毛发移植的患者使用非那雄胺或米诺地尔来减缓或减少未来的脱发，从而减少这一区域未来对移植供体的需求。患者越年轻，坚持用药就越重要。当（而不是如果）出现未来脱发时，整体顶区移植的进行意味着更进一步的移植。如果我们只移植顶区前部，通常会忽略顶区侧后方的脱发。同时我们也要牢记，患者会随着年龄的增长改变他们的想法。任何关于"如果他们年纪大了就不在乎"的想法都是进行顶区移植的危险信号。

年长患者还有其他优势，他们通常对密度的期望更加现实，并且因为灰发的影响，头发与头皮的颜色对比度降低。因此，年长患者通常需要的移植数量更少，并且未来脱发进展的可能性也更小。

管理患者期望的另一个方面是鼓励患者优先考虑不同区域秃发的重要性，鼓励患者认为在视觉上前额和头顶中间区更重要，以便在考虑顶区之前将适当的移植数量纳入这些区域的规划中。这样做的另一个好处就是将顶区的治疗推迟到患者对前额和头顶中间区覆盖满意后。因此，大多数供体毛发应分配到这些区域的当前和未来使用中。此外，一旦患者看到面部轮廓恢复及其所带来的年轻效果，他（她）可能会觉得顶部覆盖不是那么重要[1]。

然而，对于具有家族遗传性的孤立顶区脱发的患者无法使用这种方法来处理。最糟糕的情况是过度治疗顶部区域导致日后前额秃发区域没有足够的供体毛囊可供移植。此外，随着头顶继续脱发，未来可能导致发顶秃发范围扩大，形成围绕移植体的"光环效应"。在这种情况下，较低的顶区密度有助于留下移植体来处理后退发际线并提供更好的覆盖均匀度。最糟糕的情况是，患者进行了头顶移植手术，且几乎将可供移植的供体耗尽，那么当未来出现光环效应时，我们几乎没有选择。显然，在这种情况下进行操作的决断是困难的[2]。

随着毛囊单位钻取术（FUE）的日益流行（事实上，许多新一代植发医生已选择专注于FUE），顶区规划可能会出现另一个问题。FUE会在一个较大的区域内均匀分散获取供体，并避免出现提取密度过高区域，包括最靠近顶区边缘的供体区域。在顶区有大面积脱发的年轻患者中，FUE的供体获取量会使得最靠近边缘的供体毛囊的长期存活面临风险，并增加点状瘢痕存在的风险。

25.3 顶区设计

大多数患者来面诊时，头顶都至少有一些细小的微型化的毛发（毳毛），这些毳毛说明了顶区毛发的原始模式（▶图 25.2）。这为顶区特别是发旋区的植发提供了参考。对于没有毳毛的患者（非常罕见），则需要设计一个发旋，前提是有足够的供体。如果供体不足，则最好从外围向内操作，从本质上"缩小"头顶的脱发区。

将发旋的摆放位置稍微靠前（而不是靠后）并略微偏离中心会取得更好的视觉效果，这是因为发旋下方的毛发面积越大，越能产生更好的叠瓦效果。这可以减少这个区域对密度的需求，从而需要

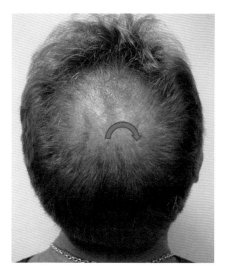

图 25.2 顺时针发旋

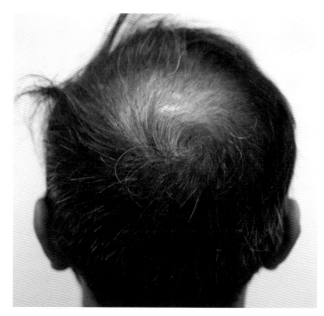

图 25.3 患者 A 移植前状态，图中可见发旋的方向

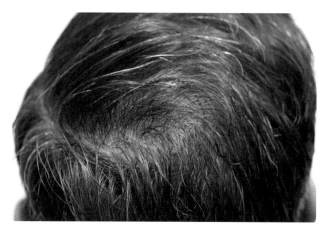

图 25.4 患者 A 在根据原有发旋方向移植 850 单位毛发后

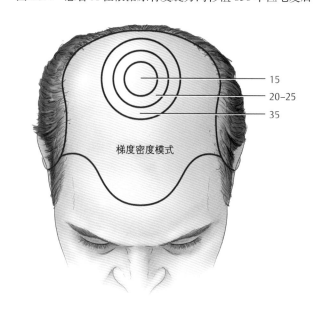

图 25.5 梯度密度模式

更少的移植体[3]。最邻近的秃发边缘将决定发旋是顺时针还是逆时针方向设计。对于供体有限的患者，最好在顶区前部移植更大的密度（在顶区的水平部分），同时避免头顶过低或是密度过低，这可以避免构建一个特定的发旋，而是产生一种向下生长的"定向毛发"，帮助头发向后梳理，从而在视觉上形成遮盖。对于具有多个发旋的患者来说，如果没有太多的原生毛发，最好仅重建一个发旋，这样通常会产生更好的视觉效果。

虽然第 42 章着重描述了重建顶区的技术，但有一些手术"争议"很适合放在本章节中。对于用于发旋的 FU 移植体的大小没有达成共识，从只使用密集的单根毛发[4]到使用 2～3 根毛发移植体[5]，意见不一。有共识的是，在发旋中应避免使用超过 3 根毛发的移植体。笔者认为，头发的特性会影响发旋中适当的移植体选择。这个区域需要较为显著的密度，因为患者在评估效果时总是会注意到发旋。

笔者认为顶区手术设计应该包括一个向外辐射的螺旋形图案，而不应在中心顶点有明显更大的密度。均匀的覆盖是整个顶区移植的目标，因为这是最美观的，需要的移植体更少，并且如果在未来还需要顶区移植，也更容易加密（▶图 25.3 和 ▶图 25.4）。然而，顶区脱落面积越大，则更加需要考虑梯度密度[6]，即外围密度较高和中心密度较低（▶图 25.5）。其他植发医生可能会有不同密度的体会；Beehner 通常使用较低的密度，而 Wong 通常更喜欢较高的密度。如何在顶区形成密度和自然感的最大化仍是需要讨论的问题。一种观点是提

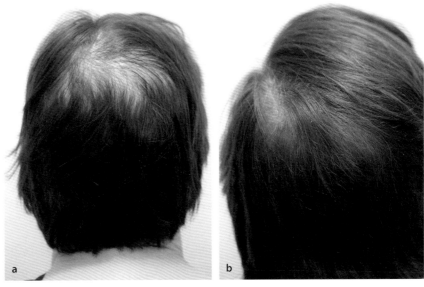

图 25.6　a. 患者 B 移植前，一个相对较小的顶区面积。b. 患者 B 在 900 单位毛囊移植后，毛发以类似的方式分开。移植体数量较少，而且达到了较好的效果

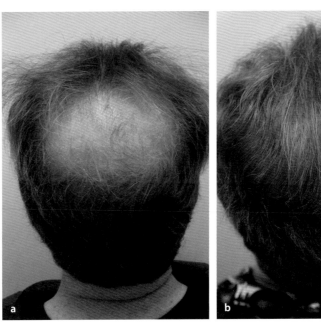

图 25.7　a. 患者 C 移植前，一个较大的顶区面积。b. 患者 C 在 1 400 单位毛囊移植后。患者自然地梳理头发。在这种情况下，我们选择利用造型来实现密度错觉，而不用过多可用的患者供区毛发

升周围毛发移植的密度，因为这更自然地模仿了头顶区域原有的毛发分布；另一种观点认为应在顶区中心构建更高的密度，因为头顶的发旋使得该部位总是看起来密度较低，同时外围的密度可以稍低，因为那个区域的毛发重叠会产生视觉上的更高密度。

此外，使移植体成锐角可以产生叠瓦效应，从而在既定移植体数目的情况下，在光学角度产生更大密度，这是非常有帮助的。储存未来可用的足够数目的移植体几乎始终是目标，因此这种方式有助于储存毛发以备将来之需。结合未来可能出现的脱发情况，移植体应延伸到稀疏的边缘以淡化这个边界。考虑到顶区脱发所需毛囊的对数增长性质，需要仔细计算适当的移植体密度和数量。如果供体充足，植发医生可以随时在未来增加顶区密度，应使用最少的移植体数量来实现患者的现实期望。笔者认为，在大多数情况下，$25 \sim 35$ FU/cm^2 的密度是合适的（▶图 25.6 和▶图 25.7）。此外，在发旋较前的区域，头发方向巧妙的交错可以提供视觉上的更大密度[7]。

参 考 文 献

［ 1 ］ Barusco M. Transplanting the vertex. In: Unger WP, Shapiro R, Unger R, Unger M, eds. Hair Transplantation. 5th ed. Philadelphia, PA: CRC Press; 2010: 176

［ 2 ］ Stough DB. Transplanting the vertex. In: Unger WP, Shapiro R, Unger R, Unger M, eds. Hair Transplantation, 5th ed. Philadelphia, PA: CRC Press; 2010: 175

［ 3 ］ Wong J. Transplanting the vertex. In: Unger WP, Shapiro R, Unger R, Unger M, eds. Hair Transplantation. 5th ed. Philadelphia, PA: CRC Press; 2010: 387

［ 4 ］ Wong J. Transplanting the vertex. In: Unger WP, Shapiro R, Unger R, Unger M, eds. Hair Transplantation. 5th ed. Philadelphia, PA: CRC Press; 2010: 388

［ 5 ］ Unger R. Transplanting the vertex. In: Unger WP, Shapiro R, Unger R, Unger M, eds. Hair Transplantation. 5th ed. Philadelphia, PA: CRC Press; 2010: 172－174

［ 6 ］ Rose PT, Parsley WM. Science of hairline design. In: Haber RS, Stough DB, eds. Hair Transplantation. Philadelphia, PA: Elsevier Saunders; 2006: 69

［ 7 ］ Barusco M. Advanced transplantation of the crown. In: Lam SM, ed. Hair Transplant 360. New Delhi: Jaypee Brothers Medical Publishers; 2016: 188

26

Robin Unger

勒德勒杰　译，张悦　沈海燕　审校

女性毛发移植手术计划
Planning in Female Hair Transplant Surgery

概要　女性毛发移植手术需要特别关注位置和设计。随着年龄的增长，大多数女性都有相当大面积的脱发，并且脱发面积会逐渐扩大，而可用的供体毛发数量相对有限。首要需明确并解决对美观影响最大的头皮区域。与往常一样，移植区域的面积和密度之间存在一个平衡。供区足够的毛发密度对毛发稀疏区域的密度增加十分重要；然而，产生视觉上的更大密度才能实现美学效果，这可以通过使用密度梯度来实现，比如发际线更加羽毛化而后方实现更高密度。根据现有毛发的角度和方向规划合适种植位点可以较好地保护现有的毛发。

关键词　女性型脱发，毛发扁平苔藓，前额纤维化性秃发，女性发际线，多株毛囊，双株毛囊单位，密度错觉，术后休止期脱发

关键要点

- 脱发对女性的影响尤为严重。
- 在评估女性患者的脱发时，必须仔细询问个人史和家族史，并且在考虑植发手术之前必须排除其他疾病[毛发扁平苔藓（lichen planopilaris, LPP）、前额纤维化性秃发（frontal fibrosing alopecia, FFA）、多囊卵巢综合征（polycystic ovarian syndrome, PCOS）等]。
- 对于不适合手术的女性患者，建议采用其他治疗方法（药物治疗、头皮文饰、假发）。
- 鉴于女性型脱发（female-pattern hair loss, FPHL）的弥漫性，很难治疗所有的脱发区域，因此医生和患者应该就哪个部位进行手术以达到术后美观最大化达成一致。

- 在评估患者脱发时，对患者进行有关女性型脱发本质和病程的教育是最重要的。
- 如果合理放置在头皮的正确区域，使用更密集的移植体[多株毛囊（follicular family, FF）和双株毛囊单位（double follicular unit, DFU）]可提供良好的密度。
- 尽管正常情况下，女性患者的移植体数量有限，但合理和艺术化地放置移植体能造成"密度的错觉"，并且将创造体积。
- 所有女性患者都应了解术后可能出现的手术并发症（休止期脱发、感觉异常和术后水肿）。

26.1　简介

女性脱发的手术矫正可能是笔者工作中最令人满意的方面之一[1]。这类的所有患者都饱受脱发困扰，否则他（她）们就不会来就诊了。然而，脱发对女性的影响尤其严重，男性脱发可以选择简单的寸头来改善这一困境，但我们的社会并不太可能让女性也可以这样选择。

其他章节会特别介绍女性脱发的非手术疗法，本章将侧重于手术治疗，但始终建议患者同时使用辅助疗法，以帮助减缓脱发的进展，这对于女性脱发的综合长远规划十分重要。

药物治疗

建议患者同时接受药物治疗尤其重要，以减少未来可能的毛发损失，这可能包括激素疗法、米诺地尔或富血小板血浆（platelet-rich plasma, PRP）。

26.2　初步咨询

每次咨询包括对家族史和病史的评估，这样可以发现那些不适合手术的脱发[2-4]。这些内容在本书的第 7、8、9 章及许多期刊文章中都有涉及[5]。不适合进行毛发移植的女性型脱发患者主要包括那些头发弥漫性稀疏，甚至影响到潜在的供区，但想要一头浓密的毛发，对手术效果抱有不切实际期望的人。建议这些女性患者寻求替代治疗，包括药物治疗[6-8]、头皮文饰[4]、临时头皮着色剂、改良发型或假发。其他章节讨论可能导致秃发及不应该手术治疗的潜在基础疾病，但重要的是要确定一个完整的医疗评估已经完成，有时包括头皮活检。毛发扁平苔藓和前额纤维化性秃发发病率的增加使这一点变得更加重要[9,10]。

咨询

咨询应包括对脱发病史的全面评估，包括潜在相关事件的时间顺序，对可能影响脱发的激素和营养因素的评估，以及皮肤镜检查。如有需要，应在手术前进行活检。

就像有时对供区有限的男性那样，对女性患者来说，用少量的移植体覆盖一个区域是不够的。女性在该区域并非完全秃发而是有稀少的头发。根据脱发的程度，这可能非常具有挑战性[11,12]。为了产生真正的美容效果，密度必须显著提高，这可以通过将移植体集中在一个较小的区域，并通过巧妙放置移植体创造一个更大的密度错觉来实现。

密度错觉

女性毛发移植的艺术性极其重要，因此手术医生需要最大限度地提高密度错觉。这对于没有明确脱发但头发稀疏的女性来说十分困难——为了让头发看起来更浓密，移植需要集中在对美容效果影响最大的区域。

选择哪个区域治疗是女性手术计划中非常重要的一环。术者通常会问一个开放式的问题："你最希望头皮的哪一个区域毛发变密？"如果这个女性给我看了她的整个顶部区域，那我们需要引起警惕，这些女性可能会对术后效果不满意。然而，一旦手术的局限性被明确界定，这些人会很快重新评估她们自身情况，并指定一个更有限的区域。很有必要让女性患者理解手术方案解决的是主要矛盾（指：脱发最明显的区域）（▶图 26.1 和 ▶图 26.2）。一些植发医生错误地对更大的区域进行更轻的处理，使得密度分配更加均匀。这些医生通常会说"女性患者很难满足"[13]，但事实并非如此。

26.2.1　提取技术的选择

笔者认为，除了极少数女性患者之外，对供区的最明智的提取选择是单次梭形切除，原因如下：① 主要原因是女性的永久供区边缘通常比男性的更短、更窄[14]。考虑到 FUE 只需要获取 1/3 的毛囊单位，这将很大程度上限制 FUE 可以提取的毛发总数。② 虽然一些植发医生提供了 FUE 的不剃发方法，但许多植发医生更倾向于剃发方法，以优化毛囊单位的选择，提高提取效率。虽然周围较长的头发可以掩盖剃发的部位，但通常情况下，女性需要数年才能恢复之前的头发长度。此外，头发总量受头发的数量、直径和长度的影响，因此在手术后相当长的一段时间，在头发长长前人们对头发总量的感知实际上是较低的。③ FUE 后留下的每个小的瘢痕将形成一个小的秃发瘢痕，这可能使供区在术后看起来更加稀疏。④ 大多数女性不会把头发留得很短，以至于可以看到条状纤维的线性瘢痕。

在少数特例下，FUE 可能是一种更好的方法，其中包括：① 头皮张力很大的患者。② 只需要少量移植体的患者。③ 既往头皮手术后有过度疼痛的患者。④ 对"手术刀"有不合理恐惧的患者。

提取方法

头皮条提取法几乎是女性首选的提取方法。它会留下一个细长的线性瘢痕，不会明显地使供区头发变薄，并最大限度地从有限的供区提取出相对永久性的头发。枕部也不需要剃发。FUE 适用于头皮张力很大和（或）需要少量移植体的患者。

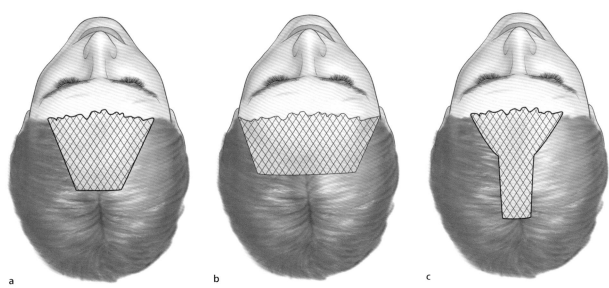

图 26.1 美容效益最大的女性植发手术示意图。如图中所示为笔者最常使用的、从单个手术中产生最大影响的模式。尽管许多女性一生中有足够的供体头发可以做 2～3 次手术，但第一次手术应该在最影响美容的区域进行。例如，对于许多女性来说，顶区可能有些问题，但随着女性脱发模式的进一步发展，它肯定不会是最重要的区域。a. 中央额叶区域包括一个较深的楔形区域，该区域覆盖了部分发缝，但通常不包括颞部发际线的后退，且可能会在中心区域做得不那么浓密时，对颞部有少量覆盖。b. 那些习惯把头发向后梳的女性，通常会出现额颞部发际线后退的模式，发际线仍然以较低的密度构建，在其之后约 1 cm 处开始增加密度。c. 短额区和发缝进一步向后延伸至头顶中间区，这可能是最常见的模式。发缝可能在中心或偏向一边，给患者更多的造型灵活性，并且解决了构建面部轮廓和最受其他人注意的区域的问题。这种模式也有变化，包括更窄的额区和更窄的、更长的发缝区

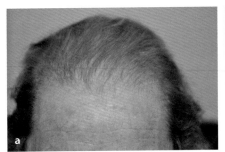
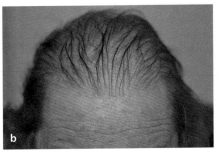
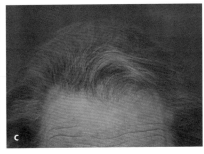

图 26.2 a. 患者在 74 岁时出现严重的女性型脱发，她的头发多年来一直很稀疏，目前已经到了需要戴假发的地步，她觉得戴假发非常不舒服。因为她的供体有限，手术设计方案主要是能让她的头发分布可以覆盖其他我们无法解决的区域。a. 这张照片展示了头发的干燥状态。b. 同一名患者的湿发状态，清楚地显示出脱发的严重程度和建议的手术模式，包括额区和发缝前端。c. 手术后 8 个月。该手术包括 1 699 个毛囊单位（FU）；275 个单根毛发；467 个双根毛发；151 个 3 根毛发；6 个多株毛囊；400 个双株毛囊单位（DFU）。她现在可以自己设计发型，让自己的头发看起来更蓬松。她非常高兴，并捐了她的假发。最重要的额部核心区域已经完成

在不同的女性患者，甚至是同一女性患者的不同时期，手术可获取的毛发数量存在差异。笔者反复对女性患者强调，她们的供区是"相对永久的"。这个区域的密度会随着时间的推移而降低，尽管损失率比更重要的额顶部区域要小得多。例如，患有多囊卵巢综合征的年轻女性往往有更大、更密集的供区，在其中一些妇女中，第一次手术就能收获超过 2 000 个毛囊单位，而绝经后女性这一区域通常会产生接近 1 500～1 600 个毛囊单位。此外，有些妇女存在更多的弥漫性缺失，她们的供区更少、密度更低。有些植发医生认为这些女性"不适合做手术"。笔者将一次手术转移的毛发越少，术后在受区获得的毛发密度也越低这一事实告诉患者，在大多数情况下，患者仍然选择继续手术，因为至少较术前有所改善。

26.2.2 受区规划

接受过宣教并与植发医生一起决定哪个区域在

美容上最重要的女性，通常在植发后满意度高。女性需治疗的最重要区域通常属于以下三种模式中的一种：① 前额区模式更为关注更宽更深的核心区域，发际线仅少量处理，以最大限度地增强有密度增加的错觉，如果这些患者的发际线做得很密集，那么发际线后面的头发通常看起来还是太薄。② 前额发际线较长，稍微覆盖颞部区域（这适合稍年长的女性）。③ 中央或偏向一侧的前后宽度 4～5 cm 的发缝，包括较窄的额区和较窄较长的发缝区域。

26.2.3　发际线设计

女性与男性患者的发际线设计不同[15]。女性患者发际线往往比较圆润，常有很多发旋，细毳毛可以作为过渡。如前所述，植发医生不应旨在创造一个密集的发际线，而是呈羽状，后部密度增加的发际线。对于保留了额部发际线的女性患者，在预测未来发际线会变薄时，一些单根毛发移植体仍然应该放在前面，不会增加当前发际线的密度（▶图 26.3）。

女性患者偶尔还会出现另外两种情况，包括那些天生发际线高的患者和那些通过整形手术改变了发际线的患者。在第一种情况下，可以通过手术来降低发际线，这种手术需要切除部分脱发的前额，随后用移植体进行小的修补。当患者其他部位没有毛发稀疏，也没有女性型脱发家族史时，通过移植手术来降低发际线是最好的选择。

26.2.4　移植体选择

女性患者的移植体类型也有很多，包括单毛囊单位移植体、多株毛囊和双株毛囊单位移植体。后者移植体类型只能在一部分有较高供区密度的患者中获得。如果提取大量此类毛囊，也可以使用梭形切除的方式，来尽可能减少创伤，并且不损失受区密度。受区打孔由 18 号针头或者刀片完成。术前已有毛发覆盖的女性患者，只有这些毛囊单位种植并长出后，才能感觉到发量的增加。多株毛囊和双株毛囊不应该在发际线或发缝附近使用，这些区域即使是细小的绒毛也能被注意到。在女性患者中使用双株毛囊的好处是，它们通常适合于与 3～4 根毛囊单位移植体相符的小切口。因此，在不需要更多的数量或更大切口的情况下，更多的头发可以放置在一个集中的区域，从而可以容纳更多的头发，并降低脱发的风险。

受区

女性患者受区需要一定时间来创建，要一丝不苟遵循原有头发的角度和方向。如果没有这样操作，患者可能会永久的失去一些原有的头发。

对于女性患者，密度的艺术性和错觉尤其重要。受区的某些区域对于创造密度的错觉有特殊意义，例如当正面中央被加厚时，能增加前面和侧面的外观

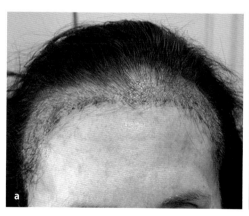
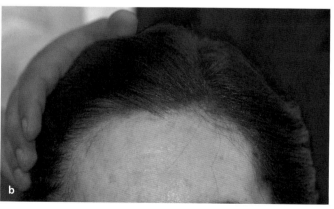

图 26.3　a. 该患者 69 岁，多年来前额发际线和颞部逐渐脱发，发缝也变宽了。她有一个密度相当高的供区，我们能够获得 1 732 个单根毛囊单位移植体。考虑到移植的部位和她又粗又黑的头发，我们只利用了毛囊单位。b. 患者术后 1 年随访没有参加，但这张照片显示了她术后 3 年的效果。她对自己的现状非常满意。考虑到她喜欢的发型（向后梳），手术产生了巨大的美容效果

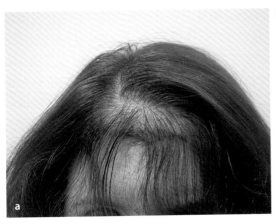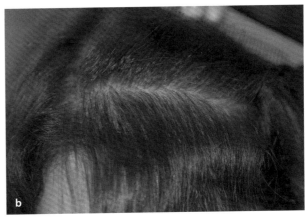

图 26.4　a. 这是一位 40 岁的女性患者，参考她的年龄，属于相当早的女性型脱发。患者描述脱发是渐进的，在她分娩后，脱发的情况有所加重，从未完全恢复。为她确定最佳的手术方案具有一定挑战性。最后，我们确定了额部区域和发缝前区。患者非常担心术后休止期脱发的可能，对此笔者的回复是，她预期的这种情况可能会发生，但如果没有发生，她会感到惊喜。b. 同一患者术后 1 年半，此手术接受了 1 253 个单毛囊单位移植体和 138 个双株毛囊单位。患者认为这个区域得到了很大的改善，且休止期脱发很不明显，所以她非常开心

体积。正面中央的头发可以向前梳成刘海，也可以向后梳打造蓬松感。为了构建这些区域的量，他们必须移植更高密度的头发，但能否产生"错觉"取决于植发医生如何将它们移植到这些区域（▶图 26.4）。需特别注意不要在女性发际线处制造高密度。首先，在自然状态下，超过一定年龄的女性很少出现这种情况。其次，当它在现实中被看到时，它与圣诞树样脱发模式相联系，在这种模式中，发际线被保存。更重要的是，这种密度错觉取决于发际线后面的区域看起来相当密集，考虑到供区的限制和受区的要求，密度错觉只有通过创造一个羽毛状的、稍薄的发际线才有可能。相比之下，发际线应该做得更轻薄，周边区域毛发的密度不应该有突然的变化，利用头发的自然过渡对患者有益，清楚叠瓦状头发的区域需要更少的密度，而有发旋的区域需要更高的密度。在女性患者中使用长发移植是一种可能的值得考虑的方法。考虑到实际手术后的脱发率较低，而且密度错觉在女性中非常重要，因此"预览"一下可能的结果非常有必要（这将在第 82 章详细讨论）。即使手术正在进行，患者也可以对手术将产生的效果有所了解。对笔者来说，使用这种方法的主要顾虑是心理方面——如果移植的毛发暂时脱落，女性患者会认为脱发和稀疏再次明显起来，对于本就意识到自己头发稀疏的患者来说，接受这点可能尤其困难。

26.2.5　术后注意事项和治疗

每个患者都应该获得术后头发护理的详细说明，所有患者（有禁忌证者除外）围手术期均需使用米诺地尔。术后一周内患者应每天清洗供、受区 2 次，供区一周后每天清洗 1 次，直至拆线。

笔者为每一位手术患者进行了富血小板血浆和血管紧张素转换酶抑制剂注射。笔者认为，虽然没有正式的记录，但这样能够减少术后休止期脱发的可能，并使原有的头发更浓密[16,17]。富血小板血浆在植发后被注射到受区。移植体储存在低温溶液和三磷酸腺苷（ATP）中，在植入前也被转移到含有一些富血小板血浆／血管紧张素转换酶抑制剂的指环中。在笔者的实操里，有几个患者继续接受每年一次的富血小板血浆治疗，他们认为这样有助于维持手术后的效果。

许多植发医生不希望通过描述术后可能出现的最严重后果来"吓跑"患者，这是错的，患者会感激你的诚实，尤其是当他们经历过这样的情况之后。包括约 50% 女性患者原有毛发术后出现休止期脱发、感觉异常和术后水肿。笔者还解释了头发生长的时间轴：3 个月头发开始生长，6 个月出现显著差异，需要 12～18 个月完全生长。虽然没有正式的文献记载，但笔者注意到女性患者获得满意和头发完全生长的时间比男性患者稍晚。患者在手术后 9～12 个月进行拍照、随访和观察（持续到 12 个月更佳），除非在必要时才介入医学手段。

在过去的 10 年里，女性患者头发修复取得了巨大的进步，她们是笔者最感激的一部分患者。我

们要铭记从宣教开始，以及后期保持持续不间断的沟通和理解。不同于其他患者，这通常是一种持续的关系，如果没有得到适当建议和咨询，女性会继续发展为进行性脱发。

参 考 文 献

［ 1 ］ Unger WP, Unger RH. Hair transplanting: an important but often forgotten treatment for female pattern hair loss. J Am Acad Dermatol. 2003; 49(5): 853−860

［ 2 ］ Olsen EA. The midline part: an important physical clue to the clinical diagnosis of androgenetic alopecia in women. J Am Acad Dermatol. 1999; 40(1): 106−109

［ 3 ］ Leavitt M. Understanding and management of female pattern alopecia. Facial Plast Surg. 2008; 24(4): 414−427

［ 4 ］ Fergie B, Khaira G, Howard V, de Zwaan S. Diffuse scarring alopecia in a female pattern hair loss distribution. Australas J Dermatol. 2018; 59(1): e43−e46

［ 5 ］ Rogers NE, Avram MR. Medical treatments for male and female pattern hair loss. J Am Acad Dermatol. 2008; 59(4): 547−566, quiz 567−568

［ 6 ］ Shapiro J. Clinical practice. Hair loss in women. N Engl J Med. 2007; 357(16): 1620−1630

［ 7 ］ Blume-Peytavi U, Shapiro J, Messenger AG, et al. Efficacy and safety of once-daily minoxidil foam 5% versus twice-daily minoxidil solution 2% in female pattern hair loss: a phase iii, randomized, investigator-blinded study. J Drugs Dermatol. 2016; 15(7): 883−889

［ 8 ］ Rassman WR, Pak JP, Kim J, Estrin NF. Scalp micropigmentation: a concealer for hair and scalp deformities. J Clin Aesthet Dermatol. 2015; 8(3): 35−42

［ 9 ］ Baquerizo Nole KL, Nusbaum B, Pinto GM, Miteva M. Lichen planopilaris in the androgenetic alopecia area: a pitfall for hair transplantation. Skin Appendage Disord. 2015; 1(1): 49−53

［10］ Jimenez F, Harries M, Poblet E. Frontal fibrosing alopecia: a disease fascinating for the researcher, disappointing for the clinician and distressing for the patient. Exp Dermatol. 2016; 25(11): 853−854

［11］ Ludwig E. Classification of the types of androgenetic alopecia (common baldness) occurring in the female sex. Br J Dermatol. 1977; 97(3): 247−254

［12］ Hamilton JB. Patterned loss of hair in man; types and incidence. Ann N Y Acad Sci. 1951; 53(3): 708−728

［13］ Unger WP. Female patient candidacy. 18th Annual Scientific Meeting of the ISHRS, Boston, MA, October 20−24, 2010

［14］ Unger R. Female hair restoration. Facial Plast Surg Clin North Am. 2013; 21(3): 407−417

［15］ Nusbaum BP, Fuentefria S. Naturally occurring female hairline patterns. Dermatol Surg. 2009; 35(6): 907−913

［16］ Giordano S, Romeo M, Lankinen P. Platelet-rich plasma for androgenetic alopecia: Does it work? Evidence from meta analysis. J Cosmet Dermatol. 2017; 16(3): 374−381

［17］ Alves R, Grimalt R. Randomized placebo-controlled, double-blind, half-head study to assess the efficacy of platelet-rich plasma on the treatment of androgenetic alopecia. Dermatol Surg. 2016; 42(4): 491−497

术前准备与指导
Preoperative Preparation and Instruction

概要　安全是毛发移植手术中最为重要的部分，因为每年都有很多意外并发症的报道。不幸的是，这其中涉及一些年轻患者的致命事件。本章节笔者总结了毛发移植的术前和围手术期准备的重要问题，以确保有潜在并发症的患者进行安全的毛发移植。在第33章中讨论了植发相关急诊处置。讨论的问题包括冠状动脉支架、房颤和机械心脏瓣膜患者需抗血栓治疗的术前准备。其他需要术前注意的医疗事件也将得到阐述，还将讨论有助于确保手术顺利进行的常规术前准备与指导。

关键词　并发症，高血压，房颤，新型口服抗凝剂，直接口服抗凝剂，双重抗血小板治疗，抗血栓治疗，知情同意，冠状动脉支架

关键要点

- 医生应使用术前核查表和手术清单，以确保全面涵盖"常规"术前准备与指导。
- 应在手术前做好基于患者既往用药或疾病（通过既往史采集）的"特定"术前准备。
- 抗高血压药物（包括β1受体选择性阻滞剂）通常应在毛发移植前维持在治疗剂量。
- 由于各种既往基础疾病的存在，可能会出现不同形式的抗血栓治疗。
- 使用冠状动脉支架的患者在手术前通常应继续服用阿司匹林。
- 机械心脏瓣膜患者手术前应继续使用低强度华法林。
- 房颤患者应在手术前以维持剂量或减少剂量继续使用直接口服抗凝剂（direct oral anticoagulant，DOAC）。

27.1　简介

术前准备阶段是毛发移植过程中的重要组成部分。一旦制定了手术计划并为患者安排好手术时间，就应进行一些必要的术前准备，以确保毛发移植手术的安全、成功开展。有些术前准备工作是适用于所有患者的常规步骤，这些将被首先讨论。然而，有时根据既往病史的收集需要额外的步骤来确保患者的安全（见第16章）。在本章中，我们更多地关注手术前和围手术期应采取的措施，以防止不良事件的发生（参见"33 植发相关急诊处置"）。

27.2　术前事件的协调和信息传达

27.2.1　术前核查表

为确保毛发移植手术的顺利和成功，术前核查是必须进行的。委派一名特定的工作人员作为患者协调员以确保不会遗漏任何步骤是很有帮助的。附在病历上并由患者协调员审查的术前核查表是一个有用的工具（附录27.A）。

27.2.2　术前资料包

一旦患者被安排进行手术，许多诊所会提供术前资料包，其中包括以下内容：

- 核查计划、日期、时间和财务安排的确认函。
- 根据手术（毛囊单位FUE或毛囊单位头皮条FUT；附录27.B）量身定制的常规术前指导。
- 如果患者来自外地，则提供诊所地图和建议入住的酒店列表。

一些诊所发现，资料包中包含手术知情同意书（附录27.C）、术后指导（附录49.A）及术后预期

（附录 49.B）在内的额外信息是有用的。这让患者有时间在手术前熟悉这些信息，使得他们在手术当天更容易理解相关信息。

手术知情同意书应包括手术的效果、替代治疗的细节及可能出现的并发症和风险。知情同意书的所有方面都应该用易于理解的非专业性术语来解释。知情同意并不能免除手术医生的责任或执行准则[1]。

术前资料包通常在手术日前 10 周发送给患者。同样，需委派一名患者协调员以确保患者收到所有术前资料，并能够回答患者的相关疑问和协助处理问题。

27.3 常规术前指导

27.3.1 穿着

患者应穿着舒适宽松的衣服。应穿带有纽扣的衬衫而不是 T 恤，以避免患者穿脱时衣服经过头部。此外，如果诊所不提供帽子，患者应携带一顶新的、干净的、宽松的帽子。

27.3.2 洗发和染发

患者应在手术前一天的晚上和手术当天早上洗头。一些医生建议使用 Hibiclens 品牌的洗发水。活动性毛囊炎或脂溢性皮炎应在手术前进行治疗。

手术前 3～4 天将灰发或白发染黑，有助于提高供区采集和受区打孔的辨识度。

27.3.3 毛发长度

- 头皮条 FUT：我们告诉患者在进行 FUT 手术前，不要剪掉供区和受区部位的头发。供区部位较长的毛发可用于覆盖条形手术切口。受区较长的头发使我们可选择合适的造型来覆盖受区术后的切口。
- 头皮 FUE：我们告诉患者不要在 FUE 手术前剪去受区头发。剪短受区可能会使脱发的类型更难辨别。我们希望在剪短受区之前有机会看到脱发类型。此外，有时我们可以利用较长的受区头发来打造"高而紧"的发型。由于没有带状瘢痕需要覆盖，我们允许他们将供区头发剪短。
- 体毛／胡须 FUE：体毛和胡须的情况不同，患者应在手术前 5～7 天"湿"剃供区部位毛发（胸部或胡须）。只有处于生长期的毛发会在接下来

的 5 天重新生长，以帮助医生确定最适合用于移植的毛发。

27.3.4 FUT 术前的头皮练习

对于头皮条 FUT 手术中头皮过紧的患者，应在手术前 1～2 个月开始进行头皮锻炼。这可以显著增加头皮松弛度，进而增加可采集的头皮条宽度，并降低瘢痕形成的风险。

27.3.5 运动和锻炼

一些诊所建议患者在手术前几天避免剧烈运动或活动，因为理论上这会导致血小板减少。

27.3.6 交通

由于手术期间会服用镇静剂、抗焦虑药或止痛药，大多数诊所都会告诉患者在手术后安排司机来接他们。

27.3.7 饮食

大多数情况下，手术是在局部麻醉下进行的。因此，患者不必限制饮食。事实上，应该告诉他们吃一顿丰盛的早餐，喝大量的液体，以防止他们在这个相当长的手术（4～8+ 小时）过程中脱水和虚弱。

27.3.8 非处方药及要避免的物质

由于头皮的血运丰富，在做切口和放置移植物时有导致出血增加的风险，我们对可能增加出血的非处方药（OTC）和物质格外谨慎。

- 阿司匹林和非甾体抗炎药：这两种非处方药都会抑制血小板功能，我们通常建议在手术前停用。乙酰水杨酸（Acetylsalicylic acid，ASA）不可逆地抑制环氧合酶，后者抑制血栓素的合成，导致血小板功能下降[2]。ASA 的作用维持时间为血小板的寿命或 7～10 天。因此，应在手术前 10 天停用 ASA。许多抗感冒和流感的药品含有 ASA，患者应仔细检查他们正在服用的任何非处方药的标签。非甾体抗炎药（布洛芬、萘普生等）也抑制环氧化酶，但它们作用是可逆的，作用维持时间通常可很快停止。
- 尽管这是官方建议，但一些研究和经验表明，当患者忘记停用这些药物时，出血通常不会增

加到临床显著的程度。如果因心脏病而服用阿司匹林，未经患者的初级保健医生许可，不应停止服用该药物。

- 乙醇（酒精）：急性和慢性饮酒均可增加出血。通常鼓励患者在手术前 7 天内避免饮酒。同样，如果患者在手术前一周只喝了一两杯酒，也极少会出现出血增加的情况。

- 维生素和草药：据说有许多维生素、草药和食物会影响血小板功能，并可能增加出血的风险。其中包括维生素 E、鱼油、咖喱等。我们过去常向患者提供所有包含这些食物的清单，但遵循这种饮食并不现实，而且很少有研究表明它们确实会显著增加临床出血风险。因此，从实用的角度来看，告诉患者在手术前一周左右停止服用非处方维生素和草药补充剂就足够了。

- 米诺地尔：当米诺地尔首次被引入时，人们担心它可能会导致出血增加，因为它是一种血管扩张剂。如今，大多数医生认为它不会增加出血并可以安全地用于手术。有些人认为米诺地尔可能会刺激术后受区部位的切口，谨慎的做法是在手术后等待 3～4 天再重新使用米诺地尔。

- 烟草和尼古丁：显然，手术前、手术中和手术后吸烟对细胞（包括 FUE 移植毛囊的细胞）具有毒性。香烟烟雾中含有尼古丁（一种成瘾性血管收缩剂）、一氧化碳（降低细胞的氧气输送）和许多其他有毒化合物[4]。许多人认为它是导致毛发生长不良的至关重要的术前因素之一。吸电子烟和咀嚼烟草可能不像吸烟那么糟糕，但其中仍然含有尼古丁。因此鼓励患者在手术前尽可能减少或停止吸烟。矛盾的是，在手术过程中，如果不允许患者吸烟休息，他们可能会变得紧张、神经过敏和出血增加，因此让他们在术中休息时吸烟往往是两害相权取其轻。

27.3.9 可选维生素 K

在整形和眼科手术中，有时预防性使用维生素 K 以减少术中和术后的出血。有些人也在毛发移植手术中使用维生素 K，尤其对于那些首次手术中出血过多、目前需第二次手术的患者。虽没有研究表明它是有效的，但根据经验，在一些患者中，它似乎有明显的效果，而对其他患者则似乎没有效果。

27.4 特殊基础疾病下的术前准备

尽管毛发移植是一种相对安全的手术，但亦会发生并发症甚至死亡（已有报道）。风险随着某些潜在的疾病而增加，重要的是在面诊时进行有针对性的病史采集，以明确风险较大的患者。冠心病、瓣膜性心脏病、哮喘、糖尿病、深静脉血栓和抗血栓治疗的出血性疾病（任何原因）只是我们在病史中格外关注的一些情况（有关既往病史的更多信息，请参见第 16 章）。一般来说，如果患者既往患有增加手术风险的疾病，最好获得术前干预和适当的专家指导。以下章节将讨论一些需要注意的术前情况。

27.4.1 高血压

如果患者有高血压病史，应告知他们在手术当天正常服用抗高血压药物，以防止手术期间出现高血压。白大衣高血压并不罕见，只需等待或使用术前抗焦虑药物并重测血压，往往足以让血压回到可接受的范围。确保患者不漏服及服用正常剂量的抗高血压药物是防止患者出现高血压的另一有效措施。如果这些措施不起作用，手术应该推迟至血压得到有效控制之后。舌下含服硝苯地平不应用于急性降血压，因其可导致危险的急性低血压和反跳性高血压（有关高血压紧急治疗的更多讨论，请参见第 33 章）。

27.4.2 抗血栓治疗

抗血栓治疗包括抗血小板治疗（即 ASA、波立维等）及抗凝治疗（即华法林、直接口服抗凝剂等）。直接口服抗凝剂是一种新型的非维生素 K 拮抗剂类抗凝剂，其作用与香豆素不同。直接口服抗凝剂包括直接抑制凝血酶的达比加群酯和抑制凝血因子 Xa 的利伐沙班[5,6]。抗血小板药物可防止血小板在冠状动脉、颈动脉和支架等血流快速区域聚集。抗凝药物可防止纤维蛋白形成，并抑制血流缓慢区域（如房颤中的左心房）的凝血。抗血小板药物对预防房颤期间心房血栓形成方面无效。

患者因多种医学原因接受抗血栓治疗，包括：冠状动脉疾病（戴或不戴支架）、心脏瓣膜病、房颤、中风、深静脉血栓等。抗血栓治疗方案因基础疾病而异，可从简单的单一抗血小板治疗和双重抗血小板治疗（dual antiplatelet therapy，DAPT）到联合抗血小板和抗凝治疗。

当面对接受抗血栓治疗的毛发移植手术患者时，医生需要咨询患者的初级保健医生并获得指导，以决定以下事项：

- 他们服用药物的潜在疾病是否稳定，是否允许手术。

- 调整患者的抗血栓治疗方案是否安全，如果安全，他们会建议如何调整。

27.5 缺血性心脏病

在有缺血性心脏病病史的患者中，在接受手术之前明确当前的治疗方式和疾病状态是很重要的。病情稳定的患者，经主治医师评估、明确后，可接受手术治疗。一些医生会在手术过程中预防性地将硝酸甘油胶带置于前胸壁（见第 33 章）[7]。

27.5.1 冠状动脉支架

使用冠状动脉支架的患者需要使用抗血小板药物，以防止支架引起血栓闭塞[7-9]。通常，DAPT 包含波立维（氯吡格雷）和阿司匹林联合使用，用于冠状动脉支架植入后的前 2 年。如果患者的心血管专科医生不同意，则不应停止 DAPT 治疗或调整抗血小板治疗方案。支架血栓形成是一种死亡率极高的严重事件。

- 冠状动脉支架植入术后的第一年，不应停止 DAPT（即使是短暂停止），因此在此期间不能进行毛发移植。

- 冠状动脉支架植入一年后，一些心血管专科医生会在手术前 5 天允许波立维的短暂停止，同时继续服用阿司匹林，以使毛发移植手术得以开展。

- 冠状动脉支架植入两年后，许多患者通常改为单一抗血小板药物长期治疗。如果使用的单一疗法是低剂量阿司匹林，通常可以在继续服用阿司匹林的同时进行手术。如果单一疗法是波立维，一些心血管专科医生将允许在手术前 1 周将其更换为阿司匹林，并在手术后重新使用波立维。

低剂量阿司匹林在 FUE 和 FUT 期间不会引起危险的出血倾向。阿司匹林的问题在于，出血的增加会使受区打孔和移植物的置入变得更加困难。然而，通常情况下并没有那么糟糕。相反，大多数手术期间使用波立维的手术医生表示，使用波立维出血相比阿司匹林更严重，建议不要使用。

27.5.2 房颤

房颤是一种常见的心律失常，有左心房血栓形成的风险，血栓脱落可导致脑梗死，死亡率高[10-13]。房颤患者需使用抗凝药物防止左心房血栓形成。

心血管专科医生在房颤患者手术期间的抗凝治疗方案各不相同，这取决于患者的临床情况和个体对出血与血栓栓塞事件风险的承受能力。一些专家不允许对治疗进行任何改变，一些同意暂时减少抗凝药物剂量，而还有一些则允许暂时停止抗凝治疗。减少剂量可能是心血管专科医生允许采取的最常见方式。事实上，如果患者的心血管专科医生不允许停药或减少剂量，笔者会对服用香豆素的患者进行毛发移植手术。许多从业者报道，对于未停止抗凝治疗的患者，毛发移植期间的出血水平可以接受。

用肝素替换抗凝剂曾经很流行，但目前美国心脏病学会指南并不推荐[11]。

27.5.3 机械心脏瓣膜

机械心脏瓣膜患者需要抗凝和抗血小板药物来预防瓣膜上的血栓形成[14-16]。瓣膜血栓会导致急性反流，需要紧急再次瓣膜置换手术，死亡率高。严格遵循抗凝治疗是原则，与房颤相反，机械心脏瓣膜患者毛发移植前不应停用华法林。

对于这些患者，最新手术指南建议在手术前几天将华法林的剂量减少至治疗剂量的三分之二或一半，术后恢复维持剂量[5, 14]。凝血酶原时间和国际标准化比率（the prothrombin time and international normalized ratio，PT-INR）在手术当天从 2.0～3.0（目标 PT-INR）变化为 1.5～1.8（低强度华法林），术后 4～5 天 PT-INR 恢复为 2.0～3.0。在此情况下，没有出血倾向，可进行安全的毛发移植。

美国心脏协会 / 美国心脏病学会基金会（the American Heart Association/American College of Cardiology Foundation，AHA/ACCF）不再推荐对机械心脏瓣膜患者使用替代抗凝治疗。肝素不能预防动脉血栓栓塞事件，还会增加大出血的风险。维生素 K 不应用于有机械心脏瓣膜的患者，因为它会使患者面临瓣膜血栓形成的风险。抗血小板药物可在术前停用 2～7 天，术后再继续使用，华法林使用方式如前所述。

27.5.4　心律失常

如果患者有心律失常病史，建议由心血管专科医生确定患者是否可以安全地进行手术。笔者认为室上性早搏和孤立性室性早搏并不危险。危险的心律失常包括布鲁格达氏症候群、室性心动过速（VT）和假性束支传导阻滞（WPW）综合征合并心动过速，这些可能导致室颤（VF）和心源性猝死。毛发移植前应由心血管专科医生控制心律失常（见第33章）。

27.5.5　深静脉血栓形成

如果患者有深静脉血栓病史，那么在长时间手术中复发的风险会增加。应允许患者每小时起床走动，并穿弹力袜。间歇式空气压缩装置是有效的。一些医生则建议所有患者使用弹力袜，即使他们没有深静脉血栓病史。

27.5.6　哮喘、慢性阻塞性肺疾病和睡眠呼吸暂停

支气管哮喘、慢性阻塞性肺疾病（chronic obstructive pulmonary disease，COPD）和睡眠呼吸暂停患者在外科手术过程中面临与低氧和（或）高碳酸血症相关的呼吸损害的风险。哮喘和COPD患者目前呼吸状态的稳定性差异大。有些患者在病情恶化前完全无症状，而另一些患者则有持续的亚临床程度的呼吸损害，只是未被识别。这通常源于治疗不足或依从性差。这些患者在手术过程中有呼吸失代偿的风险，特别是给予镇静药之后。只有病情稳定、治疗充分的患者才应考虑进行门诊手术，这一判断应由他们的初级保健医生做出。对于病情稳定的哮喘患者，只要他们坚持基线治疗和术前避免任何已知的危险因素（肺刺激物、过敏原等），通常在术中表现良好。COPD患者的风险相对更高，因为与哮喘患者相比，他们通常年龄较大，且伴有基础疾病，即使处于最佳状态，也常常会出现呼吸系统损害。COPD患者应在手术前和手术期间继续维持药物治疗，少用镇静剂，并监测他们的脉搏、PO$_2$和意识水平。如果没有麻醉师在场，一些手术医生不会给COPD患者镇静。PO$_2$下降、脉搏上升和（或）意识水平下降应引起关注和采取行动。第一步是刺激患者并告诉他们深呼吸，使用1～2 L/min的氧气通气和（或）支气管扩张剂。如果事件没有完全解决，应做好转移至急诊处理的准备工作。有关COPD或哮喘的急诊处置的更多讨论，请参见第33章。

睡眠呼吸暂停在人群中已经非常普遍，特别是在肥胖者中。睡眠呼吸暂停患者有发生低氧血症和心律失常的风险。他们也应监测PO$_2$、脉搏和呼吸暂停事件。与COPD一样，尽可能使用更少的镇静剂。部分患者可将持续气道正压呼吸机带到手术中。

27.5.7　血管性血友病因子缺乏

如果您的患者在之前的手术中或手术后有出血过多的病史，则应考虑出血性疾病（如血管性血友病或凝血因子Ⅷ缺乏）的可能性。如果检查显示后两个因素中的任何一个存在缺陷，术前使用去氨加压素可能非常有帮助。去氨加压素是一种刺激凝血因子Ⅷ和血管性血友病因子从身体储存部位释放的药物。它用于轻度或中度A型血友病患者，以及某些血小板疾病。通常，0.03 mg/kg的去氨加压素在患者去看牙医或手术前30～60分钟给药。最大效应发生在给药后1小时，部分药效可持续8～12小时。

27.5.8　糖尿病

医生应该意识到糖尿病患者更容易发生冠心病和无症状性缺血。在糖尿病患者中，可以考虑监测心电图和预防性使用硝酸甘油。使用胰岛素的患者应继续他们的治疗方案，并在手术过程中监测血糖。手术压力和（或）通常用于预防术后浮肿的皮质类固醇药物的使用可能会导致高血糖。注意提供膳食和葡萄糖，避免患者在胰岛素使用后长时间不进食。另一个问题是易感染，皮肤是糖尿病患者最常见的感染部位之一，建议密切监测术后感染情况或使用围术期抗生素。

27.5.9　过敏反应

过敏反应可危及生命。在评估过程中询问过敏情况，并在病历上贴上红色标签，清楚地标记出引起过敏的因素至关重要。

抗生素过敏：抗生素是最常见的过敏原因之一，青霉素是最常见的过敏原，其次是磺胺和头孢菌素。在过去，当常规使用预防性抗生素时，风险更大。如今，预防性抗生素已很少使用。

乳胶过敏：对手套上的乳胶粉过敏非常罕见。然而，由于所有手术都需用乳胶手套，对于乳胶过敏患者，乳胶不仅会导致接触性皮炎，甚至可以在接触乳

胶后立即出现全身过敏反应。患者对乳胶粉末的反应是吸入了脱下乳胶手套时释放至空气中的颗粒物。因此所有含有乳胶的产品都应从治疗区域移除，所有工作人员都应使用无乳胶丁腈手套或非乳胶手套。

27.5.10　有毛囊炎、耐甲氧西林金黄色葡萄球菌或其他皮肤感染风险的患者

一般来说，由于头皮血运丰富，毛发移植手术皮肤感染风险较低，很少使用预防性抗生素。然而，在少数情况下，皮肤感染的风险增高，并与疾病相关，需要考虑围手术期使用抗生素。

● 耐甲氧西林金黄色葡萄球菌（*Methicillin-resistant Staphylococcus aureus*，MRSA）携带者：如果确定为 MRSA 携带者，应在手术前进行干预或使用适当的术前抗生素治疗，如甲氧苄啶、磺胺甲噁唑、多西环素或克林霉素。推荐使用百多邦（莫匹罗星）进行鼻腔去污。

● 毛囊炎病史：毛囊炎是一种常见的术后并发症，可包括：① 局部保守治疗可迅速缓解的小问题。② 需要相当积极的长期治疗的慢性、复发的严重炎症过程。有油性皮肤史、儿童时期有痤疮或既往手术有毛囊炎病史的患者术后感染风险增加。胡须区特别容易发生毛囊炎，尤其是卷发特征的黑种人患者（见第 90 章）。对于风险增加的患者，医生至少应保持高度警惕，密切随访，准备好进行抗生素治疗。早期治疗通常可以终止长期并发症。对于有高风险的患者（或既往有毛囊炎病史），医生使用预防性抗生素治疗并不罕见，包括术前、围手术期和术后预防性抗生素的各种组合应用。

27.6　与毛发移植手术常用药物有潜在不良相互作用的药物

毛发移植手术期间常用的药物包括肾上腺素、泼尼松和局部麻醉剂，如利多卡因或布比卡因；抗生素如头孢氨苄或红霉素；镇痛药如氢可酮、对乙酰氨基酚和布洛芬。这些药物有可能与患者正在服用的处方药发生相互作用。其中一些相互作用是轻微的，而另一些则可能是严重的。医生不可能熟悉所有潜在的风险。幸运的是，有了像 "PDR.net" 这样的计算机化应用程序，可以相当快速和容易的检查药物间相互作用。患者最新的药物使用列表应在手术前获得，以检查潜在的药物相互作用。

β 受体阻滞剂：阿替洛尔、比索洛尔等选择性 β1 受体阻滞剂通常用于难治性高血压、危险的快速性心律失常和心力衰竭[11, 13, 18, 19]。美国心脏协会 / 美国心脏病学会基金会建议在非心血管手术前继续使用 β 受体阻滞剂。选择性 β1 受体阻滞剂可降低围手术期死亡率[11, 13, 18, 19]。笔者在手术前并未停止使用选择性 β1 受体阻滞剂，仍可以照常进行毛发移植手术。

另一方面，非选择性 β 受体阻滞剂可能引起高血压危象和对肾上腺素无反应的过敏反应。非选择性 β 受体阻滞剂可阻止血管舒张，致 α1 血管收缩，产生的额外的全身性肾上腺素可能导致高血压危象和反射性心动过缓。非选择性 β 受体阻滞剂在手术前应改为心脏选择性 β 受体阻滞剂。因为心脏选择性 β 受体阻滞剂在全身使用肾上腺素后不会引起高血压反应。然而，在与患者的心血管专科医生核查之前，不应停止或改变任何药物的剂量。

参 考 文 献

［1］ Unger WP. Preoperative preparation and instructions. In: Unger WP, Shapiro R, Unger R, Unger M, eds. Hair Transplantation. 5th ed. New York, NY: Informa Healthcare; 2011: 198-212

［2］ Lawrence C, Sakuntabhai A, Tiling-Grosse S. Effect of aspirin and nonsteroidal antiinflammatory drug therapy on bleeding complications in dermatologic surgical patients. J Am Acad Dermatol. 1994; 31(6): 988-992

［3］ Nelson JL. Conventional and nonconventional medications in hair transplantation. In: Unger WP, Shapiro R, Unger R, Unger M, eds. Hair Transplantation. 5th ed. New York, NY: Informa Healthcare; 2011: 221-225

［4］ Black CE, Huang N, Neligan PC, et al. Effect of nicotine on vasoconstrictor and vasodilator responses in human skin vasculature. Am J Physiol Regul Integr Comp Physiol. 2001; 281(4): R1097-R1104

［5］ Yagyu K. Peri-operative antithrombotic therapy in hair transplantation. Hair Transpl Forum Int. 2016; 26(6): 241-251

［6］ Cryder B. A Practical review of the novel oral anticoagulants. Pharmd Bcacp. Available at: https://www.ipha.org/assets/docs/Locals/tableta%20practical%20review%20of%20the%20novel%20oral%20antico

［7］ Yagyu K. Safe surgery in patients with ischemic heart disease. Hair Transpl Forum Int. 2015; 25(1): 28-32

［8］ Fleisher LA, Fleischmann KE, Auerbach AD, et al. 2014 ACC/AHA guideline on perioperative cardiovascular evaluation and management of patients undergoing noncardiac surgery: a report of the American College of Cardiology/American Heart Association Task Force on Practice Guidelines. Circulation. 2014; 130(24): e278-e333

［9］ Levine GN, Bates ER, Bittl JA, et al. 2016 ACC/AHA guidelines focused update on duration of dual antiplatelet therapy in patients with coronary artery disease; a report of the American College of Cardiology/American Heart Association task force on clinical practice guidelines. Circulation. 2016; 134: e123-e155

［10］ Wann LS, Curtis AB, Ellenbogen KA, et al. American College of Cardiology Foundation/American Heart Association Task Force. 2011 ACCF/AHA/HRS focused update on the management of patients with atrial fibrillation (update on Dabigatran): a report of the American College of Cardiology Foundation/American Heart Association Task Force on practice guidelines. Circulation. 2011; 123(10): 1144-1150

[11] JCS Joint Working Group. Guidelines for pharmacotherapy of atrial fibrillation (JCS 2008): digest version. Circ J. 2010; 74(11): 2479-2500

[12] Fuster V, Rydén LE, Cannom DS, et al. American College of Cardiology Foundation/American Heart Association Task Force. 2011 ACCF/AHA/HRS focused updates incorporated into the ACC/AHA/ESC 2006 guidelines for the management of patients with atrial fibrillation: a report of the American College of Cardiology Foundation/American Heart Association Task Force on practice guidelines. Circulation. 2011; 123(10): e269-e367

[13] Doherty JU, Gluckman TJ, Hucker WJ, et al. 2017 ACC expert consensus decision pathway for periprocedural management of anticoagulation in patients with nonvalvular atrial fibrillation. A report of the American College of Cardiology clinical expert consensus document task force. J Am Coll Cardiol. 2017; 69(7): 871-898

[14] Eikelboom JW, Connolly SJ, Brueckmann M, et al. RE-ALIGN Investigators. Dabigatran versus warfarin in patients with mechanical heart valves. N Engl J Med. 2013; 369(13): 1206-1214

[15] Nishimura RA, Otto CM, Bonow RO, et al. 2017 AHA/ACC focused update of the 2014 AHA/ACC guideline for the management of patients with valvular heart disease: a report of the American College of Cardiology/American Heart Association task force on clinical practice guidelines. Circulation. 2017; 135(25): e1159-e1195

[16] Vahanian A, Alfieri O, Andreotti F, et al. ESC Committee for Practice Guidelines (CPG), Joint Task Force on the Management of Valvular Heart Disease of the European Society of Cardiology (ESC), European Association for Cardio-Thoracic Surgery (EACTS). Guidelines on the management of valvular heart disease (version 2012) the joint task force on the management of valvular heart disease of the European Society of Cardiology (ESC) and the European Association for Cardio-Thoracic Surgery (EACTS). Eur J Cardiothorac Surg. 2012; 42(4): S1-S44

[17] Douketis JD, Spyropoulos AC, Kaatz S, et al. BRIDGE Investigators. Perioperative bridging anticoagulation in patients with atrial fibrillation. N Engl J Med. 2015; 373(9): 823-833

[18] Wedzicha JA, Miravitlles M, Hurst JR, et al. Management of COPD exacerbations: a European Respiratory Society/American Thoracic Society guideline. Eur Respir J. 2017; 49(3): 1600791

[19] Fleisher LA, Beckman JA, Brown KA, et al. 2009 ACCF/AHA focused update on perioperative beta blockade incorporated into the ACC/AHA 2007 guidelines on perioperative cardiovascular evaluation and care for noncardiac surgery: a report of the American college of cardiology foundation/American heart association task force on practice guidelines. Circulation. 2009; 120(21): e169-e276

附　　录

附录 27.A　术前核查表

术前核查表

姓名：_____　　　性别：_____　　　　　今天的日期：_____

手术日期：_____　　　手术时间：_____

星期时间：　　　星期一　　　星期二　　　星期三　　　星期四　　　星期五

医生：_____

手术方式：毛囊单位头皮条切取术　　毛囊单位钻取术　　Prp　　瘢痕修复

预估植发量：_____　　　价格/单位毛囊：　　　本地/异地

备注：_____

项　　目	签字 & 时间
• Nextech 的个人数据	
• Nextech 的毛发病史	
• Nextech 的既往病史	
• 医师已核查相关文件	
• 术前总结和数据包已发送：当面/邮件/电子邮件	
• 收款确认	
• CK 或 CC#	
• 到期时间：　　　　V-code：	
• 过敏史：有/无（在文档中标记）	
• 高危风险：有/无（在文档中标记）	
• 手术前 2 周通过电子邮件/邮件确认	
• 手术前 2～3 天电话确认	

附录 27.B　术前指导

术 前 指 导

- 手术前 14 天不要服用阿司匹林或消炎药（布洛芬）。这些药物会稀释血液，导致手术出血。许多非处方药，如 Alka-Seltzer 泡腾片、百服宁、埃克塞德林止痛片等，含有阿司匹林，不应在手术前服用。如果您不确定，请询问您的医生或药剂师。即使少量的阿司匹林也可以稀释血液长达 2 周。（请参阅本说明末尾的手术前应避免使用的其他药物列表）。
- 手术前 7 天不要服用维生素 E 或复合维生素 B。这些维生素可以轻微稀释血液，导致手术更加困难。
- 手术前 7 天内不要饮酒。酒精会稀释血液，导致手术更加困难。
- 手术前 1 周不要做剧烈运动和（或）搬运重物。有证据表明，这也可稀释血液。手术前进行适当的轻度运动是可以的。
- 至少手术前 1 个月内不要吸烟。许多研究表明，吸烟会阻碍伤口愈合。为了确保移植毛发的最佳愈合和存活，我们建议患者不要吸烟。如果您需要戒烟方面的医疗援助，我们的医生将很乐意为您提供帮助。
- 不要在手术过程中使用个人电脑或平板电脑。
- 手术前不要剪掉后面和侧面的头发。
  - 对于 FUT，这可能使得隐藏缝线更加困难。如果可以的话，让您后面的头发长一点 [5.1～7.6 cm（2～3 英寸）]。
  - 对于 FUE，我们有一个特定的长度，我们喜欢自己修剪。我们有一位发型师，他会在手术当天把头发剪到合适的长度。
  - 手术前不要剃胡须。
- 手术当天早上不要喝咖啡。在手术过程中您会得到放松的机会。咖啡会对您的放松起副作用。不含咖啡因的饮料是可以接受的。
- 手术当天早上一定要洗头。不要在手术前使用任何护发产品，如发胶、摩丝、发泥等。
- 手术前一晚和手术当天早上一定要多喝水，吃清淡的食物。这将有助于防止头晕和恶心。
- 手术当天一定要服用日常处方药。即高血压药、降胆固醇药，以及治疗甲状腺、糖尿病等药物，就像您平时服用一样。
- 手术当天一定要穿舒适、宽松的裤子和带纽扣的衬衫。不要穿 T 恤衫，因为手术后穿脱 T 恤衫经过头部可能会与移植物摩擦。因此，您应该穿一件有纽扣的衬衫。
- 手术后一定要戴一顶干净的或新的棒球帽或类似的帽子回家。如果帽子不干净或不是新的，可能诱发感染。
- 医生会给您镇静剂，帮助您在手术过程中放松，手术后它仍然在您的体内残留。因此，您必须安排人在手术后接您回家。
- 我们有各种各样的数字媒体供您选择，因此您不必自带。

交通计划

- 如果您住在异地，请提前预订您的飞机、酒店和汽车，以便获得最优惠的价格。我们附上了一份酒店名单，最好提前拨打酒店的电话，他们会给您我们的特价。如果您在预订方面需要帮助，我们将很乐意为您提供帮助。
- 如果您住在异地，不建议您在手术的当天晚上长途旅行。您应该安排在当地过夜，并在第二天早上回家。
- 注意：在手术过程中，您会服用安定等药物，导致嗜睡。因此，手术后立即开车是不安全的。即使您离 Shapiro Medical Group（SMG）诊所很近，也请安排人在手术后开车送您回家。

附录 27.C　知情同意书

毛发移植手术知情同意书

　　我，＿＿＿＿＿＿，特此授权＿＿＿＿＿＿医生为我进行毛发移植手术，包括使用麻醉剂、镇静剂和其他必要的药物。医生已经向我完整地解释了手术程序，我完全理解该手术的性质和后果。

　　任何外科手术都有风险和不可控的变数，不可能保证每一次手术都能完全满足患者的需求，或者保证他或她的满意。我有机会提出问题，并得到了令我满意的答复。我已经决定继续进行并同意计划中的外科手术。我已被告知毛发移植通常是一个安全的手术。以下是极少数情况下可能出现的并发症：

请在每个方框中做标记，以表明您已阅读该部分：

☐ 瘢痕

我已知晓人体每做一次切口，就可能产生一道瘢痕。医生将尽一切努力使任何瘢痕尽可能不明显。

➢ 一般来说，对于 FUT，手术产生的瘢痕非常细小（1～2 mm），即使头发短至 1～2 cm（3～4 guard）也很难看到。然而，有时瘢痕会更宽。

➢ 一般来说，在 FUE 中，细小的打孔器产生的瘢痕非常细小，即使是长度为 0.5～1 cm（2～3 guard）的毛发也很难看到。然而，有时瘢痕看起来像白点，在 0.5～1 cm 头发长度上会更明显。

➢ 如果患者剃光头（1 guard 或更少），FUE 留下的瘢痕可能会很明显。FUE 的患者不应认为他们可以剃光头。

➢ 头皮过紧、多次手术、某些胶原蛋白疾病、有瘢痕或瘢痕疙瘩病史及年轻运动员患者，会增加 FUT 术后瘢痕的风险。切取一条宽的头皮条导致切口张力大会增加瘢痕风险。

➢ 随着提取毛囊数量的增加，FUE 瘢痕形成的风险增加。

☐ 感染

我已知晓每次在皮肤上做切口，都会有感染的风险。然而，由于头皮良好的血运，毛发移植术后感染的风险非常低。

➢ 对于 FUT，有时可能会在缝线上发生感染，但这通常可以通过局部护理和抗生素来处理（如果需要）。

➢ 有时，FUE 供区会出现毛发向内生长和毛囊炎。这通常很容易通过局部护理和抗生素来解决（如果需要）。

➢ 在 FUE 和 FUT 中，患者都可能在受区发生毛囊炎，这通常很容易通过局部护理和抗生素来解决（如果需要）。

☐ 出血

我已知晓每次切开都有出血的风险。毛发移植中出血的风险很低，但极少数患者在手术后会出现受区或供区的轻微出血。用纱布轻轻按压，通常很快停止。在极少数情况下，可能需要在供区部位再缝合一针。

☐ 术后疼痛或麻木

通常，与毛发移植手术相关的疼痛是非常轻微的。最常见的不适症状是供区部位可能会疼痛或麻木几天或几周。在少数患者中，疼痛和麻木可能更不舒服并持续更长时间。通常，如果这种情况发生，可以用温和的止痛药很好地控制，直至消退。

☐ 药物过敏或不良反应

我已知晓，任何时候给药都有可能产生过敏或不良反应。如果患者有潜在的医学疾病，风险会增加。这就是我们询问您是否对药物过敏或患有重大疾病的原因。我们在毛发移植中可能使用的药物有：

麻醉剂：利多卡因和肾上腺素

抗生素：先锋霉素或四环素

抗焦虑药：地西泮（安定）或苯海拉明

止痛药：曲马多或托拉多

如果您对上述任何药物过敏，请告知我们。如果您尚未在我们的病历表上填写您的药物、过敏史和重大疾病史，请立即在下面填写：

过敏史：＿＿

药物：＿＿

疾病史：＿＿＿＿＿＿＿＿＿＿＿＿＿＿＿＿＿＿＿＿＿＿＿＿＿＿＿＿＿＿＿＿＿＿＿＿＿＿

☐ 同意在工作人员被针刺的情况下抽血

SMG 不要求我在手术前进行 HIV 和丙型肝炎抗体检测。然而，如果 SMG 诊所工作人员之一，手术中被针头或锐器刺伤，我同意立即抽血进行这些检查。

☐ 毛发密度的实际预期

患者最关心的问题之一是植发密度和覆盖范围是否达到他们的期望值。在 SMG，我们调查了所有患者，超过 90%

的患者表示他们得到的植发密度和覆盖范围是他们所期望的。我们以精细的技术而闻名，大部分情况下都能获得 90% 的移植存活率。然而，有一些因素是我们无法控制的，这些因素偶尔会影响患者对植发密度的满意度。

因素 1：在极少数情况下，存活率可能低于 90%。比如，患者有多次手术史或瘢痕组织影响血液供应，患者是吸烟者，头皮有未被发现的亚临床炎症性疾病，患者有某些特定类型的脱发使得植入困难，患者的出血超过正常水平导致植入困难，患者有更脆弱的移植物和更少的毛囊组织，毛发移植密度过高导致血液供应不足。如上所述，这些情况很少发生，但有可能发生。在 SMG，我们使用所有最新的技术和解决方案来尝试并确保存活率更高。

因素 2：受区原有的毛发可能会脱落。这将降低患者预期的改善程度。在 SMG 我们使用非常强大的放大倍数，以便在不损坏已有头发的情况下移植毛发。然而，即使在最熟练的操作下，先前存在的毛发也可能由于以下原因而丢失：

√ **脱发的自然进展**：脱发是无情的进程，原有的头发有变稀的风险。当患者没有服用非那雄胺（保法止）来预防时，脱发的情况更有可能发生。

√ **暂时性手术应激性脱发（休止期脱发）**：所有头发都会经历一个生长周期，最终脱落。经过 3～4 个月的休止期后再次长出。手术的应激可以触发一定比例的头发提前进入休止期，通常在 3～4 个月内全部重新长出。然而，一些注定要永久脱落的头发在未来 1～2 年内可能不会再次生长。当毛发植入到不够稀疏的区域，在正常毛发之间形成切口时，术后脱发的可能性更大。

因素 3：不切实际的期望。作为医生，我们的工作是对您进行适当的宣教，诚实地告知您可以期待什么。我们的目标是能够创造"美学密度"或"社交"密度，在社交场合和随意观察下看起来有足够的密度。在仔细的近距离检查下，期望头发看起来很浓密且看不到头皮是不现实的。

☐ **修复手术**

如果我在任何其他机构进行了毛发移植，并且我对效果不满意，上述医生对我目前的状况不承担任何责任。他（她）将尽其所能纠正我的情况，但是纠正其他医生的工作更加困难，且结果可能与上述医生开始移植前所描述的结果不同。

日期：_____　　患者签名：_____
日期：_____　　见证人签名：_____

日期：_____　　患者签名：_____
日期：_____　　见证人签名：_____

日期：_____　　患者签名：_____
日期：_____　　见证人签名：_____

28

Ruel A. Adajar

陈鹏 译，王琴 汤宋佳 审校

OSHA、化验筛查与诊所手术

OSHA, Laboratory Screening, and Office-Based Surgery

概要 本章介绍了在毛发移植过程中构建安全工作环境的内容。在美国职业安全与健康管理局（Occupational Safety and Health Administration，OSHA）实施的众多法规中，血源性病原体标准的有效执行是确保工作场所安全的重要组成部分，特别是在毛发移植手术中，因为手术过程涉及持续和不可避免的血液接触。这些标准可以在 OSHA 网站或其培训手册中找到。虽然本章将简要讨论特定病原体的血液传播，但读者可参考传染病相关文档进行更深入的探讨。医生可以要求患者进行术前实验室检查以筛查这些病原体，并在病史采集和体格检查时对患者的一般健康状况进行评估。对于毛发移植手术中实验室筛查的有效性和必要性，存在着反对的观点。为了进一步提高患者安全性，近年来，美国州政府要求在诊所中进行需要全身麻醉或中、深度镇静的手术前必须先获得实验室筛查认证。有了这些措施，可以确保接受毛发移植手术的患者的安全和健康。所有做法都应参照各自国家的法律和条例，以确保遵守法规并避免被制裁。

关键词 OSHA，毛发移植，血源性病原体，乙型肝炎，丙型肝炎，人类免疫缺陷病毒，诊所手术

关键要点

- OSHA 执行指导方针和安全标准，以确保卫生保健人员和患者的安全。如果不遵守相关法规，可能会被处以罚款。OSHA 还提供了暴露后的管理指南，以防违反安全标准。
- 乙型肝炎、丙型肝炎和人类免疫缺陷病毒被确定为卫生保健工作者在接触和感染疾病方面存在风险的主要血源性病原体。

- 尽管存在争论和不同意见，但对于术前实验室检查或某些医生认为必要的检查是否进行，仍取决于医生的判断。
- 由适当的州机构进行调查和认证包括那些使用全身麻醉、中度或深度镇静的诊所手术，以及由职业医生在医院以外的地方进行的抽脂手术。相关标准诊所必须联系他们州的卫生部。

28.1　OSHA

OSHA 的成立是为了执行 1970 年颁布的《职业安全与健康法》规定的健康与安全标准，通过培训、教育和援助，为雇主和雇员提供安全和健康的工作环境。该机构规定了严格执行和记录的标准，其涵盖工作场所的一般安全，适用于毛发移植诊所。雇主有权为所有员工提供培训，以确保正确的事件记录、信息传播、疫苗接种和风险沟通。雇主可以利用各种私人机构为员工提供 OSHA 培训，以遵守标准。不合规可能导致巨额罚款，2016 年开始罚款大幅增加[1]。

28.2　血源性病原体

除了工作场所的一般安全和健康外，OSHA 培训手册中的血源性病原体标准适用于毛发移植实践，在此过程中雇主和雇员都有因接触血液制品而感染疾病的风险。这包括乙型肝炎病毒（hepatitis B virus，HBV）、丙型肝炎病毒（hepatitis C virus，HCV）和人类免疫缺陷病毒（human immunodeficiency virus，HIV），所有这些病毒一旦接触，都可能导致严重或危及生命的疾病。

在血液传播的病原体中，OSHA 已将 HBV、HCV 和 HIV 列为可在工作场所中通过接触受感染的血液传播的主要病原体。可以从传染病书籍或医学文献中获得对每个疾病特点的深入探讨。在本章中，我们对每种疾病进行了简要概述。

28.2.1　乙型肝炎病毒感染

美国自 1991 年以来，报道的新发 HBV 感染率下降了约 82%，这可能归因于 1991 年开始的儿童常规疫苗接种。然而，由于某些患者没有症状，以及病例漏报或未报告，感染率实际上可能更高。而尽管感染率有所下降，2012 年美国报道的急性病例数仍达 2 895 例。工作人员因接触受感染的血液而暴露的风险增加，针刺伤和锐器暴露是医疗环境中病毒感染的主要传播方式[2]。在非免疫个体中，通过这种接触感染 HBV 的风险在 6%～30%。接触受污染的工作表面和其他物体也可能发生感染。HBV 能在体外存活至少 7 天，且仍具有感染力[2]。暴露后预防（post-exposure prophylaxis，PEP）使用乙型肝炎免疫球蛋白和在易感人群中启动 HBV 疫苗，其预防 HBV 感染的有效性超过 90%。在接触的情况下，应该参考 OSHA 的血源性病原体感染控制计划，并遵循其列举的一系列措施。感染者可无症状，或在感染后 1～4 个月出现流感样症状。该病毒主要影响肝脏，并可导致肝癌、肝硬化或慢性肝病的发展。疫苗接种通常分三次，可产生对病毒的免疫力。OSHA 指南要求雇主为所有员工免费接种疫苗，并记录已接种疫苗的人员及拒绝接种疫苗的人员。

28.2.2　丙型肝炎病毒

在 1992 年广泛开展供血检测之前，HCV 病毒通常通过输血传播。当时大约有 320 万美国人感染了这种病毒，这使其成为美国最常见的血液传播性疾病。医护人员可能会通过接触血液或其他潜在的传染源及针刺伤而感染这种疾病。在含有 HCV 病毒阳性血液的针刺伤或锐器暴露后，感染 HCV 病毒的风险约为 1.8%，感染风险范围为 0～10%[3]。暴露后 4～10 周可通过 HCV 病毒筛查试验（酶免疫分析）检测病毒，暴露后 6 个月可在 97% 以上的被感染者中检测到病毒。在工作环境中严格遵守安全预防措施，可显著降低感染的风险，不建议在暴露于

HCV 后进行 PEP[3]。急慢性 HCV 的治疗相同，急性期的有效率高于慢性期。近来有更新、更有效的药物面世，具有令人印象深刻的有效率。如果怀疑有与医疗保健相关的 HCV 感染，应向州和当地公共卫生部门报告。由于 HCV 会在数年内缓慢破坏肝细胞，因此它被认为是一种沉默的杀手，一旦患者出现不可逆转的肝硬化，通常已处于疾病晚期阶段。在美国，HCV 是肝脏移植的主要病因[2]。

28.2.3　人类免疫缺陷病毒

医护人员因从事专业活动而感染 HIV 的风险虽小，但确实是存在的[4]。在医疗环境中，医护人员的职业感染风险主要发生在使用锐器时，被病毒污染的针头或尖锐物体刺破皮肤，这会导致约 0.3% 的感染风险。如果暴露部位在黏膜，则感染风险估计为 0.09%。虽然通过破损皮肤的感染已有文献记载，但风险低于黏膜暴露。目前，尚无报道通过完整皮肤的感染风险。在暴露于相对大量的血液中时，感染的风险会增加，例如直接扎入静脉或动脉的针刺伤、深部损伤、长时间的血液接触和大的伤口感染。如果受污染的血液来自晚期或记录有大量病毒载量的患者，则风险也会增加。病毒在环境中不能很好地存活，使得这种感染途径极少。PEP 使用抗逆转录病毒药物可降低感染风险。

28.3　OSHA 血源性病原体标准

OSHA 将职业暴露定义为员工履行职责期间，通过皮肤、眼、黏膜或非胃肠道接触含血源性病原体的血液或其他潜在传染性物质的状态，除外那些既不符合常理，也无法预判的偶然暴露[5]。OSHA 颁布了血源性病原体标准，要求雇主保护因履行工作职责而有感染血液传播疾病风险的雇员。总而言之，该标准要求雇主必须建立每年更新的职业暴露控制计划，制定防止接触血液和其他潜在传染性物质的通用预防措施，采用程序化的控制措施，隔离或消除工作场所的血源性病原体危害，如使用锐器处置容器和安全医疗设备，并采用相应控制措施，通过改变任务的执行方式来减少暴露的可能性。此外，雇主必须提供个人防护装备，如手套、隔离衣、护目镜和口罩。OSHA 的指导方针要求清楚地展示标明潜在危害的标志和标签，并定期向所有医护人员提供相关信息和培训[6]。在工作场所意外接

触血源性病原体的情况后，可参考 OSHA 制定的暴露控制计划，遵循其中的一系列措施。这些措施包括暴露后立即护理、暴露评估和随访、PEP 和检测，以及咨询。

28.4　术前检查

针对毛发移植手术的术前检查，血液检查一直是一个有争议的话题。支持者认为，在手术之前，了解患者的整体健康状况是明智的。部分外科医生认为 HIV、HBV、HCV 等血源性疾病对临床医务人员存在职业危害，建议对其进行筛查。然而，OSHA 规定，无论血液检测结果如何，每个患者都应始终采取通用预防措施和工作场所安全措施。

在未常规获取术前血样的情况下，如果在手术过程中发生暴露事件，可能需要征得患者的同意才能进行血液检测。

28.5　美国诊所的手术认证

美国《公共卫生法》将诊所手术定义为"任何需要全身麻醉、中度镇静或深度镇静的外科手术或其他侵入性手术，以及任何由执业医师在医院以外的地方进行的手术或其他侵入性手术，以及抽脂手术"[7]。该法律适用范围不包括需要少量镇静剂的小手术。本法所用术语的定义，参照美国《公共卫生法》和卫生部规章执行。此外，美国法律规定，在诊所进行手术可能产生的不良事件应向相应的机构报告。自 2014 年 7 月 14 日起，美国医师在诊所进行执业必须取得相应的机构认证[7]，认证涵盖职业的多个方面，包括职业的法律法规、参与患者护理的人员教育、许可和培训、实施的政策和程序及患者护理中使用的仪器设备等。美国任何执业机构进行诊所手术都应联系国家或州卫生部，了解管理诊所的法律法规。

28.6　美国临床医生职业暴露后预防热线

美国职业暴露的医护人员可致电美国临床医生暴露后预防热线（PEPline），寻求有关艾滋病毒、乙型和丙型肝炎病毒职业暴露的建议。

参 考 文 献

[1] The Guardian, OSHA and HIPAA Compliance for Healthcare. 1st quarter 2016
[2] OSHA. 2015 OSHA Compliance Manual for Healthcare Facilities. Version 142 rev. 2014, Clearwater, FL: Oshaguard; c 1992, 2014: 4
[3] Centers for Disease Control and Prevention. Hepatitis C FAQs for Healthcare Professionals. Centers for Disease Control and Prevention, Division of Viral Hepatitis Website. Available at: www.cdc.gov/hepC/HCV/HCVfaq.htm
[4] Fauci AS, Clifford LH. Human immunodeficiency virus disease: AIDS and related disorders. In: Braunwald E, Fauci AS et al. eds. Harrison's Principle of Internal Medicine. 16th ed. New York, NY: McGraw Hill; 2005: 1136–1137
[5] 2015 OSHA Compliance Manual for Healthcare Facilities. Version 142 rev. Clearwater, FL: Oshaguard; c 1992, 2014: 5
[6] Occupational Safety and Health Administration. OSHA FactSheet. OSHA's Bloodborne Pathogens Standard. Available at: https://www.osha.gov/OshDoc/data_BloodborneFacts/bbfact01.htm
[7] Department of Health. Office Based Surgery (OBS) Frequently Asked Questions (FAQ's) for Practitioners. Available at: https://www.health.ny.gov/professionals/office-based_surgery/obs_faq.htm

照片档案实用指导

Practical Guide to Photographic Documentation

概要 在本章中，笔者介绍了一种简单的方法，使忙碌的植发医生能够拍摄出高质量的照片，这些照片可以准确地展示头发覆盖率和密度的变化，并可以进行真实的比较。所描述的技术将允许具有任何经验水平的摄影师捕捉高度专业的图像，这些图像有助于增强并发展他们的临床实践。毛发移植手术中的摄影是植发实践的重要组成部分。我们描述了如何拍摄具有代表性（以准确和诚实地反映拍摄主体）、标准化（采用本学科公认的方法）、可复制（采用能得到一致可比较图像的技术）和简单（以便在繁忙的实践中可行且容易采用的）的照片。

关键词 摄影，毛发移植，毛发修复，手术，视频，数码相机，照明，摄影同意，数据保护，标准视图

关键要点

- 高质量的摄影成果是现代毛发移植手术的基本要素，没有高质量的摄影，医生就会面临临床标准低、医学法律风险（医疗纠纷）和商业竞争力低下的风险。
- 植发手术中摄影的主要目的是捕捉具有代表性、标准化和可再现的图像，并以易于实施的方式进行。
- 本章讨论了拍摄的基本原则，使经验水平不同的摄影师都能选择合适的设备并充分利用他们的相机。

29.1 简介

照片档案是毛发移植实践中的重要组成部分，无论是用来向潜在患者展示您的工作质量，向同事演示时说明原则，还是针对医疗事故索赔进行辩护。如果做得好，临床摄影可以展示您的作品并提升您的品牌形象。同时，低质量的照片可能看起来很业余、不诚实，并使临床医生面临医学法律风险。

毛发移植手术中摄影的主要目的是产生高质量的图像，准确地说明头发覆盖率和密度的变化，并允许进行真实的比较。摄影记录应该具有代表性（以准确和诚实地反映拍摄主体）、标准化（采用本学科公认的方法）、可复制（采用能得到一致可比较图像的技术）和简单（以便在繁忙的实践中可行且容易采用）。

植发前后照片在社交媒体、在线脱发论坛和植发诊所的网站画廊中司空见惯。这些照片通常是潜在患者对毛发移植的第一印象。因此，它们对于塑造公众对特定外科医生或毛发移植手术学科的看法非常重要[1]。

本章概述了毛发移植手术中良好临床摄影的原则，并描述了一种通用方法，该方法将使忙碌的外科医生能够以最少的不便和费用拍摄高质量的图像。在本章中，笔者描述了基于简单性和可重复性的一般原则。该方法即使在小型办公环境中也很有效，并且只需要最少的专业设备及后续处理时间（视频 29.1）。

29.2 毛发移植摄影的目的

- 患者管理：
  - 临床摄影使我们能够记录和监测患者的进展和对治疗（或不治疗）的反应。重要的照片包括标准的术前、术中和术后视图，以及任何异常（瘢痕、皮肤变化等）的附加视图。
  - 整体和高倍率毛发镜（或皮肤镜）摄影有助于诊断并促进与医学同事的讨论。

- 病历记录：
  - 照片是患者病历记录的重要组成部分，将有助于为医疗过失索赔辩护。
- 患者利益与保障：
  - 患者常常会忘记他们在手术前的样子，只有在被提醒他们术前的样子后，他们才会意识到毛发移植的真正成功。
- 专业诚信：
  - 质量低劣的医学摄影看起来很业余，并表明一个人在工作中缺乏对细节的关注。
  - 非标准化、不一致和质量差的图像会引起不诚实的怀疑。使用安装在相机上的闪光灯拍摄的"术前"照片会造成过度曝光或头皮眩光，并可能夸大脱发的程度。如果与未使用闪光灯拍摄的"术后"照片搭配使用，则会产生对变化程度的不准确的描述。同样，从不同角度拍摄的"术后"照片可能没有显示真实结果。
- 营销：
  - 在网站画廊页面、在线脱发论坛、出版的营销材料、社交媒体、电子邮件活动和博客上展示个人工作成果的照片的机会很多。
- 演讲和教育：
  - 高质量的图像无疑会增强演示和出版物的效果。患者预后、有趣的病例和新技术的照片和视频使我们能够培训新的医生和技术人员，并促进我们自己的专业发展。
- 研究：
  - 整体和毛发镜照片使我们能够记录和分析新疗法的效果。

29.3　知情同意

临床摄影被认为是患者评估和记录保存的常规部分，但仍然必须获得患者的书面同意才能记录和存储他们的图像[2]。大多数患者乐于同意接受正式的医学摄影，但发现在临床环境中使用手机是不可接受的[3]。知情同意过程应具体说明照片的用途和展示位置[4]。请求特别同意允许与潜在患者共享照片是有必要的，包含向医学同行的演示，或用于网站和营销材料。

29.4　数据保护

患者的照片和视频必须安全存档。纸质文档在很大程度上让位于电子文档，电子文档提高了用户的可访问性和便利性。然而，这给医生带来了挑战，医生有责任确保数据的机密性和安全性[5]。

智能手机和平板电脑技术极大地改变了我们在工作场所记录和分享图像的方式。移动设备可以方便地拍摄有趣的病例照片或通过在线咨询进行远程临床评估，但它们的使用引发了数据保护和网络安全的重要问题。

与本地服务器或外接硬盘相比，云数据存储具有高度的灵活性和便利性，适用于多站点的从业者。但是，临床医生必须确保适当级别的网络安全到位。临床医生必须警惕数据盗窃，并确保遵守当地的相关数据保护法规［例如美国 1996 年的健康保险携带和责任法案（HIPAA）］[6]。

29.5　房间设置和设备

29.5.1　房间设置

毛发移植摄影的理想环境是背景光线一致的房间，为您选择的光源提供足够的空间，为患者提供转椅，以及一致的中性背景色。房间还必须在相机和拍摄对象之间留出足够的距离，距离取决于镜头的焦距。尽管有专门拍照的房间是令人向往的，但房间不必专门用于摄影（▶图 29.1）。即使在小型办公环境中，也可以使用小型便携式光源和卷帘作为背景来创建有效的摄影设置。

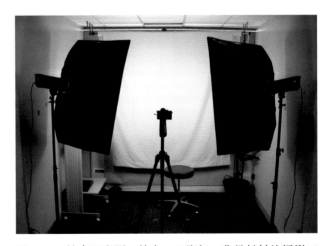

图 29.1　具有双光源、软盒、三脚架、背景材料的摄影工作室。并非所有的诊所都有这样的设置空间

29.5.2　相机选择

投资一台高质量的相机将使您更容易捕捉到高

质量的图像，并使您的手术工作更加公正。数码单镜头反光（DSLR）相机无疑比"傻瓜"袖珍相机或照相手机能产生更高质量的图像[7,8]。相机产生高质量照片的能力不仅与其像素数量有关，还与它的传感器的尺寸和质量有关。传感器捕捉通过镜头的光线以形成数字图像，这很像人类的视网膜。DSLR具有更大的图像传感器，让您可以更好地控制镜头，从而获得更高的图像质量。全画幅数码单反相机提供最好的图像质量。"全画幅"一词传统上是指全画幅传感器，其尺寸与传统 35 mm 胶片的单个画幅相同（甚至更大）。低质量相机的传感器尺寸更小，在消费类和半专业数码单反相机中使用更小的高级照片系统 C 型（APS-C）传感器，在"傻瓜相机"紧凑型相机中使用最小的传感器（▶图 29.2）。

与照相手机和"傻瓜"相机中的较小传感器相比，较大的传感器通常包含较大的像素。大像素比小像素能够捕获更多的光，这意味着它们在所有照明条件下都表现更好。如果具有小传感器和小像素的相机无法捕获足够的光线来获得适当曝光的图像，它们通常会以数字方式增加曝光。然而，以数字方式增加曝光会产生"噪点"，就是在低质量照片中看到的颗粒状视觉失真（在低光下更常见）[7]。

当然，更昂贵的全画幅数码单反相机可能会产生最高质量的图像。然而，使用正确设置的中端数码单反相机也能够为植发患者拍摄高质量的照片。

29.5.3　相机设置

本章不打算介绍摄影和相机设置的复杂性。然而，了解一些基本原则很有用，这些原则将使您能够清晰地捕捉整个头皮，并尽量减少颗粒感（噪点）或失真。

■ 摄影模式

为简单起见，通常会在 DSLR 相机上使用自动模式。这可能会在良好的光线条件下产生令人满意的照片，但提供的控制很少。"快门优先""光圈优先"或"手动"拍摄模式可让您确保至少一项关键设置处于最佳状态。

■ 光圈（景深）

要在发际线或头皮上实现清晰对焦，需要相当大的景深。大景深可以通过小光圈设置实现，例如f/16，但它也受与物体的距离和镜头焦距的影响[7]。在毛发移植摄影中，f/5.6 的光圈设置通常会提供在不影响快门速度或国际标准化组织（ISO；见下文）的情况下所需的景深。有效的光源允许使用相对较小的光圈，从而实现更大的景深，这对于人像和毛发移植摄影很有用。

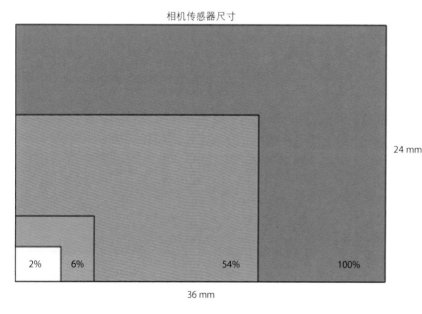

相机传感器尺寸

2%　6%　54%　100%

36 mm

24 mm

□ 典型的照相手机图像传感器　■ 典型傻瓜相机图像传感器

■ APS-C 单反图像传感器　■ 全画幅 DSLR 图像传感器

图 29.2　数码相机传感器尺寸表。全画幅或中档高级照片系统 C 型（APS-C）传感器的尺寸是典型"傻瓜相机"相机传感器的 9～40 倍。较大的传感器具有较大的像素，并且可以创建比小型传感器"噪点"少得多的图像。更少的"噪点"意味着更清晰的画面和在弱光下的更高灵敏度

■ 国际标准化组织（感光度）

ISO 是相机对可用光线敏感度的标准。增加 ISO 会增加相机对光的敏感度，并允许您在不使用闪光灯的情况下在弱光环境中拍摄图像。但是，增加 ISO 会增加图像的颗粒感或"噪点"。大多数相机在 100 或 200 的"基本 ISO"下产生最佳图像质量，而不会增加噪点[9]。

尽管现代 DSLR 相机能够使用非常高的 ISO 在低光照条件下拍摄，但高质量的毛发移植摄影最好通过充足的照明来实现，以使相机在其基本 ISO 附近运行。但是，对于现代数码单反相机，即使 ISO 为 800～1 600，您也不太可能看到明显的噪点。以适当的光圈和快门速度（以 ISO 为代价）进行操作更为重要，这是因为不正确的光圈和快门速度会产生模糊的图像，而获得清晰的图像比添加一点（通常不易察觉的）噪点更重要。

■ 快门速度

使用三脚架可以稳定相机并减少相机抖动的影响，这允许相机操作员使用较慢的快门速度，从而允许更多光线照射相机传感器。因此，图像质量更高。因为曝光不会使 ISO 感光度以数字方式增加。然而，三脚架并不总是实用的，因为它们会限制摄影师的移动性。因此，在拍摄标准视图时需要对患者进行更精确的定位。

如果主体完全静止并且使用了三脚架，则 1/50～1/100 秒的快门速度将产生高质量的图像。如果三脚架不可用或不能提供快速拍摄或在患者周围移动所需的灵活性，则有一个通用规则可应用于快门速度（倒数规则）。该规则建议，对于配备全画幅传感器的高端相机，快门速度不应低于 1/（焦距）秒，对于配备缩小传感器的中端数码单反相机，快门速度不应低于 1/（1.5×焦距）秒[10]。例如，如果您在全画幅 DSLR 上使用 50 mm 镜头，则快门速度应至少为 1/50 秒。然而，在传感器尺寸较小的低价数码单反相机上，50 mm 镜头需要的最低快门速度为 1/75 秒。具有集成图像稳定技术的相机和镜头允许您以比之前建议的更慢的快门速度拍摄。

29.5.4　镜头选择

许多中低档数码单反相机都配备标准的 18～55 mm 变焦镜头。放大或缩小焦距对患者进行取景时必须小心，因为这会改变表观景深[7]。此外，当靠近患者并缩小到广角时，图像可能会出现扭曲（例如，呈现出放大的鼻子或前额；▶图 29.3）。因此，理想的情况是使用固定焦距镜头（也称为定焦镜头）进行一致、不失真的人像或毛发移植摄影。85～105 mm 的固定焦距镜头通常用于配备全画幅传感器的高端相机的人像摄影。在毛发移植摄影中，空间限制可能要求我们离拍摄对象更近，因此 35 或 50 mm 固定焦距镜头在中档 DSLR 相机上效果很好（其中缩小尺寸的传感器有效地增加了 1.5 倍的焦距，从而增加您与拍摄对象之间所需的距离）。

投资具有图像稳定功能的镜头可以更轻松地捕捉清晰的图像，尤其是在没有三脚架的情况下。

29.5.5　光源

高质量和前后一致的毛发移植摄影需要充足和前后一致的照明。由于背景光通常变化太大，因此应使用闪光灯或连续光源拍摄。

安装在相机上的闪光灯往往很刺眼，会造成头皮眩光，从而夸大脱发的印象。低光或阴影会给人以较高密度的错觉（▶图 29.4）。带柔光箱和漫射

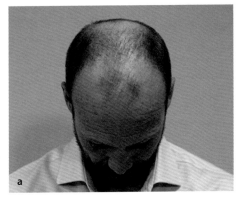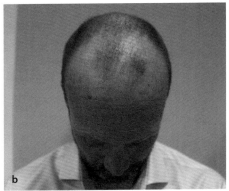

图 29.3　a. 未扭曲的正面俯视图。b. 由于在广角设置下使用变焦镜头导致正面俯视扭曲

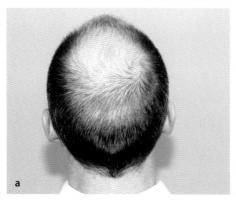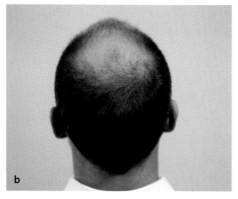

图 29.4 a. 安装在相机上的直射闪光灯会造成头皮眩光并夸大脱发的印象。然而，这可以帮助确定原生毛发的微型化程度。b. 阴影可以创造更多头发的印象。这可能会不恰当地使照片显示的头发密度大于实际

器的工作室闪光灯会产生更柔和的光线，减少阴影和眩光（▶图 29.5）。许多摄影师现在更喜欢连续光源而不是闪光灯，因为它们可以让您在拍摄照片之前看到光线如何落在拍摄对象上。电池寿命长的紧凑型灯板中的冷发光二极管（LED）技术使连续光源成为闪光灯的方便、经济且节省空间的替代方案（▶图 29.5）。它们适用于大多数临床办公室环境，能够避免对专门摄影室的需求。

适当定位的光源将减少阴影的存在。一对紧凑型 LED 连续光源与柔光箱漫射器结合使用时效果很好，需放置在患者上方和患者两侧 45° 角的支架上。让患者远离背景材料有助于减少背景阴影。如果微弱的阴影仍然存在，照亮背景的小光源将完全消除投射阴影。将摄影反光镜放在患者膝上（与身体成 60°～90° 角）有助于避免面颈部出现深阴影。

以视频形式展示患者结果和感言，以显示动态和真实的观点已变得流行。连续光源在拍摄过程中非常有用，其允许单一照明设置的同时还可用于静态摄影和视频录制。

29.5.6 背景

临床照片不应被中性色的普通背景材料分散注意力。毛发移植和整形手术行业的标准背景色是白色、18% 灰色或中蓝色[11]。拍摄白头发的对象时，较深的色调可能很有用。然而，黑色背景会让人难以将深色头发的患者与背景区分[1]。主要原则是保持一致的背景颜色。

临床医生可能希望在他们的照片或背景材料中添加徽标，以防止他人未经授权使用并用于营销。

29.6 摄影的标准角度

通常的做法是记录 12 个标准化视图，以便准确比较前后照片（参见附录 29.A）。为了帮助患者正确定位，鼻子可作为各种姿势的有用标记。

为了能够在照片前后进行真正的比较，患者的头发应尽可能采用相同的造型。众所周知，通过"梳理"来创造改善头发覆盖率和密度的错觉是多么简单，因此发型上的差异会引起人们对结果真实性的怀疑。拍摄湿发和干发的图像也很有帮助，以获得更多细节，并使结果一目了然。

最好拍摄各种照片来完成患者的临床照片记录。枕毛和顶毛的毛发图像可以确定供体毛发的特征，并有助于确定患者是否适合进行毛发移植手术。术前照片还应包括患者在手术前决定的发际线和（或）顶部设计图。拍摄术中照片或视频以展示正在使用的特定技术或设计。应该清除手术区域和操作者手套上的血液，如果可能的话，在患者身后放置一个简单的背景材料，拍摄供受区域的即时术后视图以实现手术本身的记录也很

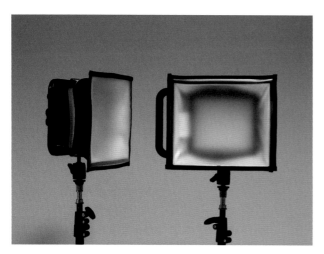

图 29.5 带有小型柔光箱和漫射器的紧凑型发光二极管（LED）灯板可以有效且方便地替代传统工作室照明

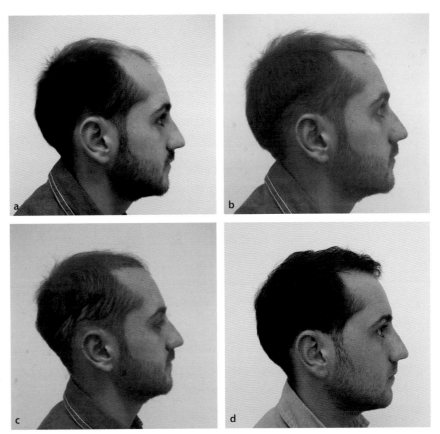

图 29.6　标准化的拍摄方法允许在毛发移植的整个过程中进行准确的比较。a. 修复前。b. 发际线设计。c. 术后即刻。d. 术后 9 个月

有帮助。

通过严格遵守标准化的相机设置、照明设置、背景设置和患者定位，可以准确比较患者手术前后的照片（▶图 29.6）。

29.7　结论

引入一个简单的临床摄影协议使我们能够以一致的方式捕捉患者的代表性图像，并允许对照片前后进行准确比较。高质量的图像在形成全面的病历和有用的营销工具方面具有巨大的价值。无论预算的多少或可用的诊所空间如何，所描述的拍摄原则都可以使毛发移植团队以易于实施的方式拍摄出具有代表性、标准化和可复制的高度专业的照片。

参 考 文 献

[1] Sanniec K, Macias L, Zuhlke T, Casey W, Leighton W, Rebecca A. Adherence to photographic standards: a review of plastic surgeon websites. Plast Reconstr Surg. 2011; 128(Suppl 4): 41

[2] General Medical Council. Good Medical Practice. Available at: http://www.gmc-uk.org/guidance/ethical_guidance/7829.asp

[3] Lau CK, Schumacher HH, Irwin MS. Patients' perception of medical photography. J Plast Reconstr Aesthet Surg. 2010; 63(6): e507–e511

[4] Cunniff C, Byrne JLB, Hudgins LM, et al. Dysmorphology Subcommittee of the Clinical Practice Committee, American College of Medical Genetics, 9650 Rockville Pike, Bethesda, MD 20814–3998, United States. In formed consent for medical photographs. Dysmorphology Subcommittee of the Clinical Practice Committee, American College of Medical Genetics. Genet Med. 2000; 2(6): 353–355

[5] Bhattacharya S. Clinical photography and our responsibilities. Indian J Plast Surg. 2014; 47(3): 277–280

[6] U. S. Department of Health and Human Services. HIPPA for Professionals. Available at: https://www.hhs.gov/hipaa/for-professionals/index.html

[7] Ang T. Digital Photographer's Handbook. 6th ed. London: Dorling Kindersley; 2016

[8] CreativePro. Smartphone vs DSLR: Which is Better? Available at: http://creativepro.com/smartphone-vs-dslr-which-camera-is-better

[9] Photography Life. Photography Tutorials: Understanding ISO. Available at: https://photographylife.com/what-is-iso-in-photography

[10] Photography Life. Photography Techniques: What is Reciprocal Rule in Photography. Available at: https://photographylife.com/what-is-reciprocal-rule-in-photography/

[11] Galdino GM, Vogel JE, Vander Kolk CA. Standardizing digital photography: it's not all in the eye of the beholder. Plast Reconstr Surg. 2001; 108(5): 1334–1344

附录 29.A　标准照片视图

毛发移植手术前拍摄的标准照片视图

　　以下是患者第一次手术前拍摄的 12 张标准患者照片。在第一次就诊时进行拍摄很重要，以便对患者所有视角进行比较。它们不必在每次随访时都重复。

　　包括以下内容：

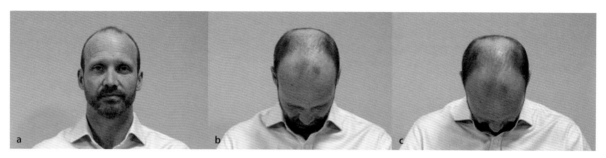

| 正面视图 | 前倾斜视图 | 自上而下视图 |

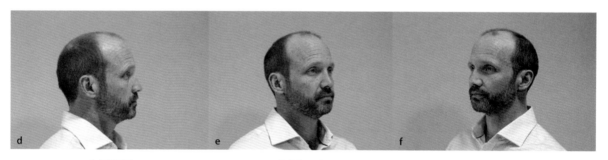

| 右侧视图 | 右斜视图 | 左斜视图 |

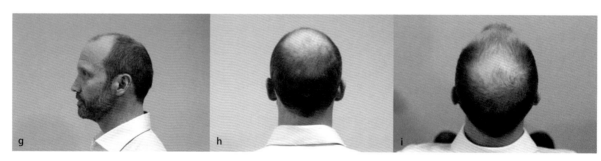

| 左侧视图 | 后视图 | 后倾视图 |

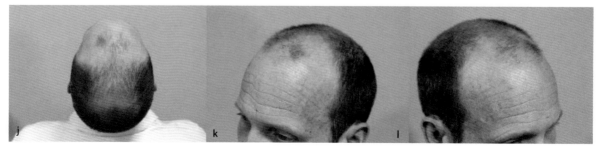

| 完整的后部视图 | 左斜近视图 | 右斜近视图 |

第 **4** 部分

头皮条切取术
Strip Harvesting
Procedure

Nilofer Farjo and Robert S. Haber

30

Carlos J. Puig

赵钧 译，李凯涛 倪春雅 审校

毛发移植手术麻醉方式概述

An Overview of Anesthetic Modalities Used in Hair Restoration Surgery

概要 本章回顾了毛发移植术中头皮麻醉的发展史、剂量用法、药理学和毒理学。本章还介绍了各类使头面部局部麻醉更为安全舒适的技术方法。

关键词 头皮麻醉，毛发移植术，利多卡因，甲哌卡因，布比卡因，毒性，门控理论，区域阻滞，神经阻滞

关键要点

- 在术中麻醉或术后恢复期间，以疼痛总分10分为标准，任何患者的疼痛分数都不应超过2.5～3分。
- 减少局部麻醉相关疼痛最有效的方法是尽量缓慢、温和地进行麻醉药品注射。
- 了解面部神经解剖学并进行三叉神经阻滞麻醉可以最大限度地减少面部毛发和胡须移植手术中区域阻滞麻醉带来的不适。
- 毛发移植医生必须熟悉利多卡因、肾上腺素、苯二氮䓬类药物和布比卡因的药理学、毒理学特性。

30.1 简介

在现代所有的药物干预治疗中，对减轻痛苦最有意义的无疑是局部麻醉药物的发展。

可卡因是唯一的天然局部麻醉剂，发现于安第斯山脉、西印度群岛和爪哇岛。在19世纪中期，从古柯叶[1]中提取出来的可卡因引入欧洲。而其他所有的麻醉剂都是人工合成的。

19世纪80年代，Koller将可卡因引入眼科学领域，Hall将其引入牙科。1885年，Halsted第一个报告了在美国使用可卡因进行神经阻滞麻醉，但他在进行自体实验的过程中不幸染上了毒瘾[2]。

1904年，可卡因的第一种合成衍生物普鲁卡因加入药典。第二次世界大战中，对安全的长效局部麻醉剂的需求促使瑞典化学家Nils Lofgren研制出了目前应用最广泛的可卡因衍生物——利多卡因。

30.2 局部麻醉药

30.2.1 药理学

局部麻醉药物是一类含有一个亲水胺残基的弱碱性药物，该残基通过中间烷基链与芳香族环连接。它们通过阻断神经轴突内的钠通道发挥作用，从而阻滞神经轴突的去极化。一般来说，麻醉效果与神经纤维的直径、髓鞘形成和传导速度有关[3]。

局部麻醉药物分为氨基酸酯类和氨基酰胺类两类（▶图30.1）。氨基酸酯类在溶液中不稳定而氨基酰胺类非常稳定。如同“氨基酰胺”一样，所有氨基酰胺都因为包含两个字母“i”而容易被区分（表30.1）。酯类麻醉药包括普鲁卡因、丁卡因

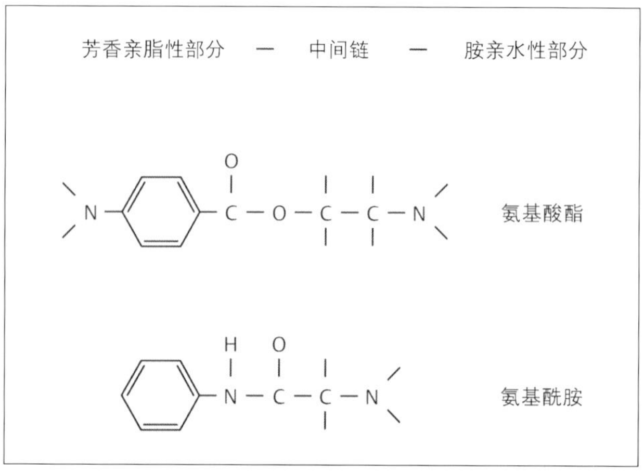

图30.1 两类局部麻醉药物的化学结构

表 30.1　在氨基酰胺中有两个 i

氨基酸脂类（Amino esters）	氨基酰胺类（Amino amides）
普鲁卡因（Procaine）	利多卡因（Lidocaine）
氯普鲁卡因（Chloroprocaine）	依替卡因（Etidocaine）
盐酸丁卡因（Tetracaine）	丙胺卡因（Prilocaine）
	甲哌卡因（Mepivacaine）
	布比卡因（Bupovacaine）
	左旋布比卡因（Levobupivacaine）
	罗哌卡因（Ropivacaine）

和氯普鲁卡因，这些药物需要通过血浆内的假性胆碱酯酶快速代谢。因此，假性胆碱酯酶缺乏症患者即使在正常治疗剂量下也容易中毒[4]。氨基酰胺类麻醉药包括利多卡因、甲哌卡因、布比卡因和丙胺卡因。与酯类麻醉药相比，酰胺类麻醉药的致敏性较低，还具有药效更强、起效快、作用时间长的优势。但由于它们主要由肝脏代谢清除，因此肝病患者更容易中毒。由于这两类药物的药理学并不存在交叉反应，因此酰胺类麻醉药可以安全用于酯类麻醉药过敏患者。

局部麻醉药物以离子状态和非离子状态存在，两种形式所占百分比随环境 pH 而变化。由于只有非离子部分能够弥散到神经细胞膜，因此非离子部分较多的麻醉药起效更快。局部麻醉药物的离子和非离子形式随着 pH 的变化而处于动态平衡，通常当 pH 在 7.6～8.9 的范围内时以非离子形式存在的比例更高。

使用的麻醉药的 pH 越接近组织的生理 pH（即 7.35～7.45），麻醉药起效越快。

pH 值的降低会使麻醉药平衡向离子形式倾斜，从而延缓麻醉起效。这就解释了为什么局部麻醉药在炎症环境中起效慢且麻醉效果差，因为炎症环境呈酸性。相反，临床上通过添加碳酸氢钠来提高局部麻醉剂的 pH 值，以此增强麻醉效果。然而，过度碱化会导致局部麻醉药溶液形成结晶。

除可卡因外的所有局部麻醉药都是血管扩张剂，它们通过直接松弛外周小动脉平滑肌纤维产生作用。局部麻醉剂的血管扩张活性越强，则吸收速度越快，作用时间越短。为了抵消这种情况，可以与局部麻醉剂联合应用或单独应用肾上腺素以延长麻醉时间并减少手术出血[5]。

30.2.2　利多卡因

利多卡因是毛发移植手术中最常见的短效局麻药（表 30.2）。虽然文献表明起效时间为 2～4 分钟，但实践表明，利多卡因单独使用时的起效时间仅为 10～15 秒，持续时间为 30～60 分钟，当与肾上腺素联合使用时持续时间可达 120 分钟[6]。

就浸润麻醉而言，利多卡因单独使用时的建议最大每日总剂量（TDD）为 4.5 mg/kg（上限：300 mg），与肾上腺素联合使用时为 7 mg/kg（上限：500 mg）[6]。在人体中，浸润麻醉的剂量缺乏明确的临床指导数据，皮肤外科的临床经验表明上述剂量可能偏保守[7]，尤其在使用肿胀麻醉的手术中[8]。美国皮肤病学会（American Academy of Dermatology）发布的吸脂指南中[9]指出利多卡因的最大安全剂量为 55 mg/kg。然而，一些专家认为 35 mg/kg 是一个更合理的上限，因为肝脏代谢利多卡因的能力是有限的。一旦肝脏代谢达到饱和，当摄入量超过可代谢总量时血浆中利多卡因浓度会急剧上升[10]。

毛发移植手术中麻醉剂的应用量常常会超过 TDD 上限，可能是因为分阶段给药减轻了药物毒性（见第 31 章）。然而，医生在确定利多卡因给药的最大剂量时必须考虑多种因素，包括患者的总体健康状况和每日用药情况、体重、给药间隔、手术时间、肾上腺素浓度和用量、其他局部麻醉药的联合应用、神经保护药物（如苯二氮䓬类药物）的使用及麻醉技术的差异。

表 30.2　植发常用局麻药

通用名称	常用浓度（%）	平均起效时间（min）	平均持续时间（min）		最大剂量（mg）	
			无肾上腺素	有肾上腺素	无肾上腺素	有肾上腺素
利多卡因	1～2	1～5	30～60	120	300	500
布比卡因	0.25～0.50	5～10	120～240	180～240	175	200

与所有局部麻醉药一样，利多卡因使用后可能会发生不良反应。通常这些不良反应是由于给药过多或意外将药物直接注射进血管内导致的。不良反应主要发生在中枢神经系统（CNS；神经毒性）和心血管系统（肌肉毒性），因为这些组织的功能是通过兴奋神经细胞膜实现的，而局部麻醉药也作用于此。

毛发移植医生必须对临床上可能观察到的麻醉药品中毒迹象和症状保持警惕。这些症状包括头晕、耳鸣、口周麻木、金属味觉（铜钱味）或复视。体格检查会发现，患者可能会变得烦躁或言语模糊，并可能出现眼球震颤。麻醉剂浓度较高时患者可能会变得焦虑，并出现手和（或）面部肌肉的细微震颤。这些震颤可能会逐渐加重并演变成癫痫大发作。最终，患者可能会出现全身性中枢神经系统（CNS）抑制，导致缺氧、酸中毒和呼吸暂停。

利多卡因可通过降低心脏组织的极化从而治疗室性心律失常。当利多卡因浓度较高时，心脏动作电位的幅度会降低，传导速度也会减慢。在毒性剂量下，局部麻醉药的负性肌力作用可能导致心搏频率改变，如心动过缓、心室颤动或心搏停止。局部麻醉药还可能导致低血压，这是局部麻醉药对外周小动脉平滑肌的舒张作用导致的。

30.2.3　布比卡因

布比卡因是毛发移植手术中最常用的长效局部麻醉剂，它起效比利多卡因慢。布比卡因单独使用时的作用持续时间为 120～240 分钟，与肾上腺素联合使用时的作用持续时间为 180～240 分钟[3]。当用于浸润麻醉时，布比卡因的 TDD 为 175 mg（无肾上腺素）和 200 mg（有肾上腺素）[4]。

大多数医生使用 0.25% 的布比卡因进行区域阻滞，0.5% 的布比卡因进行周围神经阻滞。在临床中，医生通常会将布比卡因与利多卡因联合使用以达到起效快且持续时间长的麻醉效果。然而，一项关于应用 1% 利多卡因、利多卡因和布比卡因混合液（1:1）以及单独应用布比卡因进行麻醉的研究显示，这三组麻醉药物在起效时间和麻醉持续时间方面并不存在显著差异[11]。笔者更倾向于将 2% 利多卡因与肾上腺素 1:100 000 混合液和 0.25% 布比卡因等比例配制后进行环形阻滞，并使用 20～40 mL 改良 Klein 吸脂溶液（见第 31 章）进行局部肿胀麻醉，这样通常能达到 8～9 小时的麻醉和止血效果，期间很少需要补充注射麻醉剂（表 30.3）。

30.3　注射技术

对疼痛和术后效果不佳的恐惧是患者同意接受整形手术的两大障碍。疼痛是一种由中枢神经系统（CNS）多个区域的多种因素（包括情绪变量）介导的物理刺激所形成的感知[12]。

因此，减少浸润性麻醉的疼痛需要同时考虑生理和心理因素。

30.3.1　物理刺激

Melzack 和 Wall 将门控理论（Gate Control theory）的现象形式化，该理论指出，通过慢传导 A-δ 和 C 神经纤维，疼痛的向上传输可以受到触摸、压力和振动感觉等其他传入信号的影响，这些信号通过快速传导 A-α 和 A-β 神经纤维来实现[13]。基于这一理论，操作者可以通过捏住或摇晃皮肤，或在麻醉部位附近使用小型手持式振动器来分散患者对注射部位的注意力[14,15]。

30.3.2　缓冲液

局部麻醉药是一种弱碱性药物，在酸性条件下以盐酸盐形式存在。在含有预混合肾上腺素的溶液

表 30.3　Puig 改良 Klein 液和 Klein 液的比较

Puig 改良 Klein 抽脂肿胀液		Klein 抽脂肿胀液	
乳酸林格液	950 mL	生理盐水	1 000 mL
2% 利多卡因与 1:100 000 肾上腺素	50 mL	1% 纯利多卡因	50 mL
肾上腺素 1:1 000	1 mg	肾上腺素 1:1 000	1 mg
曲安奈德	20 mg	曲安奈德	1 mg
8.4% 碳酸氢钠			10 mL

中，溶液呈酸性，而酸性环境可以使麻醉剂性质保持稳定并且延长药物保质期，不过注射时酸性溶液会引起灼烧感。此外，酸性环境增加了麻醉剂中离子的百分比，阻碍局部麻醉剂在神经细胞膜上的扩散，从而延缓了麻醉剂的起效时间并降低了麻醉效果[4]。

缓冲溶液可以减轻疼痛并提高麻醉效果。利多卡因可以用8.4%碳酸氢钠以9:1的比例进行缓冲，而布比卡因的缓冲体积比为50:1。然而，Straub研究毛发移植术后水肿情况发现，用缓冲过的利多卡因进行麻醉后，患者术后面部水肿的发生率增加了近400%[16]，还有研究发现缓冲液会导致手术出血量增多。为了避免预混利多卡因和肾上腺素溶液所带来的疼痛，医生可以准备利多卡因原液，在注射前再混合所需浓度的肾上腺素，这样可以降低溶液的酸性。

30.3.3　加温

Harris回顾了相关文献发现加温溶液和使用缓冲液相结合对减少患者不适的效果最好[17, 19]，虽然缓冲液的影响更明显，不过使用干加热法或温水浴法将溶液加热至37℃能在一定程度上减少注射时的疼痛[17]。

30.3.4　针头直径

在注射局部麻醉药时，较细的针头（如30号针头）可能比较粗的针头造成的疼痛更少[18]。目前已经开发了许多无针注射器械来注射局部麻醉药，但都比细针注射更痛。

30.3.5　注射速度

在一项评估注射速度这一变量的大型研究中，研究人员发现，降低给药速度比缓冲液更能影响疼痛的程度[19]。Milestone Scientific提供的仪器——Wand可以以缓慢而稳定的速度注射麻醉剂，但目前尚未得到推广。

30.3.6　注射深度

从浅表注射到真皮上层可以更快起效并获得更长的麻醉时间，但同时也会导致更剧烈的疼痛。出于这个原因，业内更多选择先在较深层的组织进行麻醉剂注射，然后再逐渐向浅层注射。

30.3.7　表面麻醉药

EMLA乳膏或4%利多卡因/丙胺卡因复合物等表面麻醉剂在毛发移植手术中没有太多的应用价值，因为它们往往需要1～2小时才能起效，而且并不能缓解深层次的注射带来的疼痛[20]。

30.3.8　操作环境

患者对疼痛和不适的感知存在强烈的主观成分。一个熟练自如的团队和一个愉快、舒适的环境对于缓解患者的恐惧和焦虑至关重要。

手术托盘、器械、针头和注射器应盖好并远离患者的视线。麻醉时的光线需要朦胧并令人可以放松。在温和缓慢地注射局部麻醉剂时，电视节目或电影是一种很好的分散注意力的方法。另外，抗焦虑药也可以减少患者对疼痛的感知。

30.3.9　区域阻滞

区域阻滞是创面修复、手术活检和毛发移植手术中最常用的局部麻醉方法。在毛发移植手术中，需要在受区和供区划定围绕术区的麻醉边界并进行麻醉，从而达到"区域阻滞"的效果（▶图30.2）。供区的支配神经来自枕大神经、耳后神经和耳颞神经。事实上，这些神经支配着头皮的后1/2～2/3区域。在前面的受区，发际线中间1/3的神经支配来自眼上方的滑车上神经和眶上神经，

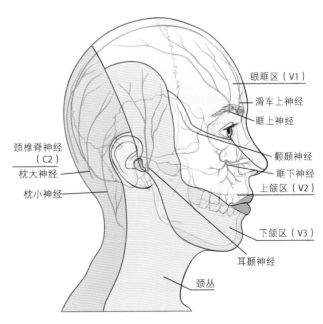

图30.2　头皮神经解剖

两边的发际线神经支配来自颧颞神经和耳颞神经。发际线的区域阻滞建议在发际线下方约 1 cm 处注射，然后在同一水平线上向后延伸直至与供区重叠。

尽管目前有多种技术可以用来进行区域阻滞，包括多点注射法、连续皮丘注射法和穿刺针法，这些注射方法的关键都在于麻醉剂需要缓慢注射，下一次注射的针头位置在前一次注射后已被麻药浸润的组织中。

多点注射法需要在麻醉区域边缘用 1 英寸长的 30 号针头每隔 5 cm 注射一个皮丘。为了减轻疼痛，最初的注射层次总是选择在皮下层面。在麻醉起效后，再将注射针头插入皮丘缓慢地将麻醉剂注入真皮层面，在真皮层将麻醉剂从中间向周围推注，以覆盖下一个皮丘。在麻醉区域的每一个皮丘重复这样的操作，如果操作得当的话，只有最初进行皮下麻醉的时候会有疼痛的感觉。

当进行浸润麻醉操作时最好在每次注射前回抽注射器，以避免意外将麻醉药直接注射进血管。事实上由于需要重复多次进行注射，在临床上很少进行回抽。另一种方法是将手指按压在皮肤进针点的前方，局部组织会在麻醉药注射后膨胀，如果未发生组织膨胀则考虑麻醉剂注射进了血管。每次只少量注射大约 0.1 mL 的麻醉剂可以进一步减轻意外注入血管的后果。

另一个区域阻滞的方法是连续皮丘注射法。用 30 号针头将 1 mL 麻醉药注入真皮表层以形成发白的风团。然后将针头移动 2～3 mm 后插入发白的风团中，再次注射麻醉药。持续进行这样的注射直到形成连续的麻醉区域边界。操作得当的情况下患者只会在第一针注射时感到不适。然而，这样的注射方法比其他方法耗时更长。

另一项技术需要使用穿刺针（▶图 30.3）。用 30 号针头在供区或受区中间注射形成一个皮丘。然后将 18 号穿刺针（3.5 英寸）插入皮丘，在皮下层边移动针头边缓慢注射麻醉剂。有关区域阻滞的更多细节，请参阅第 31 章。

30.3.10 周围神经阻滞

周围神经阻滞通过将少量麻醉剂注射至特定神经干周围进行浸润麻醉。它们尤其适用于难以应用区域阻滞麻醉的患者[21]。支配头皮的感觉神经的

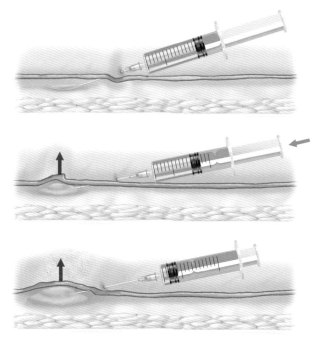

图 30.3　穿刺针

位置和相应支配区域已在上文说明。眶上神经和滑车上神经是毛发移植中最常见的神经阻滞部位，因为它们可以替代前发际线中间 1/3 区域的局部重复注射麻醉（▶图 30.4）。笔者认为眶上神经和滑车上神经束部位的阻滞注射是非常痛苦的，患者很难耐受，同时患者也很难耐受在发际线处直接进行的缓慢注射。第 32 章详细讨论了眶上神经阻滞和滑车上神经阻滞的益处和方法。

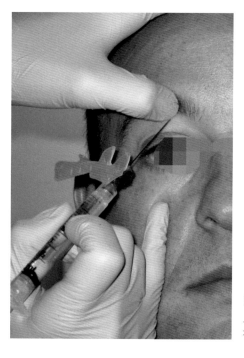

图 30.4　滑车上神经、眶上神经阻滞

使用毛发移植来填充稀疏或缺失的面部毛发在近年逐渐流行起来。如何麻醉面部中下 1/3 区域成为一个挑战，因为该区域中央由三叉神经眶下分支支配，侧面由三叉神经的上颌分支和下颌分支支配。使用口腔科麻醉技术从口腔内阻断三叉神经的中、下分支，有助于减轻之后的区域阻滞带来的疼痛（▶图 30.5 和▶图 30.6）。口腔科阻滞需要穿过黏膜，而黏膜可以用局部利多卡因凝胶快速麻醉。因此，患者全过程不会感受到针头刺入的疼痛。

30.3.11 肿胀麻醉

肿胀麻醉是一种使用大量稀释的局麻药和肾上腺素的麻醉技术。这一技术最早由 Klein 应用在抽脂领域[22, 23]，后来有一些毛发移植领域的从业者采用了这一技术，他们认为这一方法能减少局部麻醉药用量、减轻疼痛，并提供持久的止血效果。笔者改良了 Klein 溶液后发现上述所有观点都是正确的，不仅能延长麻醉时间，还能减少术后前额水肿的发生率（表 30.3）。

一些医生会使用少量肾上腺素溶液来控制出血。这些溶液的浓度范围从 1 : 30 000～1 : 800 000 不等，也可以更高或更低。有高血压或心血管疾病病史的患者需谨慎使用。肾上腺素的单次使用不超过 0.3 mg。表 30.4 列举了不同浓度溶液中肾上腺素的剂量。

30.4 局部麻醉药的不良反应

30.4.1 全身毒性

局部麻醉药的早期毒性作用主要针对中枢神经

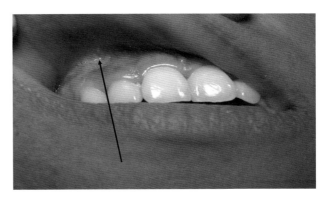

图 30.5 三叉神经（V2）中间支阻滞

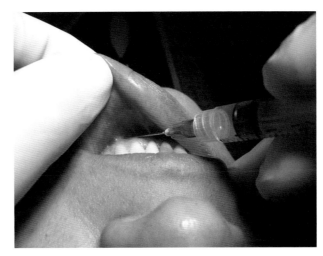

图 30.6 三叉神经下颌支（V3）阻滞

系统，而较高的血药浓度也对心血管系统有毒性作用（▶图 30.7）。

早期神经毒性症状包括轻度头痛、口周麻木、金属味、视觉障碍、耳鸣、肌肉抽搐和震颤。晚期后遗症包括癫痫、嗜睡和意识水平低下。毒性的兴

表 30.4 不同浓度和体积溶液的肾上腺素剂量

体积（mL）	给药总毫克数					
	mg（1 : 10 000）	mg（1 : 20 000）	mg（1 : 30 000）	mg（1 : 50 000）	mg（1 : 80 000）	mg（1 : 100 000）
1	0.10	0.05	0.03	0.02	0.01	0.01
2	0.20	0.10	0.07	0.04	0.03	0.02
3	**0.30**	0.15	0.10	0.06	0.04	0.03
4	0.40	0.20	0.13	0.08	0.05	0.04
5	0.50	**0.25**	**0.17**	0.10	0.06	0.05
10	1.00	0.50	0.33	0.20	0.13	0.10
15	1.50	0.75	0.50	**0.30**	0.19	0.15
20	2.00	1.00	0.67	0.40	**0.25**	**0.20**

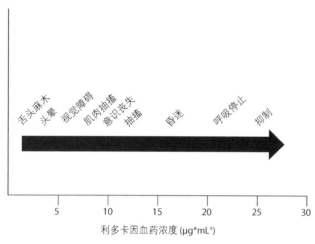

图 30.7　剂量相关的利多卡因中毒表现

奋性表现可能是一过性的，因此最先观察到的表现可能是嗜睡、意识丧失和呼吸暂停。如果同时服用了镇静药可能会混淆判断，错误地将嗜睡归因于药物的镇静作用而忽略了意外中毒的可能。

心血管系统毒性表现为低血压和心律失常。较之其他局麻药，布比卡因的心肌毒性阈值更低，可能影响心肌细胞的去极化和心脏收缩频率。

出现神经毒性或心血管毒性的患者应及时送至医院就医。参见第 33 章中的管理指南。

在癫痫发作的情况下，患者可以每 5 分钟静脉注射 10 mg 地西泮进行治疗，但频率不应超过两次。因为这样虽然能迅速控制癫痫，但是也会将原本与白蛋白结合的麻醉剂置换出来，提高了麻醉剂的生物利用度，从而加重神经系统和心血管系统的麻醉剂中毒[24]。另一种选择是考虑给予血管内脂质疗法，通过脂肪乳剂与局麻药相结合而有效地将它们从循环中移除[25]。应避免使用利多卡因治疗这些心律失常，因为利多卡因只有在高级心血管生命支持（ACLS）程序中才使用。目前还可以应用胺碘酮治疗室性心动过速或心室颤动。美国 AAPCC 国家毒物数据系统 2014 年的总结中报告了两个死亡病例[26]。

30.4.2　过敏反应

局部麻醉药致敏的情况极为罕见，而血管迷走神经反应常常被误认为是麻醉剂过敏，尽管这些反应很容易通过呼吸道症状或皮肤体征进行鉴别。当发生过敏反应时，过敏原通常是对氨基苯甲酸（酯麻醉剂的代谢产物）或对羟基苯甲酸甲酯（酰胺麻醉剂中的防腐剂成分）。过敏反应管理见第 33 章。

30.5　全身麻醉

毛发移植手术中使用全身麻醉或深度镇静会增加患者不必要的气道风险，而且也会因为患者无法自行控制头部的位置而减慢手术速度，也无法满足手术区域肿胀止血的需求。然而，一些外科医生在使用局部麻醉剂的同时，也应用短效全身麻醉药来减轻患者焦虑、减少疼痛记忆。苯二氮䓬类、镇静剂、异丙酚和氯胺酮是最常用的全身麻醉药物。

30.5.1　苯二氮䓬类

在毛发移植手术中经常会使用到苯二氮䓬类药物，特别是地西泮和咪达唑仑。它们增强中枢神经系统中主要的抑制性神经递质 γ - 氨基丁酸的作用，以提供稳定的抗焦虑、减少痛苦记忆和镇静作用。地西泮的初始静脉注射剂量为 5～10 mg。由于地西泮只溶于有机溶剂而不溶于水，因此地西泮溶液静注时会引起烧灼感，更罕见的还会引起静脉炎。如果将地西泮溶液用生理盐水或患者自身血液进行稀释，这两种问题的发生率都会降低。口服给药需要 60～90 分钟达到最佳效果，而静脉给药几乎立即起效。这类药物的半衰期为 20～50 小时。因此，许多患者在很长一段时间内都能感受到药效[3]。

咪达唑仑的镇静、抗焦虑和减少记忆的作用是地西泮的 2～4 倍。它减少记忆的作用非常灵敏，其减少记忆的剂量是催眠剂量的十分之一。由于它是水溶性的，该制剂不会引起疼痛或静脉炎。常用起始剂量为每日 2 mg。口服给药需要 30～60 分钟达到最佳效果，而静脉注射几乎立即见效。这类药物的清除半衰期更短，为 1.7～2.6 小时[3]。苯二氮䓬类药物最严重的副作用是意识水平降低，包括昏迷和呼吸抑制。

30.5.2　阿片类

阿片类药物包括吗啡、羟考酮、氢吗啡酮、芬太尼和哌替啶。它们通过外周和中枢神经系统与三种主要类型的阿片样受体结合。它们主要用于局部麻醉期间的镇痛。芬太尼可能是效果最显著的，因为它起效快且作用时间短。在 1～2 μg/kg 的静脉注射剂量下，它几乎立即生效且能持续作用 30～60 分钟，它的半衰期为 2～4 小时。所有阿片类药物都会引起恶心、呼吸抑制、意识下降和低血压。

30.5.3 异丙酚

异丙酚（丙泊酚）是一种烷基酚，可以用作速效的血管内镇静催眠药。在毛发移植中，通常在局部麻醉生效前 10～15 分钟使用异丙酚。它具有起效快和止吐等优点。一般使用剂量为 1～2.5 mg/kg，起效时间为 90～100 秒，麻醉持续时间为 5～10 分钟。该药物主要在肝脏代谢，半衰期为 4～7 小时[3]。尽管异丙酚是有毒的，但通过选择注射较大静脉和每 19 mL 异丙酚中加入 1 mL 1% 利多卡因可以将疼痛感降至最低。异丙酚的副作用包括呼吸抑制、意识水平降低和剂量依赖性低血压。对鸡蛋、大豆过敏或不能承受血压降低的患者禁用。

30.5.4 氯胺酮

氯胺酮是一种化学结构类似于苯环啶的解离麻醉药。它具有镇痛、镇静和消除记忆作用。与异丙酚类似，它通常在局部麻醉生效前 10～15 分钟使用，起效时间为 30 秒，麻醉持续时间为 5～10 分钟，半衰期为 2.5～2.8 小时[3]。氯胺酮可以引起高血压、心动过速、流涎、应激和罕见的喉痉挛。有潜在精神障碍疾病的患者应避免使用该药物。

30.6 全身麻醉 / 清醒镇静技术

大多数毛发移植医生仅在局部麻醉操作的时候应用全身麻醉。与全身麻醉相比，使用清醒镇静技术的患者仍然能够自主呼吸，并对身体刺激和言语命令做出反应。

接受全身麻醉的患者应进行完整的术前评估。如果缺乏经验丰富的麻醉师，大多数毛发移植医生只能选择 I 或 II 级（美国麻醉医师协会身体状况分级）的患者进行全身麻醉，这些患者应是身体健康或只有轻微的全身疾病（表 30.5）。

心脏病患者术中监测需要血压袖带、脉搏血氧计和心率监测仪等设备。患者应在手术前建立静脉通道以便快速进行紧急干预。复苏设备和药物应放在触手可及的位置，相关医生和护士应经过高级心

表 30.5　美国麻醉医师协会身体状况分级

1	健康患者
2	轻微全身疾病
3	严重全身疾病，未失能
4	持续威胁生命的全身疾病
5	濒临死亡，预计存活不会超过 24 小时

血管生命支持认证。

为防止过度镇静，镇静的药物应以小剂量递增方式进行给药。

不同医生使用药物的习惯因人而异，但大多数医生都会让患者在术前 1 小时口服 10～20 mg 地西泮，并在局部麻醉开始前静脉注射一些地西泮。Beehner 在局部麻醉前给大多数患者口服 2.5 mg 咪唑安定，然后静脉注射 35 mg 哌替啶。这样操作后如果患者在手术时依然感觉明显不适，他会额外静脉注射 1.5～2 mg 咪达唑仑。其他人则通过静脉或皮下注射咪达唑仑 5 mg 进行镇静，目前还未报道过咪达唑仑任何严重的副作用。

清醒镇静后的患者必须等到生命体征平稳且恢复正常的意识水平才能出院，同时也需要有人陪同离开。术后 12 小时内，患者不得驾驶、操作机器或做出重大决定。

30.7 全身麻醉药的不良反应

30.7.1 低氧

在本章提到的全身性药物中，苯二氮䓬类药物、阿片类药物和异丙酚可引起低氧血症。这可能继发于上呼吸道阻塞或通气不足。应用多种呼吸抑制剂的患者和有呼吸系统基础疾病的患者存在较高的低氧血症风险。

30.7.2 低血压

在麻醉剂中，阿片类药物和异丙酚可能会导致低血压，但后者引起低血压的概率更高。异丙酚所引起的低血压呈剂量依赖性，无心血管系统基础疾病的患者一般可以耐受。如果使用异丙酚进行清醒镇静，比较常见的做法是将其与氯胺酮联合使用，氯胺酮能刺激心血管系统以减弱异丙酚的心血管不良反应。

30.7.3　应激反应

氯胺酮可能会导致不良的心理反应，包括噩梦、错觉和幻觉。这些反应最常见于年轻患者，通常在用药后 1 小时内发生，最好通过联合应用苯二氮䓬类药物来预防。

表 30.6　全身麻醉药的解毒剂

麻醉剂	解毒剂	剂　量
苯二氮䓬类	氟马西尼	每 30 秒 0.2 mg，最多 3 mg
阿片类	纳洛酮	每 2 分钟 0.2 mg，最多 8 mg
异丙酚	无解毒剂	

参 考 文 献

[1] Biondich AS, Joslin JD. Coca: the history and medical significance of an ancient Andean tradition. Emerg Med Int. 2016; 2016: 4048764

[2] López-Valverde A, De Vicente J, Cutando A. The surgeons Halsted and Hall, cocaine and the discovery of dental anaesthesia by nerve blocking. Br Dent J. 2011; 211(10): 485-487

[3] Berde CB, Strichartz GR. Local anesthetics. In: Miller RD, ed. Iller's Anesthesia.7th ed. Philadelphia: Churchill Livingstone/Elsevier; 2009

[4] Carpenter RL, Mackey DR. Local anesthetics. In: Barash PG, Cullen BF, Stoelting RK, eds. Clinical Anesthesia. 2nd ed. Philadelphia: JB Lippincott; 1992: 509-541

[5] Dunlevy TM, O'Malley TP, Postma GN. Optimal concentration of epinephrine for vasoconstriction in neck surgery. Laryngoscope. 1996; 106(11): 1412-1414

[6] Wolf BR. Anesthesia in hair transplantation. In: Unger WP, Shapiro R, eds. Overview of Anesthesia, 4th ed. New York: Marcel Dekker; 2004: 225-244

[7] Bonanno PC. Safe dosages of lidocaine for facial analgesia. J Craniofac Surg. 1994; 5(2): 124-126

[8] Klein JA. Tumescent technique for regional anesthesia permits lidocaine doses of 35 mg/kg for liposuction. J Dermatol Surg Oncol. 1990; 16(3): 248-263

[9] Coleman WP, III, Glogau RG, Klein JA, et al. American Academy of Dermatology Guidelines/Outcomes Committee. Guidelines of care for liposuction. J Am Acad Dermatol. 2001; 45(3): 438-447

[10] Rao RB, Ely SF, Hoffman RS. Deaths related to liposuction. N Engl J Med. 1999; 340(19): 1471-1475

[11] Mowry JB, Spyker DA, Brooks DE, McMillan N, Schauben JL. 2014 Annual Report of the American Association of Poison Control Centers' National Poison Data System (NPDS): 32nd Annual Report. Clin Toxicol (Phila). 2015; 53(10): 962-1147

[12] Ribotsky BM, Berkowitz KD, Montague JR. Local anesthetics. Is there an advantage to mixing solutions? J Am Podiatr Med Assoc. 1996; 86(10): 487-491

[13] Greer KR, Hoyt JW. Pain: theory, anatomy, and physiology. Crit Care Clin. 1990; 6(2): 227-234

[14] Kakigi R, Shibasaki H. Mechanisms of pain relief by vibration and movement. J Neurol Neurosurg Psychiatry. 1992; 55(4): 282-286

[15] Barnhill BJ, Holbert MD, Jackson NM, Erickson RS. Using pressure to decrease the pain of intramuscular injections. J Pain Symptom Manage. 1996; 12(1): 52-58

[16] Fosko SW, Gibney MD, Harrison B. Repetitive pinching of the skin during lidocaine infiltration reduces patient discomfort. J Am Acad Dermatol. 1998; 39(1): 74-78

[17] Colaric KB, Overton DT, Moore K. Pain reduction in lidocaine administration through buffering and warming. Am J Emerg Med. 1998; 16(4): 353-356

[18] Straub P. The cause of growth? HT Forum 1993; 3: 17

[19] Harris JA. Heated lidocaine: warming up to an old idea. HT Forum 2000; Nov/Dec: 172

[20] Palmon SC, Lloyd AT, Kirsch JR. The effect of needle gauge and lidocaine pH on pain during intradermal injection. Anesth Analg. 1998; 86(2): 379-381

[21] Scarfone RJ, Jasani M, Gracely EJ. Pain of local anesthetics: rate of administration and buffering. Ann Emerg Med. 1998; 31(1): 36-40

[22] Wahlgren CF, Quiding H. Depth of cutaneous analgesia after application of a eutectic mixture of the local anesthetics lidocaine and prilocaine (EMLA cream). J Am Acad Dermatol. 2000; 42(4): 584-588

[23] Haber RS, Khan SH, Stough DB. Nerve block anesthesia of the scalp. In: Stough D. ed. Hair Replacement: Surgical and Medical. St Louis, MO Mosby; 1996: 89-93

[24] Kline JA. The tumescent technique for liposuction surgery. Am J Cosmet Surg. 1987; 4: 263-267

[25] Coleman WP, III, Klein JA. Use of the tumescent technique for scalp surgery, dermabrasion, and soft tissue reconstruction. J Dermatol Surg Oncol. 1992; 18(2): 130-135

[26] Rosenblatt MA, Abel M, Fischer GW, Itzkovich CJ, Eisenkraft JB. Successful use of a 20% lipid emulsion to resuscitate a patient after a presumed bupivacaine-related cardiac arrest. Anesthesiology. 2006; 105(1): 217-218

周圳滔　译，李凯涛　倪春雅　审校

供区与受区的麻醉技术

Anesthesia Techniques Used for Donor and Recipient Areas

概要　本章将介绍毛发移植手术中无痛且安全的麻醉方式。本章的重点是了解利多卡因的使用限制，肾上腺素的使用浓度，以及利多卡因肿胀麻醉技术。

关键词　术前镇静，局部阻滞，利多卡因使用限制，过敏反应，疼痛管理，肾上腺素浓度，缓冲液，环形阻滞

关键要点

- 通过分散注意力和缓慢注射来减少疼痛。
- 为了最大程度地保障安全，麻醉要按一定时间间隔进行，不同患者麻醉方式不同。
- 掌握肾上腺素和利多卡因的使用浓度，以提高麻醉持续时间。
- 在患者感到疼痛之前尽早再次补充麻醉药，以避免患者耐药反应。

31.1　临床操作

供区和受区的麻醉需要医生熟悉面部解剖学知识及注射用药知识。供区和受区可以先使用神经阻滞麻醉，详细内容见第 32 章。术前镇静用药后，笔者使用 1% 利多卡因联合肾上腺素进行枕神经阻滞，通过转移患者注意力最大限度地减少疼痛。其余供区使用局部阻滞进行加强。受区眶上神经和滑车上神经阻滞可以使用长效麻醉药，如 0.25% 布比卡因联合肾上腺素。由于起效时间和持续时间较长，笔者倾向于在切除供区头皮条之前进行眶上神经和滑车上神经阻滞。

患者看到针头或注射器会感到恐惧和焦虑。为了避免这种情况，注射时最好将注射器从后面或侧面的视野盲区靠近患者。如果患者是清醒的，一定要在注射前告知患者。通过告知患者注射时可能会有不适和疼痛，有助于患者在心理上做好准备。通常麻醉完成后，患者的焦虑会减少很多，麻醉注射时可能一点也不疼，或者也没有他们担心的那么严重。

神经阻滞后，一些医生在切除供体时选择让患者坐着，笔者建议采取俯卧位进行供区毛发提取。

31.2　区域阻滞

区域阻滞一般采用在切口线下方进行连续注射的方式。毛囊单位头皮条切取术（FUT）供区范围的平均长度约为 30 cm。为了充分麻醉，每 1 cm 注射 0.2～0.5 mL 麻醉液，总共需要 6～15 mL 麻醉液。在整个手术过程中，监测利多卡因的最大安全剂量是至关重要的。

与 1% 利多卡因相比，2% 利多卡因加肾上腺素对供区和受区进行环形阻滞麻醉会获得更持久的麻醉效果。但要注意麻醉药使用的安全剂量，特别是在短时间内注射较高浓度的麻醉药时。供区和受区完全环形阻滞的头皮平均周长为 60 cm。因此，注射 0.2～0.5 mL/cm 的 2% 利多卡因的总容量为 12～30 mL，这超过了平均体重 70 kg 的人的推荐限度（最大容积 25 mL）。当使用高浓度的利多卡因溶液时，最好在真皮层注射，而不是皮下注射，因为皮下注射药物会被更快地吸收代谢。在实际操作中许多医生经常由于注射深度过深而导致注射量比他们计划的要多。为了在快速起效的情况下提供更持久的麻醉，并降低利多卡因的总使用剂量，一些医生会联用布比卡因。Wolf 报道了使用 0.38% 的布比卡因、0.46% 的利多卡因和 1∶43.5 万的肾上腺素混合物进行麻醉的优点。该混合物由 7.7 mL 的 0.5% 布比卡因、2.3 mL 的 2% 利多卡因及 1∶10 万的肾上腺素混合而成。Carlos J. Puig 报道使用该混合物

的麻醉效果能持续 8～10 小时，详见第 30 章。

麻醉后在供区注射肿胀液，在促进血管收缩的同时，可以抬高真皮层和毛乳头的高度，增加与皮下血管网的距离。可以使用 Abbasi 溶液：100 mL 生理盐水，1 mL 肾上腺素（浓度：1/1 000）和 40 mg 醋酸曲安奈德，这相当于 0.4 mg/mL 的醋酸曲安奈德和 1∶10 万的肾上腺素。根据术者希望供体区域的肿胀程度，可以注射 10～30 mL 该肿胀液。有些医生会注射大量的肿胀液来显著抬高头皮组织，并形成非常紧实的供体头皮，而笔者还是倾向于注射适量的肿胀液，足以轻微地抬起组织并产生必要的血管收缩作用。少数人对肾上腺素敏感，注射肿胀液可能会引起短暂性心悸和心动过速，在这种情况下，只能使用生理盐水进行供区肿胀注射。

31.3 麻醉药物的选择

切取供区头皮条后，在缝合线下方最多可以注射 6 mL 0.25% 的布比卡因和 1∶10 万的肾上腺素混合液。关于布比卡因与利多卡因混合是否合适，目前存在争议。在一项足手术神经阻滞的研究中，与单独使用布比卡因相比，利多卡因给药 1 小时后布比卡因再给药，布比卡因的麻醉维持时间降低[2]。此外，1% 利多卡因和 0.25% 布比卡因 1∶1 的混合物与单独布比卡因相比，维持时间更短。皮肤病学指南不建议用碳酸氢钠溶液缓冲布比卡因，因为这会产生药物沉淀，可能会导致麻醉效果下降[3]。但是，有毛发移植医生报道两者联用有显著的益处。在腕管或扳机指手术中，Best 等人发现了一种理想的麻醉溶液，他们使用了 4.5 mL 含 1∶10 万肾上腺素的 2% 利多卡因，以及 4.5 mL 含 1∶20 万肾上腺素的 0.5% 布比卡因的 1∶1 混合溶液外加 0.4 mL 8.4% 碳酸氢钠，配成 0.96% 利多卡因，0.24% 布比卡因，和 1∶156 666 肾上腺素的 9.4 mL 溶液，该溶液平均麻醉时间为 11 小时 18 分钟[4]。

31.4 麻醉药阶段注射

在植发过程中，医生可能会超量使用利多卡因。不过考虑到麻醉药是在几个小时内间歇性注射的，所以这种做法被认为是相对安全的。1982 年，Maloney 等人测量了供区和受区注射麻醉药后的血浆内峰值水平：供区注射麻醉 30 分钟后，受区分别使用含 1∶10 万肾上腺素的 2% 利多卡因与不含肾上腺素的 2% 利多卡因，血浆峰值出现在受区麻醉 15 分钟后，即供区麻醉 45 分钟后。血浆峰值水平与利多卡因给药总剂量相关，范围为 5.3～12.5 mg/kg[5]。然而，近期没有关于毛囊单位钻取术（FUE）和（或）毛囊单位头皮条切取术（FUT）的血浆利多卡因峰值水平的相关研究。

笔者用 1% 利多卡因和肾上腺素缓冲液对一半后枕部头皮进行区域阻滞麻醉和肿胀注射：供区切取一半的头皮条后，在受区进行打孔，然后再切取另一半的头皮条（这种方案不适用于大型 FUT 手术，因为在该手术中部分或所有受区打孔在供区取毛囊前已完成）。这种方案确保了一半的移植物在体内停留的时间更长，麻醉则需要分阶段进行。遵循这种分阶段麻醉的方法，在进行巨量毛发移植手术时可以让患者更加舒适和安全。一项前瞻性队列研究证明，在 8 小时内多次补充注射 50 mL 1% 利多卡因和 1∶20 万肾上腺素是安全的[6]，无明显麻醉药中毒迹象，血清利多卡因水平未接近毒性水平。

当供区头皮条被切除时，眶上神经和滑车上神经阻滞已经生效，只需对发际线（除了颞外侧发际线之外）进行最小量的区域和（或）环形阻滞麻醉，这有助于减少利多卡因的总用量。沿发际线进行环形阻滞麻醉时，笔者没有使用碳酸氢钠溶液对麻醉剂进行缓冲，因为这会引起面部水肿。还有医生会将肾上腺素加入利多卡因中，以减少注射液的低 pH 值（酸性）引起的刺痛感。

麻醉药注射通常从前额发际线下方约 1 cm 处开始。为了最大限度地延长麻醉时间并延缓吸收，建议在真皮层注射麻醉药。注射麻醉药时，真皮层很容易与表皮层区分，因为在表皮层进行注射会遇到较大阻力，皮肤表面会出现"橘皮样"改变。上述提到的所有减少疼痛的方法都可以在临床中使用，其中最关键的是减缓注射速度。

快速耐药反应

注射麻醉药时，要注意重复注射相同剂量的局麻药会出现耐药反应。麻醉药耐药可能与给药间隔时间和疼痛程度有关。当给药间隔过长时，再次给药前会出现疼痛和不适，这加速了耐药反应的产生[7]。在漫长的手术过程中，供区和受区的发际线边缘可以注射少量利多卡因和（或）布比卡因，以减少快速耐药反应的发生。

31.5 利多卡因肿胀麻醉在毛发移植中的应用

31.5.1 简介

利多卡因肿胀麻醉（TLA）不同于单纯肿胀液，因为单纯肿胀液不含利多卡因，纯粹用于血管收缩和将毛囊与底层血管分离。在特定的情况下，一些医生倾向于只使用生理盐水进行肿胀注射。

肿胀溶液的肾上腺素浓度一般在 1∶25 000∼1∶80 000，以实现术区内最大限度的血管收缩。肾上腺素对头皮血管收缩作用的持续时间与浓度相关，对比 1∶100 000（麻醉持续时间略长于 30 分钟）和 1∶200 000（麻醉持续时间短于 20 分钟），1∶50 000 浓度时作用持续时间最长，平均时间为 40 分钟[8]。研究还发现，当注射比例为 1∶50 000 时，在头皮前额区域的两个不同注射点，血管收缩效果有显著差异，这表明血管大小、血管壁厚度、软组织厚度和血压对肾上腺素的效果产生影响。

影响利多卡因代谢的药物包括肝脏微粒体酶细胞色素 P450（CYP1A2 或 CYP3A4）抑制剂，如红霉素[9]、氟康唑、舒曲林、环丙沙星、异丙酚[10]或全身麻醉药[11]。此外，其他基础疾病，如糖尿病[12]也会影响利多卡因代谢。

术中稀释麻醉药不仅有麻醉和止血效果，还能降低麻醉风险，此外还可以减轻注射时的疼痛感。这一结论在一项研究中被证实：以生理盐水 1∶30 稀释的利多卡因，优于以 8.4% 的碳酸氢钠缓冲液 1∶10 稀释的利多卡因[13]。

31.5.2 理论基础

TLA 首次使用是在抽脂术中。据 Klein 和 Jeske 报道，它通常由相对大容量（大于 4 L）的利多卡因（0.1%）稀释液和肾上腺素（1∶100 000）组成。Klein 发现，利用这项技术能够实现长时间麻醉和显著止血。此外，他还证明了利多卡因的注射量超过 5 倍理论致毒量时并不会产生不良后果，每日用量最高可达到 35 mg/kg。

31.5.3 有效性评价

特定解剖区域的局部麻醉效果取决于许多因素。但最重要的两个因素是局麻药的浓度和剂量。使用肿胀技术时，局麻药因为稀释而浓度大大减小。

麻醉时间的延长是由于皮肤组织膨胀和肾上腺素浸润血管，这两者都促进了局部血管收缩，从而减少了全身药物吸收。

有人可能会担心使用低浓度的麻醉药会降低麻醉效果，但抽脂手术领域的经验表明，情况并非如此。Morganroth 等人开展了一项涉及 145 名接受莫氏手术（Mohs surgery）的患者的研究。他们比较了 1% 利多卡因混合 1∶10 万肾上腺素与 0.5% 利多卡因混合 1∶20 万肾上腺素的效果，发现尽管剂量不相等，但两组减轻疼痛的效果相当[14]。

31.5.4 安全性

从药理学角度解释麻醉药物可以超量使用的原因：① 稀释后的麻醉药物全身吸收较慢；② 血管的收缩减缓了麻醉药品的再吸收；③ 利多卡因是亲脂性的，因此会被隔离在脂肪组织中；④ 抽脂手术中，脂肪组织中利多卡因也会被一起清除；⑤ 脂肪组织内血管数量有限，从而减缓药物从局部再分配到体循环中。

毛发移植医生需要考虑麻醉药物在不抽脂的情况下的安全剂量。Klein 和 Jeske 估计，利多卡因剂量为 28 mg/kg（不抽脂）和 45 mg/kg（抽脂）时，利多卡因中毒的风险 ≤ 1/2 000[15]。据估计，在利多卡因被吸收到体循环之前，抽脂手术去除了约 28% 的利多卡因。FUE 手术医生需要关注到这一点，因为躯干 FUE 手术需要注射大量利多卡因。同样值得注意的是，在上述这项小样本研究中，任何可能干扰利多卡因代谢的健康因素或药物都是被排除在外的。

31.5.5 毛发移植中的肿胀麻醉

目前，Klein TLA 溶液已被改进并应用于其他外科手术。Gillespie 博士对该配方进行了改进并应用于毛发移植手术中，以尝试减少毛发移植术中麻醉药的总剂量，并证明了其具有良好的安全性和有效性。在没有使用镇静催眠药物的情况下，该溶液可以提高麻醉成功率并减少患者不适感。此外，与抽脂术中的作用类似，该溶液延长了毛发移植手术的麻醉时间和减少了出血。

令人欣喜的是，上述溶液中的利多卡因用量都在安全剂量范围内，却获得了有效的麻醉效果。但因为头皮血管丰富且脂肪组织较少，理论上麻醉药物的药理效果无法与抽脂术相提并论。此外，

Gillespie 博士发现，与传统的麻醉相比，使用改进后的 Klein TLA 溶液术后水肿率并没有增加。

31.6 麻醉液的制备

初始麻醉溶液是由 0.5 mL 1 : 1 000 的肾上腺素和 50 mL 1% 利多卡因混合而成，从而得到 1% 利多卡因与 1 : 100 000 肾上腺素的溶液。另外，将 0.5 mL 1 : 1 000 的肾上腺素混合到装有 50 mL 温生理盐水的药杯中，形成第二种麻醉溶液（1 : 100 000 的肾上腺素溶液）。

配制第三种缓冲液（含有 1% 利多卡因的肾上腺素溶液）的方法是将 15 mL 初始麻醉溶液放入空药杯中，加入 1 mL 8.4% 的碳酸氢钠。推荐使用纯利多卡因中添加肾上腺素并新鲜配制，因为市售的利多卡因和肾上腺素混合溶液的 pH 值非常低，这会增加注射时的疼痛。

31.6.1 供区处理

Gillespie 医生将 2 mL 初始麻醉溶液与 8 mL 不含肾上腺素的温生理盐水混合，然后配成 40 mL 含 0.2% 利多卡因和 1 : 500 000 肾上腺素的麻醉剂。

麻醉剂注射从枕部中线开始，向颞部延伸，麻醉区域整体呈弧形。使用符合人体工程学的 12 mL 单针注射器（▶图 31.1），配备 1 英寸长的 30 号针，单点缓慢地将 2 mL 麻醉剂注射入皮下脂肪中。通过极慢的麻醉渗透，可显著减轻注射的疼痛。随后慢慢退针至更浅的平面，在进针和退针过程中均可注射溶液，直到注射点周围 2～3 cm 的皮肤变白

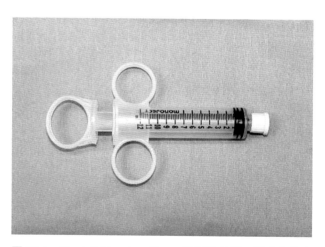

图 31.1　Kendall Monoject 12 mL 控制注射器。笔者在整个手术过程中都使用这种注射器。手指孔非常符合人体工程学，适用于缓慢注射大量液体时

方可停止注射。然后将针完全退出，并插入头皮泛白的边缘，沿着供区持续重复上述麻醉，只有第一个进针点会感到疼痛。

使用 50 mL 0.1% 利多卡因和 1 : 500 000 肾上腺素从枕部向颞部供区进行肿胀注射。该溶液的配制方法是首先将 1 mL 缓冲利多卡因溶液（1% 利多卡因与 1 : 100 000 肾上腺素）和 1 mL 含有肾上腺素的生理盐水溶液（1 : 100 000 肾上腺素）混合，然后加入 8 mL 不含肾上腺素的温生理盐水进行稀释。配制完成后使用 12 mL 注射针筒配备 1.5 英寸 25 号针头进行肿胀注射。

肿胀麻醉后，供区头皮条需要分阶段切除。切除第一部分头皮条后，笔者使用 4 英寸巾钳（将巾钳尖端外翻）夹住切口两边以协助关闭切口，巾钳有助于挤出头皮中的肿胀液，同时减轻切口缝合时的张力。切除另一半的头皮条后，同样使用巾钳协助关闭切口，随后缝合第一部分头皮条的切口。供区麻醉可以持续 5～6 小时，但通常在手术结束后需要加强麻醉，以减轻患者手术当天晚上的疼痛。

31.6.2　受区

在受区，Gillespie 医生使用 15～20 mL 含有 0.3% 利多卡因和 1 : 300 000 肾上腺素的溶液进行局部麻醉。与供区的麻醉溶液相比，受区麻醉溶液利多卡因浓度更高，这样可以减少麻醉溶液的体积，进而减轻面部水肿。受区麻醉溶液的配制方法是将 3 mL 初始麻醉溶液（含 1% 利多卡因与 1 : 100 000 肾上腺素）与 7 mL 生理盐水混合。然后从发际线下方 1 cm 处开始，从较深的平面开始慢慢注入溶液，逐渐退至较浅的平面，直到皮肤变白。随后使用 15～20 mL 含 0.1% 利多卡因和 1 : 500 000 肾上腺素溶液进行受区肿胀注射。另外，发际线麻醉需要每 2～3 小时加强一次。

TLA 的一个要点是在受区边界之外（血管的上游）2～3 cm 处注射肿胀液，以延长肾上腺素作用的血管长度，在受区的下游血管产生更好的血管收缩效果[16]。

31.7　结论

麻醉前需要仔细评估利多卡因、布比卡因或任何其他药物总剂量和体积，以确保患者的安全。每一种麻醉剂的剂量都是可以调整的，以便提供适当

的疼痛管理。每种注射技术、麻醉药物混合液和药物浓度都有其优缺点。医生还需要耐心进行缓慢注射，并预留足够的时间让麻醉药物在术前起效。根据笔者的经验，最后一点尤为重要。

参 考 文 献

[1] Davoudi A, Rismanchian M, Akhavan A, et al. A brief review on the efficacy of different possible and nonpharmacological techniques in eliminating discomfort of local anesthesia injection during dental procedures. Anesth Essays Res. 2016; 10(1): 13－16

[2] Blazer MM, Petrozzi R, Harris SY, et al. Onset and duration of anesthesia for local anesthetic combinations commonly used in forefoot surgery; surprise results with sequential blocks. Foot. 2015; 25(2): 75－78

[3] Kouba DJ, LoPiccolo MC, Alam M, et al. Guidelines for the use of local anesthesia in office-based dermatologic surgery. J Am Acad Dermatol. 2016; 74(6): 1201－1219

[4] Best CA, Best AA, Best TJ, Hamilton DA. Buffered lidocaine and bupivacaine mixture: the ideal local anesthetic solution? Plast Surg (Oakv). 2015; 23(2): 87－90

[5] Maloney JM, III, Lertora JJ, Yarborough J, Millikan LE. Plasma concentrations of lidocaine during hair transplantation. J Dermatol Surg Oncol. 1982; 8(11): 950－954

[6] Alam M, Ricci D, Havey J, Rademaker A, Witherspoon J, West DP. Safety of peak serum lidocaine concentration after Mohs micrographic surgery: a prospective cohort study. J Am Acad Dermatol. 2010; 63(1): 87－92

[7] Bromage PR, Pettigrew RT, Crowell DE. Tachyphylaxis in epidural analgesia: I. Augmentation and decay of local anesthesia. J Clin Pharmacol J New Drugs. 1969; 9(1): 30－38

[8] Na YC, Park R, Jeong HS, Park JH. Epinephrine vasoconstriction effect time in the scalp differs according to injection site and concentration. Dermatol Surg. 2016; 42(9): 1054－1060

[9] Olkkola KT, Isohanni MH, Hamunen K, Neuvonen PJ. The effect of erythromycin and fluvoxamine on the pharmacokinetics of intravenous lidocaine. Anesth Analg. 2005; 100(5): 1352－1356

[10] Yang LQ, Yu WF, Cao YF, Gong B, Chang Q, Yang GS. Potential inhibition of cytochrome P450 3A4 by propofol in human primary hepatocytes. World J Gastroenterol. 2003; 9(9): 1959－1962

[11] Copeland SE, Ladd LA, Gu XQ, Mather LE. The effects of general anesthesia on whole body and regional pharmacokinetics of local anesthetics at toxic doses. Anesth Analg. 2008; 106(5): 1440－1449

[12] Moisés EC, Duarte LdeB, Cavalli RdeC, et al. Pharmacokinetics of lidocaine and its metabolite in peridural anesthesia administered to pregnant women with gestational diabetes mellitus. Eur J Clin Pharmacol. 2008; 64(12): 1189－1196

[13] Zaiac M, Aguilera S, Zaulyanov-Scanlan L, Caperton C, Chimento S. Virtually painless local anesthesia: diluted lidocaine proves to be superior to buffered lidocaine for subcutaneous infiltration. J Drugs Dermatol. 2012; 11(10): e39－e42

[14] Morganroth PA, Gelfand JM, Jambusaria A, Margolis DJ, Miller CJ. A randomized, double-blind comparison of the total dose of 1.0% lidocaine with 1∶100,000 epinephrine versus 0.5% lidocaine with 1∶200,000 epinephrine required for effective local anesthesia during Mohs micrographic surgery for skin cancers. J Am Acad Dermatol. 2009; 60(3): 444－452

[15] Klein JA, Jeske DR. Estimated maximal safe dosages of tumescent lidocaine. Anesth Analg. 2016; 122(5): 1350－1359

[16] Elliott VW. Recipient site anesthesia and hemostasis. Hair Transpl Forum Int. 2002; 12(2): 47－48

32

周圳滔 译，林博杰 倪春雅 审校

神经阻滞
Nerve Blocks

概要　局部麻醉可采用区域阻滞麻醉、环形阻滞麻醉或神经阻滞麻醉。神经阻滞麻醉可以单独使用，也可以与其他形式的麻醉联合使用。神经阻滞麻醉的好处如下：持续时间更久；较区域阻滞麻醉或环形阻滞麻醉更有效；减少局麻药用量，使手术更安全；减少麻醉的痛苦。但阻滞区域的范围为特定神经支配区域，因此并不是所有的区域都适合神经阻滞麻醉。必须了解不同感觉神经的解剖结构和生理功能，从而避免在神经阻滞麻醉时损伤神经。在毛发移植中，头皮额部的眶上神经阻滞和滑车上神经阻滞是常见的神经阻滞方式，其变异率较低。枕神经阻滞也可用于枕部头皮麻醉，但因变异率较大，因此较少使用。对于胡须移植，使用颏下神经阻滞必须与环形或区域阻滞联用，因为其通常不能完全覆盖整个手术区域。

关键词　眶上神经阻滞，眶上神经，滑车上神经，眶上切迹，眶上孔，解剖，麻醉，疼痛

关键要点

- 神经阻滞麻醉的作用包括：增加麻醉强度、延长麻醉时间、减少麻醉药用量。
- 神经阻滞麻醉可用于传统环形阻滞麻醉效果不满意的患者。
- 前额受区的眶上神经阻滞麻醉是植发中最常见的神经阻滞麻醉。
- 眶上神经阻滞麻醉可以通过直接入路和上入路进行。

32.1　简介

　　眶上神经阻滞麻醉是一种相对简单的技术，它

可以减少植发患者麻醉时的整体疼痛感觉。由于患者在整个手术过程中都是清醒的，因此医生有责任选择可以最大限度减少患者不适和疼痛的方法。虽然大多数植发手术都使用环形阻滞麻醉，但是研究表明：通过使用眶上神经阻滞麻醉，患者在手术过程中的疼痛明显减少。在需要进行第二次手术时，患者术前焦虑会减轻[1]。

32.2　眶上神经解剖

　　熟悉眶上区域的解剖结构和眶上神经的分布是取得良好神经阻滞麻醉效果的关键。眶上神经是支配前额和头皮前半部分的主要皮神经。眶上神经和滑车上神经是前额三叉神经的分支（起源于眼部）[2]。眶上神经是较粗的一条，经眶上切迹，分布于眶上缘内侧 1/3 和外侧 2/3 之间的额骨前，有眶上血管伴行。在一项对 83 个成人头骨的研究中，平均横径为 5.1～5.5 mm 的眶上切迹（SON）（68.87%）比眶上孔（SOF）（28.91%）更常见。研究还表明，在继发于韧带骨化的病例中，约 25% 的 SON 转化为 SOF。此外，在 66.25% 的研究标本中观察到副 SOF，这些副 SOF 位于 SON/SOF 的内侧和外侧[3]。在一些病例中，SOF 位于额骨眶上缘上方 15 mm[4]。

　　前额中线与 SON/SOF 之间的距离变化很大，研究表明其范围在 22～32.02 mm 之间[4,5]。这一距离存在人种差异，在南印度人头骨的研究中，与中线之间的平均距离右侧为 30.18 mm，左侧为 29.51 mm[6]。在一项对 110 个亚洲人头骨的研究中，男性和女性的 SOF 与中线之间的距离分别为右侧 23.9～24.6 mm，左侧 24.2～25.6 mm[7]。韩国人的前额中线与 SOF 之间的距离远得多，为 29 mm[8]。熟悉这些有助于外科医生确定眶上神经复合体的确切位置，要注意的是眶上神经和副神经分支离开额

骨的位置存在显著变异。

眶上神经通过 SON/SOF 离开颅骨，深入眶周肌群和额肌。其分为浅支（内侧）和深支（外侧）（▶图 32.1）。眶上神经浅支穿入额肌，在前额表面呈扇形展开，支配前额头皮。专门针对浅表分支的神经阻滞麻醉研究表明，其能阻滞前额部分的发际线及头皮区域[9]。眶上神经的深支在颅骨和骨膜之间沿着外侧与颞部的交界线走行，到达冠状缝水平后分裂成更小的分支穿过帽状腱膜，进入额顶叶头皮。眶上神经外侧分支的选择性神经阻滞研究表明，发际线后方至人字缝处的头皮会得到满意的麻醉效果。眶上神经的内侧和外侧分支共同支配从前额中线到颞融合线内侧之间的皮肤，后至头部的顶点（▶图 32.2）。了解眶上神经的解剖关系是至关重要的，因为必须同时麻醉浅支和深支才能完全阻滞神经。

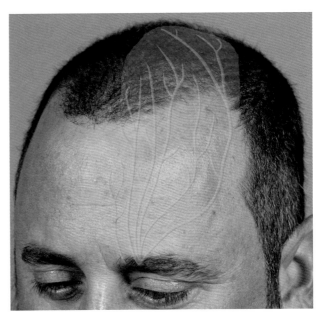

图 32.2　前额和头皮（绿色阴影）显示眶上神经浅部和深部的神经支配

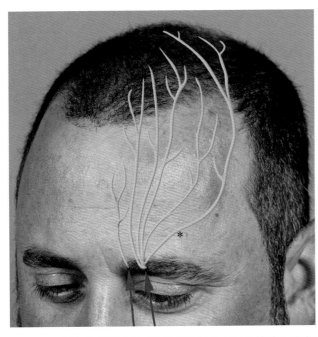

图 32.1　眶上神经经眶上切迹或眶上孔（红色箭头）出额骨，分为浅部（内侧）和深部（外侧）（*）。滑车上神经在距眶上神经内侧约 1 cm 处（蓝色箭头）出额骨

32.3　滑车上神经解剖

滑车上神经比眶上神经小，通过 SON 和前额中线之间的小切迹从额骨眶缘的上内侧发出（▶图 32.1）。通常在前额中线外侧约 17 mm 处。神经穿过眶周肌和额肌支配前额同侧额部区域，双侧神经走行可能不同，但不穿过中线[4]。虽然滑车上神经支配的头皮面积明显较小，但因为它支配前额中央

区域，对其进行神经阻滞麻醉，有助于减少正中区域的局部浸润麻醉时的疼痛。

32.4　注射方法

患者取仰卧位或斜卧位，并监测生命体征。笔者一般会在手术开始前 30 分钟让患者服用苯二氮䓬类药物，如地西泮或劳拉西泮等，以帮助患者放松和缓解焦虑；也可以静脉注射咪达唑仑来达到这个目的[11]。在麻醉开始前 60 分钟使用利多卡因表面麻醉乳膏也可减少疼痛。建议在提取供区毛发之前或期间在前额使用表面麻醉膏，这样可以有效缓解注射时的疼痛[12]。

术区消毒，注意勿使消毒剂入眼。定位 SON/SOF（▶图 32.3）并标记，双侧 SON/SOF 可能存在显著的差异，其通常在眉毛水平或眉毛下方。如果无法触诊定位，可以使用其他方法来辅助寻找：一种方法是让患者向前看，双侧瞳孔位于水平位，SON/SOF 一般与瞳孔在同一垂直平面上[2]；第二种方法是从前额中线开始向外测量，SON/SOF 距离前额中线的平均距离是 27 mm。一旦确定并标记了 SON/SOF 的位置，可以通过垂直注射局麻药（前入路），或在 SON/SOF 上方 1～2 cm（上入路）进针，按照 Ahmad 描述的方法进行注射[10]。减轻注射疼痛的方法有加热和稀释麻醉药（笔者一般不做，因为这样会降低麻醉效果），还可以减慢注射

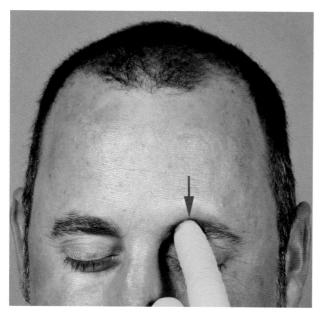

图 32.3　触诊眶上切迹（红色箭头），大约位于眶缘内侧 1/3 和外侧 2/3 之间

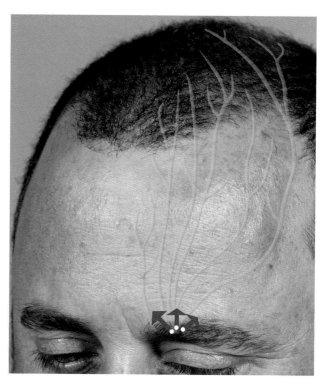

图 32.4　眶上神经阻滞前入路的注射点（白点）靠近眶上孔，指向上、内、外侧（蓝色箭头）

速度。在一项测量进行神经阻滞时疼痛水平的研究中，特别是在毛发移植手术过程中，观察到疼痛程度和注射速度之间成正相关[1]。

32.5　前入路麻醉方式

使用 30 号针头行前入路方法阻断眶上神经，首先在 SON/SOF 的标记部位用 0.25 mL 0.5%～1% 利多卡因和 1:10 万肾上腺素行皮下麻醉。等几分钟麻醉药起效后，用示指固定皮肤，从正前方向 SON/SOF 侧进针，但不能插入 SON/SOF 内，避免麻醉药注射入神经内或颅内[2]。一旦接触到骨膜后回抽，然后在 45～60 秒内缓慢注射 0.5～1.0 mL 局麻药。然后在孔的内侧和外侧重复注射一次，将注射方向朝外（▶图 32.4）。注射后轻轻按摩组织有助于麻醉溶液弥散。

32.6　上入路麻醉方式

上入路的眶上神经阻滞麻醉步骤如下所述，在 SON/SOF 位置上方 1～2 cm 处做标记点后局部麻醉，麻醉药起效后固定皮肤从标记点进针，针头朝向 SON/SOF（▶图 32.5），直至骨膜处或稍高于骨膜，回抽后在 45～60 秒内缓慢注射大约 0.5 mL 的局麻药。退针，然后以同样方式在内侧和外侧的扇形区域注射。退针时注意不要完全退出皮肤，注射深度与第一次相同[13]。此种注射方式可有效阻

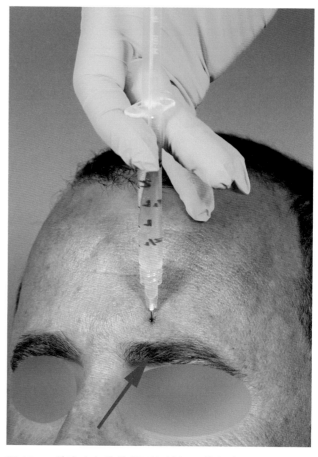

图 32.5　首次上入路注射眶上神经阻滞麻醉时，针尖正好位于眶上孔上方（红色箭头）

断眶上神经和滑车上神经的内侧和外侧分支（►图 32.6）。如果没有扇形阻滞，可能存在内侧或外侧分支没有被麻醉，导致头皮局部区域仍然有感觉。通常在前额两侧注射总共 2～3 mL 的局麻药。注射完毕后轻轻地按摩注射区域，有助于麻药溶液弥散。

眶上神经阻滞麻醉效果满意后，通常需要沿着患者其他皮神经（包括耳颞神经和颧颞神经）支配的额颞角进行额外的局部麻醉。根据手术时间的长短，医生可能还需要在之后补充注射，或者选用布比卡因等持续效果更久的麻醉药。经证实，眶上神经阻滞的上入路比前入路更有效[10]，据报道，眶上神经阻滞的总成功率为 95%[14]。

32.7　并发症

眶上神经阻滞麻醉一般耐受良好，但注射前需告知患者可能会出现眼睛周围瘀青和肿胀。冷敷前额和眶上区域有助于减轻这些问题。前入路和上入路这两种技术都是在神经附近注射，如果误入神经，可能会导致神经损伤从而引起疼痛和感觉异常，如灼烧和刺痛。与所有靠近血管结构的注射一样，注射前需要回抽，以免麻醉药入血管。

32.8　结论

眶上神经阻滞麻醉对毛发移植医生来说是一项安全且重要的技术，它可以减少局部麻醉带来的整体不适和疼痛。医生必须完全了解 SON/SOF 复合

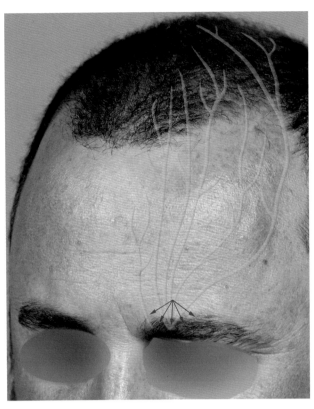

图 32.6　箭头示眶上神经阻滞上入路注射方向，可同时麻醉眶上神经和滑车上神经

体和眶上神经的解剖变异，才能成功地实施这一技术。相较两种方式，上入路比前入路更有效。眶上神经阻滞已被证明可以减轻患者的疼痛和焦虑，这反过来又改善了患者的体验感、提高了患者的整体满意度。其他神经阻滞也可用于毛发移植手术，如枕大神经阻滞和枕下神经阻滞。

参 考 文 献

[1] Ahmad M, Mohmand H. Nerve blocks or subcutaneous injections: comparison of pain levels in patients undergoing hair transplant surgery. Pak J Plast Surg. 2015; 4(1): 19－22

[2] Silverman S. Periorbital nerve blocks (supraorbital, supratrochlear, and infraorbital nerves). In: Diwan, S, Staats, P, eds. Atlas of Pain Medicine Procedures. New York, NY: McGraw-Hill Education; 2015: 1－9

[3] Ashwini LS, Mohandas Rao KG, Saran S, Somayaji SN. Morphological and morphometric analysis of supraorbital foramen and supraorbital notch: a study on dry human skulls. Oman Med J. 2012; 27(2): 129－133

[4] Andersen NB, Bovim G, Sjaastad O. The frontotemporal peripheral nerves. Topographic variations of the supraorbital, supratrochlear and auriculotemporal nerves and their possible clinical significance. Surg Radiol Anat. 2001; 23(2): 97－104

[5] Webster RC, Gaunt JM, Hamdan US, Fuleihan NS, Giandello PR, Smith RC. Supraorbital and supratrochlear notches and foramina: anatomical variations and surgical relevance. Laryngoscope. 1986; 96(3): 311－315

[6] Varsha LS, Thenmozhi MS. Incidence and morphological study of supraorbital foramen in South Indian skulls. J Pharm Sci Res. 2015; 7(9): 711－713

[7] Agthong S, Huanmanop T, Chentanez V. Anatomical variations of the supraorbital, infraorbital, and mental foramina related to gender and side. J Oral Maxillofac Surg. 2005; 63(6): 800－804

[8] Jeong SM, Park KJ, Kang SH, et al. Anatomical consideration of the anterior and lateral cutaneous nerves in the scalp. J Korean Med Sci. 2010; 25(4): 517－522

[9] Knize DM. A study of the supraorbital nerve. Plast Reconstr Surg. 1995; 96(3): 564－569

[10] Ahmad M. Supraorbital/supratrochlear nerve blocks: clinical significance of the superior and anterior approaches. J Anesth Inten Care Med. 2017; 2(4): 1－3

[11] Chang SC. Virtual painless hair transplant anesthesia. Hair Transpl Forum Int. 2009; 19(4): 124－126

[12] Ahmad M, Ahmad N. The efficacy of supra-orbital/supra-trochlear nerve block in hair transplant surgery: the use of local anaesthetic cream. Hair Transpl Forum Int. 2012; 22(3): 84－85

[13] Ahmad M, Ahmad N. Patient experience with supra-orbital/supra-trochlear nerve blocks in hair transplant surgery. Hair Transpl Forum Int. 2010; 20(6): 190－192

[14] Khan SH, Khan S. Nerve block and local anesthesia. In: Stough DB, Haber RS, eds. Hair Transplantation. Philadelphia, PA: Elsevier Saunders; 2006: 73－81

Scott A. Boden

周圳滔 译，林博杰 倪春雅 审校

毛发移植手术的应急准备
Emergency Preparedness in Hair Restoration Surgery

概要 尽管在植发手术中很少遇到紧急医疗事件，但也需要做好应急准备工作。对即将发生的紧急医疗事件的预防和适当干预可以避免不良后果。美国和泛国家医疗团体（如美国心脏协会、欧洲复苏理事会、亚洲复苏理事会）制订了新版的基本生命支持流程预案。顺序从开放气道、呼吸支持和循环支持（A—B—C）转变到胸外按压、开放气道和呼吸支持（C—A—B）。因为早期有效的胸外按压联合早期心脏除颤已被证明可以改善院外心脏骤停患者的生存率。自动体外除颤器（AED）是医疗场所中必不可少的设备，因为它是意识丧失患者的必备急救工具。本章内容为具体的紧急情况和管理准则介绍。

关键词 应急管理预案，BLS 方案，C—A—B，A—B—C，医疗场所准备，自动体外除颤器，心肺复苏，胸外按压呼吸比，救护车

关键要点

- 讨论医生如何为自己、机构及机构其他员工做好应对紧急情况的准备。
- 回顾基本生命支持方案的最新建议。
- 讨论新的国际公认的胸外按压、开放气道和呼吸支持（C—A—B）与开放气道、呼吸支持和循环支持（A—B—C）的对比。
- 回顾毛发移植术中可能发生的紧急情况的优先处理步骤。

33.1 简介

虽然在手术中遇到紧急事件的可能性很低，但主刀医生必须对紧急事件的前期临床表现保持警惕，并迅速做出反应，以防其发展为紧急事件。虽然在毛发移植手术中发生紧急事件的案例很少，但是在 2013～2019 年的国际毛发移植外科学会会议上有报道在手术中发生过严重的医疗紧急事件，包括：心脏骤停、心肌梗死、过敏反应、癫痫发作和死亡。

本章的目的是让医生、医疗机构及其工作人员做好应对紧急医疗事件的准备。各种具体案例后文会进行分析讨论。本章还会回顾最新版的基本生命支持方案（BLS）。与高级心脏生命支持（ACLS）相关的具体方案回顾不在本章的讨论范围。

33.2 准备

基本准备包括基础的急救培训和急救知识，适当的急救设备和用品，以及患者转运设备和途径。每个医生需要实践和演练各种紧急事件的相应处理方式。

美国心脏协会（AHA）发布的 BLS 和 ACLS 方案每 5 年更新一次，是公认的患者急救方案[1]。许多国际组织也发布了最新的心肺复苏指南，这些指南与更新后的 AHA 协议的要点基本一致[2-5]，都重点关注危及生命的呼吸系统和循环系统的紧急救治。

33.3 基本以及高级生命支持

33.3.1 自动体外除颤器的影响

在植发手术领域，应急预案中要求的救治水平一直存在争议。一些人认为，医生应该掌握 ACLS 技能，包括掌握气管插管技术和了解先进的复苏措施及药物。而另一些人则认为，植发医生很少使用 ACLS 技术，实践起来有一定难度，甚至是有害的。他们认为，由植发医生提供 BLS，同时启动急救医

疗服务系统，让专业人员来实施 ACLS 更为合适。

前瞻性研究表明，只有两种干预措施对心脏骤停患者的生存有显著影响。分别是早期心肺复苏（CPR）和早期除颤[6-9]。在没有实施 CPR 的情况下，从心脏骤停到心脏除颤之间每延迟一分钟，患者的存活率就会降低 7%～10%。实施 CPR 时，每分钟存活率的下降幅度较小，仅降低 3%～4%（▶图 33.1）[10]。

这些数据促进了 AED 的研发和改进。AED 可以指导没有经验的操作者安装电极片、读取和解释心律，并给出是否除颤的建议。如果提示需要除颤，AED 会指示操作者按下电击按钮。AED 设备有效且使用方便，美国心脏协会在他们制定的 BLS 方案中鼓励对心脏骤停患者尽早使用 AED[10-14]。通过使用 AED，医生不再需要通过心电图来判断是否需要除颤。早期 BLS 和除颤是 ACLS 的主要干预措施，可以提高患者生存率，因此植发医生有义务掌握这些技术[15]。

33.3.2 医疗场所的基本生命支持

2020 版美国心脏协会 BLS 心脏骤停应急处置流程如图 33.2 所示。

一旦确定患者无反应，应立即启动急救响应流程，准备急救设备和 AED（或派人去取）。循环状态可以通过摸脉搏、观察皮肤颜色和温度及观察患者的意识水平进行评估。外周动脉脉搏和毛细血管再灌注时间是血压（BP）可靠的参考指标，在血压不稳的情况下没必要使用血压计（表 33.1）。

表 33.1　脉搏与血压的相关性

股动脉可扪及 = 收缩压 > 70 mmHg
桡动脉可扪及 = 收缩压 > 80 mmHg
甲床毛细血管再充盈 > 2 s 意味着血管充盈受损

33.3.3 CPR 启动流程由 A—B—C 改成 C—B—A

为了尽早开始胸外按压，自 2010 年以来，AHA 和国际相应指南不断更新。2015 年和 2020 年版本的更新强调了 CPR 启动流程由开放气道、呼吸支持和循环支持顺序（A—B—C）改成胸外按压、开放气道和呼吸支持（C—A—B）顺序[1-5, 16]。对于院外心脏骤停（OHCA），医疗保障体系优先提供胸外按压和通气是合理的，AHA 认识到胸外按压是心脏骤停患者的当务之急。事实上，CPR 中胸外按压指令是 120 接线员向没有经验的救援者发出的唯一指令[1]。

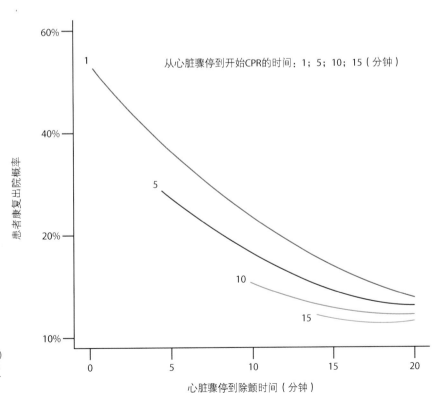

图 33.1　心脏骤停－心肺复苏（CPR）间隔和心脏骤停－除颤间隔对患者康复出院概率的影响

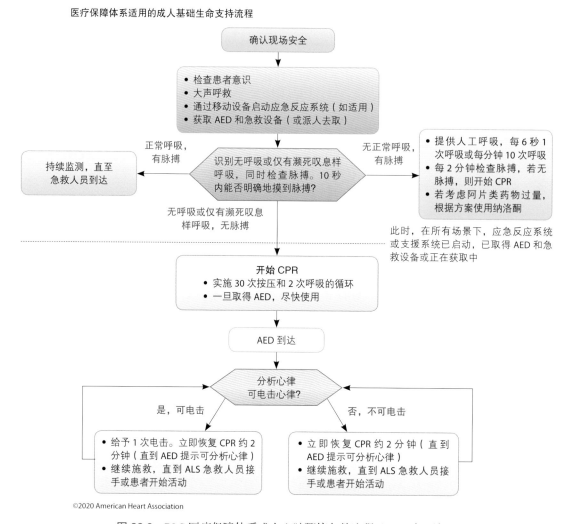

医疗保障体系适用的成人基础生命支持流程

确认现场安全

- 检查患者意识
- 大声呼救
- 通过移动设备启动应急反应系统（如适用）
- 获取 AED 和急救设备（或派人去取）

正常呼吸，
有脉搏

持续监测，直至急救人员到达

识别无呼吸或仅有濒死叹息样呼吸，同时检查脉搏。10 秒内能否明确地摸到脉搏？

无正常呼吸，
有脉搏

- 提供人工呼吸，每 6 秒 1 次呼吸或每分钟 10 次呼吸
- 每 2 分钟检查脉搏，若无脉搏，则开始 CPR
- 若考虑阿片类药物过量，根据方案使用纳洛酮

无呼吸或仅有濒死叹息样呼吸，无脉搏

此时，在所有场景下，应急反应系统或支援系统已启动，已取得 AED 和急救设备或正在获取中

开始 CPR
- 实施 30 次按压和 2 次呼吸的循环
- 一旦取得 AED，尽快使用

AED 到达

分析心律
可电击心律？

是，可电击

- 给予 1 次电击。立即恢复 CPR 约 2 分钟（直到 AED 提示可分析心律）
- 继续施救，直到 ALS 急救人员接手或患者开始活动

否，不可电击

- 立即恢复 CPR 约 2 分钟（直到 AED 提示可分析心律）
- 继续施救，直到 ALS 急救人员接手或患者开始活动

©2020 American Heart Association

图 33.2 BLS 医疗保障体系成人心脏骤停急救流程（2020 年更新）

AHA 的建议是由训练有素的救援人员组成综合团队，同时进行胸外按压、气道管理、呼吸支持、心脏节律检测和纠正休克（如果需要）。

CPR 的基本步骤如下：

- 按压：高质量 CPR 的组成部分包括：① 确保适当的胸部按压频率（100～120 次 / 分钟）；② 确保足够深度的胸外按压（一般成年人至少大于 5 cm）；③ 在按压间隙需要胸廓充分回弹；④ 尽量减少按压中断；⑤ 避免过度通气。

对于成人心脏骤停，胸外按压暂停时间应尽可能短，因为更短的暂停时间可以提高抢救成功率。

- 气道：意识水平改变的患者必须注意他们的气道。开放和清理气道是紧急护理的关键干预措施。

有几种开放气道的技术，最简单有效的方法是上抬下颌（▶图 33.3）。

- 呼吸：确认有效通气，使空气进入肺部，是下一个重要步骤。可以通过观察病人的胸廓起伏和听呼吸声来确认呼吸。

如果患者没有脉搏，目前 BLS 指南建议单人实施 CPR 时按压呼吸比例为 30∶2，并尽快使用 AED。

如果有第二个救援人员在场，按压呼吸比例为 15∶2。如果没有脉搏，并且有多个救援者，应在安装 AED 的同时开始胸外按压。直到 AED 与患者连接并激活才停止胸外按压。早期除颤使心脏骤停患者的院外生存率提高到近 50%[17]。

这些干预措施都优先于测量血压、补液及心电监护。在患者病情稳定后，可以启动 ACLS 方案，其中可能包括吸氧、机械辅助通气、气管插管、药物干预和持续心电监护等措施。

表 33.2[18] 和表 33.3 提供了最新的美国心脏协会指南摘要。

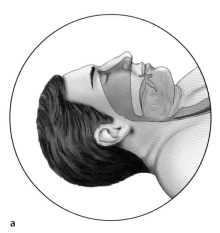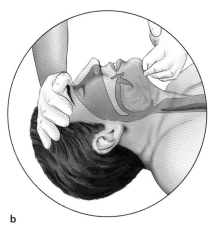

图 33.3 开放气道 a. 舌及会厌引起气道阻塞。b. 通过头后仰及抬起下巴来开放气道

表 33.2 基本生命支持流程

步骤	非专业急救人员	专业急救人员	医 疗 人 员
1	确认现场安全	确认现场安全	确认现场安全
2	检查患者反应	检查患者反应	检查患者反应
3	大声呼救。自己或请人拨打 120（拿电话的人或打电话的人留在受害者身边，并将电话调成免提模式）	呼叫附近人员帮助并启动应急响应系统（120 急救）如果有人回应，尽可能确保手机在受害者身边	呼叫附近救援或启动复苏小组；医生可以在此时或在检查呼吸和脉搏后启动复苏小组
4	遵循电话端 120 接线员指示	检查是否没有呼吸或只有喘息；如果没有呼吸，开始 CPR	检查是否没有呼吸或只有喘息和脉搏（最好同时检查）。由单独的医疗人员或由救援人员派出的第二个人取 AED 或者急救设备，在检查患者是否有正常呼吸和有无心脏骤停前完成
5	按接线员指示：评估患者是否无呼吸，或有喘息	回答通讯员的问题，并听从通讯员的指示	立即开始 CPR，并在可用时使用 AED 或除颤器
6	听从 120 接线员指示	如果有 AED，派第二个人去取	当第二名救援人员到达时，进行双人 CPR 并使用 AED 或除颤器

注：AED：自动体外除颤器；BLS：基本生命支持；CPR：心肺复苏术。

表 33.3 成人基本生命支持高质量 CPR 注意事项

救援人员应该做的	救援人员不应该做的
胸外按压频率为 100～120 次 / 分钟	按压频率低于 100 次 / 分钟或高于 120 次 / 分钟
按压深度至少 5 cm	按压深度小于 5 cm 或大于 6 cm
每次按压后要使胸部充分回弹	按压的间隔中手仍压在胸部
尽量减少按压中的停顿	按压间断超过 10 秒
充分通气（按压 30 次后通气 2 次，每次通气超过 1 秒，通气时确保胸廓起伏）	通气过度，即通气过量或压力过大

33.4 人员准备

急救人员要熟知 BLS 中描述的单人或双人救援步骤的优先顺序。实际上，多人救援会更好、更有效，因为其中许多步骤都需要同时进行。例如，一个人清理并保持呼吸道通畅，一个人检查脉搏并开始心肺复苏，另一个人取 AED 并拨打 120。

在医院里，这种团队合作的方式非常有助于改善混乱局面。训练和练习这些技能可以获得一定程度的信心，减少施救时的恐慌，并迅速做出相应反应以应对任何危急情况（表 33.4）。模拟应急演练可以让人员练习相关技能。

33.5 设备和用品准备

手术室应当配备移动急救车。急救车中应该包含可以处理心血管紧急情况所需的仪器、AED、监测设备和急救药品。由于急救车使用频率很低，所以要定时清点物品和设备以确保在有效期内。表 33.5 和表 33.6 列出了一份广泛的应急药物和设备清

表 33.4 紧急"急救车"设备

除颤仪或自动外除颤器（AED）	氧气罐
听诊器	急救包
血压计	氧气面罩
心电图电极包	鼻咽通气管
心电图纸	口咽通气管
小型静脉输液管	气管导管
大型静脉输液管	小型气切包
静脉输液针头	气管插管管丝
静脉导管	负压吸引管
压脉带	喉镜
小型静脉输液器	气管插管钳
护目镜	C 型电池
冲洗注射器	鼻胃管
癫痫防咬舌棍	注射器

表 33.5 急救用药

抗心律失常药物	其他急救用药
利多卡因	地西泮（抗癫痫）
普鲁卡因胺（用于室性心律失常）	狄兰汀（抗癫痫）
溴苄胺	甲泼尼龙（用于速发型过敏反应）
维拉帕米	硝苯地平（胶囊）
地尔硫䓬	苯海拉明（用于过敏反应）
腺苷	纳洛酮（阿片类解毒剂）
1:10 000 肾上腺素	氟马西尼（苯二氮䓬类拮抗药）
阿托品	康帕嗪（用于恶心呕吐）
镁	
碳酸氢钠	
吗啡氯化钙	
硝酸甘油喷雾剂	

表 33.6 建议办公室工作人员的职责下放和相关培训

所有员工	基本生命支持和自动体外除颤器
	急救设备位置
	联系紧急医疗服务
	患者转运流程
	环境突发事件应急方案
植发相关人员	除上述外，还包括： • 高级呼吸道管理技术 • 寻求急救帮助方案 • 在场所内使用高级生命支持设备 • 急救车的常规维护 • 识别非 BLS 紧急医疗情况
护士	除上述外，还包括： • 静脉输液技术 • 静脉给药和管理
内科医生	除上述外，还包括： • 高级生命支持 • 基本成人宣教技术

要提前制订应急计划，因为没有应急计划的临时应对会很混乱。

33.7 患者转院准备

当出现医疗或环境紧急情况时，正在进行的手术必须中断或转移场地。在这种情况下，预先安排使用另一个场地将确保患者得到医疗保障。应该备有一个额外的毛发移植手术包。可以用订皮器和（或）敷料暂时闭合患者伤口。在手术恢复之前，供体组织必须用生理盐水保持湿润。如果组织离体时间超过 6～8 小时，需使用组织保存溶液，如 Hypothermosol 溶液或 Custodiol 溶液，并建议低温保存。

33.8 具体紧急情况

在本节中，我们将讨论医生在植发时可能面临的一些具体情况。详见表 33.7。

33.8.1 心律失常（心脏骤停和其他心律失常）

猝死最常见的原因是心律失常，特别是心室颤动。合适的急救取决于两个因素：① 患者血流动力

单。如果场所不启用 ACLS，一些药物和器械可以不必准备。

33.6 应对环境突发事件

环境突发事件，如停电、火灾、地震、龙卷风等，比心脏突发事件发生的可能性要大得多。提前为这些情况做好准备也是很重要的。安全出口必须有清晰的标志，并有照明用的蓄电池灯，确保在断电时可以使用。手术室也应有类似的照明设备。需

表 33.7 植发手术中的紧急情况

问 题	症 状 或 体 征	治 疗

心脏骤停性心律失常：
• 室性心动过速、室颤、心脏骤停、三度传导阻滞
• 这些是立即危及生命的"致命"心律失常
	• 无反应
	• 无脉搏
	• 无呼吸
		• 拨打 120 并尽早转移
		• ABC
		• 心肺复苏及 AED 使用
		• 高级心脏生命支持（ACLS）：
		  – 氧气袋/面罩吸氧，增加呼吸支持
		  – 建立 IV/IO 通路
		  – 心律失常 ACLS 方案

"稳定型"心律失常： • 稳定型室性心动过速、一度和二度传导阻滞、室上性心动过速 • 稳定是相对的，随时可能变得不稳定	• 意识水平下降 • 脉搏异常 • 高血压或低血压	• 拨打 120 并尽早转移 • ABC • 必要时进行心肺复苏 • ACLS • 氧气袋/面罩吸氧，增加呼吸支持 • 建立 IV/IO 通路 • 心律失常 ACLS 方案
心肌缺血： • 心绞痛、心肌梗死	• 胸痛或胸闷放射至手臂或颈部 • 面色苍白、多汗、恶心 • 呼吸窘迫 • 心律失常 • 高血压或低血压 • 有些患者可无疼痛仅出现相关症状，即无症状性心绞痛。其在糖尿病患者中更为常见	• 拨打 120 并转移 • ABC • 吸氧 • 建立 IV/IO 通路 • 硝酸甘油（舌下或喷雾），必要时每 5 分钟 4 mg，三次 • 硫酸吗啡镇痛，每 5 分钟 2～5 mg IV • 阿司匹林 160 mg 口服 • 心律失常 ACLS 方案
脱水和低血容量休克	脉压差减小、心动过速、虚弱、低血压	• 术前确保患者水分充足，在长时间手术中及时摄入液体 • 仰卧位或头高脚低体位 • 如果有出血则控制出血 • IV/IO 输注生理盐水以扩充血容量
无症状稳定性高血压： • 手术当天，患者可能出现不明原因的无症状高血压（HBP）。这不是紧急情况，但它可能会增加术中出血或增加肾上腺素的使用风险	无症状	• 如果患者有 HBP 病史，需每日用药控制，确保手术当天亦服药 • 保持平静和放松的心态 • 术前常规给予苯二氮䓬类药物 • 观察并复测血压 • 如果血压仍然很高，考虑取消手术，直到血压控制稳定
低血糖	精神状态改变、虚弱、癫痫、震颤、出汗、心动过速	• 口服碳水化合物 • 50 mL 50% 葡萄糖溶液 IV
癫痫： • 癫痫发作可发生于低血糖、麻醉中毒和有癫痫病史的患者	癫痫大发作后意识减退、神志不清	• 防止主动发作时受伤 • 地西泮 5～10 mg IV • 后期：氧气和呼吸支持 • 拨打 120 并快速转移
血管迷走神经性反应（毛发移植手术中较常见）	精神状态改变、多汗、面色苍白、恶心、紧接着失去意识	• 预防措施（口服 5～10 mg 地西泮，0.5 mg 阿托品 IM） • 仰卧或头高脚低体位 • 冷敷，吸入芳香氨 • 持续性心动过缓者 0.5 mg 阿托品 IV
单纯过敏反应	荨麻疹或红斑皮疹	• 按需每 20 分钟皮下注射 1:1 000 肾上腺素 0.3～0.5 mL • 口服苯海拉明 50 mg

续　表

问　题	症状或体征	治　疗
过敏性休克和类过敏性休克反应	荨麻疹、支气管痉挛、低血压	• 按需每 20 分钟皮下注射 1 : 1 000 肾上腺素 0.3 ~ 0.5 mL • 苯海拉明 50 mg IV • 西咪替丁 300 mg IV • 甲泼尼龙 50 mg IV • 支气管痉挛： 　– 吸入 β 肾上腺素能药物 　– 氨茶碱 6 mg/kg IV 负荷剂量 • 低血压： 　生理盐水 IV • 拨打 120 转运
局麻药中毒	精神状态改变、铜钱味觉、癫痫低血压、心律失常	• ABCs • 控制癫痫发作的药物： 　– 静脉注射地西泮：5 ~ 10 mg 弹丸注射，或 10 ~ 20 mg 缓慢推注 1 ~ 5 分钟 • 低血压： 　– 静脉输液 　– 血管升压药，以增强心肌收缩力；麻黄碱：50 mg IM 或 10 ~ 25 mg IV 或肾上腺素 1 ~ 2 mL（1 : 10 000）IV 　– 心动过缓：阿托品 0.6 ~ 1.2 mg IV 　– 使用 ACLS 方案 • 心跳停止或无反应性严重低血压应进行心肺复苏
阿片类中毒	意识水平降低、呼吸抑制	Narcan（纳洛酮）每 2 ~ 3 分钟 0.1 ~ 2 mg IV，直到患者有反应（最大剂量 10 mg）
苯二氮䓬类药物中毒	意识水平降低、呼吸抑制	氟马西尼每 2 ~ 3 分钟 2 mg IV，直到患者有反应（最大剂量 3 mg）

注：AED，自动体外除颤器；ABC，气道、呼吸和循环；IO，骨髓腔内；IM，肌内注射；IV，静脉注射；SL，舌下

学是否稳定？② 是什么心律？最直接的即刻干预可以遵循 AED 的建议，即心律是否"需电击"。

因为植发医生很少会使用 ACLS 这一流程，如果医生计划使用 ACLS 处理遇到的紧急情况的话，需要定期复习培训。当一个没有经常使用 ACLS 的医生试图进行复杂急救流程时，可能会浪费时间和犯错误。更安全、更有效的方式是遵循 BLS 指南，使用 AED 除颤，实施 CPR，并立即呼叫紧急医疗服务支援。

33.8.2　心肌缺血（心绞痛、心肌梗死）

心脏病患者在疾病活动期不应手术，稳定期患者经其主治医生初始评估后可以接受手术，但这并不能保证手术时不会发生急性心血管事件。另外，健康患者也可能会在术中发生首次急性心血管事件。

心肌缺血的典型症状是胸痛，其特征是胸部发紧，并放射到颈部、左臂或背部肩胛骨之间。可伴有出汗、面色苍白、乏力、心悸和头晕。但患者在手术过程中单纯出现胸痛，很难确定是否源于心脏。胸痛患者的鉴别诊断超出了本文的讨论范围。有心脏病史或有高危因素（血压高、糖尿病、吸烟、肥胖等）的患者若发生胸痛，应高度怀疑心肌缺血。

部分患者，尤其是糖尿病患者，心肌缺血发作时可能没有胸痛症状。他们可以表现出心绞痛其他症状（严重乏力、呼吸短促、出汗、恶心等）。患者出现胸痛症状时需要非常重视，应及时转诊进行全面评估。稳定冠状动脉缺血的初始治疗包括吸氧，以及阿司匹林、硝酸甘油和硫酸吗啡等药物应用（见表 33.7）。

33.8.3　无症状性高血压

患者可能在手术当天早上出现收缩期或舒张期血压升高。一般来说，无症状性高血压不是紧急

情况，但血压升高可能会导致术中出血增加。这种血压升高经常是"白大衣"高血压，在患者放松或给予药物治疗后会缓解。如果血压持续升高，需要检查患者是否漏服了常规降压药物。如果是这种情况，及时补服药物后可以缓解。如果血压仍然很高，建议取消手术，待血压平稳后再行手术。

美国食品药品管理局（FDA）在1995年得出结论，舌下含服硝苯地平不可用于急性降压。10 mg硝苯地平舌下含服可引起动脉压迅速下降、心肌缺血、脑缺血、完全性心脏传导阻滞等，会增加死亡率。

在高血压急症中，5 mg硝苯地平舌下含服会导致血压在降低后反弹性升高，这种情况很危险。在心脏病专家和麻醉师的密切监测下，可连续静脉输注尼卡地平或硝酸甘油治疗高血压急症。

33.8.4　低血容量休克和低血压

低血容量休克是由于血管内液体容量的减少而引起，失血或脱水可导致这种情况发生。植发手术很少出现大出血，但可能会发生于大面积头皮缩小或皮瓣手术中。基础血压较低的患者，在没有补液的情况下接受6～8小时的手术，更容易出现低血容量休克症状。患者可能会感到乏力、头晕，有时会恶心，尤其是在坐起或站立时更明显。

在植发手术中，低血容量休克的治疗方式是控制出血并补液。在手术期间让患者多喝水有助于预防其发生。

33.8.5　血管迷走神经性反应（晕厥或晕厥前兆）

在植发手术中，血管迷走神经性反应可能是最常见的紧急事件。它是因自主神经系统反射性刺激，引起心动过缓、血管舒张和血压降低。早期症状包括乏力、出汗、面色苍白和恶心，并可能迅速发展为接近或完全晕厥。也可能发生肌强直、肌肉痉挛，这时不应误诊为癫痫发作。血管迷走神经性反应可以由很多因素引起，包括疼痛、恐惧、情绪压力大、晕血等。

在植发手术中，最常发生在麻醉或供区取发时。手术体位为坐位时，更加容易诱发。治疗方式包括将患者置于仰卧位或头低脚高位（特伦德伦伯卧位），双腿抬高15°～30°。虽然特伦德伦伯卧位已经被普遍使用了100多年，但大量研究表明，虽

然这种体位可以增加静脉压，但它并不能显著改善收缩压[18]。术前口服苯二氮䓬类药物可缓解注射或手术时的焦虑和恐惧情绪，从而减少血管迷走神经反射。有条件的话，可谨慎吸入芳香氨类药物。如果患者对这些措施反应不明显，则应考虑其他原因造成的意识水平降低。

33.8.6　过敏、过敏性休克和类过敏性休克反应

轻微的过敏反应表现为荨麻疹、瘙痒性皮疹等。严重的过敏反应会引起支气管痉挛、患者喘息和呼吸短促。最严重的临床表现是过敏性休克。除了上述症状外，还可因外周血管系统的大量血管扩张，导致出现一种称为分布性休克的现象。

类过敏性休克反应与过敏性休克的临床症状类似，但它不需要免疫球蛋白E（IgE）介导，不需要之前接触过敏原致敏。虽然很罕见，但抗生素、局麻药和非甾体抗炎药（NSAIDs）均可引起过敏、过敏性休克或类过敏性休克反应。这些药物都会在植发手术中用到，因此仔细询问对这些药物的既往过敏史十分重要。

过敏反应的治疗药物有肾上腺素、苯海拉明（H1受体拮抗剂）、西咪替丁或其他H2受体拮抗剂、甲泼尼龙（皮质类固醇）。如果出现支气管痉挛，则使用吸入性β-受体阻滞剂。在严重低血压时，给予静脉输液（见表33.7）。

33.8.7　低血糖

低血糖症状的定义是血糖低于50 mg/dL，可能伴有意识模糊、躁动、嗜睡、癫痫和昏迷等相关症状。患者精神状态改变和意识水平下降的表现与许多其他原因诱发的类似。口服降糖药或使用胰岛素的糖尿病患者发生低血糖风险最大，因为在较长时间的手术过程中，这些患者糖的摄入量可能不足。严密观察和术中血糖监测有助于避免严重临床症状的发生。低血糖的治疗方法是口服或静脉补糖。

33.8.8　高血糖

许多植发医生在肿胀液中加入糖皮质激素以减少术后水肿，并且都会使用肾上腺素以控制术中出血。这可能导致胰岛素依赖型糖尿病患者的血糖升高。同样，术中应监测血糖，必要时调整胰岛素剂量。

33.8.9 癫痫

在毛发移植时，低血糖、利多卡因中毒或有癫痫病史的患者可能会在术中发生癫痫。术前使用苯二氮草类药物通常可以预防癫痫发作。

在癫痫发作期间，应保护患者免受伤害，采取合适的约束措施，并根据病因给予适当的治疗。癫痫发作患者最危险的一段时间是肌强直状态时，此时患者的气道和呼吸状态可能会受到影响。需要保护好患者的气道，并给予吸氧。静脉注射安定可预防癫痫复发。癫痫发作时，还需考虑低血糖或利多卡因中毒的可能性。患者应转运到更高级别的专业医疗机构进行进一步的评估和治疗。

33.8.10 药理学相关急症

手术中药物直接引发的问题可分为三大类：过敏反应、毒性反应和药物相互作用。

• 过敏反应：最常见的药物可能是抗生素、非甾体类抗炎药和利多卡因。手术前一定要询问过敏史。有关处理方法，请参阅上文。

• 毒性反应：局部麻醉药（利多卡因）、抗焦虑药（地西泮、咪达唑仑、劳拉西泮）、阿片类镇痛药和肾上腺素都是植发手术的常用药物。随着大面积植发越来越普遍，麻醉药的使用量和使用时间也会相应增加，这增加了发生毒性反应的可能性。所以必须了解所有这些药物的最大安全剂量（见第30章和第31章）。安定的拮抗药物是氟马西尼，阿片类药物的解毒剂是纳洛酮。这些急救药物应该储备在急救车中（药物剂量和给药详情见表33.7）。该内容在第30章（毛发移植手术麻醉方式概述）和第58章（FUE麻醉特殊要点）中会进一步讨论，这里不再赘述。

• 潜在的药物相互作用：对医生来说，评估患者的药物是否会与手术过程中给予的药物产生相互作用是很重要的。药物相互作用可以通过以下几种形式造成副反应，包括降低毒性阈值、增加或减少血药浓度及特异质反应。表33.8列出了在毛发移植中可能发生的药物相互作用示例[20, 21]。

表 33.8　药物相互作用示例（不包括全部）

病人用药	手术用药	潜在相互作用
MAOI 类抗抑郁药、三环类抗抑郁药	肾上腺素	高血压危象
狄兰汀	利多卡因	增加药物血浆水平
非选择性 β-受体阻滞剂（如：依得拉尔）	肾上腺素	高血压危象
β-受体阻滞药	利多卡因	增加药物血浆水平
抗组胺药物（特非那定、阿司咪唑）	大环内酯类抗生素（阿奇霉素、克拉霉素等）	心律失常
酮康唑	大环内酯类抗生素	心律失常

注：MAOI，单胺氧化酶抑制剂。

对于不熟悉的药物，医生应使用 Drugs.com 或 Epocrates.com 等互联网应用程序来查询药代动力学相互作用

参 考 文 献

[1] Kleinman ME, Brennan EE, Goldberger ZD, et al. Part 5: adult basic life support and cardiopulmonary resuscitation quality: 2015 American Heart Association Guidelines Update for Cardiopulmonary Resuscitation and Emergency Cardiovascular Care. Circulation. 2015; 132(18) Suppl 2: S414–S435

[2] Chung SP, Sakamoto T, Lim SH, et al. The 2015 Resuscitation Council of Asia (RCA) guidelines on adult basic life support for lay rescuers. Resuscitation. 2016; 105: 145–148

[3] Perkins GD, Handley AJ, Koster RW, et al. Adult basic life support and automated external defibrillation section Collaborators. European Resuscitation Council Guidelines for Resuscitation 2015: section 2. Adult basic life support and automated external defibrillation. Resuscitation. 2015; 95: 81–99

[4] Lloyd G. Resuscitation Council (UK) basic and advanced life support guidelines2015. Br J Hosp Med (Lond). 2015; 76(12): 678–680

[5] Song KJ, Kim JB, Kim J, et al. Part 2. Adult basic life support: 2015 Korean Guidelines for Cardiopulmonary Resuscitation. Clin Exp Emerg Med. 2016; 3 Suppl: S10–S16

[6] Hansen CM, Kragholm K, Granger CB, et al. The role of bystanders, first responders, and emergency medical service providers in timely defibrillation and related outcomes after out-of-hospital cardiac arrest: results from a statewide registry. Resuscitation. 2015; 96: 303–309

[7] Hase M, Tsuchihashi K, Fujii N, et al. Early defibrillation and circulatory support can provide better long-term outcomes through favorable neurological recovery in patients with out-of-hospital cardiac arrest of cardiac origin. Circ J. 2005; 69(11): 1302–1307

[8] Powell J, Van Ottingham L, Schron E. Public defibrillation: increased survival from a structured response system. J Cardiovasc Nurs. 2004; 19(6): 384–389

[9] Bunch TJ, White RD, Gersh BJ, et al. Long-term outcomes of out-of-hospital cardiac arrest after successful early defibrillation. N Engl J Med. 2003; 348(26): 2626–2633

[10] Bur A, Kittler H, Sterz F, et al. Effects of bystander first aid, defibrillation and advanced life support on neurologic outcome and hospital costs in patients after ventricular fibrillation cardiac arrest. Intensive Care Med. 2001; 27(9): 1474–1480

［11］ Chapman PJ, Penkeyman HW. Successful defibrillation of a dental patient in cardiac arrest. Aust Dent J. 2002; 47(2): 176−177

［12］ Hubble MW, Bachman M, Price R, Martin N, Huie D. Willingness of high school students to perform cardiopulmonary resuscitation and automated external defibrillation. Prehosp Emerg Care. 2003; 7(2): 219−224

［13］ Colquhoun MC. Defibrillation by general practitioners. Resuscitation. 2002; 52(2): 143−148

［14］ Grantham Asm H, Christiansen R. Resuscitation update for general practitioners. Aust Fam Physician. 2016; 45(12): 879−883

［15］ Steen S, Liao Q, Pierre L, Paskevicius A, Sjöberg T. The critical importance of minimal delay between chest compressions and subsequent defibrillation: a haemodynamic explanation. Resuscitation. 2003; 58(3): 249−258

［16］ Marsch S, Tschan F, Semmer NK, Zobrist R, Hunziker PR, Hunziker S. ABC versus CAB for cardiopulmonary resuscitation: a prospective, randomized simulator-based trial. Swiss Med Wkly. 2013; 143: w13856

［17］ McNally B, Robb R, Mehta M, et al. Centers for Disease Control and Prevention. Out-of-hospital cardiac arrest surveillance—Cardiac Arrest Registry to Enhance Survival (CARES), United States, October 1, 2005-December 31, 2010. MMWR Surveill Summ. 2011; 60(8): 1−19

［18］ Olasveengen TM, Mancini ME, Perkins, GD, et al., Adult basic life support: 2020 International Consensus on Cardiopulmonary Resuscitation and Emergency Cardiovascular Care Science With Treatment Recommendations. Circulation. 2020; 142(suppl 1): S41−S91

［19］ Johnson S, Henderson SO: "Myth: The Trendelenburg position improves circulation in cases of shock." Canadian Journal Emergency Medicine. 6(1): 48−49, 2004.

［20］ Drugs.com. Drug Interactions Checker. Check for drug-drug, drug-food, and drug-disease interactions. Available at: https://www.drugs.com/drug_interactions.html

［21］ Epocrates.com. Comprehensive online drug-drug interaction checker. Available at: https://online.epocrates.com/interaction-check

Melvin L. Mayer

周易 译，甘宇阳 倪春雅 审校

术前供区评估
Preoperative Donor Evaluations

概要 本章主要强调供区在毛发移植手术中的重要作用。毛发移植手术是数学与艺术的结合。数学性体现在手术医生对供区的评估上，术者必须对供区获取的毛发数量有充分的判断，以达到满意的术后效果。艺术性体现在术者使用多种方法达到受区视觉上的美观。有一个不争的事实是：在供体毛囊不足时，毛发移植手术是无法进行的。因此，术者不应受患者或者经济等因素影响自己的判断。如果"供需"关系不匹配，术者最好拒绝进行手术。

关键词 松弛度，弹性，安全供区，毛发质量指数，横截面毛发测量仪，毛发镜，毛发密度，毛囊密度，供区密度，密度计

关键要点

- 通过体格检查、病史、个人史及家族史评估供区毛发情况，并且确保在安全供区（SDA）内提取毛囊。
- 测量毳毛-终毛比值来评估弥漫性非模式性秃发（DUPA）的可能性。
- 术前评估头皮松弛度以免手术切口张力过大。

34.1 简介

所有的毛发移植手术都是先从供区获取毛囊然后移植至受区。Limmer 最先推广从供区获取两端呈锥形的椭圆形头皮条[1]。所有患者的供区不论大小都是有限的，因此术者处理供区必须十分慎重且仔细。植发医生需尽可能保持供体毛囊的完整性并且使用尽可能少的毛囊来获得满意的手术效果。

挑选合适的手术患者至关重要。因此本章节的重点是基于椭圆形头皮条获取的供区毛发数量及所需覆盖受区状况去预测术后效果。FUE 技术可以与头皮条切取联合使用以扩大供区毛囊的供应范围，但该内容将在其他章节阐述。明确患者的手术诉求并给出客观的预期结果很重要。术者与患者对术后预期效果的讨论情况应使用文字、照片、电脑模型及其他方法尽可能准确地记录下来。术者将所有主、客观数据汇总评估后为每位咨询者提供最佳方案。

34.2 初始患者病史

在初始评估阶段，每位植发医生必须进行的一项简单但又极其困难的事，就是预测患者未来脱发进展到什么程度，这与安全供区（SDA）的范围息息相关[2, 3]。术者应该考虑如果患者没有进行药物或手术治疗，当他们 60 ~ 70 岁时脱发情况将会如何？初始评估时病史询问的关键要素包括脱发的起病年龄、脱发的速度或过程和家族史（尤其是父亲、兄弟、祖父和外祖父）、可能会引起脱发的疾病或创伤（尤其是贫血、甲状腺疾病、恶性肿瘤和化疗）、与脱发相关的用药史。同时头皮疾病及瘢痕疙瘩形成倾向也非常重要。

患者既往治疗脱发的效果也是初次评估时医生必须要了解的内容，包括口服或局部应用米诺地尔，口服或局部应用非那雄胺，光动力治疗，富血小板血浆（PRP）及其他的脱发治疗手段。这些都可以为我们的手术计划提供参考，但最终有预见性的手术计划还是应根据长期脱发的最坏结果来进行设计。

34.3 体格检查

供区评估的查体要点包括：毛干直径、毛干

质地、毛发-头皮颜色对比度、毛发及毛囊单位（FU）密度及毳毛与终毛的比例。

如果毛发足够长，医生可以测量毛发质量指数（HMI）[4-6]。医生还需要评估患者头皮的厚度、松弛度，既往手术的效果及脱发严重程度。另外，医生还需特别关注是否有瘢痕疙瘩形成的可能。瘢痕疙瘩在深肤色个体中多见，建议对这类人群先进行一次小型的试验性手术，并观察术后6~9个月瘢痕的情况。

植发医生必须评估包括供区在内的整个头皮，以明确是否存在银屑病和斑秃等疾病，以及瘢痕性秃发，包括扁平苔藓、盘状红斑狼疮、前额纤维性秃发及慢性毛囊炎等疾病。这些疾病的详细内容及其他头皮病理参见本书第8章和第9章。

总之，毛发移植术前体格检查结果必须支持雄激素性秃发诊断，符合毛发移植手术的适应证，并且植发医生需要依据查体结果估计出满足预期种植面积而所需切取头皮条的安全长度和宽度。

34.4　安全供区

供区毛发将在受区"永久性"存活是毛发移植手术的基本原理之一。但是，医生不应将这种"永久性"解释为"终生"或者"永远"，而应更多地理解成一种随年龄增长仍能保持供区毛发生理特性的能力。

医生在切取头皮条时应该遵循由Alt的组织学观察和Unger的研究所确定的安全供区边界[2,3]。Alt将严重脱发患者头皮后部及两侧保留的毛发区域定义为安全供区，通常宽6.5~7 cm并且在枕部变窄（▶图34.1）。安全供区的前界为经外耳道的垂线。外耳道垂线之前的区域毛发密度较低，因此无法大量地获取毛发，且颞浅动脉后支在该区域内行走。由于颞浅动脉后支是头皮的上部和前部的主要供血动脉，如果损伤该血管将对移植物的存活产生不利影响，因此将外耳道垂线定义为安全供区前界。耳颅沟上方2 cm处画一水平线与后枕部中线的交点构成了后枕部安全供区的上界。Alt建议在切取头皮条的上方至少保留2.5 cm宽的安全供区范围以便后期毛发能掩盖手术瘢痕[2]。Unger相较于Alt将安全供区前界向外耳道垂线前方拓展了28 mm（▶图34.2a）。Unger基于一项包含328名65岁以上男性的研究结果来定义安全供区，该研究将328名男性按年龄分为65~69岁、70~74岁、75~79岁及大于80岁组，结果发现80%的80岁以下的研究对象符合Unger对安全供区的定义，因此Unger对安全供区的定义也是可靠的（▶图34.2b、c）。

由于毛发移植医生无法精确地预测最终脱发情况，因此安全供区的上下界难以确定。平均而言，安全供区预测的边界宽6.5~7 cm[2,3]。Unger对216名Norwood分级Ⅲ至Ⅵ级的男性型脱发患者的前部、颞部、顶部和枕部进行了更详细的安全供区宽度测量（表34.1）[7]。这种安全供区从耳上区域以曲线的形式向后向下延伸至枕部，头皮条切取必须距离预期的安全供区边界2 cm以上，以满足遮蔽瘢痕的要求。

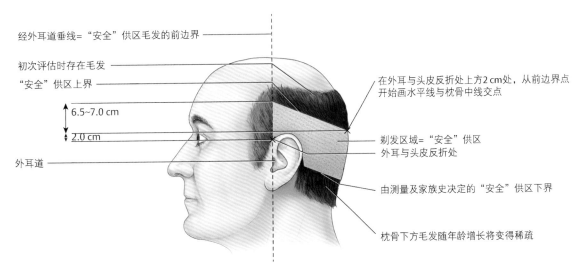

图 34.1　Alt 安全供区

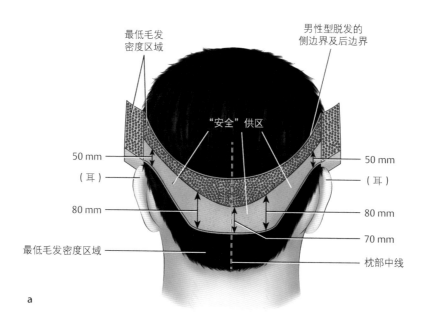

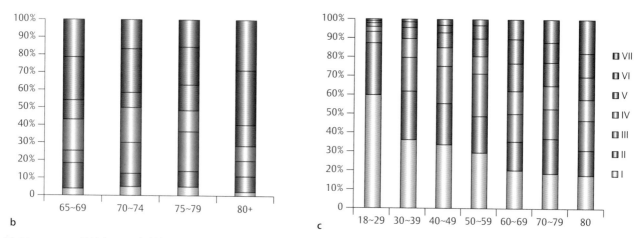

图 34.2 a. 一项纳入 328 名男性的研究中 80% 的 65 岁以上研究对象符合的安全供区。b. 男性型脱发不同严重程度比例。c. 1 000 名男性中男性型脱发（按 Norwood 分级）的发生率

表 34.1 216 名 Norwood 分级为 Ⅲ、Ⅳ、Ⅴ、Ⅵ级的男性型脱发患者的安全供区的平均宽度（mm）（源于 Unger）

	65～69 岁	70～74 岁	75～79 岁	＞ 80 岁
前部	33	24	29	22
颞部	80	55	62	59
顶部	97	76	79	81
枕部	86	60	69	62

　　如果进行二期手术，标准的手术做法是切除原先手术瘢痕[8]并且从与先前手术相同的安全供区范围内切取新的供体组织。乳突区域头皮弹性较小，因此在乳突区域切除宽度要缩窄。二次手术通常获得的供体毛发数量相较初次手术减少 25%～30%。这种现象考虑与毛发密度的下降、切取的瘢痕处无毛发及头皮弹性的下降有关。如果多次手术造成多重瘢痕（不推荐此手术方法），头皮血运及毛发生长将会受影响（▶图 34.3）。如果术者忽视了对瘢痕疙瘩形成可能性的评估，导致后枕部瘢痕疙瘩，则会对供区产生不利影响（▶图 34.4）。

34.5 受区需求量

　　本书的第 20 章提到了受区需求量这一重要内容。一旦患者的手术方案确定下来，术者必须估计出满足该方案的毛囊单位数量[9, 10]。一些手术医生认为 30～40 FU/cm² 的密度能使得受区获得合理的外观。

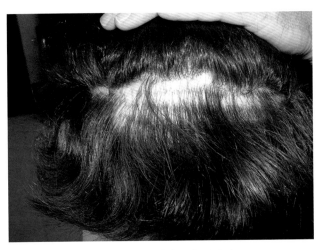

图 34.3 多处较宽的供区瘢痕

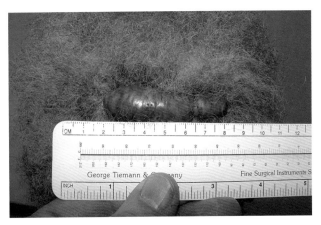

图 34.4 供区瘢痕疙瘩

目前有一些模板可以帮助术者计算毛囊单位需求量[11-13]。Jimenez、Chang、Farjo-Cole 及 Devroye 等学者都提出了较好的估计方法，但本章笔者的经验是使用笔者本人预先测量过面积的手掌来进行脱发面积估算，该方法能获得与测量工具相同的效果。笔者手指掌面的面积为 40 cm²，手掌的面积为 100 cm²。术者可以将手准确地覆盖在需要进行毛发移植的区域，并依次估算出面积，随后将面积与种植密度相乘，便可快速计算出所需的毛囊单位数量。

34.6 毛发密度相关术语

术语的定义对于供区密度的记录及毛发移植外科医生之间的交流十分重要。毛发密度对于所需毛发的数量及头皮条面积的计算至关重要。

第一个术语是毛发密度（Hair density，HD），指特定区域内毛发的数量，通常为每平方厘米内含有的毛发数量。第二个术语是毛囊单位密度（Follicular unit density，FUD），指特定区域内毛囊

- 毛发密度（Hair density，HD）= 特定范围内毛发总数（毛发 /cm²）
- 毛囊单位密度（Follicular unit density，FUD）= 特定范围内毛囊单位总数（FUs/cm²）
- 计算密度（Calculated density，CD）=D/FUD= 每个毛囊单位含毛发量
- 移植毛发总量（Total number of hairs transferred，THT）= 平均毛发密度 × 切取头皮条面积

的数量，通常为每平方厘米内含有的毛囊数量。第三个术语是计算密度（calculated density，CD），即每个毛囊单位所含有的毛发量。这些密度值通常是供区多点测量结果的平均值（▶图 34.6）。

34.7 供区密度

如果供区毛囊密度低于 40 ~ 50 FU/cm²，术者应仔细评估，以避免给这类患者进行初始或二期手术。这是一条毛发移植医生在判断患者是否适合手术时简单、好记并具有指导性的标准。当存在以下情况：如患者毛发与头皮颜色接近、毛发粗糙、毛发呈波浪状、灰发或者花白发及患者对手术效果有切合实际的预期时，可以酌情降低该标准。

术者必须意识到手术的排除标准并不是实际上脱发导致的毛囊密度下降，而是视觉密度的下降。很多学者研究并报道了不同的毛囊单位密度[8,9]。本章笔者根据实践经验认为常规毛囊单位密度为 75 ~ 100 FU/cm²。Headington 发表的数据显示平均毛囊单位密度为 100 FU/cm²，通常范围为 80 ~ 120 FU/cm²[14]。Cole 重新评估了 Headington 的研究发现 Headington 低估了实际的测量面积，因此 Headington 计算所得毛囊单位密度偏高。

许多研究表明种族差异是毛发密度的影响因素。术者可能因此在评估时被误导，尤其是非洲人群头发生来就粗壮且极其卷曲，因此视觉上密度高。而实际非洲人群的毛发密度通常比白种人低 20%。幸运的是，非洲人头发和肤色对比度低，即两者颜色相近有助于弥补这种先天密度较低的问题。而亚洲人的毛发密度同样比白种人低，却没有发色与肤色接近的优势。

34.8 供区密度测量设备

目前已有许多简便且精密的密度测量设备。就笔者的经验而言，最实用的三种设备为 Rassman 密度测量仪、Eisenbach 密度测量仪及各类视频毛发镜设备。Eisenbach 密度测量仪是计算最方便的设备，该设备标注了 1 cm² 的头皮范围，并将其划分为 4 等分（▶图 34.5）。术者可以通过计数其中任意一份后乘以 4，快速计算出每平方厘米的数量。

医生测量枕部供区密度时，需要至少测量三个不同点位的毛发密度，这些点位应该包括耳上、耳后及枕部区域，然后取平均值得到平均密度（▶图 34.6）。

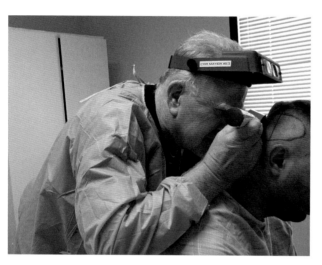

图 34.5　使用 Eisenbach 密度测量仪测量密度

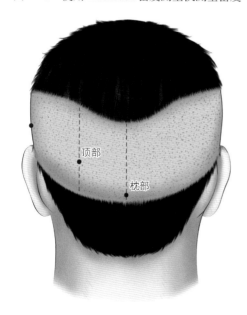

顶部

枕部

图 34.6　密度测量点位

34.9 毳毛-终毛比值

通过测量毳毛-终毛比值诊断早期的弥漫性非模式性秃发（diffuse unpatterned alopecia，DUPA）是供区评估的一项重要内容。毳毛-终毛比值可以通过前述的任何一种密度测量仪检测。医生也应该警惕供区毛发显著稀疏的年长男性存在 DUPA 的可能。

根据 Headington 的描述，毳毛是最大直径不超过 30 μm 的毛发。这些毛发长度小于 1 cm 且无髓质。毳毛通常难以与微型化的毛发、呈现"毳毛"样外观的退行期毛发及新生细且短的生长期毛发相区别[14]。理想的辨别方法是在不同时间点对毳毛样毛发进行两次测量，以排除毳毛样毛发为新生发的可能。当毳毛-终毛比值大于 25% 时，应高度怀疑存在 DUPA。据 Bernstein、Rassman[9] 和 Norwood[15] 描述，此型秃发会随年龄增长而进展。Bernstein 和 Rassman 建议毳毛-终毛比例在 15% 及以上的患者应避免过早（25 岁以下）手术，需警惕进展为 DUPA 的可能性。另一些医生则认为对于一些年轻患者只要根据其未来最严重的脱发结果进行植发手术规划即可。年龄并不是手术的绝对禁忌，只是术前需要充分告知患者相应的风险。

34.10 Rassman 密度测量仪

Rsssman 和 Bernstein 在 1993 年研发了一种密度测量仪。该测量仪的测量面积大约为 10 mm²，能放大 30 倍。将测量区域毛发剃至 1～2 mm 长度，将有助于精确地评估密度及毛发微型化情况（▶图 34.7）。

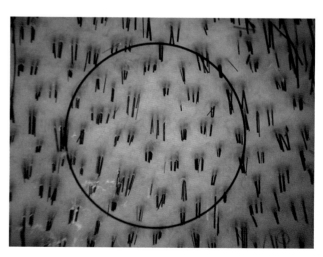

图 34.7　小范围剃短毛发以进行密度测量

34.11 加大改良版（Eisenbach）密度测量仪

Eisenbach 密度测量仪拥有 1 cm² 的视野范围，并且将视野四等分，可方便准确计数毛发及毛囊单位数量。

34.12 视频密度检测仪（标量微型摄像机）

市场上目前有许多视频检测设备。医生可使用毫米尺测量直径，然后通过圆面积公式 $S = \pi r^2$ 计算出视频中的面积。

34.13 毛发镜

毛发镜通过摄像机可以提供高质量的图片，测量的实际面积可达 1.7 cm²，并且能最高放大 300 倍。有些公司可以生产计算毛发直径和密度的软件，并且可在屏幕上查看、保存患者的检测记录（▶图 34.8）。一些特定的毛发学参数软件可以自动测量，包括毛发密度、毳毛-终毛比值和毛干直径。这些功能对初始评估和随后的手术或药物治疗效果评估都有帮助[4]。

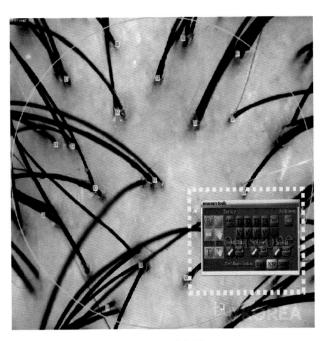

图 34.8　毛发镜

34.14 佳能单反 Canfield 影像系统

Canfeild 公司的数码皮肤镜设备将医学影像系统与佳能单反相机结合，其配有 LED 闪光灯，可采集交叉偏振和非偏振图像，能测量毛发密度及毛

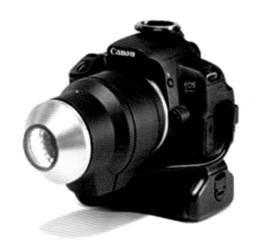

图 34.9　佳能单反 Canfield 影像系统

囊单位密度，并且可以通过影像系统进行数据收集。屏幕可视化效果非常出色（▶图 34.9）。

34.15 皮肤镜和数字成像设备

本书第 17 章和第 18 章分别详细阐述了皮肤镜和数字成像设备。

34.16 毛发质量指数–Hair Check–毛发截面测量仪

该设备虽未被广泛使用，但可以提供一些与自然脱发进展及手术或药物治疗效果有关的客观数据。记录供区和受区之间的毛发质量差异，不仅利于手术规划，其客观结果也有助于在术后 8～12 个月时评估手术效果。

毛发质量和毛发质量指数的概念首先由 Jim Arnold 于 2001 年提出[5]。他将毛发质量定义为 1 cm² 头皮范围内所有头发的横截面积。Frank Neidel 则将毛发质量定义为 4 cm² 头皮范围内的毛发横截面积（mm²）[6]。

2006 年，Bernard Cohen 发明了一种测量毛发质量指数的横断面测微仪，它将 4 cm² 头皮范围内的毛发形成一束，然后环绕测量该束毛发的横截面积（范围从 20～80 cm²）。该检测仪精度很高，可以检测出 600 根头发和 598 根头发之间的横截面差异[16]。然而不足的是，这一测量仪没法给出毛发数量、直径或毛囊单位大小变化的具体数据。

34.17 测量头皮松弛度

头皮松弛程度是决定供区切口闭合后张力和

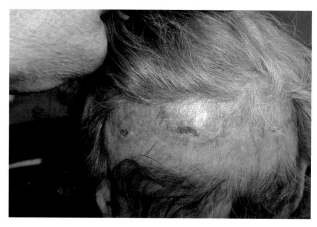

图 34.10　重度术后压力性脱发和坏死

毛发移植术中能安全切取的头皮条宽度的重要因素。过宽的头皮条会导致切口张力增加，这可能导致难看的瘢痕、脱发、组织缺血和坏死的情况发生（▶图 34.10）。

头皮松弛度可分为两部分：头皮滑动性和头皮弹性。滑动性是指头皮在颅骨膜上滑动的能力，源于腱膜下疏松纤维结缔组织。弹性反映了头皮组织因真皮内固有胶原和弹性蛋白纤维的存在而具有的伸缩能力。不同患者的头皮弹性会有很大差异。笔者认为，因头皮缩减手术需切除帽状腱膜，因此头皮滑动性更重要。而在头皮条切取术中，并不切除帽状腱膜，因此头皮弹性起更重要的作用。

评估头皮弹性和预测可以安全移除的头皮条组织量是毛发移植术中的一项重要技能。许多外科医生只是简单地上下推动供区头皮组织，或者用手指夹捏组织，或者利用临床经验来衡量弹性，这些方法都是不可靠的。因此，相应的一些测量方法就被提了出来。1980 年，Bosley 等人描述了一种头皮缩减术中使用的头皮滑动性测量系统。他们在两侧距离头皮中部 10 cm 的地方做了两个小记号，然后在最大限度地向中间挤压头皮，并重新测量这两记号间的距离。头皮挤压的距离被分成 5 级，并根据挤压距离决定切除组织量的多少[17]。Kolasinski 和 Kolerda 描述了头皮条宽度和头皮滑动度之间的相关性[18]。Feldman 描述了一种测量供区头皮弹性的方法，通过做一个长 1 cm 的标记，然后将 30～50 mL 的生理盐水注入标记下方的皮下组织，然后测量这个标记在注射生理盐水后扩展的距离。Feldman 发现皮肤鼓起（通常在 1～3 mm 之间）在视觉上比挤压皮肤更容易评估。Mohebi 等人提议使用一种名为"松弛计"的机械装置来测量头皮松弛程度。通过这种设备，他们就"术前头皮锻炼会增加头皮松弛度"这一观点收集了可信的数据[20]。Wong 和 Rassman 也支持这一观点。最近 Mohmand 和 Ahmad 描述了一种简化的头皮垂直活动度量表，其等级从 I 到 VI。

34.18　Mayer-Pauls 头皮弹力计

Mayer 和 Pauls 设计了可重复且客观测量头皮弹性的设备。头皮弹性指的是检测者用拇指将头皮上相距 5 cm 的两个标记点在水平方向上尽可能向中间挤压后测量的距离与原始距离的百分比。可以用软尺或特制的头皮弹性卡尺来测量该距离（▶图 34.11 和 ▶图 34.12）。计算公式为：头皮弹性 =（50 mm−X）（100%）/50 mm，X 指用拇指挤压后两标记点间的距离。使用该公式计算的头皮弹性大致范围为 10%～45%，平均值为 24%。头皮弹性为 10% 表明

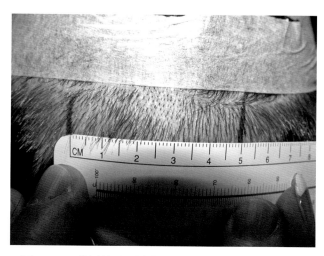

图 34.11　使用软尺测量头皮弹性：相距 5 cm 的标记点

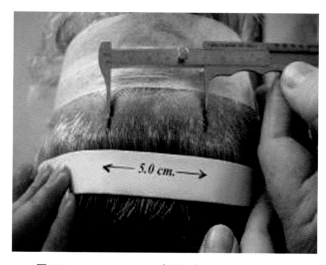

图 34.12　Mayer-Pauls 卡尺：相距 5 cm 的标志点

头皮非常紧，而 45% 代表头皮活动度极佳[22]。

Mayer 测量了超过 400 名患者的头皮弹性，发现头皮弹性与术后获得 1～2 mm 宽线性供区瘢痕的头皮条最大切除宽度具有相关性，并推荐了相应的弹性-头皮条切除宽度对应表[23]。但随着多年来不断地简化，目前认为在男性患者进行初次手术时，头皮上相距 5 cm 的两点所能压缩的距离加上 4 mm 可作为头皮条切除的最大宽度。例如，如果一名患者的头皮压缩距离为 10 mm，那么术者可以将 14 mm 作为头皮条切取的最大宽度，但在乳突部位，考虑皮肤张力较大，仍以 10 mm 作为最大切除宽度。对于二次手术患者及女性患者，头皮条切除宽度应与压缩量相等。

34.19 头皮松弛度悖论

Bernstein 及其他学者都曾讨论过"头皮松弛度悖论"，即头皮松弛的患者偶尔会在切口愈合时留下难以接受的宽瘢痕。这似乎与外科手术的基本原理相反，即切口无张力闭合比有张力闭合愈合得更好。偶尔出现这种反常现象的原因尚不清楚，但一些学者认为这可能与亚临床型 Ehler-Danlos 综合征所致的真皮胶原异常有关[24]。在患者头皮弹性测量大于 30% 时，即 5 cm 标记之间头皮压缩距离为 15 mm 时，医生应该引起重视，并考虑到此现象出现的可能。根据笔者的经验，这种现象的发生可以通过双层缝合和隐藏式缝合技术来减少。

34.20 术中缝合张力

术中切口闭合时的张力是术后切口缺血、瘢痕增宽和术后脱发可能性的最佳指标。最近有学者尝试测量这一参数。Muricy 和 Muricy 首先在术前使用 Mayer-Pauls 弹性量表估计头皮条切取的宽度，然后术中使用皮肤拉钩测量了切口关闭的张力。研究者首先切开头皮条下缘，然后在皮下层次向上分离出术前预估的头皮条宽度，在分离范围上端作一垂直切口，使用皮肤拉钩将该处头皮与切口下缘闭合，如果几乎没有张力，则可以继续增加头皮条切取的宽度。在皮肤拉钩测量张力的作用下，可以确定一条新的头皮条切取上界。这种技术可以确保头皮条切除后缝合张力较小[25]。

在 2008 年 OLSW 和蒙特利尔 ISHRS 会议上，Mayer 和 Yee 介绍了使用 8.9 cm（3.5 英寸）的巾钳

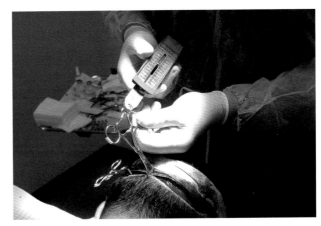

图 34.13 术中使用张力计测量切口闭合的张力

和张力计来测量术中切口闭合时张力的技术。使用巾钳勾住切口上下缘，张力计勾在巾钳的一个指扣环上，然后拉动张力计使巾钳夹闭创面（▶图 34.13），此时张力计的读数便是术中切口关闭的张力，可以用克数来表示。研究发现，张力 ≤ 500g 时，张力大小与供区 1～3 mm 宽的瘢痕宽度呈正相关[26,27]。

Mayer 弹性曲线有助于直观显示切口张力随头皮条切取宽度增加的变化。该曲线分别展示了头皮紧张（14% 弹性度）、头皮弹性适中（24% 弹性度）和头皮松弛（32% 弹性度）时缝合张力和头皮条切取宽度之间的关系。该曲线显示随着坐标横轴切取宽度的增加，纵轴的切口张力也随之增加。曲线在切口张力 500g 以下时，较为平坦，而当切口张力大于 500g 时，曲线斜率明显增加，曲线变陡。对于非常紧的头皮（▶图 34.14 中黄色曲线），切口张力很快到达 500g，而松弛的头皮则呈现一种相对平缓的曲线（▶图 34.14）[27]。

最终，根据前述的所有供区相关指标，植发医生想要知道毛发移植术中能切取多少头皮条组织且能最小化术后瘢痕，最重要的一个原则是尽可能切取一条长且窄的头皮条。

笔者提出一种有效的供区毛囊单位获取量计算公式：头皮条长度（cm）× 头皮条宽度（cm）× 密度（FUs/cm²）× 0.75= 毛囊单位获取数量。该公式中所有术语都很明确，常数 0.75，是根据椭圆形头皮条两端的锥度和大约 5% 的横断率得出的。因为通常植发医生术前已经标出了头皮条长度，明确了所需的毛囊数量和后枕部毛囊单位密度。因此，通过重新排列公式，我们可以计算出头皮条切除宽度：头皮条宽度 = 所需毛囊单位数量 /（头皮条长

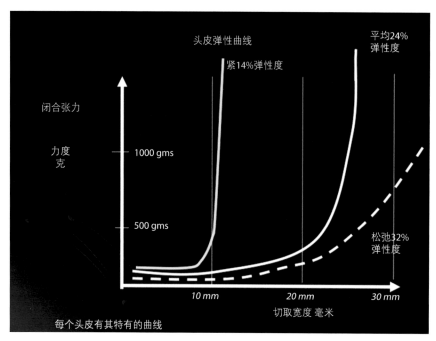

图 34.14　Mayer 头皮弹性曲线

度 × 毛囊单位密度 × 0.75）。例如，医生预计进行 2 000 毛囊单位的毛发移植手术，头皮条长度可达 25 cm，枕部毛囊单位密度为 80 FU/cm²，可计算得出头皮条宽度为 1.33 cm。

有经验的植发医生会使用多种方法评估头皮弹性。使用客观数据能使术者尽可能获得最大毛囊单位数量的同时确保安全的头皮条切取宽度，以避免过大的切口张力。

参 考 文 献

[1] Limmer BL. Elliptical donor stereoscopically assisted micrografting as an approach to further refinement in hair transplantation. J Dermatol Surg Oncol. 1994; 20(12): 789－793

[2] Unger W, Solish N, Gigure D, et al. Delineating the "safe" donor area for hair transplanting. Am J Cosmet Surg. 1994; 11: 239－243

[3] Unger W. The donor site. In: Unger W, ed. Hair Transplantation. 3rd ed. New York, NY: Marcel Dekker Inc.; 1995: 183－212

[4] Mubki T, Shamsaldeen O, McElwee K, Shapiro J. An update on diagnosis and treatment of female pattern hair loss. Expert Rev Dermatol. 2013; 8(4): 427－436

[5] Arnold J. Hair-mass: a method of including hair diameter in evaluation of hair, before or after transplantation. ESHRS J. 2001: 6－7

[6] Neidel F. Hair Mass and hair-mass index. In: Unger W, Shapiro R, eds. Hair Transplantation. 4th ed. New York, NY: Marcel Dekker Inc.; 2004: 878－879

[7] Unger W. Donor area harvesting. In: Unger W, ed. Hair Transplantation. 5th ed. London: Informa Healthcare; 2011: 259

[8] Mayer M, Perez-Meza D. Managing the donor area to minimize scarring. Int J Cosm Surg Aesthetic Dermatol. 2001; 3(2): 121－126

[9] Bernstein RM, Rassman WR. Follicular transplantation. Patient evaluation and surgical planning. Dermatol Surg. 1997; 23(9): 771－784, discussion 801－805

[10] Cole J. A calculated look at the donor area. Hair Transpl Forum Int. 2001; 11: 150－154

[11] Jimenez F, Ruifernández JM. Distribution of human hair in follicular units. A mathematical model for estimating the donor size in follicular unit transplantation. Dermatol Surg. 1999; 25(4): 294－298

[12] Chang S. Estimate number of grafts and donor area. Hair Transpl Forum Int. 2001; 11(4): 97－102

[13] Farjo B. Estimating graft numbers made easy for the recipient site. Hair Transpl Forum Int. 2001; 11(4): 101

[14] Headington JT. Transverse microscopic anatomy of the human scalp. A basis for a morphometric approach to disorders of the hair follicle. Arch Dermatol. 1984; 120: 449－456

[15] Norwood OT. Male pattern baldness: classification and incidence. South Med J. 1975; 68(11): 1359－1365

[16] Cohen B. The cross-section trichometer: a new device for measuring hair quantity, hair loss, and hair growth. Dermatol Surg. 2008; 34(7): 900－910, discussion 910－911

[17] Bosley LL, Hope CR, Montroy RE, Straub PM. Reduction of male pattern baldness in multiple stages: a retrospective study. J Dermatol Surg Oncol. 1980; 6(6): 498－503

[18] Kolasinski J, Kolerda M. Correlation between donor strip and scalp mobility. ESHRS J. 2001

[19] Feldman C. Tissue laxity based on donor tissue ballooning. Hair Transpl Forum Int. 2001; 11(4): 119

[20] Mohebi P, Pak J, Rassman W. How to assess scalp laxity. Hair Transpl Forum Int. 2008; 18: 167

[21] Mohmand M, Ahmad M. Preoperative estimation of scalp mobility for strip harvesting. Hair Transpl Forum Int. 2016; 26(5): 198－199

[22] Mayer M, Pauls T. Scalp elasticity scale. Hair Transpl Forum Int. 2005; 15(4): 9－10

[23] Mayer M, Pauls T. Scalp elasticity scale. In: Unger W, ed. Shapiro R Hair Transplantation. 5th ed. London: Informa Healthcare; 2011: 268－269

[24] Bernstein R. The scalp laxity paradox. Hair Transpl Forum Int. 2002; 12(1): 122－123

[25] Muricy M, Muricy J. Getting maximum follicular units to do a mega session through scalp elasticity test during donor harvesting. Hair Transpl Forum Int. 2008; 18(4): 138

[26] Mayer M, Yee T. Donor Strip Harvesting. 15th Annual Scientific Meeting of ISHRS, Montreal, September 2008

[27] Mayer M. Intraoperative closure tension. In: Unger W, ed. Shapiro R, eds. Hair Transplantation. 5th ed. London: Informa Healthcare; 2011: 2269－2270

Bessam Farjo

周易 译，甘宇阳 陈雪雯 审校

头皮条切取技术
Strip Excision Techniques

概要 多年来已经发明了多种切取头皮条的技术。该操作最主要的目标就是切取头皮条的同时尽可能减少横断率和供体毛囊的损伤。最初，切取时多使用多刃刀片，但是该工具在获取 1～3 根毛发移植体时横断率很高。单刃刀片的特点是术者可以沿着毛发在皮下的方向进行切割，因此使用单刃刀片更有优势。头皮条切取需要丰富的经验及技巧，在面对如瘢痕、毛干非常卷曲或者倾斜的难度较高的病例时，即使富有经验的医生也较难把握头皮条切除的切口方向，从而导致横断率增高。近期，使用牵开器钝性分离或使用皮肤拉钩牵拉切口两侧的方法可以直接暴露切口下视野，将横断率降低到一个较低的水平。本章将详述这些方法及头皮条切取技术的其他内容。

关键词 头皮条切取，FUT，横断率，创伤最小化，供体毛发数量最大化

关键要点

- 将头皮条浅层锐性切开与深层钝性分离或牵开切口直视下分离相结合，进行精确的头皮条切取。
- 皮肤拉钩法和牵开器钝性分离法是降低毛囊横断率最常用的两种头皮条切取方法。
- 为了确保供体毛囊质量，术者需要掌握多种头皮条切取方法来应对不同的情况。

35.1 简介

多年来，已有多种头皮条切取的方法。起初，医生大多使用多刃刀片。当使用多种类型的微型和迷你移植体时，毛囊周围组织很少被去除，且人们认为毛囊不是在供区继续存活，就是在受区存活，

因此"横断率"这一概念并未被重视。然而，随着毛囊单位移植术的开展，使用多刃刀片在许多病例中造成了不可接受的大量毛囊损失。显然，使用单刃刀片更有优势。对于富有经验的医生而言，头皮条边缘的毛囊横断率常低于 5%，甚至可低至 3%。面对难度较高的病例如瘢痕组织、毛干卷曲和一些毛发方向明显改变的病例时，该技术的学习难度陡增。使用单刃刀片获取头皮条时，降低毛囊横断率的关键是术者必须保持刀片与毛干平行。某些钝性分离方法也能降低横断率并最大程度保留毛囊[1-3]。

头皮条获取方法

- 单刃手术刀
- 双刃手术刀
- 多刃手术刀
- 止血技术
- 皮肤拉钩技术
- 牵开器技术

毛发移植手术的常规做法是使用头皮条技术，获取 2 000～3 000 毛囊单位的移植体（最多 7 000 根毛发）。在这样的病例中，头皮条长度一般为 30 cm，切口上下缘附近约有 500 单位毛囊或 1 200 多根毛囊有横断的风险。如果这些毛囊全部损伤，横断率就为 17%，如果医生缺乏经验，毛囊横断率更高[4]。

使用多刃或单刃手术刀盲视下直接切至毛乳头层次，常会导致非常高的横断率[5]。

35.2 单刃刀片锐性分离技术

经验丰富的医生目前仍然在使用这种技术获

取头皮条。正如前面提到的，这种获取方法毛囊横断的风险更大，特别是经验不足的医生使用该方法时。术者可以沿着切口轻轻拖 / 拉刀片进行切割，而不是大力地推动刀片切开切口，这种拖 / 拉切割方式可以将横断的危险最小化。有经验的手术医生会在切开的同时观察创面边缘，在发现存在毛囊横断时及时调整刀片方向，或者选取另外的头皮条获取方法。手术中肿胀液的注射也很重要，如果头皮条下方肿胀液注射层次一致，那么肿胀液将有助于降低横断率，如果注射层次不一致，将会使切取过程变得复杂并且增加横断风险。

35.3　钝性和直视下分离技术

2003 年，Arturo Sandoval 介绍了一种名为"Sandoval 浅切开联合钝性分离"的新的头皮条获取方法。该方法先使用刀片行深度 1 ~ 2 mm 的表层切开，然后从切口处将血管钳插入，打开血管钳，沿着自然平面钝性分开切口，以减少锐性分离可能导致的毛囊横断风险。该方法的主要缺点是不符合人体工学，操作者撑开血管钳的动作需要手指肌肉发力，这会导致术者手指疼痛。

为了解决同样的问题，几乎在同一时间，Damkerng Pathomvanich 引入了皮肤拉钩头皮条获取技术，他将其称为"开放技术"。该技术也是先切开 1 ~ 2 mm 的浅层切口，随后在切缘使用皮肤拉钩向两侧牵拉，使切口外翻，切口间组织保持张力，用手术刀轻压组织，便可将毛囊沿同一平面干净地分离出来[2,7-9]。

2005 年，Robert Haber 介绍了一种他发明的组织牵开器，该牵开器由基础的牵开器改良而来（▶图 35.1a），该器械前端为两组交错排列的尖叉（▶图 35.1b）。该尖叉可代替血管钳来撑开切缘。相比血管钳需用手指撑开器械，这种器械可通过手部捏合的闭合性动作打开器械尖端，这样的动作更符合人体工学[4,6]。

毛囊单位组织学分析证实了毛囊自然分离平面的存在，即在毛囊单位周围环形围绕着胶原带，该胶原与远端毛囊单位的胶原方向不同。这两种胶原的连接部位可能就是分离平面[10]。

35.4　皮肤拉钩直视下分离技术

这项技术仅需要简单的器械：单头或双头皮肤

拉钩，15 号或 10 号手术刀片及放大镜。该方法可以提供最清晰的视野，不仅有助于减少毛囊横断，而且能提高止血效率。该技术需要注射足量的肿胀液来获得几乎无血的清晰手术视野[11,12]。

该技术先切开一个非常表浅的切口，距皮肤表面大约深 2 mm 左右，大致深度为表皮层。本章笔者称该切口为"深划痕"。切开时应使用 15 号刀片的刀体而非刀尖，沿着预先画好的头皮条设计线切开。当患者为坐位时，术者可站在患者稍左侧，当患者俯卧位时，术者应站在切口线稍左侧。术者应该推动刀片向前切开（反向切开）。如果注射了充足的肿胀液增大了毛杆出皮肤的角度，术者此时可以更加清楚地看见毛杆角度。术者切开的同时用左手拇指抬起刀片前端的皮肤，这种效果会更明显。注射肿胀液和向后牵拉头皮可以更好地固定皮肤，以更好地控制切开深度。本章笔者在操作时右手执手术刀，可使用右手的边缘（放在患者头部）来稳定刀片，进一步控制切开操作。随后术者使用皮肤拉钩暴露切口两侧的真皮组织开始对深层进一步钝性分离[1,2,11,12]。

皮肤拉钩可使用 2 ~ 4 个，这取决于术者习惯、组织弹性、助手数量及患者体位（俯卧或坐位）（▶图 35.2a ~ c）。本章笔者倾向于让患者处于坐位，术者左手执一皮肤拉钩向上牵拉切口上缘（或者当患者俯卧位时，向左牵拉），助手左手执一皮肤拉钩将切口下缘向下牵拉（患者俯卧位时，助手将切口下缘向助手左侧牵拉）。

皮肤拉钩插入深度大致为真皮中层。如果拉钩过于表浅，拉力可能将组织撕裂。如果拉钩过大或者插入过深，会损伤毛球部。牵拉皮肤拉钩向上，并且切口两侧牵拉方向相反。保持持续拉力，使用刀片在原"深划痕"的基础上向下切开至真皮乳头下方。分离毛囊时应格外小心，避免横断。实际上，刀片的动作更接近于轻压或轻擦组织而不是切割。该分离应一小段一小段进行，不断移动皮肤拉钩，保持毛囊始终清晰可见[1,7-9]。

在许多情况下，患者头皮的特性使得在"深划痕"两侧的切缘使用皮肤拉钩向相反方向牵拉就可轻易分开组织，而无需使用刀片，这样可进一步降低横断的风险。这在毛发密度较高或者毛干相互交错的情况下十分有用。然而，如果切口部位存在瘢痕组织，这种分离方法就很难进行。这种钝性分离

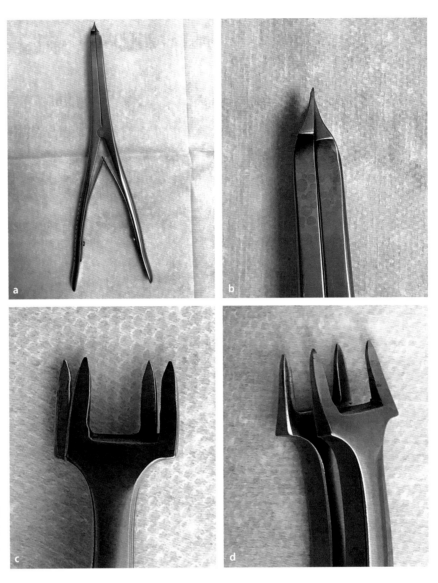

图 35.1　a. 改良后的牵开器符合人体工程学。b. 近距离展示两对错列排布的尖叉。c. 近距离展示尖叉的排列情况。d. 近距离展示水平分开的尖叉

的另一个优势在于处理一些难以看清的灰发或白发时，此时"深划痕"甚至可以稍微深一些，以使皮肤拉钩能更容易地分开切缘[1,2]。

　　处理非常卷曲的毛发案例时，如非洲人种，可以使用皮肤拉钩的牵拉作用使毛发变得看上去直一些（▶图 35.2d）。Marcelo Gandelman 建议：分离操作时将刀片弯曲来贴合毛囊的弯曲程度，以降低横断率[14]。

　　如果一些易出血的患者出现出血问题，可以将小纱布卷起填塞在切口下，拉钩继续向前并继续分离。如果有条件，可以如 Pathomvanich 描述的那样，使用小头的吸引器，吸去切口处的血液，以便能视野清晰地分离[9]。

　　操作的下一步是将头皮条从皮下组织上完全切除下来。此时本章笔者为了保持与患者坐位时相一致的术者–患者位置，笔者会与一助调换位置，并且从右向左开始分离。如果术者本身是左利手，可以位置相反以方便操作。术者使用有齿镊提起头皮条边缘，从右侧可以完全看到头皮条的深度，右手执 15 号刀片轻柔地从毛球下的皮下脂肪层将头皮条分离下来。

　　一旦头皮条被分离下来了几毫米，本章笔者会使用巾钳替换有齿镊，将巾钳夹住头皮条末端，以便能稳定地夹持牵拉。术者结合巾钳对头皮条牵拉的张力，轻柔的锐性分离脂肪层，便可将头皮条从右向左逐渐分离下来。在进行此操作时，最重要的是使用放大镜（最小 2.5 倍放大）来看清一些血管束，并避开这些血管束。这不仅可以减少出血还可以减少神经损伤，以避免不必要的术后长时间麻木[1,2]。

皮肤拉钩的优点及缺点

优　点	缺　点
可以直视毛囊	耗时
器械简单	可能需要更多的助手

35.4.1　头皮条切取策略

在进行 2 000 毛囊单位或者更多移植体的毛发移植手术时，本章笔者倾向于将头皮条分为两到三个部分进行切取，通常会在手术后期才移除第二和第三部分头皮条。这样做不仅可以降低毛囊离体时间来增加毛囊存活率，而且术者可以得到第一部分头皮条上毛囊获取量的反馈从而评估出后续所需头皮条的实际大小。

本章笔者仅切取了准备获取的头皮条的第一部分。切除时头皮条的内侧切口可以垂直切除（▶图 35.2e），但是外侧切口因呈锥形而有较高的毛囊横断风险，因此手术时应小心处理（▶图 35.2f）[5, 13, 15]。

35.4.2　组织牵开技术

牵开器是由基础的牵开器械改良而来（▶图 35.1a），该器械上有两对交错排列的尖叉（▶图 35.1b、c）。当我们打开牵开器时，器械前端的尖叉将在垂直平面上分开（▶图 35.1d）。该牵开器使用手掌侧相对强壮的肌肉进行闭合动作，而不是使用手指背侧相对细小的肌肉来进行牵开器的打开动作，这样更符合人体工程学[4, 6]。

35.4.3　牵开器技术技巧

与皮肤拉钩技术相似，该方法的第一步也是用刀片切开一深度约为 2 mm 的"深划痕"切口。该切口的深度应在毛囊隆突部位及其他毛囊重要结构的浅面。我们可以通过许多器械来控制切开的深度，但经验丰富、技术高超的手术医生常常可以直接根据他们自己的判断来控制深度[1, 2, 5, 10]。

术者将牵开器放置在切口上，将牵开器前端尖叉用力插入组织（▶图 35.3a）。术者握住牵开器后部手柄，用力挤压闭合手柄来打开牵开器前端尖齿，这样毛囊单位将会沿着毛囊间的自然平面分开

使用牵开器分离头皮条的优势

- 几乎将横断率降低到 0
- 非常适用于灰发和卷曲发
- 增加头皮条上移植物的获取量
- 易于学习
- 人体工学设计

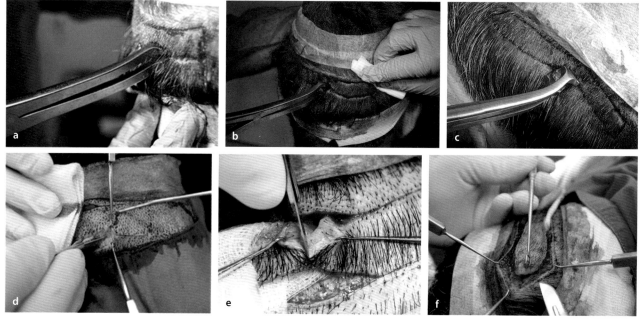

图 35.2　a. 一名助手使用两个皮肤拉钩。b. 三个皮肤拉钩。c. 四个皮肤拉钩。d. 通过使用皮肤拉钩提起组织可以将卷曲的毛囊拉直。e. 仅使用刀片尖端切开毛囊间的头皮条。f. 头皮条两端因为切口线由直线变为曲线导致有较高的毛囊横断风险

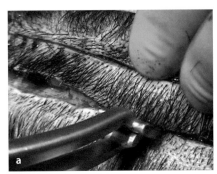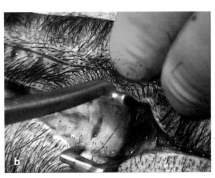

图 35.3 a. 将牵开器插入"深划痕"切口中。b. 牵开器打开，显示切口边缘毛囊完整

（▶图 35.3b）。术者沿着头皮条切口移动牵开器直到完成深层钝性剥离[4]。一些患者切口牵开后会在切缘间仍有部分组织相连（两次牵开之间会遗留有组织），这种情况可以使用前述的皮肤拉钩直视下切开未分开的组织。

打开牵开器时所需的力量随头皮特性的不同而有所差异。在柔软的头皮上，牵开组织是轻松的，例如女性和一些男性的头皮。较紧的头皮，则需要使用更大的力量。少数患者，头皮质地非常僵硬，这类头皮使用牵开器大力牵开时会有较高的组织撕裂风险，此时最好使用前述的皮肤拉钩技术[4]。

35.4.4 牵开器技术适应证

使用牵开器技术的理想情况已在本书 237 页列出。对于有较高毛囊横断风险的患者，如白发或灰发患者和毛发卷曲的非洲人，使用牵开器技术分离头皮条将有很大优势。在笔者的实践中牵开器技术是一种保持稳定低毛囊横断率且提高手术效率的技术。话虽如此，熟悉所有的技术以应对各种情况并获得最佳结果对手术医生来说十分重要。

35.5 总结

毛囊损失数量是经年累月的。对一个进行很多例毛发移植手术的繁忙诊所来说，如果横断率在 10%～15%，那么每次头皮条获取时将会损伤 100～200 根毛发，即 40～80 个毛囊单位，而这些毛囊对患者而言是十分珍贵的。如果将每个患者损失的毛囊单位累积起来，经过一年时间，将会损失超过 10 000 个毛囊单位。大部分手术医生都没有意识到自己正在造成这种隐形的巨大损失，所以我们要做的第一步是对自己所切取的一系列头皮条边缘进行仔细的摄影分析，以明确实际的横断率。如果横断率超过 5%，就必须更改获取头皮条的方法，包括使用牵开器设备等。我们对患者的责任不容有丝毫怠慢使患者损失掉一些毛囊。

参 考 文 献

[1] Lam SM. Crown/vertex, recipient site creation. In: Lam SM, ed. Hair transplant 360 for physicians. New Delhi, India: Jaypee Brothers Medical Publishers, Ltd; 2010: 119-126

[2] Buchwach KA. Graft harvesting and management of the donor site. Facial Plast Surg Clin North Am. 2013; 21(3): 363-374

[3] Devroye J. An overview of the donor area: basic principles. In: Unger W, Shapiro R, Unger R, Unger M, eds. Hair Transplantation. 5th ed. New York, NY: Informa Healthcare; 2011: 247-262

[4] Haber R. Minimizing follicular trauma during harvesting: the "spreader"—technique & indications. In: Unger W, Shapiro R, Unger R, Unger M, eds. Hair Transplantation. 5th ed. New York, NY: Informa Healthcare, 2011: 279-281

[5] Elliott VW. Transection rate comparison: optimized multiblade vs ellipse, parts I & II (2005 and 2006 final results). Annual Meeting of the International Society of Hair Restoration Surgery, San Diego, CA, October 18-23, 2006

[6] Sandoval A. Live Surgical Demonstration to Conference Attendees at the Guadalajara Masters workshop, Guadalajara, February 28-March 3, 2003

[7] Pathomvanich D. Donor harvesting, a new approach to minimizing transection of the hair follicle. Hair Transpl Forum Int. 1998; 8(5): 4-5

[8] Pathomvanich D. Donor harvesting: a new approach to minimize transection of hair follicles. Dermatol Surg. 2000; 26(4): 345-348

[9] Pathomvanich D. Minimizing follicular trauma during harvesting: skin hook technique. In: Unger W, Shapiro R, Unger R, Unger M, eds. Hair Transplantation, 5th edn. New York, NY: Informa Healthcare; 2011: 277-279

[10] Jiménez F, Poblet E. Gross and microscopic anatomy of the follicular unit. In: Haber RS, Stough D, eds. Hair Transplantation. Elsevier; 2006

[11] Limmer BL. Elliptical donor stereoscopically assisted micrografting as an approach to further refinement in hair transplantation. J Dermatol Surg Oncol. 1994; 20(12): 789-793

[12] Limmer BL. Elliptical donor stereoscopically assisted technique. In: Stough DB, Haber RS, eds. Hair Replacement: Surgical and Medical. 1st ed. St Louis, MO: Mosby; 1996: 133-137

[13] Bernstein RM, Rassman WR. Follicular unit transplantation (Chapter 12). In: Haber RS, Stough DB, eds. Hair Transplantation. Philadelphia, PA: Elsevier Saunders; 2006: 91-97

[14] Gandelman M. Transplant patients of American descent. Hair Transpl Forum Int. 2000(6): 10

[15] Stough DB. Tension donor harvesting (Video). In: Haber RS, Stough DB, eds. Hair Transplantation. Philadelphia, PA: Elsevier Saunders; 2006

缝合技术

Closure Techniques

概要 在毛囊单位头皮条手术（follicular unit strip surgery，FUSS）中切口的缝合技术非常重要。头皮的移动性在缝合过程中及术后瘢痕形成中起着重要作用，术前的正确评估可以避免术后切口张力过大带来的不良后果。缝合过程中最重要的是保持无张力缝合并尽可能闭合创缘，尽可能多地缝合两侧创缘组织（全层缝合），减少无效腔，从而降低创缘之间纤维化的风险，让创面更好地愈合。创面愈合后尽早拆线能避免"蜈蚣样"瘢痕及切口两侧"针脚样"印记。切口愈合后的瘢痕外观取决于毛发的角度。隐藏式缝合技术能使毛发从瘢痕中长出，从而隐藏瘢痕。在进行隐藏式缝合时对创缘进行适当调整及分层缝合都有助于减小毛发角度的差异。在头皮条切取过程中所切断的神经，需要在缝合时将其置于创口深面，以避免发生神经卡压、形成纤维瘤及疼痛性瘢痕的情况。

关键词 创面闭合，单层缝合，隐藏式缝合技术

关键要点

- 术前头皮移动性评估。
- 正确对合创缘，创缘全层缝合。
- 无张力缝合。
- 将缝合时切断的神经末端置于切口深面。

36.1 简介

伤口缝合的历史可以追溯到公元前5500～前3000年，也是外科手术的起源[1]。早期的缝合材料由丝绸、亚麻、棉花等天然材料制成。后来，随着工业及科技的发展，合成材料逐渐应用于外科缝线。伤口缝合是为了将创面对合在一起，并且提供足够

的强度防止切口裂开，将切口的张力和压力降低至最小，以促进愈合，形成较美观的瘢痕。毛囊单位移植的头皮条切取后遗留的瘢痕在毛发移植手术效果评估中是非常重要的。

人们一直在寻找理想的缝合材料。缝合材料大致分为天然缝合材料和合成缝合材料。它们可以是单股的或多股的（编织），染色的或未染色的，有涂层的或无涂层的。它们可以是可吸收的、延迟可吸收的或不可吸收的。所有缝合材料都有不同的参数，如抗张强度、断裂强度、弹性、毛细作用、组织反应、易操作性、线结稳定性和吸收率（表36.1）[2]。

表36.1 不同材料的缝线张力强度

缝线材料	体内的张力强度	吸收时间
有涂层的薇乔	2周65%	56～70天
	3周40%	
单乔	1周50%～60%	91～119天
	2周20%～30%	
PDS	2周70%	>90～210天
	3周50%	

供区切口的缝合操作是毛囊单位头皮条手术（follicular unit strip surgery，FUSS）重要的操作之一。一个缝合时切缘对合良好的切口，良好愈合后，可以形成一条非常细小的瘢痕。一些关键因素是头皮条切口愈合的先决条件，这些因素包括头皮在垂直方向上的移动度、头皮条切割的层次，以及上下切缘毛发之间的相对朝向。

头皮的解剖结构在不同的区域有所差异，从前额到上项线，头皮分五层（皮肤、皮下组织、帽状腱膜、腱膜下疏松网状组织和骨膜），而上项线以

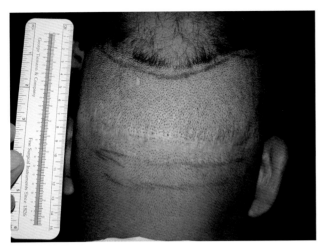

图 36.1　上项线下方瘢痕较宽

下的部分只有三层（皮肤、皮下组织、斜方肌和胸锁乳突肌上的深筋膜）[3]。这种差异会影响头皮条切除后瘢痕组织的宽度。上项线以上的区域头皮条切除的宽度可以更大，且颈部的活动对伤口张力的影响很小甚至没有影响。而且，该区域也是绝大多数患者的"安全供区"。上项线以下的区域则会受颈部屈曲活动的影响，导致瘢痕增宽（▶图 36.1）。

皮肤从拉伸状态中恢复的能力取决于皮肤中的弹性蛋白成分。一般程度的拉伸对瘢痕的影响很小，除非胶原纤维达到拉伸极限。此时，如果张力进一步增大，弹性蛋白的纤维就会断裂。这些受损的弹性蛋白纤维无法使胶原蛋白恢复到其正常的静息状态，这将导致一种称为"拉伸性萎缩"的永久性后果。

36.2　单层缝合 *vs*. 多层缝合

切口闭合的基本原则是切缘没有张力。大多数外科医生使用单层缝合的方法（使用可吸收或不可吸收的缝合线或皮钉）来缝合头皮条切口。也有一些外科医生更喜欢多层缝合[5]。目前还没有研究表明哪种技术在毛发移植手术中效果更好。单层缝合减少了手术时间，减少了创面暴露的时间，并在一定程度上降低了手术成本。单层缝合可以避免与缝线相关的问题，包括降低多层缝合时皮下缝线导致肉芽肿形成的风险。在某些患者中，肉芽肿可能会导致增生性瘢痕形成。深层的可吸收缝线的水解吸收，可能导致局部炎症反应，并且因此导致增生性瘢痕。此外，一些既经历过单层缝合也经历过双层缝合的患者表示：双层缝合后皮下的深层缝线会

引起术后的不适。多层缝合的基本目的有两个：第一，减少无效腔，特别是在获取较宽的头皮条时；第二，使切缘两侧皮瓣边缘充分接触，从而减少皮肤边缘的张力[6]。

多层缝合可以减少无效腔，从而减少了血肿形成的机会。并且，多层缝合能尽早拆除皮肤缝线，这有助于降低"蜈蚣样"瘢痕的可能性。对于瘢痕容易向四周侵袭的患者，深层的缝线可能有助于在皮肤缝线拆除后继续将伤口结合在一起。单层连续缝合的优点是操作速度快，减少伤口愈合过程中的组织水肿。但当头皮条较宽时，这种技术不能最大限度地减少皮肤张力，并可能导致皮肤缝合部位的下方形成三角形无效腔[6]。

皮钉作为单层缝合的一种工具，具有操作简便快速及在理论上减少毛囊损伤的优点。但是，相较于缝线，睡觉时皮钉会扎向头皮，从而导致患者明显的不适。

皮内缝合具有避免缝线印记的优点，并且可以在皮内留存数周。但是，由于缝线的位置在真皮上部，而毛囊隆突部位的干细胞区域也大约在皮肤表面以下 1～1.8 mm，所以这种技术可能会对邻近的毛囊造成损害。为了降低对周围毛囊造成损伤的可能性，外科医生在缝合过程中需要仔细地避开毛囊的隆突部位。此外，缝合材料的吸收可能会在愈合过程中引起更多组织反应，并且可能导致瘢痕增生。

身体的其他部位进行多层缝合时，两侧创缘拉在一起是靠真皮层的缝线。然而，头皮的真皮组织相当松散，或者说呈"奶酪状"，因此真皮缝合线经常会割断组织。为了避免这种情况，缝合时需要缝得足够深来拉住组织。缝合时挂到帽状腱膜可以提供额外的组织强度。多层缝合的基本目的就是将皮肤的张力转移到更深层次的组织上，如此就可以避免皮肤表面创缘的张力。

有文献中提及了一种可以减少创缘张力的两步缝合法。第一步，深层用可吸收线在皮下固定腱膜和腱膜下层次。第二步，使用非可吸收线进行改良褥式缝合。该方法的关键点是将切口张力保持在深层而不是可能导致缺血的浅层。创缘间留有 1～2 mm 的间隙优于创面贴合过紧。切口上非常小的张力可以在组织水肿消退后代偿，中等程度的张力将导致后期的休止期脱发和较宽的瘢痕，过大的

张力将导致永久性脱发、切缘缺血坏死或者二期愈合后形成较宽的瘢痕[7]。

36.3 可吸收缝线 vs 不可吸收缝线

目前有多种不可吸收缝合材料，如聚丙烯（普理灵）、尼龙、皮钉，以及可吸收材料如聚乳酸（薇乔）、羊肠线和聚乙二醇酮25（Dexon）[7]。非可吸收材料的组织反应最小，但需要拆线，而拆线可能会导致患者疼痛不适。可吸收缝线可以在皮下使用，并且不需要拆线。然而，与不可吸收缝合线相比，可吸收缝合线具有更多的组织反应性。在Bernstein的一项研究中，用聚乙二醇酮25制成的可吸收缝线优于皮钉[8]。另一方面，Israr和Stassen的研究则报告了缝合头皮时使用皮钉、丝绸线、聚丙烯线和聚乳酸线的创面在愈合上没有差异[5]。Muthevel等人的研究发现，在减少瘢痕和组织反应及保护缝合线周围毛囊几个方面上，皮钉比缝合线更好。然而，皮钉会导致患者更不舒服[9]。

36.4 有刺的缝线 vs 无刺的缝线

有刺缝线的吸收率较低且缝合强度较高，既可用于简单的单层缝合也可用于多层缝合[10]。据报道，有刺缝线对于闭合枕部供区很有价值。无刺（常规）缝线有各种需要处理的问题，如线结的牢固问题。无刺缝线引起的张力还可引起组织缺血坏死，导致不良的瘢痕形成、伤口裂开等问题。

36.5 隐藏式缝合 vs 非隐藏式缝合

隐藏式缝合的概念源于毛发修复手术时使用的插入皮瓣，典型例子是使用juri皮瓣修复发际线不自然的外观。隐藏式缝合也能应用于其他地方。隐藏式缝合背后的逻辑是让毛发从瘢痕处长出，从而消除线状瘢痕，降低瘢痕的可见度。这项缝合技术只能应用于那些头皮活动和头发密度适中的患者，非常松弛的头皮进行隐藏式缝合时效果不明显，因为非常松弛的头皮后期瘢痕会逐渐变宽。隐藏式缝合既可以是切取上皮瓣，也可以切取下皮瓣，或者上下两个皮瓣都进行切取[11-13]。手术医生可根据个人的临床经验进行选择。隐藏式缝合需要去除距皮缘1 mm左右的带有1～2排毛发的表皮组织。表皮条切取的深度为1～2 mm，术者应仔细地在立毛肌附着处浅面进行切除。切除表皮条可以使用锋利的剪刀或者刀片。目前已有多种技术用于切除表皮条，例如，Puig发明的将多刃手术刀中插入一垫片代替手术刀，以控制切取的深度；Kim发明的将剃须刀片弯折后插入5 mL注射器，将注射器当作手术刀柄；Rose等提及了一种"平台缝合法"[14,15,18-20]，Frechet详细描述了他的缝合技法，根据他的方法通常能获得极细的瘢痕[18]。Frechet切取的头皮条通常在上项线上方，以使得创面下有帽状腱膜存在。缝合时相互接触的帽状腱膜能抵抗张力，从而防止瘢痕增宽。他通常不进行两侧皮瓣皮下组织的游离，并且在浅层使用单股缝线进行单层缝合。缝合时需要助手将两侧皮缘推近，而不是通过缝线将两侧组织拉拢，这种方法可以防止缝线对组织的"切割"并且防止缝线挤压毛囊。近来，Frechet提倡对两侧皮瓣进行帽状腱膜上有限的分离。Pathomvanich和Imagawa则习惯于使用巾钳夹拢两侧切缘[13]，然后放置几分钟，这样有利于创面缝合。

36.6 游离创缘皮瓣和使用双极电凝

手术需要慎重且尽可能少地使用电凝。电凝所产生的热量会损伤组织及毛囊；电凝所产生的焦痂组织被证实在切口内的存在类似于异物，会造成潜在的感染。类似的，对皮瓣进行游离会导致更多的组织反应并且增加纤维化的程度，影响头皮移动度，进而影响后期的手术。另外，游离可导致皮瓣下更多的无效腔，需要使用更多的可吸收缝线来闭合。但是，在头皮较紧或者较宽的头皮条切除后，进行适当的皮瓣下游离以减少张力是必须的[18]。所有的这些都可以通过对供区头皮移动度的正确评估来解决。

36.7 缝合要点和理想的切口缝合方法

理想的创面缝合方法需要做到最大程度外翻创缘、尽可能减少毛囊损伤，达到切口无张力且术后瘢痕不明显的效果。另外，该方法应该是简便的，并且在整个愈合过程中都能维持张力强度、能精准对合创缘、切口不遗留缝线印记、切口内没有碎发和破碎组织。

36.8 缝合方法和创面愈合

正确的缝合方法是获得良好外观及避免创面感染、瘢痕化及创面愈合不佳的关键。缝合时必须掌握的技术包括如何将皮缘外翻和将皮缘对合精准，同时保持皮肤边缘均匀的抗张强度。这些技术的目标都是最小化瘢痕，且避免缝线印记。

缝合的主要作用是将创面闭合并且促进创面愈合，恢复皮肤完整性。缝合时使用的缝线数量及种类、缝合的方法及缝线张力的程度都会影响创面的愈合。

创面愈合通常分为三个阶段。第一阶段：炎症阶段（第0～5天），在皮肤切开形成创面后立即开始，涉及中性粒细胞和巨噬细胞的聚集。第二阶段：增殖期（第5～14天），该期特点是中性粒细胞减少，成纤维细胞和表皮细胞增加。角质形成细胞和其他表皮细胞迁移至基质中并开始增殖。在这个阶段，保持创面湿润是创面再上皮化的关键。血运重建也发生在这一阶段。第三阶段：重塑阶段（第14天到最终愈合），以成纤维细胞形成为特征，肌成纤维细胞将会收缩创面。

创面愈合1年后，最终创面强度约为完整皮肤的80%。在受伤后2周左右，创面只有最终抗张强度的7%，在3周左右增加到20%。因此，在这段时间内减少伤口所承受的张力将有助于未来几月的切口的恢复。

在本文笔者的诊所，通常术后10～12天拆除缝合线（不可吸收的）。此时伤口的抗张强度约为最终强度的7%～10%。如果缝合后的切口在上项线下方，切口将会受到张力作用，从而导致瘢痕增宽。如果缝线拆除过早，伤口存在裂开的可能，特别是一些进行二次手术的患者。

头皮创面的愈合可分为一期愈合和二期愈合。一期愈合通常瘢痕较细，而二期愈合则可能导致较大的增生性瘢痕。目前已有多种方法用来闭合创面。其中有两个比较古老，但仍值得一提的方法，一个是将切口上下缘头发扎在一起减张，另一个是使用免缝胶带减少张力。另外，Seery[3,6]、Brandy、Frechet[18]、Pathomvanich 和 Imagawa[13]、Marzola[11] 和 Paul[14] 等也提出了一些关闭创面的方法。

36.9　本章笔者首选的方法

36.9.1　头皮移动度

对头皮移动度的准确评估是实现良好缝合的先

决条件。该部分内容在本书的先前章节有提及。大家非常重视对头皮移动度的评估，也正是因为准确评估头皮移动度是减少瘢痕形成的先决条件。切口的宽度与切口张力的曲线随宽度增加逐渐变陡，即使仅增加1 mm宽度也会导致切口闭合时产生严重的问题。本章笔者习惯使用 Mohmand 提出的"垂直方向头皮活动度量表"[20]来进行评估，该量表易于掌握并且对临床实践有很大帮助。二次手术患者的头皮条宽度在该量表上也会随之调整，因此该量表非常实用。该量表允许术者选择适当的头皮条宽度来实现无张力缝合，使大多数患者获得较细的瘢痕。然而，由于有多种因素参与创面的愈合，我们无法保证术后瘢痕一定难以察觉。

头皮上几乎每相距1 cm左右的毛发角度就有所不同，因此在头皮条宽度超过1 cm时，为了解决上下缘毛发角度不一的问题（▶图36.2），在缝合时要小心处理切缘的任何不一致。楔形缝合在组织浅层进针时轻微增加进针角度，这样能更容易地将两边切缘对合在一起[21]。

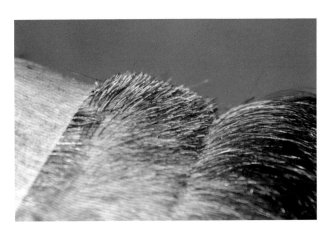

图36.2　上下缘毛发角度不一致

36.9.2　创面闭合方法

头皮条一旦被切取下来，需要立刻放置在低温的乳酸林格氏液中保存。头皮条分离的层次在毛球下方的层次（▶图36.3）。在该层次，仅有一些小的血管，止血相对容易。如果有稍大的血管出血，尤其在头皮条末端，也就是颞部区域，可以使用双极电凝止血。小一些的血管可以通过按压止血。另外，红外线光凝设备也可尝试应用于手术止血。

隐藏式缝合非常简单，切除下方皮瓣皮缘1～2 mm皮肤即可实现。切取时切割深度大约为刀

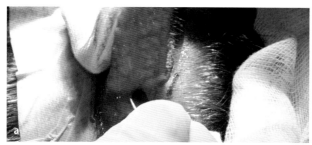

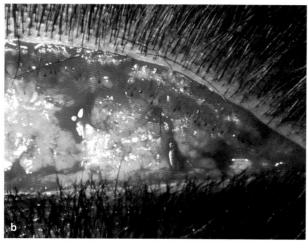

图 36.3 切取层次为毛球下方的皮下层次，可见创面基底部相互交错的血管

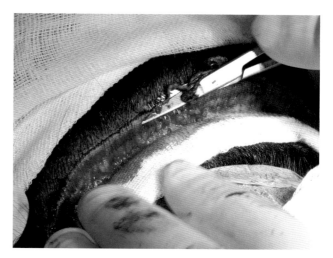

图 36.5 使用剪刀去除表皮条

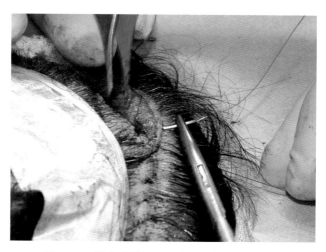

图 36.6 缝合时进针距皮缘的距离及出针深度

片刀刃的深度，约 1 mm（▶图 36.4）。切割的表皮条通常包括 1～2 排毛发。根据毛发密度情况，术者也可以使用锋利剪刀进行切割（▶图 36.5）。缝合时使用单股不可吸收缝线从切口的一端开始进行单层缝合。缝合时从距离皮缘 3～4 mm 进针，从皮下 4～5 mm 深度出针（▶图 36.6），然后从对侧皮下进针时，需要比下方皮瓣的出针位置深 1～2 mm，这样可以让上下皮瓣缝合后头皮高度一致，并且保持毛发角度的一致。每相距 1 cm 范围的头发与头皮之间的角度都有所不同。切除宽度 1 cm 以上的头皮条都会导致上、下皮瓣上毛发与头皮的

夹角有差异。一般来说，角度相差在 15°～20°，缝合时需要正确处理毛发角度的差异（▶图 36.7）。如果上下皮瓣的厚度均不大，隐藏式缝合的表皮条切取宽度一般为 1 mm 左右，如果上下皮瓣的厚度

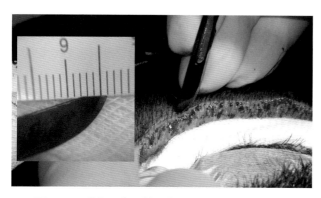

图 36.4 手术刀片呈斜面的刀刃刚好为 1 mm 深度

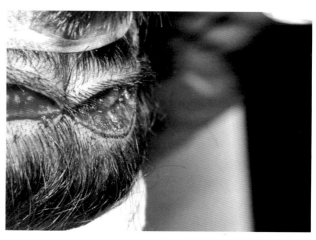

图 36.7 切口上下缘毛发角度的差异

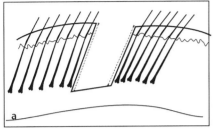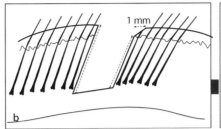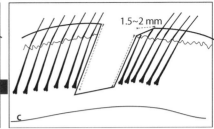

图 36.8 隐藏式缝合切取的表皮条逐渐增宽

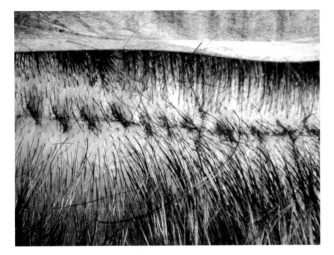

图 36.9 术后即刻创面的情况，切缘对合良好

差较大，隐藏式缝合的头皮条切取宽度可以增大一些，以更好地掩盖这种差别（▶图 36.8）。缝合时需要确保两侧皮缘对合（▶图 36.9）。针距一般为5 mm，该距离可以避免两针之间的皮缘膨出，皮缘膨出则可能导致出血和瘢痕增宽。缝合时轻拉缝线，以避免组织消肿和肿胀液吸收后皮缘间出现缝隙。缝合的关键是两皮瓣全层准确对合。对于一些患者，如果缝合时组织中液体过多，可以对头皮施加一定的压力挤出肿胀液。缝合时针距超过 5 mm可能导致皮缘张开，而针距小于 5 mm，可能因缝合过密，导致皮缘缺血。

另一个关闭创面时非常重要但经常被忽视的点是正确处理细小的神经，即一些可以看见的在头皮条获取过程中被切断的神经。这些感觉神经需要埋在创口深面（▶图 36.10）。如果神经末端未处理，并在较浅表的位置与两皮瓣相接触，神经将会与瘢痕组织混在一起，这可能导致神经瘤及疼痛性瘢痕。当闭合创面时，毛发角度等关键点（▶图 36.11）需要重视，如果仅缝合浅层组织，将导致毛发方向相互交错（簇状发），导致瘢

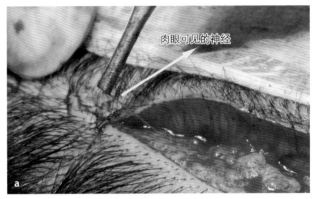

肉眼可见的神经

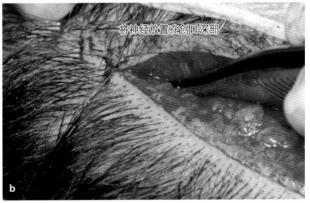

将神经放置在创口深部

图 36.10 处理神经

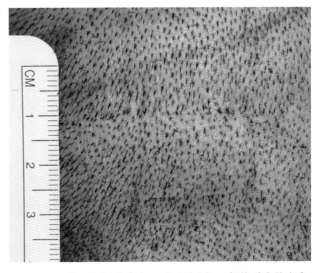

图 36.11 获得极细的瘢痕，需要关注切口部位毛发的方向

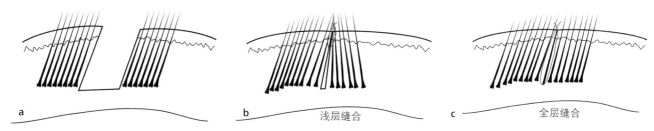

a　　　　　　　　　　　b　　　浅层缝合　　　　　　c　　　全层缝合

图 36.12　根据伤口缝合的深度，切口处的毛发会呈现交错或分散的外观

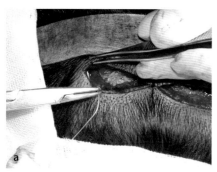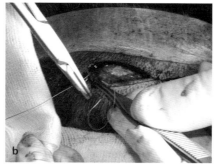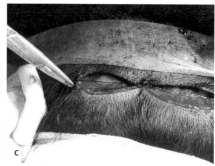

图 36.13　将线结埋在创面深部的缝合方法

痕处看上去毛发密度较周围高（▶图 36.12）。如果缝合时缝合过深，将导致瘢痕处毛发看上去更稀疏（分叉样外观）。如果上下皮瓣均去除表皮条，缝合后更可能出现"簇状发"外观。术者缝合时应使两皮瓣内的组织尽可能接触，以减少无效腔，从而减少纤维化。皮瓣下过度游离将会导致纤维化增加，从而降低头皮移动度，尤其影响未来二次手术操作。

　　大多数手术医生倾向于等距离缝合。本章笔者大部分情况下使用聚丙烯可吸收缝线，有时使用聚乳酸可吸收缝线，使用聚乳酸可吸收缝线关闭创缘时需要小心操作。在皮内的缝线水解吸收后，缝线的体外部分将在 3 ~ 4 周左右自动脱落。当使用聚乳酸可吸收缝线进行真皮深层缝合时，需要将线结埋在深部。为了实现这一点，可以直接从一侧皮瓣的深部进针，真皮出针，然后从对侧皮瓣真皮进针，深部出针，这样缝线打结后就可以将线结留在深部（▶图 36.13）。在缝合时可以在不同部位先固定几针或者在操作前将整个头皮条进行标记，这样更有利于将上下皮瓣的毛发对齐（▶图 36.14）。

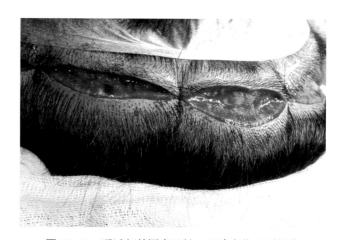

图 36.14　通过额外固定几针，正确定位上下创缘

　　缝合后彻底清洁切口，然后薄薄地涂上一层抗生素软膏，这样做一方面可以防止感染，另一方面可以为创面愈合提供一个湿润的环境。聚维酮碘可以降低组织反应及纤维化，因此切口的清洁可以使用聚维酮碘溶液。

　　总的来说，一个美观的瘢痕，需要术前准确评估头皮条切取宽度并且无张力闭合创面。后者需要使用各种缝合方法和材料，采用精细的手术技术才能实现。

参 考 文 献

[1] Goyal MR. Mechanics of biomaterials: sutures after the surgery. Application of Engineering Mechanics in Medicine. Mayagues: GED-University of Puerto Rico; 2005

[2] Dunn DL. Wound closure manual. Ethicon Inc., London, UK. Available at: https://academicdepartments.musc.edu/surgery/education/resident_info/supplement/suture_manuals/ethicon_wound_closure_manual.pdf. Accessed November 1, 2016

[3] Seery GE. Surgical anatomy of the scalp. Dermatol Surg. 2002; 28(7): 581−587

[4] Stranes W. Hair growth in scalp reduction scars. Hair Transpl Forum Int. 1994; 4: 71

[5] Israr M, Stassen LF. The comparison of scalp closure with staples, silk, proleneand vicryl following a Gille's temporal approach for malar/zygomatic complex fracture: a prospective study. Pak Oral Dent J. 2013; 33: 3−7

[6] Seery GE. Deep plane fixation in integumental surgery. Dermatol Surg. 2004; 30(2, Pt 1): 197−202

[7] Bourne RB, Bitar H, Andreae PR, Martin LM, Finlay JB, Marquis F. In-vivo comparison of four absorbable sutures: Vicryl, Dexon Plus, Maxon and PDS. Can J Surg. 1988; 31(1): 43−45

[8] Bernstein RM. Staples revisited. Hair Transpl Forum Int. 2008; 18: 10−11

[9] Muthuvel K, Lakshmikanthan S, Subburathinam D. Outcomes of staple closure of the donor area during hair transplant by follicular unit transfer. J Cutan Aesthet Surg. 2014; 7(2): 103−106

[10] Park JP, Rassman WR, Gazoni P, Zeballos A. management of the occipital scalptension wound in hair transplant surgery with the Quill suture. Hair Transpl Forum Int. 2008; 18: 149−150

[11] Marzola M. Trichophytic closure of the donor area. Hair Transpl Forum Int. 2005; 15: 113−116

[12] Yamamoto K. Double trichophytic closure with wavy two-layered closure for optimal hair transplantation scar. Dermatol Surg. 2012; 38(4): 664−669

[13] Pathomvanich D, Imagawa K, eds. Hair Restoration Surgery in Asians. Philadelphia, PA: Springer; 2010

[14] Rose PT. The trichophytic closure. In: Unger WP, Shapiro R, Unger R, editors. Hair Transplantation. 5th ed. New York: Informa Healthcare Publishing; 2011. pp. 261−279

[15] Unger P, Shapiro R, Unger R, Unger M, eds. Hair transplantation. 5th ed. London, UK: Informa Healthcare; 2011

[16] Puig C. Controlled dissection of trichophytic closure with a ledge knife. Hair Transpl Forum Int. 2008; 18: 207

[17] Brandy DA. Intricacies of the single-scar technique for donor harvesting in hair transplantation surgery. Dermatol Surg. 2004 Jun; 30(6): 837−44; discussion 844−5. doi: 10.1111/j.1524-4725. 2004.30251.x. PMID: 15171760.

[18] Frechet P. Minimal scars for scalp surgery. Dermatol Surg. 2007; 33(1): 45−55, discussion 55−56

[19] Kim D. Saving the sebaceous gland in the trichophytic closure. Hair Transpl Forum Int. 2009; 19: 89

[20] Mohmand MH, Ahmad M. Estimation of scalp mobility for strip harvesting. Hair Transpl Forum Int. 2016; 26(5): 198−199

[21] Unger RH, Wesley CK. Technical insights from a former hair restoration surgery technician. Dermatol Surg. 2010; 36(5): 679−682

Sharon A. Keene

陈若思 译，倪春雅 汤宋佳 审校

毛囊单位移植体制备
Graft Production

概要 最佳的毛囊单位移植体制备需要全面了解影响移植物存活的因素，以便将此信息应用于处理和制备毛囊。移植物将在移植后存活并继续生长以为脱发患者提供持久的美容效果。此外，了解毛囊制备技术影响因素可以让植发医生选择合适的工具，以有效制备毛囊。这也允许进行适当的培训和评估，以及监督和维护一个称职的手术团队。

关键词 毛囊单位，毛乳头，真皮鞘，皮内脂肪细胞（脂肪细胞），透照法，低温显微毛囊分离，毛囊横切，切片

关键要点

- 毛发移植解剖学知识对于了解如何保护毛囊存活和维持其生长周期所需的结构是必要的。这包括避免真皮鞘（毛干）横断，防止对隆突和毛乳头内的关键干细胞群造成挤压伤。
- 在毛囊单位移植体制备过程中，必须保护毛囊免受两种高度有害的环境压力：干燥和离体时间。
- 为实现最佳的制备质量和效率，需要适当的工具、器械、保存溶液和温度，包括显微放大镜、保持湿润的设备和减少毛囊创伤风险的器械。

37.1 简介

毛发移植中无论使用何种毛囊提取技术，在毛囊单位移植体制备过程中都必须考虑到一些共同因素，以确保最佳的毛囊存活率。当使用椭圆形切除术获取供体毛囊并在体外显微镜下分离毛囊时，毛囊分离工作通常委托给助理工作人员。然而，对于植发医生来说，至关重要的能力是自己可以进行显微镜下毛囊分离，并了解影响成功制备毛囊的所有因素，以便适当地培训、评估和监督工作人员完成这项任务。此外，技术能力允许外科医生从训练有素的手术团队中选择优化人体工程学和提高效率所需的工具和设备，以实现和保持出色和快速的毛囊制备。本章将详细讨论这些要点。保存液的内容会在第 38 章更完整地讨论。

37.2 植发解剖

目前，所有毛发移植方法都依赖于现有"永久性"供体毛发的重新分配，并利用天然存在的"毛囊单位"或发束（▶ 图 37.1a）来达到自然效果。这些毛囊单位或发束通常包含 1～4 根头发，在一些患者中也可以看到 5～6 根头发束。

图 37.1b 介绍了毛囊单位的各种解剖结构。对毛囊存活和维持生长周期至关重要的结构是毛乳头（DP）、真皮鞘（DS）和含有干细胞的毛干隆突区域，它们之间相互通信[1]。应避免对这些区域造成挤压伤，以保护它们的生存和促进未来的生长。同样重要的是通过避免在毛囊分离过程中横断真皮鞘来保护真皮鞘。研究表明，在真皮鞘的某些水平横断可能不会对毛囊造成致命影响，与上半部分或下半部分相比，2/3 的完整真皮鞘的存活率更高。尽管如此，人们一致认为，横切会降低毛发的存活率，因此在毛囊提取过程中必须尽一切努力避免这种情况，以获得最大的毛发 / 移植物产量[2-5]。

毛干周围的皮内脂肪细胞（脂肪细胞）的作用与皮下脂肪不同，目前正在详细研究中。它们被认为在毛发生长周期推进中发挥重要作用[6]。这些发现还表明保存毛囊周围的脂肪不仅可以保护暴露的

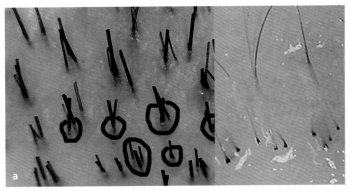
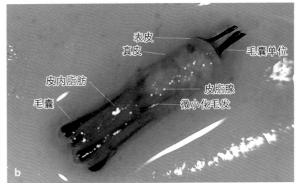

图 37.1 a. 毛囊单位或发束。b. 毛囊解剖

毛球免受创伤，并且可能具有更重要的功能。

最后，虽然移植物可以在去上皮化过程中存活下来，但留下一个小皮帽是有用的，因为这提供了一个可以在处理过程中安全抓取的区域，而不会对毛囊造成功能性损伤。

37.3 房间布置

在使用显微分离的毛囊单位移植过程中，数千个毛囊单位移植体的分离需要数千次的重复动作。随机对照试验尚未报告人体工程学应用于毛发移植手术室的效果。然而，牙科领域的建议似乎适用于常见的小的重复运动。在毛囊单位移植过程中减少头、颈、肩和手的移动并保持中立位置的状态和相关工具的使用可以减少疲劳并促进员工的工作效率和健康[7]。显微分离的房间设置应提供符合人体工程学高度的台面，可以让前臂舒适地休息，而不用抬高——这可以通过使用高度可调的液压椅来实现个性化。后者在一篇综述论文中找到了临床支持，发现提供可单独调节高度的椅子可以减少员工肌肉骨骼问题投诉[8]。此外，在长时间操作中，通过椅子的下背部支撑可以提供更大的舒适度（▶图37.2a）。在另一篇论文中，一篇已发表的工作场所干预措施综述对阻力训练在减少肌肉骨骼问题方面给予了高度评价，同时有一定的证据支持扶手和伸展运动[9]的效果。笔者使用臂垫和腕垫及间歇伸展运动（▶图 37.2b）来减少骨骼方面的肌肉问题。将分离工具和移植物储存容器放置在靠近工作台面的位置，避免伸手及减少移动从而提高效率。

37.4 毛囊制备工具

37.4.1 放大和背光（透照）

自从 Bernstein 和 Rassman 于 1998 年发表研究表明显微镜下分离毛囊单位移植体的效率优于放大镜以来[10]，显微镜已成为这项任务的标准配置。

通常用于毛囊单位放大的显微镜有三种类型，稍后将进行比较。这些设备的目标是促进毛囊关键结构的可视化和保存，并防止在切割和分离过程中意外横断毛发真皮鞘。

以下三种类型的显微镜最常用：

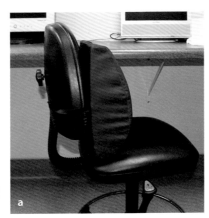
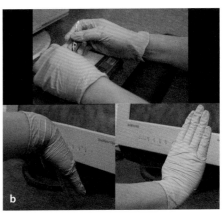

图 37.2 a. 带腰部支撑的高度可调椅子。b. 前臂休息和伸展

（1）双目显微镜（例如，Meiji、Zeiss、Unitron）：这些显微镜可以直接、立体地放大组织。它们相对便宜且易于移动。Meiji 变焦显微镜提供 7～35 倍的放大倍率。这是一种常用设备，但有些人觉得其很难调整到合适的角度以避免不自然的头颈姿势。Haber 展示了一张适当调整的海报，并为员工报告了出色的结果（▶图 37.3a）。与固定角度镜头相比，Unitron 是较新的设备，提供更多的垂直调节选项，但也更昂贵。

（2）体视显微镜（Mantis）：这些显微镜包括一系列镜头，可提供组织的三维视图，并允许用户在分离过程中避免头颈弯曲。这改善了人体工程学——但头部须保持静止，只提供有限的运动范围。这些显微镜比双目显微镜更昂贵、更大且移动性更差。它们提供 6～8 倍的放大倍率（▶图 37.3b）。

（3）视频屏幕显微镜：这些可呈现投影在不同尺寸电视屏幕上的毛囊二维视图。它们允许头、肩、颈的全方位运动，实现改进的人体工程学。屏幕图像便于教学，易于监督毛囊质量。然而，由于它们不允许直接的手眼视觉提示，因此需要更好的手眼协调能力，并且某些员工需要更长的学习曲线。视频显微镜的价格不等，从几百美元到几千美元不等。"自己动手（Do it yourself）"系统成本最低，包括带放大镜的闭路电视摄像机，可投影到电视监视器上（▶图 37.3c）。它们提供 8～10 倍或更高的放大倍率和更大的变焦镜头，并且比其他显微镜更难移动。

显微镜的选择通常取决于成本、培训的难易程度和员工个人偏好。所有这些放大模式都可以实现出色的毛囊分离。

背光提供切割表面并从组织下方投射光线，从而导致毛囊透照（▶图 37.3d）。当光线穿过供体组织（其中大部分是半透明脂肪）时，它会勾勒出相对不透明的毛发，使它们在分离过程中更容易被看到和保存。透照法在具有挑战性的情况下特别有用，例如无色素（灰色）头发，以及当毛囊张开或卷曲时，可进入表面下方组织的视觉"窗口"最有用。

37.4.2　分离刀片和毛囊处理工具

相对较厚的头皮锐性分离需要用锋利的刀片。有些人喜欢用剃须刀片（锋利的尖端）进行分离，而有些人则喜欢使用连接在手柄上的手术刀片（15 号）。在所有情况下，锋利的刀片都能提供更干净的分离边缘。皮肤韧性变化很大，可能会很快使剃须刀片或手术刀片变钝，因此需要经常更换刀片。使用钝刀片会减慢毛囊的分离速度，需要更多的移动，产生参差不齐的边缘，会卡在细或尖的镊子上，因此可能需要经常更换。分离过程中的毛囊处理和抓取是通过各种细尖镊子完成的，以限制其与脆弱组织接触的区域——通常是毛囊周围的皮肤或脂肪。珠宝商镊子通常是这项任务的首选（▶图 37.3e），它可以是直的，也可以是有角度的。

37.4.3　切割面、水合作用和储存

许多物品都适合用作切割面。带有波纹或刻痕表面的柔软而透光的一次性塑料有助于防止组织滑动，并延长锋利刀片的使用寿命。无菌的薄乙烯基片刻痕后，可作为很好的背光切割表面（防滑分离表面目录 #200-010 Ellis Instruments）。压舌板也曾被用作切割面，但其坚硬的表面会很快使锋利的刀片变钝，并且必须小心避免木屑成为异物（▶图 37.3f）。

较新的医用级塑料切割板通常允许使用背光进行透照，并且通常提供一个储存格或槽来容纳移植物组织以保持其进行持续水合作用。在毛囊单位移植相关的最早几年发表的研究中表明，毛囊的水合作用是诸多毛囊存活研究中的关键变量。Gandelman 等人进行的具有里程碑意义的电子显微镜检查显示，短暂暴露于干燥空气的毛囊的活组织结构会丧失，并最终导致移植失败[2, 11, 12]。维持组织和移植物水合作用可以通过不同规格的培养皿或类似容器实现，其可盛放浸入溶液中的移植物组织。

37.4.4　温度控制：毛囊制备期间的冷却 vs 室温

在整个器官移植中使用冷藏溶液来减少细胞代谢和延长移植体存活时间可以追溯到 1950 年代[13]。然而，新技术提供的证据表明，常温机器灌注可以在器官移植中提供更好的移植体存活率[14]。实验模型证实室温和更高温度（22～37℃或 71.6～98.6°F）可以改善细胞生理学和功能，在低温（4～10℃或 39.2～50°F）下观察到细胞功能丧失。众所周知，低温会导致细胞能量耗竭、废物堆积和缺血再灌注损伤[13-15]。面对器官移植保存模式的转变，冷却毛发

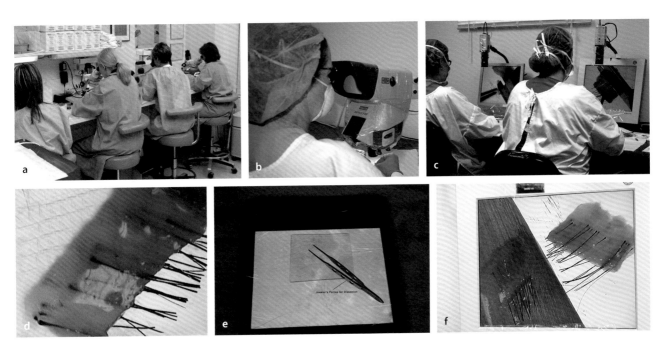

移植体计数表　　分离者 *Nicole*　患者姓名　　日期 3.22.17

头皮条 1	切片1 运行	切片2 运行	切片3 运行	切片4 运行	切片5 运行	切片6 运行	切片7 运行	切片8 运行	切片9 运行	切片10 运行	总计 头皮条1
一	3/3	3/4	4/12	6/18	4/22	10/32	3/35	4/39	3/42	3/45	45
二	4/4	7/13	9/22	13/35	10/45	26/71	15/86	10/96	9/105	10/115	115
三	8/8	7/15	6/21	5/26	7/33	17/50	15/65	6/71	8/79	6/85	85
四	2/2	1/3	2/5	1/6	0/6	5/11	4/17	2/19	1/20	3/23	23
总计	19/19	18/37	23/40	25/85	21/106	58/164	39/203	22/225	21/246	22/268	248

头皮条 2	切片1 运行	切片2 运行	切片3 运行	切片4 运行	切片5 运行	切片6 运行	切片7 运行	切片8 运行	切片9 运行	切片10 运行	总计 头皮条2
一	3/3	2/5	0/5	5/10	2/12	0/12	4/16	1/17	2/19	5/24	24
二	11/11	8/19	10/29	10/39	9/48	5/53	7/40	9/69	6/75	25/100	100
三	7/7	9/16	10/26	8/34	8/42	9/51	7/58	6/64	7/71	21/92	92
四	2/2	1/3	2/5	0/5	2/7	2/9	2/11	2/13	4/17	7/24	24
总计	23/23	20/43	22/45	23/88	21/109	16/125	20/145	18/163	19/182	58/240	240

头皮条 3	切片1 运行	切片2 运行	切片3 运行	切片4 运行	切片5 运行	切片6 运行	切片7 运行	切片8 运行	切片9 运行	切片10 运行	总计 头皮条3
一											
二											
三											
四											
总计											

头皮条总计	计数1 时间	计数2 时间	计数3 时间	计数4 时间	计数5 时间	最终 计数
一						69
二						215
三						177
四						47
总计						508

图 37.3　a. Meiji 显微镜。b. Mantis 显微镜。c. 视频屏幕显微镜。d. 毛囊透照。e. 用于分离的珠宝商镊。f. 乙烯基切割表面与压舌板。g. 移植体计数表和记录

移植体的做法值得回顾。值得注意的是，几项评估冷藏保存液减少自体毛发移植体代谢压力的研究表明，在平均耗时的手术案例中，与室温水合作用相比，使用冷藏保存液的生存优势很小或没有[2, 12, 16]。有限的证据表明，在离体时间延长（＞6 小时）或挤压伤的情况下，冷藏保存液可能会提高毛囊的存活率。在较小或较短时间的手术中，可能无法保证与细胞体温过低相关的潜在破坏性细胞效应。因此，改进缩短离体时间的技术和小心处理毛囊以避免挤压伤似乎更合适用于提高毛囊存活率。最佳保存溶液温度需要进一步研究。

37.4.5 毛囊计数表和评估分离效率

毛囊计数表对于持续记录毛囊单位移植体数量、估计技术人员的分离效率及估算特定供体区域的毛囊产量至关重要。它们还可以让外科医生监测和调整毛囊单位的分布（1～4 根毛发移植物的数量）。平均毛发或移植体数量将有助于重新分配毛发的绝对数量。如果没有这些信息，相同数量的移植体可能会重新分配数量差异很大的毛发，从而导致不同的美容效果（例如，1 000 个单根毛发移植体 =1 000 根头发，而1 000 个双根毛发移植体 =2 000 根头发）。

在许多情况下，毛囊提取过程中的头发分布可以在某种程度上针对特定的头发类型或所处理的头皮区域进行定制。例如，通过组合相邻的毛囊单位（多毛囊单位）——通常是单根毛发与相邻的 2～3 根毛发的毛囊单位，在需要时可以增加 3～4 根毛发移植体的数量（例如，细发或白发）。毛囊计数表和记录的示例参见图 37.3g。

最后，每个毛囊计数表都标明开始和结束时间，以便计算每个技术人员每小时的毛囊分离效率。这有助于确保足够的毛囊分离速度，以提供足够的植入时间，从而缩短离体时间。单个毛囊分离效率可用于计算手术团队的总预期每小时毛囊分离率，并将其与手术目标相匹配。例如，如果五个助手每人分离 100 个毛囊 / 小时，则每小时毛囊分离率为 500个毛囊单位移植体；如果每个助手每小时分离 200个毛囊，则每小时的分离率为 1 000 个毛囊。

37.5 毛囊分离技术

从椭圆形切除术中获取供体毛囊的最被接受的技术是显微镜下分离。这包括将切取的供体组织"切片"成更易于处理的部分，然后将切片分割成单个毛囊单位移植体。

37.5.1 切片

将切下的椭圆形供体头皮条送到分离台后，先确定其长度和宽度。为了获得统一的产量评估，椭圆的锥形末端被移除并稍后分离。首个厘米的头皮条被切成薄片，以提供对毛囊分布（1～4 根毛发毛囊单位）和每平方厘米毛囊数量的估计。每厘米的产量可以乘以切取头皮条的长度，以推断总毛囊数量。

分期供体切除，切除大约计划切取椭圆条的一半，允许在较短的时间内分离和植入毛囊。剩余的供体切除和毛囊分离可以在最初的毛囊被分离或分离并植入之后进行。重要的是要确保首先植入的是从最早切除的供体中产生的毛囊。

开始切片时，可以先将供体头皮条切成两半，留下一半浸入保存溶液中。将要切割的部分翻到侧面，皮肤边缘和供体毛茬面向切割 / 分离侧（右撇子的右侧，左撇子的左侧）。头皮条固定在切割板上。使用图 37.4a（Blugerman 切割板）中所示的切割板，用一根针将头皮条固定在橡胶边缘以保持稳定。运用显微放大和切割刀片（剃须刀或手术刀）的微切割运动进行解剖。一些毛囊是笔直平行的，而另一些毛囊则隐形地张开或弯曲并相互交错，需要更加小心地避免横断。当组织致密并且尽管放大和透照也不容易看到毛发时（后一种情况尤其具有挑战性），从皮肤边缘解剖毛囊束可以沿着真皮鞘进行锐性解剖，以降低意外切断交错毛发的风险（▶图 37.4b）。解剖者用他们的非惯用手持组织镊抓住制备中的切片的皮肤边缘，使其稳定。在第一个毛囊单位之间切开皮肤后，持镊手在制备中的切片上产生反作用力，轻轻拉向操作者以露出切割表面，从而使第一垂直排毛囊束中毛干之间的皮内脂肪开裂。如果操作正确，每个切片的宽度约为2 mm 或一个毛囊单位宽，沿解剖表面没有横断的毛发。切片宽度会随着毛发密度和毛囊束的接近程度而变化。在这部分毛囊制备过程中，必须小心以确保毛囊组织始终有足够的水分。这可以通过用湿纱布覆盖并经常冲洗或将其完全浸入保存溶液来实现。完成的切片立即转移到保存溶液中等待进一步分离。

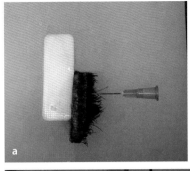
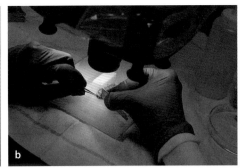
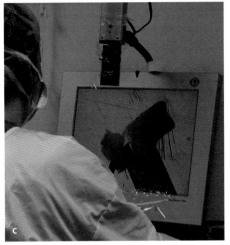
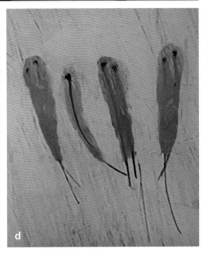

图 37.4 a. Blugerman 切割板。针固定头皮条以进行切割。b. 制备切片。c. 移植体分离。d. 修剪过的移植体

37.5.2 从切片中分离毛囊

以与切片过程类似的方式将薄片切割成毛囊单位移植体。当几毫米的脂肪附着在切片的底部，并且很容易看到毛球时，一次切割动作即可修剪 1~2 mm 的脂肪，节省了单个毛囊修剪脂肪的时间，从而提高了效率。注意不要修剪太多脂肪，因为残留的脂肪可能会缩回并暴露毛球，使它们容易受到创伤。此外，越来越多的信息表明皮内脂肪也可能具有重要的功能。

通常从切片的皮肤边缘开始解剖是有利的，因为这提供了更好的可视化。实现了从更可见的表面毛发到皮内脂肪中不太可见的区域进行解剖。在脂肪中，毛发可能会张开、卷曲或在相邻毛囊束的毛囊周围发散。

毛囊分离采用与移植组织切片类似的操作，用组织镊稳定皮肤边缘，为切开毛囊单位之间的皮肤做准备（▶图 37.4c）。锐利和钝性分离（牵引）组合将毛囊单位移植体从切片中分离。解剖动作需要小、迅速、有限且精确——过多的切割会增加毛囊损坏或横切的风险，并且可能会留下参差不齐的边缘，从而容易在操作过程中勾住镊子。

每个毛囊移植体都被修剪掉多余的脂肪或皮肤，同时持续保湿，包括切割表面滴上保存液，并限制对隆突和毛球区域的处理创伤。修剪应该留下一层薄薄的脂肪覆盖毛球和真皮鞘周围以确保脂肪不会在侧面或底部被挤出。修剪过的毛囊的最终外观应该类似于水滴的形状（▶图 37.4d）——修剪得紧贴顶部的毛发纤维，隆突和毛乳头或毛球周围的体积稍大。

参 考 文 献

[1] Yang CC, Cotsarelis G. Review of hair follicle dermal cells. J Dermatol Sci. 2010; 57(1): 2-11

[2] Parsley WM, Perez-Meza D. Review of factors affecting the growth and survival of follicular grafts. J Cutan Aesthet Surg. 2010; 3(2): 69-75

[3] Kim JC, Choi YC. Hair survival of partial follicles: implications for pluripotent stem cells and melanocyte reservoir. In: Unger WP, Shapiro R, eds. Hair Transplantation. 4th ed. New York, NY: Marcel Dekker; 2004: 281-284

[4] Er E, Külahçi M, Hamiloglu E. In vivo follicular unit multiplication: is

it possible to harvest an unlimited donor supply? Dermatol Surg. 2006; 32(11): 1322−1326, discussion 1325−1326

[5] Tsilosani A. Viability of transected follicles. Georgian Med News. 2004; 6: 6−9

[6] Schmidt B, Horsley V. Unravelling hair follicle-adipocyte communication. Exp Dermatol. 2012; 21(11): 827−830

[7] Gupta A, Bhat M, Mohammed T, Bansal N, Gupta G. Ergonomics in dentistry. Int J Clin Pediatr Dent. 2014; 7(1): 30−34

[8] van Niekerk SM, Louw QA, Hillier S. The effectiveness of a chair intervention in the workplace to reduce musculoskeletal symptoms. A systematic review. BMC Musculoskelet Disord. 2012; 13: 145

[9] Van Eerd D, Munhall C, Irvin E, et al. Effectiveness of workplace interventions in the prevention of upper extremity musculoskeletal disorders and symptoms: an update of the evidence. Occup Environ Med. 2016; 73(1): 62−70

[10] Bernstein RM, Rassman WR. Dissecting microscope versus magnifying loupes with transillumination in the preparation of follicular unit grafts. A bilateral controlled study. Dermatol Surg. 1998; 24(8): 875−880

[11] Gandelman M, Mota AL, Abrahamsohn PA, De Oliveira SF. Light and electron microscopic analysis of controlled injury to follicular unit grafts. Dermatol Surg. 2000; 26(1): 25−30, discussion 31

[12] Hwang SJ, Lee JJ, Oh BM, Kim DW, Kim JC, Kim MK. The effects of dehydration, preservation temperature and time on the hair grafts. Ann Dermatol. 2002; 14: 149−152

[13] Lee CY, Mangino MJ. Preservation methods for kidney and liver. Organogenesis. 2009; 5(3): 105−112

[14] Ravikumar R, Leuvenink H, Friend PJ. Normothermic liver preservation: a new paradigm? Transpl Int. 2015; 28(6): 690−699

[15] Ishikawa J, Oshima M, Iwasaki F, et al. Hypothermic temperature effects on organ survival and restoration. Sci Rep. 2015; 5: 9563

[16] Raposio E, Cella A, Panarese P, Mantero S, Nordström RE, Santi P. Effects of cooling micrografts in hair transplantation surgery. Dermatol Surg. 1999; 25(9): 705−707

38

Jerry E. Cooley

李凯涛 译，倪春雅 汤宋佳 审校

保存液
Holding Solutions

概要 本章概述了毛囊保存液的相关概念，并介绍各类毛囊保存液。引用了一些关键研究，并强调各种保存液的类别。

关键词 HypoThermosol，ATP，保存液，冷损伤，缺血再灌注损伤，生理盐水

关键要点

- 两种主要的毛囊保存液：细胞内保存液和细胞外保存液。
- 细胞外保存液包括静脉补液（生理盐水、乳酸林格氏液）和培养基。这些不是为了在冷藏条件下保护组织而设计的。
- 细胞内保存液包括组织保存液。这种是专门设计用于在冷藏条件下保存组织的，如：HypoThermosol 和 ATP。
- 目前没有高水平的研究比较毛发移植中使用的各种毛囊保存液。小规模的延长储存研究在该领域尤其有帮助。

当毛发移植只移植较少的大体积毛囊时，组织的离体时间相对较短。因此，使用生理盐水就足以保护组织。然而，随着手术时间延长，毛囊离体时间可能持续 2～12 小时。此时，体外如何保存毛囊组织将成为一个非常重要的问题。由于目前关于应该使用哪种毛囊保存液仍存在争论，大多数手术医生仍在使用生理盐水，但部分医生倾向于使用其他毛囊保存液。表 38.1 列出了几种已经报道的用于毛发移植的保存液，不过这些毛囊保存液都没有获得任何监管部门的批准。临床实践的多样化和缺乏对最佳保存液的共识，反映了这个问题的复杂性。

表 38.1 毛发移植用各种保存液的成分

- 静脉补液
  - 生理盐水：等渗氯化钠溶液；pH 5.6
  - Plasma-Lyte A（Baxter）：氯化钠、葡萄糖酸钠、氯化钾、氯化镁；pH 7.4
  - 乳酸林格氏液：含有氯化钠、乳酸、钾、钙；pH 6.6

- 培养基
  - DMEM：最常用的基础培养基，含有无机盐（例如 NaCl，CaCl_2）、葡萄糖、氨基酸、酚红（pH 指示剂）
  - Williams E：葡萄糖和氨基酸含量改变的改良型 MEM，可能含有缓冲液和抗氧化剂

- 低温组织储存培养基
  - Viaspan/ 威斯康星大学保存液（DuPont）：乳糖酸酯、磷酸盐、镁、棉子糖、腺苷、谷胱甘肽、别嘌呤醇、羟乙基淀粉、胰岛素、地塞米松
  - Celsior（IMTX Sangstat）：甘露醇、乳糖酸酯、还原型谷胱甘肽、组氨酸、谷氨酸、镁
  - Custodiol：（Koehler Chemie）组氨酸-色氨酸-酮戊二酸
  - HypoThermosol-FRS（BioLife Solutions）：HEPES 缓冲液、葡聚糖、乳糖酸酯、甘露醇、腺苷、还原型谷胱甘肽、维生素 E 类似物

选择毛囊保存液时首要考虑的问题是如何提高毛囊存活率。本书第 5 章回顾了所有影响毛囊存活的因素。假如手术医生希望在每位患者身上都能实现尽可能高的毛囊存活率，保存液可被视为协调方案的一个组成部分，包括从毛囊获取、移植体制备和植入，一直到移植体的氧合和血运重建。但是仅仅简单地使用一种新的、更好的保存液，而缺乏正规的毛发移植手术技术，同样也不太可能获得良好的手术效果。例如，人们普遍认为毛囊创伤（横断、脱水、挤压）是影响毛囊存活的重要因素。即使使用了完美的毛囊保存液，如果不采用出色的手术技术来预防毛囊创伤，也没有什么价值，因为保存液不能纠正糟糕的手术技术。

对于有兴趣研究毛囊保存液的手术医生来说，以下两点是需要特别注意的：

• 器官移植领域的专家对最佳的器官保存液的意见不一。目前，关于哪种保存液最适合保存肝脏、肾脏和心脏等离体器官的意见存在诸多分歧，相关研究和产品开发正在积极进行中。因此，我们应该意识到寻找最佳毛囊保存液将是复杂的、充满不确定性的研究方向。

• 生理盐水已用作毛囊保存液数十年，其保存效果整体令人满意。生理盐水作为保存液不是一个理想的选择，其中原因有很多（稍后讨论），但似乎它仍能获得一个可接受的结果。不过，总体而言，保存液在影响移植体存活方面的作用不如毛囊创伤或氧化应激大。

为了了解毛囊离体时间对毛囊的影响，Limmer研究了离体毛囊单位移植体在冷盐水中的时长对毛囊存活率的影响[1]。结果表明在冷盐水保存 2～48 小时，离体毛囊的存活率随时间延长而下降（▶图38.1）。随后，Kim 和 Hwang 的研究重复了这些结果，并表明与室温保存相比，低温似乎对短时间离体（小于 4 小时）的毛囊几乎没有好处[2]。目前大部分毛发移植手术都需要毛囊离体 2～12 小时，根据 Limmer 的结果，当使用冷盐水时毛囊存活率可达到 85% ～95%。然而，需要注意的是，该小型研究观察的毛囊数量十分有限。在实际操作中，毛囊存活率的浮动区间会更大。假设有经验的手术医生常规可达到 90% 的移植存活率，那么优化后的保存

液理论上也只能提高 5%～10% 的存活率，此时我们需要考虑提高 5%～10% 的存活率是否值得付出优化保存液的成本。不过，优化保存液除了能改善移植毛囊的存活率外，还可能使移植后的毛囊更健壮，在术后更快地生长。

Limmer 博士研究的初衷是确定离体时间与毛囊存活率之间的关系，不过他的研究为探究毛囊保存液的效果提供了方法参考。如果引入毛囊离体时间的变量，能为比较各种保存液之间的潜在差异提供一个新的维度。理论上，能够让离体毛囊存活更长时间的保存液也将在更短时间内表现出优越性，尽管这点很难证明。此外，通过延长保存时间，我们可以放大各种保存液之间的差异，从而提高我们观察到的任何差异的真实性。举个例子，在保存 48小时后，如果保存液 A 中的毛囊存活率明显优于保存液 B，那么保存液 A 对保存 2～8 小时的毛囊可能确实具有一些益处。

通过上述方法，在一个延长储存研究中，笔者在添加或不添加脂质体三磷酸腺苷（ATP；ATPv，能源输送保存液，杰斐逊维尔，印第安纳州，美国）的条件下，测试了 HypoThermosol FRS（BioLife Solutions，Bothell，华盛顿，美国）对毛囊存活率的影响[3]。研究中的患者是一名最近接受了皮肤癌切除手术的 70 岁男性患者，术后他的左侧太阳穴进行了放射治疗，并导致该区域大面积秃发。我们第 1 天首先分离供区头皮条，并在显微镜下分离出毛囊单位移植体。然后，我们将毛囊分为 3 组：

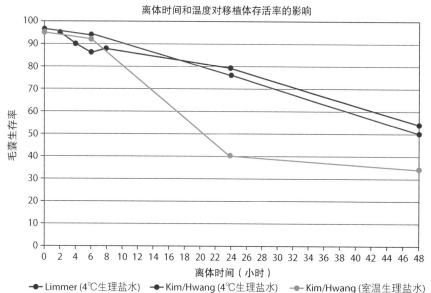

图 38.1　长期储存在低温或常温生理盐水中的移植体存活率。由于研究中样本数量较少，毛囊存活率可能存在误差，但随着时间的推移，存活率的下降是显而易见的。这些研究提示低温对于离体时间短的毛囊可能不是必需的

① HypoThermosol+ 脂质体 ATP 组；② 不含脂质体 ATP 的 HypoThermosol 组；③ 生理盐水组。将毛囊分别在上述溶液（4℃）中保存 5 天，然后将处理后的毛囊植入秃发区。此外，所有植发区域都喷洒脂质体 ATP，因此三组之间唯一的变量是所使用的保存液。

研究者对该患者术后进行规律随访，并在术后 18 个月对植发区进行毛发计数和拍照。单位面积的移植存活率为① HypoThermosol/ATP 为 72%；② 单独使用 HypoThermosol 为 44%；③ 生理盐水为 0%，结果表明 HypoThermosol/ 脂质体 ATP 保存效果最佳（▶图 38.2）。尽管这个研究只有一个患者，但这是有史以来（据笔者所知）毛囊离体时间最长的存活研究。该研究也提示，保存液即使在标准毛发移植的较短储存时间（例如 2 ~ 6 小时）中也会有一些益处。Michael Beehner 也证实了类似的结论，他发现

在移植较小的毛囊数量，毛囊离体时间较短（2 ~ 96 小时）时，与生理盐水相比，HypoThermosol/ATP 保存的毛囊也有更高的存活率[4]。另外，他的研究也表明 HypoThermosol/ATP 不仅可以提高毛囊存活率，而且毛干生长更粗壮（通过分级评分系统分析头发直径）。

我们可以根据笔者和 Beehner 的研究结果构建不同保存液的毛囊存活率与时间之间的关系模型（▶图 38.3）。由于 HypoThermosol/ATP 的毛囊存活率在毛囊长时间离体中明显优于生理盐水，我们有理由推测，该优势在毛囊短时间离体后也同样存在，尽管优势可能较小。而证明该推测是一项艰巨的任务，需要招募大约 50 名患者进行研究。笔者认为，如果研究较短的储存时间（即标准移植步骤），则必须招募足够数量的患者，结果才具有统计学意义。这对于多数植发医生来说，在诊所开展

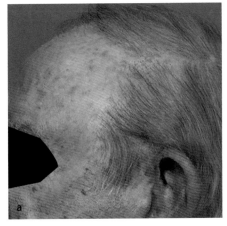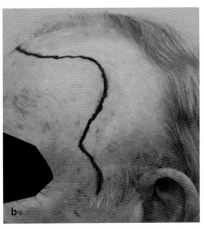

图 38.2　术后 18 个月，所移植的毛囊在 HypoThermosol/ATP（4℃）中保存 5 天后移植

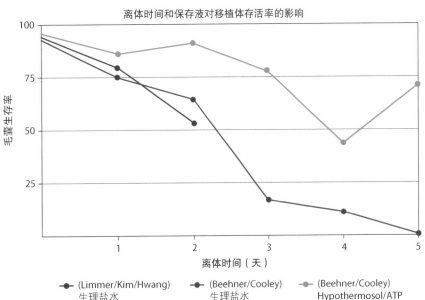

离体时间和保存液对移植体存活率的影响

图 38.3　长时间保存在盐水或 HypoThermosol/ATP 中的毛囊存活率。由于研究的患者数量很少，因此每个时间点的存活率不具有普遍性；但是两组之间的存活率差异还是很明显的

该研究难度极大。

这些小样本研究表明，毛囊长期保存在 HypoThermosol/ATP 中存活率极高，所以在有需要时可以将毛囊暂存在该保存液中过夜。例如，大面积毛囊单位钻取术（FUE）的患者如果离体毛囊由于手术时间过长无法当天植入，可以将离体毛囊置于该保存液后放入冰箱过夜，并在第 2 天植入（▶图 38.4）。在特定情况下，还可以使用台式电动冷水机（可通过 Cole 研究所获得）来确保毛囊在处理过程中处于 4～8℃保存液中。

为什么 HypoThermosol/ATP 优于生理盐水？理解这一点首先需要了解组织保存背后的生理学机制，而 Mathew 已对这些生理学机制做了很好的综述[5]。当毛囊组织与其局部血液供应断开时，随之而来的缺血会导致毛囊细胞缺氧，进而引起细胞内 ATP 耗竭。ATP 是细胞的能量来源，从细胞稳态维持到基因表达和蛋白质合成都离不开 ATP。虽然 ATP 有时是在缺氧（厌氧代谢）情况下产生的，但它远远不足以满足细胞的需求。随着时间的推移，毛囊细胞的 ATP 耗竭导致细胞凋亡（细胞程序性死亡），并最终导致细胞坏死。因此，缺血是决定毛囊移植后能否存活的最关键因素。

目前，抵抗缺血损伤的主要方法是低温处理（即使用低温保存液）。降低温度的好处是减少了细胞代谢需求，例如从正常温度每下降 10℃，大多数代谢反应就会减慢 50%[5]。当然，如果温度过低，这种好处可能会被"冷损伤"所抵消。"冷损伤"主要发生在细胞膜，温度过低时细胞膜上的 ATP Na^+/K^+ 泵会被破坏，而 ATP Na^+/K^+ 泵的功能是将 K^+ 维持在细胞内，将 Na^+ 维持在细胞外。当该泵因低温而发生故障时，Na^+ 和水分子会大量流入细胞内，导致细胞内肿胀[5]，而此时细胞内 Ca^{2+} 也会积聚并对细胞造成损伤。因此，保存在冰盐水中的毛囊会有肿胀外观，很容易与新鲜提取的毛囊辨别。不幸的是，大多数外科医生都误以为这种肿胀的外观是充分水合的健康毛囊的表现。

由于器官移植主要依赖低温来抵抗缺血缺氧损伤，因此需要开发特殊的"细胞内"毛囊保存液来抵抗"冷损伤"。目前，研究者已经开发出威斯康星大学保存液（Viaspan）及许多其他类型保存液（例如，Custodiol、Celsior、HypoThermosol）。这些溶液都含有疏水剂，疏水剂可以避免低温时水流入细胞内，从而防止"冷损伤"。正如前面所提到的，目前关于哪种保存液效果最佳仍存在争议。不过，HypoThermosol 保存液目前已经作为细胞载体溶液被应用于几项已批准的细胞治疗临床试验中。总结一下，所有保存液都可以保护细胞免受冷损伤，正因为有了它们，器官体外保存变成了可能，从而挽救无数生命，推动器官移植进入"现代时代"。

另一种类型的损伤是毛囊植入头皮受区时发生的缺血再灌注损伤（IRI），IRI 是一种临床上常见的病理学现象，可导致器官移植过程中的组织损伤和移植体存活率降低。毛囊 IRI 的发生机制是毛囊缺血（即毛囊离体状态）之后血液再灌注（即移植后毛囊血运重建）会产生氧自由基，氧自由基对细胞结构特别是 DNA 和细胞膜可造成潜在损伤。笔者通过丙二醛-脱水测定法（IRI 检测方法）发现与移植前的毛囊（仅缺血）相比，移植后毛囊（缺血+再灌注）中自由基明显增加。研究者还发现与盐水保存液中毛囊相比，HypoThermosol FRS 保存液中毛囊的自由基活性更低[6]，其原因是 HypoThermosol FRS 含有抗氧化剂（谷胱甘肽，合成维生素 E 和别嘌呤醇），这些抗氧化剂可以清除缺血再灌注时产生的自由基，而目前大多数器官保存溶液都含有抗氧化剂，以防止 IRI。综上，最佳

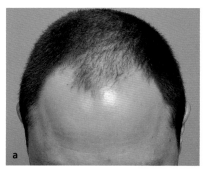
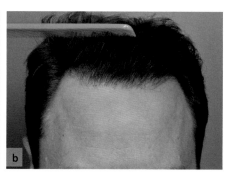

图 38.4　a. 术前。b. 术后 1 年，患者接受 2 800 毛囊单位的 FUE，术中离体毛囊在 HypoThermosol/ATP 中保存过夜

的器官保存液的标准是既能在体外给予器官提供生理支撑，又能协助器官移植后存活。

　　器官保存液有时被称为"细胞内液"，因为它们能够帮助维持体外器官细胞内环境稳态，而静脉注射液如生理盐水和乳酸林格氏液则被称为"细胞外液"。这些溶液缺乏疏水剂来抵抗低温引起的病理变化（例如，Na^+/K^+ 泵功能障碍）和对细胞造成的各种压力（例如，细胞内肿胀）。此外，这些溶液的配方并不是为器官保存液设计，其配方缺乏稳定 pH 的缓冲液、营养素和抗氧化剂等，因而未获得监管部门批准用于器官保存。在监管方面，目前大多数医生认为生理盐水是一种安全选择，但他们必须意识到这是一种超说明书用法，并且必须准备好为此辩护。令人惊讶的是，虽然生理盐水或乳酸林格氏液有局限性，但其保存的毛囊存活率通常是可接受的。

　　除了低温保存液，细胞培养基有时也被用作毛发移植中的毛囊保存液。绝大多数细胞培养基有以下基本成分：盐、氨基酸、糖、缓冲液和维生素。其中，用于器官体外保存的最佳缓冲液是 HEPES［4-(2-羟乙基)-1-哌嗪乙烷磺酸］，而不是仅在培养条件下（即 CO_2 培养箱）发挥作用的缓冲液。目前已有大量研究使用细胞培养基作为保存液，但这些研究的结果通常缺乏统计学差异。尽管细胞培养基是专门设计用于细胞和组织体外培养，并且保存效果也可能优于生理盐水，但他们使用的环境是 37℃的 CO_2 培养箱，所以它们可能并不适合在低温条件下保护器官，此外其还会增加细菌污染的风险。

　　富血小板血浆（PRP）在毛发移植手术中有诸多应用，有少部分医生将其作为毛囊保存液。应用流程是首先采集患者的血液样本，将血小板浓缩 4～6 倍，形成富血小板血浆，随后作为毛囊保存液使用。所浓缩的血小板可释放大量生长因子，包括血小板衍生生长因子、血管内皮生长因子和转化生长因子，这些因子可覆盖在毛囊表面，植入后刺激血管再生从而促进毛囊建立血供。Uebel 等人报告了 PRP 可提高毛囊移植体存活率[7]。Garg 和 Garg 最近报道了使用自体 PRP 作为毛囊保持液的优点，PRP 可促进毛囊移植体存活和长出更粗壮的毛干[8]。这些研究引起人们对使用 PRP 作为毛囊保存液的兴趣。然而，有许多变量会影响 PRP 作为保存液的效果，包括离心机的使用方法、血小板激活方式和毛囊与 PRP 的接触方法。此外，PRP 的质量因人而异，不同人血小板数量和血浆成分可能有所不同，而其他类型保存液则不存在这些情况。此外，血浆的使用会使医务人员暴露于潜在的血源性病原体，因此患者有必要术前进行人类免疫缺陷病毒（HIV）、乙型和丙型肝炎病毒筛查。因此，PRP 作为毛囊保存液仍需进一步的研究，才能更好地应用于临床。

　　前面的讨论可能会让读者对哪种保存液是最佳保存液这个问题感到困惑。不幸的是，目前尚没有高质量研究能够回答这个问题。如果要充分证明某种保存液优于对照组（即生理盐水），研究需要超过 50 名患者，随访至少 12 个月，随访时对毛囊数量和毛发质量进行仔细评估。不过据笔者所知，目前尚未有这样的研究，其背后的原因可能是毛囊保存液只是一个较小的市场，而此类研究的费用非常高昂，因此公司对资助此类研究的兴趣不大。尽管如此，在缺乏高质量临床试验的情况下，笔者认为通过结合其他器官移植领域的研究与毛发移植领域的延长储存研究，我们仍可以得知低温保存液可能是毛发移植保存液的最佳选择。

参 考 文 献

[1] Limmer R. Micrograft survival. In: Stough D, Haber RS, eds. Hair Replacement: Surgical and Medical. St. Louis, MO: Mosby Year Book Publishing Company; 1996: 147-149

[2] Kim JC, Hwang S. The effects of dehydration, preservation temperature and time, and hydrogen peroxide on hair grafts. In: Unger WP, Shapiro R, eds. Hair Transplantation, 4th ed. New York, NY: Marcel Dekker; 2004: 285-286

[3] Cooley JE. Bio-enhanced hair restoration. Hair Transpl Forum Int. 2014; 24(4): 121

[4] Beehner ML. 96-hour study of FU graft "out of body" survival comparing saline to HypoThermosol/ATP solution. Hair Transpl Forum Int. 2011; 21(2): 33

[5] Mathew AJ. A review of cellular biopreservation considerations during hair transplantation. Hair Transpl Int. 2013; 23(1): 1

[6] Cooley J. Ischemia-reperfusion injury and graft storage solutions. Hair Trans Forum Int. 2004; 13(4): 121

[7] Uebel CO, da Silva JB, Cantarelli D, Martins P. The role of platelet plasma growth factors in male pattern baldness surgery. Plast Reconstr Surg. 2006; 118(6): 1458-1466, discussion 1467

[8] Garg AK, Garg S. Use of autologous plasma as a hair follicle holding solution with clinical and histological study. Int J Inn Res Med Sci. 2017; 2(4): 674-678

李凯涛 译，倪春雅 汤宋佳 审校

受区打孔概述
Overview of Recipient Site Creation

概要 毛发移植受区打孔是决定手术效果的关键步骤之一。该步骤需要注意以下关键因素：打孔的大小、形状、深度、角度、方向、密度和几何学。受区可以在植入移植体之前预先打孔，也可以在植入移植体时进行打孔。受区打孔的工具包括刀片、针和种植笔。多头打孔器可以提高打孔速度，机器人技术可以消除人工打孔的疲劳因素。

关键词 毛发移植受区，毛发移植打孔，大小，形状，深度，角度，方向，密度，几何学

关键要点

- 受区打孔决定毛发移植手术效果。
- 受区打孔时需要考虑的因素：打孔的大小、形状、深度、角度、方向、密度和几何学。
- 受区打孔可以在植入移植体之前进行，也可以在植入移植体时同时进行。
- 受区打孔的工具多种多样，包括刀片、针和种植笔。
- 大多数情况下，毛发移植患者受区打孔部位可以达到无痕效果。

39.1 简介

受区打孔是决定毛发移植手术效果的关键步骤之一。钻取健康的毛囊，精细处理并植入受区部位，对于移植后的毛发生长至关重要。另外，选择合适的脱发患者并设计恰当的发际线，对于维持术后长期整体效果也非常重要。然而，假设上述的步骤都得以严格把控，那么受区打孔模式将是影响患者实际看到的手术效果的最大因素。

尽管患者和专业人士花费大量时间讨论和辩论不同供区提取技术的优点，但受区设计和打孔所涉及的技巧性和艺术性才真正决定最终的美容效果。因此，刚入门的植发医生应当认真学习这一部分，而教学者也应向所有学员详细传授受区打孔的相关经验。

虽然患者需要关注受区打孔是否最佳，但患者很难向手术医生询问手术技巧及细节。不过，患者可以很容易地通过术后效果评估受区打孔情况，因为受区打孔不当产生的不良美容效果显而易见，在很多情况下甚至是永久性的。因此，医生在术前必须简明扼要地概括手术方法，以提高潜在手术患者的信心。

随着机器人技术的出现，受区打孔无需人工进行已经成为现实。在大多数手术领域中，机器人并不能自主运行，需要外科医生的操控。然而，目前唯一可用的毛发移植机器人可以在一个网格区域内完成所有的受区打孔工作，且该过程不需要医生的参与操作。机器人打孔的参数可以是预设的模板参数，也可以是为患者私人定制的，而其中各有优劣。

39.2 受区打孔

在毛发移植中受区打孔只能由有执照的医生（或由医生操控的机器人）进行[1]。但是，在某些国家，有其他相关的合法执照、经过专业的培训和投保的医务人员也可以进行毛发移植受区打孔。

尽管全球范围内的正规毛发移植培训课程非常有限，但可以在研讨会上使用大体标本或人工训练模型掌握受区打孔的要点。这些要点包括正确和恰当地判断切口大小和形状、深度、角度、方向、密度和几何学（表 39.1）。对于植发医生来说，受区

打孔可能看起来只是一个简单的操作，但每个切口都需要考虑上述六个要点，并且不同切口之间各要点都可能不同。就像其他外科手术一样，只有通过反复练习和实践，受区打孔的技术才能得到提升。医生在刚开始学习时，尽量放慢打孔的速度，每一个切口都要考虑到所有变量。随着经验的积累，这就会成为本能反应，打孔的速度可以加快，但同时仍然能考虑到每个切口的六大要点。虽然一个切口可能只有 1 mm 的长度，但一千个 1 mm 的切口就构成了 1 m 的切口。在大型毛发移植手术中，所有切口加起来的侵入性是不容忽视的，因此毛发移植不应该被称为"非手术"或"非侵入性"操作。

表 39.1 受区打孔需要注意以下要点

• 大小和形状	• 方向
• 深度	• 密度
• 角度	• 几何学

39.3 大小和形状

一般而言，当提到切口的"大小"时，读者会将其理解为切口的长度和宽度。然而这会受到打孔设备的形状、特性及器械进入皮肤的角度的影响。

目前有多种工具被用来进行受区打孔，广义上来讲，受区打孔的工具可分为两类：刀片和针。

当用线性刀片进行受区打孔时，刀片进入皮肤的角度将影响切口的长度（▶图 39.1）。如果刀片以 90° 刺入皮肤，切口的长度与刀片的宽度相同，而随着刀片进入皮肤的角度减小，切口的长度会随之增加。

如果用注射针或种植笔做弧形切口，弧形切口总长度将大于从切口一端到切口另一端的直线距离

（▶图 39.2），并且弧形切口的长度同样会随着针或种植笔进入皮肤的角度变小而变长。

在大多数情况中，切口的宽度主要是由受区皮肤自身的特性决定，而不是由锐利打孔设备的宽度决定。不过有个例外，就是切除组织的打孔工具，例如过去用于植入"槽形移植体"时，切口宽度主要由打孔工具决定，在这种技术中，切口的宽度还会受到切除组织宽度的影响。

可以达成共识的是，如果在受区打孔后植入毛囊单位移植体，要保证受区的切口大小刚好能植入毛囊并尽量减少操作，同时毛囊能紧密贴合受区孔缘、不会脱落，还可以达到填塞止血的效果。在进行所有受区打孔前，可以先测试几个切口，以确保切口大小合适。应针对不同大小的毛囊单位（FU）和头皮区域进行测试。如果很难植入毛囊，那么可以减小切口的角度或使用其他打孔工具延长切口。重复刚才的过程来测试不同大小的毛囊单位。在头皮条切取术中（FUT），应考虑到不同的手术助理修剪得到的毛囊单位移植体大小也不同，可能会出现使用较细的毛囊移植体测试得到的孔径，却不适合较粗的毛囊移植体植入的情况。

39.4 深度

受区打孔时，手术医生除了要考虑切口的宽度外，还需要考虑切口的深度。切口深度主要由毛囊长度决定，存在个体差异和种族差异。即使来自同一个患者的毛囊长度也会有差异。在白种人男性中，毛囊移植体的平均长度为 4 mm。

患者的皮肤特性是切口深度的第二个决定因素。与之前测试毛囊移植体的大小一样，移植体的深度在注射肿胀液之前也需要进行相应测试。如果

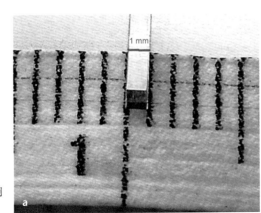
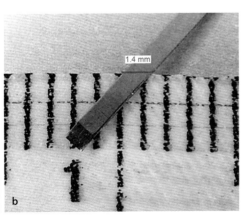

图 39.1 打孔的角度影响切口长度

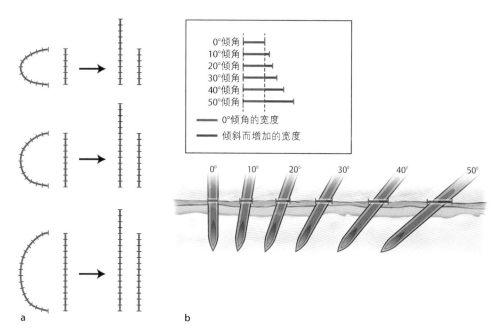

图 39.2　a. 用注射针或种植笔所做的弧形切口，弧形切口总长度大于从切口一端到切口另一端的直线距离。b. 弧形切口的长度会随着注射针或种植笔进入皮肤的角度变小而延长

切口深度太浅的话，切口不能完全包裹移植体，毛囊关键干细胞群所在的隆突区可能会高于周围皮肤的水平，最终导致毛囊无法正常生长。切口太深的话，移植体可能被完全埋进皮肤下面，导致术后皮肤出现"凹陷"外观，甚至出现最糟糕的情况——表皮囊肿形成。

受区打孔时，打孔深度的一致性取决于植发医生。而植发医生如果使用带有"肩带"的器械可能会比"徒手"操作的切口深度更一致。许多植发医生会选择定制刀片，这种定制刀片夹在持针器等工具中，当刀片纵向离开持针器穿入皮肤时，持针器可以作为"肩带"防止刀片过度穿透皮肤。如果使用种植笔打孔，种植笔有一个预定的针头长度，可以形成一个固定的打孔深度。如果使用注射针打孔，切口的深度可以通过观察斜面插入皮肤的长度来衡量。另外，还可以构建一种双弯针头，从而达到"肩带"的效果。

手术医生的打孔力度是影响打孔深度的另一个因素。皮肤越软，打孔力度越大，皮肤受到的压力就越大，最终打孔深度越深。因此，在受区打孔时需要考虑不同区域的皮肤力学特性。

39.5　角度

打孔的角度取决于毛发种植的位置。如果植发区域尚存部分毛发，可以按照这些毛发的生长角度进行打孔。而当植发区域没有毛发时，植发医生必须通过观察不同性别不同区域的自然头发角度，凭经验进行打孔，打孔的角度将会决定移植毛发的生长方向[2]。毛发的生长角度在不同区域是不一样的，大多数人发际线毛发向前 45° 生长，到头顶是直立的 90°，而枕部头发则向下呈锐角生长。

在进行眉毛移植手术时，打孔角度尤为关键。植发医生应使打孔角度尽可能的小，使毛发几乎与皮肤呈水平生长。与眉毛相似，男性的颞点毛发往往非常平坦，几乎与皮肤平行。在这些区域进行受区打孔时尽可能使其角度尖锐，从而避免毛发向垂直方向生长。毛发在自然发际线区域的生长角度变化很大，此时可以使用放大镜观察发际线，即使是微型化毛发也可以发现该个体毛发生长模式的线索。

如果植发受区尚存毛发，为了避免受区打孔损伤这些毛发根部及切口相邻的毛干皮下部分，打孔角度应完全按照原生发的生长角度。原生发密度越大，这一点就越为重要。

手术医生需要时刻了解打孔工具在手中的角度及其与皮肤表面的关系。植发受区使用肿胀液会使受区毛发与皮肤的角度变大。这种情况下，植发医生仍应遵循原生发的出口角度打孔，因为当肿胀液吸收后，移植的毛发会与原生发一起恢复到锐角。

39.6　方向

受区打孔的方向将决定植发后毛发生长的整体走向[3]。如果植发区没有现存的头发，就需要由手

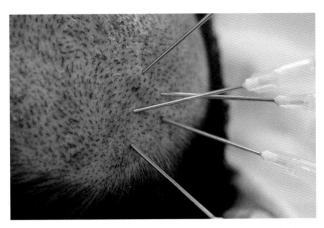

图 39.3　设计正确的打孔方向对于顶区发旋设计非常重要

术医生重新设计，但应遵循任何现有头发的方向。设计正确的打孔方向对于顶区的发旋设计非常重要（▶图 39.3），特别是对于植发区有多个发旋的患者。另外，我们还需要对以下两个概念加以区别："方向"是指头发生长的方向，而"角度"指的是相对于皮肤表面的倾斜度。

女性发际线的头发方向比较特殊，通常有大量的原生发需要特别注意保护。打孔方向最好遵循原生发的方向，拍摄清晰照片存档，可以在术后展示给患者。

39.7　密度

头发密度由每平方厘米的打孔数量与毛囊单位包含的毛囊数量共同决定。打孔设备越小，打孔密度越高，最高可以达到 50～60 个切口 /cm²。如果使用较大的打孔设备，打孔密度可能只有 20～40 个切口 /cm²。类似的，用针打孔产生的弧形切口的密度会比线形切口的密度低。医师应告知患者预期的视觉毛发密度，该密度受每个毛囊单位移植体包含的毛发数量、毛发直径、颜色、质地和卷曲度的影响。

有学者主张高密度打孔（＞50 个切口 /cm²），以增加移植后的头发覆盖，但一些研究表明，这种高密度打孔可能会导致所移植的毛发生长不良。

39.8　几何学

切口的方向会对移植毛发的外观产生影响。一般用"垂直"和"平行"来描述打孔方向与移植头发预期生长方向（无论是重新设计还是现有头发生长方向）的相对关系，而不是解剖学上的

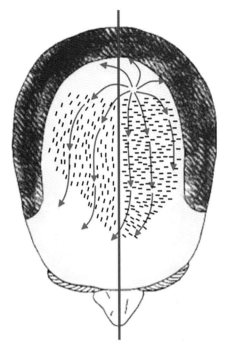

图 39.4　冠状切口和矢状切口的比较

矢状和冠状方向（▶图 39.4）。按照解剖学上的矢状方向植入的一个三株毛囊，从前方看时，三根毛发看起来就像一根毛发；而在解剖学上的冠状位置植入一个三株毛囊，从前方看时就像三根并排的毛发（▶图 39.5）。对不同大小的毛囊移植体使用垂直和平行切口，也有助于区分哪些切口适用于哪些移植体。

同样，无论打孔方向如何，线性排列的切口会使头发生长不自然，而"三角形"切口的术后效果更加自然。平行切口与垂直切口的概念是了解受区打孔的细微差别时最难掌握的概念之一（▶图 39.6）。

发际线位于毛发移植区的边缘，是毛发移植术后外观最凸显的部位。因此，发际线的设计需要更加精细。目前发际线设计的金标准是设计不规则发际线或"蜗牛痕迹"发际线。另外选择单根毛发随机种植在发际线前面，这样可以模拟自然发际线的随意发（▶图 39.7）。

39.9　打孔设计

毛发移植打孔设计是一个单独的话题，这在重建发际线、颞点和发旋区的章节中都有涉及。需要注意的是，切口方向和角度是头皮不同区域中变化最大的两个变量。最复杂的区域是发旋区，打孔方

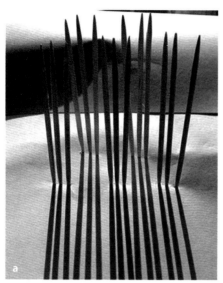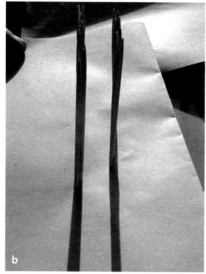

图 39.5 冠状位和矢状位的毛发排列对比

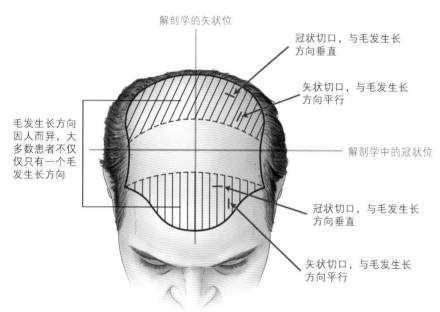

解剖学的矢状位

冠状切口，与毛发生长方向垂直

矢状切口，与毛发生长方向平行

毛发生长方向因人而异，大多数患者不仅仅只有一个毛发生长方向

解剖学中的冠状位

冠状切口，与毛发生长方向垂直

矢状切口，与毛发生长方向平行

图 39.6 冠状位和矢状位切口图示

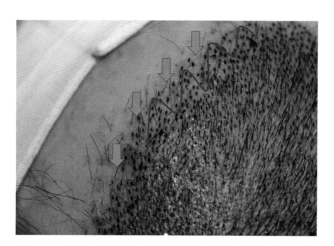

图 39.7 设计不规则齿形发际线或 "蜗牛痕迹" 发际线，在发际线前面种植单根毛发（蓝色箭头），可以模拟自然发际线的随意发

向需要旋转 360°，角度可能会有很大差异。发际线的切口大小变化很大，从发际线前面最小的切口以适应较小的单根毛发毛囊单位，到后面需要更大的切口以适应较大的毛囊单位。最后，打孔密度在不同区域会有所不同。发际线前部的切口最小，可以采用更高的打孔密度，而如果仅以轻度毛发覆盖为目标或使用较大毛囊单位来增加密度，比如在头顶中间区，则可以减小打孔的密度。

39.10 特殊情况

医生需要考虑以下特殊情况：部分患者的 "非洲式" 头发非常卷曲，以至于切口的方向、角度和几何学在受区打孔中并不是那么重要，此时更重要的是切口的大小、形状和深度，因为这部分患者的毛囊移植体通常宽而短，根部会明显地张开。另外，这类患者受区打孔的密度也可以较低，因为这个种族群体的自然头发密度就不高，而且头发卷曲的特点可以产生一个较好的美容效果。

有些患者因为受区打孔欠佳，打孔的方向、角度不理想，因而需要重新手术。更好的解决方案是在原有基础上进行修复，而不是激进地改变原来的打孔方向和角度。类似的，有些患者要求手术医生不要遵循原生发方向，那么任何原生发均有可能因为遵循此请求而受到损伤。

39.11 皮肤质量的差异性

正如任何有经验的植发医生所证实的那样，健康正常的皮肤质量会因患者而异。即使是同一个患者，头皮不同区域的皮肤质量也会存在明显差异。在描述不同类型皮肤质量方面，没有一套固定的描述术语。毫无疑问，每种语言都有一系列可应用的词汇。我们通常使用的描述性词汇有：柔软、坚硬、沙砾样、橡胶状、糊状、面团状、瘢痕性的、紧实、松散、富有弹性和坚韧。受区打孔后切口闭合或保持"开放"的程度因不同皮肤类型而异。

同样，异常的瘢痕皮肤（无论是原发性还是继发性瘢痕）的皮肤质量也存在明显的异质性。柔软、柔韧的继发性瘢痕与正常皮肤类似。另一方面，厚硬、橡胶状的继发性瘢痕血管成分很少，且难以切开。当在缺乏弹性的瘢痕上打孔时，切口通常会保持开放。然而，有大量原生发的正常头皮的切口通常会紧密闭合，手术开始时看起来足够大的切口可能会缩小，以至于手术结束时无法植入毛囊。

皮肤质量会因年龄、性别和种族背景不同而有所差异。根据笔者的临床经验，老年患者的头皮往往比较薄，女性的头皮往往比较紧，而"非洲式"毛发的患者头皮会比较柔软，皮下脂肪比较多。有的患者头皮由于晒伤而变得菲薄，也可能发生萎缩和呈砂砾状。

因此，需要医师具备丰富的临床经验，对于不同的皮肤进行精确判断哪些打孔设备适合哪种皮肤，以及如何调整受区打孔的大小（适当的扩大或缩小），以适应不同的皮肤类型。

39.12 受区打孔时机及可视化

在设计毛发移植受区时，可以先进行所有受区打孔，再用种植镊或种植笔植入毛囊。这允许获取的毛囊数量与预期不符时有一定的灵活性，但存在植入毛囊时可能会遗漏部分孔的风险。另一种选择是采用"即插即种技术"，使用种植笔的"一步到位"法，或者打完一个孔后立即用种植镊或种植笔植入毛囊。这样可以确保所有孔都得以种植填充，但这需要相当的设计技巧，让可用的毛囊填充整个受区。关于这些技术的更多细节将在以后的章节中进行介绍（表39.2）。

表 39.2 受区打孔的两种方法

即插即种技术——打孔后立即植入毛囊
• 使用种植笔进行打孔同时通过种植笔将毛囊植入
• 用锐器进行打孔后，即刻使用镊子或种植笔将毛囊植入

预打孔法——预先对所有受区进行打孔
• 所有受区打孔处理后，再用镊子或种植笔将毛囊植入

"即插即种技术"的一个明显优势是打孔时每产生一个切口都会立即被毛囊填充，无需在完成受区打孔后再进行定位。而当一次性大面积受区打孔后，再进行毛囊植入时，有时很难在头皮上找到切口。克服这一问题的方法之一是使用染料对切口进行标记：将染料涂在切口，轻轻冲洗掉正常皮肤之间的染料，部分染料会被切口暂时吸收，并使切口着色便于识别和毛囊植入。更好的切口可视化也能够识别出空隙，可以更加均匀的切口覆盖[4]。

39.13 减少出血的技巧

正如不同患者之间的皮肤差异性很大，手术中出血的程度也是如此。出血的危险因素可以在术前进行筛查，如药物服用史、容易瘀青、牙龈出血及相关遗传性疾病病史等。如果存在上述危险因素，通常在手术过程中产生切口时，医生会面临高于平均水平的出血情况。此外，根据笔者的经验，术中出血也有一定程度的种族倾向，红发的凯尔特人往往比其他种族群体更易出血。

术中大量出血会使术野模糊，从而延长整个手术时间。毛囊植入后如果切口持续出血，会增加毛

囊脱出风险和术后结痂概率。

在手术快要结束时，如果仍需要进一步的受区打孔，出血量会比一开始打孔时多，这主要由于此时受区存在炎症反应（伤口愈合阶段），这些炎症会增加出血量。在这种情况下，可以考虑使用"即插即种技术"，这种方法的优点是通过立即将移植体植入切口来填充止血。当然，如果在一开始受区打孔时，手术医生发现患者出血量较大，可以考虑全程采用"即插即种技术"或使用种植笔种植。

任何患者在打孔时都会有一定程度的出血，而且打孔的切口越大，出血量越大。此时通常可以通过使用血管收缩类药物来止血。最常用的止血药物是浓度为1:50 000～1:200 000的肾上腺素注射液。在使用该药物时，观察到皮肤明显变白则表明注射有效，可明显减少出血。另外，也可以使用生理盐水（或含有肾上腺素 ± 其他药品的生理盐水）作为肿胀液注射，这种方法有两个好处：其一，肿胀液可以将皮肤抬高，使皮肤远离皮下血管丛，以免打孔时损伤血管；其二，肿胀液可以对任何已损伤的血管进行机械压迫，从而达到止血的效果。

此外，患者的体位也是影响术中出血的一个因素。比如，坐着的病人往往比躺着的患者的头皮静脉充血少，所以术中出血自然会少。同样地，确保患者正常血压也会减少术中出血。患者在手术当天因焦虑而导致血压稍高是正常的，此时可以通过服用小剂量的抗焦虑药（如10 mg地西泮）来控制血压。此外，患者术前需要进行血压筛查，这样可以及时发现高血压患者并在术前得到治疗（表39.3）。

表39.3　减少术中出血的方法

• 筛查出患者的易出血因素	• 限制切口的大小
• 使用血管收缩类药物	• 打孔时尽可能使患者保持坐位
• 使用肿胀液	• 使用种植笔或"即插即种技术"

39.14　受区打孔器械

用于受区打孔的器械种类繁多，这里不一一列出。这些器械大致可以分为刀片、针和种植笔（▶图39.8）。刀片可以根据手术医生的需求，使用商用刀片切割器进行定制。这些刀片可以安装在各种夹具或刀片架上进行打孔。另外，也可以直接购买预制的刀片或者刀片装入刀柄的一体式装置。

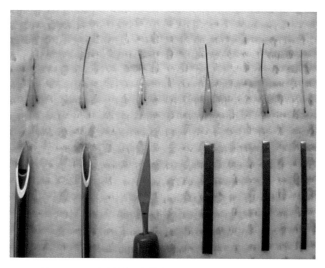

图39.8　不同的打孔设备对应不同的移植体尺寸

一般的皮下注射针头很容易获得，也是受区打孔的理想工具。但是，针头很容易变钝，特别是在坚硬或者瘢痕皮肤上打孔后。通常一个针头可以打100个孔，因此额外的益处是便于让手术医生计算打孔数量。此外，多个刀片的装置可以加快打孔速度，但较难按照原生发的角度和方向打孔[5]。

种植笔可以同时打孔和植入毛囊，也可以在受区打孔完成后再植入毛囊。当以第二种方式植入毛囊时，最好使用钝针种植笔，这样能够避免锐针创造第二个通道[6]。

39.15　机器人打孔设备

随着机器人技术的出现，受区打孔技术也得到进一步发展，术前将打孔的密度、方向、角度和几何学等相关数据输入电脑后，机器人可以替代人工进行自动化打孔[7]。切口的大小和形状可以根据使用针还是刀片打孔而改变。随着新软件的不断涌现，机器人辅助毛发移植变得越来越精密与智能。可以选择预设的模板进行打孔，也可以对特定患者进行个性化设计。随机化是自然毛发移植的特征之一，尤其是对于发际线，而机器人有可能比人工创造出更随机的"随机"打孔方案。一个明确的理论上的优势是，由于机器人能够识别受区尚存的毛发，所以它可以有效地避免在现有毛发附近打孔，以免损伤原生发，这可能会比人类更有效。

39.16　打孔部位的瘢痕

通常来讲，外科手术很难保证术后无痕，但是

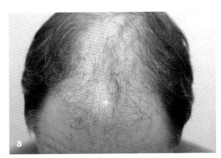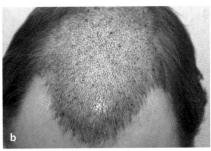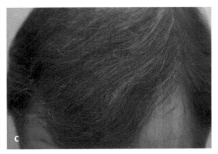

图 39.9　植入的毛囊单位移植体的存活和后续生长情况取决于整个植发团队对毛囊的准备、储存、处理和植入

现代毛发移植手术可以做到受区部位不留瘢痕。事实上，大多数情况下，移植的毛发和原生的毛发几乎无法区分。受区切口长度在 0.6～1.2 mm 之间时，通常不会留下明显的瘢痕。移植毛发根部的小凹陷可能是切口太深的结果，从而使移植毛发的表皮成分沉到周围皮肤的表面之下。移植毛发根部周围的小突起可能是因为移植毛囊保留的周围表皮组织过多，而与打孔关系不大。而如果打孔孔径太小，可能会导致含有多根毛发的毛囊单位出现生长不良的

情况。本书后面将讨论与受区打孔相关的并发症。

39.17　总结

毛发移植的自然度取决于医生受区打孔的能力，是否考虑到决定毛囊植入的变量。毛囊单位移植体的存活和后续生长情况取决于整个植发团队对毛囊移植体的准备、储存、处理和植入（ ▶图 39.9）。毛发移植的最终效果需要一个团队的共同努力，而植发医生在其中扮演着总设计师和受区打孔的角色。

参 考 文 献

[1] ISHRS. Consumer alert. Available at: www.ishrs.org/article/consumer-alert-0

[2] Wolf B. The art and craft of recipient site creation and graft placement. Hair Transpl Forum Int. 2014; 24(2): 41: 46-49

[3] Lam, S. Hair transplant 360 for physicians. 2nd ed. Vol. 1. New Delhi: Jaypee Brothers Medical Publishers (P) Ltd; 2016

[4] Rashid M. Recipient site staining: a powerful tool in follicular unit hair transplantation. Hair Transpl Forum Int. 2005; 15(6): 196

[5] Atodaria P. An innovative instrument for reducing the surgeon's time in making recipient sites. Hair Transpl Forum Int. 2014; 24(4): 131-132

[6] Lorenzo J. Introduction to the Use of Implanters. Hair Transpl Forum Int. 2011; 21(4): 121-122

[7] Bernstein R, Wolfield M. Robotic recipient site creation in hair transplantation. Hair Transpl Forum Int. 2014; 24(3): 95-97

发际线的设计与前额发际线的修复

Hairline Design and Frontal Hairline Restoration

概要 创建一个自然的发际线是实现毛发移植成功最重要的要素之一。本章讨论了设计自然发际线所需的关键技能，包括确定发际线的边界、理解并能够模仿发际线的可见特征。本章将讨论定位主要边界及根据供体与受体的比例进行调整边界的方法。本章还将描述不同发际线区域的视觉特征，以及使用毛囊单位移植重新创造这些特征的技术。

关键词 发际线，自然度，过渡区，界定区，外侧驼峰，额簇，额颞角，发髻，外侧内眦线，颞点

关键要点

- 不要把发际线做得太低。
- 不要填平或完全填满额颞角。
- 随着脱发的进展，要使额颞角位于并保持在外眦线上。
- 规划发际线时要考虑到未来的脱发情况。
- 前额发际线由大的不规则形状和微小的不规则形状组成。

40.1 简介

创造自然的发际线是实现毛发移植成功最重要的因素之一，已经有很多优秀的综述讨论过这个话题[1-6]。如今的患者往往期望有一个自然的发际线，而通过当前的技术，我们能够满足他们的这一期望（▶图 40.1）。这种自然的效果部分归功于在发际线区域专门使用自身的含 1～2 根毛发的毛囊单位移植体。毛囊单位移植体像是一个精致的"画笔"可用来勾勒发际线。然而，充分地理解和识别构成正常发际线的视觉特征也同样重要。若只是简单地使用毛囊单位移植体，或是刻意简单地重现这些移植体特征，并不能得到一个自然的发际线外观（▶图 40.2）。

换句话说，我们要创造出最自然的发际线，不能只知道使用好的画笔，我们还必须知道如何画。画出自然的发际线需要两个主要技巧：

- 确定发际线的适当边界，并根据供体与受体的数量比例调整边界。
- 在这些边界模仿出自然发际线的视觉特征。

40.2 发际线的组成

发际线不仅由前额部组成，还由几个边界和区域共同组成，它们共同影响了面部的轮廓，产生最终的美学外观。下面列出了这些组成部分，并将在后文中更详细地讨论（▶图 40.3）：

- 前额发际线：修饰脸部正面，从一侧的太阳穴水平连线到另一侧太阳穴；

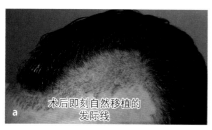
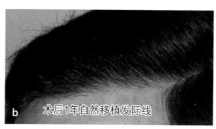

图 40.1 自然移植发际线
a. 术后即刻自然移植的发际线。b. 术后 1 年自然移植发际线

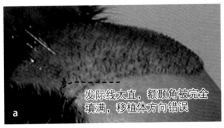
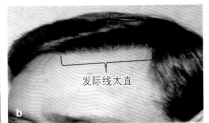

图 40.2　不自然的发际线
a. 发际线太直，额颞角被完全填满，移植体方向错误。b. 虽然只使用了含单根毛发的毛囊单位移植体，但发际线太直且没有不规则起伏的特点

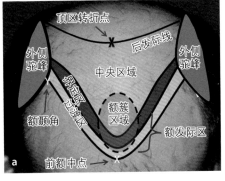
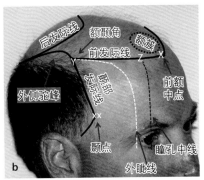

图 40.3　发际线的主要边界、体表标志和区域。发际线由许多部分组成，这些部分共同作用以获得最终的美学外观。a. 俯视图。b. 侧视图

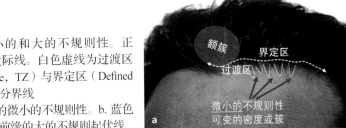
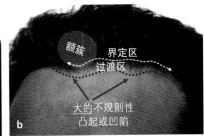

图 40.4　微小的和大的不规则性。正常的非移植发际线。白色虚线为过渡区（Transition zone，TZ）与界定区（Defined zone，DZ）的分界线
a. 注意 TZ 内的微小的不规则性。b. 蓝色虚线是发际线前缘的大的不规则起伏线

　　－ 前额中点（mid-frontal point，MFP）：前额发际线在中线的最前面的点。

　　－ 瞳孔中点（mid-pupillary point，MPP）：前额中点侧面的一点，发际线通常从这里开始向后弯曲。位于经瞳孔的垂线上。

　　－ 过渡区（transition zone，TZ）：前额发际线的最前排。应该柔和且不规则，包含微小的和大的不规则起伏。

　　－ 界定区（defined zone，DZ）：位于过渡区的后方，也是前额发际线开始变得更密集、更不透明的地方。

　　－ 额簇（frontal tuft，FT）：覆盖界定区中心（中线）部分的椭圆形区域。这是构建厚重发量的关键区域。

　　● 额颞角（frontotemporal angle，FTA）：前额发际线与颞发际线相交的点。通常位于经眼外眦的垂线上。

　　● 颞发际线：框定了从额颞角至颞点的侧面部轮廓。

　　● 颞点（temporal point，TP）：位于颞部发际线下部的三角形突起。

　　● 外驼峰（the lateral hump，LH）或外侧边缘：位于颞顶范围内的头侧区，连接下方的永久性供体头发和上方的头顶中间区。其前方向下倾斜的边界便是颞部发际线。

40.2.1　发际线的特征

　　前额发际线是无毛前额和有毛头皮之间的桥梁。一般认为发际线由三个区域组成：前部或过渡区，后部或界定区，以及位于界定区中央的称为额簇的椭圆形区域（▶图 40.3 和▶图 40.4）[1, 2]。这三个区域都会影响发际线的整体外观。

40.2.2　过渡区（TZ）

　　过渡区是指发际线前排 0.5～1 cm 处（▶图 40.3a 和▶图 40.4）。过渡区最前方应该显得形状不规则且界限不清，并且向后应逐渐呈现出更清晰的界限和更厚实的质地并最终与界定区衔接。通过对

正常过渡区的仔细观察发现有几个特定因素共同影响了整体效果。内容如下：

• 单根头发：在过渡区的最前排只使用单根毛发毛囊单位，在该区域的后部移植双根毛囊移植体。这有助于确保自然、柔和的外观。

• 哨兵毛发：在过渡区前有一些孤立的、非常细的被称为"哨兵毛发"的单根毛发。哨兵毛发有助于塑造发际线的柔和感和不规则感。

• 微小的不规则性：仔细观察过渡区可以发现沿其边缘有小的、间歇性的毛发簇（▶图 40.4a）。这些簇的形状和深度各不相同，但可能类似于轮廓不清的三角形或各种大小的线性突起。它们使发际线变得不规则和密度不一。这些毛发簇被称为"微小的不规则"，近距离观察比远距离观察更明显。在处理过渡区时容易犯一个自然而然的错误，即填补这些集群之间的空白，必须避免这种错误，以防止产生直的或密实的发际线。

• 大的不规则性：如果退后一步从远处看一条正常的发际线，发际线前缘的形状看起来更偏向于蛇形或曲线，而不是直线的。这种形式的不规则性被称为"大的不规则性"。不塑造出大的不规则性是一种常见的错误，这会导致形成一个不自然的平直或碗状的发际线（▶图 40.4b）。Martinick[7]使用"蜗牛轨迹"一词来描述这种外观。Rose 和 Parsley 认为这种大的不规则性是由沿着发际线存在的 1～3 个"丘"或"突起"所构成，中间的凸起是美人尖。对于构建最自然的发际线，微小和大的不规则性都是必要的。

40.2.3　界定区（DZ）

界定区位于过渡区的正后方（▶图 40.3a 和 ▶图 40.4）。在这个区域，发际线应该界限更清晰，密度更高。界定区毛发密度的增加可减少透过过渡区所看到的距离，从而使发际线看起来更饱满[1,2]。这样不仅不需要将头发直接移植在过渡区，也能

减少形成不自然发际线的可能性（▶图 40.5a）。这是一种安全有效、让发际线看起来更厚重的方法。

40.2.4　额簇区域（FT）

额簇是一个小但很影响美观的椭圆形区域，位于界定区的中心部位（▶图 40.3 和 ▶图 40.4）。该区域的密度至少应与界定区的其余部分一样。James Arnold[8]用下面的例子说明了额簇密度的美学重要性：

> 假设一个患者额簇区域的毛发保存完整，其余部位完全秃顶。想象他正站在电梯里面对着门，而你在另一边面对着他。当门打开时，你的第一印象会是一个满头秀发的人。只有当你从他身边走过时，你才会注意到他在其他地方都是秃头。

在这个区域创造浓密的毛发对面部轮廓和发际线丰满的外观有巨大的影响（▶图 40.6）[5]。

40.2.5　额颞角区域（FTA）

在高加索男性中，额颞角的颞部发际线轻微后移或毛发变细软是正常现象。因此，填平或密集地填满后移的发际线是错误的，这会让发际线看起来很假（▶图 40.2a）[6]。

在某些种族群体中（黑种人、中东人、亚洲人和西班牙裔），更常见的是看到更宽、更平的发际线，较少后移。对于这些群体，如果供体与受体的数量比例良好，积极地填充额颞角也是可以接受的。然而，即使在某些族裔群体中发际线较平更为普遍，如果供体毛囊数量小于需求量，那设计的额颞角也需要后退一些（见本书第七部分：特殊种族考量）。女性发际线不同于男性发际线，额颞角位置更居中且饱满（见第 26 章）。

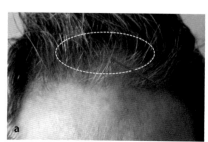
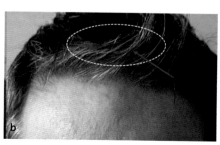

图 40.5　界定区密度的重要性。a. 界定区变薄，发际线看起来变稀疏。b. 过渡区没有移植更多毛发，但发际线看起来更为饱满。在界定区内人为地仅增加核心区域内的毛发密度，使头皮不可见，这间接地使过渡区看起来会更饱满

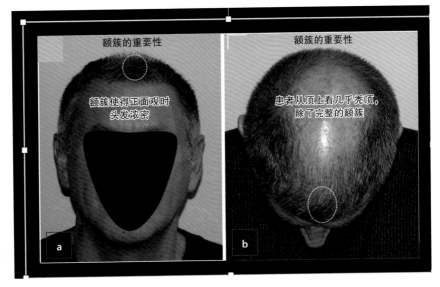

图 40.6 额簇的重要性。a. 从正面看，仅靠这一簇头发使患者看起来似乎有相当浓密的头发。b. 从顶上看，他仍然是秃顶的

40.2.6 适当的角度和方向

角度和方向是两个不同的问题。角度是指头发离开头皮时毛发与头皮之间的角度。方向是指头发离开头皮时指向的方向（向右或向左）。移植发际线时，注意不同位置毛发角度和方向的变化是很重要的（▶图 40.7）。通常以残留的细绒发作为医生判断角度和方向的参考。通常可以看到以下模式：

- 头皮中部，头发通常以 20°～45° 的角度出头皮，并指向鼻子。
- 前额发际线的毛发变为 15°～20° 锐角，方向通常保持向前，但可以稍微向左或向右偏，特别是额簇前方中线上的毛发（▶图 40.7）。
- 当向发际线侧边移动时，头发方向保持向前，直到接近额颞角。
- 当毛发到达额颞角区域并且朝向颞发际线扇形排布时，排布方向由朝前逐渐转至向下。同时，角度发生变化，从前额发际线的角度大约 15° 角降

至到颞发际线的角度几乎平行（3°～5°）。

- 从侧面看，该图案类似于指向前方的扇形，并在额颞角水平处从内侧方向变为外侧方向（▶图 40.7）。
- 如果沿着颞发际线到达颞点，毛发方向会变得更朝后，角度也尽可能平坦。需用冠状方向打孔处理颞部发际线，以确保更小的打孔角度。

40.2.7 移植体的选择性分布

不同大小的移植体的选择性分布是一个重要的工具，能帮助我们模拟正常发际线密度变化梯度（▶图 40.8）。选择性分布是比增加切口数 /cm²（即切口密度）更安全和更有效的增加毛发密度的方法。例如，在 30/cm² 的相同切口密度下，三根毛发移植体产生的毛发密度是单根毛发移植体的三倍（90 vs. 30 根毛发 /cm²）。如果通过增加切口数量达到相同的毛发密度，则需要将切口密度从 30/cm² 增加到创伤性的 90/cm²。笔者一般会使用以下移植体的选择性分布：

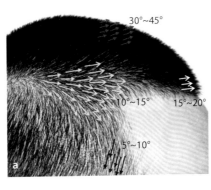
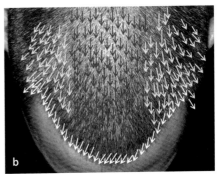

图 40.7 毛发角度和方向的变化。头皮中部（30°～45°）、前额发际线（15°～20°）、前颞发际线（10°～15°）和颞发际线（5°～10°）的毛发出头皮角度不同。注意额颞角周围从内侧到下 / 外侧方向呈现扇形的渐变。a. 侧视图。b. 俯视图

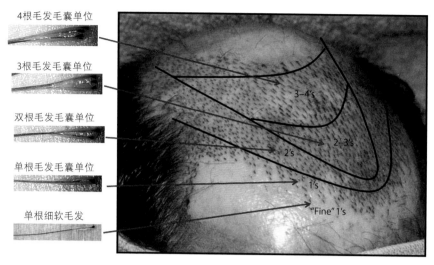

4根毛发毛囊单位

3根毛发毛囊单位

双根毛发毛囊单位

单根毛发毛囊单位

单根细软毛发

图 40.8 移植体的选择性分布，是控制毛发密度的有力工具。含单根毛发的毛囊单位用于过渡区，双根毛发毛囊单位用于界定区，三根毛发毛囊单位用于额簇区

- 过渡区只用含一根毛发的移植体，随后区域逐渐过渡到含两根毛发的移植体。单发移植体的毛发直径存在差异。前哨毛发和过渡区的最前部应该用较细的单根毛发移植体。

- 界定区主要种植含两根毛发的毛囊单位移植体。

- 在额簇区域，可以使用更高比例的三根毛发移植体来增加密度。如果没有足够数量的含三根毛发的毛囊单位移植体，可以在额簇区域使用毛囊单位配对的移植方法，即将单根毛发移植体和含两根毛发的移植体组合形成三根毛发移植体[9]。

40.2.8 移植体数量和切口密度

学习毛发移植的医生经常会问："我应该使用多少个移植体和多大的切口密度？"这没有唯一的正确答案。根据笔者的经验，最常见的切口密度在 30 ~ 40 毛囊单位 /cm² 范围内。更高的密度也是可能的，但移植体可能很难持续存活，并且通常不会有太好的效果。因此我们需要先计算出所需的移植数量。如果受区包括三个区域（TZ+DZ+FT），平均前额发际线面积为 20 ~ 30 cm²，通过计算得知要达到 30 ~ 40 毛囊单位 /cm² 的切口密度，需要 600 ~ 1 200 毛囊单位的移植体。其中，200 ~ 400 根单根毛发移植体种植在过渡区，其余的界定区和额簇区域植入 2 ~ 3 根毛发移植体。

注意不要在额簇区域使用非常高的密度，因为那里的血供更脆弱，过于密集的移植可能会导致移植体生长不良或坏死。

40.2.9 蓬乱发（Cowlicks）

额前蓬乱的卷发对于创造发际线是一个挑战。通常女性比较常见，但在男性中也不少见。因为女性通常会保留卷发。对于男性来说，如果这些乱发很稀疏，并且看起来在几年内就会消失，一些外科医生便认为可以忽略这些蓬乱发。但是如果这个乱发看上去明显，并且可能会持续存在很久，则大部分医生认为种植发也应遵循这些毛发的方向。笔者通常从发旋的边缘开始、慢慢地向内朝着漩涡的中心重新创造一个发旋。

40.3 确定发际线的边界

发际线的边界由额发际线和颞发际线组成，相交于额颞角。当脱发开始时，额发际线和颞发际线同时后退，额颞角变宽并向后移动，颞发际线后退加深。一个重要的现象是，随着脱发加重，额颞角后退，但仍在外眦垂线上（▶图 40.9）[1-3]。

在再造发际线时需要有多激进，对于植发医生来说是一个重要的决定。我们所说的"激进"是指前额发际线、颞部发际线和额颞角相对于它们的原始位置可以安全地向前恢复多远。这是由患者的供体与受体数量比决定的，而这比率反过来又受到患者年龄、当前脱发、未来潜在脱发和供体质量的影响。年轻患者的未来脱发情况尤为重要，因为年轻，所以未来有更长的时间出现疾病进展，并且随着时间推移若移植区域后方的原生发进一步后退，就会导致不自然的外观。

一般来说，如果担心未来的供受体移植体比

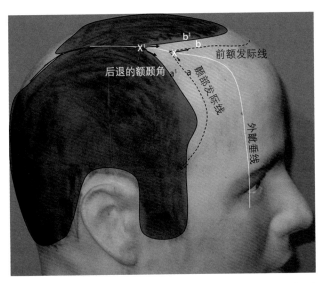

图 40.9 额颞角（FTA）随着额颞发际线的后退而向后移动。随着颞部发际线后退，额颞角始终保持在外眦垂线（LEL）上（x 和 x¹，原始和后退的额颞角；a 和 a¹，原始和后退的颞发际线；b 和 b¹，原始和后退的前额发际线）

例，最好还是保守一点，不要把发际线放得太低。让发际线保持稍低而不是很低通常比较困难，因为一些患者自我意识过强，要求发际线低于应有的高度。

40.3.1 确定前额中点（MFP）位置

前额中点是前额发际线在中线最前面的点。几个方法有助于确定前额中点的正确位置。然而有两种方法是不应该使用的，那就是"四指宽法则"和 Leonardo da Vinci 的"三分法"。四指宽法则规定前额中点位于眉间上方四指宽处，这是不可靠的，因为手指的大小因人而异。Leonardo da Vinci 的"三分法"指出，完美的脸应该分成相等的三分之一，下巴、鼻子、眉间和发际线之间的距离都是相同的。然而这一规则是指艺术家画或雕刻一个没有

脱发、年轻美丽的脸，而脱发的成年人由于供体有限，这种方法对大多数患者来说太激进了，不适用于通过手术重建发际线的患者。更合适定位前额中点的准则如下（▶图 40.10）：

- 7～10 cm 规则：前额中点位于眉间中点往上 7～10 cm 处。
- 前额曲线内规则：额头从前额面部的垂直面过渡到头皮的水平面，呈现出柔和的曲线。典型的前额中点通常位于这条曲线的中间，还应该根据供体与受体的比例进行上下调整。严重的脱发适合较高的前额中点，但也不应该放在太高的地方，使其落在头皮的水平面上失去了塑造面部的美感的作用。对于不太严重的脱发，前额中点可以适当放低些，但不应该放在面部的垂直面上，这会使重建的发际线中看起来不自然。

值得一提的是，如有脱发患者有一个仍留存的但非常低的额簇，在这种情况下，医生应该忽略先前存在的额簇中的头发，并将前额中点放置在更高、更合适的点。

40.3.2 确定额颞角的位置

笔者认为，在发际线设计中定位和确定额颞角应前移多远距离是一个重要且困难的任务。如前所述，额颞角是前额发际线和颞发际线的交界点。额颞角的上缘是前额发际线，额颞角的下缘是颞发际线。以下方法对于定位额颞角很有用。

- 外眦线（LEL）规则：该规则规定，额颞角位于从眼睛外眦垂直绘制的一条线上，称为外眦线。额颞角位于外眦线与颞发际线相交的点。有一个重要的观察结果是，额颞角保持在这条线上，并且会随着颞部发际线的后退而后移（▶图 40.9 和 ▶图 40.11）。

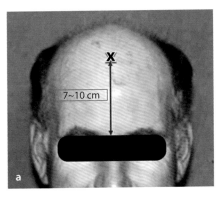
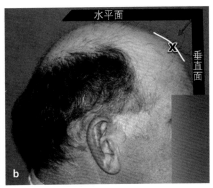

图 40.10 寻找前额中点（MFP）。a. 眉间中点上方 7～10 cm。b. 在面部的垂直面与头皮的水平面相交时出现的曲线的中间。根据脱发的严重程度上调或下调前额中点

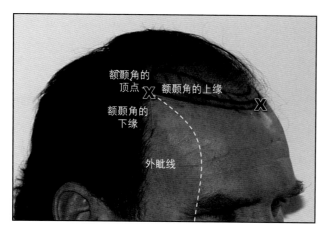

图 40.11　寻找额颞角（FTA）/ 外眦线（LEL）。额颞角位于垂直于外眦的线上。外眦线与颞发际线的交汇点是额颞角。颞发际线为额颞角的下界

理想点更靠后。这两种情况适用以下补充准则：

- 观察和重建外驼峰：外驼峰是位于耳上方颠倒的 C 形区域，连接下面的永久供体头发和上面的头皮中部，是侧缘后退的最后一部分。如果你观察正常的侧面轮廓，你可能看到一个人虽然非常秃，但仍然保留一部分外驼峰。可视化和重建外驼峰，给了外眦线一个相交的目标，以便确定额颞角，外驼峰的向下切斜的前缘便在外眦线交叉点之前，构成了颞发际线的上半部分。可以通过调节外驼峰的顶点在外眦线上的位置，以确定重建的颞发际线和额颞角的位置（▶图 40.12b）。

- 使用平行于鬓角的线条：从侧面看，可以标出多条平行于鬓角、与耳的距离不等的直线。这些线与外眦线相交的点可以用来帮助估算脱发程度不同的额颞角的位置（▶图 40.13）。这些交点对应着外侧驼峰顶点在外眦线上的位置。

　　- 如果一个患者出现严重脱发或注定会发展成Ⅵ级或Ⅶ级脱发，笔者会使用位于鬓角后方的线条。有趣的是，通过这条线确定的前发际线位置与 Beehner 用于严重脱发的前额前发际设计中的前发际线位置相似[10]。

　　- 对于有中度脱发的患者，笔者会使用鬓角中间的线。

　　- 对于轻度脱发且脱发进展风险很小的患者，笔者会更激进地使用位于鬓角前面的线，而任何再往前的线都会有潜在的风险。

- 上斜线规则：从侧面看前额中点到额颞角的界线时，应始终稍微向上倾斜，而不应该向下倾斜。

　　对于轻度脱发（即 Norwood Ⅲ级、Ⅳ级），颞部发际线后移较少的情况，遵循前述的这些原则能有很好的效果。让现有的颞部发际线成为额颞角的下边界，而种植后的额部发际线将成为额颞角的上边界。

　　对于中度到重度的脱发（即 Norwood Ⅴ～Ⅶ级），颞部发际线已经后退到更大的距离，仅使用外眦线规则来确定额颞角是不可行的。严重脱发的颞发际线和外侧毛发带可能已经下降到外眦线交点的水平以下（▶图 40.12a）。在中度的脱发中，外眦线仍然可以与颞发际线相交，但是相交点可能比

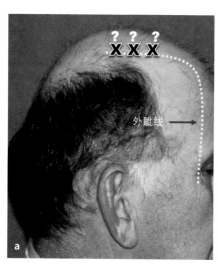
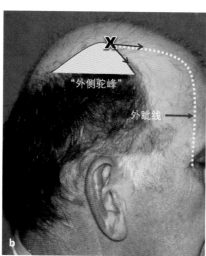
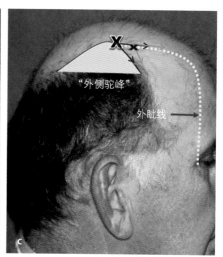

图 40.12　寻找额颞角（FTA）/ 外侧驼峰（LH）。a. 随着脱发情况的恶化，颞部发际线后退，侧边缘下降，就更难知道将额颞角放置在离外眦线多远的位置上。b. 可视化外侧驼峰给了外眦线一个它可以相交的目标。外侧驼峰的前缘成为颞发际线。c. 往前调整侧向驼峰的位置是安全降低额颞角的一种方式

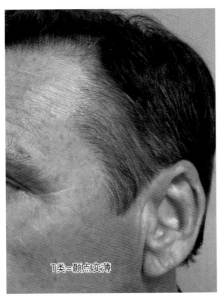

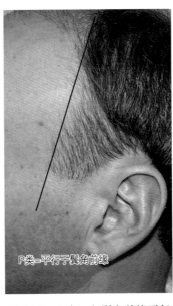

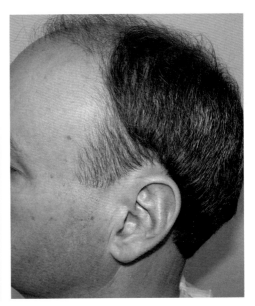

图 41.2　T 类：稀疏　　　　图 41.3　P 类：与鬓角前缘平行　　　　图 41.4　R 类：反角，凹向鬓角前缘

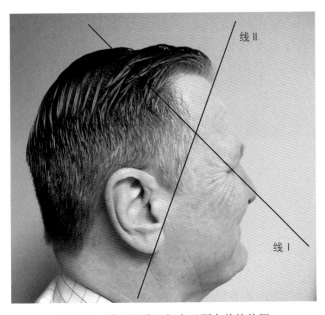

图 41.5　线 I 和线 II 相交于颞点前的位置

为了与前额发际线保持平衡，应把颞点放置在以下两条线相交的地方（▶图 41.5）：线 I 起始于鼻尖，越过瞳孔中心（患者直视前方）到颞点的前尖。线 II 从建议的前额发际线的最前点到耳垂尖端的连线。

两条线相交的点是颞点前端最理想的位置[4,5]。但外科医生不应该照本宣科的执行上述操作；他们必须先观察患者的头部形状和面部特征[4-8]，同时预测未来脱发的发展程度。

在眉间中点标记一个手术记号点，并准确地测量该点到颞点的距离，使得手术记号点到两侧颞点的测量值相等，以确保美学平衡。

41.3　外科技术

颞点重建的手术技术与植眉的技术相似，仅可用毛囊单位移植技术。用黑色油笔画出术前的设计线后，再用外科记号笔画出不规则的点，勾勒出拟建的前颞区轮廓。

头发颜色和粗细的最佳匹配参考点通常位于耳郭上方。为了避免产生不自然的外观，移植头发的颜色与后移颞点的头发颜色必须匹配。如果发色不匹配，最好不要重建颞点。供区毛发留大约 5 mm 的长度（▶图 41.6a），这是为了在移植毛囊单位时方便判断毛发的卷曲方向和头发方向。随着毛囊单位钻取（FUE）技术的兴起，提取前常将毛发修剪 1～2 mm，这使得辨别毛发卷曲方向更具有挑战性（▶图 41.6b）。在使用 FUE 移植毛发时可以保留更多的表皮组织，以利于毛干较短（1～2 mm）时也可以更容易地检测其自然卷曲度。使用侧方带裂隙环钻头以摆动的方式相比于旋转的方式更容易提取出长的毛发。但这项技术还处于早期发展阶段。种植移植体时必须让其卷曲方向贴向皮肤，与受区毛囊保持相同方向。20～30 FU/cm² 是合理的目标密度。根据面积大小，每边需要 150～300 个毛囊单位。应该只使用一根和两根毛发的移植体，将天然的含单根毛

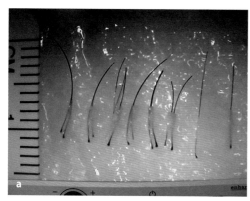
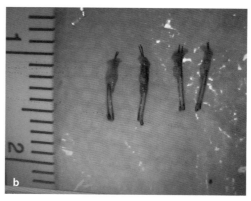

图 41.6　a. 用约 5 mm 长度的头发评估卷曲度。b. 携带表皮组织的 FUE 有助于判断卷曲度

发的毛囊单位种植在最前缘。

Ahmad 将颞部分为三个区域（ I 、 II 和 III ）。 I 区包括待重建区域的前 1 cm 处，建议仅进行密度为 10～15/cm² 的单根毛发移植。 II 区的宽度为 1～2 cm，建议进行密度为 15～20/cm² 的单根毛囊单位移植。在 III 区则使用双根毛发移植体移植，与自然原生毛发形成混合密度。

颞部移植区的真皮和皮下脂肪层厚度约为中央区域头皮厚度的一半。由于皮肤的这种物理特性，医生需要使用肿胀液。笔者推荐使用少量含 1:(100 000～200 000)稀释的肾上腺素的生理盐水，然后大量使用不含肾上腺素的生理盐水填充组织。这有助于抬高颞动脉上方的皮肤，以避免皮下出血或血肿。

在该部位打孔时，打孔刀片角度应始终保持与皮肤表面平行，切口垂直于毛发方向。前缘的切口最好用 20G 针头或 0.8～1.0 mm 的刀片为单根毛囊单位的打孔。在颞点的中心区域和单根毛囊单位的后方，用 SP 88 或 89 刀片、19G 针头或 1.0～1.2 mm 刀片为双根毛囊单位打孔。用各种种植笔将毛囊单位移植体插入到这些呈锐角的打孔部位，可以减少对毛囊移植体的夹持操作。这些部位可以用上述较小的刀片之一进行预打孔，然后用"钝性"种植笔进行种植，或者使用"即插即种"方法。

为了更自然，颞点中的毛发不仅以非常贴头皮的角度生长，而且毛发通常指向下后方。通常可以参考微小化的毛发或毳毛来把握打孔的角度和方向。值得再次强调的是，打孔时应将针或刀片尽可能保持平直，以确保打孔的角度足够小。外科医生可以使用示指和拇指绷紧皮肤，再用另一只手来操作（►图 41.7 ）。

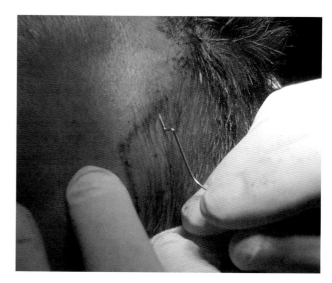

图 41.7　用 20G 针头打侧边的孔隙；注意将针头弯曲打孔便于控制深度和更锐的角度

41.4　术后护理

额颞角和颞点重建术后即刻的典型表现（►图 41.8 ）。

将一块 2.5 cm（1 英寸）的半通透性敷料 Vigilon 分成 4 份，再将每份敷料沿着对角切割，形成两个三角形形状，从而可以完美地覆盖颞部种植区域。

使用纱布覆盖种植区，外面再用 Kerlix 绷带缠绕可以防止患者在第一天晚上头部摩擦枕头导致毛囊移植体被摩擦掉。近期，毛发移植术后患者使用"不包扎"的方法，使用 U 形枕头来帮助患者睡觉时保持头部朝上的固定位置，也是一个不错的方法。

必须告知患者尽管术后使用了糖皮质激素，但一旦重建颞点，眶周和鼻梁水肿的风险会增加（30%～40%）。此外，由于手术靠近眼眶，眼眶下

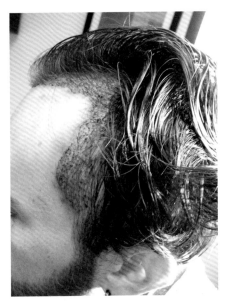

图 41.8 额颞区移植的术中外观

瘀斑和水肿也经常发生。这些并发症常见于术后第 3~5 天。另外，尤其是肤色较浅的患者需要知道，术后红斑可能会持续 6 周。术后 7~10 天可以通过化妆掩盖红斑。

图 41.9a 显示了移植前颞点的术前照片。图 41.9b 显示同一患者手术后 9 个月的照片。

41.5 结论

根据所述的四种颞点后退的类别，适当结合患者进行个体化评估、综合艺术考量、利用精细的手术技术和术后护理，使植发医生能够自信地重建颞点和颞前区的发际线，从而得到一个自然的术后外观。

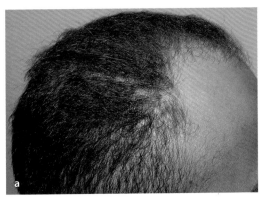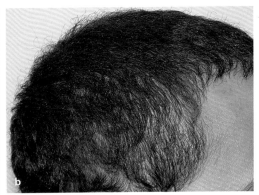

图 41.9 a. 重建前额颞区和颞点。b. 术后颞点

参 考 文 献

[1] Nordstrom R. Reconstruction of the temporal hairline. In: Unger WP, Nordstrom RE, eds. Hair Transplantation. 2nd ed. New York, NY: Marcel Dekker; 1988: 308-310

[2] UngerWP. Reconstruction of temporal area. In: Unger WP, ed. Hair Transplant Surgery (revised and expanded). 3rd ed. New York, NY: Marcel Dekker; 1995: 293-294

[3] Brandy DA. A method for evaluating and treating the temporal peak region in patients with male pattern baldness. Dermatol Surg. 2002; 28(5): 394-400, discussion 401

[4] Mayer ML, Perez-Meza D. Temporal points classification and surgical techniques. ESHRS J. 2002; 3: 6-7

[5] Mayer ML, Perez-Meza D. Temporal points classification and surgical

techniques for aesthetic results. Hair Transplant Forum Int'l. 2002; 12(4): 147-158

[6] Shapiro R. Creating a natural hairline in one session using a systematic approach and modern principles of hairline design. Int J Cosmet Surg Aesthetic Dermatol. 2001; 3(2): 89-99

[7] Parsley WM. Natural hair patterns. Facial Plast Surg Clin North Am. 2004; 12(2): 167-180

[8] Wong J. When to restore temple area. In: Pathomvanich D, Imagawa K, eds. Hair Restoration Surgery in Asians. Tokyo: JP Springer; 2010: 47-48

[9] Ahmad M. Temporal peaks restoration: a new innovation. Arch Aesthetic Plast Surg. 2016; 22(2): 107-109

42

Jerry Wong

甘宇阳 译，张舒 程含晶 审校

发旋重建

Recreating the Vertex

概要 如果患者有任何指向晚期 Norwood VI 或 VII 模式的迹象，应避免给予发旋移植。良好的发旋种植可以彰显外科团队的先进且精湛的操作水平。本文提出了一些我们团队关于改善发旋种植的想法和技术。

关键词 浅切口，皮肤钩分离，保护静脉，头发方向和角度，非那雄胺应答

关键要点

- 完整的静脉循环对于保持良好的种植过程是必不可少的。
- 精准的移植角度很重要。
- 发旋重建在技术上具有挑战性，可以反映手术技术的任何薄弱点。
- 与药物治疗相结合至关重要。

42.1 简介

脱发在人的一生中是循序渐进的，所以不可能准确地预测患者脱发的确切程度。我们最多只能依据查体及家族史来进行预测。即使是保守的发际线重建，一旦进行了毛发移植手术，我们也不能忽略个体随着年龄增长而自然秃顶的趋势。对于将发展为 Norwood VI 级的患者，由于外周供区边缘也会随着时间的推移而消退，顶区植发会面临供区进一步枯竭的问题。所以需要谨慎且有选择地对待发旋移植的候选者[1]。

除了年龄和对未来 Norwood 模式的预判，植发医生还需要查看供区头发的密度、质地、宽度和长度。如果供区的头发质地良好，那是否有足够多的头发进行移植？理想的发旋移植患者是发现有一小块秃顶，需要 1 000～1 500 株移植物，而其他地方的头发都很坚固、不太可能脱落的 40 出头的患者。仅少数人表现为发旋轻微稀疏，大多数潜在的患者都会有更广泛的脱发。

我们还需要考虑手术团队的效率，需要考虑有多少头发会在头皮条切取、移植体分离中损耗，最重要的还要考虑毛囊存活率是多少？如果外科医生及其团队在头皮条切取、分离、移植物离体后脱水等方面毛囊损耗不超过 3%，并且存活率超过 95%，那么患者将获得喜人的覆盖率和密度。即使是最好、最有经验的医生也会时不时地出现种植问题，首次手术最好专注于头皮的前部和中部，而不是发旋。

42.2 手术计划

不同的植发医生修复顶区头发的方法是不同的。关于毛发移植的最佳种植面积、单次手术移植数量、理想的密度和手术整体计划等方面，那些几乎从不对发旋进行手术的人和那些以高密度处理发旋的人之间存在着相当大的争议。一些观点将在第 25 章中更详细地讨论。本节将介绍几种方法，其中包括本文笔者首选的方法。

如果外科医生已经确定供区的毛发比例允许治疗顶区，他们仍然会谨慎行事。这些外科医生要么选择"缩小"秃顶区域，将移植物主要设置在秃发区周围，而在秃发区中央要么做少量移植、要么根本不做。从四周减少秃顶面积会比简单地一步移植看起来更加自然[1,2]（▶图 42.1）。

这种方法最适合供区毛发特性良好的患者，包括头发和头皮的颜色之间的对比度小，头发直径较细，头发有一些弧度或卷曲。或者，保守的外科医生可以选择整个发旋进行重建移植。后一种方法由

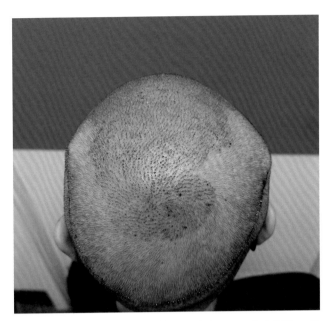

图 42.1　大面积脱发、发旋宽大。分离 4 663 个移植物，前额高密度种植。移植发旋外侧部分以缩小秃顶范围

于发旋的方向导致中央的覆盖率较低。笔者建议避免使用这种方法，因为粗壮、粗糙的终毛稀疏的分布在一定程度上显得不自然，自然的情况下稀疏分布的毛发通常是毳毛或微小化的毛发。

在少数情况下，发旋区域建议进行高密度种植。这时笔者推荐以下手术计划：对于在两颞侧和枕部有浓密供体毛发且头皮松弛性良好的患者，他们潜在的供体量超过 10 000 个毛囊单位。首次手术需要 4 500～6 000 毛囊单位供体，移植物集中种植在头皮的前部和中部。笔者在实践中用到的预估数量如下：若有 4 000～4 500 毛囊单位，可覆盖到额部和头皮中部区域；若有 5 000～5 500 毛囊单位则可覆盖到发旋；若有 6 000～6 500 毛囊单位移植体，通常会覆盖到发旋及发旋周围 1～3 cm。患者需要有特别高的供区密度和松弛度才能获得 5 000 以上的移植物，因此只有满足这些条件的患者才能通过一次毛发移植覆盖前部、中部和头顶。其他植发医生认为，单次手术实际毛囊用量会高于理想水平用量，他们也在教科书的其他地方提出过这些观点。

每个患者在第一次手术中一般平均会种植 3 500～4 500 毛囊单位，相对密集的种植区域包括前额及部分头皮中部。通常我们建议患者隔日服用 1/4 片 Proscar（保列治，每片含 5 mg 非那雄胺，我们推荐使用 Proscar 而不是仿制药，因为我们觉得这

个牌子更有效）。其中一些患者会额外覆盖发旋，即使仅仅少量覆盖。这些患者需要明白，如果他们没有在发旋移植足够的头发达到良好的外观覆盖，稀疏的移植往往看起来不自然。一些患者也可能有例外，例如头发特征良好的患者、计划在稀疏发旋移植中使用隐藏纤维来提高视觉效果的患者，以及将稀疏发旋移植与头皮文饰（SMP）相结合的患者。笔者在发旋移植中只使用单毛囊和双毛囊的毛囊单位，以避免出现 "pluggy（塞子样）" 外观的可能。

鼓励患者服用非那雄胺以减缓甚至阻止发旋的进一步脱落。在每年的随访中，需要评估第一次植发的生长情况，并决定是否需对稀薄区域进行加密、调整发际线或太阳穴等。同时确定患者是否长期使用非那雄胺，并评估他们对药物的反应。如果第一次移植的毛发生长良好且患者对结果很满意，他们可能不会那么担心发旋。对大多数患者来说，非那雄胺可以稍微改善脱发，因此他们通常满足于继续药物治疗并推迟发旋移植。即使是很小的改善也表明药物治疗有效，如果患者坚持长期使用非那雄胺，它确实可以缓解他们对持续脱发的担忧。但那些因为副作用而不愿或不能使用该药物的患者存在持续脱发的风险，通常不建议他们种植发旋。虽然非那雄胺并非对每个人都长期有效，但笔者认为它确实对大多数人起到了很好的作用，足以使它成为手术计划需考虑的一个因素。

对于少数做完头皮前部和中部手术后仍有足够头发覆盖发旋的幸运的人，笔者更喜欢给他们直截了当的手术方案。为获得良好的覆盖效果，在发旋的正中心密集的移植 75～100 根单根毛囊，并以 40 FU/cm² 的密度填充双根毛囊移植体，再以 30 FU/cm² 的密度填充三到四根毛囊移植体。患者有时需要进行二次手术，将 200～300 个移植物植入发旋。笔者的目的是发旋移植后仍保留至少 3 000 毛囊单位。患者需要明白，外观覆盖并非 "全面" 覆盖。在强光下或头发湿了的情况下，患者可能会因为头皮显露而不满意或失望。他们经常会要求再次手术，以增加更多的密度，这是可以接受的，前提是有足够的供体头发。二次手术时，我们通常会加强发旋和上斜区（头发方向朝前生长的区域）。而下斜区（头发方向朝后生长的区域）通常覆盖良好，当与较大区域的发旋重建相结合时，其覆盖不需要太大密度[2]。

42.3　顶区移植物的存活：开放头皮条切除技术

在过去的手术中笔者发现，对于 5 000+ 毛囊单位足以覆盖到发旋的植发手术，顶区移植物生长速度较慢，存活率略低于头皮前区和中间区。通常情况下在发旋内部少量的种植 1 500～2 000 个移植物往往良好生长。显然，5 000+ 移植物的种植会给整个头皮造成很大的压力，但这并不能解释为什么头皮顶区的存活率比头皮的其他区域低。长长的头皮条通常围绕着发旋，尽管植发医生小心翼翼地避免大动脉的破裂，但是血流灌注往往同时受动脉及其他血管引流的影响。

头皮条切取手术在最初开始应用时，头皮条的切取需要达到毛球底部，由于头皮血管非常丰富，割伤时会大量出血这是可以理解的。出血点通常通过灼烧止血，医生认为只要没有切断主要动脉都可以接受。几年前，笔者将头皮条获取技术改进为 Pathomvanich 的"开放技术"。不再需要像最初那样切到整个毛囊的深度，而是进行部分的切开，将切割深度削减到毛囊深度的 1/2～3/4。使用皮肤拉钩牵拉切缘，再使用手术刀刀片分离和解剖余下的 1/4～1/2 的毛囊。该技术目的是通过在直视下解剖毛囊的下部减少毛囊的横断。这项技术不仅减少了横断，还使我们能够看到位于毛囊深处的大静脉，避免切断它们（▶图 42.2）。现在我们可以解剖出静脉，并在头皮条取出时保护好它们。采用这个方法我们可以保留太阳穴区域的静脉簇及顶枕区的 2～3 条大静脉（▶图 42.3）。这样出血量显著减少，我们也不再需要灼烧止血。8 个月到 1 年后开始可以看到发旋生长得到改善。

整个顶枕区可能只有 2～3 条大静脉提供静脉回流。这些静脉可能很浅，有时会紧贴毛囊的底部。当取出头皮条时，需要用手术刀刀片的尖端在上缘轻轻划离这些静脉，然后用湿纱布轻轻地从毛囊上剥离。如果不小心在静脉上划了一个小口子，通常不使用灼烧法出血也会停止，而静脉也能保持通畅。如果我们第一刀即达到全深度的切口，通常会切断这些静脉。想象一下，如果患者在整个顶枕区只有两条大静脉，而它们都消失了，那由枕动脉泵入的血流将很难流出，因为血液需要向前流到静脉引流没有受到干扰的区域。这种静脉回流的中断尚不足以导致组织坏死等严重事件，但对于新移植

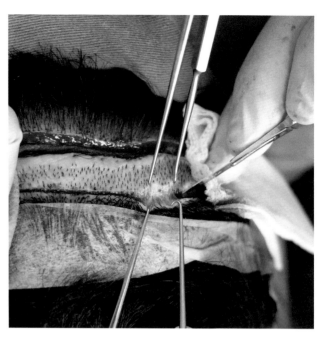

图 42.2　皮肤拉钩剥离法保留了血管系统，最大限度地减少了毛囊横断

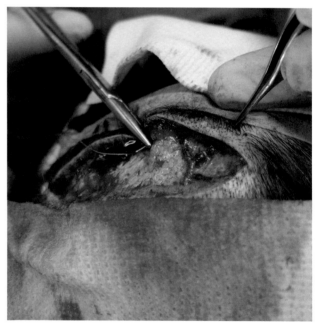

图 42.3　保存静脉可改善静脉流出，似乎可提高发旋移植物的存活率

的头发来说，静脉停滞可能足以影响它们的生长。没有任何研究支持这一理论。然而根据笔者的观察，保留静脉的唯一价值就是可以改善发旋区的头发生长。

对于那些植发中切取了又长又宽头皮条的患者来说，保护大静脉对发旋的良好生长至关重要。有时这些静脉很深，即使我们首次切开即达到全深

度，我们也不会损伤到它们；有时候非常浅，几乎粘在毛囊的底部，使毛囊弯曲并向上偏转。开放式手术很耗时，通常会增加30～40分钟的剥离时间，而且可能需要几个月的时间才能学会又快又好地进行剥离。但开放式手术不仅可以保护血管，而且为难做的病例最大限度地减少了对毛囊的损耗。

如果我们用非洲式的头发做全深度切开，是不可能做到没有横切的。如果我们将首次切开的深度保持在头发直立的2～3 mm、头发开始卷曲之前，通过使用该技术我们将不会横断任何头发。2～3 mm的深度可以让我们切断真皮，这样伤口的边缘就可以用四个单齿皮肤拉钩轻轻地牵开；每侧切口使用两个拉钩将有助于拉直卷曲的毛囊。我们可以使用10号手术刀在直视下向下解剖，仔细地分离边缘，这样几乎不会横断毛囊。没有必要用力拉，所以小的皮钩就可以了；大拉钩会占用太多的空间，限制手术刀刀片的移动。这一行为非常类似于梳顺供体头皮条。这样切取头皮条对毛囊的损耗是非常少的。当关闭头皮条切缘时，切口两侧都有完整的毛囊，它们可以紧挨着生长，使瘢痕明显缩小，我们很少看到糟糕的瘢痕，笔者认为保持切缘的毛囊完好是其中部分原因。

笔者在采用"开放式手术"之前好几年就知道这个技术了，因为它很难掌握而且它确实为本已漫长的手术时间额外增加了30～45分钟。然而对于取出一条供区头皮条来说，没有什么方法比这个方法更精致和优雅了。它保持了血管系统的完整，即使在最困难的情况下也能最大限度地减少横断。无论头皮条的大小，我们都100%使用这种技术，笔者不会用任何其他方法移除头皮条，除非有更好的东西出现。

42.4　顶区肿胀麻醉

对于不同受体部位，笔者使用不同比例的生理盐水和肾上腺素混合物，而不是固定的比例混合物，以控制出血，也便在做切口时具有最大的可见性："出血但能够看到缝隙"，但不能注射太多而使操作变得困难。注射肿胀液后即使立即打孔，皮肤仍然是肿胀的。顶区通常只需要很少量的肾上腺素，所以最初的肿胀液不加入任何肾上腺素，只用生理盐水。如果肿胀确实使皮肤变白，可能会使皮肤难以观察，特别是对以前做过手术的患者来说尤

其如此。出血可以显示发旋的血流情况：适量的鲜红色血液表明血管系统完好；深色和紫色的血液通常表示静脉流出循环不良所致静脉瘀血。以前在其他部位做过手术且出血很少的患者总是令人担忧。对于静脉瘀血和出血较少的患者，笔者会减少发旋区的密度和移植物的计划数量。

42.5　其他手术注意事项

由于毛发方向的差异很大，需要对受区仔细匹配不同大小的移植物。移植物蹦出可能是在大头皮条移植手术后头皮收紧、种植区过密或患者皮肤特征所致的结果。考虑到头发方向的变化和后颅急转向下成角的困难，需要给患者一个可以有效植入头顶的体位。理想情况是使用颈部伸展最小的俯卧位，最好配合使用马蹄形枕头或俯卧枕头[2, 3]（▶图42.4）。

两个以上植发医生很难同时在顶区进行操作，因此种植不同方向的顶区移植物是一个耗时的过程，手术速度慢于前部或中部头皮。因此除非采用即插即种法，否则在种植前对大部分（并非全部）受体部位进行预打孔是有用的。种植笔的广泛使用趋势可能有助于有效地植入顶区移植物，减少所需的时间。

一些新技术，例如三磷酸腺苷（ATP）溶液、

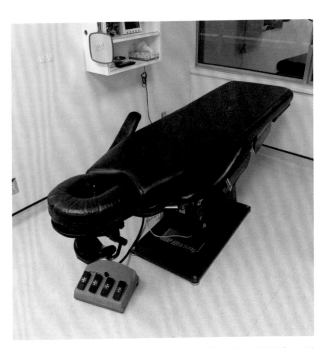

图42.4　俯卧板增强了操作员接近发旋下斜区的能力，同时增加了患者的舒适度

锐器及钝器种植笔等的使用可能有助于减少对皮肤血管的损伤，同时减少移植物分离损伤。大多数人都可以有足够的头发去很好地覆盖大部分秃顶的区域，诀窍是在移植物采集和准备过程中很少或不浪费头发，并找到一种可以使毛发良好持续生长的解决方案。未来几年将是令人兴奋的，因为新技术将取代和改进久经考验的旧技术。笔者认为用镊子植发的时代即将结束。

42.6　小结

正如本章所讨论的，有几个因素需要考虑以优化发旋生长。发旋移植将使本已漫长的一天手术时间至少增加两个小时。发旋是衡量移植团队技能的一个很好的标尺。如果发旋中的移植物能够一直保持良好的生长，那么意味着这个团队的每个人都发挥着重要作用，有着很高水平（▶图 42.5 和▶图 42.6）。

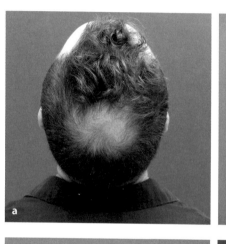
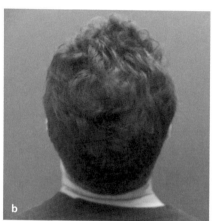

图 42.5　包括发旋移植在内的 4 700 个毛囊单位

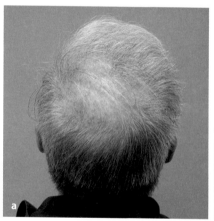
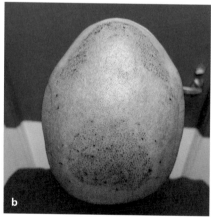
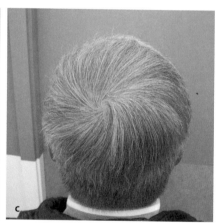

图 42.6　a. 患者 1。b. 800 个毛囊单位钻取术（FUE）的发旋移植。c. 术后 9 个月

参 考 文 献

[1] Wong J. Transplantation of the vertex. In: Unger WP, Shapiro, R, Unger R, eds. Hair Transplantation. 5th ed. Philadelphia, PA: Elsevier; 2011: 386−389

[2] Lam S. Vertex recipient site incisions. In: Lam S, ed. Hair Transplantation 360 for Physicians. Vol. 1. 2nd ed. New Delhi: Jaypee

Brothers Medical Publishers Ltd; 2011: 156

[3] Barusco M. Advanced transplantation of the crown. In: Lam S, ed. Hair Transplant 360. Vol. 3. Advances, Techniques, Business Development, and Global Perspectives. New Delhi: Jaypee Brothers Medical Publishers Ltd; 2014: 183−192

Jerry Wong

甘宇阳 译，陈雪雯 程含晶 审校

43

巨量毛发移植手术
Large Grafting Session

概要 大面积的秃发区域最好进行大型头皮条切取术。如果手术操作精确，可以避免瘢痕增宽、毛囊生长不良等并发症。本文概述了头皮条切取和受区制备过程中减少头皮损伤的方法。

关键词 供区松弛，减少头皮损伤，锋利打孔刀片，保持完整血管系统

关键要点

- 头皮松弛是提供大面积移植的头皮条供体所必需的条件。
- 大面积移植是治疗晚期脱发最有效的方法。
- 需要技术精确，以防并发症。

43.1 简介

大面积移植手术是希望通过最少手术次数获得最大覆盖率的晚期脱发患者的理想选择。这是完成大量移植体种植的最快方法，大多数拥有足够供区的 Norwood Ⅵ级患者可以通过两次手术完成。大面积毛发移植手术需要更高的精确度和护理，以实现持续的头发生长，并避免大面积的供区瘢痕。本章是笔者对目前技术的更新总结[1]。

43.2 术前会诊

建议患者在术前两周停止服用维生素、抗凝剂、阿司匹林和停止吸烟。为了在一次手术中获得 5 000 多个毛囊移植体，患者枕部和颞部的毛囊密度和头皮松弛程度需要高于平均水平。大多数中等松弛的患者需要做 4～6 周的头皮拉伸按摩。建议他们每天拉伸 2～3 次，每次 10 分钟。鼓励海外患者在预约手术前通过 Skype 与医生沟通，以确保在预约手术前头皮松弛状态良好。大多数想要进行大面积毛发移植的患者都非常有动力，会付出必要的努力来放松头皮。我们一再强调，我们可以获得的移植体数量与头皮松弛度成正比。除非头皮松弛，否则我们将无法进行大手术。

43.3 受区剃发

对于那些想要 3 500 个移植体以上的患者，我们会一律剃掉他们受区的头发。在不剃发的情况下，一天要做 4 000 多个单位的移植手术，对患者和工作人员来说都是极其困难和费力的。对于不能剃发的患者，面积会被限制在最多 3 000 个移植体。其实，这实际上不是完全将头发剃除，而是用防护修剪器留下 2 mm 长的毛发。我们需要这些发茬来观察毛发的生长方向，使得供区手术刀的切割方向和毛发生长方向对齐，以最大限度地减少现有头发的横断。大多数患者会同意使用这种方式，以使我们在一天内可以移植更多的移植体，以提供更均匀的覆盖，并减少对现有头发的损伤。一旦患者看到了手术后头皮愈合情况的案例，他们对恢复工作前所需的休息时间的焦虑就会减轻。

43.4 供区麻醉

5 000 多个移植体通常需要 10～12 个小时的手术时间，所以我们需要能长时间手术的麻醉方案。我们在第一次注射时使用 1% 利多卡因和 1/200 000 的肾上腺素。用 30 号针头将利多卡因缓慢注射到供区下方 1.5～2 cm 处的环形区域。初次注射麻醉有效时间保持 4～5 个小时。在麻醉的第 5 小时，用约 8 mL 0.25% 布比卡因加入 1/200 000 肾上腺素重复阻滞麻醉（30 cm 长的供体条）。在大多数患者中，这将使供体区域保持麻醉长达 10～12 小时，

而不需要进一步麻醉。如果需要进一步麻醉，通常只需要在枕部注射大约 3 mL 的布比卡因。

43.5 受区麻醉

1% 利多卡因用于沿发际线的初始麻醉通常会维持 2～4 个小时。该处需要多次麻醉；1% 利多卡因进行第一次麻醉，2% 利多卡因进行第二次麻醉，必要时用布比卡因进行第三次麻醉。在第三次补充注射后，再进一步往头皮注射通常效果不是很好。此时，我们已经进行了 8～10 小时的手术，大多数患者也会有全头痛。此时用 1% 地洛卡因加 0.25% 布比卡因进行眶上阻滞，将缓解头痛，并为剩余的手术时间提供麻醉。一些外科医生喜欢在开始时使用眶上阻滞，因为它减轻了最初注射的痛苦，对于时间较短的手术来说，这是一个合理的方法。我们喜欢保留眶上阻滞，以便在受区额外的局部注射不再有效时提供更多的麻醉时间。对于患者和工作人员来说，最后 1 000 个移植体通常是最难植入的，特别是当患者感到不舒服的时候。眶上阻滞将在没有其他有效方法的情况下为额部和头皮中部提供麻醉。

43.6 供区肿胀麻醉

供区肿胀麻醉药物由 1/400 000 肾上腺素和 0.2% 利多卡因组成。肿胀液注射在皮下间隙效果最好，所以针尖需要在皮肤表面以下最多 2～3 cm。一些外科医生使用的另一种方法是将肿胀液注射到更深的平面，以便将头皮条提升从而远离更大、更深的血管系统。当目标是较大的带状提取区域时，这是有问题的，因为这会扩大帽状腱膜下间隙，并使供区关闭变得更加困难。除了减少供区的出血，肿胀还可以使皮肤变得坚硬，以防止皮肤被切割时出现凹陷；防止凹陷可以保持毛囊伸直状态，有助于最大限度地减少毛囊横断。肿胀不会持续很长时间，所以最好在切取开始之前注射。切取 30 cm 长的头皮条，我们将使用 100～150 mL 的肿胀液。少数情况下患者在首次注射时会出现心动过速和恶心，这不需要任何治疗。除此之外，只要明确这是肾上腺素敏感的反应，并将在 10 分钟内消失。

43.7 受区肿胀麻醉

受区肿胀麻醉应只注射到皮下间隙以控制出血，并分离皮肤与皮下大血管。一些外科医生不使用肾上腺素，但我们发现，如果出血过多，受区制备会很困难。在过去，当使用固定的肾上腺素混合物时，皮肤有时会变白而不出血，这使得制备的裂缝不容易被看到。理想的情况是，在受区打孔过程中有少量出血，以实现良好的可视化。我们通过改变注射的肾上腺素浓度对应出血的程度来实现受区打孔的可视化。一个简单的方法就是用两个碗，一个盛肿胀液（1/400 000 的肾上腺素），另一个盛生理盐水，将不同剂量的生理盐水和肿胀液混合物注入注射器，就可以微调出血量。我们通常会先用生理盐水，然后根据需要加入肾上腺素混合物。受区打孔的时候，我们每次肿胀一小块区域，使皮肤能充分扩张和延伸。

43.8 受区打孔刀片

多年来，我们一直在受区部位使用定制的打孔刀片。笔者不时地尝试了不同的刀片，但总是用回定制打孔刀片。定制打孔刀片是使用刀片切割器从剃须刀刀片切割而成的。该刀片切割机由 Roy@cuttingedgesurgical 公司生产，用于切割低碳不锈钢刀片（▶图 43.1）。顾名思义，它将剃须刀刀片切到与移植体尺寸相匹配的确切宽度。单刃 Personna 预备刀片作为我们的现货刀片已有 19 年之久。两年前，我们把单刃预备刀片换成了 Personna 双刃

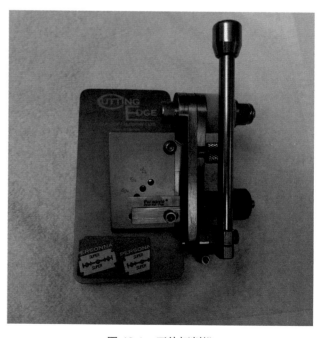

图 43.1 刀片切割机

刀片。双刃刀片更锋利，更薄，切割更平滑，对皮肤的损伤更小。这些刀片非常锋利，在切割时几乎没有阻力。只使用锋利的刀片非常重要，因为钝刀片会增加皮肤损伤。为了节省时间，笔者通常有6～7个手柄，装载相同尺寸的刀片，所以锋利的刀片随时可用。

在完全秃顶的区域或剃光的区域，我们使用不锈钢的切割刀片。在未剃除毛发的区域，很难将刀片与现有的毛囊匹配，切割刀片横断毛囊的概率更大。在这些区域，尖端较尖的刀片更容易穿过毛发，也不容易横切毛囊，这对于有头发的区域尤为重要。此外，在剃发的区域，在植入时，预制的缝隙难以定位，因此，它更容易和更快地堵住并闭合。两种尖锐的器械包括针和蓝宝石刀片；两者均能产生较少的切割和更大的扩张，所以它们比同等大小的切割刀片更宽容，更不可轻易横切毛囊。在即插即种过程中，使用针头比切割刀片出血更少。针状切口确实更容易与移植体结合，而且移植体不能像切割切口那样平滑地植入种植孔。蓝宝石刀片非常锋利，边缘打磨光滑，但其主要缺点是价格昂贵。

43.9 移植体制备

将头皮条切成薄片，并使用显微镜将头皮条修剪成单独的毛囊单位。这些组织保存在三磷酸腺苷（ATP）溶液中，然后放在冰块上低温保存。Mantis显微镜的人体工程学设计非常好，我们用它进行头皮条的切割工作。每个准备切割移植体的助手都有自己的冰盘，盘子直接放在只用一张铝箔隔开的冰块上，所以组织被保持在低温的状态。我们已经尝试了多种切面和刀片，但仍倾向于使用木质压舌板和 Personna 双刃刀片进行解剖分割。头皮条和移植体均保存在 ATP 溶液中。移植体被排列在潮湿的纱布上，每 20 根一组以方便计数，并覆盖纱布，以防止脱水。我们可能会有多达 10 个人同时进行分割，所以需要质量控制。种植人员通常是团队中最有经验的成员，他们是唯一能看到所有移植体的人，他们是理想情况下另一种层面的质量控制。

43.10 受区侧缝切口

我们通过将刀片与毛发生长的方向垂直、打孔刀片手柄倾斜与毛发方向一致来进行受区打孔。很少有秃发区域完全秃发；大多数秃发区域有足够的

残留头发表现原有头发的生长方向。如果刀片指向与原生头发生长方向相同，则会重现原来的毛流模式，并产生与现有头发完美融合的自然移植效果。关键在于不断地关注现存的毛发，以指导受区打孔的方向。有侧缝时，毛干被缝夹住，移植体被固定在切口形成的确切角度上。如果密度为 30 FU/cm^2 或更高，受区打孔按行创建，以确保更均匀的密度，并避免遗漏点位。当毛发生长时，它看起来非常均匀，在这些较高的密度下，线性空隙是观察不到的（▶图 43.2）[1,2]。这种技术在头发与头皮夹角很小的部位尤其有效，比如太阳穴和眉毛。在刀刃上稍微倾斜，切口便会很浅，即把毛干保持在一个非常尖锐的角度。对于卷发，种植时需要转动毛干，不然头发轴就会向皮肤表面卷曲。

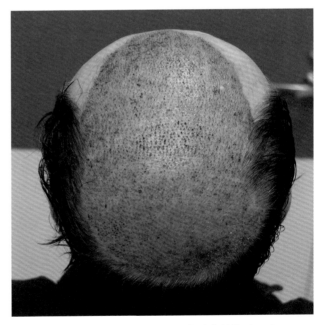

图 43.2　额区致密，6 100 个毛囊单位（FU）

43.11 刀片尺寸

在使用镊子种植时，我们每个病例一般会使用 3～4 种不同尺寸的刀片：单根毛发毛囊单位 0.59～0.62 mm，双根毛发毛囊单位 0.8～0.92 mm，三到四根毛发毛囊单位 0.92～1.1 mm。我们通常选择最小尺寸的刀片，用镊子温和操作使移植体可以很容易地种植入裂隙，并且需切得足够深，使移植体的皮肤略高于皮肤表面。

控制深度可减少对皮肤血管的损伤，防止移植体落得太深，并减少将两个移植体放入同一缝隙的

可能性。如果移植体很脆弱，毛球和周围组织不能承受操作容易被镊子损伤，我们可以将受区打孔大一点，以便移植体的植入。在大多数正常情况下，我们调整刀片的尺寸和深度，以适应移植体。当我们为这些大面积移植受区打孔 5 000 多个缝隙时，即使是最微小的刀片尺寸的减小也将有助于最大限度降低对皮肤的损伤，提高头发生长率。

对于钝性种植笔，单缝仍在 0.59～0.62 mm，双缝在 0.73～0.8 mm，较大的种植体在 0.85～0.95 mm。在职业生涯中，笔者认为种植笔很可能会取代镊子种植技术。

43.12 移植体分布

移植体分为单根毛发移植体、双根毛发移植体和三至四根毛发移植体。较大的移植体植入前额正中的前半部的中央区域，以增加最大的密度。双根毛发移植体沿额部发际线和侧面密集排列。300～400 根单根毛发植入发际线的最前端以增加柔软度。如果需要，剩余的单发移植体可用于重建颞部。如果不需要做颞部移植手术，可以在发际线和较大的移植体之间以间隔种植在中央种植额外的单毛移植体。对于顶区重建，要使用 50～100 根单根毛发移植体来建立发旋中心。有时我们会将 2 根单根毛发移植体植入双倍的种植孔中；多数会在手术快结束时操作，以增加密度并消除空白点，尤其是在额前半部[2]。

43.13 颞部重建

通常会有一些残留的毳毛显示颞部毛发稀疏。我们只是用这些作为指导，在原来的位置重建颞部。我们从男性眉弓 4 cm 处画点，需要非常仔细地观察褪色鬓角后面毛发的密度，并尝试以略低于周围毛发的密度种植。单毛发毛囊移植重建最自然的颞部。双根毛发毛囊移植可能会使其比周围更浓密，反而给人一种不自然的感觉。因为种植孔会以更锐利的角度固定移植体，故而刀缝比针缝更可取。刀片上的轻微弯曲有助于切割非常尖锐的角度。颞部很难用镊子植入，需要从小的毛囊开始植入，逐渐增加数量。随着未来的进一步改进，使用种植笔重建颞部是一种更快更容易的方法。

43.14 额颞交界处

额颞交界处是额部发际线与颞部发际线的交界处。如果我们仔细观察，会看到头发分成两个方向，沿着额发际线毛流向前或向下指向颞。通过保持锐利的额颞角，这种设计将促进从额部到颞部发际线的过渡。大多数患者不喜欢尖锐的角度，而更喜欢圆润的过渡。但如果这个角度稍微变圆了，也会产生造型问题。放置在圆形区域的末端毛发将以既不能向上也不能向下梳理的角度生长；它将指向前方，这看起来有点奇怪。多年来，笔者一直试图创造一个稍微圆润的额颞交界处，但笔者确信，不可能创造一个看起来自然的圆润的额交界。从额部转向颞区，头发的角度也从垂直的角度变成了更平坦的角度。当我们从一个区域过渡到另一个区域时，我们需要改变方向和角度。

43.15 种植密度

我们能在什么密度程度上进行受区打孔，同时仍能使种植发成功生长，这取决于对皮肤造成的损伤程度和皮肤对损伤的耐受性。皮肤损伤程度与受区种植孔的大小和深度成正比。在合理范围内，我们尝试使用最小的刀片和刚好足够的深度来完成工作。我们的目标是要切出最小的切口，这样才能在不造成创伤的情况下种植移植体。其他因素，如吸烟、糖尿病、晒伤、瘢痕和皮肤萎缩，都会影响我们的打孔密度。在任何情况下，在遇到生长不良的麻烦之前，很难（也许不可能）预测它们能以多大的密度进行受区打孔。考虑的因素是刀片尺寸、刀片深度、刀片尖端、刀片厚度、切割边缘的平滑度和锐利度。重要的是要保持刀刃的锋利，出现钝的迹象就第一时间更换刀片。在切割时，我们必须观察皮肤的颜色、出血量和皮肤纹理。如果有任何问题，如灌注不够理想或皮肤不健康，那么我们需要降低密度。判断力和技巧会随着练习而提高，但如果我们习惯性地试图将头皮推向它的耐受极限，我们就会时不时地出现生长不良的情况。每平方厘米 30～40 个双发移植体将提供非常好的美容密度，对大多数患者是安全的。这是一个好主意，保持在这个密度，而不是过度密集种植，直到毛发显示出持续良好的增长态势。

移植 5 000 以上的移植体并在 40 FU/cm² 的条件下获得稳定的良好生长是很难实现的。我们大多数人都会时不时地得到一个令人惊叹的结果。要始终如一地做到这一点，就要求移植过程的每一步都要执行得尽善尽美。我们注意到，仅使用双刃片而不是单刃片来制作受体位点，生长就有所改善。因为双刃刀片更薄、更锋利、对皮肤造成的伤害更小。移植体植入时产生的损伤更常见，因为很难既熟练又轻柔地将移植体插入而不造成损伤。

43.16 移植体植入

我们最喜欢的镊子，Robbins 3.815−12，有非常精细的尖端可用于精细的植入。移植体放置在指杯上以防止脱水。植入是一个精细而温和的过程，需要熟练的人手。一些移植体非常脆弱，即使用镊子轻轻操作也会造成损伤和生长不良。从 2015 年 8 月开始，我们开始使用（Lion）钝性种植笔。先是用于毛囊单位钻取术（FUE）获取的移植体，现在我们也将其用于头皮条切取术（FUT）获得的移植体。我们尝试了锐性种植笔，但我们更喜欢在受区预打孔后使用钝性种植笔种植，因为其刀片的切口比锐性种植笔的针头要小。与锐针种植笔相比，刀片打孔提供了更一致的角度控制。需要 1 mm（外径）锐针种植笔种植的移植体可以使用钝性种植笔置入 0.72 mm 的凿状裂隙中。刀片打孔切口要小得多，更容易致密排列。与镊子相比，钝性种植笔可以将移植体植入比移植体小 15% 的裂隙中。移植体被固定得更牢固，减少了创伤的机会。种植笔最大的优点是保护移植体，减少镊子挤压损伤毛囊的可能性，安全性更好。我们从 2015 年 7 月开始使用钝性种植笔，后续的结果让我们深受鼓舞。头发的生长一直很稳定，很均匀。改善最明显的是单个毛囊移植体，几乎不会出现生长不良。钝性种植笔开始流行起来，随着技术的发展和改进，它将逐渐取代植发镊。目前，我们几乎 100% 的 FUE 和 FUT 移植体都使用钝性种植笔。

43.17 FUT *vs.* FUE

2015 年 5 月起，我们开始大量做 FUE 手术，并且已经非常熟练地掌握了该过程。我们不仅能够为患者提供更多的选择，还知道如何做 FUE 使我们成为更好的外科医生。需要移除的错位移植体可以用更小的环钻迅速而高效地完成，留下最小的瘢痕。修正和细化发际线在某些情况应用 FUE 将更快和更容易。当只需要少量的移植体时，FUE 比切取

小的头皮条要好得多。

幸运的是，我们首先建立了一个 FUT 的手术诊所，并在我们的实践中增加了 FUE，因为很多只做 FUE 的诊所没有拓展到 FUT。当面对一个困难的 FUE 病例，不能做 FUT 的诊所别无选择，只能进行 FUE。在面对困难的病例时，尤其是修复工作时，两种手术均能进行的诊所更加灵活多变。我们通常建议需要移植 1 000 个毛囊单位以下的病例采用 FUE。需要移植 1 000～3 000 个毛囊单位的病例可以选择 FUE 或 FUT。需要 8 000 个以上毛囊单位的重度秃发病例应先做两次 FUT，然后再进行 FUE。当大面积需要完全覆盖时，FUT 仍然是最有效的方法。其还有一个额外的好处就是从更稳定的供区获得头发。如果需要，后续的手术可以用 FUE 进行小的修补和覆盖之前的供区瘢痕。FUT 和 FUE 技术都很好，因此能够同时使用这两种技术并选择最适合患者需要的技术是有意义的。

在一个合适的患者身上进行 5 000～6 000 个毛囊单位移植的 FUT 的效果是惊人的。它可以覆盖 Norwood Ⅵ型全部秃发区，使供体区域基本不受影响，且几乎检测不到瘢痕，而且比 FUE 的形状好得多。没有任何其他技术可以接近大型 FUT 所能完成的工作。在更好的方法出现之前，这种手术一直都很受欢迎。笔者曾有无数的患者希望他们一开始就做一个大型 FUT，而不是多个小型 FUT（▶图 43.3 和▶图 43.4）。

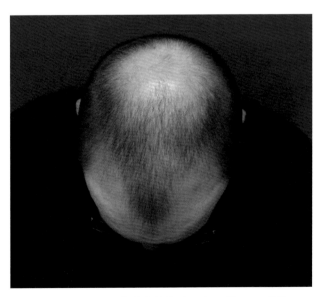

图 43.3　14 000 个毛囊单位（FU）三期 FUT 术前

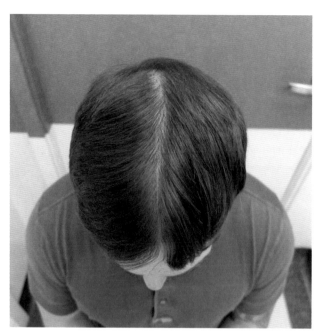

图 43.4　14 000 个毛囊单位（FU）三期 FUT 术后

43.18　要点

从事植发工作多年来，笔者有两个不断追求的目标：① 无论是 FUE 还是 FUT，努力寻找减少植发过程中毛囊损伤的方法；② 尽量减少对头皮的损伤。对于 FUT，保留静脉血管的 FUT 是头皮去除时维持冠区血循环的最佳方法。使用种植笔能够将移植体安全植入比镊子种植更小的裂隙中，这样可以使用更小尺寸的打孔刀片，从而减少对受区的损伤。种植笔将为移植体提供更好的保护，产生更好和更一致的生长。毛发自然的关键在于头发的角度和方向，使用定制的薄刀片进行打孔可以有效控制毛干的角度。

43.19　总结

组建一个由 8 ～ 10 名助理参与的团队来处理这些大型植发案例需要时间、精力和资源。工作时间长，工作任务非常困难，特别是当移植超过 5 000 毛囊单位时。患者们确实很感激我们的努力，我们的很多患者都来自海外，他们真的希望所有的事情都能在一次手术完成。我们有知识和技能来安全地执行这些大型手术并取得良好的效果。为了不让员工过度劳累，我们尽量将移植体数量控制在 6 000 毛囊单位以内。5 000 ～ 6 000 的毛囊单位将为大多数 Norwood Ⅵ级的脱发患者提供很好的毛发覆盖。即使 FUE 很受欢迎，但对这些大型 FUT 的需求仍然存在。

参 考 文 献

[1] Hasson V. The coronal incision recipient site. In: Unger W, Shapiro R, eds. Hair Transplantation. 4th ed. New York, NY: Marcel Dekker; 2004
[2] Nakatsui T. Megasssions, lateral slits, and dense packing. In: Hair Transplant 360. Vol. 3. New Delhi: Jaypee Brothers Medical Publishers; 2014: 133

刘阳　译，柴景秀　程含晶　审校

高密度毛发移植
High-Density Transplants

概要　高密度毛发移植能在一次移植中形成浓密和自然的效果。这项技术相比低密度移植更加困难和耗时，因为它需要一支训练有素、经验丰富的团队，后者需要将修剪整齐的毛囊移植物植入更小、更密集的种植孔内。此外，制作高密度的受区移植位点也需要更多的时间和精力。高密度移植并不适合所有患者，因为一些患者供区毛囊供应不足，无法实现他们的要求，因此选择患者是关键。尽管有这些限制，高密度毛发移植可以在一次移植中形成浓密和自然的效果。该技术的主要优点是一次成功即可获得极高的患者满意度。

关键词　高密度移植，高密度，受区打孔，移植物存活，安全密度，单次移植

关键要点

- 高密度毛发移植可以在一次移植中形成浓密和自然的效果。
- 在使用该技术时，患者和部位的选择很重要。
- 该技术的主要优点是患者满意度高。

44.1　简介

自首次进行毛发移植以来，受区打孔的密度在多年来发生了显著变化。最初，由于移植物体积大，受区打孔密度相对较低，每一次大的打孔移植都需要一个大的受区种植孔，每个受区种植孔的表面积和体积都很大，造成了大量的血管创伤。然而，随着更小移植物的使用，受区种植孔也变得更小，因此每个部位产生的血管创伤更少，每平方厘米也可以有更多的受区种植孔。

高密度受区打孔也称为高密度移植。关于什么是高密度移植，目前还没有确定的定义，但一般可以描述为移植毛囊单位（FU）密度超过 30 株 /cm² [1,2]，许多外科医生在特定条件下会完成 ≥ 40～50 FU/cm² 的移植密度。按照这一标准进行的植发可以在一次移植中取得突出的效果（▶图 44.1）。

44.2　高密度移植安全吗

和大多数新技术一样，早期反对高密度移植的人对这种方法的安全性提出了质疑 [4]。安全密度可以从两个不同的角度来考虑：一个是测定在避免组织坏死的情况下可达到的最高移植密度，另外一个是测定在避免移植物存活率显著降低的情况下可达到的最高密度。换句话说，安全密度是在不损害受体组织（即头皮）和供体组织（即移植物）安全的情况下所能达到的最高密度。

高密度移植最令人担忧的是血管创伤有引起组织坏死的可能。最初的担忧之一是大量的切口累积了巨大的线性创伤。例如，如果在 1 cm² 的区域内使用 1 mm 宽的平刀片，以 55 FU/cm² 的密度进行移植，这将产生 55 mm 的累计切口长度，考虑到它发生在 1 cm² 的区域内，因此这个数值听起来很大。然而，重要的是要考虑到每个切口都有宽度（即厚度）和深度，厚度仅为 0.1～0.2 mm（取决于所使用的刀片）。换句话说，在三个维度上讨论切口创伤比只在一个维度上讨论要好。考虑到这一点，要产生相同体积的创伤，1 mm 刀片的切口数目大约是 1 mm 打孔切口数目的 7 倍。此外，就血管创伤而言，最重要的因素是切口的深度，在高密度移植的情况下必须仔细控制切口的深度。在切口深度大于 5 mm 的情况下，应谨慎避免移植物过于密集（例如，不高于 45 FU/cm²），从而避免组织坏死的可能。然而，在大多数情况下，切口深度可

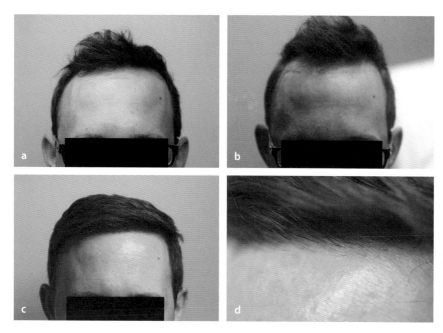

图 44.1 a. 下移发际线手术前的照片。b. 术前标记受区。c. 为下移前额部发际线进行的一次高密度毛发移植（共 1 933 株毛囊移植物）后的患者效果。d. 一次移植后的发际线特写

保持在 5 mm 以下。笔者从事高密度移植已超过 10 年了，从未发生过组织坏死的病例。如果处理得当，组织坏死在高密度种植术后并发症中是非常罕见的。

针对移植物存活率，可达到的安全移植密度相关的研究很少。这是一个很难研究的领域，因为涉及太多的变量，包括患者的健康状况（如糖尿病、吸烟者）、受体区域的健康状况（如瘢痕）、切口的大小和形状、切口的深度、植入过程的损伤、用于植入移植物的设备、移植操作的技术，以及移植物的大小等因素。从一个实验性角度来看，另一个可能也很重要的因素是测试区域周围是否存在受区种植孔，一些研究因此受到了批评，因为移植测试区域是在周围没有受区种植孔的区域创建的，而令人担忧的是，在这个人为创造的环境中，移植物会比在真实受区环境中生长得更好。

在一系列案例报道中，外科医生能够移植 45 FU/cm² 和 64 FU/cm²，存活率分别高达 107% 和 96%[4, 5]。一名外科医生随后证实，在移植密度为 100 FU/cm² 的患者中，移植物存活率为 92% ~ 96%。这些报道的局限性之一是测试区域是独立的，周围没有种植毛发。因此，目前尚不清楚这一结果是否可以在大范围复制。

另一项研究表明，在 72 FU/cm² 的密度下，毛囊移植物可以安全移植[6]。在该研究中，小心地用纹身标记出测试区域，并在该区域周围以

30 ~ 40 FU/cm² 的密度进行移植，观察这是否会影响移植物的存活。最终，在最密集的 72 FU/cm² 的区域有 98.6% 的存活率，这一结果为高密度移植能实现毛囊的良好生长提供了证据。

44.3 技术方法和手术流程

在笔者的实践中，供区毛囊首先使用头皮条切取或毛囊单位钻取术（FUE）提取。关于提取供区毛囊所涉及的技术在本文的其他章节中有广泛的讨论。

理论上，可以使用许多技术来制造高密度的受区种植孔，从微针到宝石刀，从即插即种到预先打孔，从矢状到冠状（侧缝）切口。使用即插即种技术进行高密度移植的一个困难是，每次创建一个受区位点时都会对周围组织产生侧方压力。打孔装置有可能增加周围组织的侧压力，增加移植物弹出切孔的可能性。尽管使用该方法存在这些潜在的困难，高密度移植还是可以成功的[2]。

冠状和矢状切口都可以用来创建高密度的受区位点。然而除非使用更小的刀片尺寸，否则矢状切口的高密度种植可能更难实现，因为除非刀片垂直于皮肤插入，否则矢状切口长度总是比刀片宽度长。例如，一个 1 mm 宽的刀片如果以 45° 角插入皮肤，则在皮肤表面将产生一个 1.4 mm 的矢状切口，如果以 30° 角插入皮肤，将产生 2.0 mm 的切口。角度越平，切口越长。相反，如果是冠状插入，1 mm 刀片

在皮肤表面总是会产生 1 mm 的切口。

冠状切口的使用是由 Jerry Wong 博士首创的，并展现了其他几个优势，包括：① 主张移植物中的毛发沿冠状方向排列，以最大限度地提高移植毛发覆盖效果。② 精确控制毛发长出头皮以外部分的角度。③ 减少毛囊受压弹出的可能[7]。

笔者倾向于在冠状方向上使用微小的宝石刀片预制孔隙（▶图 44.2 和▶图 44.3）。在一个典型的头皮前额或发际线移植手术中，笔者首先在两侧太阳穴之间的前额发际线处的 2～4 cm 宽的区域内，以 50～55 FU/cm² 的密度创建双根毛发的移植位点，然后在双根头发移植区域的前面创建单根头发移植位点。然后向后的其余双根毛发移植区域以约 45 FU/cm² 的密度进行移植，三根毛发移植区域则以约 35 FU/cm² 的密度进行移植。用于受区打孔的刀片大小取决于几个因素，包括毛囊单位的大小、毛囊单位的脆弱性和受区皮肤组织的硬度。在大多数情况下，笔者使用宽度为 0.65～0.75 mm 的刀片进行单根毛发移植，0.75～0.95 mm 刀片用于双根毛发移植，0.95～1.15 mm 刀片用于三根或四根毛发移植。如果使用矢状切口，则需要更小尺寸的刀片。

有关毛囊移植物植入受区种植孔之前的准备和植入技术的内容在本文的其他章节讨论。

44.4 优点

高密度移植的主要优点是一次移植后能获得几乎一致良好的患者满意度。在几乎所有的病例中，患者都对一次移植后达到的密度完全满意。唯一对密度仍然不满足的情况是那些头发极细、稀疏的患者，因为他们需要移植超过 50 FU/cm² 才能达到足够的密度。

另一个优点是即使仔细检查移植毛发也能观察到非常自然和密集的效果。高密度的毛囊单位使得种植区域达到了最接近自然头发的密度。患者反映，他们的理发师或亲属都对移植头发效果表示惊叹，即使是仔细检查也看起来非常自然。因此这样做的一个附带好处就是能带来真正的粉丝，后者会乐意与其他客户和朋友分享你的作品。

相比之下，低密度移植可能也能带来相对自然的效果，但患者对密度不满意的概率明显更高。相反，大单位移植（例如，微型移植和缝隙移植）可以产生更大的密度，但往往以牺牲自然度为代价。高密度移植是在单次移植中可靠地实现较高自然度和密度的唯一方法。有一个例外，那就是头发粗糙卷曲的患者。对于这些患者，头发在毛囊移植物之间的空隙上发生卷曲，遮盖了不同区域头发的对比

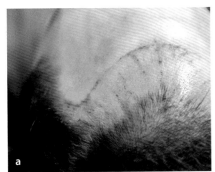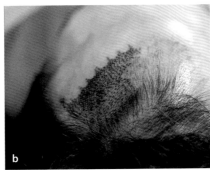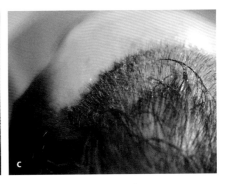

图 44.2　a. 打孔制备移植位点之前受区的照片。b. 受区种植孔亚甲蓝染色。c. 植入移植物后的受区

图 44.3　a. 受区特写，展示了发际线处的高密度移植区。b. 显示受区密度为 61 株移植物 /cm²（55 株双根毛囊和 6 株单根毛囊）

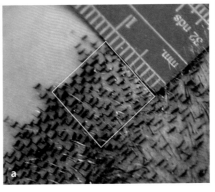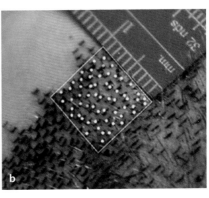

变化。因此，在这些患者中较低的种植密度可能就足够了。

高密度移植的最后一个优点是一次手术就能达到与多次手术同样的效果。从患者的角度来看，一次手术就能达到相同的密度，这意味着花费更少的恢复时间、更快地达到最终疗效。

44.5　缺点

尽管与低密度移植相比有明显的优势，但高密度毛发移植肯定有其局限性。高密度移植的一些缺点包括：制作紧密相连的毛囊移植种植孔所需的时间和技术成本增加，创建间隔非常紧密的种植孔所需的时间和精度要求增加，植入毛囊移植物所需的时间和难度增加，处理毛囊移植物弹出的难度增加，移植物损伤和干燥的可能性增加，对应的毛发覆盖面积的能力下降。

制作更精细的毛囊移植物需要训练有素的工作人员，他们能够在不横断毛囊的情况下精确地修剪移植物，仅留下少量毛周组织。这些需要修剪的移植物需要更多的时间来制备，并且由于它们具有较少的保护组织，因此更容易干燥和损伤。因此，处理这些移植物需要更加小心以防止干燥，并在植入时轻拿轻放以防止损伤。更加复杂的问题是，受区位点的切口尺寸较小，使得毛囊移植物插入更加困难。因此，移植物的制备和植入需要训练有素、经验丰富的工作人员。把这些任务留给没有经验的人员可能会造成毛囊损伤过度并使得移植效果变差。

高密度移植中紧密相邻的受区位点的建立也需要比低密度移植更精确。受区位点需要紧密地排列在一起，要做到彼此不重叠、不损坏任何受区原生毛发而且切口的深度也需要注意控制。因此，创建高密度的受区种植孔需要更多的时间及稳定的手法并且要注意原生毛发的角度和方向。

在高密度移植过程中，移植毛囊"弹出"切口这一问题的处理的难度也增加了。出现毛囊弹出的原因有很多，毛囊移植物外表光滑、受区组织坚硬且弹性差，以及过浅的受区种植孔都可能导致我们所说的移植毛囊弹出现象。高密度种植又放大了这个问题，因为移植物排列非常紧密，在插入时产生的压力更容易传递到附近的移植物，导致毛囊弹出。

44.6　移植部位和患者的选择

在考虑高密度植发时，选择合适的患者及合适的移植部位非常重要（表 44.1）。有一些供区毛发不足的患者考虑接受高密度移植，但是他们毛发稀疏并且供区头皮张力大，无法使用高密度植发。对于许多患者而言，他们受区较大而供区毛囊不足，无法使整个受区密集种植，必须理智地选择适合接受高密度移植的区域。

表 44.1　适用于高密度种植的区域

- 发际线
- 前额
- 任何部位的有限的脱发，包括瘢痕性秃发、先天性脱发（如额颞三角形脱发）、烧伤瘢痕性秃发
- 预期脱发进展有限的头顶部
- 预期脱发进展有限的前半部分头皮

低密度移植在一些情况下是足够的，因为一些患者对低密度移植就已经感到满意。而在某些情况下，低密度移植反而是有利的，例如头顶低密度移植对头顶周围继续脱发的患者可能更合适，如果在头顶上种植高密度的毛发，当周围头发变得稀疏，高密度的头顶毛发可能会显得更不自然；而对于低密度种植的患者来说这一密度的对比就显得不那么极端。

选择合适的患者和移植部位要求外科医生考虑患者当前脱发的程度，而且更重要的是预测未来脱发的程度。例如，如果一名 45 岁的患者来到诊室，观察患者只有额部秃发，头皮中部或头顶毛发没有变稀薄，那么可以判断该患者适合接受高密度植发，可以通过一次手术在秃发区域种植超高的毛发密度。然而，如果患者是 21 岁，并且有很严重的秃发家族史，那么最重要的是要考虑如果患者期望改善的秃发区域接受高密度移植，而随着时间的推移患者进一步出现 Norwood Ⅵ 级脱发，最终他将会是什么样子。对于该患者而言，尽管额部进行了植发手术，术后发际线相对较低，但是后期整体头皮毛发不自然的可能性就会提高。其中一个原因就是如果大量使用患者有限的供区毛囊高密度移植在前额头皮，当其余部位毛发稀薄后就会出现供区毛囊不足的问题。此外，患者前额毛发浓密且发际

线相对较低，但是头顶却有明显的秃发，这看起来也是很不自然的。因此，如果患者的脱发可能发展到 Norwood Ⅵ 或 Ⅶ 级，那么无论现在供区毛发看起来有多好，都不应该随意进行大面积的高密度移植（45～55 FU/cm²）。例如，如果患者秃发面积为 200 cm²，移植密度为 50 FU/cm²，将需要 10 000 株毛囊单位移植体，这个数字远远超过了单次植发可提取的毛囊数量。

总的来说，较高的预期脱发程度意味着受区需要更谨慎地选择高密度植发（例如，当发际线较高时，可以仅在前额发际线的中央部位进行高密度植发）。相反，如果患者预期脱发程度较低，则可以在更大的受区表面使用高密度植发。如第 44.4 所述，对于大量患者而言，在发际线前 3～4 cm 处使用高密度移植，后方毛发使用低密度移植，这样的操作能得到更好的效果，同时也使得供区毛囊分配更精准。

44.7 结论

尽管高密度植发的使用存在种种限制，并且需要谨慎选择患者，但在绝大多数情况下，它都是毛发移植的可靠选择。有时候医生可能需要说服患者认识到过低的发际线并不是绝对合适的，但如果能够做到这一点，绝大多数患者都可以在发际线的前 3～4 cm 处和前额中使用高密度毛发移植。

有人可能会问，为什么毛发移植外科医生想要实施一项更复杂、更费时才能完成的手术技术？最重要的原因是，尽管实施起来有许多限制和困难，但是高密度毛发移植可以令绝大多数患者在一次治疗后就能获得极为满意的头发外观效果。

编者注

毫无疑问，高密度移植（这里定义为 40～55 FU/cm²）可以在熟练的医生手中完成且移植毛囊存活率良好。我认为有两个重要的预防要点值得再次强调。

第一，虽然高密度移植可以获得良好的存活率，但存活不良及毛囊坏死的"风险"更高，特别是在技术不熟练或经验不足的医生手中。所以医生不应该随意尝试这种方法，除非他们有熟练的技术，并且花时间积累技能。否则，不理想的手术可能会破坏患者供区的很大一部分毛囊，最终导致该患者头皮毛发的病态外观。

第二，即使是能熟练完成高密度移植的医生，也并不意味着在所有情况下都可以这样做。笔者已经很好地阐述了这一点。对于供区毛囊不足或受区面积过大的患者，高密度移植可能会消耗过多的供区毛囊，并且随着时间的推移将会导致其他区域毛发出现自然度和密度问题。因此正确选择患者和受区部位很重要。

参 考 文 献

［1］ Nakatsui T. High-density follicular unit transplant. In: Unger W, Shapiro R, Unger R, Unger M, eds. Hair Transplantation. 5th ed. Boca Raton, FL: CRC Press; 2010: 356－357

［2］ Seager D. The one-pass hair transplant: a six year perspective. Hair Transpl Forum Int. 2002(12): 76－96

［3］ Mayer M, Keene S, Perez-Meza D. Graft density production curve with dense packing. Paper presented at the 13th Annual Meeting of the InternationalSociety of Hair Restoration Surgery, Sydney, Australia, 2005

［4］ Tsilosani A, Gugava M, Tamazashvili T. Graft density and survival.

Georgian Med News. 2004; 116: 29－32

［5］ Tsilosani A. One hundred follicular units transplanted into 1 cm² can achieve a survival rate greater than 90%. Hair Transpl Forum Int. 2009; 34(1): 1－7

［6］ Nakatsui T, Wong J, Groot D. Survival of densely packed follicular unit grafts using the lateral slit technique. Dermatol Surg. 2008; 34(8): 1016－1022, discussion 1022－1025

［7］ Hasson V. The coronal incision recipient site. In: Unger W, Shapiro R, eds. Hair Transplantation. 4th ed. New York, NY: Marcel Dekker; 2004

Bradley R. Wolf, Ronald Shapiro

钱锡飞 译，刘阳 陈雪雯 审校

镊子种植

Placing into Premade Incisions with Forceps

概要 毛发移植包括两个关键步骤：提取供区毛囊和植入受区。如果上述两个过程中医生操作不当，导致术后效果欠佳和毛囊损耗，那么患者不仅要承受巨大的经济损失，还会付出更大代价。在最近的毛发修复会议上，大家更多关注提取步骤，探讨毛囊单位头皮条切取术（FUT 或头皮条切取）和毛囊单位钻取术（FUE）的优缺点，从而忽略了植入步骤。然而，将大量的微小移植体植入受区是毛发移植术中最为关键的步骤之一。种植不当是毛囊存活率低、外观不自然的常见原因之一。本章将探讨同样重要的"植入受区"步骤，着重讨论镊子种植技术。

关键词 重复种植损伤，跳胚，凹陷，囊肿，脱水，止血

关键要点

- 医生应熟练掌握种植技术，为医助们合理分配工作。
- 预防移植体脱水。
- 匹配种植孔与移植体。
- 谨慎拾取移植体，避免夹取毛球部。
- 需在表皮种植。
- 避免单孔重复种植。
- 使用放大设备种植。

45.1 简介

熟练的种植技术是毛发移植成功的关键。将大量微小移植体植入种植孔需要丰富的技术和经验。种植不当是毛囊存活率低和外观不自然的主要原因。各类种植技术已发展多年，归类详见表45.1。

表 45.1 种植方法分类

1. 镊子：
   - 种植孔：
     - 单人法
     - 双人法（伙伴种植）
   - 即插即种
   - 单人法（原 Limmer 法：现已很少使用）
   - 双人法
2. 种植笔：
   - 钝性种植笔种植
   - 锐性种植笔即插即种
3. 微针：
   - 钝针种植
   - 锐针即插即种

本章将重点介绍镊子种植。第46章将讨论"即插即种（stick-and-place，S&P）"技术，第47章将讨论使用机械种植技术。

一般来说，种植过程主要由医助们完成，而非医生。但医生是手术管理和质控的最终责任人。如果种植不当，医生应及时发现并适当调整以纠正所有问题。但是，许多毛发移植（hair transplant，HT）医生过于依赖助手，从未亲手种植。所以，他们无法及时识别种植不当的操作，也不能及时解决问题。笔者认为，所有毛发移植医生都应熟练掌握种植技术，以便更好监督和掌控种植过程。

45.2 种植过程中的常见问题

种植过程中出现的常见问题将在以下各节中讨论（表45.2）。

45.2.1 脱水

将移植体长时间暴露在手术室干燥的空气中，会增加它脱水和低存活率的风险[1-3]。种植医生必须始终注意并保持移植体的湿润。

表 45.2 种植过程中的常见问题

脱水	增加低存活率风险
离体时间延长	增加低存活率风险
物理性创口 • 手术镊或孔壁挤压移植体 • 反复种植损伤	增加低存活率风险
跳胚	增加低存活率风险
单孔过载	表皮囊肿、生长不自然
移植体包埋	生长不自然、表皮凹陷、表皮囊肿
孔隙遗漏	密度降低
弯曲移植体	低存活率、不自然的弯曲毛发
种植方向错误	生长方向不自然

45.2.2 长时间离体状态

研究表明，移植体离体 6 小时后活力开始下降[1, 2, 4]。而种植困难会造成移植体离体时间（time out of the body，TOB）延长，有时可长达 8～10 小时以上。因此需优先考虑让熟练掌握高效种植技术的操作者种植。从业者尤其是初学者必须认识自己的局限性，不进行超出自己能力水平、导致移植体离体时间延长的大量种植。

45.2.3 直接物理损伤与重复种植损伤

种植过程中的直接物理损伤是导致低存活率的另一个原因。其中包括以下几点：

• 过度用力挤压手术镊之间的移植体（尤其是毛球部）会损坏毛乳头（dermal papilla，DP），导致移植体异常或生长不良。

• 挤压镊子与孔壁之间的移植体。

• 重复种植损伤（Repetitive placement trauma，RPT）指的是在同一种植孔中多次插入种植体失败后导致的过度损伤[1, 2, 5]。种植人员经验缺乏、移植体跳胚、出血过多、种植孔过小等原因都会导致重复种植损伤风险增加，本章将对此进行讨论。

45.2.4 跳胚

跳胚是指将另一个移植体插入相邻孔区时，挤出先前植入的移植体[1]。任何在种植时增加的力量都会增加跳胚的风险。跳胚会导致多次创伤性反复植入和重复种植损伤。打孔太浅太窄、相邻太近、皮肤较厚、弹性较差都会增加跳胚的风险。

45.2.5 孔隙遗漏

孔隙遗漏，是因为种植者在手术过程中遗漏孔隙或原移植体滑出未被发现。这会导致局部不自然和生长密度不均。由于出血过多、原有毛发过多、未使用适当放大倍数，导致视野能见度低，这就容易发生孔隙遗漏。此外，在一些皮肤较厚、肤色较黑的患者中，他们受区视野能见度也非常低。

45.2.6 移植体包埋

在最初植入时，移植体可能会置于上皮下层，或者在术后下滑[1]。移植体一开始在保存液中会有些肿胀，逐渐干燥后会有所缩小，这些可能会导致其向深层下沉。当打孔太宽或太深时，移植体包埋的风险更大。移植体包埋会导致表皮囊肿和毛发内生，还会造成一种不自然的"凹陷"外观。

45.2.7 单孔过载

第二个移植体植入已经种植完毕的孔隙，就会导致单孔过载[1]。常发生在能见度低、移植体包埋的情况中，负重（类似移植体包埋）也会导致毛发内生和（或）表皮囊肿。

45.2.8 弯曲移植体（J 形移植体）

有时医生在种植过程中，可能会将移植体向后弯曲，使毛球指向表面。孔区太小或太浅、移植体张开程度过大容易使移植体弯曲。这种畸形的移植体被称为 J 形移植体，人们认为它们存活率会降低或使头发卷曲生长（▶图 45.1）[6]。

45.2.9 错误的种植方向

提取供区毛囊常常向下提取，这就产生了毛囊相对于表皮的成角，锐角指向发流方向。移植体与表皮的成角在植入时也应保持相同，以使种植方向保持不变（▶图 45.2）。因此，植入移植体时，方向应这样定位：就像它自然生长那样，移植体与受区孔隙呈锐角朝前。这确保植入的毛囊向所需方向生长头发，而且远端毛发也要正确地向下指向头皮。此外，正确的植入方向还要保持皮肤平整，与周围皮肤平行，从而大大减少出血和瘢痕的发生。如果植入方向相反，远端毛发会向反方向生长（向上远离头皮）。而且，反方向的种植会使得移植体

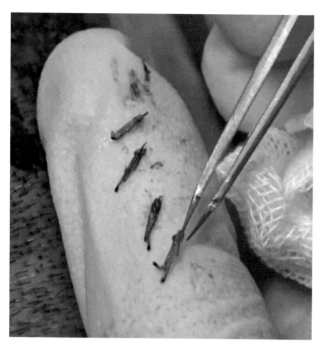

图 45.1 创伤性植入的 J 形移植体

像"冰山"一样置于皮肤表面，这种"未封闭"的创口出血更多，更易凹陷性愈合。

45.3 提高种植效果的要素

45.3.1 防止脱水

移植体在整个移植过程中很容易脱水，尤其是等待种植时[1]。

为了防止脱水，在等待即将种植时，种植者的指尖应放置少量蘸有保存液的移植体。这些移植体应相互靠近紧贴以减少暴露在空气中的表面积，并且向同一方向放置以便高效种植。其数量应控制在刚好可以快速种植的合理范围内（10～20 移植体 /5 分钟），而不会增加脱水风险。其余等待种植

的移植体要经常检查是否脱水，并根据需要轻轻喷洒生理盐水。环形戒要靠近种植者并储存蘸有保存液的少量移植体，便于种植者及时获得移植体进行种植。

45.3.2 提高能见度及放大率

术者常难以看清种植孔和微小移植体，尤其是视野血迹过多或在原有毛发间进行种植时。视野能见度低是导致前面讨论的多种问题产生（单孔过载、孔隙遗漏、重复种植损伤等）的主要原因之一。

使用有效的高倍率放大镜（4.5 或更高倍数）是提高能见度的有效方法之一。起初，助理们认为自己视力很好而拒绝使用放大镜，还声称使用放大镜会减慢他们的操作速度。然而，如果他们坚持使用，最终他们几乎都会爱上放大镜，并觉得没有放大镜就不能更好的操作。所以，放大倍数越高，种植者更容易看清种植孔，操作也更精细，种植创口也更小。使用带放大镜的交叉偏振还可以更好地提高能见度（▶图 45.3）。

术者要同时看到移植体和种植孔，如果"等待种植"的移植体远离种植孔，这迫使术者在每一次种植时要改变视野范围（从眼到手），非常浪费时间，还容易导致术者失去种植的最佳位置，增加了单孔过载和孔隙遗漏的风险。最好的方法就是将移植体放在种植者的指尖，靠近种植孔，这样就不需要移动头部改变位置，因为其均在视野范围内（▶图 45.4）。

其他改善能见度的方法包括控制出血、有序放置移植体、剃短原生发扩大视野和龙胆紫染色移植部位。提取供区毛囊时需保留 2～4 mm 毛发，不应全部剃短，以方便辨清移植体并进行操作（▶图 45.5）。

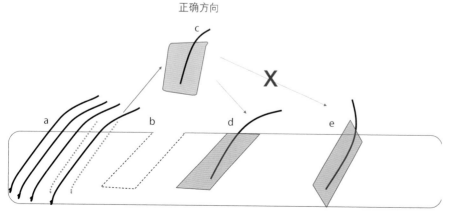

图 45.2 正确方向。a. 皮肤中正常毛发的朝向。b. 移植体提取后的皮肤表面。c. 移植体提取中的方向。d. 移植体种植正确，毛发指向正确，弯曲指向皮肤，移植体上皮与周围皮肤齐平。e. 移植体毛干指向异常，上皮高于皮肤，毛干向上弯曲，远离皮肤

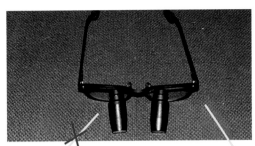

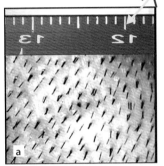

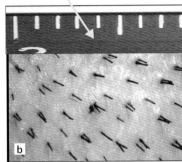

图 45.3 放大镜提高能见度。注意：辨清了毛发之间的空间位置。a. 常规放大。b. 有效放大

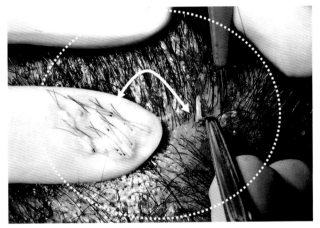

图 45.4 种植时，将蘸有保存液朝向相同的少量移植体放在种植者指尖。移植体、种植孔、镊子在同一视野内，防止视野丢失

45.3.3 控制出血

出血过多不仅导致能见度降低，还会造成移植区湿滑，增加种植难度，导致跳胚、重复种植损伤等。控制出血包括以下几种方法。

- 术前措施：术前需排除或处理增加出血风险的疾病或药物，如非甾体类抗炎药、香豆素类、肝病等。
- 镇痛镇静：疼痛和焦虑会增加心率，升高血压，间接导致出血增加。出血量突然增多有时表明麻醉效果正在减弱。患者通常不会主动要求增加麻药。为了防止麻药过效，笔者认为在术区神经阻滞时使用长效制剂布比卡因（马卡因）进行神经阻滞，或间隔 3～4 小时给药以预防疼痛。
- 术中止血：术中较大出血一般是某个打孔

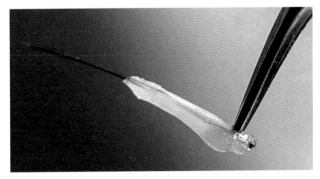

图 45.5 镊尖正确夹取移植体毛球上端，毛球头部有组织缓冲，在种植时防止被孔壁卡住。保留毛干是为了辨清在种植孔上的移植体，方便操作

部位大量出血引起的（"出血点"），可以植入较大的移植体对出血点进行施压。更常见的出血是由于术区多发性缓慢渗出引起，出血逐渐累积会模糊视野。轻柔擦拭和及时反复喷洒低温生理盐水可以控制这种类型的出血。

- 含肾上腺素肿胀液：在肿胀液中加入低浓度肾上腺素（1 : 100 000～1 : 300 000）可用来控制出血。当出血量较大难以控制时，医生可分阶段在局部注射少量（1～5 mL）高浓度肾上腺素溶液（1 : 15 000～1 : 50 000）。

45.3.4 助手转移并湿润移植体

人手充足时，可安排一名助手转移并湿润移植体[1]。他的任务是将适量的移植体从培养皿转移到种植者的指尖，同时观察移植体的脱水情况按需喷洒低温生理盐水。这可以减少种植者自取移植体的时间，并提高种植速度，还降低孔隙遗漏和移植体脱水的风险。

45.3.5 受区打孔与移植体大小

受区打孔是影响种植最重要的因素之一，打孔的大小与移植体大小相匹配是非常重要的。很多问题就是源于种植孔太大或太小（▶图 45.6）。

• 种植孔过大过深的问题：当种植孔过大（宽）或过深时，移植体可能会没入上皮，导致移植体包埋和（或）单孔过载。矛盾的是，孔隙太大时往往出血增加，移植体也可能上升并滑出孔隙，但如果移植体与种植孔越契合，对凝血功能的促进作用就越大，出血也越少。

• 种植孔过小过浅的问题：当种植孔过小（窄）或过浅时，移植体很难种入孔内，更用力地种植反而会导致跳胚、种植断裂。当种植孔太浅时，移植体可能会撞到孔底，导致 J 形移植体和歪曲生长。最糟的是过大的移植体被迫挤入狭小的种植孔，这会造成非常不自然的挤压斑点（一种簇生"花束"效应）。移植体被迫挤入太小的种植孔时，还会引起一种"隆起"征象，这是因为头皮局部体积扩张而呈现出的隆起。

• 种植孔太近的问题：增加打孔密度会引起种植困难，尤其是会导致跳胚和重复种植损伤。在皮肤僵硬、出血过多、毛发过多等情况下会更糟糕。如果

医生重视跳胚现象，则有必要稍微增加孔间间距。

医生在打孔之初就应该做出合适孔径和深度的种植孔。如果因不够契合而使种植困难，应及时调整种植孔和移植体的大小，可以调整宝石刀刀刃宽度和长度以契合移植体（▶图 45.6）。

45.3.6 感知阻力变化

医生一般用视觉和触觉来感知未种植的孔隙。有时尽管用了合适放大镜，种植孔还是难以辨清，尤其是患者皮肤颜色较深、种植孔间血凝块被冲洗时。在这些情况下，阻力和精细触觉可能是唯一可以用来判断孔隙是否为空的方法。看到孔间空隙时，种植者轻微地探查可以发现是否为空孔。即用镊子尖端触碰间隙，感觉有无阻力，若无阻力，且随后有微量渗血，可判断为空孔。此外，种植时阻力增加提示种植角度有误，如果孔比较浅小，也有可能是移植体包埋。如果种植者感受到了阻力，应检查有无包埋并将移植体上提。阻力的变化也提示种植孔体积的变化，种植者应重新选择合适大小的移植体。

45.4 种植手法轻柔

种植者的手指和手腕肌肉需要大量训练，才能学会如何安全无创地进行种植。直镊、弯镊或 45°镊是最常见的种植工具，它们巧妙地成为种植者手指的延伸（▶图 45.5）。

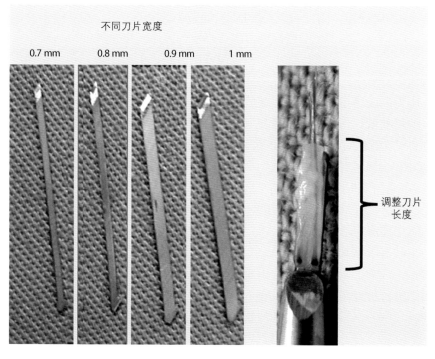

不同刀片宽度

0.7 mm　0.8 mm　0.9 mm　1 mm

调整刀片长度

图 45.6　移植体与刀片大小：刀片的大小需要与移植体长度和宽度相匹配

准备种植

种植开始前，种植者应调整好身体和手部的位置，用符合人体工学的合适位置进行种植。笔者看到很多扭曲的种植姿势，这大大增加了种植难度。正确的姿势只需轻轻转动患者头部，调整好种植位置，就能轻松种植。首先，用镊尖先测试几个种植孔，感受种植孔的角度。当镊尖以正确角度进入孔隙时，不会感受到孔壁和其他阻力，会很顺利地沿着孔径进入孔内。

准备工作完成，将少量蘸有保存液的移植体（10～20株）放在种植者未种植的远端指骨上。这节手指要与种植孔在同一视线内，以免种植时视野丢失。

• 拾取移植体：从若干移植体中分出种植的移植体，要拉住它的毛干部，轻轻转动，使毛干指向镊子的远端，镊子尖端靠近毛球，约呈45°角夹取移植体，尽量不要碰到毛球部或毛乳头。毛球近端或远端附带皮下组织包膜时会更容易拾取。目的是将移植体上的毛囊都聚集成紧凑的一束，在不破坏这些毛囊的情况下将其种进孔内。

如果毛球周围没有附着组织，类似于FUE中的毛囊单位移植体一样，会很难拾取。这种情况下，还坚持不碰到毛球的夹取会造成多次种植失败和重复种植损伤，最好是轻轻夹住毛球，这样夹取的创伤较之前会小得多。随着经验的累积，种植者会培养出一种用最小的力量轻夹毛球的微妙触感。

• 定位种植孔：一些患者的种植孔难以辨别，种植者可根据以下线索找出隐匿的种植孔，包括头皮轮廓的轻微变化、表皮缺口、血色的不同。还可以按需用镊子尖头轻轻探测，感知阻力的变化。

• 开始种植：将镊尖对准种植孔，重点是镊尖对准，而不是移植体对准。沿着孔径将镊尖滑进孔内，移植体也会顺势进入孔内（不是推进孔内）。这个过程中如果角度正确是不会感觉到任何阻力。

• 早期调整移植体防止跳胚：当移植体进入孔内1/2～3/4时，松开移植体并收回镊子。此时，移植体部分在孔内，助手会相对容易地重新夹取在表皮部分的移植体并向下调整。这个调整可以重复1～2次，就像爬梯子一样，直到移植体与表皮齐平或略高于表皮。跳胚的常见原因就是镊子进得太深，导致移植体在孔内对孔壁造成太大的侧向力。现在，镊子不需要进入孔内下1/2，大大减少了跳胚现象。

• 种植后的调整和检查：移植体种植完成后，种植者应进行检查和调整。移植体种得太深低于皮肤，应稍上提至与表皮齐平或略高于表皮0.5～1 mm左右。很多人认为最好是稍微高于表皮，因为会有少许上皮细胞脱落。如果完全齐平，就有可能沉入表皮造成凹陷。如果在种植时感到阻力，应检查有无移植体包埋、孔内有无原生毛囊、相邻毛发带入等情况。如果种植方向错误，毛干指向相反方向，应将移植体旋转180°或重新种植。

45.5 双人法（伙伴种植）

大多数情况下，种植者进行镊子种植是单人操作，双人种植比较少见。

双人种植有三个基本步骤：

（1）助手a的第一个任务是定位并用镊子撑开每个种植孔，他的视线不能离开种植孔，所以不会丢失最佳位置和发生孔隙遗漏。

（2）助手b只需要拾取移植体并种进助手a定位好的孔内。

（3）助手a夹取移植体（由b植入）位于表皮上方的部位，调整至合适的深度。然后退出镊子定位下一个孔。

此类方法在跳胚、出血过多等种植困难情况下会非常高效，也是教导新手种植的好方法。但是，它耗费时间，在种植未遇到困难时不推荐使用。

45.6 总结

我们回顾了镊子种植会遇到的主要问题及改进方法。在训练有素的人员中，镊子种植非常高效，但是需要大量的训练和丰富的经验。近年来，种植技术有了很大的进步，尤其对于更脆弱的FUE的毛囊移植体来说，创伤更小、学习更简单。

参 考 文 献

[1] Shapiro R. Placing grafts-an overview of basic principles. In: Unger WP, Unger W, Shapiro R, Unger M, eds. Hair Transplantation. 4th ed. New York, NY: Marcel Dekker; 2004: 533-539

[2] Parsley WM, Bheener M, Perez-Meza D. Studies on graft hair survival. In: Unger W, Shapiro R, Unger R, Unger M, eds. Hair Transplantation. 5th ed. New York, NY: Informa Healthcare; 2010: 328-333

[3] Cm JC, Hwang S. The effects of dehydration, preservation temperature, and time, and hydrogen peroxide on hair grafts. In: Unger WP, eds. Hair Transplantation. 3rd ed. New York, NY: Mercel Dekker; 1995: 285-286

[4] Limmer R. Micrograft survival. In: Stough D, Haber R, eds. Hair Replacement. St Louis, MO: Mosby Press; 1996: 147-149

[5] Beehner M. Comparison study of the effect of six different stress factors on grafts stored at room temperature and at 4 degrees centigrade. The 24th Annual Meeting of ISHRS, Las Vegas, September 26-30, 2016

[6] Karamanovski E. Hair transplant 360 (for Assistants). Vol. 2. New Delhi: Jaypee Brothers Medical Publishers; 2011: 89-95

Antonio Ruston, Luciana Takata Pontes

钱锡飞　译，刘阳　陈雪雯　审校

即插即种技术
Stick-and-Place Technique

概要　本章主要讨论镊子种植中的即插即种（stick-and-place，S&P）技术。使用宝石刀或者微针打孔后，立即植入移植体。所有孔打完后，移植体也已全部植入。S&P 技术也有优劣：优点是立即种植会减少出血量，避免了孔隙遗漏和单孔过载；缺点是医生需要耗费更多的时间和精力，每个移植体种植需要两个人进行种植，对人员要求更高，手术时间也更长。本章将进行详细讨论。

关键词　毛发移植，移植体种植，即插即种，微针

关键要点

- S&P 技术包括打孔，然后立即用镊子将移植体植入孔内。
- S&P 技术既可以应用于整个手术，也可应用于局部的微调（如发际线）或加密种植。
- 通常需要两个人配合种植。较其他方式更难掌握，一旦掌握会比单纯使用镊子种植更轻柔更快。
- 主要优点是减少出血，避免孔隙遗漏和单孔过载。
- 主要缺点是无法分配任务，需要更好的人员配置。

46.1　简介

　　S&P 技术包括医生用宝石刀或微针打孔，随后助手立即用镊子植入移植体[1-3]。这和传统先打孔后种植的手术方式不同。S&P 技术也有优劣，最大的优点是立即种植会减少出血量，避免了孔隙遗漏和单孔过载，这对于在原生发之间加密种植非常有意义。

　　S&P 技术的缺点是无法让助手更多地参与，所以医生需要在时间和精力上耗费更大。每个移植体种植需要两个人进行种植，对人员要求更高，手术时间也更长。S&P 技术既可以应用于整个手术，也可应用于局部的微调（如发际线）或加密种植。

即插即种技术步骤分解

　　最初，S&P 技术由 Limmer 提出，一位全程参与手术过程的助手 Seager 推广了该技术[2]。如今，S&P 技术是双人种植中最常用的技术，一人打孔一人种植，配合默契[2,3]。

　　步骤 1：通常由医生先打孔，刀刃达到预期深度时轻轻侧转或施加横向切力，形成一个真正的种植孔。有时，在侧转之前，医生会先回退少许或一半打孔刀刃（▶图 46.1a）[3]。

　　步骤 2：种植者轻轻将移植体与刀刃平行植入孔内，刀刃就像"鞋拔"一样。此时，移植体只需植入一半，以防跳胚（▶图 46.1b）[3]。

　　步骤 3：待种植者固定住植入的移植体，然后打孔医生退出刀刃（▶图 46.1c）。

　　步骤四：最后根据情况调整移植体与皮肤的高度。

　　根据种植难易程度和跳胚程度，有以下两种方式进行种植：

　　方式一：在种植简单、跳胚程度较小时，种植者只需用镊子把移植体植到合适深度，然后退出镊子。

　　方式二：在种植困难情况下，种植者先把移植体固定在孔内，等打孔医生退出刀片后在孔缘扣住移植体。此时，种植者使用镊子、打孔医生使用刀刃同时滑动移植体调整至合适深度。

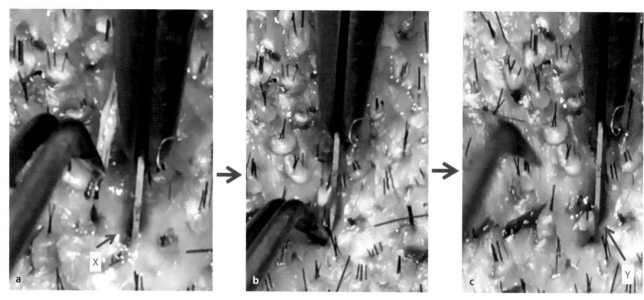

图 46.1　a. 打孔医生用刀刃打孔并沿（x）方向轻轻转动刀刃。b. 种植助手沿刀刃植入移植体的 1/3～1/2，刀刃起着类似于"鞋拔"作用。c. 当种植助手用刃缘固定住移植体时，打孔医生退出刀刃。如果需要的话打孔医生先用刀刃把移植体滑进孔内再退出

46.2　即插即种技术关键要点

46.2.1　计划种植模式与分布

采用 S&P 技术时，不要在种植初期就决定最终密度和毛发分布。首先，S&P 技术在高密度（40 毛囊单位 /cm²）种植中容易引起跳胚。其次，一开始无法确定最终的移植体数量。因此，在种植开始很难计划出最终移植体分布模式。还需要注意的是不要在一个区域种植过密，否则另一个区域就会出现移植体不足的情况。分步种植可解决以上问题。先种植总体密度的 70%～80%。再对剩下的 30% 用于种植局部的微调和关键区域的加密。此外，移植体种植后进行二次调整种植时跳胚概率降低，更换全新的刀刃对防止跳胚也非常重要。

46.2.2　选用镊尖精细的镊子

镊子越长越细，就越容易把移植体植入种植孔，而不会发生由于镊子笨重而导致侧压增大跳胚的情况。大多数种植者习惯用 45° 弯镊，少数人习惯直镊。多数人习惯无齿镊，少数人习惯有齿镊，因为他们觉得有齿镊可以用更小的力夹紧移植体。但是有齿镊在退出镊子时要注意先松开移植体而不要拉出移植体。

46.2.3　匹配种植孔与移植体

S&P 技术的一个优点是医生可以立即判断移植体是否契合种植孔。如果不契合，可以选择不同尺寸的刀片大小或指示助手再对移植体进行加工来适当调整。为了更加精确，可使用定制的打孔刀片，其每次增量只有 0.05 mm。单株移植体常用 0.65～0.7 mm 刀片，双株移植体需要 0.7～0.8 mm 刀片，三株或四株移植体需要 0.8～0.9 mm 刀片。0.9 mm 刀片通常用于较大移植体，如白发、张力较大的移植体、黑色人种的卷曲移植体。此外，在打孔刀片刀刃处会留一个约 60° 的倾斜角，锋利的刀刃既可以有助于在打孔时不发生跳胚，也可以用倾斜角辅助扣住移植体进入种植孔。也有一些人喜欢 S&P 技术的专用针头，19～22 规格针头使用居多。

46.2.4　种植深度控制

种植孔的深度与移植体长度的契合是非常重要的，而 S&P 技术的优点之一就是医生可以立即通过视觉和触觉来感知种植深度，并可以在打孔时实时进行校正。而且，提前测量调整凿刀长度也可以更精确地控制种植深度（▶图 46.2）。

■ 先轻柔植入移植体底部

种植最困难的部分就是最初把移植体底部种进表皮的过程。但在 S&P 技术中这部分相对容易一些，因为立即打孔，种植孔还未收缩，还有刀片空出的小缝隙（也视为"鞋拔"作用，▶图 46.1a、b）

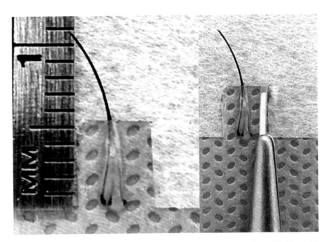

图 46.2　控制种植深度。调整手柄中的刀片长度，使暴露的刀片长度与移植体长度匹配。针对 FUE 移植体，一些人会控制刀片长度较移植体短 0.1～0.2 mm，防止移植体下沉

辅助种植。种植者夹住移植体的底部，使毛球部相互贴近，无需夹住整个移植体即可。一般来说，只需要夹住移植体的一小部分就足够，但是要确保镊尖夹在移植体的内部（即小块组织的缓冲带），这样镊尖就不会卡住种植孔内的组织，移植体也会容易种进孔内。一旦镊尖穿透表皮，种植方向如果正确的话，就很容易把移植体的其余部分植入孔内。

46.2.5　配合节奏

整个种植过程就像是配合默契的双人舞。起初会有一些摩擦，慢慢地医生和种植助手的相互配合会形成一种恒定的节奏，就像精密的时钟一样。种植速度也会随着时间慢慢增快。

46.3　S&P 技术的优点

- 出血量少：打孔后立即放置移植体，出血量减少。在原生发和移植体之间进行操作也更容易。
- 不会发生"孔隙遗漏"或"单孔过载"：移植体立即植入，就没有机会发生"孔隙遗漏"或"单孔过载"。
- 容易识别种植孔的角度和方向：在预打孔（premade incisions，PMI）中，有时很难从表面的孔隙中识别正确的角度和方向。采用 S&P 技术种植助手只需跟随种植刀刀的角度和方向进行种植即可。
- 实时调整种植孔的大小和深度：同一患者的移植体大小不尽相同，可能是提取机械的差异和移植体口径的差异造成的。使用 S&P 技术时，医生可以根据移植体大小实时调整种植孔大小。

- 种植孔更小，创伤更少：与 PMI 相比，S&P 技术中更小的种植孔可以种植相同大小的移植体，原因如下：
  - 创口刚刚扩张，还没有收缩。
  - 种植刀片可以像"鞋拔"一样辅助移植体植入孔内。
  - 种植时医生可以把握每个移植体植入所需的最小孔径。

所有的这些特性都有助于减少种植时对身体和头皮血管的创伤。

- 助手压力减轻：助手只需关注医生的种植刀片，把移植体植入清晰可见的已经扩张的种植孔内。相对于在众多原生发、渗血部位里找到一个未种植的孔要容易很多。因此，助手在整个过程中压力和疲惫感要小很多。
- 减少对助手的依赖：医生采用 S&P 技术种植时，意味着要减少对助手的依赖。尤其是在人员配置不够、缺少训练有素的助手时医生要自己操作 S&P 技术。

S&P 技术在原生发之间种植、加密种植时非常有效。因为能见度更清晰、出血量更少、种植更方便，还可以实时调整移植体大小（▶图 46.3），而且在同一种植孔种植两株移植体也很常见。

46.4　S&P 技术的缺点

- 医生耗费时间更多：根据某些地区法律，医生无法进行这项技术。因为整个手术过程都需要医生的全程参与，这在体力和时间上都对医生的要求非常高。尤其是 FUE 中，医生还需要提取所有的移植体。
- 种植孔分布和整体种植模式缺乏控制：S&P 技术中，种植开始得非常早，而总体设计和移植体总数计算都还没有完成。医生和种植助手在局部区域开始操作，有时会忽略了对总体布局的安排。因此，很有可能还没有达到预期布局时，就已经把移植体全部种植完毕。
- 种植速度受唯一的种植团队限制：S&P 技术中，只有两个人对移植体进行种植。而在 PMI 中，两名甚至三名助手可以同时在头皮的不同区域工作。虽然建立一支训练有素的 S&P 种植团队需要一段时间，但一旦团队训练成熟，他们可以比 PMI 中单人种植（300～400 个移植体 / 小时）更快

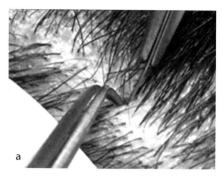
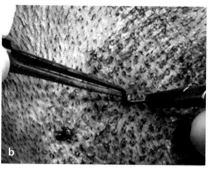

图 46.3 a. 在原生发之间进行即插即种非常有效，因为在经验丰富的人员配置下出血量更少，跳胚情况更少。b. 在已经种植过的区域进行加密或手术最后对局部的微调中，即插即种也非常有效

（高达 800～900 个移植体 / 小时）。虽然 PMI 中 2～3 名助手在不同区域同时操作比单纯 S&P 技术更快，但在 PMI 中，出血屡见不鲜，处理出血也会耗费很多时间。而且，还会花费很多时间检查是否有孔隙遗漏，在 S&P 技术中就不会有这步操作。因此，只有一个种植团队时，单纯就速度而言 S&P 技术在种植上具有优势（如手术最后的局部加密、发际线种植）。但是，如果整个手术都采用 S&P 技术，速度上是否和 PMI 旗鼓相当取决于种植团队人数和出血量。

46.5 讨论与总结

　　在训练有素的人员中，S&P 技术是一种轻柔有效、精细的种植技术，对身体和头皮血管的创伤也更小。S&P 技术的工作压力和操作难度都有所降低，主要是因为种植步骤分解为双人操作、出血量减少、移植体直接种植在清晰可见已扩张的孔内等因素。很多人仅在手术最后的局部加密和发际线种植采用 S&P 技术，其他人可能会先在发际线用 PMI 技术，然后在头顶中央区域采用 S&P 技术。如果医生还要进行 FUE 先提取所有移植体，这对他们的体力和时间要求更高。在进行 S&P 技术时，也可能对种植孔分布、种植的方向和角度、整体种植模式缺乏控制，而这些现在大部分由助手控制，这让医生比较不满。一些医生会选择自己对关键区域（如

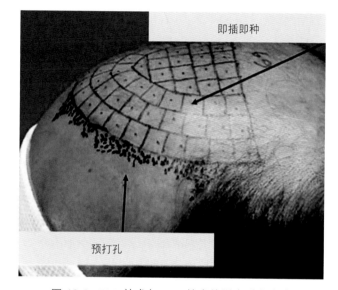

图 46.4 PMI 技术与 S&P 技术的混合手术方式

发际线）的种植来解决上述问题，然后为助手划定 S&P 技术的区域，告知助手具体的种植密度、角度和方向（▶图 46.4）。

　　多年来，使用镊子进行 S&P 技术和 PMI 技术是种植的主要形式。在过去的 5 年里，种植笔和种植针发展迅速并逐渐成为主流的种植方法。种植笔（如镊子）可以应用于 S&P 技术和 PMI 技术中，因为移植体保存得当所以更加微创，这将在第 47 章进行详细讨论。此外，即插即种也可以采取夹住移植体顶端的方式进行种植。

参 考 文 献

[1] Whitworth JM, Stough DB, Limmer B, et al. A comparison of graft implantation techniques for hair transplantation. Semin Cutan Med Surg. 1999; 18(2): 177−183

[2] Seager D. Stick and place method of planting. In: Unger WP, Unger W, Shapiro R, Unger M, eds. Hair Transplantation. 4th ed. New York, NY: Marcel Dekker; 2004

[3] Tykosinki A, Shapiro R. Stick and place method of placing. In: Unger W, Shapiro R, Unger R, Unger M, eds. Hair Transplantation. 5th ed. New York, NY: Informa Healthcare; 2010: 400−403

Sungjoo "Tommy"

倪春雅 译，周圳滔 审校

种植笔种植
Graft Placing Using Implanter Devices

概要 在头皮条切取获得的供体中，移植体整个毛囊周围均有组织包绕。而在毛囊单位钻取（FUE）时，移植体靠近毛球部位的组织经常被剥离，这使得它们在提取、分离，尤其是种植过程中更容易失水干燥和受损。对于任何类型的移植体，种植笔技术可以消除或减少碾压、挤压、弯曲、重叠植入和过度操作，而这些都可能会降低毛囊存活率。锐针种植笔技术于 1990 年代在韩国开发，旨在不接触毛囊球部的情况下进行受区打孔和毛囊植入。由于手术医生需要使用 FUE 提取所有毛囊移植体，再用锐针种植笔通过"即插即种"技术植入全部毛囊，这可能会让人筋疲力尽，并会限制一次手术能移植的毛囊数量。相比之下，钝针种植笔植入时，受区会预打孔，允许医生将毛囊种植的工作移交给助手，且无需担心移植体植入角度问题。锐针种植笔可以缩短手术时间，减少出血，适用于毛囊较粗大或头发较浓密的患者（比如亚洲人），而钝针种植笔种植时，手术医生可以移交毛囊种植工作，切口较小，费用较低，学习曲线也较短。

关键词 锐针种植笔，钝针种植笔，患者自身移植体长度差异，Choi 种植笔，Hwang 种植笔，EZ 种植笔，即插即种，FUE，移植体旋转

关键要点

- 与种植镊相比，种植笔技术可以减少碾压、挤压、弯曲和过度操作引起的移植体损伤。
- 锐针种植笔是一种即插即种技术，操作时间更快，出血更少，毛囊植入方向、角度和旋转相对容易。
- 钝针种植笔可以在预打孔后移交给助手种植毛囊，且受区切口更小，可以提高种植密度，并减少受区创伤。

47A.1 简介

在第 45 和 46 章节中，讨论了通过预打孔（PMI）或即插即种（S&P）技术使用镊子种植。在本章中，我们将讨论另一种种植技术，即种植笔种植。像镊子一样，种植笔种植可以有两种方式：① 使用锐针种植笔（又称锐性种植笔）和 S&P 技术；② 使用钝针种植笔（又称钝性种植笔），移植体植入 PMI。本章将讨论这两种方法。种植笔技术最早于 1990 年代在韩国发展起来，如今已广泛应用多年。历史上，韩国医疗助理 Paek 在 1960 年代为一位秃眉症患者开发了一种针状器械，用于眉毛移植[1]。然后 Choi 改良了这种器械，于 1990 年代研发了 Choi 种植笔[2]，旨在同时进行受区打孔和毛囊植入，且不接触到毛球部位。此后，在此原型上，生产了很多型号。虽然这种锐针种植笔技术在韩国流行了多年，但在世界其他地区并不被广泛接受，可能是由于其他族裔的患者头发更细或更卷。缺乏接受度的另一种解释是，在实际操作中，毛囊种植都是预先打孔后交给助手完成的，而锐针种植笔需由手术医生来操作[3]。此外，直到最近，使用种植笔控制种植的深度更加困难，导致毛囊完全没入皮肤、表皮凹陷或毛囊炎的风险更高。最近，随着毛囊单位钻取术（FUE）越来越受欢迎，越来越多的医生开始对种植笔感兴趣，因为使用种植笔可以减少"更脆弱"的 FUE 毛囊移植体的损伤风险。

47A.2　种植笔的基本特点

目前市场上有各种类型的种植笔（即 Choi、Knu、Rainbow、Lion、Hwang、EZ 种植笔等），具有不同的特性，例如锋利程度、组装容易程度、针的尺寸、侧通道宽度和锋利度。有各种尺寸（0.6、0.7、0.8、0.9、1.0、1.1 和 1.2 mm），对应于单株、双株和三株毛囊单位移植体[4]。经典的种植笔的形状像一支铅笔，尖端为中空的针头。针的侧面有一个开放的通道，可以将毛囊移植体装入种植笔中。使用珠宝商镊将一个毛囊单位放置在种植笔的针头上。将移植体的远端（毛干）抓住，通过开放通道将其插入针中，然后向上拖动，将整个移植体通过通道加载到针中，直到毛球部刚好超过针头斜面（▶图 47A.1）。如果移植体的毛球部没有完全被针头包住，可在斜面上看到，则在针插入皮肤时移植体会弯曲[4]。种植笔比镊子更容易旋转移植物。如果将头发留 5～8 mm 长，当移植体装入种植笔中时，可以清楚地看到卷曲方向。种植笔可以原位旋转，直到毛发卷曲方向符合要求[3]。

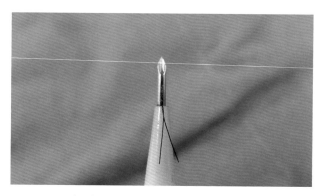

图 47A.1　移植体的正确位置。移植体位于针内，斜面上不可见

一般来说，为了尽量减少损伤，移植体在装载时应抓取毛干末端而非毛囊。因此，将移植体的毛干留 3～4 mm 长比非常短的毛干更好[4]。这在完全剃短的 FUE 手术中显然很难做到，在这种情况下，可以尽可能高地抓取移植体的表皮尖端和表皮外的剩余发干。种植笔非常适合需要移植角度非常平坦的受区，例如太阳穴和眉毛。

种植笔技术消除或减少了可能降低毛囊存活率的碾压、挤压、弯曲、重叠植入和过度操作等问题。

47A.3　使用锐针种植笔和"即插即种"技术

锐针种植笔具有一个锋利的针尖，可以穿透皮肤，这是"S&P"方法所必需的。如前所述，将单个移植体放到装置内，然后，将带有锋利尖端的装置插入皮肤，同时完成受区打孔和毛囊植入（▶图 47A.2a）。当推杆被压下时，针头向上抽出，移植体留在切口内[4]（▶图 47A.2b）。一个常见的误解是推杆将移植体推入切口，这是不正确的。使用锐针种植笔时无需使用肿胀液，因为移植的毛囊会立即堵住切口从而有效预防受区出血[4]。使用锐针种植笔实现正确的角度和方向相对容易，因为您只需按照现有头发方向进行种植即可。针插入的平均角度为 45°～70°（▶图 47A.3）。这种插入角度可以减少出血和弹出现象[4]。

锐针种植笔在任何时候都要尽可能锋利，这一点至关重要。钝针会明显增加种植难度，因为相邻移植体会"挤压"或弹出。

HWANG 种植笔的针十分锋利，因为它同时具有内切缘和外切缘，而其他种植笔一般仅有内切缘[5]。EZ 种植笔也很锋利，因为它使用可替换的标准静脉注射（Ⅳ）针头[6]。

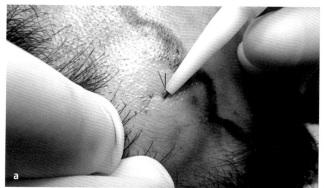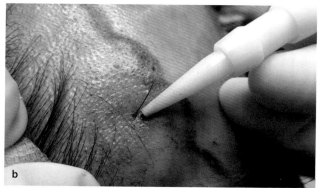

图 47A.2　使用锐针种植笔植入毛囊。a. 针插入受区皮肤。b. 压推杆，针退出，移植体塞在皮肤下

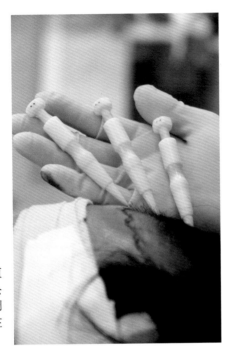

图 47A.3 种植笔的角度根据头皮的曲度进行调控。平均角度在 45°～70° 之间

有两种方式可以把移植体装载到种植笔上。第一种方式是将整个毛囊装载于针的通道内。第二种是将移植体表皮最远端留在通道外（▶图 47A.1 和 ▶图 47A.5）。

传统上，多数锐针种植笔的针头侧通道很狭窄，这本质上可以防止移植体表皮远端留在通道外。对于狭窄的通道，移植体必须装载并完全位于针内。为了做到这一点，需要修剪移植体的表皮，使其适合针头内部，尤其是在毛囊较粗大时或在亚洲人中，因为其头发直径较粗[4]。但这种修剪的不良后果是移植体在插入过程中更容易被埋入，特别是如果切口比移植体的实际长度更深。因此，调整

种植笔的针头长度非常重要，以使毛囊的毛球部位正好装载于斜面内。然而，同一名患者的移植体长度存在着显著差异[7]。因此，对于同一患者的不同类型移植体，针的合适长度可能会有所不同（▶图 47A.4）。因此，测量所有移植体的长度，然后根据长度将它们分成不同的组，有助于毛囊种植的深度控制[8]。Hwang 开发了一种长度测量装置来测量毛囊长度，并帮助根据其长度高效地进行分组[8]。Hwang 种植笔和 KNU 种植笔还增加了一个深度控制单元，以防止针头插入深度超过移植体长度，从而避免移植体被包埋。这些创新方法有助于减少使用锐针种植笔造成的移植体包埋问题。最近，一些制造商开始提供具有更宽侧通道的锐针种植笔（或医生们自行改造通道），允许表皮留在通道外。将表皮留在通道外可以作为自我防护装置，避免移植体包埋。

使用锐针种植笔植入毛囊的简要过程如下：

● 在显微镜下检查 FUE 或 FUT 获得的毛囊单位是否有任何损伤。

● 不要把头发剃得太短。如果可能的话，将头发长度维持在 3～10 mm。

● 根据每个毛囊单位内的毛发数量，对移植体进行分组。

● 将毛囊单位与种植笔针头尺寸相匹配。这主要取决于头发的直径。在毛发较粗的亚洲人毛发移植手术中，我们通常使用以下针头尺寸：单株毛囊单位使用 0.8 mm，双株毛囊单位为 1.0 mm，以及 1.2 mm 用于三株毛囊单位的浓密头发。在头发较细的其他族裔（如白种人）中，可以使用较小的针头，单株毛囊单位使用 0.7～0.8 mm，双株毛囊单位为 0.8～1.0 mm，三株至四株毛囊单位为 1.0～1.2 mm。FUT 移植体往往需要更大的针头尺寸，除非它们修剪得很好。

● 将毛囊完全插入种植笔的针头内，在斜面中已看不到。

● 检查移植体的角度和方向。将种植笔倾斜 45°～70°，然后刺破头皮以获得移植体的整个深度。

● 如果需要，旋转种植笔以确保头发卷曲的方向正确。

● 按下推杆，将针头缩回，留下移植体并将种植笔抬起。

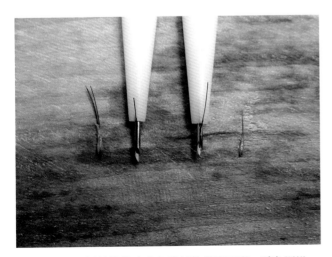

图 47A.4 锐针的长度应与移植体长度匹配，避免埋没

47A.4 预打孔后使用钝针种植笔

钝针种植笔看起来类似于锐针种植笔，但它们的尖端很钝，无法切割皮肤。使用钝针种植笔时，先受区打孔（预制切口），然后使用钝针种植笔植入移植体。钝针种植笔不会割伤皮肤，它只是运输移植体的工具，因此种植这一步可以交给助手来完成。

使用锐针种植笔时，医生必须使用 S&P 技术，自己完成所有受区切口和植入所有移植体。此外，当进行 FUE 时，手术医生还必须自己提取所有移植体。当医生必须自己同时提取和植入所有移植体时，它会使人筋疲力尽，并可能导致错误并限制在单次手术可以移植的毛囊数量。这就是为什么使用钝针种植笔时可以委派毛囊种植任务被认为是一种优势的原因之一[3]。钝针种植笔既可以通过使用砂纸（用于金属）磨平锐针种植笔的尖端制成，也可以直接商业购买。

大多数钝针种植笔技术在装载时会将表皮的顶端留在侧通道外（▶图 47A.5）。将表皮留在通道外的好处是表皮组织可以作为天然塞子，覆盖在受区皮肤上方，防止移植体埋没或植入太深。这种微小的皮肤帽在几周内就会脱落，不会造成任何瘢痕（▶图 47A.6）[3]。大多数钝针种植笔的侧通道（0.35 mm）比锐针种植笔（0.2 mm）更宽，便于其装载毛囊。此外，针尖的入口也略微加宽。最初，并没有商用钝针种植笔，医生不得不使用砂纸和（或）电磨钝化锐针种植笔尖端并加宽通道。如今，钝针种植笔已有商业供应。单人使用锐针种植

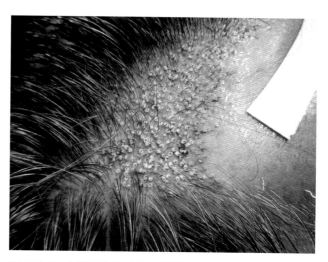

图 47A.6 皮肤帽有助于防止移植体被埋藏（图片由 J Hariss 提供）

笔的速度比在 PMI 中使用钝针种植笔的速度要快。但钝针种植笔操作时，可以同时有多个助手进行种植，因此整体速度可能相似。

使用锐针种植笔时，受区切口的大小取决于针的大小。钝针种植笔的一个优点是，与锐针种植笔相比，同样大小的移植体所需的预打孔切口通常更小。较小的切口允许更高的密度和更少的受区创伤。钝针种植笔的另一个优点是学习曲线较短。一个手术助理需要数月的培训才能使用镊子种植毛囊，但培训使用钝针种植笔只需要几天时间[3]。表 47A.1 简要列出了锐针和钝针种植笔的优缺点。

表 47A.1 锐针种植笔与钝针种植笔比较

	锐针种植笔	钝针种植笔
毛囊种植	即插即种	预打孔
委派	不允许	允许
切口大小	与针的尺寸一致	预打孔切口比针的尺寸小
密度	毛囊植入过程中决定	毛囊植入前决定
更换针头	若针变钝，需要更换	不需要
操作时间	快	慢
出血和移植体弹出	少	多

47A.5 使用种植笔的团队合作和流程

使用种植笔种植的流程需要特别一提。通常需要两到三个人作为一个团队，以协调的方式一起工作，以便执行十分高效和快速的种植。

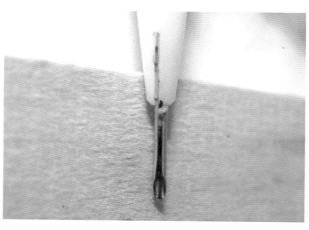

图 47A.5 在钝针的宽通道内，移植体的上部可留在通道外（图片由 M. Speranzini 提供）

如果使用锐针种植笔，其中一人将是医生。以下是锐针种植的简要概述：

团队成员1是"装载者"：他们的工作仅是从"空种植笔"区域拿起空的种植笔，装载毛囊后，将其放回到"已装载种植笔"区域。他们需要能够快速地将移植体装载在种植笔中，且不会损伤到移植体。整个过程所需时间高度依赖于助手的技巧和经验。

团队成员2是"种植者"：他们的工作是从桌子上拿起已装载的种植笔，植入毛囊，然后把空的种植笔放回桌上。桌子上有指定区域放置已装载和未装载种植笔，因此他们通常只需伸手拿取而无需寻找。如果使用锐针种植笔，医生即是"种植者"。如果使用钝性种植笔，种植者也可以是助手。

这种基本流程可以并且已经以多种方式进行了修改，以提高效率。其中一种改进是将第三个人添加到团队中，其工作是从种植者那里取回空的种植笔，同时将已装载的种植笔交给种植者（▶图47A.7）。因此，毛囊种植者的视线可以专注于受区，而无需抬头看桌子，也不需要来回移动手臂拿起和放下种植笔。这样可以缩短手术时间。使用钝针种植笔时，两个团队可以同时在患者头上操作（每侧一个团队），从而提高速度。

47A.6 植入器

另一种种植工具，称为植入器，也有助于植入FUE移植体，但它的作用机制与种植笔略有不同。使用植入器（类似于种植笔）时，移植体通过侧通道装入针样装置的腔内，然后将尖端插入皮肤。此时，使用镊子（不是推杆）将移植体沿着通道滑入受区。主要的区别在于使用镊子而不是推杆机制来进行最终的移植体植入。

植入器的概念可能起源于 Isabela Bannuchi 和

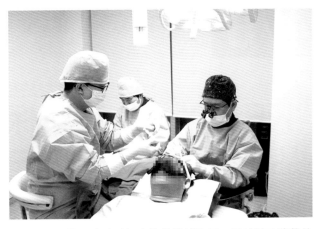

图47A.7　第二个助手把空的种植笔取回，同时把已装载的种植笔递给种植者

Paul Rose，他们在1990年代后期使用植入器早期模型来帮助植入FUT移植体[9]。

大多数植入器是钝性的，用于将移植体植入PMI（例如，Koray Erdogan 的 "Keep" 和 Jean Devroye 的"植入器"）。一个例外是由印度的 Vasa 博士开发的一种模型，该模型使用锐针打孔，然后用镊子将移植体滑入受区。

植入器可以以不同的方式进行装载。Devroye植入器使用镊子进行装载，一次可容纳多达10个移植体。Koray Erdogan 的植入器称为 Koray Erdogan 嵌入种植器（KEEP），使用一种巧妙的滚动方法来装载移植体（见第47B章）。

47A.7 结论

随着FUE的普及，种植笔技术在毛囊种植中越来越受到关注。它适用于所有供体提取技术。锐针和钝针种植笔各有其优缺点，可根据移植体质量、患者种族、是否PMI和是否允许委派助手选用任一种种植笔。

参 考 文 献

[1] Ahn S. We salute you, Mr. Paek. Hair Transpl Forum Int. 2000; 10: 151

[2] Choi YC, Kim JC. Single hair transplantation using the Choi hair transplanter. J Dermatol Surg Oncol. 1992; 18(11): 945-948

[3] Speranzini M. FUE graft placement with dull needle implanters into premade sites. Hair Transpl Forum Int. 2016; 26(2): 49-, 54-56

[4] Kim J. Graft implanters. In: Unger W, Shapiro R, Unger R, Unger M, eds. Hair transplantation. 5th ed. London: Informa Healthcare; 2011: 404-406

[5] Hwang S. Depth Controlled Graft Placement Using Hwang Implanter. Paper presented at the 24th ISHRS Annual Scientific Meeting, Las Vegas, NV, September 28-October 1, 2016

[6] Rassman W. Implanters for FUE: How to Start. Paper presented at the 24th Annual Scientific Meeting of the International Society of Hair Restoration Surgery, Las Vegas, NV, September 28-October 1, 2016

[7] Hwang S, Cotterill P. Intra-patient graft length differences influencing depth controlled incisions. Hair Transpl Forum Int. 2012; 22(4): 117-, 122-123

[8] Lee IJ, Jung JH, Lee YR, Kim JC, Hwang ST. Guidelines on hair restoration for east Asian patients. Dermatol Surg. 2016; 42(7): 883-892

[9] Rose P. The microgaft facilitator. Annual Scientific Meeting of the International Society of Hair Restoration Surgery, Toronto, September 9-11, 1994

Koray Erdogan, Bayramoğlu Alp

官伟 译，周圳滔 审校

"KEEP"：一种可保护移植体完整性并提高毛发存活率的 FUE 移植体植入器

The "KEEP": An FUE Placing Instrument That Protects Graft Integrity and Increases Hair Survival

概要 人们普遍认为，毛囊单位钻取术（FUE）移植体的自身特性使其难以植入，并且，由于移植体在该操作中遭受了创伤，其存活率可能更低。"Koray Erdogan 植入器"（Koray Erdogan Embedding Placer，"KEEP"）就是为了解决这一问题而研发的。特别是我们注意到毛发存活率低是由移植体弯曲，以及在 FUE 的种植阶段镊子造成的创伤引起的。FUE 移植体易受弯曲和损伤影响，是因为移植体上的组织较少，且底部扩张增加，在这种情况下，用镊子将其植入微小切口而不造成损伤非常困难。我们发现 KEEP 在植入移植体时可有效防止弯曲并最大限度地减少创伤，因而毛发存活量更佳。这一结论适用于标准 FUE、长发 FUE，以及更困难的情况，如头皮坚硬、出血过多、过度分叉、卷发等。

关键词 KEEP，再生率，移植物放置，移植物弯曲和损伤，长发 FUE，FUE

关键要点

- KEEP 是一种属于"植入器"类别的种植设备。
- KEEP 具有独特的"非接触式"装载系统。
- KEEP 可保护移植体在装载和植入期间免受弯曲和损伤，从而提高毛发存活率。
- 使用 KEEP 可以增加困难手术病例的毛发存活率，包括头皮坚硬、出血过多、过度分叉、长发、卷发或脆弱的移植体。

47B.1 简介

在例行的术后检查期间，尤其是术后 24 小时内，我们注意到移植体弯曲的发生率令人无法接受。这种弯曲也被称为 J 形移植体。我们认为 FUE 移植体更容易受弯曲和损伤的影响，因为它们的组织较少且底部张开更多，更难用镊子进行无创处理。

这种弯曲和损伤由两个因素造成：① 技术人员在抓取移植体时无意识的用力过大而造成损伤，特别是在经过数小时枯燥的种植之后；② 技术难度、操作增加、多次尝试失败，预制切口会在短时间内缩紧，将移植体插入微小的预制切口时会造成损伤（▶图 47B.1）[1]。

这种现象特别常见于皮肤坚硬、出血过多、过度分叉、移植体较长（6 mm）或移植体卷曲的情况下。已有研究确定了移植体弯曲与移植体存活率低有关。

由此可知，问题在于用一种可以解决这些问题的工具代替常用的镊子。而 KEEP 就是为满足这些需求设计的。

"KEEP"通过"无接触"加载系统减少创伤，在随后的插入过程中保护并更好地控制移植体（▶图 47B.2）[2]。通过避免移植体在放置过程中的损伤和弯曲，继而又提高了毛发生长量。

47B.2 KEEP：属性和说明

"KEEP"是由 Koray Erdogan 博士创造的一种植入器类型的设备，属于种植器械中移植体"插入

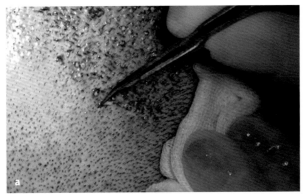
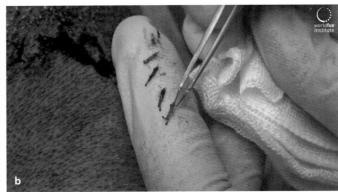

图 47B.1　a. 用镊子植入小切口时难度很大。b. 镊子种植时会导致创伤和移植体 J 形弯曲

器"这一新类别。移植体"植入器"是一种将移植物装入其内腔的器械，随后该器械"主动"将移植物插入切口并将其植入切口。通常，使用针管式装置是"将移植体向下推"或"将管腔向上拉"，然后将移植体留下。一些人尝试用气压将移植体插入切口。植入器可以是锋利的或钝的，并以不同的方式加载。

移植体"插入器"（如 KEEP）类似于植入器，但其工作机制略有不同，它将移植体装入保护性内腔。然而，主要区别在于该内腔仅用于将移植体引入切口的开口处，这是放置过程中最困难的步骤，也是与创伤最相关的步骤。完成该步骤后，通常使用镊子轻轻地、准确地将移植体完全滑入切口，并将其放置在适当的深度。

KEEP 是为 FUE 移植体使用而研发的，但它对毛囊单位头皮条切取（FUT）移植体也有效。它的形状像一根针，但在管腔中有一个狭缝或通道，其近端比远端更开敞，可实现旋转的加载（▶图47B.2）。

KEEP 较钝，与预制切口一起使用。因此，和较钝的植入器一样，这意味着植入操作可以委托给助手。KEEP 是用 304 医用不锈钢制作的，外壁非常薄，厚度为 50 μm。这种极薄的外壁是实现管腔直径窄但是空间足够大，从而可以轻松装载移植体的因素之一。在养成轻柔的接触习惯之前，该设备精细而脆弱的外壁存在着弯曲的风险。我们还有更坚固的 100 μm 版本，建议初学者使用。KEEP 有以下尺寸可供选择：0.6 mm，对单根毛发移植体有效；0.7 mm，对两根毛发或较细的三根毛发移植体最有效；0.8 mm，对于三根毛发移植体最有效；0.9 mm，对于四根毛发以上的移植体更有效；以及

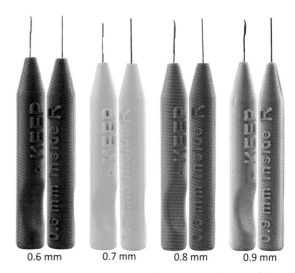

图 47B.2　Koray Erdogan 植入器（KEEP）各种尺寸的照片

1.0 mm，非常适合 FUT 移植体（其往往比 FUE 移植体具有更多的组织 ▶图 47B.2）。让切口尺寸略大于 KEEP 尺寸，这样无需用力推即可完成种植，这对于初学者来说很重要。KEEP 有左手和右手两种配置，因为每侧的加载旋转不同，这使得两名助手可以同时工作，不会相互碰撞，从而提高了整体速度。

如何使用 KEEP：逐步说明

与植入器一样，使用 KEEP 进行种植通常由两名助手以协调的流水线方式一起工作：

• 第一助手（装载助手）将若干移植体并排放置在第二助手（种植者）的指尖上，所有移植体都朝向相同的方向。

• 然后，第二助手（种植者）将 KEEP 的近端开放腔放于移植体上滚动后向后滑动 KEEP，从而将移植体装入 KEEP 中。该移动将移植体加载到

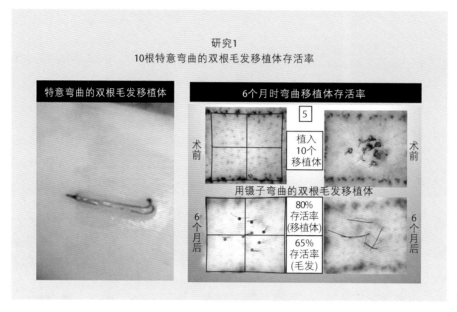

图 47B.3 研究 1：使用特意弯曲的双根毛发移植体进行种植，研究显示 6 个月时毛发存活率减少了 35%

KEEP 的前段。有一点很重要，不要将 KEEP 向后滑动太远，以防止移植体从前端被挤出。移植体必须完全保留在管腔内以受到保护，且收聚张开的毛囊，以便植入。

• 种植者轻轻地将已装载的 KEEP 尖端插入切口。一旦尖端就位，就可以很容易地使用镊子将移植物沿管腔非创伤性地滑动到适当的深度和位置。

• 装载助手根据需要将新的移植体放置到种植者指尖，确保移植体源源不断。装载助手还将根据需要喷洒保湿剂以保持移植体湿润。

该系统可实现不间断的连续种植，因此种植者的种植速度可高达每小时 800～1 000 根移植体。

47B.3　研究

47B.3.1　研究 1：弯曲移植物的存活

如前所述，我们认为弯曲移植体导致毛发存活率低。我们进行了初步研究以验证这一点。特意弯曲 10 根双发移植体根部，然后用镊子将其种植在 1 cm² 的头皮区域。将其与未故意弯曲移植体的区域进行对比。术后 6 个月时，移植体弯曲的区域毛发存活率仅为 65%，而未故意弯曲移植体的区域为 80%。弯曲移植体组的毛发生长减少了 20%（▶图 47B.3）。

47B.3.2　研究 2：比较 KEEP 与镊子种植的存活率

进行的第二项研究比较了用镊子植入和用

KEEP 植入移植体时的毛发存活率。在两个 1 cm² 的区域分别植入 50 个移植体，其中各包括 30 个双根移植体（60 根头发）和 20 个三根移植体（60 根头发），总共每个区域 120 根头发。一个区域用镊子种植，另一个区域用 KEEP 种植。

在研究完成时，KEEP 组的总头发数量为 112/120（93.4%），而镊子组的头发数量为 93/120（77.5%）。显然，本研究中使用 KEEP 植入的毛发存活率更好（▶图 47B.4）。

47B.4　结论

总之，我们发现 KEEP 植入器是 FUE 术中种植和保护移植体完整性的有效工具。它显著减少了移植体的损伤和我们在术后观察到的弯曲。更重要的是，事实证明，KEEP 可以提高毛发存活率。

我们发现种植的过程对于外科医生和技术人员来说不再那么乏味，从而大大增加了植入速度，并减少了疲惫感。KEEP 可由两位技术人员同时种植，所以更为如此。KEEP 易于使用，且学习曲线短。

KEEP 与预制切口相结合，已在更困难的 FUE 病例中被证明有益，例如操作长发 FUE，或当患者皮肤坚硬、出血过多、移植体卷曲或分叉时。目前还有其他移植体插入器设备，例如 Devroye 插入器。

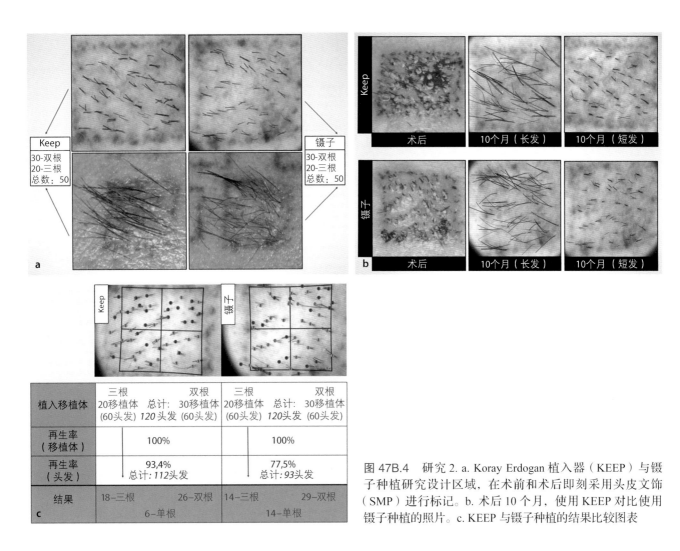

植入移植体	三根 20移植体 (60头发)	总计： 120头发	双根 30移植体 (60头发)	三根 20移植体 (60头发)	总计： 120头发	双根 30移植体 (60头发)
再生率 （移植体）		100%			100%	
再生率 （头发）		93,4% 总计：112头发			77,5% 总计：93头发	
结果	18-三根		26-双根	14-三根		29-双根
		6-单根			14-单根	

图 47B.4　研究 2. a. Koray Erdogan 植入器（KEEP）与镊子种植研究设计区域，在术前和术后即刻采用头皮文饰（SMP）进行标记。b. 术后 10 个月，使用 KEEP 对比使用镊子种植的照片。c. KEEP 与镊子种植的结果比较图表

参 考 文 献

［1］ Karamanovski E. Hair transplant 360: for assistants. Vol. 2. New Delhi: Jaypee Brothers Medical Publishers; 2011: 89−95

［2］ Huq N. Local anesthesia for plastic surgery: an issue of clinic in Plastic Surgery. Elsevier; 2013: 622

［3］ Roges N, K Singh M, Watkins S. Aesthetic Series Hair Transplantation: Instrumentation and Anesthesia. Jaypee Brothers Medical Publishers Ltd.; 2016

David Josephitis

倪春雅 译，周圳滔 审校

辅助种植的染色及其他辅助方法

Staining and Other Adjunctive Methods to Assist with Placing

概要 染色和其他辅助方法可以提高毛发移植的精度和效率。使用龙胆紫或亚甲蓝染色受区切口可以为手术团队带来额外的优势，从而使手术更成功。术前剃发可能会使手术更高效。其他技术，比如使用标记笔、图表和不同类型的切口（即矢状、冠状），有助于手术人员正确植入毛囊。最后，流程管理优化也有助于提升手术效率。

关键词 染色，亚甲蓝，龙胆紫，剃发，矢状，冠状，流程管理

关键要点

- 染色可以使受区切口更清晰，便于毛囊植入。
- 在受区划分区域有利于手术医生把控全局。
- 手术医生和工作人员之间的沟通是提升手术效率和成功率的关键。

48.1 简介

整个毛发移植过程可被视为一系列独立的步骤，最终目标是高效和成功地移植毛囊。其他步骤包括选择毛囊单位钻取术（FUE）或头皮条切取术获得供体，受区打孔调整，例如为大型毛囊移植体制作特别大的受区切口，或为那些需要更强止痛效果的患者增加额外的麻醉（即神经阻滞），都需要因人而异。最后，还有一些技术可以纯粹用于改善护理质量，并减轻手术医生和工作人员的劳动强度。染色和其他辅助种植的方法就是这种类型的技术。使用得当的医生会发现，只需稍加操作，即可提高手术效率，并可能获得更好的手术效果。

48.2 皮肤表面染色

使用染料可以帮助医生规划受区，让团队更快速地种植毛囊，同时确保移植体的正确植入。最常用的两种染料是龙胆紫和亚甲蓝。龙胆紫最初被开发用作组织学染色剂，因其具有抗细菌和抗真菌特性，早期也用作局部消毒剂。它能将皮肤染成深紫色，也用于纸张等消费品染色的非医学用途。亚甲蓝在医疗领域已应用多年，用于治疗各种医疗问题，如一氧化碳中毒、低血压，甚至疟疾。使用时，它会在皮肤上留下深蓝绿色（▶图 48.1）。小鼠研究表明，使用龙胆紫可能对某些器官有致癌作用[1]。虽然尚未开展研究确定染料是否影响头发生长或对人体有潜在危害，但一些植发医生更喜欢使用亚甲蓝来规避任何额外的风险。

染料使用起来很简单，任何类型染料使用方法都一样。受区打孔完成后，头皮表面需清理血迹，擦干任何残留液体或杂质。然后用干净的纱布或棉签将染料涂抹在受区。沿着与切口垂直的方向进行涂抹，有助于更彻底的着色。多余的染料用纱布擦

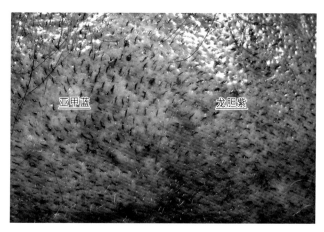

图 48.1 亚甲蓝和龙胆紫染色对比

掉，然后用酒精手消毒凝胶或酒精片去除头皮上任何多余的颜色。最后，用生理盐水仔细冲洗头皮，去除酒精和其他残留物。

整个手术过程中，出于多种原因需要使用染色技术。有时，手术医生受区打孔时不易看清切口。这可能是由于患者肤色太深，或者切口部位与较浅肤色之间缺乏对比度所致。即使使用高倍放大镜，有时也很难看到皮肤中的切口，除非将皮肤垂直于切口方向拉伸，或使用镊子作为探针去"感受"切口。这种情况下，对皮肤进行多次染色有助于减少切口空隙，并最大限度地避免打孔部位的再次伤害（▶图 48.2）[2,3]。

一些医生发现在进行实际提取和移植毛囊的前一天进行受区打孔很有帮助。第二天可以专注于提取和种植，尽量缩短毛囊离体时间。第二天，受区切口尚未愈合，很容易重新打开。受区预打孔的一个潜在问题是第二天可能更难看到切口，因此前一天晚上受区染色可以帮助避免这种情况。

其他反对染色的学者认为，如前所述，染料可能对移植体有毒。他们还考虑到使用染料可能会造成移植部位永久染色（文身）。不过，几乎没有理由认为只染色表皮会对移植体造成伤害。染色在毛囊植入之前就在皮肤表面进行，任何多余的染料都会用生理盐水充分冲洗干净。只有在头皮充分清洁和准备后，才会按常规植入毛囊。笔者和其他医生已经使用这种方法多年，并没有遇到产生不良影响或导致毛发生长欠佳的情况[4]。染料也不会被永久地"文身"于头皮。一般来说，制作文身时，染料会放在真皮层，以使颜色可以"停留"在那里。而毛发移植手术中所用的染料只应用在皮肤表面，只

有表皮会染色。

需要警告的一点是，植发医生在浅色头发患者中使用染料时必须谨慎，因为染料会沾到头发上。对于深色头发来说，这并不明显。但对于金色或白色头发，患者可能会顶着一头亮蓝色或绿色头发离开手术室。如果你让他们这样回家，他们肯定不会开心的，因为染料是洗不掉的。

48.3 受区剃发

剃发包括剃短受区全部或大部分的头发，这样原生长发不会影响受区打孔或毛囊植入。然而，关于剃发的做法存在一些争议，因为剃发实际上不是必须的，而且会影响患者的社交生活。支持剃发的医生认为，剃发后使得受区打孔和毛囊植入更易操作，从而节省时间并可能提高整体毛发存活率。在高倍放大镜下，能够轻松确定受区切口角度，可以避免对周围现有毛发的任何损伤。在受区打孔过程中不必不断地将长发拨开，手术效率也会明显提升。工作人员在植入毛囊时也会比较方便，因为头发不会被困在移植毛囊下面。最后，术后护理更安全、更方便，因为减少了头发梳理，移植体更不易脱落。

手术剃发的负面影响是显而易见的，与患者重返工作和生活息息相关。这显然对女性最具破坏性，同时对于之前头发浓密的男性来说影响也很大。那些可以休假较长时间、戴帽子工作或工作空间较小的患者比较适合剃发。笔者走折中路线，在社会限制和职业范围内允许且有意愿的患者采取剃发处理。通常鼓励那些计划进行较大手术的患者允许剃除大部分受区，以最大限度地提高种植密度。

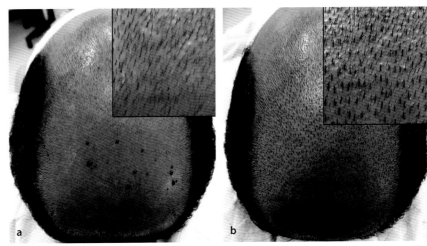

图 48.2　受区染色和非染色比较

无法接受剃光头的其他患者必须接受移植术后毛囊总量和密度会略有下降的风险。

48.4 种植区域划分

如今，大多数诊所由技术员种植毛囊。因此，负责受区打孔和规划毛囊植入位置的医生需要将这些信息传达给他们。这可以通过口头简单地向工作人员说明各种大小和类型的移植体应植入的位置，或可以使用物理工具或指示物来帮助指导工作人员，使毛囊种植更加顺畅和高效。

划定受区各个区域的一种方法是使用手术标记笔（▶图 48.3）。技术员可以很容易地看到不同类型移植体种植区域的边界。使用染料也可以显示头皮上的各个独立区域。另一种有效且实用的技术是受区不同区域采用不同类型的切口。这可以通过多种方式来实现。例如，发际线可以使用一种类型的切口（即矢状或冠状位）进行，相邻区域可以用另一种类型的切口。还有一些区域，如中央核心区或需要不同移植体的各个区域可以用不同类型的切口（▶图 48.4）[5]。该技术的改良方式为受区所有区域首选一种方式（矢状或冠状位）打孔，仅在分隔不同区域的边界处使用交替方法（▶图 48.5）。

图表也很实用（▶图 48.6），可以让工作人员简要了解手术计划及每种类型移植体植入的位置。这样做的另一个好处是，医生也会有一个手术计划的记录，以供将来参考。

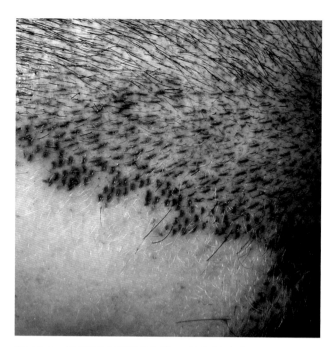

图 48.4 使用不同类型的打孔刀片来划分受区。图示中冠状切口用于发际线，而后方双株毛囊植入区使用矢状切口

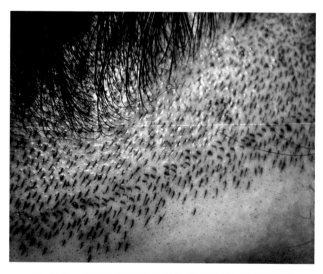

图 48.5 使用不同切口作为边界划分受区不同区域

48.5 手术放大镜和偏振光的使用

笔者经常听到助理和医生说他们不需要放大镜，因为他们的视力非常好。然而，一次又一次的实践表明，当这些人最终尝试使用 3.5 倍或更高倍数的手术放大镜时，他们承认自己可以种植得更好。使用放大镜有一个学习曲线，开始时通常很困难，这也是人们抵制使用放大镜的原因之一。偏振光是另一种使毛囊种植更方便的工具。它不仅可以消除强烈光线的反射，还可以使切口更加清晰突出。

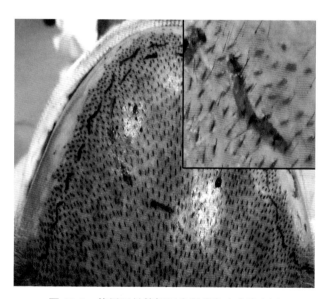

图 48.3 使用记号笔标记发际线和中央核心区

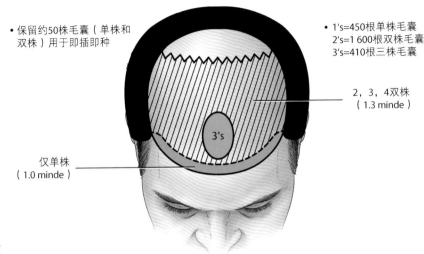

• 保留约50株毛囊（单株和双株）用于即插即种

• 1's=450根单株毛囊
2's=1 600根双株毛囊
3's=410根三株毛囊

2，3，4双株
（1.3 minde）

仅单株
（1.0 minde）

3's

大约 2 500 株毛囊移植体

图 48.6　示意图显示了不同区域和种植位置。这在手术室中十分有用，可以协助医护人员制定患者计划

48.6　毛囊种植的流程管理

毛发移植是一项团队合作的工作。在最高效和最有效的方式下团队合作不仅可以加快移植过程，还可以提升工作人员和患者的体验。制定一个移植计划可以避免不必要的重复步骤。通常，有效完成手术的限速步骤之一是同时在头皮上操作的技术员数量。人手有限的诊所自然要等到足够的移植体分离出来后才能开始植入。他们越早开始种植，移植体的离体时间就越短，患者也就能越早回家。多数情况下，一次只能同时安排两名技术员种植毛囊，但对于顶区也需要种植或头部较大的患者，有时可以让三名技术员同时操作。

一般医生在开始时就会完成大部分的受区打孔，这样工作人员就不需要在同一个区域重复工作。通常有两种方式进行受区打孔（不包括即插即种或种植笔）。一种是先完成大部分受区打孔，然后在结束时使用即插即种技术使毛囊密度和覆盖度最大化。另一种方式是医生先完成大部分受区打孔，然后在移植结束前在移植区域内补充打孔。若使用种植笔（锐针或钝针），尤其是锐针种植笔时，将会大大改变这种流程。

48.7　受区打孔技术

受区打孔的具体策略已在其他章节（见第39章）阐述。但仍需要强调受区打孔时的一些简要步骤，以利于毛囊种植。

有很多类型的工具可用于受区打孔，包括针、预制和定制的扁平刀片，这些器械可以根据患者特点进行个性化调整。选择哪种器械通常取决于医生的偏好。刀片（或针）的大小和深度很重要，应在手术开始时进行测量（▶图 48.7）。普遍使用较小的刀片进行发际线打孔，其余的区域使用较大的刀片。如果刀片的大小或深度不正确，会阻碍毛囊的植入，最终可能会因为过多处理移植体而影响到整

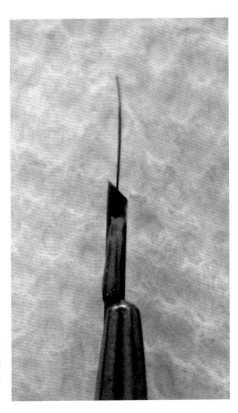

图 48.7　使用移植体来选择正确的刀片长度和宽度

体效果。移植体的挤压创伤会引起微观细胞改变，可能会影响毛囊质量和毛发生长[6]。此外，更具挑战性的植入（即狭小、紧密的切口）无疑会减慢毛囊种植的速度。相反，过大的切口往往会导致术中和术后几小时内移植体容易脱出。

深度不当也会导致效果欠佳。毛囊植入太深时，可能会在新发生长时形成内陷，从而在头发周围产生不良阴影。如果毛囊植入太深，毛干不可见时，更容易出现"背驮式"现象，即一个移植体被另一个移植体覆盖。相反，植入太浅会导致毛发生长时皮肤表面出现轻微隆起的"鹅卵石"现象。当用植发镊将这些浅表的毛囊强压到切口底部时，也会对毛囊造成损伤。结果可能会引起毛发生长受限或异常（也请参见第 50 章）。

编者注

传统上，毛囊种植步骤是术中最耗时的部分，尽管随着 FUE 技术的广泛使用，毛囊提取时间可能与种植时间相当甚至更长。这也是大多数手术医生将大量控制权移交给手术团队的阶段，因此这些辅助技术得以发展。在一些助手流动率较高或处于早期实践阶段的诊所中，这种对技术员的依赖可能会带来问题。改良种植笔的出现正在改变这一现实。如果植发医生能够适应锐针种植笔，就可以更好的控制全局。助手们仍然最常使用钝针种植笔，可以大大缩短培训时间，毛囊受损的可能性也会减小。

参 考 文 献

[1] Littlefield NA, Blackwell BN, Hewitt CC, Gaylor DW. Chronic toxicity and carcinogenicity studies of gentian violet in mice. Fundam Appl Toxicol. 1985; 5(5): 902-912

[2] Rashid M. Recipient site staining: a powerful tool in follicular unit transplantation. Hair Transpl Forum Int. 2005; 15(6): 196

[3] Speranzini M.. The use of methylene blue to enhance site visualization and definition of areas by number of hairs per graft. Hair Transpl Forum Int. 2008; 18(2): 59

[4] Cole J, Wolf B. To dye or not to dye. Hair Transpl ForumInt. 2014; 24(1): 103-104

[5] Gizburg A. Different orientation for the incision: an efficient method of controlling graft implantation design and location. In: Unger W, Shapiro R, Unger R, Unger M, eds. Hair Transplantation, 5th ed. New York, NY: Informa Healthcare; 2011: 402-404

[6] Greco JF, Kramer RD, Reynolds GD. A "crush study" review of micrograft survival. Dermatol Surg. 1997; 23(9): 752-755

术后护理与指导
Postoperative Care and Instructions

概要　毛发移植术后，患者往往很紧张，因此给予详细的术后指导是很重要的。术后指导既可以缓解焦虑，又利于获得最好的手术效果。其包括供区的伤口护理、术后 2 周内如何洗头、疼痛管理、告知供区伤口正常恢复动态和可能发生的不良情况。

关键词　伤口护理，移植物脱出，结痂，遮盖，疼痛，肿胀，移植物脱落

关键要点

- 必须遵循要求，每日洗头。
- 如何避免移植体脱出？
- 正常的移植体脱落。
- 做好术后头发脱落（创伤导致）的准备。
- 向患者保证疼痛会得到充分的管理。
- 副作用发生率很低，但应及时随访评估。

49.1　简介

术后，不少患者非常担心移植创伤、低存活率和恢复过程。所以，明确的术后指导和术后预期的介绍是很重要的。

导致焦虑和术后电话咨询的常见问题包括患者希望了解如何处理术后结痂、发红、瘙痒、麻木、疼痛和毛囊炎。此外，电话咨询还涉及移植体脱落、原生发的休止期脱发及对头发再生速度的担忧。这些问题将在本章节及第 50、51 和 73 章中介绍。

我们使用术后指导手册和视频来指导患者（附录 49.A）。我们发现给予充裕的时间反复指导有助于患者理解信息，所以我们在手术前给患者邮寄指导手册，然后再在手术结束时重复这些注意事项。

此外，在术后第一天洗头期间，回答他们提出的任何问题。该视频已公布在 YouTube 上，可自行按需观看。

我们还给所有患者发了第二份指导手册，重点介绍了移植毛发生长的时间表，以及术后不同阶段受区的情况（附录 49.B）。关于这些问题，患者了解得越多，术后过程越顺利。

术后典型的毛发生长过程

- 患者经常问："从什么时候开始，移植的头发没有脱落的危险？" Bernstein 和 Rassman 的研究表明，术后 8～9 天就安全了[1]。

- 移植的头发通常在术后 2～6 周脱落，3～4 个月开始再生。当生长开始时，头发通常是短的、细的，最初的美学效果并不明显。通常在 6～7 个月的时候，达到足够的直径和长度，可以达到预期美学效果的 60%～70%。而达到完整的美学效果往往需要 12 个月（在某些情况下时间更长）。

- 另有一种比较少见的情况，移植的毛发不脱落，在 2～4 个月内保持静止状态，然后恢复生长。

近来笔者观察到，可能由于技术的改进，毛发脱落减少和早期再生的情况似乎逐渐增多。这可能与毛囊保存液和使用种植笔种植等有关，但目前还没有研究证实，这些能改善毛发最终的生长。

49.2　洗头和创伤管理

49.2.1　包扎和敷料使用

使用封闭包扎，并保持手术区域的湿润和清洁是标准伤口护理的传统原则之一。然而，除了出血异常多的特殊情况，现代毛发移植很少使用

敷料。种植区和供区通过清洁和湿敷或喷雾能愈合良好。偶尔出血过多需要包扎的情况将在本章后面讨论。

49.2.2 受区清洗

术后最初几天，血液和组织液会从移植的毛发周围渗出，形成淡黄色或黑色的痂皮，黏附在移植的头发上（▶图 49.1）。对患者来说，每天洗头并使用推荐的喷雾或敷料，以防止大量痂皮的形成是很重要的。我们要指导患者按照以下方式对受区进行清洁和洗头：

• 第一天：我们建议患者在术后第一天早上回访，并进行第一次洗头。我们向患者演示如何正确清洗，以及检查可能在手术当晚出现的问题（移植体松动、缝合线松动等）。

• 第一周：每天洗头。在第一周，患者不应直接使用淋浴喷头洗头。因为水压太强容易导致移植体脱出。应该用温水轻轻地"浇"在受区。建议使用大的塑料杯（而不是玻璃杯），润湿头皮后，将洗发水在双手之间搓出泡沫，轻轻拍在受区，停留 15～30 秒。之后，可以将温水浇在头发上再次清洗该区域。移植体的上皮组织在洗发过程中会吸收水分，呈白色凸起状（▶图 49.2）。当患者看到这种情况时，他们通常会担心出问题，应该让他们确信这

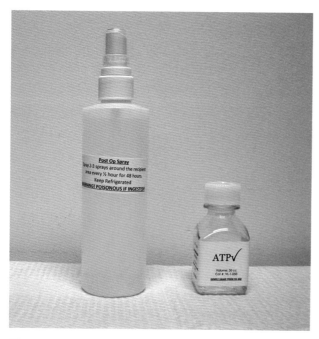

图 49.1　10% 的三磷酸腺苷（ATP）喷雾。90 mL 生理盐水中配入 10 mL ATP

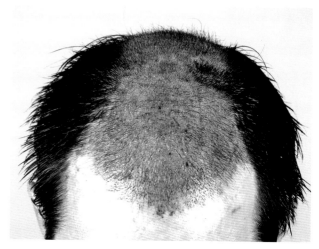

图 49.2　术后第一天受区的凝固血清。如果患者不按照洗发指导每天洗头，渗出的血清可能会在移植体周围堆积、增厚

是完全正常的。受区可以晾干或用毛巾轻拍。

• 第二周：在术后第二周，患者可以开始使用淋浴头，在轻柔的水流下，指尖用泡沫洗发水轻轻按摩移植物。我们要告诉患者，按摩的目的不是"把结痂洗掉"，而是用按摩的动作使结痂松弛，这样轻柔而稳定的水流就能把结痂冲掉。总之，用力不要太大，以免使移植物脱落，但也不能太轻，以免结痂堆积。

• 第三周：二周后，患者可以恢复常规洗头。除了药用洗发水，大多数市面上的洗发水都是安全的。

大多数诊所还让患者在术后使用喷雾或湿敷来保持受区部位湿润，防止结痂，促进移植体存活。使用的喷雾剂从简单的生理盐水到复杂的溶液，如 GraftCyte，它含有铜肽，可以促进愈合[3-5]。

最近，脂质体三磷酸腺苷（ATP）溶液已成为主流的术后喷雾。移植后第 3 天，移植物的血运开始重建。在此之前，血浆是移植的毛发所需氧气的唯一来源（表 49.1）。有证据表明，在这一阶段向细胞输送 ATP 可以减少缺氧的影响，使得毛发更好的生长（▶图 49.3）[6]。

表 49.1　分期／血管再生

第一阶段	血浆吸收阶段	术后 1～3 天，移植体从受区吸收血浆
第二阶段	初期吻合阶段	术后 3～7 天，移植体开始早期血运重建，移植体与受区之间建立连接
第三阶段	二期吻合阶段	第 7 天，卷曲的血管开始深入毛乳头，并在植入的毛囊周围出芽

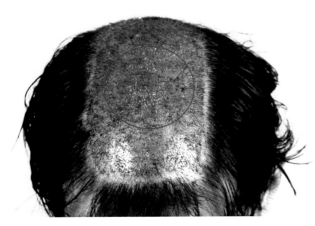

图 49.3　白色上皮组织（红圈）。在术后最初几天当患者看到这种情况时，他们会认为手术出了问题

49.2.3　供区的洗护和伤口护理

由于不需要担心移植体，供区的护理不那么复杂。只需患者稍用力清洗供区，保持清洁、不残留痂皮。供区使用缝合钉关闭创面，清洗的时候手指避开缝合钉，在其上下清洗并不会过于疼痛。供区缝线缝合的情况下，患者在使用梳子时需要小心，以免梳子齿被缝合线卡住。

许多诊所在供区清洗后涂抹药膏，以保持水合作用并预防细菌的入侵。常用的有杆菌肽、Neosporin 和莫匹罗星。Neosporin 易引起接触性皮炎，因此不推荐。一些"天然产品"如维生素 E 也是可以用的，然而维生素 E 乳膏也能引起接触性皮炎，因此应谨慎使用。

49.3　缝线或缝合钉拆除

大多数外科医生在术后 7～14 天拆除缝线或缝合钉，这取决于伤口张力和对瘢痕的预判。如果过早拆线，伤口可能裂开或造成大面积瘢痕。如果延迟拆线，局部会产生缝线交叉瘢痕，或者皮肤过度生长，使拆线更困难也更痛苦。医生应根据他们的临床经验确定拆线时间。有些医生会用缝合钉使缝合更紧密，并分次拆除：10 天拆除（或一半，其余部分第 20 天拆除）。

49.4　移植体移位

患者有时候会电话告知移植体脱出，这通常是由于意外创伤所致。应提醒患者：术后头皮麻木，患者头部的空间位置觉会受到影响。如果移植体移

位，将它们立即放入适量的术后所用的喷剂溶液或盐水（一杯水溶入 1/4 茶匙盐）中保存，它们可以被安全地重新移植。

49.5　术后医疗投诉

49.5.1　疼痛

大多数患者的疼痛通常是轻度或中度，只需要泰诺或非甾体类抗炎药（NSAIDs）治疗。然而，有些患者会有较明显的疼痛，尤其是在手术当天晚上麻醉消失后。这些患者可能需要更强的止痛药，因此我们会提供少量曲马多（约 12 粒）供他们使用。我们会在手术结束时，再次注射长效的布比卡因，这样患者出院时头皮依然处于麻醉中。我们会告诉患者回家后服用非甾体抗炎药或曲马多，这样当麻醉消失时就可以继续止痛。同样的，我们在手术结束时对痛阈较低的患者注射曲马多（酮咯酸）。

表 49.2　糖皮质激素的使用方法和剂量

用药方式	药　物	剂　量
口服	强的松	手术当日使用 40～60 mg（顿服或分次服用），继续使用 5 天
肌内注射（IM）	倍他米松注射液	手术当日早晨肌肉注射 1～2 mL
配制肿胀液	生理盐水 > 100 mL	按需注射到头皮和供区

49.5.2　出血

术后当晚，供区通常会有一些出血或渗出，可使用一次性防水枕套以保护他们的枕头。应该告诉患者，早上一次性枕套上有血迹是正常的。有时候，术后供区渗出液比预期的多，此时可以使用临时敷料加压包扎止血。通常情况下，出血很快就会停止，患者回家后几小时内就可以撤掉外敷料。如果出血持续，患者需要寻求更多的指导。偶尔受区有少许渗出，可使用纱布轻轻按压 2 分钟，通常可以止血。

49.5.3　水肿

由于前额成千上万的微小切口，且注射不少肿胀液，手术后可能会出现前额水肿。水肿通常在术

后第 3 天开始，在第 4 天达到高峰，常在术后第 5 或 6 天消失。可以采取以下几种措施来减少或防止水肿的发生：

- 术后前 2 天，睡觉时应保持头部高于心脏（20～30° 角）。
- 每天 4 次冷敷额头，每次 10 分钟。
- 从前额中线向外侧到颞区按摩头皮，有助于淋巴引流从而减轻水肿。
- 糖皮质激素：Abassi 研究表明，使用糖皮质激素是减少水肿最有效的措施。他的研究还表明，在肿胀液中添加糖皮质激素优于口服或肌注糖皮质激素（表 49.2）[7]。

通过上述措施，水肿通常可以避免或变轻微。如果确实发生了水肿，患者可以放心，水肿将在 7 天内消退，且不会影响毛囊存活率。

49.5.4　打嗝

打嗝是一种少见但棘手的手术并发症。安定或糖皮质激素会导致打嗝，多数打嗝是由于在手术过程中服用了这两种药物。另一个原因可能是，FUT 手术中膈神经感觉支（位于耳后区）受到刺激。如果不干预，打嗝可以持续数小时到数天。许多家庭疗法和物理操作可以使其缓解。然而，持续打嗝最好每 4～6 h 口服氯丙嗪 25 mg，直至消失（表 49.3）[8]。

表 49.3　打嗝处理

身体调节	屏气，Valsalva 动作，对着袋子呼吸，冰水漱口，吞砂糖，从杯子对侧喝水，咬柠檬，恐惧，难闻的气味（吸入氨气），按压眼球，将膝盖拉向胸部或前倾按压胸部
医生进行的身体调节	用导管或棉签刺激鼻口咽，牵拉舌头，膈神经刺激
药物治疗	抗精神病药（氯丙嗪、氟哌啶醇）、抗惊厥药（苯妥英钠、丙戊酸、卡马西平、加巴喷丁）、肌肉松弛药（巴氯芬、环苯扎林）

49.5.5　瘙痒

移植后受区出现瘙痒，可能是由于头皮干燥或正常的愈合过程。如患者正在使用米诺地尔，应停止使用，并排除引起接触性皮炎的其他原因。冷敷喷雾或冷敷也能起到一定的缓解作用，必要时使用抗组胺药或局部糖皮质激素外用。通常情况下，瘙痒会自行消退。

49.6　一般注意事项

49.6.1　锻炼

患者在术后第一周应该放松，以促进愈合，减少意外创伤的风险。对于 FUE 和 FUT 的受区，1 周后皮肤表面已经愈合，因此运动不影响移植体存活。不过我们仍然要告诉患者，在几周内避免可能撞到头部的活动（例如滑雪、足球等）。

采用 FUT 的患者，供区伤口在术后几个月很容易增生，所以我们告诉患者在这段时间内减少枕部张力。FUE 的供区与受区同步愈合，并且在 1 周后没有任何活动限制。

49.6.2　恢复工作

决定患者返工的两个因素是身体要求和保护隐私的需求。

■ 身体的要求

如果患者有一份不费体力的工作，理论上他们第二天就可以正常工作，这不会影响手术效果。然而，如果患者从事的是体力劳动，有剧烈活动，并可能有移植体损伤的风险，那么他们最好休息 7～10 天。

■ 保护隐私的需求

许多患者想要向朋友和同事隐瞒他们做过植发。这将限制他们重返工作岗位和参加其他社交活动，直到他们感到舒服为止。

在大多数情况下，手术痕迹，如可见的受区、结痂和发红，在 7～10 天内会好转。通常，手术剃发备皮是引起旁人关注的要点，而不是可见的移植体。可否成功隐瞒手术取决于多种因素，包括受区位置、原生毛发数量、受区或供区的备皮程度，以及手术类型（FUE vs. FUT）。

如果患者可以戴着帽子工作，隐瞒植发就不是问题了。但很多患者是不能戴帽子工作的。

在较小的 FUT 手术中，如果移植体只是在原有的头发中加密，并且没有对受区进行大面积备皮，或者现有的头发足够长，以一些创造性的造型覆盖移植区域，则几乎可以立即掩盖移植的手术区域（▶图 49.4 和▶图 49.5）。

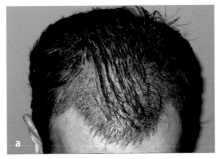
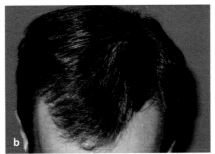

图 49.4　额前 2/3 行毛发移植术不理发的情况。a. 术后一天，可见移植体。b. 术后 4 天时，患者现有头发掩盖移植体

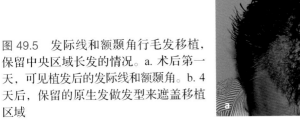
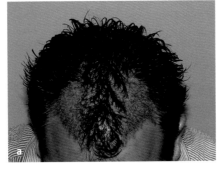
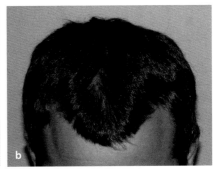

图 49.5　发际线和额颞角行毛发移植，保留中央区域长发的情况。a. 术后第一天，可见植发后的发际线和额颞角。b. 4 天后，保留的原生发做发型来遮盖移植区域

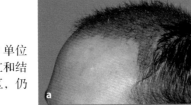
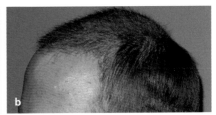

图 49.6　巨量毛发移植。a. 45 000 单位移植术后 1 天。b. 术后一周，发红和结痂消退，供区毛发修剪后融入受区，仍有足够的毛发遮盖缝线

在较大的 FUT 手术中，受区通常相对较快恢复，而供区的恢复时间更长。这就产生了明显的异常发型。直到 10 ~ 14 天后，当受区结痂和红肿消退时，供区头发剪短，使其与受区融合，从而使手术痕迹不那么明显（▶图 49.6）。

在 FUE 手术中，供区剃短以便提取 FUE 移植体。但供区愈合很快，术后 4 ~ 7 天内就不明显了，看起来就像把供区头发剃短了。根据受区头发的长度，让患者决定剃光头或剪板寸发型。临时使用 DermMatch 遮盖，可以作为帮助患者度过这一阶段的辅助手段。

49.6.3　假发

如果患者在手术前戴假发，我们希望他们在手术后不要再戴假发，以便让移植手术成为一个过渡，以获得新的面貌。然而，这常常是不可能的。

我们允许他们在胶带或夹子不接触移植体的前提下，手术 3 天后开始戴假发。由于担心持续使用可能会抑制毛发生长或增加感染风险，因此要求患者只能在白天戴假发，晚上摘下来。

49.6.4　术后使用米诺地尔和低能量激光治疗

有研究提示，米诺地尔可减少术后脱发，并加快愈合[9]。然而，米诺地尔会刺激头皮，所以术后 3 天创面闭合后才可以使用。如果出现皮肤刺激症状，应停用米诺地尔。术后马上使用低能量激光治疗（LLLT）也有助于术后愈合。

49.6.5　日晒

剃光的术区皮肤对紫外线非常敏感，术后前 4 周应戴上帽子避免阳光直接照射。4 周后，如果患者长时间在阳光下（如：打高尔夫球、去海滩等），仍然建议患者戴上帽子或使用防晒霜。

49.6.6　吸烟

吸烟会显著降低术后毛发的生存率，故应鼓励患者在手术前后不要吸烟。

49.6.7　隐藏移植

在大多数情况下，手术痕迹（如可见的受区、结

痂和发红）会在7～10天内消退。通常，不是肉眼可见的移植体，而是手术时异常理发会引起了人们对患者的注意。隐藏手术的能力因多种因素而异，包括受区位置、原有毛发数量、受区剃发程度、实施的手术类型（FUE *vs.* FUT）和患者的自我意识程度。

在某些情况下，手术痕迹可以在术后立即被完全隐藏。但在其他情况下，虽然手术痕迹不明显，但患者可能会在数周或数月内对新发型感到不适。根据经验和利用设计，许多有创意的发型设计方法（无论是否使用遮盖物），通常会让许多患者在术后前2～3周，在公共场合感到舒适。如果患者的社会状况允许，帽子也是一种选择。

参 考 文 献

[1] Bernstein RM, Rassman WR. Graft anchoring in hair transplantation. Dermatol Surg. 2006; 32(2): 198−204

[2] Jones J. Winter's concept of moist wound healing: a review of the evidence and impact on clinical practice. J Wound Care. 2005; 14(6): 273−276

[3] Baumann LS, Spencer J. The effects of topical vitamin E on the cosmetic appearance of scars. Dermatol Surg. 1999; 25(4): 311−315

[4] Perez-Meza D, Leavitt ML, Trachy RE. Clinical evaluation of GraftCyte moist dressings on hair graft viability and quality of healing. Int J Cosm Surg. 1998; 6: 80−84

[5] Hitzig GS. Enhanced healing and growth in hair transplantation using copper peptides. Cosm Dermatol. 2000; 13: 18−22

[6] Cooley JE. Bio-enhanced hair restoration. Hair Transpl Forum Int. 2014; 24(4): 212: 128−130

[7] Gholamali A, Sepideh P, Susan E. Hair transplantation: preventing postoperative oedema. J Cutan Aesthet Surg. 2010; 3(2): 87−89

[8] Traquina AC. Management of hiccups after hair restoration. Hair Transpl Forum Int. 2000; 10(6): 182−183

[9] Avram MR, Cole JP, Gandelman M, et al. Roundtable Consensus Meeting of the 9th Annual Meeting of the International Society of Hair Restoration Surgery. The potential role of minoxidil in the hair transplantation setting. Dermatol Surg. 2002; 28(10): 894 −900, discussion 900

附　　录

附录 49. A

毛发移植术后说明

毛发再生是一项精细的手术。术后管理对获得最佳效果至关重要。

脂质体 ATP 术后喷雾

术后您将收到一瓶促进切口愈合和毛发生长的脂质体 ATP 喷雾。为了获得最佳效果，术后24～48小时，需要每半小时将它喷洒在受区。夜里因起夜困难，喷洒频率降低到每2～3小时一次，醒来后继续每半小时一次。48小时后，您只需要在白天每2～3小时喷洒一次。

清洁和洗发

如果是工作日，我们将邀请您次日10～11点回诊室进行术后第一次洗头。如果您无法回来接受次日洗发，或者次日是非工作日，我们建议您等到术后第二天晚上再进行第一次洗头。自行洗头，建议遵循以下方法。

清洗受区

第一周（术后1～7天）
您应该每天清洗毛发植入部位。

站立洗头，但不要使用莲蓬头。莲蓬头的水压对此时的毛发而言太高了。需要在淋浴时用塑料杯或塑料碗接水，然后使冷却至室温的水轻轻流淌弄湿头发。

使用温和的非药用洗发水。大多数药店洗发水都是可以的。术后2周避免使用药用洗发水或功能性洗发水。

揉搓洗发香波，轻轻拍（不要揉搓）至移植部位。前后搓揉会使移植体移位，而轻拍不会使其脱出。让洗发香波在移植的毛发上停留30秒。然后用塑料杯或碗中的凉水小心地彻底洗掉泡沫。自然风干或用毛巾轻轻拍干头发。

在第一周，最好不要动你的头发。但是如果你需要做发型，用宽齿梳轻柔小心地不接触头皮梳头发，以免碰到移植体。

术后第二周（术后 7～14 天）

术后第二周（7～8 天）开始，移植体理论上相对安全了。此时，您可以开始按照下文所述稍加用力地清洗受区。现在，您可以站在水压温和稳定的淋浴喷头下将受区打湿。此时需调低水压，淋浴水流应该缓慢温和。同时您也可以开始使用较温暖的水。

头发弄湿后，您可以开始用指腹轻轻按摩头皮划圈，来稍微松解残留的结痂，然后用水流将其轻轻冲走。切勿用指甲撕掉痂皮，这可能导致瘢痕形成或移植体受损。

在第二周，结痂应该是像头皮屑一样的脱落。如果痂皮很顽固，最好用上述方法洗两次，而不是尝试用力一次清洗。

第三周（手术后 14 天）

手术后第三周（14 天）开始，您可以开始恢复常规洗头。

此时，移植体牢固，不会脱落。同时，大多数结痂已消退，如果没有，您可以更积极地清洗该区域，而不用担心损伤移植体。

清洗供区

第一周（术后 1～7 天）

术后，应该每天清洗供区。由于此处没有移植体，不必太过轻柔。只需将香波搓揉在手上化开，打圈按摩该部位，然后用水冲洗并擦干。最初几次洗头，供体区域常常会很脆弱。供区越干净，就越不容易因该部位结痂而产生刺激和瘙痒。

在术后初期（4～5 天），您应该在洗发后的供区涂上薄薄的一层抗菌肽软膏。注意请勿在移植受区使用抗菌肽软膏。

如果您进行了 FUT 手术，并且供区有缝合钉或缝线，清洁时最好上下移动而不是左右移动，以减少不适。如果您想在洗发后梳理你的供区的头发，也应该上下梳。因为这样梳子的齿钩住皮钉的概率较小。正确清洁缝合或吻合区域，使术后 10～14 天更容易取出缝合钉或缝线。

运动和活动

第一周：术后的前 7 天，应避免运动和活动。过度活动可能导致肿胀、出血或移植体脱出。在此期间，捡物品和系鞋带时，建议屈膝而不是弯腰。另外，前三天头部要略高于心脏（两到三个枕头）以防止出血和肿胀。小心别撞到头。

因为术后头皮麻木，患者在进出汽车或俯身时，头部受到撞击并不罕见。请小心。

第二周：7 天后，您可以恢复轻度锻炼，大约是正常活动强度的 50%。您不应该继续从事任何摔倒风险的接触性运动和活动。

第三周：14 天后，除了某些特殊的运动外，可以恢复常规活动、运动和锻炼，除了某些特别剧烈的运动（如潜水、摔跤、足球等），这些运动中移植区域仍有较大的直接创伤风险。请询问我们关于您关注的任何特定活动或运动是否可行。

术后护理和治疗

出　血

夜间轻微出血是正常的。为了保护床上用品，我们为你提供了两个枕套和两个蓝色/白色铺垫。手术后的前两晚，将垫子白色的一面朝上铺在枕头上。

在供区，如果发生轻微出血，手掌附纱布持续压迫出血区 5 分钟止血，注意中途不要查看。

在受区，如果一个或多个移植部位出血，局部喷洒脂质体 ATP 溶液，然后 2～3 个手指敷纱布，轻柔地持续按压移植体 3～4 分钟即可止血。注意避免仅用一根手指用力按压，防止周围移植体弹出。

如果适当处理后仍有出血点，请拨打文末提供的电话号码联系我们。如果联系不上我们，请咨询最近的紧急救护中心。

肿　胀

从手术当晚开始到术后三天，可以每日 4 次冰敷前额，每次 5～10 分钟，降低前额术后肿胀的风险。**注意不是冰敷植发区域，而是只敷前额。**

这是一种预防性措施，因为 10%～20% 的植发患者会出现术后前额肿胀。虽然这对移植体的生长没有影响，但会给患者带来视觉上的不适。肿胀通常在 3 天左右消失。

染 发

术后 2 月后才能染发。当你染发时，请询问染发师是否可以使用不含氨水或过氧化氢的温和产品。

术 后 衣 着

术后 5 天内，建议穿系扣衬衫，而不穿套头 T 恤。因为 T 恤在移植物上摩擦会导致毛发脱出。

我们将在术后建议您戴上宽松的手术帽，以隐藏手术痕迹。虽然不强制戴这种帽子，但许多患者会选择在短时间内戴它（或一顶低矮的帽子）来隐藏手术痕迹。

戴帽子或脱帽子时，一定要小心，不要让帽子擦过头皮皮肤。比较有用的方法是先将帽子的帽檐小心地放在前额，然后将帽子的后半部分向枕部拉下。摘帽时，请反向操作，首先小心地将帽子的背面向上抬起后摘掉。记得戴宽松的帽子。因为头皮开始是麻醉状态，你可能感觉不到帽子摩擦移植的毛发，建议在前几次对着镜子戴帽子或脱帽子。不要戴针织帽，其容易将毛发黏住并拔出。

毛 囊 炎

毛囊炎是一种丘疹样病变，可由毛发向内生长或皮脂腺阻塞引起，大约 10% 的患者会发生毛囊炎。可能在术后前 3 个月的任何时间发生，通常在前 2～3 个月，由于头发开始在皮下生长，刺激皮肤所致。

如果发生这种情况，第一种方法是患处湿热敷几分钟，一天三次。如果几天后没有改善，请拨打患者护理热线，由医生处理。

游 泳 和 阳 光

术后 10 天内避免在泳池或海里游泳。如果你要去度假，你可以坐或站在水池里，但不要把头淹入水里。四周内避免头皮长时间暴晒。如果你要长时间暴露在阳光下（打高尔夫球、去海滩等），请戴上帽子或涂抹防晒霜。因为晒伤可能会导致该区域变色。

酒 精

手术后的第一晚或服用止痛药期间不要饮酒。酒精会稀释血液并可能导致出血。我们提供的止痛药不能与酒精同服。

吸 烟

许多科学研究表明，吸烟会影响伤口愈合。为了确保移植头发的愈合和存活，请在术前一个月至手术后至少两个月内不吸烟。

麻 木

缝合线和移植受区很可能会出现麻木，这是正常现象。6～8 周后会开始消退。有些患者可能有一小处麻木长达一年。

疼痛和瘙痒的药物

大多数患者报告术后疼痛轻微。通常受区无不适，供区仅有轻微不适。一般来说，如果供区存在术后疼痛，可以服用布洛芬（Advil 或 Motrin）200 mg 每日 4 次，直到疼痛缓解。必要时供区可冰敷 5～10 分钟，有助于缓解疼痛。

在某些情况下，短期使用温和的麻醉处方止痛药曲马多可以使患者受益。我们建议您按以下方法服用曲马多：

曲马多（50 mg）：必要时可每 4～6 小时服用 1～2 片。这是一种温和的麻醉止痛药。建议您至少在手术的第一晚，回家后按照处方服用，因为此时奴佛卡因开始失效，患者开始会有些不适。第一晚之后，您只需要在疼痛时餐中服用泰诺或布洛芬缓解。

缝线和缝合钉拆除

缝线和（或）缝钉应在术后 10～14 天拆除。我们在周一至周五的上午 10：00～11：30 和下午 1：00～3：00 进行拆除。当您完成手术后，最好在前台预约拆线时间。您也可以在几天后拨打电话进行此操作。您的首诊医生可以拆除缝线和皮钉，如果您来自外地，我们也可以推荐您所在地区的医生来完成这些操作。

附录 49.B

术后预期变化过程

手术当天至术后 3 个月内

清洁，去痂和去红

随着手术结束，干净的、新鲜的切口看起来会有点像皮疹。某些头发和皮肤类型尤其是现有毛发稀少者，可能会惊讶于这些伤口能被很好地隐藏（遮盖）。术后第一天，有时在每个移植部位可以看到针头大小的结痂。正常术后护理的情况下，它们通常在 5～14 天之间消失。在第 8 天左右，移植体已固定；此时，可以在洗头的时候用指腹轻轻揉搓移植体。术后第 10～14 天，该区域应该几乎没有痂皮。除了您的头皮可能有点干燥或红色，移植区域几乎看不出来。

正常移植体脱落

在接下来的 3～6 周内，移植的毛发通常会脱落。即使所有的移植体都脱落，这也是完全正常的，但有时会有一定比例的毛发不会脱落。移植过去的移植体保持休眠状态，在接下来的几个月内不会生长。在 3～4 个月时，您的头发开始缓慢生长。这就是所谓的活跃生长阶段。

潜在的暂时性"休止期脱发"

在最初的 3 个月里，您可能还会经历不同程度的受区原生发脱落或出现休止期脱发的过程。男性患者发生的比例可达 20%，女性患者发生比例则更高。这也是完全正常的，头发会在 3～6 个月内再生。

可能前 3 个月对患者来说是可怕的，因为移植体脱落和原生发的休止期脱发可以使患者在术后 2～3 个月时看起来比术前更稀疏。但是要有耐心，因为通常到 3 个月，会逐渐好转，并会持续改善。

术后 3～4 个月时会发生什么

在第 3 或第 4 个月，大多数患者的毛发应该开始出现一些生长。一般来说，新生头发应该在第 3 个月后开始生长，然而也存在个体差异。有些人新的头发生长得更早，而有些人则稍晚。有些人可能认为他们看到的是最终结果，但事实并非如此。在最好的情况下，此时的头发生长代表大约预期的 20%。移植的头发刚生长时，尚未成熟，细薄且颜色浅。随着时间的推移，会出现更多的移植再生头发，并且会变得更厚、更长和更黑。

受区瘙痒或供区不适可能会持续到术后 3～4 个月。但是，过不了几个月，它将会逐渐消失。此时，供区切口已经闭合，但仍在重塑。它将随着时间的推移继续改善。同样在这个阶段，当新生发长出，少数患者可能会在移植区域周围出现小丘疹（毛囊炎）。如果这种情况发生并且持续存在，您需要告知医生，此时需要治疗毛囊炎。

术后 5～6 个月会发生什么

在第 5 和第 6 个月之间通常出现显著的效果。到 6 个月时，大约 80% 的毛发应该已穿出皮肤。然而，最终的视觉美感效果只达到了 50%～60%。术后 6～7 个月是安排随访以评估效果的最佳时间。

手术后 12～15 个月会发生什么

视觉效果持续改善会长达 15 个月，只有在 15 个月后，通常才能达到最终的美学效果。之后的 6～8 个月持续改善的原因如下：

可能还有 10%～15% 的头发没有完全成熟。成熟的终毛在术后 8～15 个月之间发育，头发厚度随之趋于正常。头发会变得更长、颜色更深，直径更粗。直径的微小变化对头发丰盈的外观有很大的影响。

当患者的移植区域没有原生发（秃头）时，毛发移植的美学效果更具戏剧性。而当患者的移植区域仍有一些原生发时，植发同样成功，但结果不那么引人注目，因为没有产生新的发际线。在这种情况下，我们会增加稀疏区域的头发丰盈度，患者会注意到移植区域更加精细的改善，以及在丰盈度外观得到更多改善。

Marco N. Barusco

方帆 译，王继萍 柴景秀 审校

供区并发症：头皮条获取

Donor Area Complications: Strip Harvest

概要 "头皮条"法是毛发移植中获得供区毛发的方法之一，通常称为"毛囊单位头皮条切取术（FUT）"。这种技术从头皮切取含毛囊的皮肤条，然后缝合关闭创面。优秀的获取技巧应是平行于毛囊走形的深度适宜的切口、注意保护血管神经和帽状腱膜，并在无张力的情况下关闭切口。头皮条获取法的并发症可能发生在术中、术后早期或晚期。在本章中，笔者按照并发症发生的时间对其进行分类。内容涵盖常见的和罕见的并发症，以及相应的处理方法。本章涉及的并发症包括感染、组织坏死、毛发脱落、切口张力性关闭和疼痛等。

关键词 供区获取，头皮条获取，FUT，并发症，早期并发症，术中并发症，晚期并发症

关键要点

- 术中并发症包括疼痛、出血和切口张力性关闭。
- 最好避免切口张力性关闭。可以通过一些方法来增加松弛度，如果不奏效，最好保持伤口轻微张开的状态，以减少坏死的风险。
- 感染发生率很低，但仍有可能发生。
- 组织坏死是最严重的术后并发症。避免切口张力性关闭对其非常重要。

50.1 简介

"手术做多了，就会遇到并发症。研究并发症可以避免今后再发生。"这句话就是我早期培训的部分写照，也是实话。我们每次进行手术操作，都可能会引起并发症。我们必须尽最大努力尽可能降低并发症的发生概率。

毛发移植手术通常被认为是非常安全的，大多数并发症由经验丰富的外科医生妥善处置后，后遗症会很轻微。然而，有些并发症也可能很严重，需要引起特别的注意。本章，我们聚焦毛囊单位头皮条切取术（FUT）/头皮条获取的供区并发症。与毛囊单位钻取术（FUE）有关的并发症将在第73和55章中陈述。

并发症可以按照不同的方法进行分类，我们按照发生的时间顺序进行分类（表50.1）：

- 术中并发症（发生在手术中）
- 术后早期并发症（术后1小时到14天）
- 术后晚期并发症（术后14天后）

表 50.1 并发症按发生时间分类

发 生 时 间	并发症类型
术中	疼痛 出血 切口张力性闭合
术后早期（1小时到14天）	出血/血肿 疼痛 感染 切口创伤 伤口开裂和组织坏死
术后晚期（14天到12月）	休止期脱发 神经痛、神经瘤和麻木 动静脉瘘 内缝合线排出 化脓性肉芽肿 增生性瘢痕和瘢痕疙瘩

50.2 术中并发症

包含头皮条切取术中供区可能发生的并发症或问题。

50.2.1 疼痛

术中麻醉不充分或者突发性疼痛是一个问题。疼痛会引起血压升高、出血和患者躁动，这些都会对手术过程造成不利影响。有手术史和瘢痕的患者可能会更难麻醉。改善麻醉效果的措施包括在瘢痕上下、深层和浅层，或者远离切口进行麻醉注射。使用长效的布比卡因（丁吡卡因），3～5 小时后（麻醉效果消退前）再次注射，都有助于预防突发性疼痛。

50.2.2 出血

头皮条获取术中出血通常较少，并容易控制。使用含肾上腺素的肿胀液并给予足够的起效时间（通常 10～15 分钟），可以有效减少出血。表浅的切口，皮肤拉钩钝性和轻柔的分离，也可以减少出血。偶尔有明显出血的患者需要及时处置。

止血的方法包括烧灼、夹闭、缝扎或者联合使用。我们推荐对小血管进行夹闭，对大一些的血管进行烧灼或者缝扎。对接近表面的组织进行烧灼时，尤其要避免对毛囊的损伤。

50.2.3 切口张力性闭合

切口的张力性闭合是进行头皮条获取术中都会遇到的问题。Mayer-Pauls 的研究发现创面闭合时的张力与创面宽度线性相关，直到一个特定"点"，张力会急剧上升。在该点，哪怕宽度增加很少一点，张力也会急剧的增加（▶图 50.1 和▶图 50.2）[1]。

对于初学者，保守很重要。切口比测量时减少 1 mm 左右进行切取，保留一些余地，是一个值

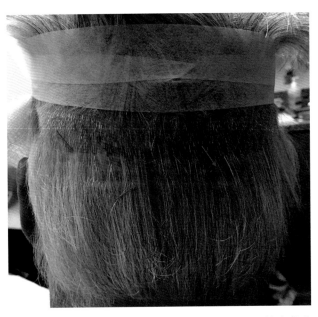

图 50.2 曾行多次毛囊单位头皮条切取术（FUT）的患者进行头皮条供区准备，可见多条瘢痕（图中红色箭头指示的三处）（按 Mayer-Pauls 法 < 18% 弹性）。预期该患者头皮非常紧，头皮条切取需非常保守以避免问题。理想的方法是多次头皮条切取应该包含过去的瘢痕，最后遗留一条而不是多条瘢痕

得遵守的原则。当弹性比预测要好时，可以增加宽度。这样可以避免因预测之外的头皮紧张而造成的麻烦。另一个建议是，在切取整个长度之前，进行一小段试验性的切取。

当遇到一个无法完全关闭的伤口时，首先是"不要恐慌"。以下是一些可以使后期损伤最小化的处理方法。

- "挤出"多余的肿胀液：术中通常会使用大量的肿胀液，在头皮条切取后仍然留在组织内，会造成伤口难以关闭。可以通过沿创面底部做点状切口，然后按摩或"挤压"排出这些液体。可以即刻增加 1～3 mm 的活动度。

- 使用组织钳拉近切缘：采用组织钳拉近切缘并等待一会，可以使多余的液体慢慢排出，从而增加组织活动度。重要的是，不能太激进以免增加切缘损伤或者缺血的风险（▶图 50.3）。该操作并不必须完全封闭创面，拉近切缘即可起作用。

- 延迟最终创面关闭：在低度和中度张力时，组织钳、皮肤缝合器或者缝合线都可以用来"暂时"关闭创面。手术结束时（3～5 小时后），组织松弛度恢复，创面可以无张力关闭。

- 使用玻璃酸酶：玻璃酸酶可以降解组织间吸

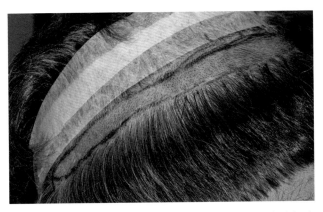

图 50.1 曾行毛囊单位头皮条切取术（FUT）的患者进行头皮条供区准备，可见线性瘢痕（按 Mayer-Pauls 法 20% 弹性）。可以预计，头皮的总弹性将会有部分降低

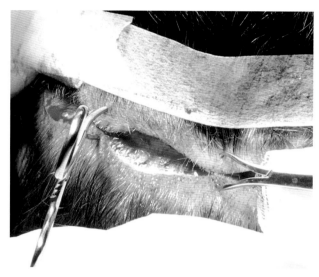

图 50.3 切口张力性闭合：应用 2 把巾钳拉近切缘，挤出肿胀液，释放切缘张力。该案例不需要进行深层游离

水的玻尿酸，从而减少组织充盈度，使组织松弛。这个方法对术前有计划地放松紧张的头皮非常有效。如果术中患者头皮张力超高，也可以采用这个方法。

• 应用深层内部缝合：增加深层缝合是减少闭合创面时皮肤表面张力的另一种技巧（▶图 50.4）。

• 深层游离或者创缘下隧道分离：尽管"深层游离"是我们外科训练时所学的降低张力的首选方案，但其作为一线选择的有效性值得质疑。有些情况下，该方法有效，有些则没用。这种方法有增加组织和血管神经损伤的风险。如采用深层游离，最好只游离伤口的一侧，且不超过边缘 1 cm。更多的

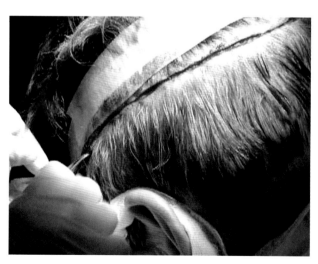

图 50.4 与图 50.3 为同一患者，去除巾钳后，创缘减张采用 4-0 单乔可吸收缝线部分深层缝合，以缓解伤口边缘的张力。以连续皮肤缝合方式完全关闭伤口

深层游离可能不会有更大帮助。同时必须小心不能损伤深层血管。"隧道分离"是 Ziering 描述的一项可能更安全和有效的替代完全深层游离的技术。该方法在真皮深层间隔 2～3 cm 采用剪刀和钝性分离出腔隙，这样可以在保留血供的前提下，减轻张力，封闭创面。

■ 依靠二期愈合

这个理念很重要。如果上述方法都无效，那么在创缘保留 1～2 mm 缝隙让创面二期愈合比在很大的张力下强行拉拢闭合创面更好。在这种情况下试图拉拢伤口缘封闭创面会形成丑陋的瘢痕或者组织坏死，甚至两者兼有。相反地，保留少许缝隙等待二期愈合的方案会好得多，通常只会形成几毫米的瘢痕，而且后期很容易进行修饰。

50.3 术后早期并发症

这些并发症或者问题通常发生于术后 14 天内。

50.3.1 出血和血肿

大量出血（浸透一块纱布或流至患者颈部）并不常见，但是术后 24～48 小时内偶尔可能出现。大多数情况下出血都是少量的，通过持续加压可以控制。我们通常要求患者采用纱布或者清洁毛巾稳定的加压 10～20 分钟。如患者经过几次尝试仍有出血，那么需要重新评估切口。首先要清洁创面周围，在直视下找到出血的精确来源，然后再次给予更准确的加压。如果仍不奏效，创面需要再次打开，找到出血点并止血。

皮下无效腔内发生出血会造成血肿，引起肿胀、压迫和疼痛。如果术后最初数小时内发现血肿，可以打开缝合，对出血血管完成夹闭、缝扎或者烧灼后，再重新缝合。如果血肿发现很晚，已经发展了数天，可以尝试简单加压，或用 18 G 针头抽吸后加压。如仍不成功，治疗选择是重新打开伤口，去除血凝块，并进行外科探查。

50.3.2 疼痛

头皮条切取术后早期的疼痛因人而异。当疼痛引起恶心、影响睡眠和日常活动，或者强烈到无法忍受需用强效药物干预时，就成为一种"并发症"。如果患者感到超出常规的疼痛，那么医生需要排除

血肿、感染、神经瘤，或者某处缝线、缝合器缝合造成的刺激。

对于有疼痛的患者，医生也许会疑惑是否是张力性闭合，是否需要更多术中操作来控制出血。术中需要更多麻醉的患者，术后疼痛的可能性也更大。

对于预测会出现更多疼痛的患者，我们通常会在其离开诊所前，再次在供区注射布比卡因，有些情况下，也会给予酮咯酸肌肉注射。

通常药物治疗会从每 8 小时（饱食状态时）给予 600～800 mg 的布洛芬开始，交替每 8 小时可待因（5～10 mg）或对乙酰氨基酚（325 mg）使用，也就是每 4 小时给药一次。

50.3.3 创面感染

毛发移植术后创面感染的发生率很低，但偶尔也会发生。供区感染的特点和征兆是疼痛加剧、肿胀、发红，以及脓性分泌物溢出。需尽早识别这些征兆并给予抗生素治疗，依据创面深处分泌物培养和药敏试验后选择药物最佳。表浅的取样培养结果并不可靠。

最近几年，社区获得性耐甲氧西林金黄色葡萄球菌（MRSA）感染呈上升趋势。对于愈合缓慢的伤口，医生们要引起更高的警觉。此外，对于有MRSA 感染史的患者，通常选择进行术前消毒流程。建议术前连续 5 天在鼻腔内外用莫匹罗星乳膏。

50.3.4 切口损伤

患者术后可能会出现因为碰撞供区伤口，而使伤口裂开的情况。曾有患者头部撞击柜门、车门框、被棒球或者类似的东西击中。根据伤口的情况、受伤时间的长短，可选择松松地再次闭合伤口、控制感染，或者待其二期愈合的处理方式。闭合创面时，应选择缝合器或者间断缝合，而不是连续缝合，以便于需要时拆除一或两处。

50.3.5 切口裂开和组织坏死

目前为止，切口裂开和组织坏死是头皮条切取手术中最严重、最令人不悦和担忧的供区并发症（▶图 50.5a）。裂开意味着之前闭合的创面因为缝合或坏死而分开。毛发移植手术中供区创面的坏死通常是由于切口张力性闭合、组织损伤、血管损伤、感染，或者这些因素联合引起的组织不可逆性缺血所致。吸烟、年老、伴有周围血管病变的糖尿病，或者头皮比较紧的患者是组织坏死的高危人群。

出现创面坏死，首先要给予患者同情和安抚。让患者确信，虽然愈合是一个漫长的过程，但创面通常会随着时间推移逐渐愈合缩小（▶图 50.5b）。

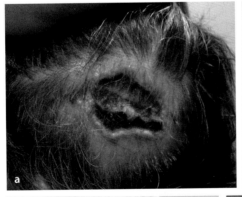
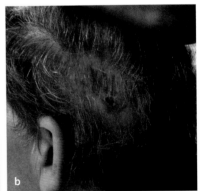
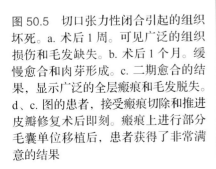
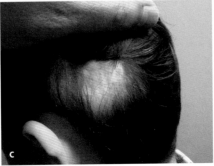
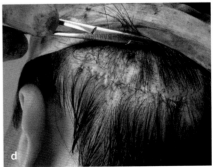

图 50.5 切口张力性闭合引起的组织坏死。a. 术后 1 周。可见广泛的组织损伤和毛发缺失。b. 术后 1 个月。缓慢愈合和肉芽形成。c. 二期愈合的结果，显示广泛的全层瘢痕和毛发脱失。d、c. 图的患者，接受瘢痕切除和推进皮瓣修复术后即刻。瘢痕上进行部分毛囊单位移植后，患者获得了非常满意的结果

如果出现结痂，必须小心地清除以免影响健康肉芽形成。根据坏死区域的大小，可能需要使用异种移植材料及 TegaDerm 或 ACell 敷贴，以促进肉芽组织形成和愈合。组织愈合后，局部瘢痕区域可能需要进行包括毛发移植、头皮文饰（SMP）、联合（或不联合）组织扩张器的外科切除等综合治疗（▶ 图 50.5c、d）。

50.4 术后晚期并发症

通常是指发生在术后 14 天到 12 个月内的供区并发症或问题。

50.4.1 脱发

术后，供区可能会出现毛发脱落，但是这种情况受区更常见，而且生长期脱发多于休止期脱发（参见第 9 章）。最可能的原因是供区获取组织后张力性或困难性伤口愈合引起的创伤和毛囊血运减少。

毛发脱落在血流障碍更大的切口上方更常见。通常单纯的生长期脱发需经过 4～6 周毛发开始再生，经过 3～4 个月能完全恢复。对这些患者的治疗包括谨慎安抚和外用米诺地尔、低能量激光等，也可以考虑使用富血小板血浆（PRP）以促进损伤毛发的再生。

如果恢复时间较长或者不完全，也许是因为合并了休止期脱发或者长期的缺血性脱发。为此，多一些耐心可能会有所帮助，特别是休止期脱发，可能需要 6 个月才可以恢复。最后，恢复不完全的患者，可能需要 SMP、FUE 或者瘢痕缩减术等，也可以联合治疗进行瘢痕修复。

50.4.2 斑秃

尽管很少发生，手术后供区和受区附近偶尔会出现斑秃（AA）。因为很少见，所以有时候会和休止期脱发混淆。如果突然发生、边界很清晰、局部光滑、毛发完全脱落，应重点怀疑斑秃。可以通过感叹号发来辅助诊断，如有怀疑，可以通过病理活检来确认。确诊后应进行 AA 的标准治疗（参见第 9 章）。

50.4.3 神经痛、麻木和神经瘤

神经痛和麻木：头皮条切取时可能损伤行走于皮下的小神经，造成供区上部头皮的麻木、感觉异常。这种情况一般持续几个月，偶尔长达 1 年。每

月而不是每日的监测和评估，更有利于发现病情的好转并预测他们的恢复。

患者有时会抱怨切口线或其附近有持续疼痛，向切口上方放射，并不随时间减轻。这种情况就要怀疑神经瘤。神经瘤是神经切断后异常愈合形成的小结节。通常有触痛，按压后有向头皮其他部位的放射性锐痛。

一线治疗是定期注射利多卡因或甲强龙。如果无效，可以尝试手术切除。口服加巴喷丁和维生素 B_{12}，可以改善神经痛症状。

50.4.4 动静脉（A-V）瘘和假性动脉瘤

头皮条切取术很少引起动静脉（A-V）瘘和假性动脉瘤。临近的动脉和静脉损伤后形成交通支就会造成动静脉瘘。高速的动脉血流进入薄壁静脉，促使静脉扩张并变厚（动脉化）。当动脉被切断后，周围软组织包绕两个断端，形成了容纳高速血流的腔隙，而且这个腔隙内并没有动脉壁，就称为假性动脉瘤。

动静脉（A-V）瘘和假性动脉瘤都是血管扩张的状态，可能有疼痛，有时会有沿供区头皮条切口线的搏动性皮损。无论皮损是否有搏动，都可以听到或摸到持续性血管杂音。如不确定，简单的超声即可明确诊断。

治疗方案是局部手术切开，动静脉结扎并行瘘管或切除假性动脉瘤。

50.4.5 内缝线排出

采用内层缝合，就会有内缝线排出的风险。患者可能在术后数周或数月后返回并抱怨切口疼痛、反复结痂和出血。检查可以发现突出的缝线材料或炎性区域。缝线排出的情况容易处理，完整去除排出的缝线或局部给予曲安奈德注射即可。

50.4.6 化脓性肉芽肿

化脓性肉芽肿是皮肤或黏膜组织在遭受某些损伤或刺激反应后形成的血管性损害。毛发移植过程中，保留的缝线（前文已描述）或切口关闭前遗留的毛发碎片，都可能引起化脓性肉芽肿。局部注射曲安奈德在大多数情况下有效，但有时需要清创手术。为了预防化脓性肉芽肿的形成，封闭切口前要彻底清洁和检查，并去除创面内的

毛囊碎片。此外，缝合过程中，要注意避免将毛发缝入伤口。

斜边切口闭合技术可能会导致更高的发生率。

50.4.7 增生性瘢痕，瘢痕疙瘩和其他宽瘢痕

有些瘢痕是由于手术技术欠佳及切口张力大导致的。而有些，比如瘢痕疙瘩和增生性瘢痕，是由于出现对损伤的过激反应，造成胶原异常和过度生成。增生性瘢痕和瘢痕疙瘩都存在胶原的过度生成。增生性瘢痕是局限在切缘内的瘢痕。而瘢痕疙瘩为隆起的，其拥有不规则的外观，可有触痛和瘙痒，并会超出创面的边界。瘢痕疙瘩在头皮上并不常见，即使在有瘢痕疙瘩形成倾向的患者（比如亚洲人、黑种人、西班牙人）中也不常见。但是，针对高风险患者，术前必须针对瘢痕疙瘩发生的可能性进行仔细的讨论和谈话。

治疗方案包括皮损内糖皮质激素、涂抹硅酮类药物、5 氟尿嘧啶（5-FU）、博来霉素、冷冻、激光、咪喹莫特及其他。

当遇到罹患 Ehlers Danlos 综合征的患者时，手术后可能形成宽而萎缩的瘢痕。该类患者头皮弹性超乎寻常，所以遇到头皮非常松弛的患者也要小心。

参 考 文 献

[1] Mayer M, Pauls T. Scalp elasticity scale. Hair Transpl Forum Int. 2005; 15: 122-123

[2] True R. Human recombinant hyaluronidase as an adjunct in donor strip harvesting. Hair Transpl Forum Int. 2015; 1: 8-9

[3] Konior RJ. Complications in hair-restoration surgery. Facial Plast Surg Clin North Am. 2013; 21(3): 505-520

[4] Lam SM. Complications in hair restoration. Facial Plast Surg Clin North Am. 2013; 21(4): 675-680

Parsa Mohebi

方帆　译，王继萍　陈裕充　审校

受区并发症

Complications of the Recipient Area

概要　毛发移植是相对安全的手术，但是受区也可能发生一些并发症。毛发移植术的许多并发症和患者自身的皮肤及其对毛发移植的反应有关系。这些并发症包括皮肤瘙痒、皮肤持续发红、应激性脱发、毛囊炎、内生性毛发等。第二类受区并发症可能是由手术技术原因引起的，这些并发症包括感觉异常、感觉丧失、组织坏死、动静脉瘘、毛发存活率低、原生健康毛发破坏、毛发陇状或者点状生长，以及毛发生长不足。第三类受区并发症是由不恰当的美学设计造成的。对患者本身毛发情况考虑不足，忽视了其毛发的位置、方向、角度和分布等因素。最常出现的情况就是忽视了年轻患者脱发会持续加重，而设计了过低的发际线。其他审美并发症涉及不当的毛发分布、毛发簇状生长的发际线、错误的植入角度及弯曲的毛发。

关键词　受区并发症，应激性脱发，簇状生长，坏死，毛囊炎，内生毛发，生长不足

关键要点

- 本章讨论了早期和晚期的受区并发症。我们也探讨了在毛发移植术中避免或者降低这些并发症发生概率的器具和技巧。
- 植发医生需要记住的是，毛发移植手术非常注重细节。恰当地处理好每个步骤，遵循最稳妥的循证医学技巧，这不仅与最终的效果息息相关，还可以增加手术安全性，减少并发症发生。
- 毛发移植后最严重的受区并发症是头皮坏死。术中密切注意头皮血管解剖、控制切口深度及切口角度，都有助于避免头皮的坏死。

51.1　简介

　　并发症可发生在毛发移植受区。有些并发症与皮肤和头发的特质有关，而有些可以通过恰当的外科技术和良好的美学设计来避免。常见并发症应当与患者宣教，尤其是发生风险较高时。当并发症一旦发生，比如应激性脱发，接受过术前告知的患者就不会过于惊恐，这同时有助于患者做好术前准备，并调整好围手术期的生活作息。

　　在毛发获取和移植过程中，遵循标准指南和恰当的操作技术，有助于减轻或避免并发症发生，以及不美观的结果产生。

　　受区通常位于头皮，但也可以是任何需要毛发移植的皮肤区域。所以，要注意不同区域可能发生不同的并发症（比如，胡须、眉毛、眼睑、胸部、肢端及会阴部）。

51.2　并发症

51.2.1　瘙痒

　　瘙痒是一种常见且有自限性的并发症，是由于愈合过程中炎症因子释放引起的。通常情况下，不会持续超过一周，但有时，尤其是结痂较多的情况下可能会持续更长时间。冰袋冰敷、冲洗头皮或冷水擦拭都有助于减轻瘙痒。有些时候，当瘙痒更重或持续时间超过预期时，需要使用抗组胺药或糖皮质激素进行治疗。

51.2.2　持续发红

　　皮肤发红是炎症的表现，这是愈合过程的正常反应。皮肤发红在最初的几天是最明显的，可能会持续数周或者数月，并成为患者的心病。出现持

续发红时，需要排除感染、超敏反应、接触性皮炎（可能对 Rogaine 生发液），或者其他皮肤炎性状况。在大多数情况下，消除顾虑的安慰、时间和防晒，对于减轻自觉症状都是必要的。

51.2.3 应激性脱发

毛发移植术后，在受区出现原生毛发的脱落增加是很常见的。如果术前出现了明显的微型化表现，则发生的风险更高。应激性脱发是手术时多种应激（身体、药物、情绪）因素导致原生发进入休止期，而引起的休止期脱发。估计在 20% 的患者中会出现不同程度的休止期脱发。通常发生在术后数周到数月，常常被称为"应激性脱发"。间隔大约 3 月后，大多数毛发会开始新的生长期并重新长出。然而，部分处于微小化终末期的毛囊，可能不会再产生终毛，成为永久的脱发。术前采用非那雄胺等进行药物脱发治疗几个月，可能有助于预防毛发移植后的应激性脱发。应激性脱发在女性患者中更常见。

51.2.4 毛囊炎

毛囊炎是毛囊对感染、物理损伤或者化学刺激等刺激做出的炎症反应。毛发移植术后头皮受区的术后毛囊炎并不常见，且其临床过程差异很大。轻度毛囊炎表现为表浅的自限性的丘疹，可通过常规局部护理（温热湿敷和清洗）而消退。更严重的毛囊炎有时需要切开和引流（I&D）。如果常规的护理治疗不能消退，甚至导致加重时，需给予抗感染治疗。当皮损感染严重伴有明显红肿，或者出现周围蜂窝组织炎时，应进行分泌物培养。有时，顽固持久的毛囊炎需要数月或重复的抗感染治疗。对一些非常严重的案例，有些皮肤科医生会加上异维 A 酸和糖皮质激素进行治疗。这需要给予密切的指导和随访。有痤疮、油性皮肤和毛囊炎病史的患者毛发移植术后出现毛囊炎的风险更大。黑种人患者进行胡须毛发移植时，出现"须部"毛囊炎的风险较大，有些医生会进行术前预防性抗感染治疗。

51.2.5 内生性毛发

内生性毛发可能会和毛囊炎混淆。当毛囊植入距离皮肤切口过深或出现重叠植入时（移植体植入已植入的切口时）会产生内生性毛发。有时内生性

编者提示

编者近期偶然观察到：移植毛发不是完全脱落，而是停留在休止期 2～4 个月，然后重新生长。这种情况下，编者发现一定比例的毛发变成了无活力的异体针状物，并会引起持续的毛囊炎。抗感染治疗对它们无效，需要将针状物去除。这些针状物很容易鉴别，因为没有和周围形成连接，所以拔出时没有阻力。医生们应该了解这些情况。

毛发会形成小突起。不严重的情况下，温热湿敷和频繁清洗等保守治疗后，皮损可自行开口并排出毛发。如果不能改善，可小切口切开，然后挤出内生性毛发。

51.2.6 感觉异常和麻木

在术后最初几小时内，受区头皮麻木并不少见，但有些患者麻木会持续数天甚至数月。这通常是由于愈合期炎性反应而引起的神经暂时性的功能障碍。但是，如果受区打孔过程中神经分支被破坏或切断，那么麻木可能会持续更长时间。避免受区术后麻木的最好方法是控制操作深度并使用肿胀液来增加刀具和大神经之间的距离。大多数患者的麻木能自行恢复。尽管如此，定期预约随访、重新评估和记录感觉恢复情况和患者情绪安慰仍很重要。

51.2.7 坏死

受区皮肤坏死是毛发移植术后罕见但很严重的并发症。头皮有五对主要的动脉供应系统。尽管有如此丰富的血供系统，错误的外科操作也可能会造成术后头皮缺血和坏死。在循环可能受阻的特定部位风险更大。

坏死发生最初的表现是暗色皮岛伴广泛结痂和严重的结痂或焦痂。接下来几天内，焦痂和坏死皮肤会从头皮分离脱落，遗留分泌物覆盖的渗出创面。

发生头皮坏死最常见的部位是前额中部或中央头顶区（▶图 51.1），因为这些部位的血供来源于前、后、侧动脉最远端的分支。出现血管应激和不畅时，这些分支末端之间有限的血供可能不能满足该区域血供[1]。

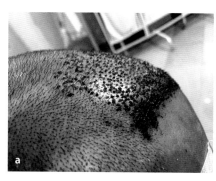
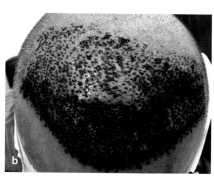

图 51.1　毛发移植术后出现头皮坏死（图片由 Ali Abbasi 医生提供）

此外，术后中央区域常常被四周的数百个切口包围，这进一步阻碍了血供。存在糖尿病、吸烟、放射损伤、瘢痕和这个区域外科损伤史等情况的患者，头皮血液循环可能进一步受损。毛发移植术后头皮坏死的较大样本汇总证实：绝大多数坏死（14/18）发生在头皮的前正中区域。笔者建议在中央头顶区进行高密度毛发移植前 24 小时进行孔洞预制操作[2]。

编者提示

编者认为可能存在另外的因素导致坏死。植发医生都认为前正中这一簇毛发对于获得良好的毛发密度，是一个重要的美学部位。编者相信"较新的"经验较少的植发医生意识不到该部位发生坏死的风险。为了努力获得高密度，他们错误地采用了过多、过大和过深的切口（高密度移植）。编者发现许多坏死的例子都是这种情况。吃过亏的手术医生通常不会再犯同样的错误。

■ 避免或控制缺血和预防坏死的方法

- 术前医生应当排查增加缺血风险的患病情况，并相应地调整手术过程。
- 控制受区切口的深度对于减少血管损伤非常重要。
- 注射肿胀液可以增加切口和下方血管系统的距离。
- 在受区的高风险区域，采用较小的移植体和安全容纳移植体的最小切口。
- 降低局部麻醉溶液的肾上腺素浓度，可使血管危象的风险降到最低。避免使用极高浓度肾上腺素，比如 1∶25 000 或 1∶50 000。

- 不要在风险区域进行过高密度移植。采用特定的更高比例的三株毛囊移植体[3]，而不是用双株毛囊移植体进行高密度切口移植，来安全地增加该部位的毛发的数量。

一旦打孔后受区出现缺血反应，应尽早使用阿司匹林或硝酸甘油乳膏来增加局部血运从而预防头皮坏死[4]。在风险区域外用三磷酸腺苷（ATP）喷雾，也有助于保护缺血组织。

毛发移植术后，受区坏死的治疗应集中在创面护理，包括化学的或外科的坏死组织清创。用透明敷料、水凝胶、或其他湿或湿-干敷料法进行创面封闭有利于创面的清理。保持创面湿润有助于表皮细胞的迁徙以完全覆盖创面[5]。

使用胶原酶进行创面的化学清创可以促进肉芽颗粒形成和创面的上皮化。化学清创可以联合物理清创。

51.2.8　动静脉瘘

动静脉瘘是罕见的毛发移植受区并发症[6]，其主要通过临床表现诊断。其体征为带血管杂音和搏动性疼痛的肿块。在过去，定位病灶主要依靠超声检查，治疗手段主要是动脉和静脉的外科结扎[7]。如今，血管造影可进行病灶的血管构筑标记，随后进行血管内栓塞治疗。

51.2.9　审美并发症

主要的审美问题或并发症之一是不自然的，效果让人不满意[8]。常见的问题包括不自然的发际线、簇状的移植体、毛发角度不对、毛发方向错误、毛发弯曲、或不自然的毛发分布。我们将在此简略地梳理一下这些并发症。但是，避免这些问题的方法将在其他章节进行详细论述（参见第 39 和 40 章）。

过低发际线：这是给年幼终末期脱发患者设计发际线时容易出现的问题，也是给年长患者随意设计一个不合适的形状或激进的发际线时存在的问题。发际线过低的补救措施包括移植体的手术切除或行毛囊单位钻取术（FUE），然后将其移植回去。也可采用激光脱毛。但是，预防其发生是最佳方案。正如有句名言所说："一分预防胜过十分治疗。"

簇状发际线：既往使用较大的移植体时，丑陋的簇状发际线很常见，现在不常见了。即便如今，虽然全部采用 1～3 株毛囊，当在发际线移植了 2 和 3 株毛囊移植体时，仍然看起来是簇状和不正常。重要的是要按移植体所含毛发数量将移植体进行分类，并且只采用单毛囊移植体再造发际线。单毛囊移植体可能包含一个不可见的休止期毛囊，为保证自然的外观，要求把用于发际线再造的单毛囊移植体最小化，以减少成长为双株毛囊移植体的风险（▶图 51.2 和 ▶图 51.3）。

凹坑和凸出：头皮凹坑是由于移植体修剪不当，植入过深（表皮以下）导致。表皮再生不当凹于皮肤，看起来像皮肤上的凹陷，称为"凹坑"。当移植体植入的切口过紧，毛囊被挤压，看起来像从一个小点溢出，这种情况被称为"凸出"。凹坑和凸出共存形成一种非常不正常的"鸡皮"样外观

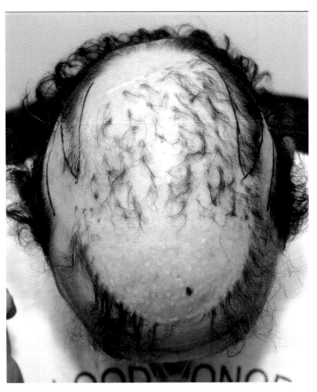

图 51.3　簇状生长外观（图片由 A Michael Beehner 医生提供）

（▶图 51.4 和 ▶图 51.5）。

凹坑可通过恰当的表皮修剪和将移植体植入略高于皮肤表面来避免，这时表皮会在术后数日内干燥并脱落。如果凹坑很明显，可通过 FUE 去除移植体而纠正，供区创面可二次愈合。取出的移植体可用于其他部位。

移植角度错误：移植的角度与原生毛囊出口的角度不同是毛发移植的常见失误。如此会导致毛发看起来不自然并且会削弱外观的丰满度。

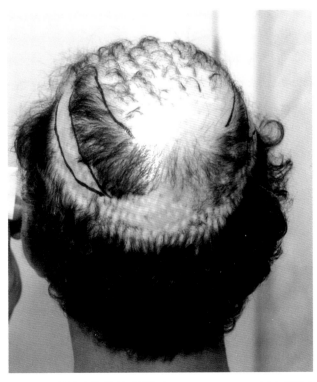

图 51.2　簇状生长外观（图片由 A Michael Beehner 医生提供）

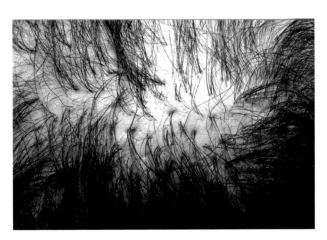

图 51.4　旧式毛发移植术后的凹坑（图片由 A Michael Beehner 医生提供）

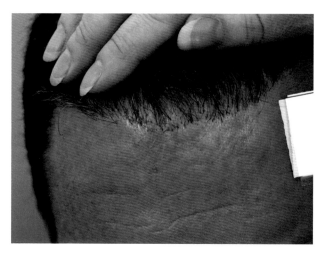

图 51.5　旧式毛发移植术后的凹坑（图片由 A Michael Beehner 医生提供）

错误的曲线方向：在顶部或顶区，这种情况可能很难发现。但是，在发际线、颞区和眉部，移植毛发错误弧线的不自然外观是显而易见的。如果毛发有弯曲，应朝下指向皮肤表面。

脊状：脊状畸形通常出现于以往的毛发移植中，大块的皮肤随移植体一起移植时。其形成的原因是多余的皮肤、皮下组织和脂肪随毛囊一起被移植。在现代毛发移植术中，当修剪不充分的移植体在同一部位进行过高密度移植时，仍有可能发生脊状畸形。通常这种情况发生在前发际线。根据严重程度，有几种治疗方案可选择：

- 如果脊状发际线足够高，可在前方增加毛发进行掩盖。
- 当发际线太低时，外科切除该区域可能是好的办法。
- 通过完全或部分切除移植体和多余组织可实现该部位减容。
- 数年来，糖皮质激素注射被用于平复增生性瘢痕。因此，理论上，对脊状隆起应该也有作用。皮肤磨削术可能是另一种选择。

参 考 文 献

[1] Perez-Meza D, Niedbalski R. Complications in hair restoration surgery. Oral Maxillofac Surg Clin North Am. 2009; 21(1): 119-148, vii

[2] Feily A, Moeineddin F. Feily's method as new mode of hair grafting in prevention of scalp necrosis even in dense hair transplantation. Dermatol PractConcept. 2015; 5(3): 41-46

[3] McCallon SK, Weir D, Lantis JC, II. Optimizing wound bed preparation with collagenase enzymatic debridement. J Am Coll Clin Wound Spec. 2015; 6(1-2): 14-23

[4] Lehman RA, Page RB, Saggers GC, Manders EK. Technical note: the use of nitroglycerin ointment after precarious neurosurgical wound closure. Neurosurgery. 1985; 16(5): 701-702

[5] Falanga V, Brem H, Ennis WJ, Wolcott R, Gould LJ, Ayello EA. Maintenance debridement in the treatment of difficult-to-heal chronic wounds. Recommendations of an expert panel. Ostomy Wound Manage. 2008 Suppl: 2-13, quiz 14-15

[6] Bernstein J, Podnos S, Leavitt M. Arteriovenous fistula following hair transplantation. Dermatol Surg. 2011; 37(6): 873-875

[7] Dogan S, Cinar C, Demirpolat G, Memis A. Endovascular treatment of AVF after hair transplantation. Cardiovasc Intervent Radiol. 2008; 31 Suppl 2: S128-S130

第 5 部分

毛囊单位钻取术
Follicular Unit Extraction Procedure

Robert H. True and Jean Devroye

Robert H. True

曲茜　王玥影　译，李政　周易　审校

FUE 的介绍与定义

Introduction and Definition of Follicular Unit Excision

概要　自 21 世纪初以来，FUE 一直被称为"提取"，并且对"提取（extraction）"这一术语的使用已在本领域中根深蒂固。然而，在常见用法中，"提取"有非手术含义。因此，这可能会导致一种误解，即 FUE 不是外科手术，可以由非专业人士操作。

在本书中的这一部分，我们采用了国际毛发修复外科协会（ISHRS）于 2018 年批准的 FUE 新术语"毛囊单位钻取术（follicular unit excision）"，而不是以前的常用术语"毛囊单位提取术（follicular unit extraction）"。对于 FUE，"E"被重新定义为钻取，这里的"钻取 = 切开 + 拔取"。这种含义和名称变更是为了使我们的程序和术语在科学、临床和学术上更加准确。

FUE 的当前定义：毛囊单位钻取术是指在毛囊单位束或毛囊簇周围的皮肤上进行环形切开的外科技术，目的是提取包含毛囊、皮下脂肪、真皮和表皮在内的全厚皮肤移植体。

ISHRS 理事会已审查了这一新术语，并同意上述定义能够更准确地反映该手术的真实性质。它还可以避免对公众产生任何类型的误导或欺诈信息。在编写这本教科书时，我们所有编者，都支持采用这一新术语。

FUE 的术语与概述
Follicular Unit Excision Terminology and Overview

概要　2013 年，国际毛发修复外科协会（ISHRS）FUE 术语委员会制定了毛囊单位钻取术具体操作的标准术语（FUE；以前称为毛囊单位提取术）。自发表以来，该术语已成为全球植发医生的标准术语。该术语对各种相关技术、FUE 步骤、移植体量和损伤模式及衡量 FUE 手术质量的方法提供了明确的定义。通过使用这一术语，从业者可以在日常实践及学术报告和研究中有效地相互交流。

关键词　FUE 术语，FUE 设备，FUE 质控措施，移植体损伤类别，横断分类，FUE 历史，毛囊单位提取术

关键要点

- 在毛发移植领域，缺乏已发表的科学证据，同时依赖于医生的实践经验，可能使新的或经验不足的外科医生难以熟悉概念和流程。
- 本章旨在总结国际毛发修复外科协会（ISHRS）在标准化毛囊单位钻取术（FUE）术语及鼓励全球范围内进行一致且有效的沟通方面的工作。
- 定义了衡量 FUE 手术质量的通用标准。

52B.1　简介

FUE 历史和术语的需求

　　FUE 的历史可以追溯到 20 世纪 30 年代。日本的 Shoji Okuda 医生完成了最早期的 FUE。在他的研究中，他专注于使用全厚移植体修复头皮、上唇和眉毛区域的毛发缺失。然而，这一技术由于语言原因一直未进入学术界的视线，直到几十年后，

Imagawa Yoshihiro 医生将 Okuda 医生已发表的作品翻译成英文，将其研究成果纳入西方出版物中[1]。使用直径 1 mm 针头进行 FUE 最早是由 Inaba Masumi 医生在 1988 年进行的，而 Woods 医生则于 1989 年在澳大利亚成功地完成了 FUE，并且是第一个成功地将体毛移植到头皮上，证明其可正常生长的人。Rassman、Bernstein、Harris、True 和 Cole 医生都对 FUE 技术和设备的发展做出了贡献[2]。许多新的设备和技术不断更新和发展。这些内容将在本书的相应章节详细介绍。

　　国际毛发修复外科协会（ISHRS）成立了 FUE 研究委员会，以鼓励研究并解决围绕 FUE 及其快速发展的问题。与任何领域一样，一致和准确的术语和定义对研究很重要。为此，FUE 术语小组委员会成立，并编写了一份工作文件，以促进使用标准术语进行有效的交流。本章内容是该委员会工作的产物，许多内容已在其他地方发表[3-6]。

52B.2　解剖学和组织学术语

　　毛囊单位（▶图 52B.1）：一个毛囊单位可以有 2～4 个终毛和 1 个或 2 个毳毛（2 个毳毛很少见）、相关的皮脂腺小叶和终毛立毛肌的插入点[7]。毛囊单位的毛囊管和毳毛可以相连或保持分离。在单个毛囊管中（漏斗部水平）可以看到两个或三个毛干。

　　毛囊族、毛囊组或毛囊簇（▶图 52B.2）：头皮毛发可由一个或多个毛囊单位成簇分布。这些毛囊簇在离开皮肤时彼此非常接近。在复杂的供区中可能很难区分各个毛囊簇，因为复杂的供区可能包含紧密排列或许多大的束状毛囊簇[6]。

　　毛干漏斗部（▶图 52B.3a）：存在于毛囊的上段，从表皮水平延伸到皮脂腺入口。如果发生损伤，漏斗部的细胞可帮助表皮再生。

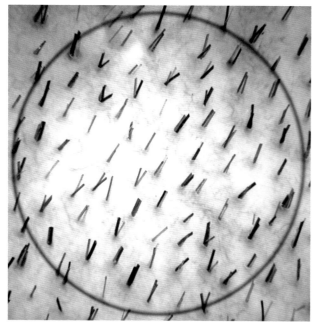

图 52B.1 毛囊单位

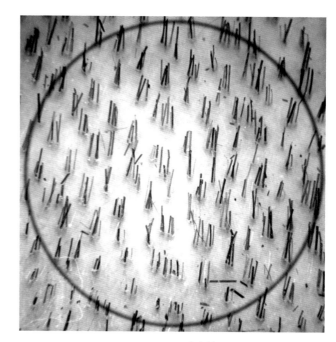

图 52B.2 毛囊簇

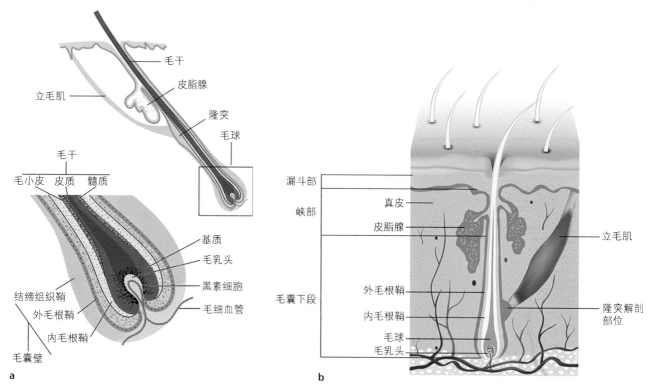

图 52B.3 a. 毛囊解剖。b. 毛囊分段

毛干峡部：是毛囊的中段，是从皮脂腺导管延伸至立毛肌插入点（隆突区）的毛干部分。

• 隆突区细胞：为多能上皮干细胞。该区域的细胞在毛囊处于休止期时最容易看到，但在成熟的生长期毛囊中最难识别。

毛干下段：这是毛干最低的一段，从立毛肌的

插入处延伸到毛囊底部。在毛囊的底部是毛球。

• 毛球（▶图 52B.3b）：这是负责毛干生长的基质角质形成细胞所在的位置。

• 毛乳头（dermal papilla，DP）：毛球围绕着间质来源的细胞，这些细胞作为生长因子作用的靶点，有助于毛囊形成和毛发周期生长[8]。

- 结缔组织鞘（Connective tissue sheath，CTS）：这是毛囊的最外层，包含给予完整毛囊支持的弹性丝。如果与毛囊单位一起被提取，这种结缔组织有助于提高移植体的存活率。

- 外毛根鞘（Outer root sheath，ORS）：结缔组织鞘围绕外毛根鞘，外毛根鞘与表皮连续。

- 内毛根鞘（Inner root sheath，IRS）：外毛根鞘包裹着内毛根鞘，其由三个细胞层组成，起到保护和包围毛囊的作用，可作为毛干生长的框架[6]。

毛囊深度（▶图 52B.4）：皮肤表面和毛囊全长之间的距离可以变化。毛囊进入头皮的角度不一定是毛囊延伸到脂肪组织时的方向。

卷曲的毛囊（▶图 52B.5）或卷发（▶图 52B.6）：这在自然卷发的个体中很常见。毛囊卷曲的弧度可以是轻的、中度的或非常卷曲的，并且当使用直钻头提

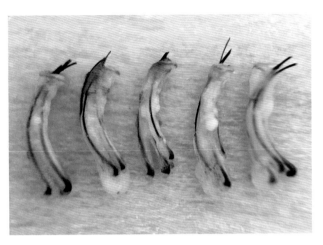

图 52B.6　毛囊卷曲

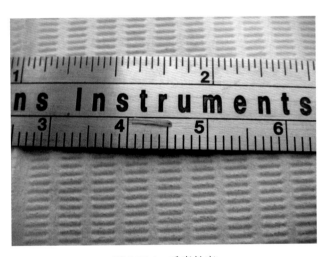

图 52B.4　毛囊长度

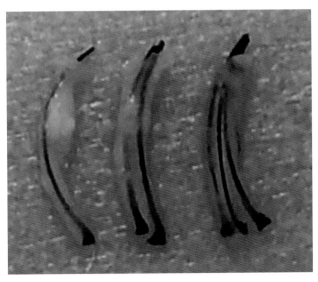

图 52B.5　毛囊弧度

取时，可能容易被横断。大直径针头（1.0～1.2 mm）、钝针和皮下注射针头都有助于提取非常卷曲的头发。

毛囊张开（▶图 52B.7a）：这是指毛囊簇内的一个毛囊（或所有毛囊）与相邻的毛囊分开，呈发散状。张开通常发生在毛囊单位的下部（下三分之一），并且程度会有所不同[6]。

- 结构性张开和医源性张开（▶图 52B.7b）：True 医生最近引入了结构性张开的概念，头皮组织中的毛囊解剖上就呈张开状态。医源性张开是由 FUE 的操作引起的。由于钻取过于表浅，毛囊周围组织未被切开，导致拔取毛囊时毛囊下段毛周组织缺失，各毛球张开。这种移植体很难用镊子种植，适合使用种植笔种植。

锚定系统：见于所有毛囊组，有助于将毛囊组锚定至周围组织。该系统利用皮脂腺、立毛肌、真皮附着和结缔组织鞘帮助维持毛囊的位置。

- 束缚：结缔组织鞘与外毛根鞘的连接也用于帮助维持毛囊组的位置。附着强度可能因人而异，通常非常小。提取毛囊时，附着强度大的毛囊往往需要更大的拔取张力[6]。

52B.3　供区相关术语

安全供区：指头皮上含有"永久性毛发"的部分，适合用于毛发移植。"永久性"一词的使用是不精确的，因为预测未来的脱发可能是具有挑战性的，并且不能保证该区域的所有移植体都是永久的。安全供区通常位于枕骨隆突的中心，位于耳轮上方约 2 cm 处。安全供体区域的这一近似值取决于许多因素并且依赖毛发移植外科医生的经验。每

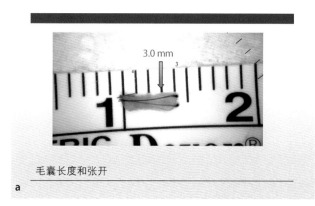

毛囊长度和张开

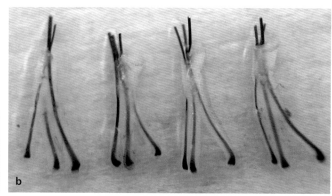

图 52B.7　a. 结构性张开。b. 医源性张开

个患者的情况不同，尤其确定年轻患者的安全供体区域可能会特别困难[4,6]。

供区模板（▶图 52B.8）：这些模板可用于划定安全供区边缘，并将该区域划分为多个切除区，以辅助确定可安全提取的毛囊数量。

供区划分区域（▶图 52B.9）：安全供区可以被划分为多个安全提取毛囊的区域。

* 主要区域：枕区和颞区的安全供区通常称为主要区域。

* 次要区域：用于次要用途的区域（如颈背、主要区域之外的区域）被称为次要区域，非重度脱发患者可见到这一区域。然而，这些区域的毛发较少被认为是安全的，通常更细和（或）常处于休止期。

* 额外的供区：这些区域还可以包括位于耳前的颞区、耳上区和外侧驼峰区域[4,6]。

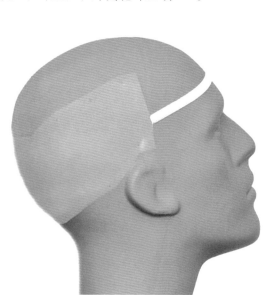

图 52B.8　供区模板

				14 片供区区域				
8 3.5×6	7 3.5×6	6 3.5×6	5 3.5×5	1 3.5×5	2 3.5×8	3 3.5×8	4 3.5×8
	14 3.5×2	13 3.5×2	12 3.5×2	9 3.5×2	10 3.5×2	11 3.5×2	

主要区域161 cm²
次要区域 42 cm²
总面积 203 cm²

图 52B.9　供区划分区域

供区色素减退（▶图 52B.10）：指供区皮肤颜色的丧失。这可能是由于以下情况造成的：黑色素的丢失、毛囊色素的丢失和在损伤修复过程中血供不足。色素减退表现为白点状标记。这些白点的大小和形状会受到皮肤颜色、头发颜色和所用提取工具的影响[3,4]。

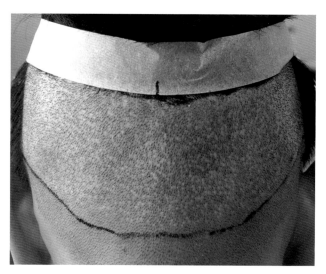

图 52B.10　供区色素缺失

52B.4　毛囊单位钻取技术

FUE 是使用打孔的方法从供区取出单个毛囊簇。毛囊单位在历史上被定义为位于头皮真皮中部的毛囊皮脂腺单位，相距约 1 mm。然而，术语"毛囊单位"现在并没有组织学的明确定义，无论是包含最多四根毛发的小移植体，还是包含四根或更多根毛发的更大、更复杂的移植体，都可以称为"毛囊单位"。该技术包括切开和提取阶段。

毛囊单位提取（FOX）试验：这是一项较旧的技术，可通过从供区钻取一些移植体来确认患者是否适合 FUE。该术语是由 Bill Rassman 和 Bob Bernstein 医生创造的[9]。

Woods 技术：这是 FUE 的原始术语，源自 Ray Woods 和 Angela Campbe 医生[3, 10]。当从一组毛囊或多个毛囊单位的部分中提取单个毛囊可能会用到此技术。

毛囊分离技术（Follicular isolation technique，FIT）：由 Paul Rose 医生提出，作为一个术语来帮助准确描述 FUE。

Cole 分离技术（Cole isolation technique，CIT）：该术语由 John Cole 医生开发，此项技术使用了深度控制机制和各种锋利的钻头[11]。据报告，CIT 的横断率较低（< 3%），甚至低于头皮条切取相关的横断率。CIT 有着如此低的横断率，是因为它可以改变钻头直径、限制钻取深度并可改变切向力。

Harris 外科高级毛囊提取（surgically advanced follicular extraction，SAFE）技术[12]：选择直径 0.8～1.2 mm 的钝针连接于旋转钻头上。钻头将以不同的速度旋转，并且到达固定深度可停止旋转，因此可以进行一步到位的提取。最初的手动技术是两步程序，先用锐针环钻刻划皮肤表面，然后使用钝针钻取[6, 13]。

机器人技术：这包括在植发过程中使用机器人设备或机器。机器人技术有助于获得高质量的 FUE 移植体，并减少提取所需的时间。自动化可以根据医生提供的信息调节毛囊单位密度、毛发角度和钻取深度。ARTAS 机器人系统是其中一个例子[14]。

体毛提取：体毛是指除头皮以外的身体任何部位的毛发，对于供区已耗尽的个体来说，这是一种合适的替代毛发。体取前，可使用局部麻醉剂或利多卡因对该区域进行麻醉。常用 0.8 mm 的锐针环钻。不过，皮下注射针针头经改良后也可用于提取体毛。不同区域的获取量可能会有很大差异，从 0～60% 不等[15]。胡须位于面部，延伸到颈部，比其他体毛生长得更快，因此胡须通常比身体其他部位的毛发获取量更高。

胡须毛发提取：这是一种体毛提取的形式，与头发提取操作相似，但在毛囊移植体分布和受区打孔方面与头发提取有所差异。对于胡须移植，如果植入胡须毛发，建议最多移植 150 根。如果患者胡须范围较小，最好使用颏下供区。0.8 mm 的锐针是胡须提取的常用工具。根据英国毛发移植协会在 2015 年 7 月举行的一次会议中的数据，在不到 5% 的 FUE 病例中，胡须被用作供区[15]。

抽吸辅助钻取术：在 FUE 手术期间，可使用负压部分或完全吸出钻取后的毛囊单位。

52B.5　移植体钻取和提取相关术语

旋转式钻取法：这种方法通常在电动装置的帮助下，使用 360° 旋转的环钻穿透皮肤。

摆动式钻取法：通过手动或电动来回运动使环钻头拥有不同的旋转弧度和每分钟重复运行操作（repetitions per minute，RPM）。

旋转摆动式钻取法：环钻先旋转，然后摆动进行切割。该方法允许控制转速、旋转弧度、旋转倾斜度、弧的倾斜度和循环持续时间[4, 6]。

振动式钻取法：使用振动传感器，以便环钻头振动着穿透皮肤。

轴向力：平行于毛囊中心线向下施加的力。轴向力可以均匀分布（同心）或不均匀分布（偏心）。这种力通常在钻取组织的下侧更大，因为钻头的下边缘首先接触皮肤。这是由于头发生长存在角度，并且这种轴向力的不平衡会使毛囊移位。

切向力：这是环钻旋转或摆动切割皮肤过程中产生的旋转切线上的力。

供体张力或牵引力：可对供区施加牵引力，以帮助稳定组织移动性。膨胀、夹钳、手动拉伸、张紧器或缝合等方法均可用于施加所需的张力[4, 6]。

划痕：这是一个浅表切口，在目标毛囊簇周围形成一个切开皮肤表皮和真皮层的圆周或半圆形切口。

分步方法：根据所使用的移植体提取方式不同，步骤也不同。所有的移植体提取方式都有一个最后的步骤：使用镊子或吸引器收集毛囊。

- 一步法：将切取钻头直接插入所需深度，一步释放毛囊。通过旋转、摆动、轴向作用或旋转和摆动组合产生的力完成一次切开操作。

- 两步法：与一步法相似，也利用旋转、摆动或轴向作用力。第一步：需要使用这些力中的一个，用锋利的钻头在皮肤上刻痕，切开皮肤浅层。第二步：通过旋转或摆动将钻头（与步骤 1 相同的钻头或第二个钻头，钝的或锋利的）插入至切口所需深度。

- 三步法：遵循两步法，先用锋利的钻头切开皮肤浅层，然后用另一钻头（锋利或钝）刺穿。为了完成该方法并取出移植体，在使用镊子施加牵引力的同时，使用锋利的装置（例如针）切割移植体基部[4,6]。

Dilek Erdogan Sequential（DES）技术：由 Koray Erdogan 医生开发。在这种方法中，外科医生一只手握钻头，另一只手握镊子。使用环钻切割移植体，然后立即使用镊子取出，以便快速进行提取。

取芯法：使用单个轴向力插入锋利的钻头。该力沿毛发生长轴方向施加，不旋转或振荡。为了松开移植体，可以使用镊子施加切向力，以便将其取出。

开放式（扩张针）法（也称"提视法"）：该法通过打孔在移植体周围刻痕，然后从表面拉出毛囊簇进行观察。一旦观察到毛囊方向和是否多个毛囊呈张开状态，就可以使用正确的操作来分离毛囊单位。为保证术野清晰可以使用吸引器。

锐性分离：使用锋利的钻头钻取毛囊。

钝性分离：使用缺乏锋利边缘的钝钻头，该钻头通过制造楔状结构使毛囊与周围组织分离。

牵拉：在对移植体打孔后，可进行牵拉以帮助提取移植体。

毛囊扭曲（毛囊的反应或物理运动）：这可能是由 FUE 施加的力引起的[4,6]。

深度控制：这可以通过使用限制钻头插入深度的附件来实现。

- 有限深度提取：这将钻头插入限制为 1.8～3 mm 以尽量减少毛囊横断并允许毛囊提取。

- 全深度提取：通过让钻头插入 4～6 mm 来完全释放毛囊。在该深度下，穿孔器可以到达或超过毛囊组的毛球部。

靶心：在毛囊提取过程中，从毛囊组中切除的毛囊应在钻头中心位置[4,6]。

提取延迟：环钻切割移植体和移植体从供区取出之间的时间差。

离体时间：指从供区取出移植体到将移植体植入受区之间的时间。移植体可以放在一个保存液中，或者立即植入受区。

提取辅助设备（ATOE，Cole Instruments；图 52B.11）：该器械一次最多可容纳 25 个移植体，有助于快速提取已钻取的移植体[4,6]。

拔毛（▶图 52B.12）：拔毛是一种基本的提取形式。包括用镊子从供体区域拔出有活力的毛囊以植入受区。一般不建议拔毛，因为这种方法获取的移植体缺少必要的成分，如结缔组织鞘、外毛根鞘、内毛根鞘和毛乳头[16]，如果拔毛后外毛根鞘的远端部分仍在供区，那么毛乳头部分也遗留在了供区。结缔组织鞘、外毛根鞘和内毛根鞘的分离也可能是由这种拔取方法导致。

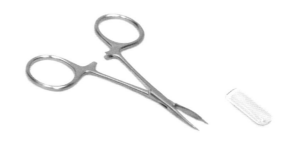

图 52B.11　辅助提取（ATOE）

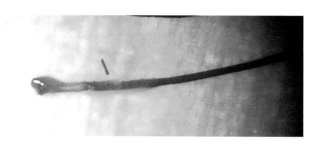

图 52B.12　拔毛 48

分裂（垂直分裂提取或垂直切割提取；图 52B.13）：在此提取过程中，从供区提取毛囊单位的一部分，而另一部分特意留在供区[17]。可在显微镜下进行操作。

- 原位或内部分裂：此处的分离发生在实际 FUE 过程中。

- 外部分离或离体分裂（▶图 52B.14）[17]：外部分离允许将完整的移植体分成单个毛囊或成组毛

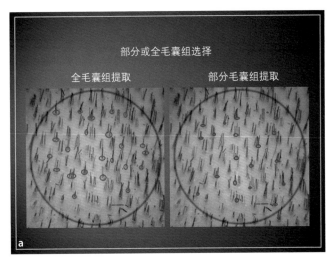
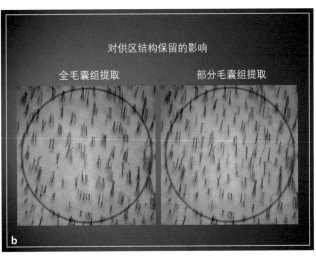

图 52B.13 （a，b）分裂（部分提取与完全提取）

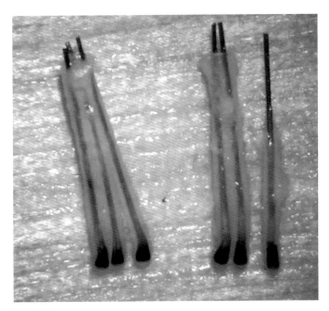

图 52B.14 离体分离

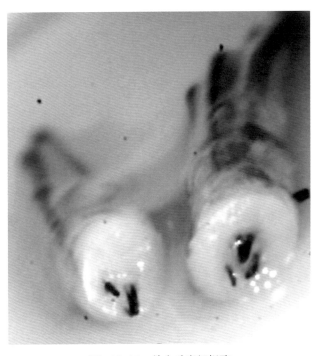

图 52B.15 单个毛囊组提取

囊。成组毛囊包含的毛囊数比原始组少，外部分离的毛囊可专门种植于前发际线或其附近区域[3]。

• 单个毛囊组提取（▶图 52B.15）：一次提取一个或多个完整的毛囊单位。根据毛囊单位离开表皮时的位置和接近程度，将完整的一组毛囊进行提取[3]。

• 部分毛囊组提取（▶图 52B.16）：这种方法是利用环钻在体内或原位，将一部分毛囊从毛囊簇中分离出来。与外部分离一样，提取的移植体将包含比原始组更少的毛囊单位。部分毛囊簇的提取可以是刻意的（部分提取）或无意的[17]。

移植体清理：在显微镜下，去除 FUE 移植体中的横断部分[3]。

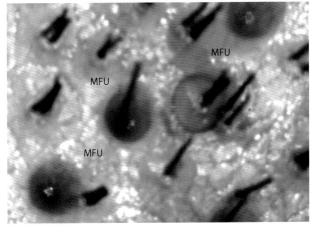

图 52B.16 部分毛囊组提取

切修：在显微镜下，去除移植体中包含的真皮和其他皮下组织[3,8]。切修可以使移植体变薄，使其适合较小的受区切口。此外，切修移植体可以减少植入受区的组织体积，最小化受区的组织量扩张。

52B.6　移植体损伤的类型

横断：出现显微镜下可见的破损[3]。横断可发生在毛囊全长的任何位置。

- 完全横断的移植体（▶图 52B.17）：这些是被横断的移植体。
- 部分横断的移植体（▶图 52B.18）：这些移

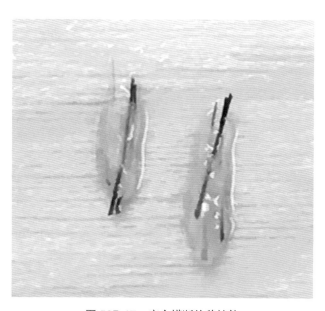

图 52B.17　完全横断的移植体

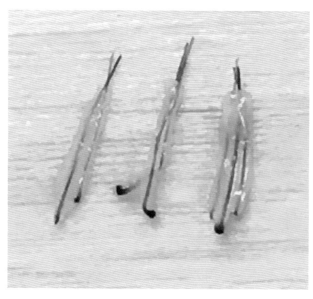

图 52B.18　部分横断移植体

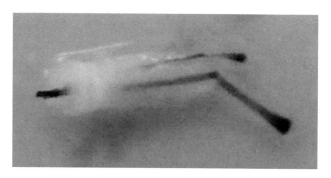

图 52B.19　折断

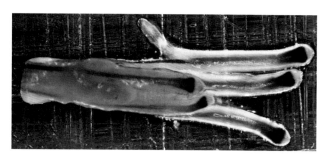

图 52B.20　削皮或脱鞘

植体仍有一个或多个完整的毛囊。在提取过程中，毛囊也可能会被破坏或断裂。

- 毛囊破坏或折断（▶图 52B.19）：这些毛囊保留两个毛发末端，但被分成两个或多个部分。折断是由沿毛囊长轴方向的应力导致。

裂伤或脱鞘（▶图 52B.20）：这是一种由锋利的钻头刀刃提取导致的后果。这些移植体通常存在结缔组织鞘、外毛根鞘和（或）内毛根鞘的纵向损伤（或割伤）。

帽状离断或去顶（▶图 52B.21 和▶图 52B.22）：帽状离断是指去除不带有终毛囊的少量表皮或真皮组织（称为帽或顶部）。在罕见情况下，帽状离断时的组织可以包括休止期毛发或者毳毛。设置足够的打孔深度、在提取过程中使用最佳力度和正确使用镊子，可以避免帽状离断[3]。

52B.7　毛囊单位钻取设备

52B.7.1　电动装置

动力 Cole 分离装置（▶图 52B.23）：有助于提高 FUE 效率的电动装置示例。由 John Cole 医生开发，可精确控制旋转、摆动、转速、速率和摆动弧度。

Harris S.A.F.E. 系统（▶图 52B.24）：毛囊提取设备，由 James Harris 医生开发。该装置使用钝针（0.8～1.2 mm），允许在不同速度下旋转，并且能

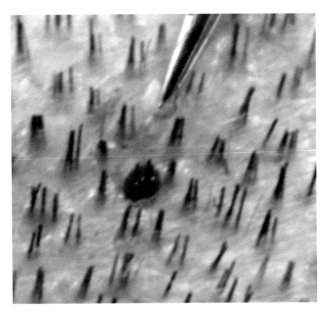

图 52B.21　帽状离断和去顶

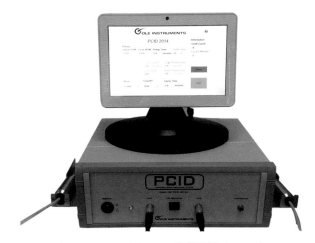

图 52B.23　动力 Cole 分离装置（PCID）

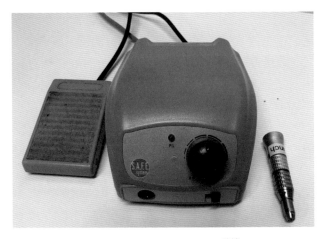

图 52B.24　Harris S.A.F.E 系统

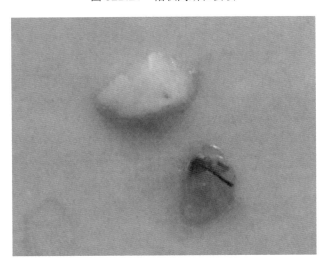

图 52B.22　表皮帽及顶

在达到固定钻取深度后停止[3]。

　　True 设备：该设备包括一个可充电的旋转手动发动机（配有变速控制）和一个可高压灭菌的手件（Aseptico Porta-Tip AEU-03SS 和 Osada SH28S 手件）[3]。通过使用安装在环钻上的硅胶套环控制切口深度。该技术可适配不同尺寸的钻头（0.8～1.25 mm），并且可适配 Cole Instrument Serrounded 钻头。

　　Alphagraft 设备（▶图 52B.25）：这是一种利用锐针旋转来获取毛囊的设备。

　　Devroye WAW 设备（▶图 52B.26）：该设备在切割过程中可以产生相对于电弧速度和功率变化的摆动。该设备由足部踏板控制，有助于进行非常小

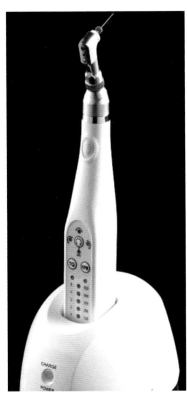

图 52B.25　Alphagraft

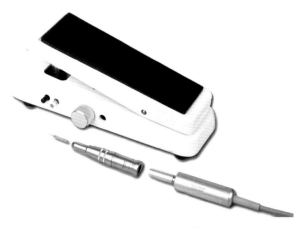

图 52B.26　Devroye 设备

弧度的摆动钻孔（关于较新的 FUE 装置的完整描述，另见第 67 章：FUE 新系统与方法）[18]。

Trivellini Mamba 设备：该设备允许在提取过程中对旋转分离、振动和其他运动进行多相控制。它将钻取过程分为三个步骤，钻头运动的参数会在每个步骤的特定时间发生改变。该设备有"轻度"吸力可用于提升移植体，并且有自动控制模式。该设备可以自动或在踏板控制模式下工作。

Umar U 形移植装置：该装置可使用踏板调节的钻头旋转参数。同时该装置有集成的术野冲洗系统，也可以通过脚踏板来控制。

52B.7.2　抽吸辅助装置

抽吸辅助装置：这是电动旋转钻取装置，有一个锋利的提取头安装在直角机械臂上[19]。在此技术中，提取头同时使用负压和正压。这项技术要求较深的切口，可以松动移植体以便从供区抽吸，或者使用镊子取出移植体。市场上有多种抽吸辅助装置，如 smartgraft 和 neograft（▶图 52B.27；详见第 65 章）[3]。

负压：这允许外科医生轻柔地将移植体向上拉入收集室，同时保持手术区域无血液。

正压：用于将移植体插入受区。

52B.7.3　机器人设备

ARTAS 系统：由 Restoration Robotics 开发的机器人 FUE 设备（▶图 52B.28 和 ▶图 52B.29）[14]。该设备的使用包括两个步骤，先用一个 V 形锐针提取头刺入皮肤，然后用一个钝的提取头继续旋转以游离移植体。这是一个自动化系统，可根据医生

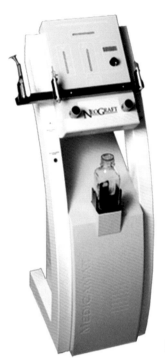

图 52B.27　Neograft

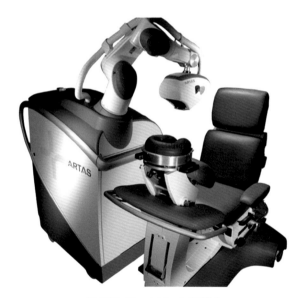

图 52B.28　ARTAS 机器人

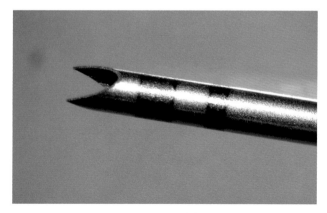

图 52B.29　ARTAS 锐性的环钻

输入的数据评估毛囊单位密度、头发角度和提取角度。该设备能够建议目标单位并将系统与正确的解剖方向对齐。提取过程中使用张紧装置（也由 Restoration Robotics 开发），并用镊子拔取移植体（参见第 66 章）[20]。

52B.7.4 手动提取手柄

手动手柄（▶图 52B.30）：手柄是握住和控制手动环钻的工具[21]。Versi Handle 和 CIT 手动提取手柄常用于手动 FUE 技术。CIT 手动手柄具有内置的可调深度控制装置。

52B.8 FUE 环钻相关术语

以下是一些与 FUE 环钻相关的术语（详见第 54 章）。

管形环钻（▶图 52B.31）：这些通常是由不锈钢制成的圆柱形环钻。氮化钛（TiN）等涂层可以添加到尖端，从而提高锐针的使用寿命。TiN 涂层使提取头呈现特有的金色[4, 6]。环钻有各种尺寸

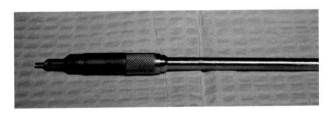

图 52B.30 Versi 手柄和 CIT 手柄

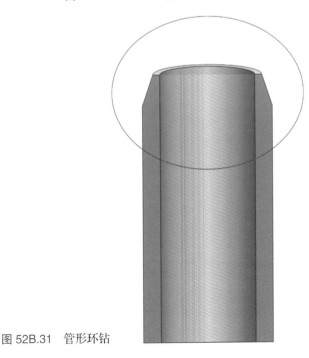

图 52B.31 管形环钻

（▶图 52B.32）。

锐针：该环钻有一个锋利的前向切割刃。

锯齿状锐利环钻（也称为波状或三波环钻）：这些环钻具有锯齿状切割刃，与皮肤有多个接触点。

花瓣状锐利环钻（Cole 设备；图 52B.33）：这是一个薄壁锐针，带有锯齿状尖端，减少了与皮肤的接触点。减少皮肤接触可以减少刺穿皮肤所需的力，因为它减少了与皮肤接触相关的摩擦力[6, 22]。

钝性环钻（▶图 52B.34）：它有一个不锋利的圆形前表面，用于钝性分离。为了切割表皮，需要快速旋转。

扁平环钻：这是钝性环钻的一个子类型，它有一个角，有助于促进初始穿透表皮，然后进行钝性剥离。

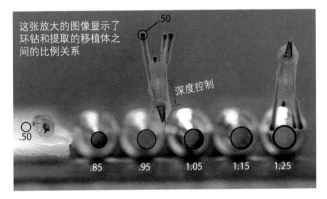

图 52B.32 不同的环钻直径

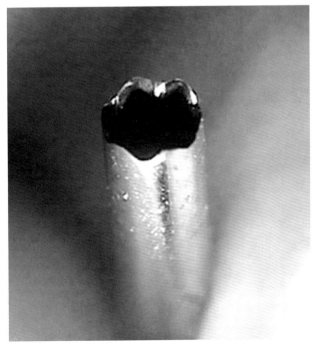

图 52B.33 带锯齿的锐针

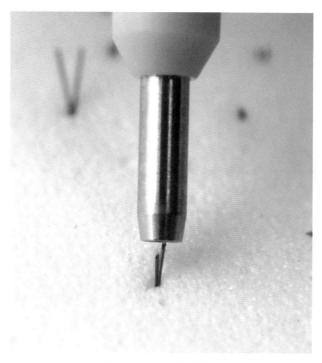

图 52B.34　钝针的设计

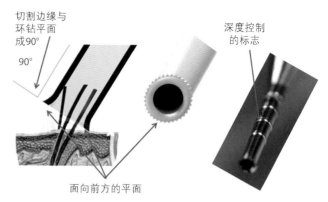

图 52B.35　混合型环钻插入

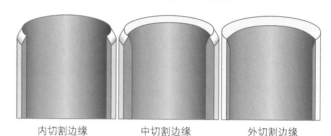

内切割边缘　　　中切割边缘　　　外切割边缘

图 52B.36　不同的切割边缘位置

混合型环钻（▶图 52B.35）：该术语目前指的是带斜面的锋利切割刃的环钻[4,6]。

既可以像钝性环钻一样防止横切以保护移植体，同时仍保持锐利的切割。

环钻外径：从环钻一侧外表面到另一侧外表面的测量值。

环钻内径：从环钻一侧内表面到另一侧内表面的测量值。

切割刃直径（▶图 52B.36）：从位于提取头一侧的斜面端点（环钻的切割部分）到另一侧斜面端点的测量值[4,6]。

内斜面（也称为外径环钻）：切割刃可以根据斜面的位置来确定。例如，切割刃直径等于具有内斜面的环钻的外径。

外斜面（也称为内径环钻）：这些环钻的切割刃直径等于内径。目前，内径是使用最广泛的提取头分类标准；但是，这不是正确的测量方法。内径可能会产生误导，因为多种环钻可能在切割刃处具有较大的外径，但在环钻主体处具有较窄的直径。提取头制造商使用的更合适的测量方法是切割刃直径[4,6]。

中心斜面（也称中径环钻）：刃口直径介于内外径之间。对于这些类型的提取头，刃口位置可能并不总是正好在中间。

52B.9　用于和提取过程中质量控制的指标

以下参数和测量数据可用于 FUE 术中的质量控制、供区管理和规划。这些参数可让医生充分评估他们的工作质量。要评估提取的质量，必须使用放大设备或显微镜来帮助观察、计数和记录以下内容。

供区计算密度（每个毛囊组的毛发数量）：这是通过将供区中发现的毛囊数量除以同一区域中的毛囊单位数量来确定的。皮肤镜或毛发镜有助于对这些毛囊进行计数。

完整的移植体（▶图 52B.37）：这些包含完整的、未受损伤的终末毛囊以及完整的附属结构，例如漏斗部、峡部和毛球。还可以计算可移植和不可移植的移植体数量。

部分横断的移植体（▶图 52B.38）：这些移植体包含一个或多个横断的毛囊以及一些完整的毛囊。

完全横断的移植体（▶图 52B.39）：这些移植体中不包含完整的毛囊，所有毛囊都在一定程度上被截断[5,6]。

提取的移植体总数：包括可用于移植的移植体和不可用于移植的移植体数量[6]。

可用于移植的移植体总数：包含可移植的完整移植体或部分横断移植体的总数。

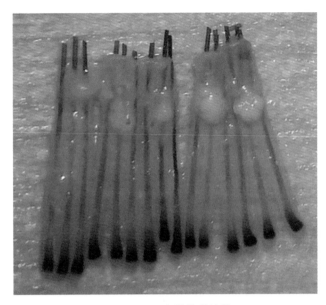

图 52B.37　完整的移植体

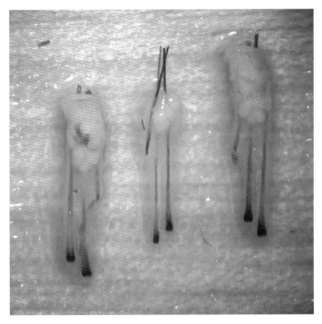

图 52B.38　部分横断的移植体

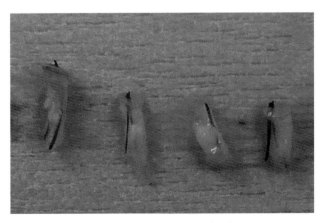

图 52B.39　完全横断的移植体

不能用于毛发移植的移植体：包括帽状离断、空毛囊和完全横断的毛囊。

不可用于毛发移植的移植体总数：提取的移植体总数与可用于移植的移植体数之间的差值。

52B.9.1　横断率

部分横断移植体率（也称为部分横断率［PTR］）：通过将部分横断的移植体数量除以提取的移植体数量来计算[5]：

$$PTR=\frac{部分横断移植体的数量}{提取的移植体总数}$$

完全横断移植体率（也称为完全横断率［TTR］）：通过将完全横断的移植体总数除以提取的移植体总数来计算[5]：

$$TTR=\frac{完全横断的移植体总数}{提取的移植体总数}$$

移植体横断率（GTR）：通过将包含一个或多个横断毛囊（部分横断＋完全横断）的移植体数量除以提取的移植体总数来计算[5]：

$$GTR=\frac{横断移植体的数量（部分＋完全）}{提取的移植体总数}$$

毛囊横断率（也称为横断率、FTR 或 TR）：这可以通过将横断毛囊的数量除以提取的毛囊总数（完整＋横断）[5]来计算：

$$FTR=\frac{横断毛囊总数}{提取的毛囊总数（完整＋横断）}$$

52B.9.2　与受损或无法使用的移植体相关的其他比率

埋藏的移植体：在用圆形环钻进行提取时，移植体可能被推动，留在皮肤表面下。

空移植体：这些是由于在秃发区域提取而获得的缺少毛囊的皮肤移植体[5,6]。

缺失移植体（MG）：在手术过程中任何出错的移植体，包括完整的、完全横断的、部分横断的、加盖的、掩埋的或空的移植体。MG 的数量可以通过从提取次数中减去可用于毛发移植的移植体数量和不可用于毛发移植的移植体数量来计算：

MG= 环钻提取总次数 −（可用的移植体数量 + 不可用于毛发移植的移植体数量）

移植体缺失率（MGR）：也可以通过将 MG 的数量除以提取的次数来计算[5,6]：

$$MGR = \frac{缺失移植体}{提取总次数}$$

损坏的移植体：由于在拉拽过程中施加过大的力而损坏或断裂的毛囊。

移植体损坏率（BGR）：通过将破损的毛囊总数除以提取的毛囊总数来计算：

$$BRF = \frac{破损的毛囊总数}{提取的毛囊总数}$$

受挤压的移植体：由于在提取过程中施加过大的力，这些移植体有一个或多个毛球部受伤或受挤压。

毛囊受挤压率（CFR）：通过将受挤压的毛囊总数除以提取的毛囊总数来计算，并用作拉动过程中创伤的质量测量：

$$CFR = \frac{受挤压的毛囊总数}{提取的毛囊总数}$$

毛囊被削率（PFR）：通过将被削毛囊的数量除以提取的毛囊总数（完整 + 横断）计算[5,6]。提取过程中也可能出现脱鞘或被削：

$$PFR = \frac{被削毛囊的数量}{提取的毛囊总数（完整 + 横断）}$$

52B.9.3 总体评估

每个移植体的预期毛囊数（CFGE）：通过将提取的完整毛囊数量加横断的毛囊数量除以可用于移植的移植体总数加完全横断的移植体数量来计算[5,6]：

$$CFGE = \frac{完整毛囊数 + 提取的横断毛囊数}{可用于移植的移植体总数 + 完全横断的移植体数量}$$

每个移植体的实际毛囊数（CFGA）：通过将提取的完整毛囊数除以可用于移植的提取移植体数加完全横断的移植体总数来计算[5,6]：

$$CFGA = \frac{完整毛囊}{可用于移植的移植体总数 + 完全横断的移植体数量}$$

参 考 文 献

[1] Jimenez F, Shiell RC. The Okuda papers: an extraordinary—but unfortunately unrecognized—piece of work that could have changed the history of hair transplantation. Exp Dermatol. 2015; 24(3): 185−186

[2] Harris JA. History of FUE: a retrospective. In: Lam SM, Williams Jr KL, eds. Hair Transplant 360: Follicular Unit Extraction (FUE). New Delhi: Jaypee Brothers Medical Publishers (P) LTD; 2016: 5−14

[3] Lorenzo J, Devroye JM, True RH, Cole JP. Standardization of the terminology used in FUE: part I. Hair Transpl Forum Int. 2013; 23(5): 165−168

[4] Cole J, Devroye JM, Lorenzo J, True R. Standardization of the terminology used in FUE: part II. Hair Transpl Forum Int. 2013; 23(6): 210−212

[5] Cole J, Devroye JM, Lorenzo J, True R. Standardization of the terminology used in FUE: Part III. Hair Transpl Forum Int. 2014; 24(3): 93−94

[6] Mohebi P. FUE terminology. In: Lam SL, Williams KL Jr, eds. Hair Transplant 360: Follicular Unit Extraction (FUE). New Delhi: Jaypee Brothers Medical Publishers (P) LTD; 2016: 15−36

[7] Headington JT. Transverse microscopic anatomy of the human scalp. A basis for a morphometric approach to disorders of the hair follicle. Arch Dermatol. 1984; 120(4): 449−456

[8] Beehner ML. Comparison of survival of FU grafts trimmed chubby, medium and skeletonized. Hair Transpl Forum Int. 2010; 20(1): 1, 6

[9] Rassman WR, Bernstein RM, McClellan R, Jones R, Worton E, Uyttendaele H. Follicular unit extraction: minimally invasive surgery for hair transplantation. Dermatol Surg. 2002; 28(8): 720−728

[10] Cole JP, Wolf BR. Why FUT and FUE are inaccurate technical terms. Hair Transpl Forum Int. 2014; 24(4): 138−140

[11] Cole JP. Status of individual follicular group harvesting. Hair Transpl Forum Int. 2009; 19(1): 20−24

[12] Harris JA. New methodology and instrumentation for follicular unit extraction: lower follicle transection rates and expanded patient candidacy. Dermatol Surg. 2006; 32(1): 56−61, discussion 61−62

[13] Ng B. Powered blunt dissection with the SAFE system for FUE (part 1). Hair Transpl Forum Int. 2010; 20(6): 188−189

[14] Gupta AK, Lyons DCA, Daigle D, Harris JA. Surgical hair restoration and the advent of a robotic-assisted extraction device. Skinmed. 2014; 12(4): 213−216

[15] True RH. The beard issue. Hair Transpl Forum Int. 2015; 25(4)−133

[16] Kumar A, Gupta S, Mohanty S, Bhargava B, Airan B. Stem cell niche is partially lost during follicular plucking: a preliminary pilot study. Int J Trichology. 2013; 5(2): 97−100

[17] Devroye J, Dua K, Williams KL, et al. FUE roundtable questions & answers. Hair Transpl Forum Int. 2016; 26(4): 138−157

[18] Devroye J, Powered FU. Extraction with the short-arc-oscillation flat punch FUE system (SFFS). Hair Transpl Forum Int. 2016; 26(4): 129−, 134−136

[19] Trivellini R. An innovation in suction assisted FUE. Hair Transpl Forum Int. 2016; 26(2): 58−59

[20] Rashid RM. Follicular unit extraction with the Artas robotic hair transplant system: an evaluation of FUE yield. Dermatol Online J. 2014; 20(4): 22341

[21] Boudjema P. New handle to improve follicular unit extraction. Hair Transpl Forum Int. 2009; 19(4): 131

[22] Cole JP. An analysis of follicular punches, mechanics, and dynamics in follicular unit extraction. Facial Plast Surg Clin North Am. 2013; 21(3): 437−447

Robert J. Dorin, Robert H. True

刘阳 译，李政 周易 审校

FUE 的利与弊

The Advantages and Disadvantages of Follicular Unit Excision

概要 在用于适当的患者，并且合理安排精确手术的情况下，毛囊单位钻取术（FUE）比毛囊单位头皮条切取术（FUT）更具有优势。有时候，这些优势是一种"相对优势"，这取决于患者的看法、期望和担忧。对一些人来说，术后留下的线性瘢痕是难以接受的，而对另一些人来说，如果能在一次手术中获得 3 000～4 000 单位毛发移植体，即使留下一条线性瘢痕也是可以接受的。然而在很多其他情况下，FUE 与 FUT 表现出的优缺点差异往往与患者的意愿无关，而是受患者供区毛囊的数量和质量影响。每种手术技术，无论是新的、旧的还是有待发明的，都有其优缺点，这取决于医生对技术的了解和掌握程度，并根据适应证恰当的选用它们才能产生最好的结果。显然，FUE 的潜在缺点也是真实存在的，对于其较高的学习成本、提取毛囊横断率和对供区的长期影响等问题仍需要继续探究。

关键词 安全供区，供区耗竭，虫蚀样瘢痕，线性瘢痕，困难学习曲线，横断，替代性体毛供体，瘢痕修复 FUE，FUE 的优点，FUE 的缺点

关键要点

- 高水平的 FUE 操作的学习曲线是很陡峭的。
- FUE 和 FUT 都有内在和外在的优缺点；外科医生的职责是明确何时以及如何有选择性地选用它们来为患者带来最好的疗效。
- 尽管 FUE 是一种创伤较小的手术，但如果操作不当，它所产生的瘢痕可能与 FUT 瘢痕一样让患者感到难以接受。
- FUE 允许外科医生利用以前 FUT 无法实现的非头皮来源的体毛作为供区。

53.1 简介

本章节将讨论 FUE 相比传统的 FUT 的优点和缺点，并假设读者对这两种手术操作具有基本的了解。与大多数手术技术一样，植发手术的效果在很大程度上取决于操作过程的精细度，以及患者的头发、头皮和皮肤的条件。相比 FUT，FUE 先天上具有明显优势。表 53.1 详细比较了 FUT 和 FUE 技术，表 53.2 列出了两者的适应证。

表 53.1　FUE 和 FUT 比较

头皮条获取	毛囊单位提取
需缝合：供区短期轻度至中度疼痛。大多数患者使用麻醉性镇痛药。一些人只使用非处方止痛药，一小部分人不使用	无需缝合：短期内供区疼痛轻微或无。大多数患者不使用任何止痛药。一些人使用非处方药，很少有人会使用麻醉镇痛药
多变的线性瘢痕	不同大小和色素沉着的点状瘢痕
即使大型手术，供区也是隐藏的	术后早期，供区完全梯段瘢痕看起来是明显的，除非是局部区域或条状区域剃发或采用不剃发技术
提取毛囊组的比例和大小由供体条带中各组的自然条件控制	外科医生在选择提取的毛囊组方面有更大的灵活性
在经验丰富的人手中，在多达 4 000 个或更多毛囊单位移植手术中，移植物存活率可超过 95%	在经验丰富的人手中，在多达 2 500 个或更多毛囊单位的移植手术中，移植物存活率可超过 95%
最高效的移植物获取方法	获取效率较低
供区仅限于头皮	能应用于头皮和非头皮供区
每个移植毛囊单位价格较低	每个移植毛囊单位价格较高

表 53.2　FUE 和 FUT 的适应证

FUT 适用于：	FUE 适用于：
• 需要大量毛囊进行治疗 • 患者希望在一次手术中获得尽可能多的毛发 • 患者不希望或不打算留短发，也不关心线性瘢痕 • 患者不想为了手术剃掉头发 • 成本费用是一个主要问题 • 已存在可被去除的供区瘢痕	• 患者希望术后疼痛最小 • 头皮缺乏弹性 • 患者希望尽快恢复正常运动 • 患者想把头发剪得很短，不想留下线状的瘢痕 • 患者因之前头皮条切取术而出现供区愈合问题 • 老式较大的毛囊移植物需要削薄 • 需要提取体毛 • 发际线或眉毛需要选择较细的头发 • 患者有增生性瘢痕或瘢痕疙瘩史 • 修复宽条状瘢痕 • 患者供区毛发密度低

53.2　FUE 的优点

53.2.1　无线性瘢痕

　　FUE 的一个主要优势是它不会像 FUT 那样在获取供区毛囊时产生线性瘢痕（▶图 53.1），这也是 FUE 被发明发展的主要原因之一。相对应的，它会留下小的点状、浅白色的瘢痕，其大小取决于多种因素，包括提取针的大小和进针角度、皮肤颜色和特性等。一般来说，长度 1 cm 的头发就可以很好地隐藏一个较小的线性 FUT 瘢痕（1～2 mm），但短于这个长度的头发时，瘢痕就会变得明显。相比之下，操作恰当的 FUE（在适当的供区皮肤管理下），即使有一些点状瘢痕，在头发长度小于 1 cm 时也不太明显，并且即使可以被注意到，也不会在美观性上造成太大影响（▶图 53.2）。

53.2.2　更便捷的术后过程（时间更短，痛苦更少，限制更少）

　　一般来说，FUE 患者术后供区恢复更容易、更快，主要表现为愈合快、疼痛小且行动限制少。FUE 通常对供区部位产生的创伤较小，因此术后所需恢复的时间更短。相比 FUT，FUE 术后无线性伤口的特性使得患者能更快地恢复高强度运动。此外，FUE 术后不需要复诊拆除缝线。不需要限制运动或颈部运动来防止产生张力而导致瘢痕增宽。通常只有在控制疼痛的时候才需要服用一些非处方的非甾体类抗炎药（NSAIDs）。

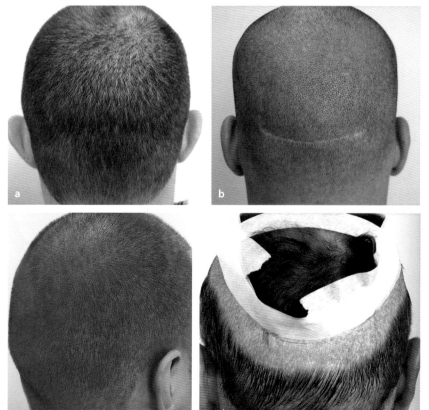

图 53.1　比较 FUT 和 FUE 术后瘢痕。a. 使用隐藏式缝合的 FUT 术后 6 个月。b. FUT 术后一年剃发外观。c. 2 000 单位供区剃发 FUE 术后 2 个月。d. 2 400 单位FUE 术后 2 年

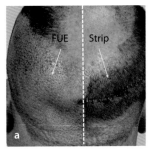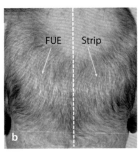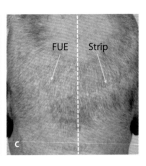

图 53.2 同一患者不同头发长度的 FUE 与 FUT 术后供区外观。（左边是 FUE，右边是 FUT）a. 术后即刻。b. 术后 1 年，毛发长略大于 1 cm。c. 术后 1 年，剃发

53.2.3 FUE 可以与 FUT 联合及提取非头皮来源的毛发来扩大供区毛囊供应

满足患者对毛发覆盖范围和密度的期望是毛发移植最重要的目标之一。这个目标与患者自身供区能获取的毛囊移植体总量直接相关。FUE 手术通过两种方式扩大了患者供区毛囊的供应，这将在后面讨论。

■ 与 FUT 联合使用扩大供区毛囊的供应

在 FUT 手术的某些时候，当供区毛囊数量下降和头皮松弛度下降到一定程度就不能再继续采取头皮条剥离。在这种情况下，FUE 可用于扩大供区供应。FUE 可以从带状切口上方和下方采集额外的毛发，通常可以获得 1 000～2 000 多个移植物，而不会对供体区域的美观造成不利影响。此外，FUE 和 FUT 可以在同一手术中结合使用，以增加单次手术中收获的移植体总数。这就是在 2008 年由 True 医生首次提出的所谓的 FUT 和 FUE 联合手术。此后，Crisostomo 医生和 Tsilosani 医生对该技术进行了广泛的展示和讨论（►图 53.3；参见本书 74 章）[1,2]。

虽然还没有被普遍接受，但也有外科医生认为冒险使用 FUE 提取超出传统安全供体区域范围的毛囊，以增加供体移植体的数量是可行的，并可减轻我们所说的"光环效应"，即未经手术提取的毛发区域紧邻着手术后密度较低的头皮安全供区，从而形成明显的边界[3]。

■ 使用 FUE 提取非头皮来源的供区毛发

有了 FUE，以前被传统 FUT 限制的替代性供区现在可以用来增加供区毛囊供应。来源于胡须、胸部、甚至四肢、背部和阴部的毛发都可以考虑使用（参见本书第 68 章和第 69 章）[4-7]。根据具体情况，这些替代性供区来源可用于移植头皮或其他

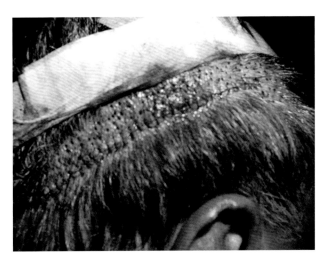

图 53.3 FUE 和 FUT

需要的受体区域，如胡须和眉毛（►图 53.4）[8]。

53.2.4 应用于修复案例中

FUE 可用于修复手术，而 FUT 则无法做到。这是一种极好的方法，可以选择性地移除和重新利用外观不自然的旧的毛囊移植体，或不恰当地移植在错误的受区或种植角度不正确的 FUT 毛囊移植体。与线性切除相比，这些可以重新提取并重新移植为更自然的毛囊单位结构，且几乎不会在头皮上留下瘢痕。此外，FUE 可从头皮和前面提到的多个次要来源中获取毛囊，并移植到以前 FUT 手术或任何其他美容操作或创伤造成的陈旧难看的瘢痕表面，而不会在此过程中产生额外的线性瘢痕，这极大地美化了供区的外观。

53.2.5 应用于紧绷的头皮

FUE 也提供了一种替代方法，对于由于头皮弹性有限而导致头皮紧绷的患者，以及愈合后瘢痕比正常更宽大（肥大或瘢痕疙瘩）的患者，FUE 可能是比 FUT 更好的选择[9]。

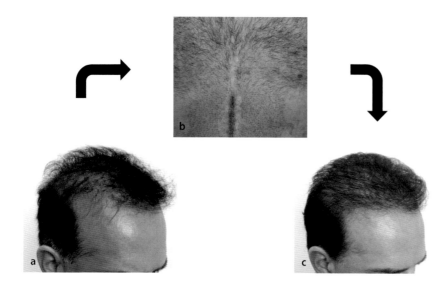

图 53.4 体毛移植到头皮上的 FUE。a. 在 FUE 术前不自然的原有的簇状移植体。b. 取自躯干前部的 FUE 移植物。c. 躯干毛发覆盖头皮达到自然外观

53.3 FUE 的缺点

53.3.1 使用"安全供区"外的供体毛囊

虽然 FUE 的主要优点是它不会产生线性瘢痕，但其优势的前提是在特定的手术过程中提取特定区域内 1/5 ~ 1/3 的毛囊单位，同时留下剩余的毛囊单位。这似乎表明，FUE 需要更大的供区来获取类似数量的优质移植体，而传统的 FUT 头皮条切取的范围则无需超过给定的供区[10-12]。在需要较大量移植体进行治疗时，这种情况就更明显，并且对于未来需要多次 FUE 手术的同一名患者来说，操作起来更加具有挑战性。这说明了在 Walter Unger 多年前研究并称之为安全供区（SDA）的有限范围内获得供体毛囊的困难性[12, 13]。这当然引起了争议，当使用 FUE 而不联合 FUT 时，若需获得大量移植体，是否应该超出这些安全供区边界。Unger 医生坚定地认为要遵守安全供区的界限[12]。与此同时，FUE 的强烈支持者认为，在使用 FUE 时，从这些公认的安全供区之外获取毛囊十分必要，以达到所需的移植体数量，并避免供区范围内低密度的"窗口"效应。

53.3.2 提取毛囊需供区剃短发

操作大型 FUE 手术的另一个缺点是通常需要完全剃除供区的头发（有一个例外将在后面讨论）。这可能是一个重要的美学问题，因为术后供区需要遮盖 10 天或更长时间。因此，相比 FUT，术前剃发的供区在 FUE 术后，其病理外观看起来会更明显（▶图 53.5）。操作者已经尝试改变剃发的范围和形状，以

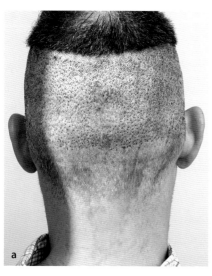
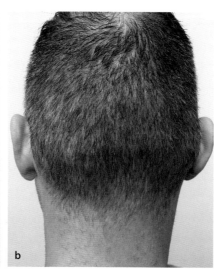

图 53.5 全剃发的 FUE。a. 术后即刻。b. 术后 8 个月

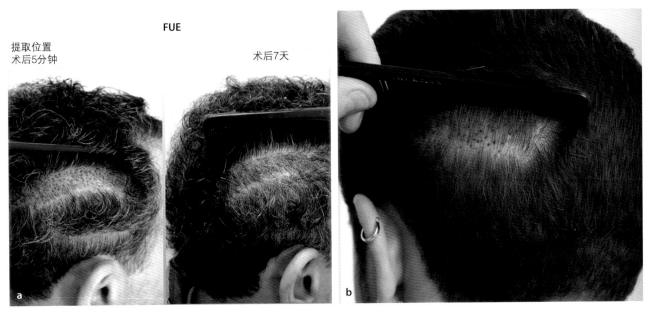

图 53.6　全剃发 FUE 的替代方案。a. 剃除局部区块或条带状毛发。b. 不剃发技术

帮助患者隐藏供区术后外观，包括剃出线性或斑块斑片状剃发区域，留下间断分布的毛发来覆盖剃发区域，以及各种不剃发的技术（►图 53.6）[13, 14]。这些方法在许多方面大大提高了提取的难度，并可能导致多种分布模式的瘢痕。如果处理不当，瘢痕外观可能会同样明显，最终令患者难以接受[10, 11, 15]。

53.3.3　过度提取的可能性 / 提取规划不当

由于规划不当，缺乏随机分散的提取模式，和（或）仅仅根据供体毛发的类型、直径和密度而提取过多的移植体，会导致供区出现虫蚀样外观，并因安全供区周围毛发的"窗口"效应而加剧，最终导致外观与线性瘢痕一样不自然和糟糕（►图 53.7）。此外，提取毛发时局限于线性头皮条内或块状剃发区域内的毛囊，可能会不成比例地提取，形成类似线性供区瘢痕的外观。为了防止这个问题，低密度的提取是必要的。

采用不剃发技术通常会降低移植体的提取率、影响移植体的质量并限制医生在一次手术中可以获得的移植体数量。这是一项艰巨的任务，需要大量的实践和专业知识才能在植发区达到与 FUT 相同的手术效果（72A：不剃发毛囊单位提取技术）。

53.3.4　需要高水平的经验技术

FUE 是一个技术上困难的手术，FUE 的横断风险通常比 FUT 高，特别对于经验不足的人来说。这

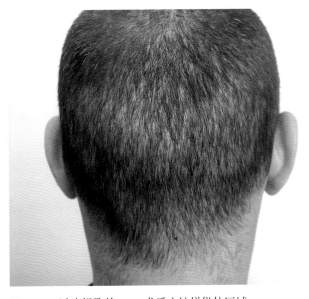

图 53.7　过度提取的 FUE 术后虫蚀样供体区域

包括完全横断的移植体率，部分横断的移植体率，以及更小的创伤，如损失部分根鞘。这引发了人们对 FUE 是否比 FUT 获取和移植的移植物产量更低的困惑和担忧[16-18]。

当一个人开始学习 FUE 时，学习曲线更高，很难获取与 FUT 质量相似的移植体。同时需要更精准的视觉和触觉来进行精细调整，以防止损坏移植体。即使获得良好的、完整的、健康的 FUE 移植体，移植体本身也比 FUT 移植体更缺乏支持性脂肪和结缔组织。因此，在显微镜下提取、检查和修剪

移植体及将移植体植入受区的过程中，移植体也更容易干燥和受挤压损伤。必须指出的是，FUE现在已经有超过15年的历史了，技术和仪器都有所发展。这使得手术中能够更容易和持续地获得包含支持组织的移植体，并且经受更少的毛囊体外处理。最近的一项研究比较了FUE和FUT这两种手术在经验丰富的医生操作时的毛囊产量，最终结果两者相似[19]。

直到最近，人们一直假设在FUE提取过程中被横断的毛囊通常会在供区重新生长，以供日后使用。然而，随着一项研究的进行，这种观点可能会开始改变。Jean Devroye的研究表明，只有60%的被刻意横断的毛囊在5个半月后能够再生，而剩下的40%则没有再生[17]。在第二年的一项后续研究中，人们观察到了同样的结果。虽然这些研究规模较小，需要进行进一步更大规模的研究，但它们提高了人们对FUE操作时较高横断率，以及在多次手术中可能发生潜在浪费的担忧。

对头发紧密卷曲的患者（通常是非洲人种），实施FUE要困难得多，而且横断率可能更高。需要特别注意尽量减少提取钻头插入头皮的深度，而且可能需要使用直径更大的钻头[18]。然而，当用镊子夹住移植体并在不夹住毛囊顶部的情况下从头皮上拔出时，较浅的钻取深度增加了这一操作的难度。钝性钻头或钝锐结合的双针钻头可以钻取更深头皮而不易横断毛囊，使移植体在拔出过程中受创伤更小，提高移植体质量。综合考量头发紧密卷曲度、结缔组织类型和供区因素后，FUE在这些病例中并非为最佳的手术方法。

第二次手术时，在有瘢痕组织的先前FUE部位附近再次进行FUE手术比较困难，因为在不产生较大秃发间隙的情况下，可以选择的毛囊单位较少，而且当纤维瘢痕组织将毛囊从原始生长角度拉离时，毛囊的角度可能会在真皮组织深处发生改变。

53.3.5　术后疼痛

尽管FUE被鼓吹为一种最小疼痛感的植发手术，但它确实存在一些可能需要解决的问题。虽然FUE通常在供区产生更小的术后疼痛，但当神经分支无意中受到损伤时，可能会出现供区长期甚至剧烈疼痛，引起的神经炎症可持续数周至数月。有时需要在患者最疼痛的部位注射类固醇以加速神经恢复。

53.3.6　具有挑战性的人体工程学

考虑到FUE需要工作人员和医生长时间保持不适、静止的姿势，在常规操作FUE时可能产生重复性损伤。在最近的一项线上研究中，50%的受访者在操作植发手术时出现了肌肉骨骼相关症状。此外，与FUT手术相比，FUE手术后疼痛和疲劳（外科医生和工作人员）持续时间更长，甚至影响生活质量。为了缓解该问题，要特别注意身体姿势，使用符合人体工学的特制椅子，并注意经常休息。

53.3.7　操作毛发移植手术的未经培训/无执照人员增加

FUE的广泛使用无形中增加了从事外科手术的无证人员，并无意中模糊了谁有资质操作植发手术的这一界限。通常情况下，在进行毛发移植手术方面几乎没有经验的医生，会聘请独立的技术人员团队来操作整个毛发移植手术。这引起了人们对手术规划、设计、低毛发存活率及安全性的担忧，同时也降低了整个行业的标准。

参 考 文 献

［1］　Tsilosani A. Expanding graft numbers combining strip and FUE in the same session. Hair Transpl Forum Int. 2010; 21(3): 121-123

［2］　True R. Extending donor supply through FUE. The 4th Scientific Meeting of the Brazilian Association of Hair Restoration Surgery, Belo Horizonte, Brazil, August 18-21, 2010

［3］　Cole JP. A strong proponent of FUE. Hair Transpl Forum Int. 2011. Nov/Dec

［4］　Umar S. Use of body hair and beard hair in hair restoration. Facial Plast Surg Clin North Am. 2013; 21(3): 469-477

［5］　Poswal A. Use of body and beard donor hair in surgical treatment of androgenic alopecia. Indian J Plast Surg. 2013; 46(1): 117-120

［6］　True R. Torso to scalp hair transplantation. World Congress of the International Society of Hair Restoration Surgeons, San Diego, CA, October 2006

［7］　True R. FUE from body and beard. In: Lam S, Williams K, eds. Hair Transplant 360. Vol. 4. New Delhi: Jaypee Brothers Medical Publishers; 2015

［8］　True R. Harvesting follicular units from the body for scalp repair chapter 24. In Lam, S. ed. Hair Transplant 360. Vol. 3. New Delhi: Jaypee Brothers Medical Publishers; 2014

［9］　Unger WP. Commentary of conventional FUE. In: Unger WP, Shapiro R, Unger R, Unger M, eds. Hair Transplantation. 5th ed. London:

Informa Healthcare; 2010

[10] Knudsen R, Harris J. Controversies: FUE and Donor Depletion: The risk of overharvesting with FUE. Hair Transplant Forum International. 2013; 23(3): 86-93

[11] Marzola M. Controversies: FUE and donor depletion: Donor area overharvesting FUE/FUT Hair Transplant Forum International 2013; 23 (3:) 92-93

[12] Unger WP. History repeating itself? Hair Transplant Forum International 2013; 23(5): 177-178

[13] Cole JP, Wolf BR. Cyberspace Chat: The Safe Donor Area (SDA) Hair Transplant Forum International 2014; 24(2): 62-63

[14] Cole JP. State of the art FUE: advanced non-shaven technique. Hair Transpl Forum Int. 2014; 24(5): 1-9

[15] Harris JA. The risk of overharvesting with FUE. Hair Transpl Forum Int. 2013; 23: 86-87

[16] Kim DY, Choi JP, Hwang YJ, Kim HS. Hidden transection of follicular unit extraction in donor site. Dermatol Surg. 2016; 42(4): 485-488

[17] Carman T, Devroye J. How I do it: first place prize poster presentation FUE, regrowth rate of transected hair in the donor area. Hair Transpl Forum Int. 2015; 25(6): 238-239

[18] Singh MK, Avram MR. Technical considerations for follicular unit extraction in African-American hair. Dermatol Surg. 2013; 39(8): 1282-1284

[19] Josephitis D, Shapiro R. FUE vs FUT graft survival: a side-by-side study of 3 patients undergoing a routine 2,000 + graft hair transplantation study. Hair Transpl Forum Int. 2018; 28: 179-182

54

Ken Williams

樊哲祥　张佳睿　译，杨凯　审校

环钻设计
Punch Designs

概要　Okuda 和 Orentriech 在早期文献中描述的环形打孔移植技术和当今的毛囊单位钻取术（FUE）都使用圆形环钻来提取移植物。它们在尺寸、尖端锋利度和设计方面差异很大。长期以来，环钻的制造几乎没有关于其具体设计的文档。此外，制造商通常不使用现在可用的可延长 FUE 环钻寿命的高级材料。2013 年，国际毛发修复外科协会（ISHRS）成立了一个委员会，旨在标准化 FUE 中使用的语言，公布了其关于各种 FUE 设备、术语及打孔设计和形状的调查结果。FUE 环钻根据各种特征进行描述和分类，包括具体直径、切割刃的位置、由切割刃直径决定的环钻尺寸及切割刃是锋利还是钝性。最近，FUE 社区引入了各种新型的环钻和系统，拓宽了植发医生在选择用于 FUE 手术的环钻的选择范围。由于新型环钻的出现，ISHRS 和 FUE 社区将需要在某种程度上扩展或修改当前的 FUE 环钻类别。本章和第 67 章将介绍一些较新的环钻和系统。

关键词　锐利环钻，钝性环钻，喇叭形环钻，开放式环钻，六角环钻，DrUPunch 卷曲环钻，混合环钻

关键要点

- 传统上，FUE 使用锐利和钝性环钻进行供区毛囊的提取。
- 讨论了几种新颖的 FUE 环钻，这些设计可以让植发医生提高毛囊获取率并降低移植物横断率。
- 移植物质量的提高对于成功提取毛囊和提升美容效果至关重要。

54.1　简介

环钻是 FUE 的一个基本组成部分。手术医生必须充分了解环钻的组成、各种设计、切割刃的性质和位置、环钻直径的准确确定及不同环钻设计的优缺点。虽然进行 FUE 手术的基本原则是相同的，但环钻设计和特性的变化会影响技术和手术细节及手术的成功。长期以来，环钻的制造几乎没有关于其具体设计的文档。此外，很多时候，制造商没有使用现在可以延长 FUE 环钻寿命和磨损的高级材料。

2013 年，国际毛发修复外科协会（ISHRS）成立了一个委员会，旨在标准化 FUE 中使用的语言，公布了其关于各种 FUE 设备、术语及环钻设计和形状的调查结果[1]。FUE 环钻根据各种特征进行描述和分类，包括以下内容：

（1）具体直径：内腔、外壁和切割刃（表 54.1）。

（2）切割刃位置：带外切割刃的内斜角、带内切割刃的外斜角和带中间切割刃的中斜角（表 54.2）。

（3）环钻尺寸：由其刃口直径决定（表 54.3）。

（4）切割刃的锋利度：锐性与钝性（表 54.4）。

虽然没有得到普遍认可，但对环钻类型进行广泛分类的另一种方法如下：

（1）首先出现的是传统的锐利环钻，它的主要特征是内壁和外壁的交界处形成一个向前的锋利刃口。

表 54.1　环钻按直径分类

环钻的外径	环钻一侧外表面到对侧外表面的长度
环钻的内径	环钻一侧内表面到对侧内表面的长度
环钻切割刃的直径	从环钻一侧切割刃尖端到对侧切割刃尖端的长度

表 54.2　环钻按切割刃位置分类

外径环钻（外斜面环钻）	切割刃在管壁的外斜面
中间径环钻（中间斜面环钻）	切割刃在管壁的中间
内径环钻（内斜面环钻）	切割刃在管壁的内斜面

切割刃可以不设计在环钻管壁的正中央

表 54.3　环钻按切割刃位置的直径分类

小	切割刃位置的直径 ≤ 0.8 mm
中等	切割刃位置的直径 0.8 ～ 1.0 mm
大	切割刃位置的直径 ≥ 1.0 mm

表 54.4　环钻按切割边缘的锋利程度分类

锋利	环钻有锋利的切割刃
钝性	环钻有钝的切割刃

（2）然后出现了最初的钝性环钻，它有一个厚的、圆形的、前向的表面，并使用钝性分离来分离组织（即 Harris SAFE 系统环钻）。

（3）接下来，扁平环钻从钝性环钻演变而来，其主要特征是夹在平滑内侧缘和垂直于环钻轴线的锋利外侧缘之间的"平坦"表面（即 Harris 六角形环钻、Devroye 喇叭形 / 旋风 – 混合环钻、Duas 管形环钻）。这些扁平环钻最早被正式称为混合环钻，因为它们结合了锐利环钻和钝性环钻的特性。如同锋利的环钻，外刃轻松切开表皮；同时，像钝性环钻一样，平坦的表面可以防止在深层时损伤移植物。

（4）最近开发了新的锐利环钻，其主要特征是更侧向的锋利切割刃（即 Trivellini 边缘切刃和喇叭形环钻，Umar 智能环钻）。与混合扁平环钻类似，这些新型的锐利环钻具有容易破皮的优点，同时比传统锐利环钻更能防止移植物横断。出于这个原因，一些人也将这些新型的锐利环钻称为混合环钻。

混合扁平环钻和横向锐利环钻都比原来的前向锐利环钻有了显著改进。然而，锋利的环钻和扁平的环钻具有不同的物理特性和作用机制。此外，从历史的角度来看，混合一词最早起源于描述混合扁平环钻。因此，目前对于将它们归为同一个通用术语"混合"而没有限定词存在一些争议。一种可能的解决方案是在讨论特定环钻时使用更具体的术语"混合扁平环钻"或"混合锐利环钻"。

应该提到的是，具体的 FUE 技术不仅仅涉及使用的环钻。它还包括多个其他因素，例如：所用电机的特性、旋转类型、吸力、冲洗、深度控制等。这些变量同样重要，并且与环钻设计共同构成了整个系统。虽然内容有所交叉，但本章将更多地关注环钻设计，而其他章节将更多地关注其他因素。

54.2　环钻的组成

对于评估 FUE 环钻的植发医生来说，不锈钢类型、磨损、韧性、热处理、钝化和环钻表面处理的特性很重要。这些因素决定了质量和抗钝化性。抗钝化确实会影响毛囊横断和收获率。理想的环钻应该坚硬，具有良好的抗拉强度，并且耐磨损。它们需要承受磨损和腐蚀。它们需要能够承受应力或压力下的碎裂和开裂。这些特性由制造工艺、合金元素含量、碳含量、杂质含量等决定。

可能用于制造 FUE 环钻的钢材类型根据其化学成分分为四组：

工具钢：含有钨、钼、钴和钒。

不锈钢类型：奥氏体、铁素体和马氏体。

碳钢：低碳、中碳和高碳。

合金钢：锰、硅、镍、钛、铜、铬、铝。

不锈钢是环钻最常用的材料。根据世界钢铁协会的资料，目前有超过 3 500 种不同等级的钢材，他们具有独特的物理、化学和环境特性。笔者认为 400 系列中的不锈钢是用于 FUE 环钻和医疗设备的优良可热处理钢。众所周知，400 系列具有高度耐腐蚀和耐热性。

环钻的热处理或回火在制造过程中是标准化的，并且可以增加材料的强度。如果环钻未经热处理，它可能会变形并且不能用于后续的 FUE 手术。但是并非所有不锈钢都可以进行热处理。热处理钢需要对金属进行适当的受控加热和（或）冷却，以改变其物理和机械性能。

钝化是减少不锈钢对人体组织潜在腐蚀影响的重要步骤。钝化是将环钻放入酸浴中以去除表面氧化薄膜的过程。化学过程消除了环钻表面的"游离铁"颗粒，降低了腐蚀的可能性。一些环钻制造商用电抛光作替代。

将氮化钛（TiN）或碳氮化钛作为涂层对环钻进行表面处理可延长环钻的使用寿命。TiN 是惰性、无毒且异常坚硬的陶瓷材料。在环钻表面涂一层

TiN 可以硬化并保护环钻的切割表面。TiN 涂层的应用通常可将刀具寿命延长 5～7 倍，并且不会被腐蚀。

54.3 环钻的一般特性

通常，大多数环钻是具有内壁和外壁的空心圆柱体。它们有一个轴和包含切割刃的尖端（▶图 54.1）。环钻的设计和尖端可能因许多因素而存在差异，包括内壁和外壁直径、斜角方向、尖端形状的修改（喇叭形、锯齿形、开槽等）、内壁的修改（纹理、弯曲等）等。不同的环钻设计赋予其不同的切割特性及以最小的损伤或者离断率获取高质量的移植物。在以下部分中，我们将讨论一些更常见和更重要的环钻设计及其特性。

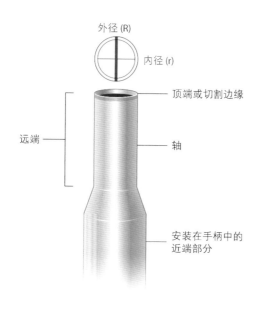

图 54.1　环钻的一般设计

外径 (R)
内径 (r)
顶端或切割边缘
远端
轴
安装在手柄中的近端部分

54.4 锐利环钻

多年来，锋利的环钻是唯一可用于 FUE 手术的环钻。传统的锐利环钻有前锋指向切割刃。当使用锐利环钻时，确定切口深度并将其限制在"完美点"的能力对于手术成功至关重要[2,3]。必须穿透足够深以将移植物与其真皮组织分开，但不能太深以致增加横断的风险。在这种情况下，最好尽可能使用最锋利的环钻。环钻越锋利，穿透表皮所需的轴向力越小，轴变形最小，从而降低横断面的风险。尽管传统的锐利环钻具有前向切割刃，但斜角可以变化（▶图 54.2）。从逻辑上讲，切割边缘

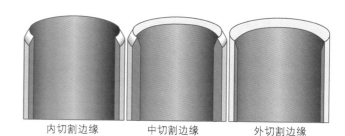

图 54.2　具有不同斜面的锐利环钻的刃口。带有外侧切割刃的内侧斜面造成的横断率可能最低

内切割边缘　　中切割边缘　　外切割边缘

距离移植物最远的内部斜面不容易横断毛囊。多年来，已经对锐利环钻进行了改进，以试图提高性能并减少横断率。示例包括用于增加锋利度的锯齿和用于将移植物拉入打孔腔的纹理。在 Umar 医生设计的 UPunch 中可以看到对锐利环钻的另一种修改，它在锋利边缘下方的外壁上增加了一个凹面，以潜在地减小伤口尺寸。环钻尺寸是另一个可以变化的因素，根据情况（移植物尺寸、直径和卷曲）选择正确尺寸的环钻很重要。

长期以来，确定来自不同制造商的锐利环钻的确切尺寸和设计一直不准确。制造商在定义打孔尺寸的方式上不一致。有的测量内径，有的测量外径。此外，很少有文件记录壁厚、斜角类型或切割刃的位置。这导致了混乱和不准确，尤其是在尝试评估和比较技术时。

需要一个更加标准化的分类系统，2013 年 ISHRS FUE 委员会制定了一个系统，总结如下：

直径定义：内径是环钻内壁之间的距离。外径是环钻外壁之间的距离。切割刃直径是切割刃之间的距离（表 54.1）。

斜角类型和切割刃位置：切割刃位置由斜角决定。斜角类型包括外斜角、中间斜角和内斜角。外部斜面形成内部切割刃，内部斜面形成外部切割刃。双斜面将切割刃置于管壁中间（表 54.2）。

环钻尺寸：按照惯例，环钻尺寸被认为是环钻的切割刃直径。环钻小于 0.7 mm 被认为是小的，0.8～1.0 mm 的环钻被认为是中等的，大于 1.0 mm 的环钻被认为是大的（表 54.3）。

切割刃的锋利度：切割刃是锋利的还是钝的（表 54.4）。

当今使用的最流行的锐利环钻具有内部斜角（外侧切割刃）并且壁薄以增加锋利度和减小切割直径。

到目前为止，由于易用性高、转速快和学习曲线更快，如今大多数医生都使用机械化的 FUE 机器。尽管如此，仍然有医生更喜欢手动 FUE 技术，尤其是在需要更多技巧的情况下（见第 62 章）。手动技术仅限于直接线性切口或手指控制的振荡，这两者都使破皮更加困难。因此，具有连续圆形边缘的非常薄的锯齿形环钻因其出色的锋利度和易于破皮而成为首选。然而，偶尔会有对手动锐利环钻的独特修改，以试图改善结果。下面描述了一些：

Rassman 医生设计的皇冠环钻：这种环钻的尖端不是连续的圆形锐边，而是分成多个尖头（类似于皇冠）。减少的表面积和尖锐点可以使破皮更容易并保护移植物免于横断（▶图 54.3a）。

Oztan 医生设计的分叉环钻：这种手动环钻有两个锋利的分叉边缘，其中一个边缘比另一个稍长。这种设计对体毛提取特别有用，这些地方的毛发与皮肤成锐角、皮肤容易移动，会导致冲头滑动、皮肤凹陷和横断。为了防止滑动，环钻较长的边缘先进入皮肤将其固定到位，随后环钻通过摆动运动进入真皮。使用牵引以防止不完全的初始刻痕、凹痕或不齐很重要。环钻直径尺寸范围为 0.7～0.8 mm，由 300 系列热回火钢制成（▶图 54.3b）。

由 Umar 医生设计的 UPunch 卷发环钻：这款环钻是为非洲式纹理的头发开发的，由于严重的卷曲，FUE 提取可能具有挑战性。UPunch 是一种非旋转式弯曲环钻，包含两个尖头，横跨毛囊的两侧。外缘锋利，内表面光滑。环钻首先与头发的出口角对齐。然后，钩形环钻沿着环钻尖端的一般曲线以单一弧形运动进入皮下。因此，切割轴在皮下跟踪卷曲毛囊的纵轴，从而限制横切。它具有 0.9～1.05 mm 的切割刃（▶图 54.4）。

尽管上述环钻可能在一定程度上有所帮助，但大多数医生使用现在可用的更先进的 FUE 电动系统。

54.5 钝性环钻和扁平环钻

54.5.1 早期的"圆形"钝性环钻

2000 年初，Harris 提出钝性分离可用于 FUE，并且比锐器分离具有更小的横断风险。这是一个革命性的想法，因为直到那时人们认为只有锋利的环钻才能用于提取毛发[4]。

原创手动钝性环钻：2004 年，Harris 发明了手动钝性环钻。钝头无法破皮，因此他创造了一种一端钝另一端锋利的双头环钻。他使用了一个两步系统，先用锋利的环钻破皮，然后翻转环钻（类似于接力棒），将钝的一面插入划伤的皮肤中，使用钝性分离将移植物与周围的皮下组织分开。这款环钻的尖端在横截面上看起来是圆锥形的，但在大多数文章中被描述为圆形。其有效但速度很慢（▶图 54.5）。

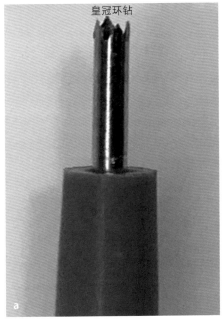
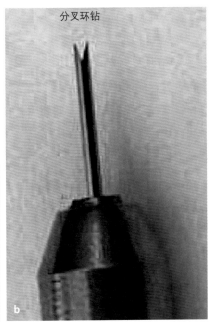

皇冠环钻

分叉环钻

图 54.3 独特的手动锐利环钻。a. Rassman "皇冠" 环钻和 b. Oztan 分叉环钻

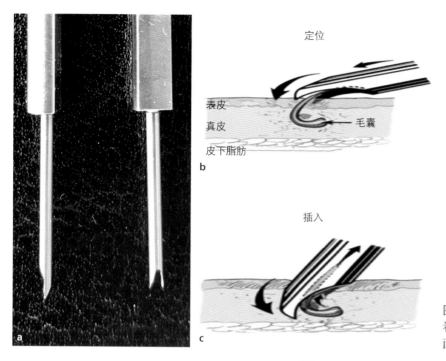

图 54.4 Umar 医生发明的针对黑种人卷曲毛发的手动锐利环钻。a. 环钻的侧面和正面观。b. 对齐阶段

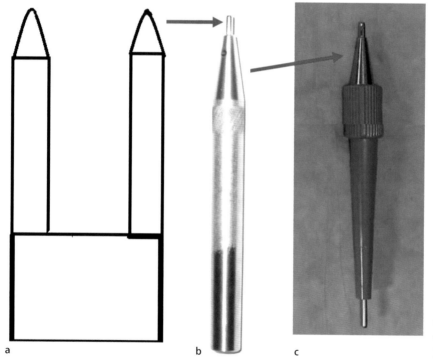

图 54.5 原始 Harris 手动钝性环钻。a. 尖端示意图。b. 钝性环钻。c. 钝性环钻插入到 1.0 miltex 锋利环钻中以形成双面环钻。

第一个机动钝性环钻［外科高级毛囊提取（SAFE）系统］：几年后，Harris 用钝性环钻创建了电动单步版本，称为 SAFE 系统。通过利用最初的高速旋转，他能够使用钝性环钻通过剪切力和钝性分离破皮。一旦破皮，使用较慢的旋转来分离密度较低的真皮。该系统比手动钝性环钻系统更快。许多医生发现电动 SAFE 系统比锋利的环钻更容易学习，并且横断率更低。此外，它们允许更深的穿透，从而获得具有更多组织的移植物，并且更容易提取。SAFE 系统钝性环钻的一个问题是它们相当宽，内径为 0.9～1.0 mm，外径较内径大 0.2 mm，为 1.1～1.2 mm。埋藏移植物的发生率也高于使用锐利环钻[2]。

54.5.2 扁平环钻

较早的带有圆形尖端的钝性环钻演变为具有方形外角或边缘的更先进和有效的扁平环钻设计。

Harris 六角形环钻：Harris 六角形环钻是第一款扁平环钻，具有一些独特的设计特点。尖端的前缘是平的，带有方形边缘（而不是圆形），使其能够以较小的力或旋转速度破皮。此外，内腔呈圆形并进行了电解抛光，以限制环钻内部的横断面。六角形环钻还有一个六角轴，可以产生皮肤振荡，这被认为有助于将毛囊与周围组织分离。有趣的是，Trivel-lini 证明振荡也有用，他使用不同的机制创造了它。这些特性允许使用比 SAFE 系统更小的环钻。六角形环钻的内径为 0.8～0.9 mm，外径为 0.9～1.0 mm（▶图 54.6）。

Devroye 扁平环钻（用于 WAW 系统）：Devroye 赞扬 Harris 医生，是他启发了他开发另一种扁平环钻。他说，在观看 Harris 医生使用他的六角形环钻

后，他意识到方形角对破皮的重要性，然后是以平坦的前表面钝性分离更深的真皮。Devroye 创建了他的初始原型环钻，方法是使用薄壁尖头环钻并磨掉尖端，以创建具有 90° 外角（或边缘）的平坦表面。这个角起到"切割刃"的作用，并且垂直于（或 90°）环钻的平面（长轴）（▶图 54.7）。90° 角比接近 120° 的六角冲角更尖锐。另一个区别是 Devroye 环钻的壁比 Hex 环钻更薄，更尖锐的角和更薄的壁相结合使得更容易破皮。这反过来允许与钝性环钻一起使用时以振荡而不是旋转（第一次）的方式进行提取[5]。

随着时间的推移，对设计进行了额外的修改以改进功能。其中包括：

添加尖端的微锯齿以提高锋利度和尖端的接合

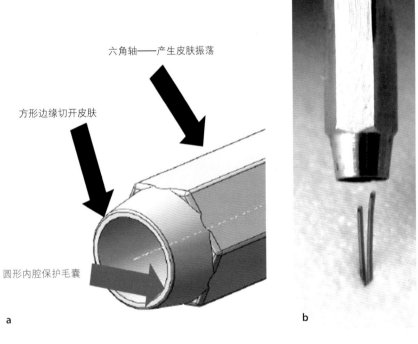

图 54.6 六角环钻。a. 设计。b. 照片

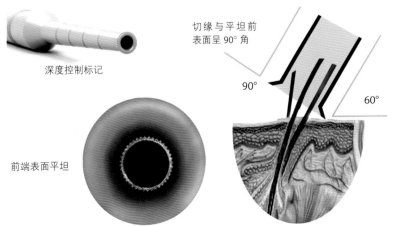

图 54.7 旋风混合环钻图示——切缘与平坦前表面呈 90° 角

能力。科尔过去曾提倡过这个想法。

增加环钻内壁的平滑度和圆度，以减少移植物进入环钻时的损坏。Harris 之前曾在他的 Hex 和 SAFE 系统的环钻中做到过这一点，但改善程度较小。

修改切割刃（角），使其通过外壁略微突出，同时仍保持平坦的前表面，切割刃与该表面成 90°（垂直）。

这种修改的目的是使切割刃稍微更锋利，从而更容易破皮。这种修改首先是通过在环钻的外斜角（切割刃）下方使外壁外翻。Devroye 医生将最初的设计称为"喇叭"形环钻，因为它类似于喇叭的形状。

根据 Devroye 医生的说法，他不久后进一步修改了他的环钻设计，以使用外壁的"倾斜"或"成角度"外翻（或变窄）来实现相同的目的。这种新设计被称为"旋风"环钻。

WAW 系统不仅仅是一种环钻，同样重要的是其使用变速振荡，首先快速破皮，然后缓慢振荡以钝性分离更深的真皮。因此，WAW 电动环钻具有改变振荡速度和调整振荡弧度的能力，是其技术的关键部分。这将在第 67 章中详细讨论。

Arthur Tykocinski 医生首先使用"混合"环钻一词来描述 Devroye 最初的环钻设计，它因兼具钝性和锐利环钻（即混合）的优点而闻名。就像锐利环钻，它可以轻易地刺破表皮；但又像钝性环钻一样，不容易发生横断，可以钻取得更深，这可以让移植物带有更多的组织而更坚韧。

54.6　复合型与新兴环钻设计

目前为止，大多数锐利环钻的特点是朝前的

刀刃。最近新兴的环钻已经设计出来，其特点是可以横向引导锋利的尖端。这些新设计的相关特征包括：① 当内部斜面接近外部切割边缘时，斜面呈现出更具渐变性的坡度；② 当斜面接近内腔时，斜面呈圆角状；③ 外壁扩张。所有这些新型的锐利环钻的特点都有助于将移植物引导到远离刀刃的内侧；这使得环钻可以轻松地穿透表皮，同时钻取得更深，在更好地保护移植物的前提下获得移植物。这些益处与前文提及的混合扁平环钻相似。从技术层面上讲，这些横向锋利的环钻不包含"扁平部分"，因此并不完全符合混合环钻一词的原型及历史定义。然而，它们能实现相同的效果。以下几节将讨论一些比较流行的新型锐利环钻。

54.6.1　Trivellini 扩口式环钻

Trivellini 扩口式锐利环钻的内部斜角设置为 30°，导致锋利的外部切割刃是横向的。由于尖端正下方的外壁变窄、切割边缘很锋利并略微超出外壁（扩张），30° 斜面在内边缘和外边缘之间创造了更大的表面积（▶图 54.8a）。

54.6.2　Trivellini 外翻式环钻

Trivellini 外翻式环钻的设计类似于 Trivellini 扩口式环钻，其内部有一个斜面，可通向横向锐利的刃口。然而，外壁上的狭窄处被经过的组织填满后，其刃尖端不再伸出外壁的边缘。填充这种狭窄的边缘增加了受力面，这间接地使这种环钻具有更好的耐用性（▶图 54.8b）。

54.6.3　Trivellini 环形环钻

环形环钻在基本配置上类似于外翻式环钻的设

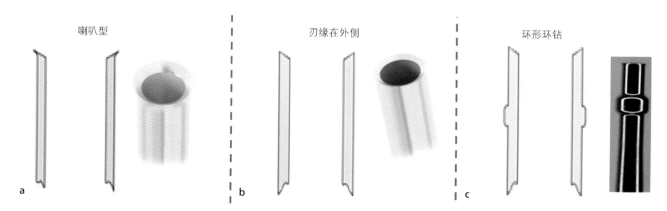

图 54.8　a. Trivellini 扩口式环钻。b. Trivellini 外翻式环钻。c. Trivellini 环形环钻（▶图片由 R. Trivellini 提供）

计，不同之处在于环形环钻在外壁上的切割刃上方增加了约 1.5 mm 的环，其外径突出于切割刃之外（▶图 54.8c）。从理论上讲，该环还通过以下方式改善功能：

一旦环钻的边缘穿过较致密的（1.1 g/mL）表皮/上层真皮，它将到达密度较低（0.9 g/mL）的深层真皮/脂肪层。在这一点上，环钻遇到的阻力较小，并且有增加其轴向速度的趋势，从而产生不利影响。而当环形环钻与皮肤接触时，切割环得以减缓轴向速度，使手术操作者了解环钻已经达到的深度，并给他们调整术中施加的力度提供依据。

此外，当术者将环钻推进到头皮真皮中时，切割环的加宽外壁导致组织向外膨胀或延伸，这导致冲头在切割刃处产生的摩擦显著减少。

所有的这些 Trivellini 环钻都可通过引导移植物远离定向横向的切割刃面并将其导向内腔来减少移植物横断。如前所述，切割环可以通过减少摩擦来增加一些额外的便利。Trivellini 谈到了另一个原则，这与他的环钻有关的横断率减少有关：这就是 Venturi 或 Bernoulli 效应。简单地说，与外部切割刃较宽的环钻相比，Trivellini 环钻较窄的内腔产生了一个梯度，当组织进入管腔时，钻取压力会降低，而钻取速度加快。这进一步引导移植物朝向环钻中央管腔，远离切割边缘。

Trivellini 环钻经过热处理并由高质量的 17-4PH 型马氏体不锈钢制成。这种钢材类型和制造工艺使 Trivellini 环钻获得了 Rockwell 硬度试验的高分评价。它们可经过重复高压灭菌并重新打磨，适配于绝大多数手柄。该环钻有 0.7 mm、0.8 mm、0.85 mm、0.9 mm、1.00 mm 和 1.10 mm 尺寸。这些尺寸代表环钻外壁上的切割刃之间的距离。

Trivellini Mamba 系统和技术（如 Devroye WAW 系统）不仅用于环钻。他们还开发了一种可编程的多相电机，可以将钻取移植物过程分为两到三个部分，可以提供不同时间和功率内的机械振荡、旋转、振动、曼巴式移动等。

此外，此类环钻利用非常温和的吸力来帮助稳定组织，并使之与最初的皮肤接合和表皮剥离更为容易。这个完整的系统将在第 67 章中更详细地描述。

54.6.4 Umar "智能" 环钻

Umar 医生专注于开发能够改善拥有卷曲毛发

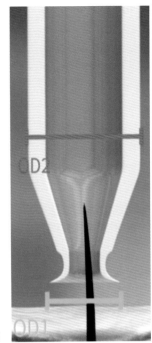

图 54.9　Dr. UPunch 智能环钻

的黑种人患者的治疗结果的工具。Umar 的手动环钻，DrUPunch Curl 已经在前文讨论（▶图 54.9）。Umar 的电动环钻和系统随着时间的推移而发展，他最新的是 DrUPunch 智能电动环钻，其主要特点是：

（1）刃口张开，横向尖端。外壁是通过尖端下方的凹形曲线来创建的，这是 Umar 的专利设计。这种设计将移植物引向内侧，远离刀刃；

（2）环钻的内表面是有纹理的，这会将移植物从真皮底部拉入环钻的内腔，Umar 认为这是一种比抽吸更温和的方法来帮助移植物进入管腔；

（3）DrUPunch 智能电动环钻外壁逐渐外扩，这有助于减慢穿透深度时的旋转速度，并帮助确定环钻在合适的钻取深度。

与前面提到的其他系统一样，Umar 的系统不仅仅是环钻。他的机械装置还有另一个独特之处：配备一个以脚踏板控制的灌溉装置。这有助于在切除过程中减少摩擦和创伤，并有助于保持术野的清洁，移走因创伤堵塞在环钻管腔内的移植物。

54.7　不需剃刮即能操作的 FUE 环钻

对于 FUE 现状来说，不剃发或不剃须即能进行的 FUE 技术是一种相对较新的概念。Jae Hyun Park 在第 72 章详细讨论了不剃发或不剃须即能进行的 FUE 技术。大多数技术并不是指完全不剃刮，而是指将供者的毛发剪短，实际上不需剃刮即能操作的 FUE 环钻与需要剃刮才能操作的 FUE 环钻相似。目前开发者聚焦于研发一种可以让较长的毛发不需剃刮即能操作的 FUE 环钻，如 FUT 所具备的特性。

54.7.1　Boaventura 开放式环钻

Boaventura 是首批尝试用环钻实施长发 FUE 的人之一。他开发了一种开放式环钻来进行长发钻取。他的环钻关键部件是冲头侧面的一个 4 mm 的狭缝，宽度为 0.125 mm。其将创建 270° 的切割面，而不是大多数环钻中的 360° 切割面。该圆形环钻侧面的狭缝或开口使其能够在环钻内插入毛轴部。对于长发，使用开放式环钻需要纯振荡而不是旋转，以避免将头发扭曲在环钻周边。为了保证移植成功率，外科医生将环钻的角度沿着新长出的毛囊的长轴排列，然后使用摆动运动而不是旋转运动来对移植物进行评估和解剖，因此可以在环钻的管腔内观察到钻取的毛发。4 mm 的开口深度是特意设计的，因为经评估成功存活的毛囊和真皮组织及其附属结构的解剖所需的穿透深度很少超过 4 mm 深度。环钻的直径有 0.9 mm 和 1.0 mm 两种尺寸。开放式环钻极具创新性，其提高了采集较长毛发的潜在能力，但这整个过程仍然非常困难，操作者需要大量的经验和卓越的技能。

54.7.2　Trivellini 长发环钻与其 Mamba 设备联合使用

为了保持短发钻取出的相同动力，同时利用吸力的优势，Trivellini 开发了一种专门用于长发钻取的环钻。其尖端由一个钝性部分（约 70% 的表面）和一个尖锐部分（约 30% 的表面）组成。钝性部分没有切割边缘，但包含四个 0.25 μm 的微孔，在钻取组织振荡过程中会镊取并将毛发从尖锐部分拖离（▶图 54.10）。

这种环钻的几何形状与抽取设备同步工作，该设备专用于提取较长的毛发。设备电机的程序被编译为做短时间的振荡，并且每次机械总是停顿于起始部位，这样避免毛发被机器包裹造成流失。操作者应该准确地把环钻放在合适的位置上钻取毛发。

前期报告显示，这种设计非常成功，并得到越来越多的手术医生青睐。然而，即使有了这个装置，FUE 提取较长的毛发也比标准 FUE 提取流程要困难（见第 72B 章）。

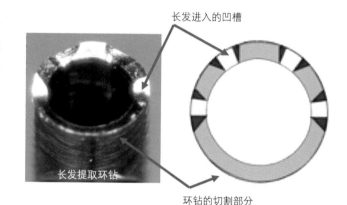

长发进入的凹槽

长发提取环钻

环钻的切割部分

图 54.10　Trivellini 长发提取环钻

参 考 文 献

[1] Cole J, Devroye J, Lorenzo J, True RH. Standardization of the terminology in FUE: part II. Hair Transpl Forum Intl. 2013; 23: 210-212

[2] Cole JP. An analysis of follicular punches, mechanics, and dynamics in follicular unit extraction. Facial Plast Surg Clin North Am. 2013; 21(3): 437-447

[3] Rassman WR, Bernstein RM, McClellan R, Jones R, Worton E, Uyttendaele H. Follicular unit extraction: minimally invasive surgery for hair transplantation. Dermatol Surg. 2002; 28(8): 720-728

[4] Harris JA. New methodology and instrumentation for follicular unit extraction: lower follicle transection rates and expanded patient candidacy. Dermatol Surg. 2006; 32(1): 56-61, discussion 61-62

[5] Devroye J. FUE. Powered FU extraction with the short-arc-oscillation flat punch FUE system (SFFS). Hair Transpl Forum Int. 2016; 26(4): 129

[6] Boaventura O. Long hair FUE and the donor area preview. Hair Transpl Forum Int. 2016; V26(5): 200-202

Paul T. Rose

鲜华 译，杨凯 审校

55A

FUE 供区评估、设计与注意事项

Evaluation, Planning, and Donor Concerns with Follicular Unit Excision

概要 在进行毛囊单位钻取术（FUE）前，手术医生必须知道如何正确评估和设计提取毛囊的供区。本章回顾了各种相关问题。具体来说，本章着重于介绍对安全供区范围理解的进展，可合理提取的移植物的数量，以及避免供区潜在风险的方法。也讨论了与 FUE 有关的毛发成角几何学，以及与 FUE 技术有关的瘢痕形成数学。这将有助于更精确高效的提取毛囊。本章还包括对诸如转移、供区稀疏、色素减退、毛发角度改变等问题的讨论，以及避免和（或）处理这些问题的方法。

关键词 FUE，毛发角度，安全供区，横断，FUE 瘢痕，供区，供体耗竭

关键要点

- 外科医生必须从移植物数量和安全区的角度了解供区的限制。
- 毛发在皮肤内部的方向通常不同于在皮肤表面的方向。为了避免横断，外科医生必须考虑到可能的角度变化。
- FUE 会产生瘢痕，过量提取可能会限制患者留极短头发。

55A.1 简介

　　FUE 是指通过环钻从供区获取单个毛囊单位[1]。随着患者越来越关注头皮条切取术（FUT）所导致的线性供区瘢痕，FUE 越来越受欢迎。因为即使 FUT 留下的瘢痕可能非常细小且很隐蔽，但仍有一些患者担心 FUT 可能留下瘢痕。

　　目前以短发甚至板寸为特色的发型，促使准备植发的患者考虑 FUE 手术。此外，植发医生认识到，FUE 可能特别适合年轻患者。如果年轻患者的秃发情况继续加重，他们未来可能需要再次进行毛发移植手术。此外，有些患者已经进行过 FUT 手术，但随后头皮缺乏移动度，无法再次进行 FUT 手术。对于这些患者，FUE 可能是获得毛囊移植物的唯一途径。

　　了解供区毛发并合理利用对于取得 FUE 手术成功至关重要。在本章中，我们回顾了在实施 FUE 时，对供区需要考虑的各个方面。

55A.2 供区的评估

　　与 FUT 手术一样，植发医生术前应考虑患者的年龄、未来可能的脱发、性别、种族、家族史、医疗和手术史及头皮健康状况。此外，医生还须考虑头发颜色、直径、卷曲还是波浪、头皮松弛、皮肤质地、毛囊密度、毛囊类型及毛囊微小化的程度（如果存在的话）。如果发现有头皮疾病、弥漫性非模式性秃发或供区头发普遍细软稀疏的情况，医生应谨慎实施手术，因为提取头发可能会造成更稀疏的外观。

　　皮肤的特性对 FUE 提取毛囊结果有很大的影响。皮肤坚硬、有弹性则难以穿透，而柔软、无弹性的皮肤易于穿透。如果皮肤太硬，会使锋利的环钻变钝或导致滑动。如果皮肤太软，就容易受到扭力的影响。皮肤柔韧或松弛的话，当受到外力时可以移动的幅度较大；反之，皮肤坚硬或僵硬的话，当受到外力时允许移动的幅度较小。

　　卷曲程度的评估是很重要的。提取严重卷曲头发的患者毛囊时，毛发横断率可能增加。

　　重要的是评估毛发出口角度，并明确提取毛囊时怎么处理枕后中间区与外侧区可能发生的毛发

出口角度变化。一般来说，头发出口角度在两侧和后颈处更小。通常头发出口角度与在皮肤内的角度是不同的[2]。在手术开始时测试提取几个毛囊，有助于明确这些角度变化，评估毛囊长度及毛囊深度。测试提取毛囊对极度卷发患者行 FUE 手术更有帮助。

无论是 FUE 还是 FUT，使用放大设备都可以方便地检查毛发。这种设备可以是非常简单的，例如具有照相机镜头或皮肤镜的手机；也可以是比较复杂的设备，例如 Folliscope（韩国首尔的 Anagen 公司）或 Follisys（HTI、塞浦路斯尼科西亚）机器或 Canfield 系统（美国新泽西 Parsippany 的 Canfield Scientific）。通过使用这些设备，手术医生可以更好地评估毛发特征，包括毛囊密度、平均毛发数量或毛囊单位、毛发密度、毛发出口角和直径。

在对大面积脱发患者进行设计时，手术医生需要评估他或她在提取时间和人体工程学压力方面的耐受程度。不同手术医生的技术和经验不同，评估也是不同的。同样，了解患者的忍耐力和总体态度也很重要。一个烦躁不安、坐立不安的患者会使提取毛囊变得困难，从而使手术时间严重延长。

建议刚开始行 FUE 手术的新手医生，先做几百个毛囊单位移植的小手术，直到他或她更加熟练以后再进行大单位的移植。

在评估期间，需要检查或讨论供区替代部位，如体毛和胡须[3]。需要告知患者，与头发相比，这些替代来源毛发的直径和生长存在差异。

在查看供区毛囊单位时，手术医生应该考虑使用多大直径的环钻。如果毛囊单位很紧凑，可以使用较小的环钻。如果毛囊单位较宽，选择稍微大一点的环钻更合适。通常，多数医生都会尝试使用不会增加横断率的最小环钻。在手术开始时测试不同的环钻和切口深度有助于明确这一点。环钻尺寸将由手术医生的经验和环钻的型号和机器系统决定。

作为供区咨询和检查的一部分，手术医生应该告诉患者，虽然 FUE 不会造成线性瘢痕，但它也不是无瘢痕手术或没有风险。钻取造成的伤口有可能留下白色圆形瘢痕。此外，过度提取会使供区变稀疏，不美观。因此，需要告知患者，与 FUT 一样，FUE 的移植数量是有限制的。

还应告知患者，在大多数情况下，供区必须修剪至非常短的长度（1～2 mm）或剃光才能进行手术。这种外貌上的巨大变化对一些患者来说可能是个问题。一些医生尝试通过将供区头发留长，仅剃掉需要提取的小的线性或矩形片状供区来解决这个问题。较长的毛发可以覆盖这些提取区，直到剃掉的毛发重新生长。当较高密度的未提取毛发区与较低密度的 FUE 提取区相邻时，这种方法有产生明显的窗口效应的风险。最近，如第 72 章所述，非剃发技术得到了发展。然而，它们难度更高，耗时更长，并且单次手术可提取的移植物更少。

确定每台手术可提取的毛囊安全数量及患者终生可提取的毛囊安全数量是 FUE 手术的关键。对于不同患者，这些数字仍有争议。很明显，这个数字会根据患者的年龄、初始供体和头发特征而变化。许多经验丰富的 FUE 医生认为，对于普通患者来说，在两次手术中获得至少 5 000～6 000 个移植物通常是安全的。术者需要具备预测患者（每次手术和终身）可以获得移植物的最大数量的能力，这一数值是有争议的且需要明确的。就像 FUT 手术一样，我们已经看到了更大规模 > 8 000 毛囊单位移植的 FUE 手术取得巨大成功的例子，也看到了可怕的灾难。也许更客观的供体供应测量技术，如覆盖值（CV），可能有助于更准确地预测不同患者的提取量。然而，在毛发移植领域，脱发进展的结果一直让我们感到惊讶。我们需要时间仔细地观察和思考，才能始终如一地评估所有患者安全的供体供应量。不将任何一种技术极端化，同时使用 FUT 和 FUE 来最大化提取毛囊供体量被认为是一种最安全地在患者中提取更大数量毛囊供体的方法。

55A.3 提取毛囊的手术设计

手术医生利用供体评估中获得的信息来设计供体的提取策略。

规划中的一个关键考虑因素是了解用于提取的"安全供区"[4,5]。该区域代表此头皮供区，手术医生可以放心地从该区域提取移植物，并确保这些移植物在未来不会出现雄激素性秃发。Unger 医生指出，也许对这个区域更好的描述术语是"最安全区域"或"相对"安全区域。这种特异性的原因是，我们现在知道，在这个区域的头发还有可能发生轻度的微小化，并随着时间的推移而消失。然而，在最安全的区域中的毛发损失要比在该区域之外的少得多，后者经常会完全脱发。

除了安全区的概念之外，有趣的是注意到，通常存在用于移植的最佳终毛正是在这个区域内的水平中线。手术医生需要评估该区域，以确定从该"亚区"可以安全地获得多少毛发而不会造成稀疏。手术医生应尽量随机化提取毛囊，以避免产生被患者或他人察觉供区毛发的图案化或过度提取的外观。

对年轻患者进行毛发移植手术时，安全区的仔细检查是最重要的。评估年轻患者时，其一生中秃顶程度会如何进展可能很难弄清楚。通常建议对这些患者采用保守的手术提取方式。

历史上，许多医生依赖于 Alt 和 Unger 描述的"安全区"[5]。他们的计算是根据 FUT 或 FUE 进行的。最近，Cole[6, 7] 提出了一个比 Alt 和 Unger 描述的更大的 FUE 提取安全区。一些手术医生通过检查供区的毛发微小化程度来辨别安全区域的范围。在枕部和颞部区域看到头发微小化可以表明这些区域的头发由于雄激素性秃发的影响已经注定要脱落。有时，弄湿供区的头发会暴露部分头发的稀疏程度和未来脱发的程度。

一个确定安全区面积的实际例子，使用 Unger 的测量值和边界，并假设从耳朵到耳朵的长度约为 30 cm（笔者的测量值），表面积将达到约 165 cm²。使用 Cole 的方法，他观察到平均表面积约为 200 cm²。这些表面积数字可以根据头部大小和表观密度而显著变化。

毛囊单位密度千差万别。据报道，有的密度低至约 50 毛囊单位 /cm²，有的密度超过 100 毛囊单位 /cm²。对大多数白种人来说平均密度在 60～80 之间。用 70 毛囊单位 /cm² 的平均密度（正常密度报告为 60～80）[8] 来计算，按 Unger 的测量方式，存在的毛囊单位的数量将达到近 12 000；根据 Cole 的安全区测量毛囊单位将达到 14 000。

几位著名的外科医生提出，安全区约占头皮的 25%。他们认为，手术医生只能提取该区域一半的移植物。

据说在头发明显稀疏之前，可以从一个区域提取 50% 的头发。如果这是真的，那么根据所使用的安全区边界，理论上可以从安全区提取 6 000～7 000 个毛囊单位。50% 的数字是基于 Merritt 拔头发的研究得出的[8]。Merritt 博士没有说明研究结束时剩余头发的长度。对于剃光头或短发患者，可以提取的毛发的百分比可低于 50%，以避免供区可见的低密度。

此外，由于毛囊单位密度显著变化，且毛发特征（例如直径和卷曲）也可影响感知密度，因此提取的数量可能会有较大的波动。

其他一些著名的植发医生也对患者可以安全提取的毛囊单位数量发表了意见。Rassman 认为提取 5 000 个毛囊单位移植是非常合理的[9]。Shapiro 认为大多数患者可以提取 5 000～6 000 个毛囊单位移植。

就个人而言，笔者观察到，许多在老年时寻求毛发移植的患者，其供区的枕部上界明显小于 Unger 和 Cole 的预计值，同样，其外侧边缘也小于供体安全区的典型边缘值。

另一种观察供区 FUE 提取效果的方法是观察供区中心和侧面的初始密度。通过检查来自不同患者皮肤镜下的供区的密度照片，在避免提取两个相邻毛囊单位的前提下，手术医生显然可以从"天然"头皮中提取 1/7 左右的毛囊单位（▶图 55A.1）。这相当于供区内约 14% 的毛囊可提取。假设供区有 12 000～14 000 个毛囊，这相当于将近 1 700 个移植体可用。如果有 14 000 个毛囊，那么可提取近 2 000 个移植体。

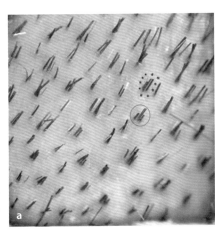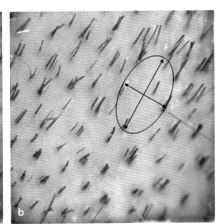

图 55A.1　a. 毛囊单位的照片，显示了在不引起相邻毛囊单位空洞的情况下去除相邻移植体的可能选择（实心红色圆圈是典型的毛囊单位）。在一个天然的头皮中，这通常是总毛囊数量的 1/7 或 1/8。b. 如果去除相邻的毛囊单位（虚线圈），则会留下明显的秃发区域

人们可以观察到，提取邻近的毛囊单位至少会产生 6 mm^2 的无毛皮肤面积（▶图 55A.2）。在随后的手术中，手术医生会发现很难避免产生相邻的孔洞。这意味着如果完全提取两个毛囊单位的话，至少会产生有 3×2 mm^2 的秃发区。这是基于相邻毛囊单位间的距离为 1 mm 得出的结论。由于毛囊单位间距离通常大于 1 mm，毛囊单位伤口的愈后面积可能大于原来的提取孔径。

这是重要的数据，因为如果 FUE 的部分目标是允许患者剃光头发，那么很明显，这种秃发区域将是可见的，并且可能导致"瘢痕"明显，另外供区毛发稀疏也会变得明显。这种瘢痕化和稀疏可能会使 FUE 对某些患者的部分愿望落空（▶图 55A.3）。

对 FUE 进行随机化提取是为了避免出现供区模式化和稀疏化的迹象，但如果必须提取相邻的毛囊单位以达到建议的移植数量，则可见瘢痕的可能性会增加。此外，因为 FUE 提取的带有毛发的皮肤不会回植回来，所以随着重复的提取，出现稀疏的可能性更大。头皮条切取手术，有毛发皮肤与有毛发皮肤对合。使用隐藏式缝合技术可进一步改善 FUT 所形成的条带状瘢痕的外观。

从头皮的枕骨中区到侧面，毛发的角度会有很大的变化。事实上，毛发角度可以在非常短的距离就产生垂直和水平方向的变化。手术医生需要注意到整个头皮上的毛发角度的变化。因为随着毛发在一个区域内变得角度更小或方向改变，提取会越来

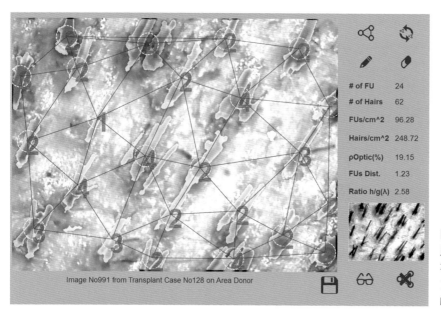

图 55A.2　显示平均毛囊单位间距离的照片。通常在天然头皮中，是 1 mm。在这张照片中，毛囊单位间距离平均为 1.23 mm（图片由塞浦路斯尼科西亚市的 George Zontos 医生提供）

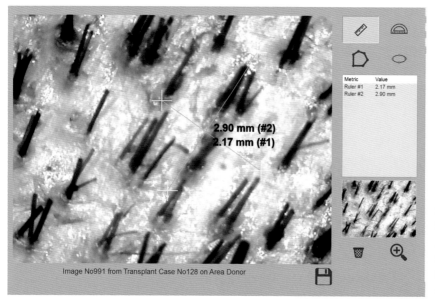

图 55A.3　照片去除邻近毛囊单位的效果。在这张照片中，通过去除相邻的毛囊单位，将会产生一个接近 6 mm^2 的区域。这样的去除会留下明显的秃发区域。如果患者留着短发，这些都可能会很明显（图片由塞浦路斯尼科西亚市的 George Zontos 医生提供）

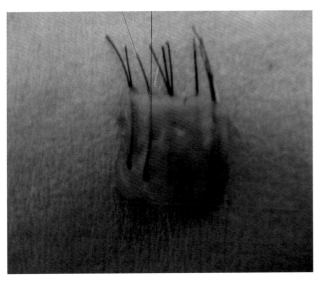

图 55A.4　显示皮肤表面上毛发角度与皮肤表面下毛发角度变化的照片。从毛发之间、毛囊单位之间及不同区域毛囊单位之间的移植物角度都有显著差异。根据种族和其他人口统计数据，也可以发现这种角度的差异很明显

越困难。基于 XYZ 轴可视化头发会很有帮助。任何方向都可能发生变化，外科医生必须调整环钻以适应这些角度变化。重要的是要意识到毛发在皮肤外的角度可能与在皮下组织内的毛发方向的角度非常不同（▶图 55A.4）[2, 10]。

皮肤松弛的患者可能需要增加皮肤张力使环钻可以高效地进入皮肤。如果皮肤很薄，手术医生必须知道毛囊的深度，避免增加横断的风险。在皮肤上施加张力和（或）增加肿胀液可以在某种程度上"拉直"毛发角度。

在设计提取区域时，笔者通常将头皮区域分成几个分区。在这些分区中，毛发方向的变化通常相对较小。尽量从一侧到另一侧对称性提取，两侧安全区域的高度相同。在使用机器人设备时，使用张紧器。张紧器是方形的，在提取毛囊边缘的末端可能有一条明显的线。通过手工提取，FUE 可用于在这些边缘创造一个混合不清的外观。一些手术医生发现头皮的枕骨中间区是最容易提取的区域。许多人将此称为"最佳点"。这是因为人们经常发现这个位置的毛发角度比外侧颞顶区的毛发角度钝。由于该区域更容易提取，手术医生可能倾向于在此进行更多的提取，但是必须小心不要过度提取。如前所述，安全区的中线水平区域可以提供最好的终毛。

一些手术医生为了试图创造一种混合的外观，

可能有计划地在安全区之外的边缘区域提取毛囊。一部分医生似乎乐于在安全区域之外进行提取，仅仅是为了给患者提取更多的毛囊移植物，来覆盖更大的区域或更高密度移植。但是这些移植物可能会在后期脱失，而且如果脱发进展暴露这些部位，瘢痕也会明显的。

如果使用长发提取，则以"田垄"模式的布局修剪成行的毛发，确保修剪区域上方的毛发覆盖剃刮区域[11]。或者，手术医生可以考虑在整个供区剃刮多个几平方厘米的小区域。这些区域很容易隐藏，但是手术过程非常烦琐。那些在手术后不久就对术后外观表示极度担忧的患者可能最合适这种方法。不剃发提取则是另一个好方法。

一旦确定了全部供区，我们就将该区域分成几个分区并按分区麻醉。我们认为这种方法可以更好地管理麻醉，而不是使用大量的麻醉剂一次性麻醉整个区域。

55A.4　关注和处理

毛发移植手术相关并发症或不良事件发生率低，但并发症或担忧确实会出现。这也适用于 FUE 提取。

随着手术医生越来越多地进行 FUE 手术，并且对该技术越来越熟练，有一种趋势是更积极地进行提取。医生通常在一次手术中提取 2 000 个或更多的移植物，有些报道说提取了超过 5 000 个移植物。一些医生在多次手术中反复提取越来越多的移植物，显然没有意识到对供区的影响。同时，在单次手术中获得大量移植物的情况下，移植物可能离体时间超过 7 小时。这种行为可能导致供体微小化、应激性脱发和移植物存活率下降。由于大型手术需要更多的时间，医生疲劳的可能性增加，这可能会导致移植物损害加重，例如移植物横断增加。

进行 3 000 或更多毛囊单位的移植手术可能会严重危害患者。这一数量的移植物可能是某些个体可提取的大部分移植物。如果发生不良事件，理论上患者可能会耗尽超过 50% 的可移植物。这可能是因为一些医生为了经济利益、市场压力、名声或者患者的压力而不得不做大单位毛囊移植手术，以覆盖尽可能多的区域或者只进行一次手术。部分医生质疑这种方式最终是否符合患者的利益。

55A.4.1　瘢痕形成

FUT 引起了对供区瘢痕的关注，但同样，FUE 提取也会产生瘢痕。在讨论 FUT 瘢痕与 FUE 瘢痕时，人们可能会考虑以下几点。对于头发密度为 80 FU/cm² 的患者来说，含 1 000 个移植体的头皮条所需的面积为 12.5 cm²。如果使用 1.1 cm 的宽度，则头皮条长度为 11.3 cm，产生的瘢痕可能宽度为 1.5 mm。因此，总瘢痕面积为 1.69 cm²。宽度为 3 mm 时，瘢痕面积为 3.39 cm²。

对于 1 000 个移植体，圆的面积计算如下：1 mm 环钻（半径 0.5 mm）提取 1 000 个移植体。半径的平方为 0.5 × 0.5=0.25 mm²。

$$1\,000 \times 3.14（pi）\times 0.25=785\ mm^2=7.85\ cm^2$$

对于 0.8 mm 的环钻，面积为 5.02 cm²。Wolf[12] 还表明，来自 FUE 的瘢痕总面积通常会超过相同数量移植体的头皮条提取所产生的瘢痕面积。应该注意的是，Rose 和 Cole（私下交流）都评论说，FUE 瘢痕愈合的尺寸通常大于原来的环钻尺寸，因此面积可能更大。这些瘢痕也可能在供区产生"弹丸"样外观。瘢痕的增大可能有几个原因。如果环钻以锐角插入而不是垂直插入，则会造成一个比环钻更大的卵圆形（椭圆的表面积：椭圆的 π × 长 × 宽，圆形的 πr^2）。此外，如果在一个区域中进行多次钻取，则通过第二次伤口愈合时的收缩力可能会降低。这类似于在中厚皮片上打孔以覆盖更大的面积。组织特性可能也在伤口大小中起了关键作用。

有些人会认为条状瘢痕可能宽至 1～3 mm。这取决于许多因素，但这是不争的事实。主要的一点是，对于相同数量的移植物，与 FUT 的瘢痕区域相比，FUE 通常产生更大的瘢痕区域。

减少最终的瘢痕大小的努力主要集中在使用较小的环钻[13]，但是笔者怀疑使用较小的环钻可能会留下更多的毛囊间组织。有没有可能用稍微大一点的环钻提取更多毛发的周围组织成活会更好？

使用稍微大一点的环钻，例如 1.5 mm 的环钻，不仅可以提取毛囊单位，还可以提取周围的一些皮肤，形成"纳米头皮缩减"效应。所产生的伤口可以通过二期愈合，或者可能闭合，以使有毛发覆盖皮肤靠得更近，从而减少 FUE 伤口的外观。

为了产生更小的最终瘢痕并促进在伤口部位再生一些毛发，一些医生正在使用猪的膀胱基质（Matristem，Acell，美国马里兰州哥伦比亚市）。已知 Acell 为组织再生提供胶原蛋白支架基础。已证明其促进愈合的有效性[14]。一些医生认为 Acell 具有生长因子。尽管猪膀胱基膜确实具有各种生长因子，但 Acell 中的生长因子是否有活性还未证实。

医生也在单独使用富血小板血浆（PRP）或与 Acell 联合使用，试图减少瘢痕，并试图再次促进这些伤口部位的毛发生长[15]。至今，笔者不清楚有无同行研究证实或否定使用 PRP 改善 FUE 瘢痕的价值。

为了减少伤口的数量，从而减少瘢痕，可以尝试选择性地提取较大的毛囊单位[16]。如果在术中需要，单根毛发可以从这些较大的毛囊单位移植体（三根和四根或更多根毛发毛囊单位）中提取。如果进行毛囊单位的离体分离，必须精确进行，否则可能导致毛发存活减少。

55A.4.2　FUE 瘢痕的色素减退

随着 FUE 造成的瘢痕进展，通常会有与愈合相关的色素减退。尚不清楚为什么表皮中的黑色素细胞无法迁移到瘢痕组织中。这种色素减退对于深色皮肤的患者来说可能是令人不安的，因为供区在他人的眼中可能具有明显的散弹样外观。

头皮文饰（scalp micropigmentation，SMP）可以用来掩饰这些色素减退的瘢痕。头皮文饰是一种用特殊配方的墨水纹身的方法。这项技术就是进行许多针尖样文身来模仿头发的样子。

另一种治疗方法可能是在这些瘢痕上移植其他毛发。体毛或胡须可能非常适合这种移植，特别是在患者的头皮毛囊单位耗尽的情况下。如果患者只是希望保留他或她已有的剩余头皮毛囊单位，这可能是一种有价值的方法。

在某些情况下，我们观察到 FUE 术后供区出现持续性红斑。这种红斑可能会持续几个月。这可能与该区域新脉管系统的形成有关。

55A.4.3　横断

FUE 手术要求能够用环钻包围住所需的毛囊簇或毛囊，并在不损坏它们的情况下将它们提取。为了避免横断，手术医生必须充分了解毛发穿过脂肪、真皮、然后是表皮的路径，毛发通常离开皮肤时与出口表面形成一些角度（▶图 55a.4）[2]。手术医生必须选择适当尺寸的环钻。笔者建议手术医生试试垂直于皮肤切开以产生较小的初始伤口，然后根据需要进行调整方向以符合适当的毛发角度。

隐藏的横断也值得关注[17]。隐藏的横断指的是 FUE 创缘的横断，指的是边缘受损的毛发，通常是钻取入口的上边缘。这些毛发可能是所提取毛囊单位的一部分或可能是邻近毛囊单位的一部分。

什么是可接受的横断率？随着 FUE 的出现，横断率超过 20% 并不罕见。现在，一个合格的 FUE 外科医生通常横断率达 1%～5%。一项英国对手术标准的医学审查表明"高达 10% 的横断率是可接受的"[18]。

为了减少横断，可以考虑使用钝头环钻技术，如 SAFE 系统[19]。最近引进了一些具有创新环钻设计的新型电动装置，以减少横断并提高提取速度（见第 70 章）。利用毛囊分离技术（FIT）[20] 的有限深度提取来尝试减少横断。通过这种方法，手术医生限制环钻深度，只允许环钻进入真皮-脂肪界处或尽可能较浅，同时仍然可以轻松提取毛囊。该技术还包括这样的观念，即有时仅提取毛囊单位的一部分也是有好处的。剩余的毛发可能有助于隐藏由此产生的瘢痕。

一些医生认为横断是一个小问题，也许横断会让留在伤口中的毛发重新生长。这有助于更好地伪装和隐藏钻取伤口，并有助于保持头发密度的外观。

Devroye 的两项研究表明，60%～66% 的横断毛发会重新生长[21]。有些生长的毛发由较小直径的毛发组成。这种再生程度并不令人惊讶。因为先前对植入的横断毛发的研究表明，毛发再生取决于横断的水平面，并且再生的毛发通常具有较小的直径。在 Devroye 医生的研究中，所有的横断都在毛发隆突水平以下。

55A.5 并发症

FUE 提取可能出现的问题包括感染、坏死、疼痛、囊肿形成、异物反应和应激性脱发。这些将在第 73 章中详细讨论。

55A.5.1 供区稀疏

除了移植物存活率低之外，最让患者担忧的是，如果供区过度提取，就会出现稀疏或"疥癣样"的外观。仔细评估供区并注意不要过度提取可以防止这种情况发生。

如果发生供区稀疏的后果，一个可能的治疗方法是使用头皮文饰。如前所述，这不仅会掩盖供体区创面的色素减退，还会造成一种密度改善的外观。从身体其他部位提取的毛发也可以移植到伤口上。

55A.5.2 毛发角度改变

随着大量毛囊单位从供区提取，邻近毛囊单位中的毛发角度可能会改变。作用在先前造成的伤口上的力，以及钻头在毛囊单位之间或毛囊单位内的操作，会导致毛发方向的改变。如果发生这种情况，这可能会使随后的提取更加困难，因为头发角度可能会比预期的变化更大。

55A.6 结论

FUE 手术的成功取决于对供区的最佳和合理的利用。仔细的供区评估和设计可以更好地确保术后效果好，最终使患者对手术满意。

参 考 文 献

[1] Rassman WR, Bernstein RM, McClellan R, Jones R, Worton E, Uyttendaele H. Follicular unit extraction: minimally invasive surgery for hair transplantation. Dermatol Surg. 2002; 28(8): 720-728

[2] Rose PT. Internal angle of hair growth versus the exit angle as it relates to FUE/FIT. ISHRS Annual meeting, October 20-24, Boston, MA; 2010

[3] Umar S. Body hair transplant by follicular unit extraction: my experience with 122 patients. Aesthet Surg J. 2016; 36(10): 1101-1110

[4] Unger W, Solish N, Giguere D, et al. Delineating the "safe donor" area for hair transplanting. Am J Cosmet Surg. 1994; 11: 239-243

[5] Unger W. The donor site. In: Unger W, ed. Hair Transplantation. 3rd ed. New York, NY: Marcel Dekker Inc; 1995: 183-214

[6] Devroye J. An overview of the donor area: basic principles. In: Unger W, Unger R, Shapiro R, Unger M, eds. Hair Transplantation. 5th ed. New York, NY: Informa; 2011: 257-259

[7] Cole J, Devroye J. A calculated look at the donor area. Hair Transpl Forum Int. 2001; 11(5): 150

[8] Marritt E. Editorial: the end of the follicular unit density debate. J Dermatol Surg. 1999

[9] Rassman W. Follicular Unit Extraction, Evolution of a technology. 24th World Congress of ISHRS, September 28-October 2, Las Vegas, NV, 2016

[10] Zontos G, Rose PT, Nikiforidis G. A mathematical proof of how the

outgrowth angle of hair follicles influences the injury to the donor area in FUE harvesting. Dermatol Surg. 2014; 40(10): 1147−1150

[11] Harris JA. Follicular unit extraction. Facial Plast Surg Clin North Am. 2013; 21(3): 375−384

[12] Wolf B. Occipital area thinning caused by FUE. ISHRS 24th World Congress, September 28-October 1, Las Vegas NV, 2016

[13] Zontos G, Williams K, Nikifordis G. Minimizing injury to the donor area in follicular unit extraction (FUE) harvesting. J Cosmet Dermatol. 2017; 16(1): 61−69

[14] Badylak SF. Extracellular matrix as a scaffold for tissue engineering in veterinary medicine; applications to soft tissue healing. Clin Tech Equine Pract. 2004; 3: 173−181

[15] Cooley JE. Bio-enhanced hair restoration. Hair Transplant Forum Intl. 2014; 24(4): 121−128

[16] Bernstein RM, Wolfeld MB. Robotic follicular unit graft selection. Dermatol Surg. 2016; 42(6): 710−714

[17] Kim DY, Choi JP, Hwang YJ, Kim HS. Hidden transection of follicular unit extraction in donor site. Dermatol Surg. 2016; 42(4): 485−488

[18] Williams G. Report on the British Association of Hair Restoration Surgery Meeting to Establish "Common Practice" for FUE. Hair Transpl Forum Intl. 2016; 26(1): 11−13

[19] Harris J. Follicular unit extraction with the SAFE system: a dull dissection tip FUE device. in: Lam, S, ed. Hair Transplant 360. New Delhi: Jaypee Brothers Medical Publishing; 2014: 73−86

[20] Rose PT, Cole J. Follicular Isolation Technique (FIT). Aegean Masters Meeting, Athens, Greece, June 5−7, 2003

[21] Devroye J. Effects of FUE transection on Graft Growth. ISHRS World Congress, September 30-October 2, Las Vegas, NV, 2016

覆盖值计算：客观评估供区供应量和覆盖度的方法

The Coverage Value Calculation: An Objective Method of Evaluating Donor Supply and Coverage

概要 覆盖值（coverage value，CV）计算是一种客观的评估方法，通过两个组成部分：头发密度和毛干直径，来标准化计算覆盖值的科学标准。这个标准不仅解决了总体覆盖范围问题，而且为避免供体耗竭建立了一个标准。供体耗竭是植发医生长期以来一直关注的问题，尤其是在涉及较大移植量的情况下。除了计算之外，还开发了一个移植物计算器应用程序，以帮助手术医生实时评估手术过程中每个移植物的预计毛发数量。这使得医生能够在手术过程中（如果需要的话）对每个移植物的毛发进行调整，以满足目标覆盖值。

关键词 覆盖值，计算密度，头发直径，密度，移植物计算器，移植系数

关键要点

- 覆盖值为确定最小覆盖范围提供了科学的标准。
- 覆盖值是通过使用一个公式来确定的，该公式是毛发的数量除以其直径或厚度。
- 最小覆盖值 5.4 决定了避免损耗的目标移植物切除数量。
- 移植物计算器是一个可下载的应用程序，它可以帮助手术医生实时评估手术中实际的平均移植毛发／移植物。这使医生能够调整环钻尺寸（如果需要），以获得所需的毛发／移植物并满足目标覆盖值。

55B.1 简介

在寻找一种用客观标准来解决头发覆盖问题的科学方法时，大自然提供了一个很好的模型。草与毛发生长模式大致相同，其外观由叶片密度和厚度共同决定（▶图 55B.1）。这个模型提供了处理头发覆盖问题的思路。一个区域的头发覆盖由给定区域的头发数量及毛干直径决定。这与 James Harris 在 2003 年得出的结论相似。"视觉密度与计算出的头发体积无关，而是与发干的直径和头发的数量有关。"

患者和手术医生最关心的两个问题如下：① 我们能从供区安全地提取多少移植物（供应能力）？② 在受区形成良好的覆盖需要多少移植物[1,2]？确定这些是覆盖值计算的主要目标[3]。

在一些仪器的帮助下，覆盖值计算成为一个非常强大的工具，允许手术医生计算每个头皮区域的起始覆盖值，然后确定可以从每个区域安全提取的移植物总数。当考虑到毛囊单位钻取术（FUE）的趋势时，这是一个极其重要的概念，其中多次手术和更大量的移植手术也变得越来越普遍。

55B.2 计算工具

为了获得正确的覆盖值计算所需的数据，需要几个工具（▶图 55B.2 和 ▶图 55B.3）。它们是：① 一个游标卡尺，用于测定头皮不同区域（颞叶、顶叶和枕叶）的头发直径；② 皮肤镜，用于每一个头皮区域中的毛发照片，以确定毛囊密度（毛囊单位 /cm²）、毛发密度（毛发 /cm²）和计算的每个毛

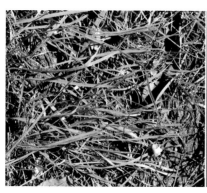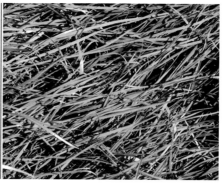

图 55B.1 由叶片数量及其厚度确定的草地覆盖模型

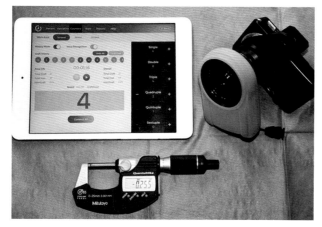

图 55B.2 用于确定覆盖值的计算工具，包括① 游标卡尺、② 皮肤镜和毛发计数软件，以及③ 移植物计算器应用程序来确定每个移植物的实时毛发

囊单位的毛发数量（毛发/毛囊单位）；③ 可下载的移植物计算器应用程序，用于确定手术期间实际提取的平均毛发/移植物，使得能够调整环钻尺寸以修正（如果需要）毛发/移植物，从而满足目标覆盖值。计算出的每个毛囊单位的毛发数（或每个移植物的毛发数）也被称为"计算密度""毛囊单位系数"或"移植物系数"。

55B.3 确定覆盖价值

为了确定覆盖值，将毛囊密度（毛囊单位/cm²）乘以毛囊单位系数（头发数/毛囊单位）之后，乘以毛发直径（FU/cm² × 头发数/FU × 毛干直径 =CV 图 55B.4）。

一个重要的概念是，可接受的最小覆盖值估计值的供区面积是 5.4。这一数字是基于作者 Jose Lorenzo（马德里）和其他医生多年来对欧洲裔典型患者的多重共同的经验观察。到目前为止，这种情况似乎还在持续。这个值也与 James Harris 医生在 2003 年提出他的毛发直径指数（HDI）的类似概念时得出的值相同。从这个角度来看，覆盖值为 5.4 等于密度为 45 个移植物/cm²，平均 2.2 根毛发/毛囊单位，毛干直径为 0.05 mm（▶图 55B.4）。

重要的是要考虑到，患者来自其所有供区的供体毛发有可能会继续减少。我们估计患者终生会失

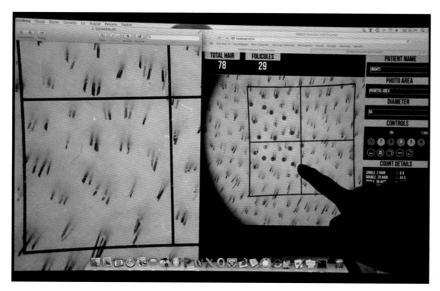

图 55B.3 皮肤镜照片用于计算毛发和毛囊单位

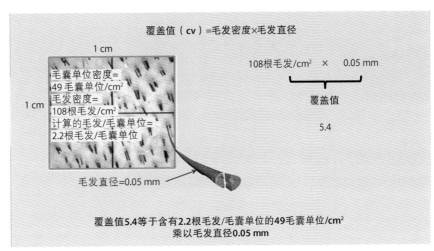

图 55B.4　覆盖值计算

去大约 15% 的供区面积覆盖值（可能是由于头发数量减少或头发直径减少），并在我们的计算中对此进行了调整。

55B.4　案例示例

55B.4.1　案例 1：使用覆盖值来确定在供区面积少的患者中可以安全提取的移植物量

病例 1 中的患者的供区面积低于平均水平。为了确定左侧颞区的起始覆盖值，我们首先将毛囊密度（72 毛囊单位 /cm²）乘以毛囊单位系数（2.06 毛发 / 毛囊单位），再乘以头发直径（0.053 mm），得到 7.8 的起始覆盖值（▶图 55B.5a）。

必须考虑到随年龄增长未来脱发的潜在可能。通过经验观察，我们估计这个值大约是患者终身原始覆盖值的 15%。因此，该患者的初始覆盖值计算值 7.8 减少了 15%，剩余覆盖值为 6.6。如果覆盖值的最低安全值是 5.4，那么从 6.6 的剩余覆盖值中减去这个值意味着手术医生只能使用 1.23（6.6 − 5.4=1.23）的原始覆盖值来进行毛发修复。

这个可用的覆盖值 1.23 现在可以等同于（并用于计算）手术中可以安全提取的移植物的实际数量

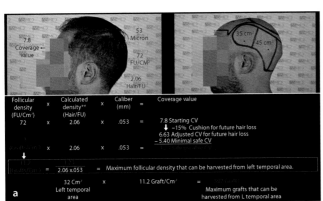

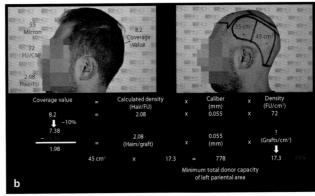

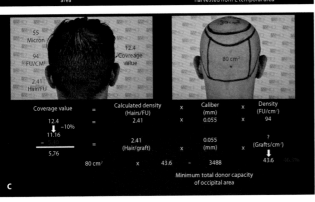

图 55B.5　a. 病例 1：计算左侧颞区的覆盖值和供体量。b. 病例 1：计算左侧顶叶区的覆盖值和供体量。c. 病例 1：计算枕部区域的覆盖值和供体量

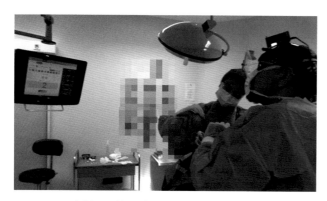

图 55B.6 病例 1：使用移植物计算器调整手术中每个移植物的毛发平均值

（▶图 55B.5a）。通过重新排列覆盖值公式，我们提出了以下公式：毛囊密度（毛囊单位 /cm²）= 覆盖值 /（头发 / 毛囊单位）× 头发直径。通过在该公式中插入可用的覆盖值，我们可以计算出可以提取的安全毛囊单位密度为 11.2 毛囊单位 /cm²（约为原始密度的 15.5%）。将这个可用密度乘以该患者的颞区面积（35 cm²），可以确定可以从颞区安全提取的移植物数量为 392 个（▶图 55B.5a）。

对右侧颞区、顶区和枕区重复该计算系统，以确定所有区域的毛囊单位总数为 19 015 毛囊单位，

但可提取的安全移植物总数（计算的供体量）为 5 812 个移植物。计算表明该患者能提供的供体仅为其毛囊总数的 30.5%（▶图 55B.6 和▶图 55B.5c）。

这个计算是基于手术医生手术提取期所得的移植物系数（毛发 / 移植物平均值）接近患者早期评估的原始毛囊单位系数（毛发 / 移植物平均值）。但是，在疑难病例中，如果手术期间发现每个移植物的平均毛发数量低于预期，可以通过调整环钻尺寸对每个移植物的平均毛发数量进行调整（▶图 55B.6）。

55B.4.2 案例 2：使用覆盖值来确定在具有良好供区的患者中可以提取的移植物的安全量

在病例 2 中，患者供区好。左颞区的覆盖值为 14.6，通过在每个头皮区重复与例 1 完全相同的计算，发现供体总量为 12 885，毛囊单位的总数为 22 690。这意味着患者的供体能力是其总毛囊数的 56.7%，略高于病例 1（▶图 55B.7）。

55B.5 受区的覆盖值

同样的公式也用于受区。通过测定头发直径，

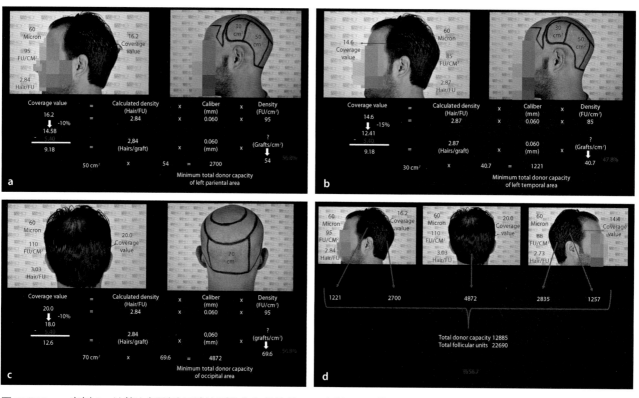

图 55B.7 a. 病例 2：计算左侧颞叶区域的覆盖值和供体量。b. 病例 2：计算左侧顶叶区的覆盖值和供体量。c. 病例 2：计算枕部区域的覆盖值和供体量。d. 病例 2：计算总供体量和总毛囊单位

表 55B.1 不同直径下创建最小覆盖值（CV）5.4 所需发量的密度比较。随着头发直径的增加，所需的头发密度也会下降

毛发直径（mm）	不同毛发密度和直径下的 CV			
	68 根毛发 / cm²ᵃ	77 根毛发 / cm²ᵃ	90 根毛发 / cm²ᵃ	110 根毛发 / cm²ᵃ
0.05	3.4	3.9	4.5	5.4
0.06	4.1	4.6	5.4	6.5
0.07	4.8	5.4	6.3	7.6
0.08	5.4	6.2	7.2	8.6

注：ᵃ 基于以下角度：
- 68 根毛发 /cm² = 毛囊单位密度 31 株 /cm² × 2.2 根毛发 / 株
- 78 根毛发 /cm² = 毛囊单位密度 35 株 /cm² × 2.2 根毛发 / 株
- 90 根毛发 /cm² = 毛囊单位密度 41 株 /cm² × 2.2 根毛发 / 株
- 110 根毛发 /cm² = 毛囊单位密度 50 株 /cm² × 2.2 根毛发 / 株

移植系数，我们可以算出不同种植密度下的覆盖值。例如，头发直径 60 μm 的需要 90 根头发 /cm² 才能达到覆盖值 5.4，对于较大头发直径 70 μm 的，只需要 77 根头发 /cm²，而在 80 μm 时，只需要 68 根头发 /cm² 就可以达到覆盖值 5.4。表 55B.1 显示了覆盖值随不同毛发密度，不同毛发直径而变化。毛发密度与打孔密度和每个移植物的毛发数直接相关。

55B.6 移植物计算器

移植物计算器是一个可免费下载的应用程序，它可以帮助外科医生在手术过程中实时确定每个头皮区

域的平均移植毛发数量。这在移植物提取过程中完成，技术员不仅检查移植物质量，还检查提取的每个移植物的毛发数量。这些数字通过非接触式语音自动化系统记录在移植计算器中，并显示在手术医生容易看到的第二个屏幕上，以便调整环钻尺寸，从而保持目标覆盖值。它还计算切除的速度，并可以收集所有头皮区域的统计数据。在手术完成后，所有的统计数据都可以收集在一个文档中，并通过电子邮件发送给手术医生和患者（▶图 55B.8）。

55B.7 结论

大约 15 年前，当 FUE 技术开始实施时，大多数手术医生认为最多只能提取 1 000～2 000 个移植物。后来，该领域的许多人开始认识到最多提取 3 000 个移植物是可以接受的。然而，FUE 仍在不断发展。患者要求在不耗尽供体的情况下有更高的密度，并且多次手术和更大的手术正变得司空见惯。如果选择合适的患者，现在已经有很多患者在一次到多次手术中提取了 8 000～10 000 个移植物。有了覆盖值计算和移植物计算器，对合格的患者来说，大手术和多次手术将被认为是更可行的，因为手术医生能够更科学地确定安全的供体量，并实际确定如何在艺术性、密度、均质化、老化因素和供体保护之间平衡患者的需求。图 55B.9 显示了使用覆盖值评估接受大约 7 000 个移植物的患者的例子。

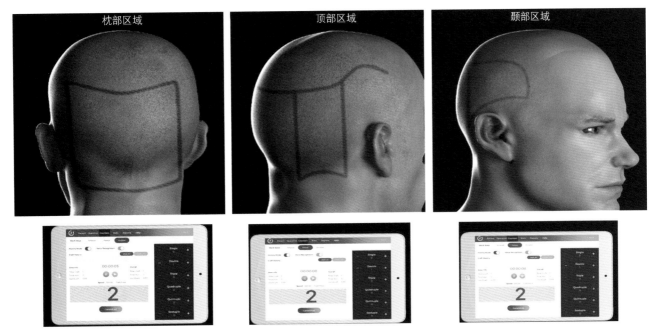

图 55B.8 使用移植计算器获取枕叶、颞叶和顶叶区域的实时手术数据

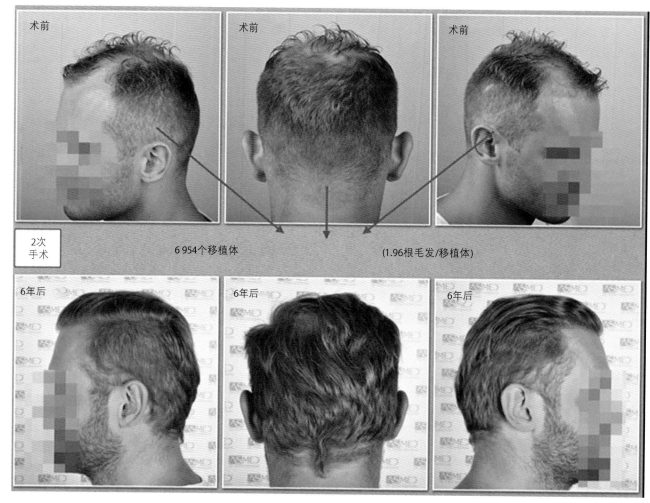

图 55B.9　病例 3：使用覆盖值计算的手术结果

参 考 文 献

[1] Harris J, Marritt E. The Hair Transplant Revolution: A Consumer's Guide to Effective Hair Transplant Techniques. Garden City Park, NY: Square One Publishers; 2003: 102−106

[2] Lam S. Hair Transplant 360 for Physicians. Vol. 1. New Delhi: Jaypee Brothers Medical Publishers; 2011: 1−3

[3] Lorenzo J. Coverage Value, Tutorial for the 1st WFI Workshop, Tenerife, Canary Islands, Spain, November 11−13, 2016. Available at: https://www.youtube.com/watch?v=ISpjL-j816E

FUE 移植体存活率最大化：钻取阶段

Maximizing Graft Survival in Follicular Unit Excision: Incision and Extraction Phase

概要　在毛囊单位钻取术（FUE）的钻孔和提取阶段，最大限度地提高移植体存活率的关键是适宜的技术。笔者讨论了影响毛囊移植体钻孔的因素，包括无论是钝性、扁平环钻还是锐利环钻系统，通过使用适宜的技术充分放大术野以使环钻精准钻取，并使毛囊横断率最小化。本文讨论了一种优质技术的重要性，这种技术能在保留适当毛囊周围脂肪组织的前提下取出高质量的毛囊移植体，并最大限度地减少钻取和获取移植体过程的时间。此外，本文对移植体提取阶段有关因素进行了阐述，如钻孔深度、吸力、提取技术和器械等。

关键词　FUE，移植体存活，移植体钻取，移植体切开，移植体提取，FUE 器械

关键要点

- 医生必须熟练使用对男性或女性患者进行 FUE 的设备。
- 钻孔过程中需要特别注意毛囊的横断率和移植体质量。
- 移植体的提取过程受钻孔深度的影响，在毛囊上进行的所有操作都应施加最小的力。

56.1　简介

FUE 的钻取过程本质上是一种"盲向"的手术：这意味着一旦手术开始，手术医生很难改变每次的移植体提取过程和成功与否。这个过程也逐渐迭代更新，以前的术式反馈可以优化后续钻取术式的入路。毛囊组织通常是由技师从皮肤中进行提取，他们的技巧和秉持移植体免受创伤的原则可影响移植毛囊的完整性和存活率。医护人员的判断和

经验及器械和术式的选择，将影响移植体的钻孔和提取阶段对目标毛囊的损伤风险。

成功的 FUE 手术的第一步是遵守基本的提取器械所特有的原则，即锋利、钝性部分和提取平台等，这些原则将最大限度地、安全地保护毛囊，从而将毛囊横断率降至最低。第二步是最大限度地将目标毛囊与周围皮肤分离开，以最大限度地减少将移植体从供区移除所需的力，减少损伤。这两个原则是不一致的，因为保护毛囊的目标意味着浅层切开，而完全钻孔的目标需要更深的切口。只有通过针对不同患者选择不同环钻从而在这些目标之间取得平衡，手术医生才能获得最大程度的成功。

本章将研究毛囊钻取过程中影响移植体存活率的因素，并提出优化存活率的建议。

56.2　钻孔阶段因素

56.2.1　使用适当的放大倍数

从过去 14 年教导临床医生如何进行 FUE 的经历可得知，进行 FUE 过程中最重要的步骤之一是正确地观察目标毛囊并将环钻头对准毛发。若术者无法充分执行这一初始操作，则手术成功的机会将大大降低。笔者建议，可以考虑使用最低 4.5 倍的放大倍数手术显微镜，以及工作距离为 18～25 cm。有些医生会使用放大倍数高达 6 倍甚至 8 倍的手术镜。

56.2.2　毛囊横断

最明显的毛囊损伤迹象是毛囊完整性的破坏。国际毛发修复外科协会（ISHRS）FUE 研究委员会定义了各种形式的毛囊断裂[1]，也是本章讨论的目的。术语"横断"将包括所有形式的毛囊断裂。

毛囊横断是毛囊损伤的明显指征，反映了改

善钻孔技术的必要性。没有所谓一定可以接受或不能接受的毛囊横断率。然而，人们普遍认为，术者应努力将横断率降至最低，低于 10% 的概率是可接受的。有些医生试图在 FUE 过程中使横断率超过 10%～15%。他们的理由是，通过在供区留下横断的毛囊，这些毛囊会重新长出，掩盖部分供区瘢痕，呈现出更自然、均匀的外观。

毛囊横断和损伤可以直接影响毛囊的存活率，如 Kim 和 Choi 的研究所示[2]，当毛囊的 2/3 完整，上 2/3、下半部分和上半部分完整时，存活率分别为 83%、65%、27% 和 40%。在 Devroye 最近的一项研究中[3]，三次原位横切切除了上方 40%～70% 的毛囊单位，只有 60% 的毛囊长出来了，也与 Kim 和 Choi 的研究一致。

FUE 手术的基本困难在于皮下过程的不确定性，包括靶向毛囊的成角和方向。图 56.1 说明了毛囊的病程变化，这些不确定性每个手术是不同的，

这基于一个人是使用锐性还是钝性环钻系统。

在讨论钻孔过程的细节之前，让我们简单设想一下，假设有两种基本的环钻系统，锐性系统（SPS）和钝性系统（BPS）。当然，每种类型都可改变特性。这些在锐性系统中的例子是切削刃的位置（内、外、中）或刃缘的配置，如 Cole's Serrounded 环钻头（▶图 56.2）。所有锐性系统的共同属性是可以很容易地切割组织的前缘。

在钝性系统类，目前有两种基本类型的环钻配置。第一个是外科手术先进毛囊提取（SAFE）系统，其于 2002 年首次推出。现在采用了一种扁平、非尖锐、锥形尖端设计，于 2011 年开发，并在 2013 年的第二届地中海 FUE 研讨会上进行了演示。还有一种由 Jean Devroye 医生在 2016 年推出的扁平、非锥形尖端，具有"凹槽"内部配置[4]。这两种系统的共同特点是前缘钝性或不锋利。

手术医生使用锐性系统，手动或电动，通过限制环钻穿刺深度，切开表皮和真皮浅层（包括立毛肌）的附着处，并在遇到明显的毛囊切除或弯曲之前，将横断率降至最低。这一深度可以通过从头皮不同位置取样毛囊，测量毛囊弯曲或分叉的水平来确定（▶图 56.3），然后将切口深度限制在该区域的适当水平。这种限制可以通过调整钳夹系统或在环钻上放置某种间隔 / 环来限制埋入深度来实现（▶图 56.4）。深度限制的主要目的是防止环钻尖端与毛囊接触。

使用非常锋利的环钻还可以减少插入力和皮肤的角度扭转，从而减少钻孔过程中毛囊变形的可能性。这对锐性系统来说至关重要，因为环钻远端的任何毛囊扭转都可能导致损伤或横断。

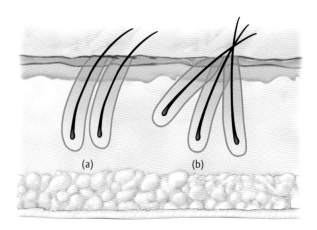

图 56.1　如图所示，目标皮下毛囊具有不同程度的卷曲（a）和分叉（b）

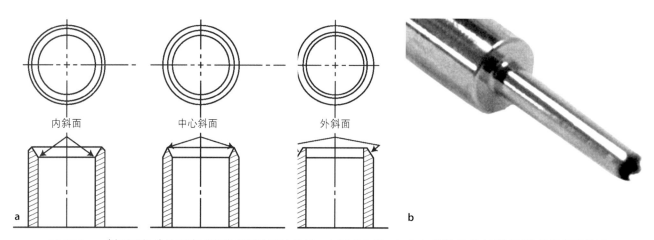

图 56.2　a. 锐利环钻头的刃缘可以位于环钻壁的外侧、中间或内侧。b. Cole 环钻头具有独特形状的锯齿形前缘

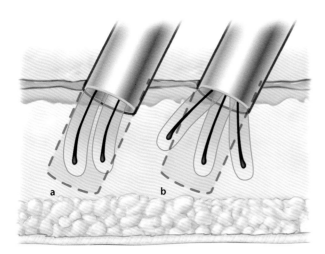

图 56.3　环钻深度的确定涉及对卷曲或分叉发生位置的分析，并做相应地调整

在锐性系统钻孔过程中，毛囊和皮肤的运动增加了环钻与毛囊接触的风险。为了减少这一风险，出现皮肤牵引和肿胀经常采取各种解决方案。肿胀溶液会使皮肤僵硬，减少皮肤下毛囊的运动。这表明，只有小部分主动解剖的供体区会肿胀，因为大量液体进入供区会导致组织变得黏稠，使毛囊和皮肤处于稳定状态变得困难。与锐性系统不同，钝性系统的目的是允许更深层的切开。钝性系统的横断面减缓可以在限制深度的情况下完成。然而，避免横断的主要方法与解剖头的设计和环钻旋转特性有关。

减少横断的另一个因素是限制环钻转速。环钻的转速越高，钝性系统就越像锐性系统，这就限制了钻取的深度。一些系统将使用低扭矩设置，以便用更高的皮肤进入速度切割皮肤，然后在插入期间旋转将自动放缓。其他系统可以利用低角度振荡来最小化钻孔的有效速度和减少毛囊扭转力。

由于供区毛囊是有限的不可再生资源，出于患者利益最大化的目的应当尽可能降低横断率。毛囊横断随着其毛囊存活率的降低，对术后美容效果有一定的影响。冒着听起来像是异端的风险，如果我们假设 FUE 和 FUT 之间的毛囊存活率相等，那么与 FUT 相比，毛囊横断对 FUE 移植结果的实际视觉影响可能是最小的。

举个例子，假设我们要用 FUE 和 FUT 从一名高加索男性身上收获 1 000 个移植体。让我们也假设头皮条分离毛囊没有横断（极不可能），FUE 有 10% 的横断率（可能高于经验丰富的术者平均水平）。已证明，从一个头皮条上合理的头发 / 移植估计为 2.1，因此这将产生 2 100 根头发。FUE 可能产生 2.3 根头发 / 移植体。因此，2 300 根头发将被作为目标进行切除，2 070 根头发将在 10% 的横断率下保持完整。因此，230 个毛囊被横断，但我们知道 230 个毛囊中可能有一半（115 个毛囊）会再生。在这 115 个存活的毛囊中，我们假设有一半会在供区生长，另一半会在移植区生长（约 58 个毛囊）。FUE 的毛囊存活率是 2 070 个未被横断的毛囊加上 58 个横断的存活毛囊，总共有 2 128 个毛囊。这与 FUT 获取的 2 100 个毛囊相比，在这个例子中，在 FUE 病例中存活的毛囊比在 FUT 中获取的更多。

基于这个例子，我们可以看到 FUE 与 FUT 获取的毛囊存活数量的绝对差异对于相同数量的移植体来说可能并没有那么大的差异。不能忽视的事实是，可能有多个因素影响每种获取方法，实际上需要平衡毛囊的存活率。

如果除了横断率之外没有其他影响存活率的因素，这对每个患者都有好处，但不幸的是还有很多因素。本章的其余部分将讨论其中的一些问题。

56.2.3　移植体质量："胖 vs 瘦"

FUE 过程的本质，特别是从周围皮肤中解剖毛囊群，然后从任何残留的系留成分中"拔出"它，

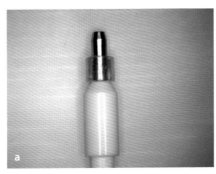
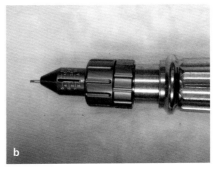

图 56.4　深度限制方法示例。限制可以通过 a. 放置在环钻上的垫片实现，或 b. 通过设备上的可调机构实现

可以导致移植体比头皮条组织移植产生的组织含有更少的脂肪和支持组织。一些先前的研究[6-8]表明移植有更多的可移植组织会有更好的毛囊存活率。提高存活率可能还与其他因素有关，如处理效果。然而，在毛囊隆突区干细胞的保留和保护可能也有一定的影响。

移植体周围组织的数量与切口的深度成正比。一般来说，对于锐性系统，应尽量寻找最深的深度，以便在保留尽可能多的组织的同时尽量减少毛囊横断的风险。由于切口较深，钝性系统平均可产生含有较多组织的移植体。

自动化机器人 FUE，其两步切口机制利用内部环钻锋利的皮肤和外部钝性解剖环钻，往往产生的移植体比锐性系统或钝性系统带有更多的脂肪。如前所述，这可能赋予毛囊生存优势。

56.2.4　钻孔至提取时间

一般来说，在供区钻孔后，移植体会尽快提取。在一些情况下，由于患者的体位、机器人切口的硬件位置或人员的延误，会导致提取延迟。

一般认为，将移植体留在原位直到提取不会产生有害影响，因为毛囊是附着在其基底部的血液供应上的。Mohebi 进行的一项小型研究[9]提出了这一问题，该研究表明，当移植体被延迟提取时，存活率会下降。这方面还需要进一步的研究，但钻孔

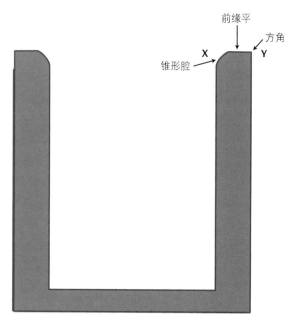

图 56.5　扁平环钻前缘截面图。Y 代表切入皮肤的方角，X 代表内腔的锥形部分，引导毛囊进入环钻

后尽快取出移植体可能是有益的。

56.3　取出阶段因素

56.3.1　钻孔深度

当 Rassman 等人发表第一篇关于 FUE 的文章时[10]，他们讨论了钻孔深度对于避免毛囊横断的重要性，但他们也清楚地描述了约束成分对毛囊的影响。事实上，这些成分作用非常强烈，在提取阶段的剪切力会破坏毛囊的结构。他们提出了 FOX 试验，以确定这些约束因子是否会阻碍移植体的提取，并导致不可接受的毛囊损伤或横断。随着更新的锐性系统和对如何分析切口深度限制的理解，我们可以比 Rassman 等人预期的更多地从皮肤分离毛囊。钝性系统始终允许较深的切口，通常为 4 mm 或更深，这将毛囊从皮肤分离到比锐性系统更深的水平。

现在的 FUE 设备对这种更深层次的分离，允许有更大的脂肪和组织存在的可能性，如前所述，而且对移除移植体所需的机械力也有影响。正如 Rassman 等人的研究显示，提取过程中的创伤应最小化，以避免严重的毛囊破裂。然而，可能有一定程度的毛囊创伤是肉眼不可见的。Beehner 研究了不同毛囊水平下不同类型的挤压损伤[11]，结果表明毛囊存活率下降，尤其是室温保存后。

一般来说，较深的切口可以减少移除移植体所需的力量。然而，不同的患者和不同的头皮区域之间的差异很大。

皮肤振动，要么是由环钻结构引起，如 SAFE 系统的六角环钻头[12]（六角环钻截面；▶图 56.6）或借助马达旋转机制中产生的"抖动"，如 Roberto Trivellini 医生介绍的曼巴氏器械[13]，可协助将毛囊从皮肤中分离出来。对 Hex 系统的研究显示[14]，与圆柱形环钻相比，毛囊横断面明显减少。根据临床经验，Hex 环钻可以更彻底地将毛囊与周围组织分离，在去除移植体时所需的力更小。

56.3.2　提取方法

在移植体钻到尽可能深的程度后，提取阶段开始。有多种工具用于提取移植体，除抽吸式（稍后讨论）外，所有工具都涉及以某种方式抓取移植体。应尽一切努力避免抓住毛囊干细胞储存库的区

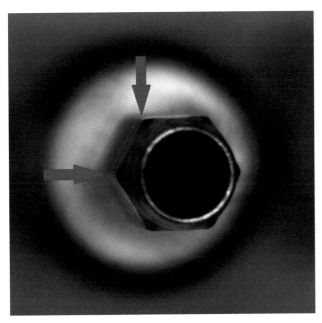

图 56.6 六角环钻的边缘（红色箭头）引起皮肤振动，导致毛囊从皮肤分离

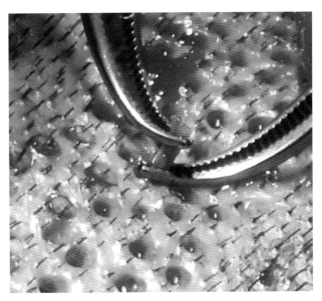

图 56.7 夹持毛囊时，镊齿接近但不互锁。展示了毛囊提取的双手或双握技术

域，如 Cotsarelis 等人所描述的隆突部分[15]，如果需要的话，只施加最小的力量来取出移植体。

通常使用的镊子有光滑的宝石刀、钻石尖端宝石刀、光滑有齿的福斯特（Foerster）镊子。笔者更喜欢提供摩擦力的镊子，以便在抓握移植体时尽量减少滑移。如果光滑的镊子发生滑动，倾向于用更大的压力来补偿，这增加了挤压伤的风险。使用带齿镊时，操作人员应密切观察，避免齿间咬合，实施压力过大（▶图 56.7）。

还需要注意对挤压力的分配。这通常涉及操作手使用两把镊子，抓住靠近表皮的移植体，将其抬起，然后抓住隆突部分下方，将移植体取出（▶图 56.7）。当然，对于完全游离的深切口，通过表皮抓握即可提取移植体。

另一种提取移植体的方法是，用初抓力将移植体抬高，抬高的方向正好在毛发生长的上方平行于皮肤，然后将皮肤推离移植体，推离毛发生长的方向。该技术用于避免在第二位置抓握移植体，避免潜在的挤压伤。这项技术的成功取决于毛囊被束缚的程度。

出现皮脂腺水平以上的表皮被去除的外观，表明皮下有较大程度的束缚未被解除，需钻孔更深一点。如果注意到表皮帽去除，而移植体不能提取，毛囊很可能会留在原位存活并继续生长。

另一种用来抓握和提取移植体的仪器是 ATOE 或"辅助提取"（Cole 仪器，阿尔法利塔，佐治亚州，美国）。这个仪器有一个非常细的，精致的尖与牙齿，是为了插入到 FUE 切口，然后抓住中间的毛囊（▶图 56.8）。这种仪器非常有效，但必须非常小心，以避免施加过多的压力。该设备旨在帮助有限深度的锐性系统，但它也可以与钝性系统一起使用。

在一些 FUE 中采用的另一种提取方法是通过环钻抽吸。基本的技术是将移植体游离，然后用负压将移植体吸入环钻。一旦游离，移植体通过抽吸

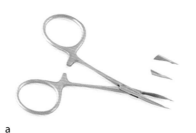

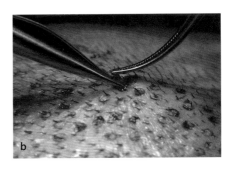

图 56.8 展示辅助提取器（ATOE）的外观和用途

a

b

管进入筛网取出或进入带有保存溶液的容器。为了最大限度地提高移植体存活的可能性，必须仔细观察，确保吸入管中的任何移植体都尽快被冲洗到保存液中，以避免干燥。在有过滤网的系统中，应在移植体干燥之前将移植体移除，因为通过移植体的气流可能会对移植体造成损害。

56.4　讨论

FUE 是一种多步骤的移植体收获方法，每一步都有可能造成毛囊损伤，可能影响移植体的存活和美容效果。本章探讨了医生在实施 FUE 过程中钻取阶段作为关键环节应注意的因素。一般情况下，应根据所使用的切口器械和毛囊的卷曲、张开等一般特点，尝试最深层次的切口，但应避免毛囊横断率过高。这些因素对于保存毛囊周围的脂肪和组织及尽可能将它们与周围的皮肤分离是很重要的。

毛囊一旦游离，必须非常小心地提取毛囊，使用工具时避免造成挤压损伤。如果用抽吸法取出移植体，必须注意保护移植体、避免干燥。

移植体提取后，保存和植入步骤也同样会影响移植体存活。与这些步骤有关的问题和缓解因素将在以后各章中讨论。

参 考 文 献

［1］FUE Research Committee. Standardization of the terminology used in FUE: parts I, II, and III. Hair Transpl Forum Int. 2013; 23(5): 165－168; 23(6)－210－212; 24(3)－93－94

［2］Kim J, Choi Y. Hair follicle regeneration after horizontal resectioning. In: Stough D, Haber, R, eds. Hair Replacement: Surgical and Medical. St. Louis, MO: Mosby; 1996: 358－360

［3］Devroye J. FUE. Regrowth rate of transected hair in the donor area. Hair Transpl Forum Int. 2015; 25(6): 238

［4］Devroye J. FUE. Powered FU extraction with the short-arc-oscillation flat punch FUE system (SFFS). Hair Transpl Forum Int. 2016; 26(4): 129

［5］Cole J. An analysis of follicular punches, mechanics, and dynamics in follicular extraction. In: Konior and Gabel, eds. Facial Plastic Surgery Clinics of North America: Hair Restoration. Philadelphia, PA: Elsevier, 2013: 437－447

［6］Seager DJ. Micrograft size and subsequent survival. Dermatol Surg. 1997; 23(9): 757－761, discussion 762

［7］Beehner ML. A comparison of hair growth between follicular-unit grafts trimmed "skinny" vs. "chubby." . Hair Transpl Forum Int. 1999; 9: 16

［8］Beehner M. Comparison of survival of FUE grafts trimmed chubby, medium, and skeletonized. Hair Transpl Forum Int. 2010; 20(1): 1－, 6

［9］Mohebi P. The effect of delay in Extracting Follicular Units on the viability of FUE grafts. International Society of Hair Restoration Surgery 20th Annual Scientific Meeting, Nassau, Bahamas, October 17－20, 2012

［10］Rassman WR, Bernstein RM, McClellan R, Jones R, Worton E, Uyttendaele H. Follicular unit extraction: minimally invasive surgery for hair transplantation. Dermatol Surg. 2002; 28(8): 720－728

［11］Beehner M. Comparison of graft stress factors. Programs and Abstracts. Orlando, FL: LSW, 2001

［12］Harris J. Live surgery demonstration: hex SAFE system. Programs and Abstracts. 2nd Mediterranean FUE Workshop, Madrid, Spain, May 24－26, 2013

［13］Trivellini R. An innovation in suction assisted FUE. Hair Transpl Forum Int'l. 2016; 26(2): 58－59

［14］Harris J. Hi-definition video presentation of blunt hexagonal dissecting punch. Programs and Abstracts. International Society of Hair Restoration Surgery 22nd Annual Meeting, Kuala Lumpur, Malaysia, October 8－11, 2014

［15］Cotsarelis G, Sun TT, Lavker RM. Label-retaining cells reside in the bulge area of pilosebaceous unit: implications for follicular stem cells, hair cycle, and skin carcinogenesis. Cell. 1990; 61(7): 1329－1337

FUE 移植体存活率最大化：种植阶段

Maximizing Graft Survival in Follicular Unit Excision: The Implantation Phase

概要 所有有助于优化 FUT 移植体存活的措施对于 FUE 移植体都具有相同的必要性。然而，FUE 移植体往往比 FUT 移植体更具挑战性。FUE 提取的移植体毛乳头分叉更多、裸露面积更大，怎样将这些毛乳头无损伤的植入受区难度增加。种植笔和植入器［如 Koray Erdogan 种植笔（KEEP）］被认为是一种更安全的毛囊单位移植体的植入工具，因为不需要接触脆弱的裸露毛囊，并且在植入过程中开启保护。FUE 移植体可以根据移植体植入指数（GPI）进行分级，以定制植入每种类型的移植体便于测算和预估存活率。

关键词 移植体植入，移植体种植，毛囊分叉，毛囊过度剥离，种植镊种植，种植笔，重复植入所致损伤

关键要点

- FUE 的成功受移植体种植技术的巨大影响。
- 种植笔是将 FUE 提取的分叉和裸露移植体植入的最佳工具。
- 对于 FUE 移植体，必须改进种植镊植入技术。

57.1 简介

FUE 分为移植体钻取和种植两步。第一步，移植体钻取包括移植体钻孔和提取两个阶段，已在第 56 章中讨论。第二步是移植体植入，是毛发移植手术最重要的阶段之一。这一阶段的创伤是导致生长不良的一个常见原因。Bradley R. Wolf 医生在本书第 45 章及他在国际毛发移植论坛会刊中的优秀文章中详细讨论了移植体的植入。

人们普遍认为，FUE 移植体植入难道更大，并

存在独特的挑战，而在 FUT 术中并未见到。尽管所有适用于 FUT 的技术都适用于 FUE，但在使用 FUE 技术时还存在一些额外的挑战。

以往的比较研究表明，FUE 的移植体存活率低于 FUT[2]。导致 FUE 移植体存活率低的原因是由于 FUE 过程中固有的多种因素。其中一个因素是由于移植体提取（提拉）阶段过度用力造成的损伤，比如挤压或撕扯毛囊。另一因素是 FUE 移植体具有难以无损伤植入的特征。这些因素包括移植体过度剥离或裸露、毛囊分叉、没有用种植镊抓持组织的"安全"部位，以及更易干燥等。

最近一些关于改良 FUE 的研究表明，当这些特性得到解决和改善时，FUE 的存活率与 FUT 相当甚至更优[2,3]。FUE 需要特殊的技术、护理和谨慎处理及植入移植体，以获得更高的存活率。

57.2 在提取阶段保证移植体的质量

本章的重点是种植阶段的移植体保存，但有必要回顾提取阶段的重要因素，这些因素对种植阶段的生存有直接的负面影响。

57.2.1 防止移植体过度剥离

移植体过度剥离是指在移植体的下部毛囊周围组织被过度剥离（▶图 57.1）。在极端情况下，只有上 1/3 的移植体会有毛囊周围组织。Beehner 的研究支持这样的观察，即"胖的"移植体比没有皮肤组织的"瘦的"移植体在毛囊周围存活得更好。其确切的机制尚未得到证实，但人们普遍认为，剥离组织的移植体在提取和种植过程中更易干燥和受损伤。裸毛囊很大程度上是由于环钻钻孔太浅。如果在 FUE 手术中的任何时刻发现裸毛囊，环钻深度应该设置得更深，直到裸毛囊最小化（▶图 57.2a～c）。

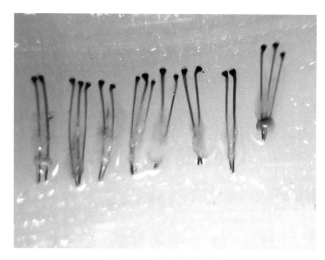

图 57.1　裸露的移植体

在判断该有多大的深度上有一种微妙的平衡，特别是锐性环钻穿透较深时易增加毛囊横断。钝性和更新的"混合"环钻通常允许在穿透更深的情况下不增加毛囊横断率，从而减少裸毛囊的发生，产生更类似于 FUT 的移植体（▶图 57.2d）。2018 年，Josephitis 和 Shapiro 对同一患者进行了一项自身双侧对照研究，比较了 FUE 和 FUT 移植体存活率。本例中的 FUE 移植体通过较新的混合环钻技术获取，因此在其基底周围有更多的毛囊周围组织。它们看起来和 FUT 移植体很相似。以毛发横截面测量法（CST；HairCheck）和毛发计数作为研究，FUE 和 FUT 的毛囊存活率基本相同。

57.2.2　防止毛囊分叉

毛囊分叉是描述毛囊（或移植体内的所有毛囊）向外发散并远离相邻毛囊的术语（▶图 57.3a）。分叉通常发生在毛囊单位的近端部分（下 1/3），并可在程度上有所不同。True 医生最近引入了这个概念——结构性分叉和医源性分叉。结构性分叉在解

剖学上存在于组织中，在不同患者和同一患者之间存在差异（▶图 57.3b）。医源性分叉是当 FUE 环钻钻取深度不足以克服提取过程中的组织系结力时产生的分叉。

在 FUE 技术中，钻取步骤中的提取阶段存在毛囊周围组织剥离时，往往会出现毛囊毛球部位的极度分叉（▶图 57.3c）。分叉的移植体难以用种植镊子植入，更适合使用种植笔。移植体质量问题，如裸毛囊，通常伴随着医源性分叉。钝性环钻和新型的混合环钻减少了分叉，因为他们允许钻取更深而横断风险更少。

57.3　避免移植体损伤

57.3.1　移植体植入期间的创伤

种植过程中可能会发生移植体损伤和破坏。FUE 移植体特别容易由于裸露移植体和分叉增多而造成损伤。一些更常见的重复植入损伤（RPT）[1] 是 Wolf 医生创造的一个术语（Ron Shapiro 医生在本书 2004 年版中也称这种现象是"多次失败的尝试"）。当在移植失败的尝试中反复处理移植体时，移植体损伤和不良产量的风险增加。

- 挤压伤是用种植镊用力挤压毛球造成的，是移植体损伤的另一个原因。
- 弯曲移植体（J 钩状移植体）是近期描述的术语，可能与毛发生长不良有关（可能由于毛囊炎或毛囊异常生长造成）。是由于移植体的部分毛囊被卡在切口边缘，或在植入过程中被强行填塞切口造成的（▶图 57.4）。

57.3.2　种植镊植入 FUE 移植体

FUE 移植体可以用种植镊成功植入，但难度较大，因此必须对此技术进行修改并保持始终如一的

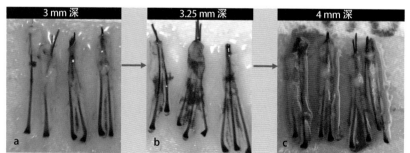
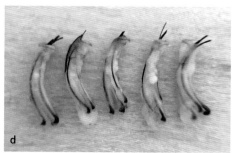

图 57.2　a. 在 3.0 mm 处的锐性分离。b. 3.25 mm 锐性分离。c. 4.0 mm 锐性分离。d. 4.5 mm 复合分离

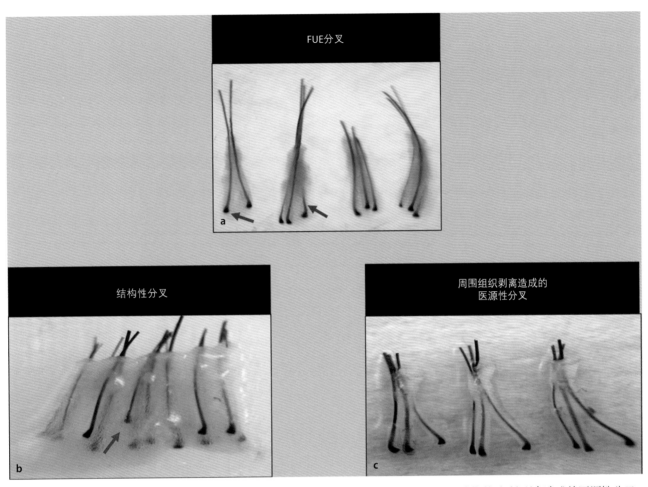

图 57.3　a. 下 1/3 段的毛囊相互远离。b. 同一患者同时存在毛囊结构分叉及可变分叉。c. 周围组织被剥离造成的医源性分叉

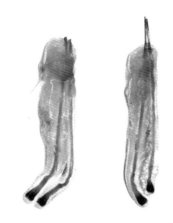

图 57.4　弯曲或"J"形毛发损伤

高水平技能，以确保良好的移植体存活。首先，移植体的大小和长度必须与受区切口的大小和深度相匹配。太窄或太浅的切口会让毛囊容易弹出，从而导致重复植入损伤。对于 FUE，一些医生更喜欢让受区切口稍微大一点，这使得植入更容易。然而，人们必须小心避免切口太深，否则会导致出血增加，能见度差，移植体因渗血而移位。制作测试部位并在植入开始时测试移植体与切口是否完美匹配至关重要。植入时使用高倍放大镜对于避免移植体损伤极有价值。当没有毛囊周围组织可以抓取移植体时，最好用轻轻的触摸方式来轻轻抓取毛球上方的移植体。如果在植入过程中种植镊直接夹到毛球，很容易压碎毛球（▶图 57.5）。一种改良种植镊种植的方法是在植入移植体时使用钩子或第二个种植镊打开切口。在极度困难的情况下，双人辅助植入方式，其中一个助手打开切口，第二个助手将移植体插入到表皮开口的上方，最后，第一个助手重新抓住移植体使其更高一点，并将其滑动到最终深度（▶图 57.6）。有关使用适当的种植镊和即插即种技术提高移植体存活率的更多信息，详见第 45 章和第 46 章。

57.3.3　种植笔植入 FUE 移植体

种植笔的主要优点在于操作，可以使移植体

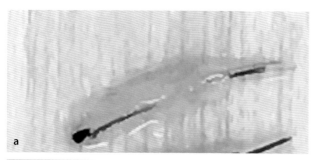

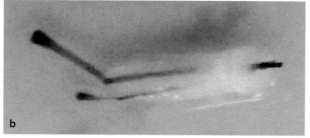

图 57.5 a. 毛球破损。b. 毛干断裂

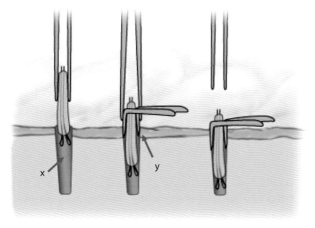

图 57.6 两步种植镊植入：x. 切口用钩子或其他镊子扩开；y. 第二把镊子把移植体尖端插入表皮内

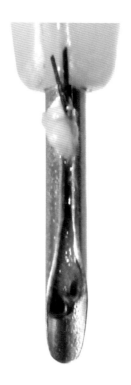

图 57.7 在标准种植笔中加载和保护的移植体

时植入移植体。这是一个真正只有手术医生操作的过程。钝性种植笔可以由助手来把移植体植入到由手术医生预制的受区切口内。更多种植笔种植的细节详见第 47A 章。

57.3.4 植入器

另一种植入设备，称为"植入器"，也有助于植入 FUE 移植体，但其作用机制与种植笔稍微不同。通过植入器，移植体被装入钝针状装置的腔内，然后这个钝的尖端被插入预先制作的受区切口。然后用镊子将移植体沿着通道滑动到受区切口。种植笔和植入器之间的主要区别是使用种植镊而不是插入机制来完成移植体的最终植入。Koray Erdogan 种植笔（KEEP）是一种植入器，它使用一种聪明的滚动方法来加载移植体（▶图 57.8a，b）。Devroye 植入器看起来像一根长针，使用种植镊进行加载，一次可容纳多达 10 个移植体（▶图 57.8）。植入器能够加载多个移植体。它装载了一个助手，但功能类似于植入时的保持功能。

57.3.5 防止干燥

移植体在体外干燥是移植体损伤和生长失败的另一个非常重要的原因[9]。在 FUE 手术中，多处

的损伤风险最小化。这是一个非常重要的优势，对于植入所有类型的移植体，特别是 FUE 获取的移植体。种植笔是一种针状的装置，在侧面有一个开放的狭缝（通道）。通常，通过抓住移植体顶部的毛干或表皮并将其拉入种植笔的管腔来装入种植笔内。一些较新的种植笔可以通过在移植体上滚动开放的通道并向前滑动来加载。一旦加载，种植笔植入整个移植体的切口，然后使用柱塞状机制来收回种植笔，将移植体留在其适当的位置。在植入过程中，没有接触到毛囊隆突或毛球部位。此外，移植体的毛囊和毛球在种植笔的管腔内被压缩在一起，保护它们在植入时免受创伤和弯曲（▶图 57.7）[9]。锐性种植笔可以用来受区打孔和同

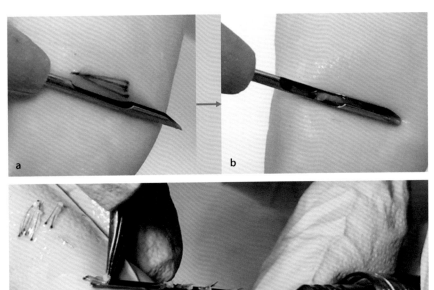

图 57.8 a. 手指上的移植体，待装入 KEEP。b. 用滚动技术把移植体装入 KEEP 种植笔。c. Devroye 植入器可以加载多个移植体。它由一个助手完成加载，但种植机制与 KEEP 类似

均有移植体干燥的风险：

- FUE 钻孔阶段，如果移植体在钻孔后，留在切口内较长时间才提取，可能会发生移植体干燥。每隔几分钟就提取切口内的移植体是最好的做法。
- FUE 提取阶段，移植体在转移到保存液之前，如果停留在皮肤表面较长时间，会导致干燥。
- 移植体在显微镜下检查或修剪时可能会干燥。
- 植入时，如果移植体从保存液中取出，用种植镊种植而放在手套上或者停留在种植笔内较长时间，移植体也会干燥。

当 FUE 移植体分离时，可以迅速把移植体聚拢起来，在进入保存液之前将其保存在皮肤上的血液或生理盐水中，从而防止其干燥。笔者认为在不超过 5 分钟内将移植体放入保存液是一个很好的经验法则。如果移植体是在检查、计数和分级时，需只在显微镜上放置少量移植体，并随时用注射器将保存液滴在移植体上。检查后，应立即将其放回保存液中。在使用种植镊进行植入时，移植体放置在手套上不应超过 3 分钟，在手套上应喷洒保存液。加载的种植笔应放在保存溶液中，除非它们可以在加载后立即植入。最佳的保存液是一个有争议的主题，将在第 5 章和第 38 章中详细讨论。含脂质体三磷酸腺苷（ATP）维持在 4℃ 的低热溶醇已被证明在短期和长期内都具有良好存活率，笔者更倾向于在诊所中使用它。

57.4 移植体质量指数

关于移植体质量对手术结果的影响，特别是 FUE，在我们的专业中有很多讨论。移植体的质量与许多特征有关，包括毛囊周围组织的数量、分叉的程度、毛囊横断、断裂和挤压损伤。在观察了各种技术下的大量 FUE 移植体后，笔者认为它们可以分为反映其质量的四种形态类型。虽然人们普遍认为移植体质量会影响产量，但我们并不确定这些不同的形态对移植结果的影响。

这些形态类型是笔者的移植体质量指数（GQI）概念的基础。笔者建议该指标用于所有 FUE 手术对移植体进行分级。所确定的等级可作为以下方面的质量控制工具：

- 预测移植体植入的难易程度。
- 用来指导最佳的植入技术。
- 将移植体的形态与手术结果联系起来。

也许这将有助于回答移植体形态对结果的影响。移植体质量指数有以下四个等级，总结见表 57.1：

- 1 级：移植体没有横断，光滑规则的边界，整个毛囊长度的毛囊周围组织，毛球下方有非毛囊组织可供种植镊植入时夹持（▶图 57.9a）。
- 2 级：移植体与 1 级相似，但毛囊周围组织较少，毛球下方没有组织。它们也没有横断面（▶图 57.9b）。

表 57.1　移植体质量指数（GQI）类别的区分特征

GQI 分类	分　叉	横　断	毛囊裸露	移植体完整度	毛囊周围组织保留	毛球下方组织
1	仅结构性	无	无	光滑规则	充足	有
2	仅结构性	无	无	光滑规则	少量	无
3	大量医源性	少量	较多	仅有毛乳头	无	无
4	部分医源性	较多	较多	不规则伴离断	不规整	无

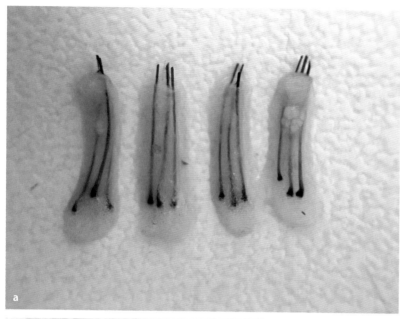
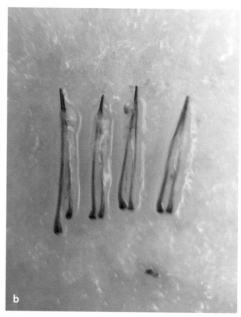
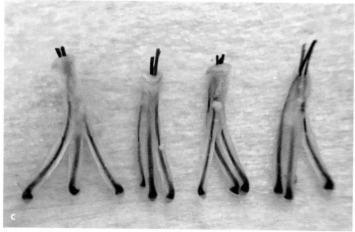
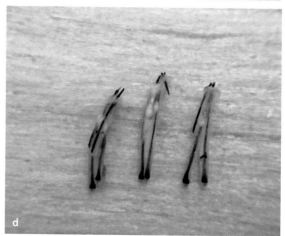

图 57.9　a. 移植体质量指数（GQI）1 级移植体，毛囊周围组织良好，无分叉，无横断。b. GQI 2 级移植体与 1 级基本相同，但组织较少。c. GQI 3 级移植体组织较少，断裂明显。d. GQI 4 级移植体有分叉，断裂和横断的受损移植体

- 3 级：移植体有极端的医源性分叉，下 1/2 ～ 1/3 的毛囊周围组织剥离（▶图 57.9c）。
- 4 级：移植体包含横断和损伤的毛囊，移植体边缘不规则，横断的毛囊可能从移植体上突出，部分毛囊可能被剥去，有医源性分叉（▶图 57.9d）。

1 级和 2 级移植体是最高质量的，熟练使用种植镊易于植入而无损伤。3 级和 4 级移植体质量较差，用种植镊较难无损伤植入。

当移植体几乎没有毛囊周围组织时，必须非常小心地处理。即使使用轻便的种植镊，也很容易挤压毛球和（或）导致毛囊断裂（▶图 57.5）。当用

种植镊植入分叉的毛囊时，必须将它们轻轻地聚集在一起；如果一个或多个毛囊不包含在镊子内，它"在植入过程中会附着在皮肤表面"，这阻止了完全插入，移植体必须更换（▶图 57.10）。这增加了重复植入损伤的风险。当移植体有横断的毛囊突出时，同样的事情也会发生。同样的移植体可以使用种植笔在没有创伤的情况下植入，并可尝试重复植入。裸露的、分叉的、横断的毛囊可以在不接触的情况下在种植笔内收集，重整后合并移植。

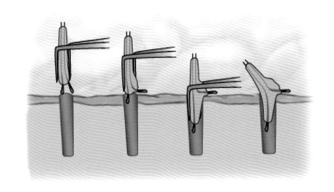

图 57.10　种植镊植入失败，移植体卡在打孔外口处

57.5　结论

在 FUE 移植体的植入阶段，仔细注意技术因素对于持续获得高质量的手术结果至关重要。移植体钻取必须以产生高质量移植体的方式进行。FUE 移植体可以使用移植体质量指数根据形态学进行分类。移植体的保存和保湿对于钻取、制备和植入的所有阶段都是必要的。植入技术需要以一种最小化损害的方式进行。

参 考 文 献

［1］Wolf BR. The art and craft of recipient site creation and graft placement. Hair Transpl Forum Int. 2014; 24(2): 41−, 46−49
［2］Harris JA. Follicular unit extraction. Facial Plast Surg Clin North Am. 2013; 21(3): 375−384
［3］Josephitis F, Shapiro R. FUT vs. FUE graft survival: a side-by-side study of 3 patients undergoing a routine 2,000 + graft hair transplantation. Hair Transpl Forum Int. 2018; 28(5): 179−182
［4］Crisostomo M. Comparison of survival in FUE vs FUT grafts. Italian society of Hair Science and Surgery, Venice, Italy, May 2017
［5］Beehner ML. Comparison of survival of FU grafts trimmed chubby, medium and skeletonized. Hair Transpl Forum Int. 2010; 20(1): 1−6
［6］Lorenzo J, Devroye JM, True RH, Cole JP. Standardization of the terminology used in FUE: Part I. Hair Transpl Forum Int. 2013; 23(5): 165−168
［7］Cole J, Devroye JM, Lorenzo J, True R. Standardization of the terminology used in FUE: Part II. Hair Transpl Forum Int. 2013; 23(6): 210−212
［8］Cole J, Devroye JM, Lorenzo J, True R. Standardization of the terminology used in FUE: Part III. Hair Transpl Forum Int. 2014; 24(3): 93−94
［9］Limmer R. Micrograft survival. In Stough D, ed. Hair Replacement. St Louis, MO: Mosby Press; 1996: 147−149
［10］Cooley J. Holding solutions. In: Unger W, Shapiro R, Unger R, Unger M, eds. Hair Transplantation. 5th ed. London: Informa; 2011: 321−325

Scott A. Boden

姜金豆 译，林尽染 周易 审校

FUE 麻醉特殊考量

Special Considerations for Anesthesia with Follicular Unit Excision

概要 在毛发移植手术中，患者的舒适性和安全性是至关重要的。无论患者接受头皮条移植物获取术［头皮条切取术（FUT）］还是单个毛囊单位钻取术（FUE），目标都是一致的：患者应该放松，最大程度减少不适。由于 FUE 术中移植体获取所需的时间较长，需要特别注意确保整个供体获取过程中足够的麻醉时间。适当的初始麻醉和定期加强麻醉区域，以提供一个无痛的患者体验是毛发移植的关键所在。由于麻醉面积较大，必须注意麻醉药物的使用量。神经阻滞和稀释溶液有助于头皮麻醉。对于身体麻醉，稀释溶液、肿胀技术及分期麻醉很有帮助。

关键词 麻醉，神经阻滞，利多卡因毒性，清醒镇静，环形阻滞，肿胀麻醉

关键要点

- 有效使用局麻药、识别和避免麻醉毒性是 FUE 的关键。
- 患者放松不同于清醒镇静。
- 描述了缓解局部麻醉期间不适的技术。
- 本文讨论了区域神经阻滞和胡须、体毛提取的具体技术。
- 由于 FUE 可能非常耗时，因此必要时需要经常进行重新评估和重新麻醉。

58.1 简介

在毛发移植手术中，患者的舒适性和安全性是至关重要的。无论患者接受 FUT 还是 FUE 手术，目标都是相同的：患者应该放松，最大程度减少不适。由于 FUE 术中移植体获取所需的时间较长，需要特别注意确保整个供体获取过程中足够的麻醉时间。适当的初始麻醉和定期加强麻醉区域，以提供一个无痛的患者体验，应该是每台毛发移植手术过程的一部分。

确保患者的安全需要认识和了解每个患者既往的健康状况。患者服用的药物可能与麻醉药物相互作用，从而需要改变手术或麻醉计划。

FUE 毛发移植通常是一个漫长的过程，是在门诊中进行的。患者放松这个过程很重要，可以通过口服麻醉药来完成；这不同于清醒镇静，不会涉及静脉用药，不需要持续监测氧合和气道状态。经过认证和培训的医生才能进行清醒镇静，这是另一种方式。用异丙酚等药物进行镇静，需要由经过委员会认证的麻醉师进行监测。

58.2 麻醉剂

局麻药可分为两种类型：酰胺类和酯类。毛发移植中最常用的药物是酰胺麻醉药，它起效速度快，效力更大，持续时间更长。包括利多卡因、阿替卡因、美哌卡因和丙洛卡因。由于药物靠肝脏代谢，因此伴有肝病患者应谨慎使用（表 58.1）。

表 58.1 FUE 术中常用的局麻药

药 剂	剂量（成人中无心脏病病史患者的剂量；mg/kg）	起效 /持续时间
含肾上腺素的利多卡因（1% 或 2%）	7	快速 / 中速
不含肾上腺素的利多卡因	5	快速 / 短效
甲哌卡因不含肾上腺素（3%）	5.5	快 / 短
布比卡因含肾上腺素（0.5%）	1.3	长 / 长
阿替卡因含肾上腺素（4.0%）	7	快 / 中

酯类麻醉药包括普鲁卡因、丁卡因和氯普鲁卡因，它们通过血浆假胆碱酯酶代谢，可作为酰胺麻醉药过敏患者的替代选择。请注意，快速毒性可能会发生在患有假胆碱酯酶缺乏症的患者身上。

1% 盐酸利多卡因是毛发移植手术中最常用的麻醉剂。一般在 2～4 分钟内起效，单独使用时持续时间为 30～60 分钟，与具有血管收缩功能的低剂量肾上腺素联合使用时达 120～240 分钟。

如果超过每日总剂量（TDD），可能会出现利多卡因中毒症状。利多卡因单独使用时，TDD 为 5 mg/kg，而与肾上腺素联合使用时，利多卡因的 TDD 是 7 mg/kg。一些医生，包括进行肿胀抽脂术时，通常使用超过这些推荐的最大限度（表 58.2）。

表 58.2　利多卡因每日总剂量（TDD）

体重 （kg/lb）	不含肾上腺素的利多卡因（5 mg/kg）	利多卡因与肾上腺素（7 mg/kg）
50/110	250 mg	350 mg
60/132	300 mg	420 mg
70/154	350 mg	490 mg
80/176	400 mg	560 mg
90/198	450 mg	630 mg
100/220	500 mg	700 mg
110/242	550 mg	770 mg

利多卡因由肝细胞色素 P450（CYP450）系统代谢。在肝功能不全的患者中，如充血性心力衰竭或内在肝病，或当多种药物竞争同一酶代谢时，可导致血浆利多卡因水平升高。常用药物如 β 受体阻滞剂或许多苯二氮䓬类药物由 CYP450 酶代谢，可能提高利多卡因水平并降低毒性阈值。

利多卡因毒性的迹象包括中枢神经系统（CNS）效应，如金属味、口周麻木、不安、焦虑、精神状态改变和癫痫发作[1]。利多卡因毒性对心血管的影响可能包括低血压、PR/QRS 复合体增宽、房室（AV）分离和心脏骤停。虽然应首先注意避免毒性，但识别利多卡因毒性的早期迹象是至关重要的。局麻药毒性的管理包括立即注意即将发生的气道损害、显著的低血压、心律失常和癫痫发作[1]。局麻药毒性的治疗可能包括以下方面：气道管理、抑制癫痫发作（以苯二氮䓬类药物为首选）、心律失常的治疗，以及对于严重过量，可能需要脂质乳剂治疗。

布比卡因通常用于毛发移植手术过程中。0.25% 浓度可用于区域阻滞，0.5% 浓度更常用于周围神经阻滞。单独使用或与肾上腺素联合使用时，作用持续时间可为 120～240 分钟。单独使用时的 TDD 是 175 mg；联合肾上腺素使用时，TDD 是 200 mg。

阿替卡因是一种较新的酰胺麻醉剂，其 4% 浓度溶液联合肾上腺素 1:100 000 或 1:200 000，已被证明是一种有效和安全的利多卡因联合肾上腺素的替代方案[2]，一些医生会选择用它来作为麻醉药物。临床发现肾上腺素浓度分别为 1:100 000 和 1:200 000 的疗效相同，一些笔者建议使用最低浓度的肾上腺素以增加安全性[3]。

58.3　环形阻滞

对于许多医生来说，不管是通过 FUT 还是 FUE 获取毛囊，麻醉剂和技术的最初选择都是一样的。使用利多卡因或阿替卡因联合肾上腺素进行环形阻滞麻醉。随后可以与布比卡因联合以增加麻醉持续时间。

减少局部麻醉期间的不适是必要的，有几种技术可以使用。用 8.4% 的碳酸氢钠溶液以 1:9 的比例缓冲利多卡因，将 pH 增加到一个更生理中性的浓度。然而，试图缓冲布比卡因溶液会导致晶体的沉淀，应该避免。还要注意的是，缓冲溶液可能与术后肿胀有更明显关系，且可能在前区（受区）比在供区有更多的临床相关性。或者，医生可以选择在手术当天向原液中添加肾上腺素。这就消除了使用肾上腺素保存液需要改变 pH 的问题，从而在不添加缓冲液的情况下减少"刺痛"。

振动分散和压力，即通过加强附近的物理刺激，可用来分散局麻药注射时的疼痛。疼痛的"门控制理论"认为，外周疼痛感受器的冲动"可被任何更大的有髓神经纤维的同时输入所减缓或消除"[4,5]，尽管这种对抗并不总是表现出来。使用细规针头（30 G 或更小）可以减少最初的不适。在某些情况下，在注射前使用局部麻醉乳膏可能是合适的。

加热麻醉溶液，以及缓慢注射，将有助于减少不适。在注射区域冰敷可以在注射时提高舒适度。用微处理器控制的泵以缓慢、控制的速度和压力进行初始麻醉注射已被证明比手工注射痛感更小。

值得注意的是，在皮内平面的浅表注射将起效更快作用更持久。然而，这可能比皮下注射更不

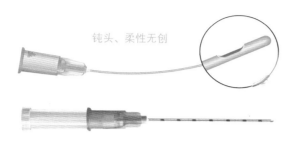

图 58.1 局部麻醉注射用微导管

舒服，浅表注射可以在初始麻醉后再进行。以连续风团模式注射，即在之前注射的凸起风团的边缘开始连续注射，这可能比"单个风团"技术耐受性更好。使用钝的柔性的微导管可以减轻局部麻醉时产生的疼痛（▶图 58.1）。

58.4 肿胀麻醉

肿胀麻醉涉及使用大量的稀释麻醉溶液，许多医生在供区与受区均应用此技术。肿胀技术可以延长麻醉时间，并减少出血。高达 45 mg/kg 的利多卡因已安全用于抽脂手术[8]。然而，最近发表的一项估计数据显示，非抽脂用的肿胀麻醉的最大剂量为 28 mg/kg[9]。头皮麻醉肿胀技术可在不超过 7 mg/kg 利多卡因 TDD 的阈值下使用。

58.5 区域神经阻滞

周围神经阻滞指的是神经干周围小体积麻醉溶液的浸润。在毛发移植手术中，通常认为周围神经阻滞涉及眶上神经和滑车上神经（▶图 58.2）。这

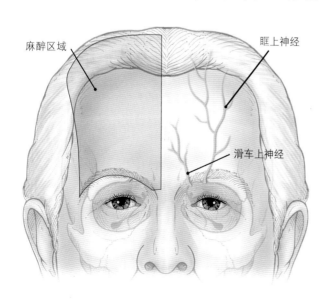

图 58.2 眶上神经和滑车上神经

些是额神经的感觉分支，是三叉神经眼支的一个分支，通过眶上边缘的一个孔离开颅骨。周围神经阻滞的优点包括：麻醉总体积减小，快速起效和麻醉时间延长；但临床应答可能会有个体差异；注射过程比环形阻滞更痛苦，可能会出现上睑下垂的并发症。

无论选择哪种技术来安全地麻醉你的患者，必要时必须经常重新评估和重新麻醉。使用肿胀麻醉或长效药物，在毛发移植过程中每 2～3 小时重新检查一次可能就足够了。在原始麻醉溶液完全代谢之前进行补充麻醉，可以使患者保持舒适，并减少麻醉总剂量使用。

58.6 全身药物

全身药物可用于增强局麻药的效果。因为毛发移植，特别是 FUE，通常是一个漫长的过程，持续 4～10 个小时，保持患者放松是很重要的。即使不使用清醒镇静，以下药物仍需考虑使用。

苯二氮䓬类药物具有抗焦虑和催眠作用，可在毛发移植过程中安全使用。几种单用苯二氮䓬类药物，包括地西泮、咪达唑仑和阿普唑仑，由细胞色素 P450 3A4 酶代谢，因此会与利多卡因竞争性代谢。劳拉西泮是一种中等作用的苯二氮䓬类药物，不由 CYP450 系统代谢，不易引起与利多卡因毒性相关的不良相互作用。劳拉西泮口服剂量一般为 0.5～2.0 mg。它还有抗焦虑的额外益处，因此有着超越镇静效果的意义。

阿片类药物可与苯二氮䓬类联合使用，可短期缓解术后疼痛。术中大剂量使用阿片类药物可能会引起恶心、呼吸抑制和低血压。

异丙酚，一种常用的麻醉诱导药物，其与意识水平下降有关。它作用时间短、起效快、可引起呼吸抑制和低血压。

氯胺酮是一种解离性麻醉剂和镇痛剂。它起效也快，持续时间短。清醒镇静中使用氯胺酮的顾虑包括急症反应、唾液分泌过多和喉痉挛。

请注意，在诊所使用全身药物以放松或清醒镇静时，必须保障患者能够保护气道、自主呼吸，并对口头命令和身体刺激做出反应。所以必须有适当的监测设备。任何全身性药物的不良反应可能包括低氧血症、呼吸抑制、低血压和意识水平下降。

58.7 FUE 特殊情况下的麻醉

FUE 获取胡须和体毛有与头皮 FUE 不同的特殊考量吗[10]？患者安全原则对二者同样适用，包括仔细注意疼痛控制、药物剂量、止血和充分放松。

进行胡须毛囊提取时，使用整个下颌区域的环形阻滞麻醉[11]。支配下颌区域的感觉神经来自颏神经，是三叉神经的一个分支（V3），可在环形阻滞之前在颏孔处进行颏神经阻滞麻醉。由下牙槽神经延续形成的颏神经，以及此区域的长颊神经，和耳颞神经都是三叉神经 V3 的分支。下颌区域的感觉由颈浅丛支配，因此周围神经阻滞之外，还需要环形阻滞和（或）全区域阻滞麻醉（▶图 58.3 和▶图 58.4）。

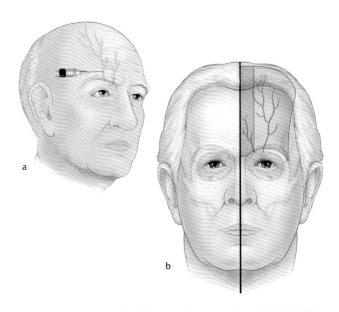

图 58.5　颏神经阻滞的浅表方式。一条垂直的线连接着眶上切迹、眶下孔和颏孔，三处均有三叉神经的感觉终末支穿出

定位颏神经和颏孔的一个实用技巧是在眼睛的中间垂直地画一条线（通过眶上孔和眶下孔），然后沿这条线到唇下方，即为可触及的颏孔（▶图 58.5）[12]。缓冲的利多卡因溶液（3～5 mL）可以通过垂直插入皮肤的针头以 45°～90° 角进行浅表注射。口腔内入路可能耐受性更好：先用黏性利多卡因局部涂抹于颊黏膜；随后开始局部麻醉，小号针头在牙龈线处进针，指向犬齿和下颌骨第一前磨牙下方 1 cm 处。

在麻醉注射和随后的毛囊提取过程中，必须非常小心，以免伤及面颈部的深层结构。识别三叉神经和面神经的运动支、浅表动脉和静脉、腮腺和导管的解剖位置至关重要。推荐适当使用肿胀技术和尽可能浅表操作。

对于躯干毛发提取，建议使用利多卡因和（或）布比卡因和（或）阿替卡因联合肾上腺素和无菌生理盐水进行环形阻滞麻醉。FUE 术中，每 1 cm 交替使用麻醉剂和无菌生理盐水进行条状浅表注射可以非常有效地实现必要和持久的麻醉。

58.8　结论

FUE 手术中的麻醉原则与任何手术都相同：认识患者的医疗或药物问题很重要；必须考虑适当药物的安全剂量；不良事件或药物相互作用的相关知识和准备是重要的。有效地使用局麻药可以为患者提供安全、放松、无痛的手术体验。

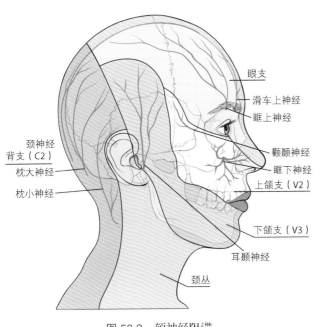

眼支
滑车上神经
眶上神经
颈神经背支（C2）
枕大神经
枕小神经
颧颞神经
眶下神经
上颌支（V2）
下颌支（V3）
耳颞神经
颈丛

图 58.3　颏神经阻滞

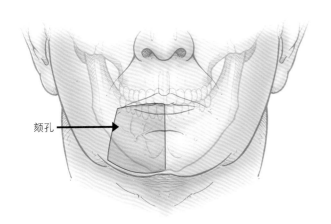

颏孔

图 58.4　三叉神经的感觉分布

参 考 文 献

[1] Neal JM, Mulroy MF, Weinberg GL, American Society of Regional Anesthesia and Pain Medicine. American Society of Regional Anesthesia and Pain Medicine checklist for managing local anesthetic systemic toxicity: 2012 version. Reg Anesth Pain Med. 2012; 37(1): 16-18

[2] Malamed SF, Gagnon S, Leblanc D. Efficacy of articaine: a new amide local anesthetic. J Am Dent Assoc. 2000; 131(5): 635-642

[3] Santos CF, Modena KCS, Giglio FP, et al. Epinephrine concentration (1: 100,000 or 1: 200,000) does not affect the clinical efficacy of 4% articaine for lower third molar removal: a double-blind, randomized, crossover study. J Oral Maxillofac Surg. 2007; 65(12): 2445-2452

[4] Melzack R, Wall PD. Pain mechanisms: a new theory. Science. 1965; 150(3699): 971-979

[5] Wall PD. The gate control theory of pain mechanisms. A re-examination and re-statement. Brain. 1978; 101(1): 1-18

[6] True R. Microprocessor assisted local anesthesia in hair transplantation. Dermatol Surg. 2002; 28: 463-468

[7] Jimenez F. Blunt needles (microcannulae) for infiltrating local anesthetics. Dermatol Surg. 2012; 38(3): 511-512

[8] Klein JA. Tumescent technique for regional anesthesia permits lidocaine doses of 35 mg/kg for liposuction. J Dermatol Surg Oncol. 1990; 16(3): 248-263

[9] Klein JA, Jeske DR. Estimated maximal safe dosages of tumescent lidocaine. Anesth Analg. 2016; 122(5): 1350-1359

[10] Umar S. Use of body hair and beard hair in hair restoration. Facial Plast Surg Clin North Am. 2013; 21(3): 469-477

[11] True RF. FUE from the beard and body. In: Lam S, Williams K, eds. Hair Transplant 360. Vol. 4. New Delhi: Jaypee Brothers Medical Publishers; 2016: 417-434

[12] Hatfield LM. Practice updates: facial nerve blocks. April 25, 2016. Available at: http://www.emdocs.net/facial-nerve-blocks/

FUE 术后护理特殊注意事项

Special Considerations for Postoperative Care in Follicular Unit Excision

概要 与毛囊单位头皮条切取术（FUT）相比，毛囊单位钻取术（FUE）的术后护理有它特殊的方面。越来越多生物制品被普遍用于毛发移植，但由于 FUE 移植体通常不如 FUT 移植体健壮，特别脆弱，因此从中可以获益更多。质脂体三磷酸腺苷（ATP）是目前在这种情况下使用的一类产品。有时候，患者想要做 FUE 但又不想剃发，使用长发 FUE 和条带状剃发（术后条带上的长发覆盖供区）可以满足这类患者的需求。这类患者供区瘙痒发生率增加，需要根据所使用的切除类型进行适当的治疗。此外，供区可能出现毛囊炎，尤其是当可能存在大量部分离断的移植体时。即使在供区中进行了合理的规划和适当的提取密度，患者供区仍存在休止期脱发的风险。过度提取移植体和（或）患者合并血管疾病及其他合并症，可能会导致供区坏死。在毛发移植手术中，无论 FUE 和 FUT 都存在头皮感觉减退的风险。

关键词 FUE，外用抗生素，脂质体 ATP 喷雾，头皮文饰，长发 FUE，瘙痒，毛囊炎，休止期脱发，坏死，感觉减退

关键要点

- FUE 患者的恢复速度快于 FUT。
- FUE 通常可减少疼痛和出血。
- 瘙痒发生概率升高可能与 FUE 技术不同有关。

59.1 简介

术后护理通常是医生和患者在整个毛发移植过程中最后考虑的问题。虽然这可能是手术过程的最后一步，但它也是手术成功的关键部分。无论是手术的客观结果还是患者的整体体验都取决于这"最终"步骤的执行情况。

FUT 患者的术后护理已经详细介绍。尽管 FUT 患者和 FUE 患者的护理有很多相似之处，但也存在一些明显的差异。本章介绍了 FUE 患者可能面临的一些额外和特殊的问题及这些问题的处理。

59.2 术后护理

59.2.1 伤口护理和洗发

FUE 受区的护理实际上与接受 FUT 手术的患者相同（见第 49 章）。许多医生都相信，优秀的手术可以使 FUE 移植体的产量和最终结果与 FUT 几乎相同。尽管如此，在清洗受区时仍需要小心，因为移植体最容易在手术后的第 5 ～ 7 天内受损或脱出。

与 FUT 的供区不同，FUE 供区的愈合速度很快。尽管 FUE 供区恢复速度快得多，但大多数医生仍建议从手术后第一天开始，每天清洗供区和受区一到两次。通常供区不会特别疼痛，所以可以稍微用力清洗该区域。通过这个过程患者可以更谨慎地去除痂皮，使头皮更容易恢复正常外观。

一些诊所还会建议在手术后的 5 天内，在供区外使用抗生素软膏。这些用药主要是预防性的，可能益处有限[1]。目前存在争议的是，由于术前缺乏易感染的指征，因此有人认为使用抗生素是不必要的[2]。有些担心过敏反应的医生通常会每天使用液体凡士林（Aquaphor）两到三次，以减少结痂。

随着技能和技术的提高，FUE 供区提取选择的环钻头尺寸逐渐变小（通常为 1.0 或更小），这可能是手术结束时出血较少的原因之一。然而有时由于

意外使用非甾体类抗炎药和未知的血小板异常，或者使用了更大的环钻头，一些渗出或出血会持续存在。在这些情况下，临时使用绷带加压包扎供区有助于控制出血，这些绷带通常可以在患者回家后或第二天早上去除。

术中和术后使用生物制品也越来越广泛。这些生物制品包括富血小板血浆（PRP）、生长因子、保存液、细胞外基质和 ATP，并且在一些散在的和小型的研究中已经表明，这些产品可以增强毛发移植手术效果并减少不良反应[3]。尽管这一点已经在 FUT 中进行了讨论，但其优点在 FUE 的使用中反复展现。在最初 48 小时内，每 30 分钟在受区喷洒一次脂质体 ATP 喷雾，可能对这些 FUE 病例非常有益。FUE 移植体自然比 FUT 移植体"更纤细"，并且缺少 FUT 移植物上常见的周围组织。这使得 FUE 移植体对干燥更敏感，也更容易受到其他物理损伤，导致手术效果下降。但大多数毛发移植手术都做得很好。一些未知原因可能会导致少数情况没有达到预期，但新产品会改善这些情况；因为并不能预测哪种情况会导致疗效差，所以一些医生将这些生物制品用于植发患者的做法正在成为主流。

59.2.2 重返工作 / 生活和锻炼

一些决定接受 FUE 的患者更喜欢相对较短的发型，希望在不同的生活阶段选择不同的头发长度。如术后照片所示，患者供区迅速愈合，毛发继续生长掩盖供区提取部位的痕迹（▶图 59.1）。对于大多数患者，术后受区通常头发也很短，以保持良好和平衡的外观。在术后 2 周，由于发红和结痂消失，无需戴帽子或者遮盖物，大多数患者即可感觉舒适。这类患者的头发只需生长短时间就能达到基线，所以回归生活非常容易。

另一方面，有些患者想做 FUE 手术，但不想剪短发。对于那些头发留得更长或之前的 FUT 或 FUE 手术留下供区瘢痕的人来说，术后时期可能是非常具有挑战性的，在规划这些患者的手术时需要更多的考虑。一种越来越多被使用的新技术是头皮文饰（SMP；▶图 59.2；见第 13 章）。在毛发移植前进行头皮文饰，有助于掩盖 FUT 术后的带状瘢痕或 FUE 术后的白点瘢痕。如果远离手术区域进行头皮文饰，则可以在手术的过程中同步进行，但如果头皮文饰与 FUE 在同一区域进行的话，色素只能在短期内有效。另一种技术是条带状（微条带状）剃发，从而可以在不剃光头发的情况下用 FUE 提取移植体。手术后，供区长发很容易覆盖提取部位（▶图 59.3）。但是这项技术的一个问题是，剪短头发后，这些"条带头皮"的头发密度降低可能会变得明显。长发 FUE（非剃发）是另一种选择，可以让患者在手术后即刻保持长发，长发 FUE 会在本书其他部分讨论（见 73 章）。

因为没有线性供区切口，FUE 患者通常可以比FUT 患者更快地恢复正常活动，不存在瘢痕过度紧

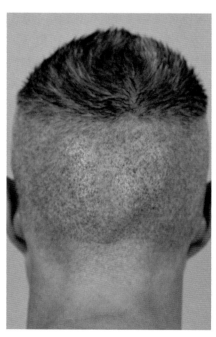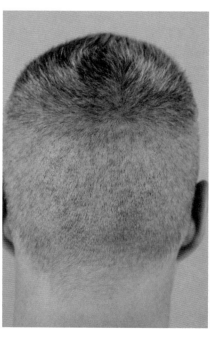

图 59.1 FUE 技术移植 2 500 毛囊单位，患者的术后随访照片。术后第 1 天和第 5 天

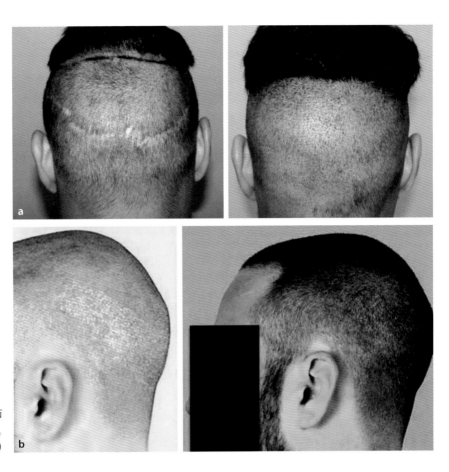

图 59.2 用于掩盖头皮瘢痕的头皮文饰（SMP）。a. FUT 供区瘢痕患者（前后）。b. FUE 患者短发时可见明显瘢痕（前后）

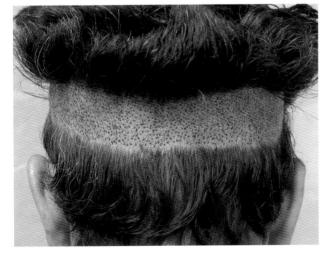

图 59.3 剃发带（微带）。如果供区周围毛发足够长，它可以覆盖 FUE 提取移植体后的窄形条带，使患者能够重返工作和生活（此图片由医学博士 Robert M. Bernstein 提供）

张和牵拉的风险。而且随着活动量的增加，供区瘢痕也不会加重。但是患者在第一周仍应注意避免碰撞，避免移植体脱出。同样，术后第一周应尽量避免剧烈运动或有氧运动，因为这些运动会导致血压升高，同时出汗会导致潜在感染。

59.2.3 剃发

术后至少 3 天，应避免供区剃发，这一点尤其适用于胡须提取术。然而，手术 3 天后，使用剃须膏和剃须刀剃须，可能有助于刺激皮肤上皮化，缩短愈合时间。这一点在提取胡须移植时也更为明显（Dr. Robert True，个人交流）。

59.3 术后副作用

59.3.1 疼痛和瘙痒

尽管因为没有线性切口，FUE 患者的疼痛症状通常较轻，但 FUE 并不是一种像过去市场营销所说的"无痛手术"。尽管每位患者的疼痛阈值不同，但由于受区和供区部位较大，患者仍可能出现不适。疼痛必须被控制，这不仅是为了确保术后舒适，而且还可以保护移植体。感到疼痛的患者往往伴有提取和植入部位出血和渗液，这会增加受区移植体损伤的风险，而且结痂过多，也会延缓供区的愈合。对乙酰氨基酚或布洛芬等可有效缓解轻中度不适。对于更严重或突发性疼痛，也可使用麻醉药[4]。

瘙痒可能在术后不久出现，也可能在术后数周至数月出现。FUE 中的瘙痒或头皮刺激的不同之处在于，它既可由于头皮结痂引起，也可由于提取移植体本身所引起。FUE 提取的有效率和横断毛囊范围将决定术后前几周向内生长毛发的数量。如果提取具有挑战性，或者移植物在体内劈裂较多，则向内生长毛发的发生率可能较高。这些因素可能导致瘙痒和刺激。

受区应以类似于 FUT 的方式进行护理，可以鼓励患者自己清洗供区。每日外用糖皮质激素，如 0.05% 氯倍他索或 0.01% 氟轻松，也可治疗向内生长的毛发[5]。盐酸普莫卡因（Sarna）是一种有止痒作用的外用霜剂，只有在移植体植入并且愈合后才能使用（Scott Boden 医生，个人交流）。最后，在尝试了上述选择后，口服抗组胺药也可以用来缓解瘙痒。

59.3.2　水肿

前额水肿在 FUE 和 FUT 中一样常见。抬高头、冷敷，术后前额轻柔按摩可能有助于缓解肿胀[7]。在手术时，向术区注射含有糖皮质激素的肿胀液这一方法对于预防术后水肿常用而且有效[7,8]。我们诊所的配方是将 1 mL 曲安奈德（40 mg/mL）与 0.4 mL 1∶1 000 肾上腺素一起放入 100 mL 盐水袋中。术后口服糖皮质激素（短期口服泼尼松并逐渐减量）也可能有效，但是疗效不如肿胀液可靠，而且可能会产生不必要的全身副反应，如高血糖、失眠和情绪波动。

根据 FUE 仪器的类型和使用的技术，供区可以接收大量肿胀液。为了提取移植体，需进行数千次提取操作，会对组织造成了一些创伤，进而导致更多的液体渗出。供区水肿对患者来说通常不是问题，并在术后几天内消退。

59.3.3　出血

FUE 的一个好处是术后出血发生率相对降低。术后的前几天可能会有一些轻微的渗出，在提取部位出现活动性出血是非常罕见的，而受体部位移植体的脱落会导致活动性出血，应加以预防。在术后前几个晚上，可以提供枕套或吸水床单来保护患者的被褥。

59.3.4　结痂和头皮屑

结痂是血液和血清在愈合头皮上干燥的结果，是愈合过程中的正常表现，经常洗头可以大大缓解结痂的严重程度。通常情况下通过定期清洁，痂皮应在术后 2 周内（通常 1 周后）完全脱落。

接受 FUE 的患者通常会在术后前几天，关心头皮的外观。FUE 结痂可能比 FUT 中更明显，患者甚至会抱怨在最初几次洗头后，移植体周围马上出现了白色或浅色斑点。术后几天也可能会出现头皮屑，大多数情况下，这是正常的。大多数诊所很少修剪 FUE 移植体，以避免对移植体进行任何不必要的处理。由于未修剪，上皮细胞大部分是完整的，会留下浅色的外观，这种干燥的组织会像"头皮屑"一样脱落。定期清洁头皮并使用护发素可能有助于改善这种状况。频繁喷洒生理盐水、铜肽或脂质体 ATP，可以减少受区结痂，从而促进愈合[9]。术后前 4～5 天在受区涂抹软膏（即 Aquaphor）也有助于改善这种情况。一周后，患者可以稍微用力一点，轻轻按摩受区，以去除一些松散的组织。最有效的方法是在淋浴时洗头。在这个阶段，使用婴儿油、杏仁油或其他低致敏性保湿霜可以帮助去除片状皮屑。重要的是需要提醒患者，在这个过程中，一些移植的毛发很可能会脱落，这是完全正常的。

59.3.5　毛囊炎

在整个术后阶段的不同时间点，均有可能会发生毛囊炎。在最初的几周内，整个供区可能会在提取部位的周围出现炎性反应，最终导致毛囊炎。这可能是由 FUE 所涉及的各种技术中的任意一种引起的。横断的头发可能会继续生长，导致头皮发炎；也可能是由提取技术导致移植体埋在头皮里从而引起类似的症状。在很大程度上，毛囊炎是可以自愈的，只需要有效的清洁即可；患者也可以热敷和外用抗生素。如果炎症持续时间更长更严重的话，他们可能需要在门诊对病变进行引流，并口服抗生素。

在 FUE 中，受区也可能会出现毛囊炎。诱发因素包括移植体含有横断毛发或毛刺，其可作为炎症和感染的病灶。一些患者的头皮和胡须也更容易受到感染，或者是患者在手术前就有毛囊炎病史。这些患者在第一次出现毛囊炎症状时，就应该更积极地进行治疗。同时建议进行样本培养以排除耐甲氧西林金黄色葡萄球菌（MRSA）的感染，如有必要，患者应根据具体情况采用适当的抗生素疗法进行治疗。

59.3.6　术后休止期脱发

　　术后休止期脱发是任何接受移植的患者都面临的潜在风险（▶图 59.4）。对于那些接受高密度移植，同时在手术中使用了大量的血管收缩药物，并且（或者）伴有严重术后水肿的患者来说，休止期脱发的风险最高，此时通常在患者受区出现大范围的毛囊微小化[10]。男性可能偶尔会出现术后休止期脱发，但在女性患者中这种现象更常见、更明显。因此，需要在术前提前告知女性患者这个潜在的风险。虽然两种技术（FUE 和 FUT）都会导致这类型的脱发，但是在 FUE 中，供区的休止期脱发可能会导致更明显的弥散性的稀疏模式。在过度提取的情况下，术后休止期脱发的风险也更高。如果在术后不久开始使用米诺地尔，可能可以减少这种脱发[11]。谨慎的做法是术后等待 7～10 天再使用米诺地尔，使上皮愈合的同时，避免移植物的脱落。笔者提醒患者，术后过早使用米诺地尔可能会导致皮疹或头皮刺激，而其他手术医生建议在术后第二天开始使用米诺地尔，以最大限度地提高新移植体的血管扩张效果。如果出现刺激症状，患者应减少剂量或完全停止使用米诺地尔。

　　休止期脱发通常会随着时间的推移而缓解，在2 或 3 个月后，头发生长应该会恢复。轻微的暂时性稀疏可以用化妆品遮盖剂遮盖，但更严重的情况可能需要假发或发片。任何永久性的脱发区域都可以通过进一步的 FUE 或头皮文饰来修复。

59.3.7　坏死

　　尽管存在可能性，但是术后 FUE 的受区不太可能发生坏死，有一部分原因是因为 FUE 手术比较少出现密集种植。而供区过度提取，并且（或者）该区域创伤较大（即环钻头直径较大或锋利的环钻头插入过深）不仅会导致休止期脱发，还会导致组织坏死（▶图 59.5）。术中使用高浓度肾上腺素、有血管病变的患者都可能增加供区坏死的风险。对这些病例的治疗通常是保守的，需要侧重于该区域的定期清洁和清创。如果早期发现灌注不良，一些植发医生会使用更高浓度的米诺地尔或局部使用亚硝酸涂剂来治疗。如果有感染迹象，在进行细菌培养后可能需要给患者口服抗生素。在最终培养结果出来前，耐甲氧西林金黄色葡萄球菌也应该被怀疑并为患者选择适当的抗生素预防。

59.3.8　感觉减退

　　当头皮遭受损伤时，感觉支配神经也有可能受到伤害。虽然 FUE 的提取部位通常非常浅，往往不

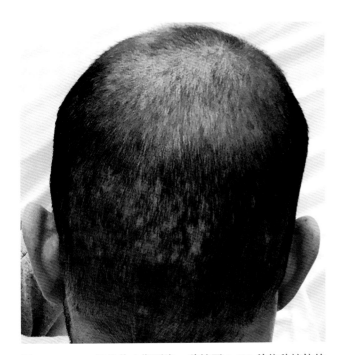

图 59.4　FUE 后的休止期脱发。移植了 1 500 单位移植体的患者术后 2 周

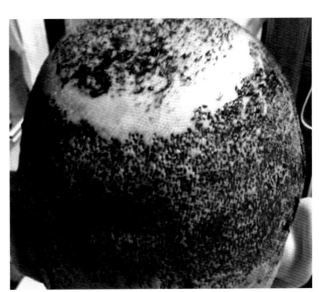

图 59.5　这是 FUE 过度采集的一个极端案例。这位患者目前没有发现坏死，因为这只是术后 1 天，但供区的各个部位发生坏死的风险都很高（本图片由 Tejinder Bhatti 医学博士提供）（注：这不是笔者或 Bhatti 医生的患者）

会损伤大的神经分支。但是仍然有可能损伤某些神经，这取决于钻孔的类型和使用的技术。

这就意味着在手术中必须小心控制提取的深度。此外，考虑到患者本人的病史和手术计划，FUE 提取百分比需要保持在适合患者的水平，这很重要。当患者在几周或几个月后出现轻微的刺痛感时，这通常是整体区域感觉迟钝或感觉敏感的结果。虽然很少会有永久性的神经损伤，但是患者的

这些区域需要几个月才能完全恢复，这个时候时间往往就是最有效的治疗方法。

59.4 结论

和 FUT 患者一样，大多数 FUE 患者的术后都相对平稳。为这些患者进行一些针对 FUE 常见问题和特有问题的教育，将有助于他们获得满意的体验和成功的手术效果。

参 考 文 献

[1] Heal CF, Buettner PG, Cruickshank R, et al. Does single application of topical chloramphenicol to high risk sutured wounds reduce incidence of wound infection after minor surgery? Prospective randomised placebo controlled double blind trial. BMJ. 2009; 338: a2812

[2] Tsilosani A, Gugava M. Is there a rationale for use of antibiotics in hair transplantation surgery? Georgian Med News. 2005; 122(122): 7–10

[3] Cooley JE. Bio-enhanced hair restoration. Hair Transpl Forum Int. 2014; 121: 128–130

[4] Seager DJ. Pain control and management of the postoperative period. In: Stough D, Haber R. eds. Hair Replacement. St. Louis, MO: Mosby; 1996: 105–110

[5] Parsley M, Waldman M. Management of the postoperative period. In: Unger W, Shapiro, R eds. Hair Transplantation. 5th ed. New York: Informa Healthcare; 2011: 419

[6] Hwang S. Gravity position to prevent facial edema in hair transplantation. Hair Transpl Forum Int. 2009; 19(3): 80

[7] Nordstrom RE, Nordstrom RM. The effect of corticosteroids on postoperative edema. In: Unger, W, Nordstrom R, eds. Hair Transplantation. New York: Marcel Dekker; 1988: 391–394

[8] Abbasi G. Hair transplantation without post-operative edema. Hair Transpl Forum Int. 2005; 15(5): 157

[9] Hitzig GS. Enhanced healing and growth in hair transplantation using copper peptides. Cosm Dermatol. 2000; 13: 18–22

[10] Parsley M, Waldman M. Management of the postoperative period. In: Unger W, Unger R, Shapiro R, Unger M, eds. Hair Transplantation. 5th ed. New York, NY: Informa Healthcare; 2011: 418

[11] Kassimir JJ. Use of topical minoxidil as a possible adjunct to hair transplant surgery. A pilot study. J Am Acad Dermatol. 1987; 16(3, Pt 2): 685–687

Jean Devroye

李政 译，程含晶 审校

FUE 手术质量控制和质量保证

Quality Control and Quality Assurance during the Follicular Unit Excision Process

概要 质量控制（quality control，QC）和质量保证（quality assurance，QA）是广泛应用于制造业和前沿研究的两个过程。虽然质量控制和质量保证是毛发移植整个过程中不可分割的一部分，但它们却经常被忽视。质量控制和质量保证是客观评估工作质量的唯一途径；它们可量化我们常有的模糊和定性的印象；最重要的是可以帮助我们改进和选择最好的技术，并对其进行调整，以实现最佳的流程。如果本章可以帮助毛发移植领域沿着高质量的研究道路前进，那么它所花费的时间是很有价值的。

关键词 质量控制，质量保证，横断，损伤，切割伤，缺失移植体

关键要点

- 质量控制是每个手术医生必须掌握的关键步骤。
- 毛发再生长的主要敌人是毛囊机械伤害及钻取和种植过程中的毛囊脱水。
- 质量控制的实施需要时间和专门的人员。这可能就解释了为什么在毛发移植过程中，质量控制并不普遍。
- 然而，质量控制的监测是非常值得的，对手术的成功实施产生迅速的影响。

60.1 简介

质量控制是为了创造高质量的产品或结果所采取的一系列工作。对于毛发移植来说，需要在毛囊单位钻取术（FUE）的所有步骤中全程控制移植体质量，从而达到最大程度的毛发再生长。

质量保证侧重于过程，它包括制定最佳的规则和操作指南，以避免程序上的缺陷，并尽可能获得高质量的产品。

质量控制和保证的目标是通过遵循和监控既定的规则和操作指南，并检测缺陷，从而获得始终如一的高质量结果。

对于 FUE，由于获得高质量移植体和良好的存活率难度大，质量控制尤为重要。FUE 获得的移植体比通过毛囊单位头皮条切取术（FUT）获得的移植体更脆弱，因为在毛囊干细胞周围的保护组织较少。因此，它们更有可能在钻取、储存或种植过程中受损。

60.2 为什么质量控制不完善

FUE 的质量控制需要系统地评估术前和术中影响因素，以最大限度地增加供区供应、提高移植体存活率从而达到最优结果。术前测量的参数包括受区和供区的大小、供区密度、毛发密度、毛发直径、预估的毛发/移植体数等。需要测量的术中参数包括移植体横断率、移植体缺失率、平均毛发/每个移植体比率等。这些数据将用于术前调整手术计划或术中调整手术技术，以获得最大的生存率和最佳的结果。

笔者很早就意识到为了获得良好的 FUE 移植体，监测这些参数的困难（▶图 60.1）。为此，笔者创建了一个 Excel 表格（表 60.1），可以快速计算出主要指标以判断工作质量。其他医生也有其他评估类似参数的方法。

这显然是一项耗时的工作，可能需要一到两名专门从事毛囊单位（FU）质量评估量化的工作人员。其中一些参数只能用精确的立体显微镜来测量，而许多专门做 FUE 的医生却未配置这种显微镜。这些只是许多诊所质量控制做得不好的部分原因。

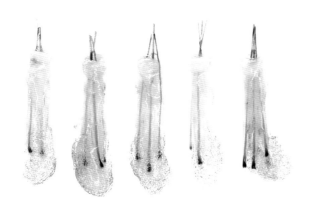

图 60.1 良好的 FUE 移植体具有低横断率及最低限度的损伤

表 60.1 笔者使用的快速计算重要移植体相关参数的 Excel 表格照片

横断	脱鞘，切割伤
用力拔除	多种损伤

此外，评估结果是质量控制的另一个重要组成部分。你需要知道手术结果以便了解手术技术何时需要调整。然而由于许多原因，这也可能很难实现。一些原因包括患者随访不及时、手术和毛发生长间隔时间较长、脱发和移植体生长同时存在及可以改变毛发密度的药物作用未知。

以下章节也介绍了一些在质量控制和保证中极其重要的不同手术阶段：第 55A 章：FUE 供区评估、设计与注意事项；第 56 章：FUE 移植体存活率最大化：钻取阶段；第 57 章：FUE 移植体存活率最大化：种植阶段。

60.3 遵循和验证的重要因素

FUE 手术中可能伤及移植体生存力的不同步骤依次为：钻取、储存、植入和术后护理。

60.3.1 移植体钻取

钻取方法有多种：手动或电动，带或不带吸力，使用锐性、钝性或混合环钻。它们分别具有不同的风险特征。

FUE 有两个主要阶段：① 切口阶段，包括环钻从表皮切开，然后插入分离真皮层；② 提取阶段，包括从皮肤上取出切好的移植体。两者都有损伤移植体的风险。

■ 切口阶段（切开和分离）

计算打孔的总数和实际获得的移植体的数量很

重要。计算缺失移植体的数量：环钻钻孔次数与实际提取的移植体数之间的差值。缺失的移植体包括埋在皮内的移植体、手术视野中留下的完整的毛囊横断面或计数错误。理想情况下，移植体缺失率应小于 5%。

钻取是机械损伤最可能发生的阶段。第 52 章描述和定义了可能发生的损伤[1,2]，包括剥皮、破损的移植体、拔扯的移植体，当然还有横断本身（▶图 60.2）。在提取前 100 个或更好是直到 200~300 个移植体时应该要计算缺失率。快速计数更优，以便在必要时可以修改 FUE 的参数，可能包括改变环钻钻孔的深度或环钻的直径。注意记录这些参数也很重要，以便在长期应用中对不同技术进行比较并得出结论，例如，某种类型的环钻或技术的有效性。

移植体应在显微镜下检查，以评估整体质量。FUE 移植体往往很薄，尤其是使用小直径环钻头提取且切割较浅时。毛发周围组织的缺乏可能会对毛发的再生产生负面影响。

与 Seager 一致，Beehner（1999）也表明如果FUT 移植体的毛囊周围含有较少的保护组织，则不易生长[3]。FUE 移植体可能更脆弱，因为它们的毛囊周围有相对较少的组织。笔者个人认为，设计具有平坦或钝的前表面或喇叭形的外切口的新型环钻，可以实现切割更深的同时有更多的组织留在FUE 移植体上（▶图 60.3）。笔者也不赞同使用小于 0.8 mm 的环钻，因为它们的尺寸小，提取的移植体过细。

经验表明，评估提取质量时没有必要对过多的因素进行计数和计算。笔者用 Excel 计算出了四个基本值。对于每一个手术，笔者都做了如下的计算：

- 移植体缺失率（MGR，Rate of missing graft）：应小于 5%（环钻钻孔次数 – 获得的移植体数量）。
- 预期每个移植体需要的毛囊（CFGE，Calculated follicles per graft expected）：毛发 / 移植体预期横断率为 0%。
- 实际获取每个移植体的毛囊数（CFGA，Calculated follicles per graft achieved）：实际的毛发 / 移植体数量。
- CFGE 和 CFGA 的差值：反映了毛囊横断率（FTR）。

第 52B 章（FUE 的术语与概述）更详细地讨论了这些值的定义[1,2]。

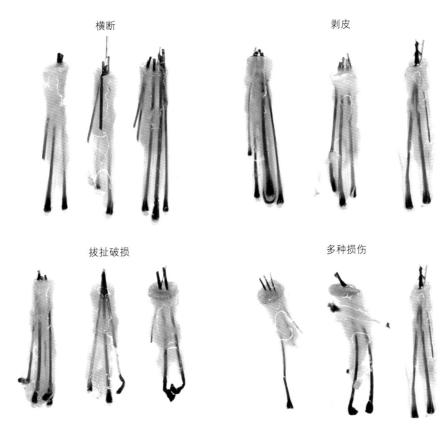

横断　　　　　　剥皮

拔扯破损　　　　　　多种损伤

图 60.2　不同类型的移植体损伤

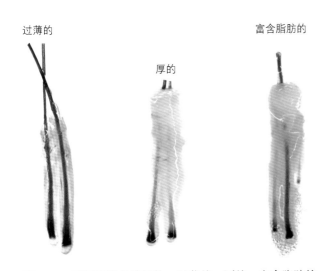

过薄的　　　　　　富含脂肪的

厚的

图 60.3　不同类型的移植体：过薄的、厚的、富含脂肪的

表 60.2　不同环钻各参数比较

混合环钻直径	0.85 mm	0.9 mm
尝试次数	100	100
成功获取移植体数	97	98
MGR	3%	2%
CFGE	2.31	2.35
CFGA	2.15	2.25
CFGE 和 CFGA 的差值	0.16	0.10
FTR	6.9%	4.3%

表 60.2 展示了 FUE 过程中如何使用这些关键值来比较使用两种不同尺寸环钻的移植体质量。

使用 CFGE 和 CFGA 的一个很大的优点是它给出了最精确的估计。

直径 1 mm 环钻 FTR 为 5%，CFGE 为 2，与直径 0.8 mm 环钻，CFGE 为 2.3 的移植体质量不相同，因为我们还必须将 CFGA 与供区的计算密度进行比较。

一般来说，笔者倾向于使用足够小的环钻，直径在 0.8～1 mm 之间（笔者最常用的是 0.9 mm 的环钻）。笔者宁愿在相等面积的供区中获得相对丰富的可移植毛囊资源。然而，当供区紧缺，有时应控制平均毛囊计数（CFGA）低于 2。笔者总是试图让横断率小于 5%，FTR 小于 10%——理想的 FTR 为 5% 左右（表 60.3）。

在毛发移植领域，人们经常错误地认为某种技术或设备能够实现低到不现实的 1%～3% 的横断率。根据笔者的个人经验，实际上这些数字是例外而不普遍，在任何情况下都不应被视为常态。实际

表60.3　环钻尺寸与各种因素的关系

	环钻可钻孔数	毛发/移植体	横断	瘢痕大小
小尺寸（0.7～0.85 mm）	+++++	+++	+++	+
中尺寸（0.9～1.05 mm）	+++	++++	++	++
大尺寸（1.1～1.25 mm）	++	++++	+	+++

的横断率很少可以计算到足够的精确程度，大多数情况下只是个估计值。

值得注意的一点是，当我们汇总 John Cole、Bob True、Jose Lorenzo 和 Jean Devroye[1, 2] 创造的术语时，我们决定通过有效提取的移植体数量而不是环钻尝试提取的总次数来计算横断率。这意味着，一个完整的横断，如果没有拔出横断的毛囊并计数，将被视为缺失的移植体，将不包括在横断率的计算中。埋入移植体再生的机会很小，很可能产生囊肿，也被认为是缺失的移植体。因此，MGR 与横截率同样重要。缺失移植体的比率对于准确计算横切率至关重要，但很少有从业者测算。

另一个重要的衡量标准是受损毛囊的数量。目前还没有关于这些损伤对再生的影响的研究，但这很可能对最后毛发的再生和（或）直径产生实际影响。

提取过程中应尽量避免以下类型的损伤：剥皮[2]，毛乳头（DP）和毛球的弯折[2, 4]。迄今为止，还没有研究发现这些损伤是如何影响再生的。有一项关于移植所有通常被丢弃的有损伤的 FUT 移植体的研究，观察到部分移植体可再生。

■ 提取阶段（切开后拔出移植体）

这个中间阶段往往被忽视，通常由助手自行决定，但若执行太快或缺乏足够的谨慎和经验可能导致严重的损害。这一阶段的成功需要平衡好对移植体的牵引力和对皮肤的压力。

为了避免对移植体造成损伤，应避免对毛囊隆突处施加过大的压力。笔者是钝性环钻提取的拥护者，因为通常钝性环钻可以插入到 4 mm 的深度，这个深度下毛囊与周围皮肤分离更完全，从皮肤上拔取移植体所需的力更小。笔者认为，对毛囊，特别是在隆突处用力过猛，会引起毛囊损伤和生长不

良。推荐使用有齿镊，因为能安全地固定且不挤压移植体，并且可以夹住移植体的多个区域，沿毛囊长度分布力防止挤压损伤。选择高质量的器械对于避免拔取过程中的损伤至关重要。笔者使用美国 Robbins 仪器公司销售的有齿镊。两对镊子沿着毛囊的长轴，将力尽量分布在较长的长度上，可以最大限度地减少对移植体的损伤。

Cole 设备公司的辅助提取（ATOE）设备是另一种可以连续提取多个移植体并将其保留在钳上而不造成损伤的仪器。

良好的手眼协调能力和沿正确方向的轻柔牵拉，能轻柔地手动拔取移植体。牵拉技术有许多微妙的区别，毛发移植的护理标准允许技术人员来拔取移植体。但是医生应该熟练地掌握这项技术，并监督技术人员的表现。

钻孔的深度必须足以切割附着的结构-立毛肌和皮脂腺，并超越毛囊的隆突区。如果毛囊已与真皮分离到位，移植体便易于提取。

如果由于穿透深度不足或附着较强而不能充分分离移植体，则需要更大的力来拔出移植体。这可能会更常拔出由表皮-真皮组织形成的"帽状物"。笔者建议将这种移植体保留在原位，因为表皮会再生。此移植体被视为缺失移植体（►图 60.4）。

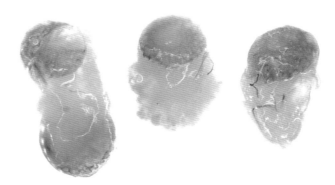

图 60.4　帽状剥离

还有另外两种可能的损伤类型：撕裂，即提取毛囊的一部分，而另一部分留在供区；或在移植体远端爆裂，通常指毛球与移植体分离，有点像外层被拨开的洋葱。

60.3.2　存储

首先，我们需要确保存储时间尽量短。一些手术医生会先打孔再钻取，以便在移植体被提取后立

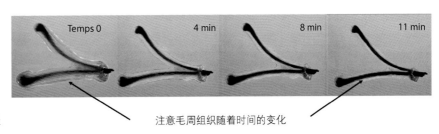

图 60.5　移植体脱水过程　　　　　　　　　　　　注意毛周组织随着时间的变化

即植入。为了避免对移植体的损伤，应该尽可能地缩短移植体拔出和植入之间的时间。

移植体的头号敌人是干燥。Beehner 医生早在 2010 年就证明了这一点，他将 FUT 移植体置于露天环境干燥相当长一段时间后再检测其生长情况[3]。

一旦刺破皮肤后，移植体的顶部就容易干燥（▶图 60.5）。初步研究和确凿的证据表明，最好避免这种表皮干燥，因为它有时甚至会累及深至隆突处。合理的做法是在刺破皮肤后及时移出移植体而不是将其大量留在皮肤中。

提取后的移植体比在皮肤中更脆弱。因为缺乏周围结构、结缔组织和脂肪，因此必须将其浸泡在生理溶液、乳酸林格液或确保适当渗透平衡和适当 pH 的溶液和抗氧化剂中，如 Hypothermosol 保存液、Williams T 或其他类似的保存液中。将它们保存在患者的血浆中也是可行的。笔者认为，只要采用合适的保存液和处理方法，移植体离体时间并没有其他因素那么重要。

在显微镜检查和处理移植体过程中也应确保其湿润。可以借助加湿器、喷雾瓶或注射器等工具（▶图 60.6）。

放置移植体的器具也很重要。木制品，尤其是许多诊室经常使用的压舌板，会像海绵一样使移植体迅速脱水。如果使用木制品，应在使用前浸泡在生理溶液中。

60.3.3　植入

移植体处理的另一个方面是移植体的植入。这是移植过程中的关键步骤。FUE 移植体若缺乏周围脂肪和组织，会带来以下几点影响。

首先，FUE 获得的移植体比 FUT 的更容易干燥。在植入过程中，我们要确保移植体浸在保存液中或悬浮在手指上的液滴中。

如果使用镊子或使用即插即种（stick-and-place）的方法植入移植体，一些移植体将被置于手指上以

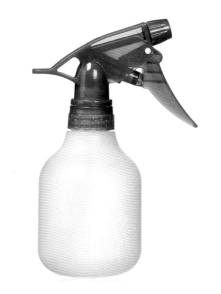

图 60.6　喷雾瓶保持移植体湿润

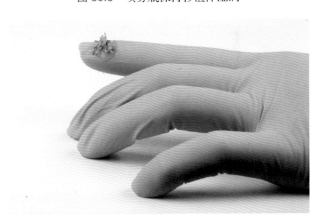

图 60.7　手套上的移植体可以放置不超过 3 分钟

便植入（▶图 60.7），通常放置不超过 3 分钟可以进行植入的移植体数量。否则，需要通过喷雾瓶、加湿器或注射器为暴露在外的移植体补水。

解决这个问题的一个很好的办法是让一个助手在医生或技术人员的手指上不停地补充移植体。这有以下几个优点：植入移植体的医生或技术人员可以完全专注于植入工作，而不需要为了从保存液中取移植体而不停地转动。这不仅节省了大量的时间，也可以减少每次置于手指上的移植体数量以减少干燥损伤。

也可以使用小垫片，将所有移植体都放在同一个方向上。这样可以加快植入进程，并保证植入过程中良好的湿润环境。

Jerry Wong 发明了植入过程中放置移植体的小手指杯（▶图 60.8）。另外，牙科诊所的供应商也有可供出售的小手指杯。

用镊子无创伤地植入 FUE 移植体是有难度的。FUE 移植体周围的脂肪和结缔组织保护有限。这种组织的缺乏使远端毛囊可能会伸展开。所有这些因素都使无创伤的植入具有挑战性。在移植过程中，多次插入移植体会造成物理损伤和干燥损害。

另一个难点和争议是在植入过程中造成毛囊弯曲（J 型弯钩；▶图 60.9）。这可能导致毛囊死亡，毛干滞留在皮肤引起的炎症甚至可能影响周围移植体的存活。

推荐在 FUE 植入时使用种植笔或植入器，它们可以显著减少移植体植入过程中的人为操作，几乎不形成 J 型弯钩。

使用种植笔时，首先将移植体装入空心金属针

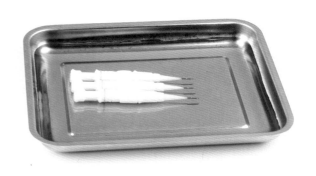

图 60.10　生理盐水中的种植笔

中。然后，它们被通过具有保护作用的金属通道植入皮肤。在等待植入时，加载的移植体可以放置在保存液中（▶图 60.10）。

60.4　术后因素

再生及结果分析

评价结果的唯一方法是创立一个精确的方案去分析。

照片是衡量术前和术后差异最快和最有效的方法。然而，这是相当主观和不精确的。拍照条件必须严格控制，可以借鉴在判断药物效果时使用的一种拍照装置（▶图 60.11）。

如果你没有这种装置，你至少需要一个有良好照明条件和强烈闪光灯的迷你工作室，让你拍摄的照片有足够的景深，能够清楚地看出毛发密度的差异。

也可以使用 Ivan Cohen 开发的 Hair Check[5] 系统（▶图 60.12）或 USB 摄像头来监测皮肤表面毛发的再生速度。理想情况下观测的区域应做好标记。

60.5　未来前景

为了提升质量保证，换句话说为了制定移植物再生最佳环境的方案，需要研究影响再生的多种因素。这就是为什么国际毛发修复外科协会（ISHRS）成立了一个由大约 20 名成员组成的委员会——FUE 进步委员会，该委员会正在进行一些研究，例如手动和种植笔植入的对比，以及在供区残留的横断发生长情况。

目前还有很多未知领域有待研究。因耗时耗财，现有研究非常匮乏。此外，找到愿意成为研究参与者并定期随访的患者并不容易。因此，FUE 进步委员会已经开始组织微观研究，这些研究可以在

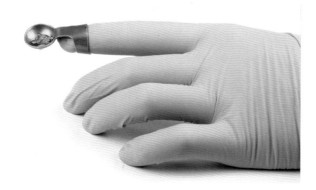

图 60.8　小手指杯可以保持移植体在等待植入过程中的湿润

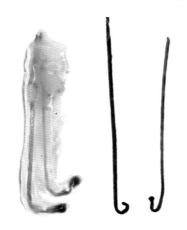

图 60.9　J 型弯钩的示例，会引起炎症和生长欠佳

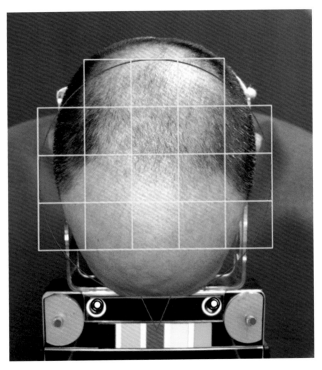

图 60.11 拍照的标准程序

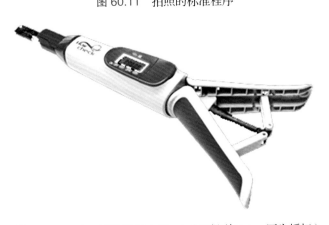

图 60.12 Cohen 医生的 Hair Check（已得到 Cohen 医生授权）

多个不同中心按照相同的方案进行，是一种更合理更有效的促进植发领域发展的方法。

60.6 实践建议

质量控制和质量保证的最佳方案。

以下方案是笔者个人实践经验，是在多年实践中总结出的技术和方法的选择。

笔者在 FUE 移植和提取移植体时所有需要监测的方面见表 60.4 所示。

表 60.4 对毛囊单位钻取术（FUE）和移植体相关因素进行监测和记录，以保证质量控制

供区	供区位置（John Cole 分区；▶图 60.13）
	平均毛发直径
	密度：每平方厘米的毛囊数目
	平均每个移植体所需毛发数
	毛发质量指数
	环钻直径
	环钻种类
移植体提取	环钻钻孔数
	实际提取的移植体数量
	横断数
	损坏的移植体数量（伤、剥、埋）
受区	密度：每平方厘米的毛囊数目
	原始毛发的平均直径
	单个、双个、三个毛囊数
	平均每个移植体的毛发数量
	手动或种植笔（名称、尺寸）

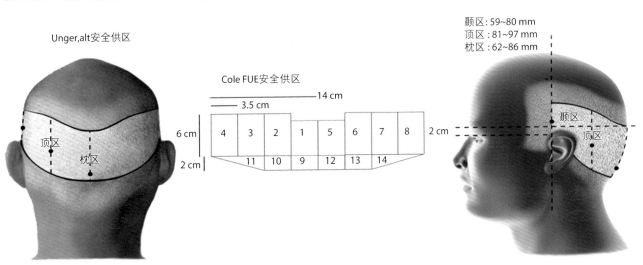

图 60.13 FUE 供区的 Cole 计数与分区

60.7　结论

笔者的个人经历说明了质量控制的重要性，是监督和改进每个人工作的驱动力。

乍一看，植发似乎是一种简单而经济的手术。然而，手术效果根据心理状态和操作中的技巧不同，有很大差异。

最好的结果与从钻取到术后护理的每一步对质量的不懈追求有关。

笔者希望这一章能激励更多志同道合的从业者在实践中寻求最好的手术质量，提高医生和患者的幸福感和满意度。

参 考 文 献

［1］ Cole J, Devroye J, Lorenzo J, True RH. Standardization of the terminology used in FUE: part 1. Hair Transpl Forum Intl. 2013; 23: 165-168

［2］ Cole J, Devroye J, Lorenzo J, True RH. Standardization of the terminology in FUE: part II. Hair Transpl Forum Intl. 2013; 23: 210-212

［3］ Beehner ML. Comparison of survival of fu grafts trimmed chubby, medium, and skeletonized. Hair Transpl Forum Int. 2010; 20: 1-,6

［4］ Park JH, You SH. Various types of minor trauma to hair follicles during follicular unit extraction for hair transplantation. Plast Reconstr Surg Glob Open. 2017; 5(3): e1260

［5］ Wikramanayake TC, Mauro LM, Tabas IA, Chen AL, Llanes IC, Jimenez JJ. Cross-section trichometry: a clinical tool for assessing the progression and treatment response of alopecia. Int J Trichology. 2012; 4(4): 259-264

Jean Devroye, Maria Angélica Muricy Sanseverino

林睿明　译，程含晶　审校

毛发移植术中的人体工程学：FUE 技术

Ergonomics in Hair Restoration Surgery: FUE Technique

概要　毛发移植术手术过程通常漫长而费力。手术过程往往不间断且超过 5 小时，并且根据使用的技术不同，可达到 8 小时以上。因此对操作者的注意力和体力都有较高要求。长此以往，医生和助理将有罹患肌肉骨骼疾病的风险。鉴于至今最常用的手术为毛囊单位头皮条切取术（follicular unit transplantation，FUT）（单条状切取），人体工程学设计上的改良大多服务于技术人员，因他们在此手术中不间断地进行重复动作。随着毛囊单位钻取术（follicular unit excision，FUE）的出现，人体工程学的关注转向了医生和患者，以解决他们长时间在供区停留（1～5 小时）并一个个钻取毛囊单位时产生的不适。在手术较长的案例中，钻取个别毛囊的动作可重复 2 000 次或更多。因此为了实现高质量的 FUE 头发移植，我们认为应将患者与医生的疲劳和不适降到最低。

关键词　人体工程学，肌肉骨骼疾病，FUE，零概念，静态姿势

关键要点

- 毛发移植手术通常耗时且费力。
- 人体工程学对患者和医生都很重要。
- 分析 FUE 的全过程以避免肌肉骨骼疾病很重要。

61.1　简介

什么是人体工程学？网站 www.businessdictionary.com 将人体工程学定义为：

> 探索不同环境下脑力和体力工作的能力和

局限性的研究。人体工程学将解剖学、生理学和心理学知识（称为人的因素）应用到工作和工作环境中，以减少或消除引起疼痛或不适的因素。工具和设备的人机工程学设计有助于减少肌肉骨骼疾病和重复性劳损的发生。

当下毛发移植术通常漫长且动作重复。时长通常超过 5 小时且不间断，并根据使用的技术不同，可以达到 8 小时以上。因此对操作者的注意力和体力都有较高要求。长此以往，医生和助理将有罹患肌肉骨骼疾病（musculoskeletal disorder，MSD）的风险[1]。鉴于至今最常用的手术为毛囊单位头皮条切取术（follicular unit transplantation，FUT）（单条状切取），人体工程学设计上的改良大多服务于技术人员，因他们在此手术中不间断地进行重复动作。

最常见的两项重复性劳动是在显微镜下切割移植物和植入移植物，这两项都可能需要在同一位置工作 2～4 小时（▶图 61.1）。

随着 FUE 的出现，人体工程学的关注转向了外科医生和患者，以解决他们长时间在供区停留（1～5 小时）并一个个获取毛囊单位时产生的不适。此时间的长短依据需要的毛囊数而变化。我们认为只有将医生和患者的疼痛、疲劳和不适降到最低才能保证高质量的 FUE 手术进行。

Williams 等[2]对肌肉骨骼疾病进行问卷调查后发现在 38 名植发医生中，50% 回复受到此类病痛困扰，但只有 30% 的医生们在 FUE 术中使用了人体工程学相关产品进行辅助。

61.2　左右 FUE 技术人体工程学的主要原则

根据 Daryl R. Beach 医生提出的本体感觉衍生

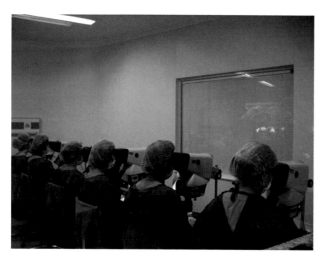

图 61.1 助手在手术显微镜下工作

本节将考虑以下与 FUE 人体工程学相关的重要要点：

- 左右 FUE 技术人体工程学的主要原则。
- 在毛囊钻取过程中患者和医生的姿势。
- 在毛囊植入过程中患者和种植者的姿势。
- 患者手术台或椅子的选择。
- 外科医生手术椅或凳子的选择。
- 推荐的光学系统。
- 手术现场的照明。
- 环境温度。
- 患者和外科医生的拉伸和按摩。
- 助手和外科医生在患者周围的工作流程和位置。

姿势理论，拥有一个和谐的、生理的、允许自然运动的姿势是很重要的。Beach 医生是一名牙医，也是医疗专业人员人体工程学设计的先驱[3]。理想情况下，医生应该使用前臂，避免使用背部，特别是腰椎和颈椎的非自然扭转运动。在实践中，Beach 医生建议使用零概念：首先以舒适的姿势坐下来，确定理想的位置和高度以达到最短的工作距离，然后将患者和仪器的位置调整到其认为最舒适的地方[4]。

FUE 在手术过程中要求很高的精确度。当前臂没有支撑时，上臂和背部支撑前臂的肌肉会变得紧张，引起与肌肉疲劳相关的疼痛和不适。因此，一个理想系统需要有效的支撑肘部和（或）前臂（▶图 61.2 和▶图 61.3）[5]。

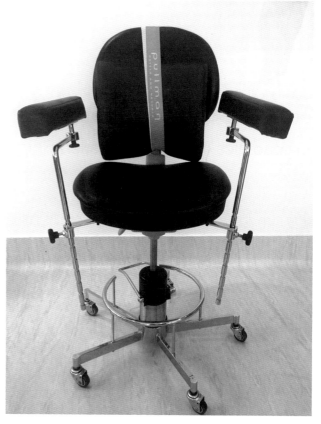

图 61.2 肘部和前臂的支撑

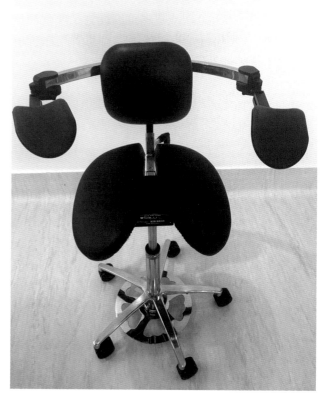

图 61.3 肘部和前臂的支撑

站着比坐着更累。当我们站着的时候下肢回流的静脉血流速度较慢。此外，站立时需要持续的收缩拮抗肌才能保持平衡和稳定的直立姿势。

61.3 钻取过程中患者和外科医生的体位

61.3.1 患者呈俯卧位，且外科医生位于患者头顶上方

这是最常见的位置（▶图61.4）。患者的头部摆放方式可帮助外科医生的手臂无压力地工作。理想情况下，患者应躺在一张高度可调的手术台上。需要时，患者的头部应可旋转到一侧或另一侧，方便在侧部供区进行手术。

虽然这个体位对外科医生来说最为舒服，但对患者来说不一定是。应采取措施确保患者能够轻松呼吸。患者呈俯卧位时，理想的手术台上应配备俯卧位支持系统，使患者可以通过头枕上的一个孔呼吸。外科医生可以停留在头冠处，也可以在患者头部周围横向移动。当患者的头侧转时，需提供不同尺寸的枕头，使得整个手术过程中患者头部得到舒适的支撑。

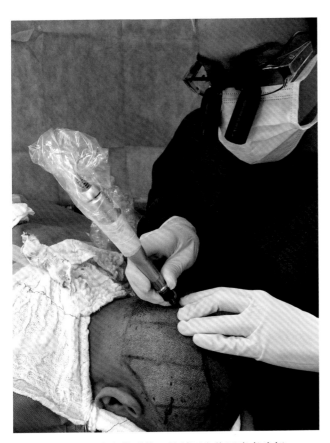

图61.4 患者俯卧位，外科医生位于患者头部

■ 俯卧位有什么好处？

当患者俯卧位时，重力驱使仪器向下。器械的重量有助于医生调整仪器，也便于对患者的皮肤施加压力，让环钻穿透皮肤。

■ 俯卧位的缺点是什么？

除了对患者来说不舒服之外，俯卧位还有一个巨大的缺点：无法同时进行钻取和植入，除非植入涉及头部的顶区。

61.3.2 患者坐位、外科医生坐位或站在患者身后

理想情况下，患者和医生座位的高度应该均可调节。此外，搭配前臂靠垫也可有效缓解医生的紧张和疲劳。

■ 坐位有什么好处？

坐姿的最大优势在于移植物的植入。钻取和植入可同时进行，可节省宝贵的时间。并且，Cole 医生说过"猎人"的视线透过步枪的瞄准器，可更好地调整"射击"。然而，我们不同意这个观点，因为外科医生的注视方向实际上应平行且高于钻取方向。

由 ARTAS 机器人进行的提取也使用坐位。患者坐在略微向前倾斜的座位上。这种姿势可能对患者来说是最舒服的。它在各方面都像患者坐在按摩椅上（▶图61.5）。这种姿势对外科医生来说可能会非常不舒服，并导致明显的疲劳，但幸运的是机器人并不会有这类问题。

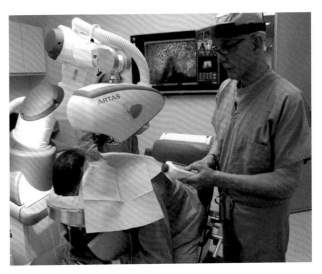

图61.5 Artas 植发时采取的体位

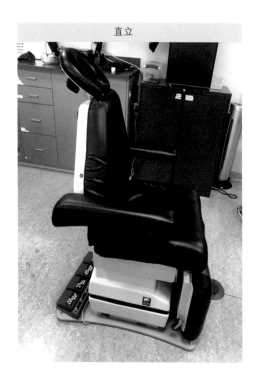

直立

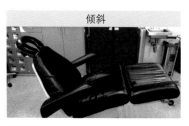

倾斜

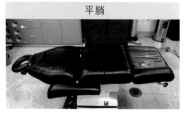

平躺

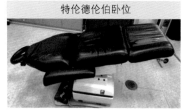

特伦德伦伯卧位

图 61.6 手术台，允许各种不同的动作和姿势

61.4 植入时患者和种植者的体位

61.4.1 绝大多数医生倾向于患者坐位植入移植物

当患者处于坐位时，医生可以坐着，也可以站着。这个体位优点很多，并且这种坐姿可方便两名甚至三名种植者围绕在患者头部周围同时操作。

移植物需要放在种植者的手上，这通常会迫使他们转身，长时间会导致肌肉疲劳。在前一组移植物植入后，通常需要请第三人定期更换种植者手指上的移植物，以方便手术并最大限度地减少劳损。

如果种植者必须进行大量的横向移动来换取装满移植物的种植笔，则无法避免同类型的问题。因此最好有一个第三人（助手）在场，直接将移植物递到种植者手中。

患者也可取俯卧位或坐位之间的中间位和仰卧位。这样的姿势对患者来说特别舒服，便于额部工作。对中间区域进行操作时，通常建议将患者的胸部直立一些。

61.4.2 发旋区优先选择俯卧位

发旋区下部毛发的方向是向下的，当患者处于俯卧位以外的位置时，几乎无法进行移植物植入。

61.5 患者的手术台或是手术椅的选择

基本上有两种选择：手术台或牙科手术椅子。

手术台往往是最万能的。它通常允许多个相互独立的移动（▶图 61.6）。拥有能够将患者的整个身体侧向旋转（侧向倾斜）是非常方便的。因为 FUE 手术有特殊要求，手术台侧向旋转可使患者取侧位时更稳定（▶图 61.7）。

头枕是一个特别重要的部件（▶图 61.8 和▶图 61.9）。理想情况下，它应该是舒适的、小巧的、宽度可以调节、适合患者的头部。同时它也非常实用，能够将头枕向下倾斜，以放松颈部从而方便供区下方的操作。

许多患者取侧卧位时觉得肩部和手臂有疼痛感。此时可将头部放在低于手术台面的水平以达到缓解疼痛目的，同时也允许患者在此体位保持更长时间的舒适。Jae Pak 医生已经为 FUE 开发了一种特别设计的人体工程学椅子方便患者取坐位。它由一个椅子和前方支撑患者头部的装置组成。头部高度很容易调节，并附有一个扶手可通过脚踏板垂直调节，以最大限度地减少外科医生的肌肉疲劳。

61.6 医生手术椅的选择

其有多种型号。毫无疑问，最舒服的是马鞍状座椅（▶图 61.2 和▶图 61.3）。配有肘托等配件也会提供很大助力。调整座椅高度的能力是必不可少的。此外，因为医生需要时常对体位进行微调，脚

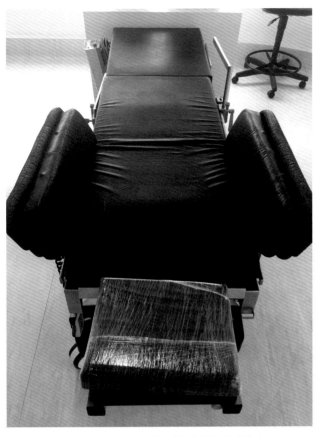

图 61.7 有侧卧支撑和俯卧头枕的手术台

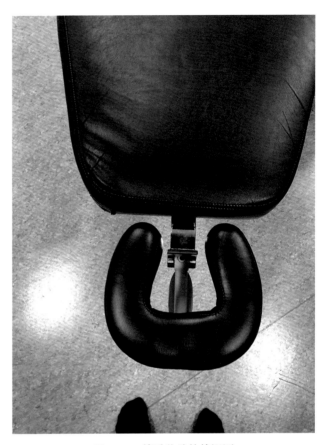

图 61.9 俯卧位头枕俯视图

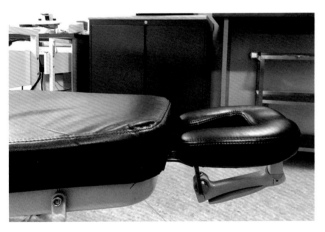

图 61.8 俯卧位头枕侧视图

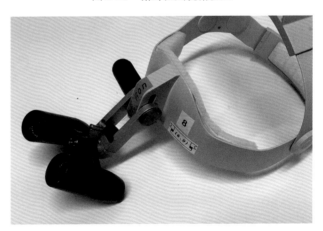

图 61.10 手术放大镜

轮也应该是个重点考虑的功能。

61.7 光学系统推荐

高质量、高性能的光学系统对手术的成功至关重要。根据我们的经验，能够满足我们需求和规格的手术放大镜或放大镜非常少。很多放大镜使用起来不太容易，有些需要几天时间才能正确地在三维视野中观察。对于医生来说，对毛囊的精确可视化至关重要，因为它能帮助实践者观察到可能发生的

任何损伤。

手术放大镜的特点是由两个数字来描述的，即放大倍数和视野范围。

笔者个人使用的 Zeiss 手术放大镜有三种（▶图 61.10）。8 倍的放大镜是笔者最喜欢的手术放大镜。然而，在使用这些时，你必须离手术视野相当近。想要离手术视野较远的人笔者推荐使用 6 倍的放大镜。对于移植物的植入，我们通常使用 5 倍的放大镜。

61.8　照明范围

如同手术放大镜，为了充分看到我们在手术过程中所做的事情，照明同样必不可少。大多数现代的硅基化学灯都使用 LED，这大大缩小了它们的尺寸。

现在可以使用小型落地灯着重照亮工作区域的中心。如果是临时搭建的工作空间，可以使用两个光源。

61.9　环境温度

手术室的理想温度应保持在宜人的 22℃。在这个温度下，患者和工作人员都会感到舒适。

61.10　患者和医生的拉伸、按摩和枕头

拉伸和按摩可用于预防颈部、斜方肌和优势臂肌肉的肌肉挛缩。我们通常使用多个可弯曲的枕头（刚性或半刚性），在患者变换体位时为其提供支撑和定位。

61.11　工作流程

关于医生、助手的站位和手术中使用的设备，在 FUE 手术流程的设计上是多种多样的。这些在一定程度上取决于使用的打孔器的类型、移植物提取的容易程度、助手的数量、用于移植物植入的技术及接受治疗的患者受区头皮的面积。

参 考 文 献

［1］ Rambabu T, Suneetha K. Prevalence of work related musculoskeletal disorders among physicians, surgeons and dentists: a comparative study. Ann Med Health Sci Res. 2014; 4(4): 578−582

［2］ Williams KL, Jr, Gupta AK, Schultz H. Ergonomics in hair restoration surgeons. J Cosmet Dermatol. 2016; 15(1): 66−71

［3］ ESDE. Adopting Good Posture as a Dentist. February 3, 2009. Available at: http://esde.org/files/publication/1-adopting_good_ posture_as_a_dentist.pdf. Accessed September 20, 2017

［4］ J. Morita Europe. Dr. Beach Ergonomic Concept. Available at: http:// global.morita.com/global/root/img/pool/products/dental/treatment_ units/spaceline_emcia_pdw/Dr.Beach_eng_klein.pdf. Accessed September 20, 2017

［5］ Occhionero V, Korpinen L, Gobba F. Upper limb musculoskeletal disorders in healthcare personnel. Ergonomics. 2014; 57(8): 1166−1191

Patrick Mwamba

李政　译，程含晶　审校

手动 FUE

Manual Follicular Unit Extraction Technique

概要　手动毛囊单位钻取术（follicular unit extraction，FUE）是外科医生了解 FUE 细节的最好方式。尽管电动化钻取设备可提高切割移植体的速度，但其比手动钻取的横断率更高。直线式和旋转式是最好的两种手动 FUE 方式。移植体拔取方法包括单镊法、双镊法或使用辅助提取（aide to extraction，ATOE）。准确估计毛囊角度和方向是手动 FUE 成功的关键。

关键词　FUE，手动 FUE，直线式插入，旋转式插入，锐利环钻，钝性环钻，两步法，三步法，四步法

关键要点

- 手动 FUE 具有较高水平精度，因为能感受环钻插入时的触感，而电动的方式缺乏手感。
- 手动 FUE 可以用锐利环钻或钝性环钻，最常见的更受欢迎的是锐利环钻。
- 手动 FUE 可使用多种方法拔取移植体。

62.1　简介

毛发移植手术的本质是毛发的再分配，将毛发从生长良好区域（称为供区）移植到光秃或稀疏的区域（称为受区）[1]。回顾植发历史，已经发明了多种技术以实现从供区获取毛囊来治疗脱发，如扩张器植入、头皮减容、皮瓣、毛囊单位头皮条切取术（follicular unit transplantation，FUT）和 FUE [2,3]。

FUE 的发展是为了尽量减少如头皮条提取时产生的令医患双方都担忧的瘢痕。它包括用安装在手柄上或连接在一个动力装置上的小直径圆形提取针来提取毛囊单位。本章主要介绍手动 FUE 技术。

62.2　手动 FUE

虽然有各种各样的工具（手柄和环钻）可用于手动 FUE，旋转式插入或直线式插入是两种基本的手动方法（▶图 62.1）[4]。第三种方法是针头切割技术，Arvind Poswal 医生描述的这种方法是一种有效但不再流行的技术[5]，该方法利用针将毛囊周围的组织切割以分离移植体，虽然巧妙，但它比其他方法更慢、更烦琐。笔者首选的方法是用膨胀液和反牵引力拉紧皮肤，直线式插入环钻，用镊子取出移植体。

62.3　手动 FUE 的步骤

62.3.1　两步法（如 Robert Bernstein 医生描述）

第一步：将环钻对准毛发的角度后插入 3～5 mm。

第二步：用单镊或辅助工具（ATOE；▶图 62.2a）将移植体拔出。

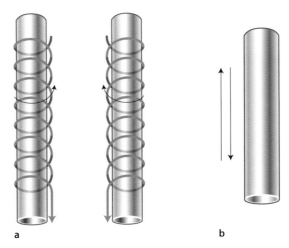

a　　　　　　　　　　　　　　**b**

图 62.1　a. 手动环钻旋转式插入。b. 手动环钻直线式插入

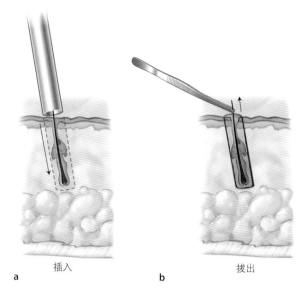

a　　插入　　　　b　　拔出

图 62.2　两步法。a. 环钻插入。b. 镊子拔出

62.3.2　三步法

第一步：用环钻在皮肤表面垂直划出 1 mm 深的切口。

第二步：环钻对准毛发的角度后插入 3～5 mm。

第三步：将移植体拔出（▶图 62.3）。

62.3.3　四步法（笔者的首选技术，特别是黑种人患者）

第一步：用环钻在皮肤表面垂直划出 1 mm 深的切口。

第二步：提起移植体，观察内部毛发方向。

第三步：环钻插入 3～5 mm。

第四步：将移植体拔出（▶图 62.4）。

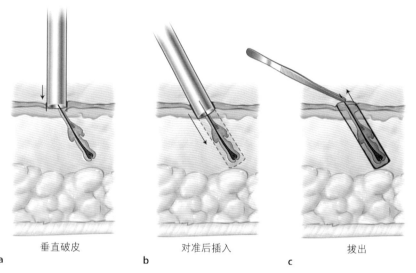

a　垂直破皮　　　b　对准后插入　　　c　拔出

图 62.3　三步法。a. 垂直破皮。b. 沿毛发生长方向插入环钻。c. 镊子拔出移植体

技术（非盲法操作）

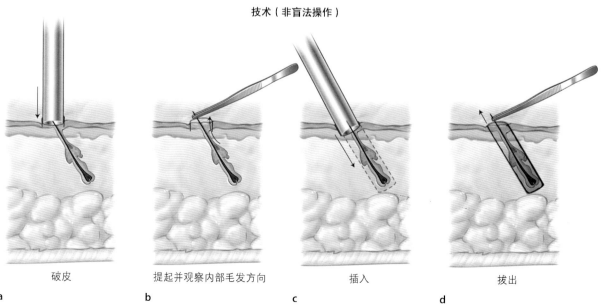

a　破皮　　　b　提起并观察内部毛发方向　　　c　插入　　　d　拔出

图 62.4　四步法。a. 垂直破皮。b. 提起并观察内部毛发方向。c. 插入环钻。d. 拔出移植体

62.3.4 针头切割技术

用针切开毛囊周围的皮肤并在将移植体提起时切割移植体周围的组织。技术细节参见第 69 章（FUE 提取体毛）。

手动 FUE 建议使用锐利或半锐利的环钻。最常用的环钻是 Ellis 公司的钛合金尖环钻 TN（外斜面），Cole 公司的 CIT 和 Serrounded 环钻（内斜面；▶图 62.5）。

环钻通常安装在手柄上，最常用的包括 Versi 手柄（Mediquip Surgical）和 CIT 手柄（Cole 器械；▶图 62.6）。

还有一些环钻经过专门的修改以适应两步法钻取术。Rassman 医生发明了一种"皇冠"式手动锐利环钻，Ozgood 医生发明了一种双齿锐利环钻，Umar 医生专门为卷发黑种人患者设计了一种后端带开口的尖头环钻。

62.4 手动 FUE 的实用技巧

这里是一些具体的有助于完善手动 FUE 技术和提高效率的技巧：

• 毛发的角度对于避免横断及损伤毛囊是至关重要的。为了确保角度正确，重要的是提起移植体

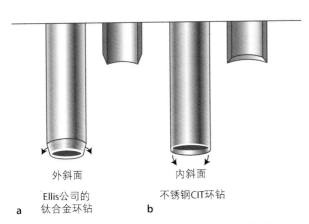

图 62.5 锐利环钻的种类。a. 外斜面。b. 内斜面

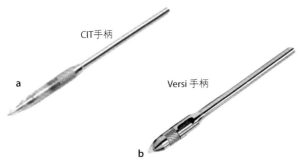

图 62.6 手柄的种类。a. CIT 手柄。b. Versi 手柄

并观察内部毛发的方向，通常与外部毛发的角度不同。外面的毛发越长，在预测皮肤下的角度时就越具有欺骗性。将毛发剪短有助于最大限度地降低错误判断真实毛发角度的风险（▶图 62.7）[6]。

• 环钻插入的深度控制对于避免横断也很重要，特别是对于较倾斜的移植体或卷曲的毛发来说，此时推荐使用钝性头（▶图 62.8）。

• 不要盲目手术。合适的放大仪器和患者的体位（俯卧或坐位）同样重要。患者的体位也将决定医生的体位，并影响人体工程学。这是一个非常重要的

皮下毛发内部角度可以发生改变

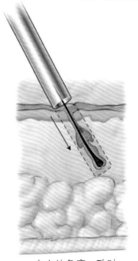
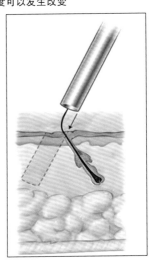

皮内外角度一致时不发生横断　　　　皮内角度改变时发生横断

a　　　　　　　　　　　　b

图 62.7　正确的进针角度。a. 皮内外角度一致。b. 皮外与皮内部的角度不同，尤其当毛发卷曲或较斜时

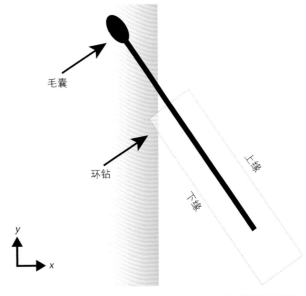

图 62.8　沿毛发角度正确的进针深度对于避免横断很重要

因素，可以降低疲劳，减轻背部或颈部的小损伤，这些损伤可能会影响外科医生的注意力和工作质量。

• 注射膨胀液和反向拉伸皮肤可拉直毛干，固定和稳定皮肤，并减少轴向力引起的弯曲。有助于提高钻取时插入的准确性[7]，在毛球和血管/神经床之间形成缓冲以减少对血管和神经的损伤。因供血不足引起的供区休止性脱发减少。手术的炎症反应减轻，可使供区纤维化和低色素斑点减少。

62.5 手动 FUE 中各种钻取方式的优缺点

每一项 FUE 技术的主要目标是减少横断和损伤毛囊，这些钻取方式在理论上都各有优缺点。

直线式插入的优点是速度快。缺点是使环钻更快地变钝，而且它根据露在外面的毛发角度进针，这个角度是具有欺骗性的。

旋转式插入的优点是环钻插入压力更小，所以轴向力更小，毛干较少弯曲；它可以遵循三或四步法进针，更好地判断毛发角度。缺点是它比直线式插入速度慢，手更易疲劳；同时旋转并保持环钻在一个直线性轨道上的难度大；并且技术更复杂，需要更长时间学习。

手动 FUE 时用钝针理论上的优点是它会减少横断。但缺点是环钻插入的力增加，真皮层内毛发扭曲，角度改变反而产生更高的横断率。

患者俯卧位对比坐位：俯卧位时，医生在插入移植体时可以舒适地进行手部活动，但在提取移植体时，医生可能不得不弯腰寻找正确的毛发角度，增加了外科医生颈部疼痛和潜在反复损伤的风险。当患者处于坐位时，医生钻取时的手部活动是笨拙且难以掌握的，医生学习这种手法的曲线较长。但手术视野和对齐视角更佳，并且患者可以在术中做

其他事情（如在电脑上工作、看电视或与团队互动等）。同时进行提取和植入也是可行的，比患者俯卧时更符合人体工程学。同时提取和植入移植体还可以提高手术速度，减少移植体离体时间，从而提高生存率。

手动钻取时可以感受到正确插入环钻的手感。可以体会到环钻切割正确时和切到毛囊时的阻力差异。当到达正确的深度时，还可以感受到突破感。使用电动化的钻取仪器或非常锋利的环钻时，这种感觉不明显。这就是为什么有的医生在手动钻取非常熟练后不愿意改用电动系统，有时会使用半锐利的环钻的原因之一。

62.6 结论

手动 FUE 是学习 FUE 的最佳方式，因为使外科医生体会到毛发角度、皮肤纹理和手术的微妙之处。一旦掌握了手动 FUE，外科医生就能更好地掌握电动 FUE 或其他更多种的设备[8,9,10]。

主编注

手动 FUE 的手感是非常有用的，掌握后从业者在多种情况下都可达到低横断率。正如结论中所述，这是了解毛发角度、皮肤纹理等微妙之处的最佳方法。这是一项非常宝贵的技能。然而，随着新的混合环钻、多相电动系统的出现，越来越多的一直使用手动法的医生开始转换钻取方式。这些新系统速度更快，易于学习，不易疲劳且横断率低。此外，移植体有更多的毛囊周围组织，并且由于切口更深，更容易在没有创伤的情况下提取。

参 考 文 献

[1] Arouette J. Le punch d'Orentreich. In: Manuel Pratique de greffes des cheveux. Paris: Masson; 1989: 3-27
[2] Inui S, Itami S. Dr Shoji Okuda (1886-1962): the great pioneer of punch graft hair transplantation. J Dermatol. 2009; 36(10): 561-562
[3] Avram M, Rogers N. Contemporary hair transplantation. Dermatol Surg. 2009; 35(11): 1705-1719
[4] Cole JP. An analysis of follicular punches, mechanics, and dynamics in follicular unit extraction. Facial Plast Surg Clin North Am. 2013; 21(3): 437-447
[5] Poswal A. Expanding needle concept for better extraction of body hair grafts. Indian J Dermatol. 2013; 58(3): 240
[6] Zontos G, Rose PT, Nikiforidis G. A mathematical proof of how the outgrowth angle of hair follicles influences the injury to the donor area

in FUE harvesting. Dermatol Surg. 2014; 40(10): 1147-1150
[7] Dua A, Dua K. Follicular unit extraction hair transplant. J Cutan Aesthet Surg. 2010; 3(2): 76-81
[8] Bunagan MJ, Banka N, Shapiro J. Hair transplantation update: procedural techniques, innovations, and applications. Dermatol Clin. 2013; 31(1): 141-153
[9] Mysore V. Direct hair transplantation (DHT): an innovative follicular unit extraction (FUE) technique of hair transplantation. J Cutan Aesthet Surg. 2013; 6(2): 106
[10] Bicknell LM, Kash N, Kavouspour C, Rashid RM. Follicular unit extraction hair transplant harvest: a review of current recommendations and future considerations. Dermatol Online J. 2014; 20(3): pii: doj_21754

John Cole, Megan Cole, Asim Shahmalak

杨凯 译，汤宋佳 审校

电动锐利环钻 FUE

Motorized Sharp Punch Follicular Unit Extraction

概要 在毛囊单位钻取术（FUE）中，电动锐利环钻切割是获取移植体最快的方法。这种方法在世界各地都得到了应用，其效果也得到了证实。有许多环钻和机器可用于进行电动切割。有许多患者方面的变量需要了解，也有一些技术方法需要掌握，以确保最佳效果。这些方面包括（手柄）入路的方法、皮肤和毛发的特点以及环钻的大小、环钻刺入的深度、角度和入路的方法、患者的体位、旋转设置等。这些都会有所不同，需要根据患者具体情况进行调整。对于锐利的电动切割，重要的是持续评估提取结果，并根据移植体的质量及时调整方案。然而，如果掌握了这种方法，它可以成为最快和最成功的 FUE 获取毛囊的方法之一。

关键词 电动锐利 FUE，旋转，振荡，切割刀口，切向力，轴向力，毛囊倾斜，毛发生长角度

关键要点

- 锐利环钻的机械旋转将环钻刺入时的轴向力降到最低，减少皮肤内毛囊的扭曲和横断。
- 在锐利的电动 FUE 中，使用极其锐利的环钻和深度限制是至关重要的。
- 必须为每位患者和供区确定最佳技术和技术变量的调整。

63.1 简介

锐利的电动 FUE（sharp motorized FUE，SMF）是指使用锐利的环钻和机械旋转或振荡来提取毛囊单位。其目的是让环钻沿着毛囊的轨迹前进，尽可能地减少损伤或横断。锐利的电动 FUE 比手动或钝性环钻技术更快，在熟手中可以达到出色的效

果。然而，每位患者都是不同的，所以必须根据每位患者的头发和皮肤特点来调整技术参数。技术选择上，如环钻的大小、穿刺的深度、穿刺的角度、旋转的设置等，都会根据患者的皮肤和头发的特点而变化，如卷曲、弯曲程度、移植体的大小（毛囊的数量）、出头皮角度、皮肤的硬度等。这些变量不仅因患者而异，而且在同一患者的供区的不同部位也有变化。采用锐利环钻电动切割，重要的是不断持续评估提取结果，并根据移植体的质量调整方案。随着时间和经验的积累，术者可以发展出一种"柔软的触感"，以及在需要对角度、深度等进行微小调整时的"感知"能力。

63.2 电动锐利环钻 FUE 的物理特性：成功的关键

对 SMF 物理特性的理解有助于更好地理解皮肤和头发的特性如何影响操作过程的调整，以减少毛囊损伤[1,2]。

63.2.1 轴向力和切向力

轴向力（前向力）和切向力（旋转/振荡）都是用来切割皮肤结构的。皮肤展现为一种类似流体结构，而毛囊是存在于这种流体结构中的小型柔韧结构。流体动力学应用并确保皮肤表面的任何力都将转化为对毛囊的力，导致改变毛囊位置的运动。这种反应在皮肤上的力的运动可以迅速将毛囊移动到环钻的中心之外，导致毛囊横断。简单地说，这意味着当你用轴向力按压皮肤时，头发可以向前弯曲，并移动到切割刀口的路径上，增加毛囊的横断。

因此，重要的是让环钻使用更多的切向力而不是轴向力来穿透皮肤。表面积较小的锐利环钻只

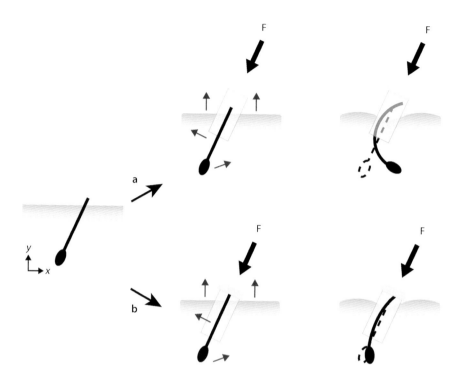

图 63.1　最大轴向力对毛囊运动的影响是其应用深度的函数。a. 当最大的轴向力在较浅的深度施加时，毛囊轴会向环钻的上边缘急剧弯曲，而毛囊球则在环钻下边缘的方向向上。b. 当最大的轴向力直到冲头完全插入时才施加，毛囊的运动会大大减少。对最大轴向力 F 的反应，显示为红色，虚线为毛囊的起始位置，实线为毛囊的最终位置

需要最小的轴向力来穿透皮肤[1,3]。事实上，当环钻插入时，应该有最小的阻力，看到最少的皮肤凹陷。然而，如果看到皮肤凹陷，限制环形切割的深度可使环钻内腔的位移减少，从而减少毛囊横断的风险（▶图 63.1）。

63.2.2　摩擦力和扭转力

　　摩擦力是另一种可以导致毛囊损伤和横断的力量。在旋转过程中，皮肤和环钻表面之间的阻力随着环钻的大小和深度而增加。当摩擦力达到一个足够的水平时，就会产生扭转力。扭转力可能通过扭曲或将毛囊移到刃口边缘之外而造成直接的毛囊损伤，增加横断的风险。扭转力可以通过对每个移植体使用多个有限深度的切割的阶梯式方法来消除，根据需要改变环钻或旋转参数以减少阻力。改良后的环钻，如 Window 环钻（Cole 器械），可减少表面积，而 Hex 钝性环钻（Colorado 毛发科学中心），其内表面光滑抛光，可减少摩擦（▶图 63.2）[4]。

63.3　头发特征和锐利电动毛囊单位钻取术结果

　　毛囊出口角度主要在 x 轴和 y 轴上。倾斜角度大和在 x 轴负方向或正方向的较大值会增加钻取的难度（▶图 63.3）。

　　Tethering 是指周围结缔组织和外毛根鞘（outer

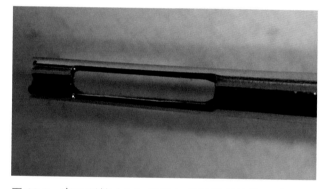

图 63.2　窗口环钻（Cole 器械）是标准环钻的一种变体，经过改造后在切削刃上方有一个窗口

root sheath，ORS）之间的组织连接[5]。ORS 和结缔组织之间的牢固连接需要一个更深的切口，这会增加横断的风险。牢固的组织连接也增加了提取移植体所需的力量，这也可能导致毛囊损伤。

　　移植体长度会影响毛囊的横断。较长的头发通常有较深的组织连接，较长的穿刺路径可能发生横断。更深的切口会增加毛囊横断的风险。我们的目标是将毛囊横断率保持在 3% 以下，移植体横断率保持在 12% 以下。当与局部细胞外基质产品（如 Acell）结合使用时，最小的深度可降低横断率，并改善毛囊再生[1]。外科医生必须在每位患者和每个供区找到最佳深度。

　　毛囊分叉或卷曲会增加毛囊横断的风险，可能

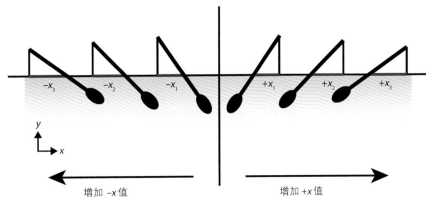

图 63.3　锐角的毛囊从头皮表面冒出来的示意图，其 x 值越来越负或越来越正。随着 x 绝对值的增加，毛囊变得更加难以提取

需要更大的环钻或更浅的切口。

63.4　皮肤特征和锐利电动毛囊单位钻取术结果

皮肤特征对 SMF 结果有很大影响。

皮肤可以是硬的、有弹性的、难以穿透的，也可以是软的、弹性差的、容易穿透的。皮肤可以是柔韧的或松弛的，在受到外力时皮肤可以有明显运动，而对于坚硬的头皮，运动形变较小。

63.4.1　坚硬的、有弹性的皮肤

坚硬的、有弹性皮肤会使环钻更容易变钝，而柔软的皮肤能使环钻保持更长时间的锋利。由于头皮硬而变钝的环钻，它需要更多的轴向力，导致更多的毛囊移位和增加横断率。可以通过增加每分钟的转速（rotation per minute，RPM；以增加切向力）来克服环钻变钝的问题。以 1 500～2 500 r/min 开始手术。坚硬的头皮可能需要一个更高的初始转速。当环钻变钝和横断增加时，以递增的方式增加 RPM（例如，1 800、2 500、3 000、4 000 等）。在某些时候，增加转速不再能有效地减少横断，医生应该更换环钻。有时，当横断增加时，尽早更换新的环钻或增加环钻的大小是比增加转速而言更好的解决办法。有时，非常高的转速会切得很干净，但在其他时候，它们会撕裂组织。没有一种解决方案对所有患者都同样有效。然而，旋转速度有限或固定的设备的用途就不那么广泛。没有绝对的说法，但通常最低的有效转速是 SMF 的最佳转速。尽量不要用新的、锐利的环钻在开始操作时超过 2 500 r/min。

滑动是另一个可能发生在坚硬头皮上的结果，特别是在高转速下。过于坚硬的表皮会导致环钻偏离（或滑动）其预定路径，无论是在最初接触皮肤的时候，还是随着环钻穿刺加深，都会增加毛囊的横断。滑动的方向将是旋转的方向。滑动就像将一个旋转的环钻放在一块缺乏预制孔的金属上。环钻不是沿着所需的路径穿透，而是沿着旋转的方向滑动。通常情况下，皮肤在最表层的表皮—真皮 1 mm 的深度是最硬的，但当硬度延伸到更深的地方时，环钻滑动就比较常见。

如前所述，由于必须提高转速以穿透皮肤，扭转和摩擦也更经常发生在坚硬头皮上。克服滑动、摩擦和扭转可以通过逐层穿透皮肤来实现。这可以用递增的方式来完成，增加切口的深度，以较低的 RPM 或可能使用振荡来完成。让下缘首先穿透皮肤，然后用"柔软的手的力量"逐渐穿透环钻的上侧（▶图 63.4）。一旦环钻的圆周进入皮肤，可能还需要继续这个过程，穿过真皮层最坚实的部分。术者可以将环钻弹入或切割到 1 mm 的深度，取出

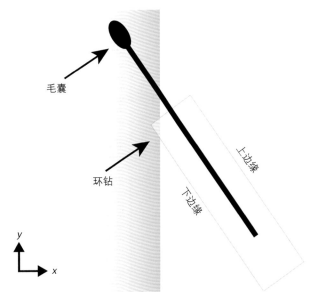

图 63.4　毛囊单位提取环钻与头皮表面接触的示意图。大多数毛囊出现的角度很尖锐，使得下端环钻边缘首先接触头皮表面，并穿透到更深的地方

打孔器，然后以适当的角度再次刺入环钻，以游离移植体。这被称为两步穿刺技术。如果皮肤较软，很快就会破皮，往往可以一次迅速穿透，但如果皮肤较硬、有弹性、切口较深，则可能需要分步骤的方法。

63.4.2 弹性或松弛的皮肤

弹性或松弛的皮肤会导致毛囊在轴向力的作用下发生明显的移动和位移，这反过来又增加了横断的风险。坚实的皮肤可以承受更多的轴向力，而毛囊位移较少。皮肤牵引可以帮助减少皮肤在轴向力作用下的移动。皮肤牵引可以通过几种方式实现。用外科医生非手术的对侧手施加反牵引力可以起到反牵引作用，同时增加毛发的出口角度（使其更直），这使得环钻刺入而不横断更容易（▶图63.5）。表面牵引装置如 Artas 机器人张紧器和 "Snake"（Cole 器械）效果很好。用 1:200 000 的肾上腺素进行膨胀，有助于拉直和稳定毛囊，但膨胀很快就会消散。由于这个原因，膨胀液的主要功能是止血。如果要用于稳定，需要在提取前在小范围内注射。

63.5 锐性电动毛囊钻取术的技术方面

从历史上看，手动锐利的 FUE 提供了最少的毛囊损伤风险，这可能是因为一旦一个人变得熟练，就会形成非常柔和的手感。感受毛发和在横断前调整角度的能力增强。不幸的是，手动 FUE 有很长的学习曲线，需要柔和的手感和高度的灵活性，并且会导致疲劳。锐利电动 FUE 更容易学习，而且一旦掌握，比手动 FUE 更快，横断率相当[6-7]。因此，

SMF 已变得比手动技术更受欢迎。在整个病例中不断监测移植体的质量，并根据需要进行调整以防止毛囊损伤是非常重要的。

毛囊横断率（follicular transection rate，FTR）可能是评估移植体创伤的最佳指标，定义为横断的总毛囊与获得的总毛囊（横断+非横断）的比率。笔者力争使 FTR ≤ 3%。在一些患者中，笔者被迫接受高达 10% 的比率，而没有任何办法通过修改或调整参数来使其降低。

如前所述，在整个手术过程中，根据患者的多种变量对技术进行调整，以获得最好的效果。调整可能包括改变环钻的大小、深度、角度和穿刺方法，旋转的速度，旋转的类型，以及更多。变量很多，SMF 的一个标志性优势是能够为每位患者提供独特的定制手术。外科医生必须有各种环钻大小、环钻类型和穿刺方法，就像机械师必须有类似的各种工具来修理不同类型的发动机一样。

63.5.1 视觉方面

在做 FUE 时，使用足够倍数的放大镜是很重要的。笔者喜欢使用 4～6 倍的蔡司放大镜，但也知道有些医生的放大镜倍数高达 8 倍。有些医生抗拒这种有放大倍数的放大镜，认为"我的视力很好，不需要"，这种情况并不少见。然而，几乎无一例外的是，一旦他们换上了这种放大镜，他们就无法相信自己曾经做过没有放大镜的手术。

63.5.2 体位

患者可以在俯卧位或坐位进行毛囊钻取。两

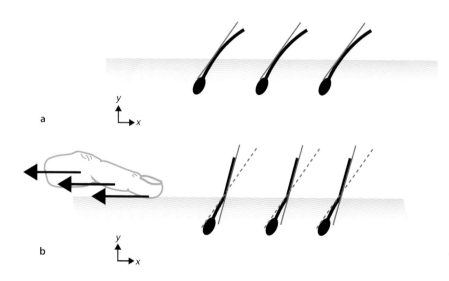

图63.5 牵引对头发角度的影响。在原生皮肤表面施加牵引力（a）可以增加表观毛囊出口角，使出口角看起来（实线）不如实际路径（虚线）尖锐，并减少皮肤对轴向冲力的反应（b）

者都有优点和缺点，在很大程度上取决于个人的喜好。Shahamalk 医生更喜欢俯卧位，他认为这对患者和医生来说更舒适。患者俯卧，通常是躺在由按摩行业改良的舒适的床垫上，并且可以在任何一侧翻身，以达到方便侧面头皮区域的提取操作。

Cole 医生更喜欢坐着的姿势，觉得在受区打孔和移植体植入方面有优势。此外，移植体获取有时可能同时进行，加快了手术的速度，减少了毛囊离体时间。此外，坐位是唯一一个医生可以直接看到他主导的眼睛下的移植方向的位置，Cole 医生认为这是最准确的在 FUE 穿刺时将毛囊居于环钻正中心的方式。Cole 医生在他的主视眼上划出环钻的路径，类似于猎人瞄准猎枪的方式（▶图 63.6）。

63.5.3　打孔时间安排

Bernstein 是第一位建议在提取前进行受区打孔的医生，甚至可以在提取前一天就完成受区打孔[10]。人们认为，由于生长因子流入伤口，存活的情况并没有更好。它也减少了毛囊离体时间，因为不需要等待受区打孔。如果在提取前进行受区打

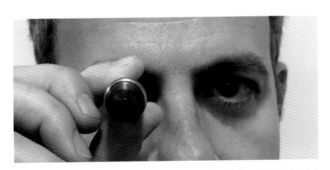

图 63.6　Cole 医生用他的优势眼将环钻对准，就像猎人瞄准枪一样

孔，应先取出 5 ～ 10 个试验移植体，以确定适当的受区打孔刀片大小和长度。

63.5.4　环钻类型

环钻的切削刃有四个潜在位置。切割边缘可能在内斜面、中间斜面、外斜面或垂直边缘（▶图 63.7；第 54 章）。从历史上看，笔者认为内斜面（刃口朝外侧）是 SMF 的最佳选择，因为切削口离管腔和目标毛囊最远。用同样的原因来推理，外斜面是一个糟糕的选择，有较高的横断风险。为了尽量减少前面描述的轴向力，最好是有一个非常锋利的切割边缘，可以持续很长时间。对于 SMF，准确了解环钻的"切割"边缘也很重要。在市场上经常会发现一些锋利的环钻，其外径比其标明的尺寸大 0.2 mm，比其他环钻相对较钝，而且不适合 SMF 使用。高质量的锐利环钻，如锯齿冲头（Cole 器械），对 SMF 来说是必不可少的。

63.5.5　选择环钻尺寸

环钻尺寸的选择取决于头发的类型和皮肤特征。较细的头发，较小的毛囊单位，以及紧密分组的毛囊，可以采用较小的环钻。粗大的头发，较大的毛囊单位，毛囊伸展和卷曲可能需要较大的环钻。环钻的大小可以在 0.7 ～ 1.2 mm。我们的想法是在不增加横断的情况下使用最小的环钻。大多数医生不喜欢使用直径大于 1.1 mm 的环钻，现在的趋势是使用直径在 0.8 ～ 1.0 mm 的环钻。当大的毛囊单位散开时，较小的环钻可用于切取一个毛囊单位的一部分（体内分割；▶图 63.8a）。使用较小的环钻进行提取已成为保护供体的一种方法。这只有

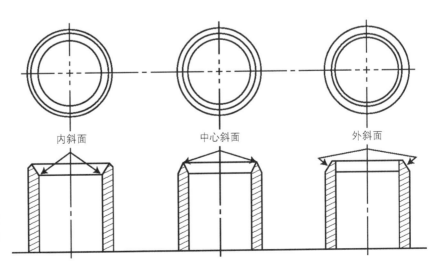

内斜面　　　中心斜面　　　外斜面

图 63.7　标准毛囊单位提取环钻的示意图刃口的位置可以在斜面内侧加工，沿斜面居中，或位于斜面外侧

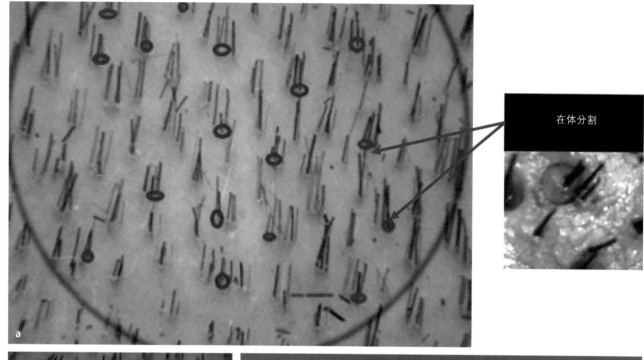

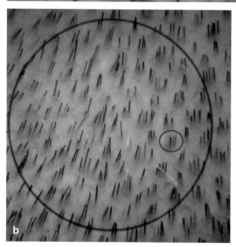

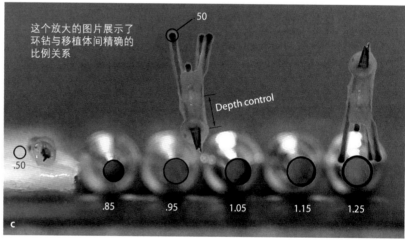

图 63.8 毛囊单位的例子。a. 分散得足够远，可以用小直径的环钻进行体内分割。b., c. 排成一个紧凑的组，需要大直径的环钻

在患者有复杂的供区，有大的分叉毛囊单位时才可能。然而，人们不能仅选择较小的环钻尺寸。在一些患者中，无论采用何种方法，较小的环钻尺寸都会导致较高的毛囊横断率。在这些情况下，知道何时和增加多大的环钻尺寸是很重要的。非常粗大的毛发、卷曲的、伸展的和多个毛囊密集在一起的，可能需要更大的环钻直径（▶图 63.8b，c）。每个毛囊组的直径和毛发数量往往随着上移而增加，环钻的可能需要相应增加直径。

63.5.6 限制深度

适当的环钻穿刺深度取决于几个因素，包括头发的长度和组织连接的位置。供区毛发的长度因患者而异，在同一患者的不同供区也不同，通常在 3～7 mm（平均 4.2 mm）[8]。因此，进行移植物试验对于设置正确的打孔深度至关重要。环钻所产生的穿透长度也受毛发生长角度、环钻直径和深度限位器的宽度的影响。头发生长的锐角会增加移植体上侧的切口深度和移植体下侧的切口深度之间的差距（▶图 63.9）。较大的环钻同样会增加切口深度的差异。较宽的深度限位器会比窄的深度限位器更早地减少环钻的穿透深度（▶图 63.10）。如前所述，如果深度太浅，移植体就难以取出。如果深度太深，摩擦和组织连接减

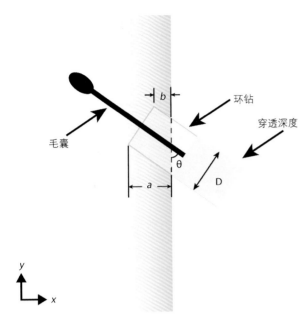

图 63.9　下方和上方环钻边缘之间的穿透深度的差距。由于毛囊通常以锐角出现在头皮上，所以以毛囊为中心的环钻必须沿着类似的路线进入头皮。因此，下侧边缘比上侧边缘达到的深度更大，这里分别用长度 a 和 b 表示。如果测量出口角 θ，这些数值可以用基本的三角关系来近似计算

少可能会导致移植体被吸入环钻的腔内，或者毛囊横断会增加。必须定期检查移植体的质量，特别是在从头皮的一个区域移到另一个区域时。有些设备有内置的可调节深度［可编程的 Cole 分离装置（programmable Cole isolation device，PCID）和 Cole 器械开发的涡流］。有些可以使用一个塑料项圈来限制深度，还有一些使用环钻侧面的标记来测量深度。

63.5.7　遵循正确的方向和角度

　　遵循毛囊的方向和角度是减少横断的必要条件。然而，方向和角度也随着头皮的不同解剖区域

而变化。头发的长度也会混淆角度，因为较长的头发可能是与修剪较短的头发相比，其角度显得更尖锐（▶图 63.11）。头发生长的角度可以从下方的锐角到上方的直角或钝角。头发生长的角度越钝，环钻穿刺的深度就越小。头发的生长方向可以从供体区下部的负 y 轴变为正 y 轴，特别是在供体区的侧面和上部（▶图 63.12）。卷曲或波浪状的毛囊通常与毛囊伸展有关，但不一定。对于毛囊伸展，必须准备增加打孔的直径或减少切口的深度。最佳的方法是先手动检查所需的切口深度，然后再着手将环钻设置为机械深度。卷曲的毛囊往往生长在一个近似于圆的弧线上，因此必须根据这个弧线来调整入路的角度（▶图 63.13）[9]。

　　调整移植体相对于环钻中心的位置或中心，是补偿曲线或角度的一种方法。靶心法是指在切除的接合部分，将毛囊置于环钻的中央。当毛囊没有锐角或主要的曲线时，这种方法效果很好。

　　当有一个明显的曲线时，必须改变环钻的中心位置，使其位于毛囊的上缘。这可以补偿皮肤下面的弯曲。如果术者发现他们接近毛囊的角度太钝，他们应该稍微向前调整环钻，使毛囊位于半圆的下缘中心。角度太钝的一个线索是在环钻的前部横断。这种情况可能发生在有尖锐角度的毛发上。如果他们发现进来的角度太尖锐，应该反过来做。

63.5.8　振荡 vs. 旋转和新方法

　　医生在进行 SMF 时可以选择振荡和旋转。直到最近，最常见的 SMF 方法是使用圆形旋转和一个有前缘的非常尖锐的环钻头。虽然从理论上讲，电动振荡产生的扭转创伤可能比电动旋转产生的创

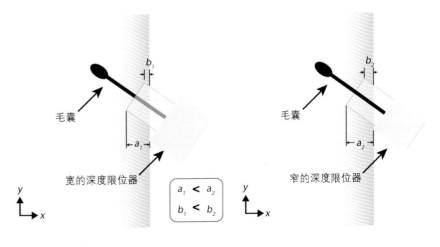

图 63.10　深度限位器的宽度决定了环钻穿透头皮的深度，宽的深度限位器比窄的深度限位器能使环钻保持较浅的深度

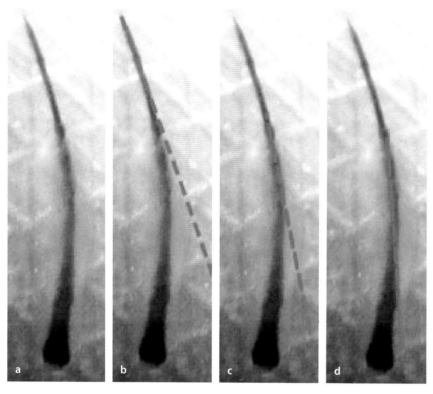

图 63.11　毛囊出口角与头发长度的关系

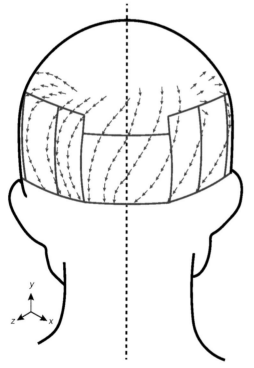

图 63.12　供区头发的典型毛囊出口角度图。斜率的绝对值向耳周区域横向递减，在中线右侧接近一个较低的正数，在中线左侧接近一个较低的负数

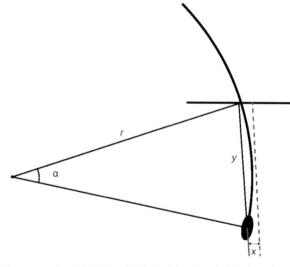

图 63.13　典型毛囊的生长模式示意图。毛囊倾向于在一个弧线上生长；因此，操作者必须调整接近的角度，以配合弧线的角度

伤要小，但根据笔者的观察，当振荡与尖锐的环钻头一起使用时，毛囊横断率往往更高。此外，振荡法一直是一种比旋转法慢的技术。

然而，振荡最近变得更加流行，特别是当与较新的平面或混合钻头设计相结合时，以及在穿刺过程中能够改变速度和运动的能力。似乎这些新的环钻设计与正确的旋转参数组合在横断方面更宽容，忽略了限制环钻深度的需要。在需要穿透上皮的时候，它们在打孔周期的初期表现得像一个尖锐的打孔器，但在深入时更像一个钝性的剥离装置。第54、56 和 67 章讨论了这些新的装置、新的环钻设计以及它们背后的理论。

值得一提的是，在环钻穿刺过程中能够改变速度和运动类型并不是什么新鲜事，多年来一直是 Cole 医生的 PCID 设备的组成部分（▶图63.14）。此外，为克服传统 SMF 与超锐利环钻的横断问题而阐明的所有变量和技术都适用于较新的技术。如果一个人擅长 SMF，那么掌握这些新技术就会更容易。此外，这些新的钻头设计可能会克服在锐利环钻和电动振荡中观察到的一些困难。成功的 FUE 取决于有多种工具和技术来满足每个患者的需要。我们不能依赖单一的方法或环钻来获得成功。

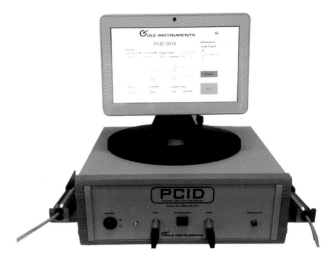

图 63.14　可编程的 Cole 分离装置（PCID），由 Cole 器械开发

参 考 文 献

[1] Cole MA, Cole JP. Cutting edge cell therapies for use in follicular unit hair transplantations [Kindle edition]; 2017

[2] Cole JP. An analysis of follicular punches, mechanics, and dynamics in follicular unit extraction. Facial Plast Surg Clin North Am. 2013; 21(3): 437–447

[3] Cole J. Follicular unit extraction in hair restoration In: Zhang JW, Gao ZZ, Wu JA, eds. Hair Restoration. Beijing, China: Zhejiang Publishing United Group; 2013: 226–247

[4] Harris J. Blunt punch dissection using the hexagonal punch. 3rd Mediterranean FUE Workshop. Istanbul, Turkey, June 2015

[5] Lorenzo J, Cole J, Devroye J, True R. FUE research committee chair's message. Hair Transpl Forum Int. 2013; 23: 165

[6] Cole J. Status of individual follicular group harvesting. Hair Transpl Forum Int. 2009; 19: 20–24

[7] ISHRS audience response, ISHRS 22nd Annual Scientific Meeting, Oct. 8–11, 2014, Kuala Lumpur, Malaysia

[8] Jimenez F, Izeta A, Poblet E. Morphometric analysis of the human scalp hair follicle: practical implications for the hair transplant surgeon and hair regeneration studies. Dermatol Surg. 2011; 37(1): 58–64

[9] Cole J. Article commentary, Dr. John Cole. Hair Transpl Forum Int. 2017; 27: 10–12

[10] Bernstein RM, Rassman WR. Pre-making recipient sites in FUE and R-FUE procedures. Hair Transplant Forum Intl. 2012; 22(4): 128–130

Kapil Dua, Aman Dua, Nirav V. Desai

杨凯 译，汤宋佳 审校

电动钝性环钻 FUE

Motorized Blunt Punch Follicular Unit Extraction

概要　电动钝性毛囊单位钻取术（FUE）机器的发展有助于FUE技术在植发医生中的普及，因为它在提取移植体时的横断率较低。这是因为当钝性环钻进入皮肤时，它通过钝性的剪切力（由旋转或振荡产生）将组织从最薄弱的连接处推开，而不是用锐利的环钻从边缘切入。本章描述了为获得完整的移植体所需的步骤顺序。要掌握的最重要步骤是将环钻与头发的出口角度对齐，将环钻与皮肤接合，以及将环钻推进皮肤。钝性环钻的主要优点是，可以将环钻推进到比锐利环钻更深的层次，而不会有横断毛囊的风险。在穿刺时，对不同层次的阻力变化也有精确的触觉反馈，从而降低了横断和顶盖率。钝性环钻技术的主要缺点是埋没移植体和难以提取体毛。钝性环钻演变为带角的扁平环钻，有助于克服这些问题，因为它允许环钻更容易穿透上皮，同时仍保留钝性分离的特性。对于初学者来说，学习钝性环钻技术往往比学习锐利环钻技术更容易。

关键词　钝性环钻，扁平环钻，锐利环钻，毛囊横断，横断率，膨胀，牵引，反牵引，外科医生体位，外科高级毛囊提取系统

关键要点

- 尽量减少毛囊横断是任何植发手术成功的关键。
- 为了解剖完整的毛囊单位，我们需要一个能够有效穿透皮肤的环钻边缘，但同时在穿透更深时不会误切毛囊。在这方面，钝性的和扁平的环钻更容易被接受。其机制是分离组织（钝性分离）而不是切割组织。

- 与锐利的环钻相比，钝性环钻在毛囊单位分离过程中为外科医生提供了更多的感觉和触觉反馈，即穿透表皮，分离立毛肌和其下方，向错误的方向推进等不同组织层面的阻力变化。

64.1　简介和历史

与传统的头皮条切除手术相比，FUE是一项相对较新的技术。1988年，日本的Masumi Inaba描述了使用1 mm的针头去除毛囊单位（follicular units，FU）的方法[1]。1989年，澳大利亚的Ray Woods开始在常规毛发移植手术中使用FUE。最初只有锐利的环钻被用于FUE。由于潜在的高横断率、缓慢的速度以及掌握该技术的复杂性需要较长的学习曲线，锐利环钻的微创植发一开始并不被接受。Rassman等在2002年的文章中首次描述了与实施FUE相关的困难[2]，他们指出，FU在立毛肌水平附近与周围的真皮牢固相连。在FUE中，必须将环钻推进到这些附着物被打断的深度。这在技术上是很困难的，因为这是一个看不到的解剖结构，而且附着物的确切深度可能不同。此外，皮肤下毛囊的路径从表面上是无法预测的，而且会随着不同程度的卷曲或弯曲而改变[3]。要想用锐利的环钻成功地进行微创植发，就需要掌握"盲视"下沿着毛囊的路径穿刺到附着物被破坏的地方的能力，但不能穿刺得太深，否则横断的风险会增加。

2002年，Jim Harris推出了第一个钝性环钻，试图减少横断。这是一种手动的两步打孔法，包括第一步使用锐利的环钻，以划破表皮，然后再使用钝性环钻，进行深层分离。横断率减少了，但过程很慢。后来，他开发了一种电动的钝性环钻器械，

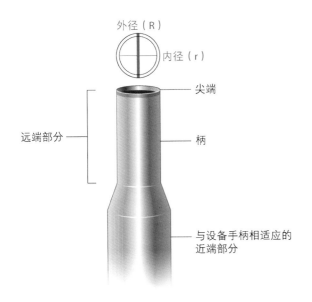

图 64.1 原有的 Harris 两步法手动钝性环钻部件和环钻的尺寸

被称为外科高级毛囊提取系统（Surgically Advanced Follicular Extraction，S.A.F.E.），大大提高了速度（▶图 64.1）。对锐利环钻技术感到头疼的医生报告说，这个系统更容易学习，横断率也相对较低。

钝性环钻的缺点是埋没移植体，需要高转速来穿透皮肤，而且难以用于松弛的组织（如胡须和身体）。钝性环钻系统继续发展，并对其进行了修改。在环钻设计和更复杂的电机方面进行了改进。最近设计的钝性环钻是平的而不是圆的。它们也有更薄的壁和一个外角，这两者都有助于使皮肤更容易被穿透。这些修改有助于解决前面提到的一些缺点。在这一章中，我们重点讨论钝性环钻技术的基本原理和技术。我们简要地提到了我们对钝性环钻所做的一些修改。其他扁平钝性环钻的设计，如 Harris 六角环钻和 Devroye 扁平混合式（以前的喇叭形）环钻在其他地方有更详细的讨论（见第 67 章）。

64.2 使用钝性环钻与锐利环钻的工作原则

电动环钻是空心圆柱体，分为近端和远端。近端部分与电动装置的手柄相配合。远端部分由轴和远端尖端（或穿刺刃口）组成。轴有一个外径（R）和内径（r）。带有锐利环钻的刃口将位于外径、中径或内径上，这取决于环钻的斜面。刃口边缘之间的距离决定了用环钻产生的伤口的大小（▶图 64.1；第 54 章）。

正如第 63 章"电动锐利 FUE"所解释的，在刺破表皮时增加轴向力会导致毛囊变形（向前弯曲），增加环钻前进时横断的可能性。这就是为什么在使用锐利环钻技术时，必须用尽可能锐利的环钻，以尽量减少穿透皮肤所需的轴向力。

钝性环钻有不同的设计和作用机制。钝性环钻没有一个前向的锋利切割边缘来解剖表皮。由 Harris 开发的 S.A.F.E. 系统钝性环钻的远端尖端略微向内倾斜，并在尖端呈圆形，使其成为钝性。该环钻的内径在 0.8～1.2 mm，外径在 1.0～1.4 mm。这使得环钻壁的宽度约为 0.2 mm，环钻的长度为 4 mm（▶图 64.2）。

钝性环钻和锐利环钻之间的一个重要区别是，钝性环钻与皮肤接触的表面积比锐利环钻大。这表现在以下公式中。与皮肤接触的表面积：

$$A=\pi(R-r)^2$$

其中 A 是环钻与皮肤接触的表面积。对于钝性环钻，它是环钻的外径（R）和内径（r）之间的差值，减去斜面。对于锐利的环钻，与皮肤接触的表面积非常小，因为内径和外径在刃口边缘处合并了。

对于用钝性环钻与锐利环钻穿透表皮所需的总力来说，这意味着什么？下面的公式显示了这一点。穿透皮肤所需的总力：

$$F=A\times P$$

其中 F 是穿透表皮所需的总力，A 是环钻与皮肤

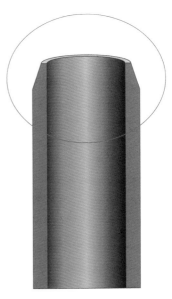

图 64.2 钝性环钻的基本设计

接触的表面积，P 是穿透皮肤所需的单位面积的压力。

很明显，由于钝性环钻与皮肤接触的表面积大于锐利环钻，所以钝性环钻穿透表皮所需的总力大于锐利钻头[4]。

有两种类型的力可用于增加电动环钻的力（▶图 64.3）。

第一类：在毛囊的长轴上施加轴向力。

第二类：由于环钻旋转而在皮肤表面水平施加的旋转力（扭矩）。

如果使用过多的轴向力，会导致目标毛囊单位出现不理想的变形和错位。对于钝性环钻，增加旋转力（扭矩）比增加轴向力更好。这是通过增加旋转速度来实现的。这种旋转力导致与环钻接触的皮肤沿旋转方向移动，而与环钻不接触的皮肤则保持固定，导致表皮和真皮从其最薄弱的连接处分离。

更简单地说，旋转的锐利环钻实际上切割了表皮、上层真皮和立毛肌，以分离 FU。钝性环钻通过环钻较高的旋转速度产生的剪切力（或钝性分离）将这些结构推开。一旦穿过表皮，由于真皮组织的密度要小得多，继续推进环钻所需的力量就会减少。许多钝性提取系统利用了这一特性，一旦通过表皮，就会有一个机制来减缓旋转。

当锐利的环钻被推进到立毛肌之外时，它"切割"和横断毛囊的机会就会增加，特别是在有卷曲或毛囊分散的情况下。但是如果使用钝性环钻，环钻的钝性边缘更多的是起到"引导"的作用，根据毛囊的位置，将毛囊引导到管腔内或管腔外。因此，除了横断率低之外，这这方法还允许更深的解剖和接近完全分离的 FU，从而最大限度地减少提取解剖 FU 所需的力量和操作（▶图 64.4）[5,6]。

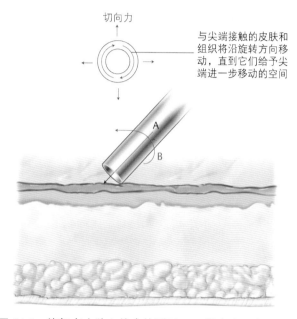

切向力

与尖端接触的皮肤和组织将沿旋转方向移动，直到它们给予尖端进一步移动的空间

图 64.3　施加在皮肤上的力的图示。A. 轴向力，由于环钻在毛囊单位的方向上向前移动而产生的。B. 旋转力，由于环钻的圆周运动，导致与环钻接触的皮肤沿旋转方向运动，如上图所示，而环钻外的皮肤是固定的

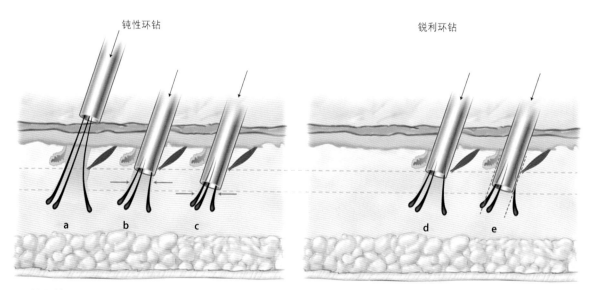

钝性环钻　　　　　　　　　　　锐利环钻

图 64.4　用尖锐的环钻切割毛囊和用钝性环钻将毛囊推入腔内或外面的示意图。a. 钝性环钻：与皮肤接触。b. 钝性环钻：推进到立毛肌（AP）的附着处，分离附着物。c. 钝性环钻：在 AP 肌附着的水平以下，毛囊开始伸展。当钻孔超过这个水平时，钝的边缘将"引导"毛囊向环钻的腔内穿过，不会造成横断。d. 锐利环钻：使用锐利环钻的关键是环钻的插入受到深度限制（精确到 AP 肌的附着处）。e. 锐利环钻：如果超过了毛囊开始伸展的区域，横断率就会显著增加，因为锐利的边缘会切断穿过其路径的毛囊

64.3 笔者的电动钝性环钻技术

Jim Harris 已经很好地解释了用钝性环钻提取毛囊的一般步骤[6]。它们构成了所述过程的基础，我们对其进行了一些修改。

64.3.1 设置旋转速度

使用钝性环钻时需要的旋转速度要比使用锐利环钻时快。我们使用的速度通常在 1 000～2 000 r/min，这取决于皮肤的坚硬或柔韧程度。较硬的皮肤可能需要更高的旋转速度。

64.3.2 供区膨胀

我们使用 2 mL 混合有肾上腺素的生理盐水，在大约 2 cm × 2 cm 的区域内进行浅层膨胀（大约 0.5 mL/cm²），根据 FU 的密度，我们从中取出 60～80 株移植体。一旦从该区域取出移植体，我们就对相邻区域进行浸润，并在转移到新区域时重复同样的程序。膨胀的主要优点是，它增加了 FU 之间的距离，从而使环钻易于切割头皮。它还通过使毛囊更加直立来减少毛囊角度的尖锐性，使其容易进入皮肤。它还有助于减少伤口的表面积，因为它减少了环钻插入角度的尖锐性，并拉伸了皮肤，当浸润的液体被排走后，皮肤会收缩[7]。它还在真皮的下部和皮下平面产生高压，所以一旦 FU 周围的连接通过切痕释放，孤立的 FU/移植体就会在皮肤表面弹出。这些弹出的移植体易于用单把镊子取出（▶图 64.5）。应注意的是，Harris 医生在他的手术中不使用膨胀液，因为他认为在钝性分离时，移植体最好能自由移动并被推开。

64.3.3 施加牵引–反向牵引

我们用优势手握住手柄，坐在／站在患者的左侧，用非优势手向头顶施加牵引。我们的助手站在另一侧，向脚部进行反牵引。这有助于稳定皮肤，减少头发的出口角度，从而进一步促进环钻进入皮肤（▶图 64.6）。

64.3.4 环钻轴的对准

我们将环钻轴平行于目标头发从头皮冒出来的方向。外科医生必须注意头发的方向和出口角度，因为它每隔几厘米就会发生变化，需要相应地重新调整环钻（▶图 64.7）[8]。

64.3.5 环钻穿刺

一旦环钻对齐，下一步就是手术中最重要的步骤之一，即穿刺。在穿刺过程中，当环钻开始旋转并开始穿刺或进入表皮时，环钻要紧紧地与皮肤接触并保持静止（▶图 64.8）。我们要确保目标头发在圆形印记的中心或在上层部分。这对卷发尤其重要。这个位置越往深处，在环钻的切割边缘和头

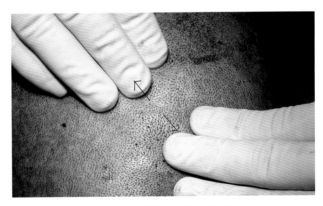

图 64.6　施加牵引和反牵引

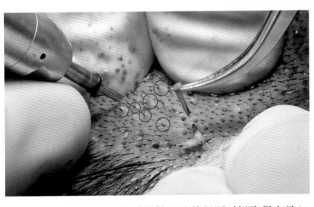

图 64.5　切割后弹出的移植体（这使得同时提取很容易）

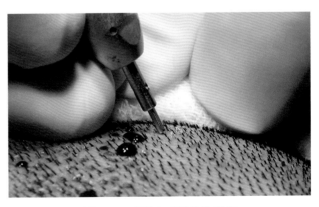

图 64.7　环钻与毛囊单位对齐

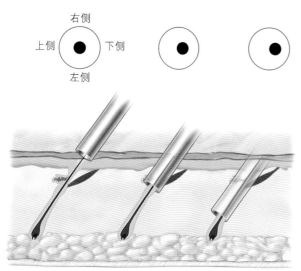

(i) 对齐：环钻接触 (ii) 推进：立毛肌水平 (iii) 立毛肌水平下
皮肤 的接触 的接触

头发对齐在环钻中心

a

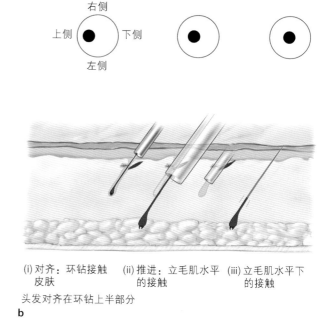

(i) 对齐：环钻接触 (ii) 推进：立毛肌水平 (iii) 立毛肌水平下
皮肤 的接触 的接触

头发对齐在环钻上半部分

b

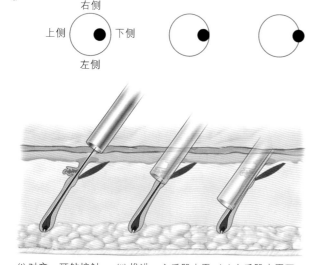

(i) 对齐：环钻接触 (ii) 推进：立毛肌水平 (iii) 立毛肌水平下
皮肤 的接触 的接触

头发对齐在环钻下半部分，横断风险高

c

图 64.8　垂直和横截面图显示了在穿刺和推进过程中不同深度的毛囊位置关系。a. 毛囊在中央。b. 毛囊在上部。c. 毛囊在下部时，会与钻头尖端有较高的横切风险

发之间留有的空间越大。如果头发在圆圈的下半部分，那么头发和切割边缘之间的空间就比较小，横断的风险就比较大。这在锐利的环钻中比在钝性环钻中更为明显（▶图 64.9）。

64.3.6　环钻的错位和推进

推进是指将环钻向前插入皮肤，使其恰好超过立毛肌，以松解毛囊。当医生穿过最牢固的地方（FU 周围的立毛肌附着处）时，会有一种"突破"感。对于锐利环钻，这是一个停止前进的指标，因为过了这个点，横断率就会增加，特别是在卷曲或

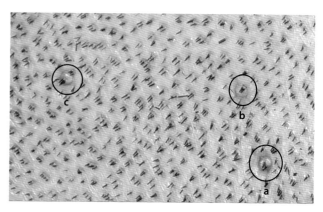

图 64.9　钻取的不同位置的照片。a. 中部接合。b. 上部接合。c. 下方接合，横断的风险高

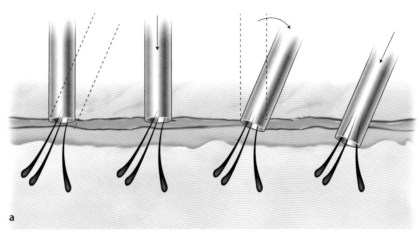

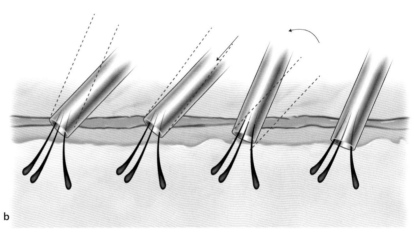

图 64.10　a., b. 通过在推进过程中对角度进行细微的改变，即使在接合时有轻微的错位，也能收获完整的毛囊单位

分叉时。然而，对于钝性环钻，由于环钻的边缘是钝的，当环钻前进到这一点时，横断的风险要小得多。深入的能力有一个额外的好处，那就是切取出底部有更多组织的移植体，可以用最小的力量更容易地提取（▶图 64.10）。

64.3.7　同时移除移植体

助手跟在医生后面移除他们刚刚钻取的移植体。如前所述，通常移植体会弹出，助手可以用一只手拿着镊子，同时用另一只手进行反牵引，就可以轻松地取出移植体（▶图 64.5）。这就提高了从头皮拔取移植体的速度，在一个简单的病例中，笔者能够在一个小时内取出约 2 000 个移植体。助手还能够实时反馈移植体的质量，从而使医生能够立即对排列和角度进行必要的调整，以减少损害。

64.4　钝性环钻的优缺点

64.4.1　优点

钝性环钻在横断方面"更宽容"，与锐利环钻相比有以下优点。

■ 横断少

钝性环钻需要穿透较深以分离 FU，但其横断率仍较低，特别是对初学者而言，原因如前所述。

■ 移植体提取过程中的顶盖和损伤更少

更深的钻取可以将移植体与周围附着分离和释放得更彻底，常常导致它们"弹出"。移植体可以更容易地提取，而且省力和顶盖更少。使用锐性环钻，医生必须限制深度以防止横断，有时，它不能完全从其附着物中分离出来，需要更多的力量和引起更多的顶盖（去除表皮和部分真皮而留下毛囊）。

■ 校准校正

如果有轻微的错位，医生可以在推进时感觉到阻力的增加，随着经验的积累，可以对推进的角度做细微的改变，在不横切的情况下钻取毛囊。当使用电动锐利环钻技术时，这种感觉就会消失（▶图 64.10）。

■ 隐性横断

当 FUs 紧密排列且有高度的间隙时，在深入推进过程中，环钻的边缘有可能穿过相邻 FU 的毛囊路径。如果环钻是锋利的，就会导致这种毛囊的横断[2]。有些人认为，更深地插入钝性环钻可能会增加隐性横断。然而，笔者认为，由于前面提到的机制，钝性环钻的隐性横断较少。毛囊会被推开，而不是被环钻刃口切割（▶图 64.11）。

■ 进行长发毛囊单位提取的能力

长发 FUE 移植最近已经成为可能，而且越来越受欢迎。这种手术有几种不同的方法（见第 72A 章）。一种方法是轻轻地使用一个钝性环钻，这样外部的长发在切割时就不会被切断，而是在环钻内弯曲，留下长发。这种方式通常无法使用锐利环钻，这将在切割过程中切断毛干。

64.4.2　缺点

■ 需要更高的旋转速度

使用钝性环钻需要更高的旋转速度才能穿透皮肤。这可能会导致更多的力量和对周围组织更多的创伤，这可能会导致供区部位的延迟愈合。此外，还可能出现 FU 的扭曲，这可能会造成细微的损伤并降低存活能力。在我们的实践中，我们没有看到这些问题，因为我们的患者皮肤比较紧致。最初的 Harris S.A.F.E. 钝性环钻由于壁较厚，接触面较大，需要较高的旋转速度。新一代的"扁平"环钻的壁更薄，需要的速度更低。带角的扁平设计也减少了对高旋转速度的需求。

■ 埋没移植体

当医生在没有正确穿刺的情况下推进环钻时，移植体被推到真皮层内的上方。即使接合的角度正确，如果在 FU 完全分离之前强行插入环钻，可能会将移植体潜入皮下组织（▶图 64.12）。这种移植体被称为移植体埋没。在临床上，它被看作是移除环钻后皮肤上的凹陷。仔细检查伤口，有时可以看到移植体或毛干深埋在皮肤内（▶图 64.13）。如果这种移植体留在皮肤内，可能会引起假性毛囊炎或囊肿形成。为了避免这种情况，外科医生应试图找到并移除移植体。这种埋没的移植体通常是在伤口的上部发现的。一旦找到，可以首先尝试在伤口的上侧向下推拿，进行移除。如果无效，可以用手指加压或用两把镊子从上面和下面将其取出（▶图 64.14）。如果施压得当，移植体会从伤口的表面弹出。如果失败，可以尝试用镊子盲目抓取，将其从上往下插入开口处。另一种方法是扩张该部位以探查移植体[9]。

■ 环钻滑动

如果头皮太硬或由于以前的 FUE 手术有瘢痕，钝性环钻可以在皮肤表面向上滑动而不穿透它。有

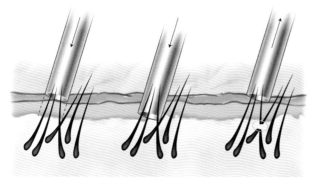

锐利环钻
（由于毛囊分叉程度大导致锐利环钻切割周围毛囊）

对齐时的正确角度　　接近完美的推进

由于毛囊分叉导致锐利环钻切割邻近毛囊　　环钻推进时切割临近毛囊　　分叉毛囊交叉时被横断

a

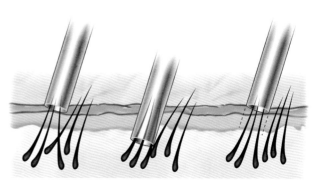

钝性环钻

因此，当环钻穿过毛囊时，来自目标 FU 的毛囊被聚集在环钻管腔内，而相邻 FU 的那些毛囊被推开而不被横切　　FU 在未被横断的情况下分离开

b

图 64.11　a., b. 用锐利环钻从相邻的毛囊单位中隐蔽地横断毛囊，并用钝环钻疏通的示意图

钝性环钻埋没移植物的机制

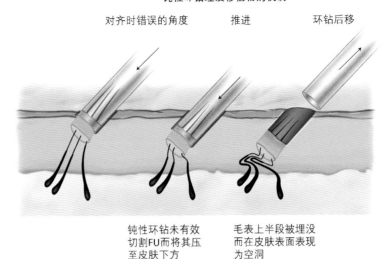

对齐时错误的角度　　推进　　环钻后移

钝性环钻未有效
切割FU而将其压
至皮肤下方

毛表上半段被埋没
而在皮肤表面表现
为空洞

a

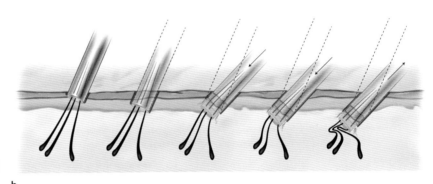

图 64.12　浅层和深层埋没移植的机制
图（埋没移植的实际图片）

b

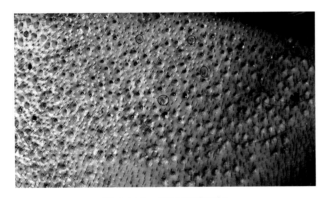

图 64.13　埋没的移植体

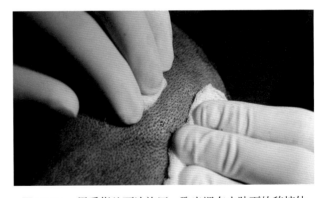

图 64.14　用手指从两边施压，取出埋在皮肤下的移植体

时，这可能会导致伤口拉长或裂开。这种情况在仍在学习正确提取技术的初学者中更为常见，导致旋转速度和轴向力之间不协调。在这种情况下，医生试图在皮肤被穿透之前将环钻向前推，从而强行穿透皮肤（▶图 64.15）。

■ **环钻堵塞**

在提取过程中，当环钻穿刺太深时，FUs 可能被夹在环钻的管腔中。这可能会降低钻取的速度，因为在继续前进前必须停止马达以移除夹住的移植体。这类事件在锐利环钻中并不常见，因为医生倾向于浅层钻取（▶图 64.16）。

■ **较难提取体毛**

由于缺乏底部支撑和高度松弛，使用钝性环钻进行体毛提取更为困难。锐利环钻是提取体毛的首

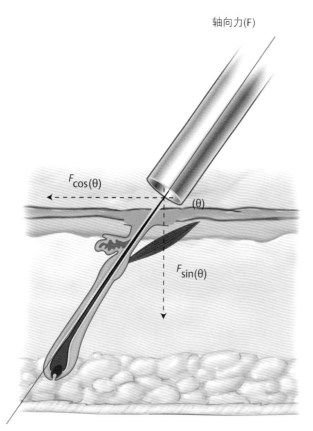

轴向力(F)

$F_{\cos(\theta)}$

(θ)

$F_{\sin(\theta)}$

图 64.15 显示轴向力的垂直和水平划分以及环钻在水平力方向上的滑动的图 [F，将环钻向前推而施加于皮肤的轴向力；θ，环钻与皮肤之间的角度；$F_{\sin(\theta)}$，力"F"的垂直部分；$F_{\cos(\theta)}$，力"F"的水平部分]。当皮肤很硬时，需要更多的力来垂直穿透皮肤。如果有人试图通过增加轴向力"F"来增加穿透力，同时角度"θ"（皮肤和环钻之间的角度）是尖锐的，这将导致平行于皮肤表面的力 [水平分力 $F_{\cos(\theta)}$] 比穿透力 [垂直分力 $F_{\sin(\theta)}$] 增加更多。如果这时皮肤没有被有效穿透，环钻可能会在力的方向上水平滑动。为了避免这种情况，可以稍微提高电机的速度，并以最小的轴向力缓慢前进，所以到那时，环钻可以穿透皮肤，并开始向皮肤深处推进

选。这种情况随着带角的扁平环钻的发展而改变，它更容易以较小的力量穿透表皮[10]。

64.5 笔者对锐性环钻的修改：扁平环钻

根据我们的经验，来自南亚的患者的毛囊长度超过 5 mm。由于 Harris 环钻的长度只有 4 mm，我们发现它不能完全松解移植体，而且更难取出。

标准的安全钝性环钻的深度为 4 mm。我们开发了具有不同插入深度的环钻，前表面完全平坦，外表面没有斜面，形成一个角（▶图 64.17）。这种环钻有不同的长度（3.75 mm、4.0 mm、4.25 mm、4.5 mm、4.75 mm、5.0 mm、5.25 mm 和 5.5 mm）

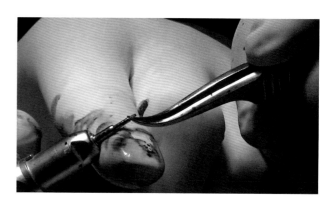

图 64.16 在环钻的腔内夹带的毛囊单位

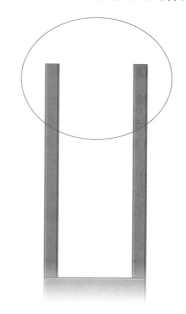

图 64.17 Dua 扁平环钻，边缘没有斜面，尖端较钝

和内径（0.8 mm、0.9 mm 和 1.0 mm）。这种环钻的操作方式与大多数普通电机使用的手柄相同。

我们选择一个环钻，其长度比开始提取的测试移植体的平均长度少 1 mm（如果 5 个切除的 FU 的平均长度是 5.5 mm，笔者会选择一个 4.5 mm 长的环钻）。这样做的主要好处是，医生（在适当的对准和穿刺后）可以将环钻推进到真皮层的全长，而不必担心会损坏毛球。即使环钻触及外毛根鞘（ORS），也不会导致发根受损，因为它不会横断发根。大多数患者的移植横断率（即完全横断）从钝性环钻的 3% 左右下降到 1% 以下。

64.6 结论

钝性环钻的主要优点是横断率低。如果横断率高，可收获的完整的 FUs 数量就会减少，导致医生的自信心下降，美容效果不佳。

随着经验的增加，医生可以根据自己的喜好和特定病例的要求，选择任何一种环钻，以最小的横断率来优化移植体的提取。经过十年和超过300万次的移植体提取，笔者发现术者必须能够使用不同的技术，以确保在最广泛的患者中获得良好的结果。

参 考 文 献

[1] Pathomvanich D, Imagawa K, eds. Hair Restoration Surgery in Asians. New York, NY, Springer; 2010: 133

[2] Rassman WR, Bernstein RM, McClellan R, Jones R, Worton E, Uyttendaele H. Follicular unit extraction: minimally invasive surgery for hair transplantation. Dermatol Surg. 2002; 28(8): 720−728

[3] Rose PT. Internal angle of hair growth versus exit angle as it relates to FUE/FIT. Presented at the International Society of Hair Restoration Surgery Annual Meeting, Boston, MA, 2010

[4] Cole JP. An analysis of follicular punches, mechanics, and dynamics in follicular unit extraction. Facial Plast Surg Clin North Am. 2013; 21(3): 437−447

[5] Harris JA. Follicular unit extraction. Facial Plast Surg Clin North Am. 2013; 21(3): 375−384

[6] Harris JA. Powered blunt dissection with the SAFE system for FUE (part I and II). Hair Transpl Forum Int. 2010; 20: 188−189 2011; 21: 16−17

[7] Zontos G, Rose PT, Nikiforidis G. A mathematical proof of how the outgrowth angle of hair follicles influences the injury to the donor area in FUE harvesting. Dermatol Surg. 2014; 40(10): 1147−1150

[8] Dua A, Dua K. Follicular unit extraction hair transplant. J Cutan Aesthet Surg. 2010; 3(2): 76−81

[9] Kim DY, Choi JP, Hwang YJ, Kim HS. Hidden transection of follicular unit extraction in donor site. Dermatol Surg. 2016; 42(4): 485−488

[10] Barusco M. A curious case of impossible FUE. Hair Transpl Forum Int. 2017; 27(2): 66

Mauro Speranzini

朱逸飞 译，汤宋佳 审校

抽吸辅助 FUE

Suction-Assisted Follicular Unit Extraction

概要 在抽吸辅助的提取术（suction-assisted excision，S.A.E.）中，钻孔后毛囊立即被负压抽吸到收集罐中，因此可以省去使用镊子拔出毛囊的步骤。最重要的优点是可以加速手术进程，减少对移植体的物理创伤，并减少参与手术人员的数量。随着充液收集罐的改进和水合系统的发展，真空产生的空气流经移植体而引起的干燥和脱水问题明显减少。人们提出了有关打孔孔径和深度以及"拔-放"技术所导致的创伤的担忧，但这些问题也随着多年的研究得到了解决。一些设备制造商对其机器进行了改进，使其具有了更好的触摸屏控制界面、能够计算移植体数量并记录患者和手术数据、移植体计数器、更好的吸力控制、深度控制、无线脚踏板、双手柄和（或）照明手柄，以及更好的收集罐以减轻脱水。本章所提到的四个 S.A.E. 设备制造商是 NeoGraft、SmartGraft、Fuetor 和 Atera。一些 S.A.E. 设备具有移植体植入功能，但实际上很少使用。

关键词 抽吸辅助钻取，抽吸辅助机器，反向，收集罐，触摸屏面板，脚踏板，抽吸辅助毛囊单位钻取术（FUE），NeoGraft，SmartGraft，Fuetor，Atera

关键要点

- S.A.E. 消除了 FUE 钻取阶段用镊子拔取移植体的步骤。
- S.A.E. 的主要优点是减少钻取过程中的创伤、提高手术速度和减少手术人员数量。
- 除抽吸外，大多数设备还使用拔-放式钻取方法。
- 一般而言，大多数 S.A.E. 技术需要 4～6 mm 的钻孔深度。

- 大多数 S.A.E. 设备按内径而不是外径或切割直径列出其环钻尺寸。一般而言，目前的设备需要 1 mm 的外径才能通过抽吸钻取移植体。

65.1 简介

所有 FUE 程序都有两个主要步骤。第一步，在移植物切口处将环钻插入皮肤，将移植体与周围组织分开。第二步，用镊子将移植体从组织中取出，并在植入前放置在保存液中。这两个步骤都有各自的风险和困难。横断是与初始切口相关的主要风险。而拉出附着牢固的移植体时过度用力产生的物理创伤是提取过程中最常见的问题[1]。手术过程中出现的其他问题可能包括脱水、手术时间长、需要较多手术人员、移植体植入困难等。抽吸辅助 FUE 已经探索了多年，其想法是它可以通过在钻孔后自动将切开的移植体抽吸到收集罐来改进第二步。抽吸辅助钻取装置的优点如下：

- 通过减少第二步的时间来加快手术速度。
- 减少第二步所需的手术人员数量。
- 减少与第二步相关的移植体损伤。
- 吸走血液，保持手术区域清洁。
- 降低埋没移植体和囊肿形成的风险。
- 可能降低横断风险并使钻孔更容易学习。

此外，其中两种设备（NeoGraft/Fuetor）已经开发出一种能够植入的手持设备，其想法是通过使用气动抽吸和压力也可以改善这种困难的任务（移植体植入）的难度。现有四家公司 NeoGraft、SmartGraft、Atera 和 Fuetor 可提供抽吸辅助装置。尽管使用 S.A.E. 的优点是很好的目标，但不幸的是所提出的，并非所有优点都得到了一致的全面实现。本章将讨论

S.A.E. 机器的理论 / 拟议优势和一些担忧 / 风险。

尽管不同机器在设计、成本和功能方面存在一些细微差异，但所有设备的主要原理、风险、收益和作用机制都是相似的。后文适当时将提及特定机器之间的差异，但大多数差异将在表 65.1 中列出。

65.2　历史

第一台辅助抽吸机是 Calvitron，由 Medicamat（一家法国公司）于 1993 年推出。它用于移除和植入标准环钻移植物（不是 FUE 移植体）[2]。

2005 年，Medicamat 推出了第一台使用 FUE 技术自动进行毛囊单位移植的设备，称为 Punch Hair Matic SAFER（在美国被称为 NeoGraft）。这是美国食品和药物管理局（Food and Drug Administration，FDA）批准的第一台抽吸辅助机器。

2012 年，Medicamat 在美国推出了经过改进的新型 NeoGraft 机器（▶图 65.1a）。

2015 年前后，SmartGraft（▶图 65.1b）和 Atera（▶图 65.1c）获得 FDA 批准在美国上市。Fuetor（▶图 65.1d）在印度制造，未经 FDA 批准。

注意：这里不包括 Mamba 装置，因为它未使用强吸力来提取移植体。Mamba 仅使用温和的吸力来帮助表皮的初始接合和剥离，因此不属于 S.A.E. 类别，后者主要功能是通过吸力提取环钻中的移植体。

65.3　作用机制和技术

以下描述对于所有 S.A.E. 设备都是类似的。这些设备基本上是与真空系统相连的电动手柄，该系统使用吸力通过塑料或硅胶管将移植体吸入收集罐中。全部使用带有内吸力的反向环钻（▶图 65.2）。脚踏板通常用于激活环钻旋转和抽吸。

所有机器上都有一个医生控制台界面，界面因开发者而异。有些是机电式的，有些是触摸屏式的。有些只显示吸力水平，而另一些则可以调整吸力水平。有些允许对移植体和其他患者数据进行计数和记录，而另一些则不允许（参见表 65.1 进行比较）。

65.3.1　钻切阶段

使用锐利环钻和旋转来分离毛囊单位周围的组

织。大多数 S.A.E. 环钻具有以下特点：

- 列出的环钻基于内径（相对于外部），范围 0.8～1.25 mm。这意味着当把 0.2 mm 的环钻壁计算在内时，最小外径约为 1.0 mm，这按照今天的标准被认为是宽的。

- 大多数 S.A.E. 环钻的另一个特性是它们都有外部（相对于内部）斜角，这被认为是最不容易发生横断的设计，因为切割边缘最接近目标移植体。

- 为了使移植体从周围的连接中释放出来，以便吸力发挥作用，大多数用户建议使用 4～6 mm 的钻孔深度。不幸的是，环钻插入越深，往往毛发横断的风险也会越高。

- 关于深度控制，一种设备带有内置于手柄中的深度控制，而其他设备则表示使用硅橡胶环深度控制。然而，一般来说，由于需要更深的插入来松解移植体，因此通常不使用深度控制。

理论上，更大的环钻、更深的穿透和外部斜面的组合可能会导致毛发横断、供区创伤和瘢痕形成等不良影响。

关于移植体横断，一个相反的理论是吸力的存在将移植体带入内腔并降低横断的风险。可能新的环钻设计将使更小的环钻成为可能。

65.3.2　提取阶段

当环钻穿过真皮并到达脂肪层时，吸力开始将移植体从头皮上提取。最初的理论是，在一定深度处，移植体会"脱离"附着物，并通过塑料管被吸入环钻，直至到达收集罐。然而，移植体从周围粘连组织（单独吸力）的"总"松解是不一致的。因此，这些设备中的大多数都使用"拔-放"技术（结合抽吸）来移除移植体[3]。这就需要将环钻插入 4～6 mm（这会使移植物显著松动），然后使用环钻的尖端"拖动"移植体，直到它们被吸入环钻和管道中。

必须问的一个问题是："拔-放"的移植体提取方法造成了多少创伤？这在多大程度上否定了不必手动拔出移植体所获得的任何好处，特别是考虑到较新的混合环钻，这些环钻允许更深的钻孔和更容易地提取自动"弹出"的移植体？

65.3.3　存储和收集阶段

钻取后，移植体穿过环钻和管道，并存放在不

表 65.1　不同 S.A.E. 设备的技术比较

特　性	NeoGraft	SmartGraft	Fuetor	Atera 100	Mamba
FDA 批准	是	是	否	是，2015 年夏	否
单次使用芯片	否	否	否	是	否
制造地	法国	美国	印度	美国	巴拉圭
设备价格	120 000 美元	118 000 美元	42 000 美元	49 995 美元	15 000 美元（不包括吸引器）
一次性成本	7.00 美元	89.00 美元	100.00 美元	395.00 美元	无
环钻价格	100.00 美元	89.00 美元	30.00 美元	包含在费用中	60 ～ 150 美元
干燥风险	无干燥	无干燥	无干燥	无干燥	无干燥，用镊子拔取毛囊 [a]
用户界面	机电	电子触屏	电子触屏	机电	电子触屏
患者数据记录	否	否	是 [a]	否	否
切割方式	旋转环钻	旋转环钻	旋转环钻	旋转环钻	旋转 [a]/ 振荡 [a]/ 旋转振荡 [a]
冷湿储存	否	是	是	否	不适用
吸力控制	否	是	是	否	是
吸力强度	3 bar（2 ～ 3 psi）	100 kPa	210 ～ 700 mm Hg	13 L/min at 16 mmHg	取决于吸引机
计数尝试	否	是	是	是	是
转速范围	0 ～ 2 000	0 ～ 2 000	200 ～ 5 000	100 ～ 2 000	0 ～ 8 000
双重采集	是	否	是	否	否
深度控制	是	否，塑料管	是	是	是
带照明手持	否	是	否	否	否
移植体被吸入罐内	是	是	是	是	否 [a]
消毒	高压灭菌	高压灭菌	高压灭菌和酒精	可高压灭菌	高压灭菌
容器内移植体数	300 ～ 350	300 ～ 500	200 ～ 300	100 ～ 200	不适用 [a]
手持设备	对角	对角	对角	对角	直 [a]
放置移植体	是	否	是	否	否
脚踏板					
无线脚踏板	否	否	是	否	否
试管	可重复使用	一次性	一次性	一次性	可重复使用
保存溶液	生理盐水	生理盐水	生理盐水	生理盐水和 PRP	生理盐水
环钻类型	锐利	锐利	锐利	锐利	锐利 / 混合 / 长发
钻头倾角	外部	内外倾角	外部	外部	内部
环钻					
钛涂层环钻	否	否	是 [a]	否	否
可用尺寸	多个外径尺寸	多个内径尺寸	多个尺寸	多个内径尺寸	多个尺寸
其他环钻使用	否	否	是 [a]	否	否
环钻耐用度	500 ～ 1 000 次（Michael Vories）40.000 次（Luciano Sztulman）	2 000 ～ 2 500 次	2 000 ～ 2 500 次	2 000+ 次	2 000 ～ 3 000

注：EtOH，酒精；FDA，食品与药品监督管理局；PRP，富血小板血浆。

a. 每 1 ～ 2 分钟更换一次独立收集罐。定期进行这一操作是必须的。

原始平头环钻

a. Neograft   b. SmartGraft   c. Atera   d. Fuetor

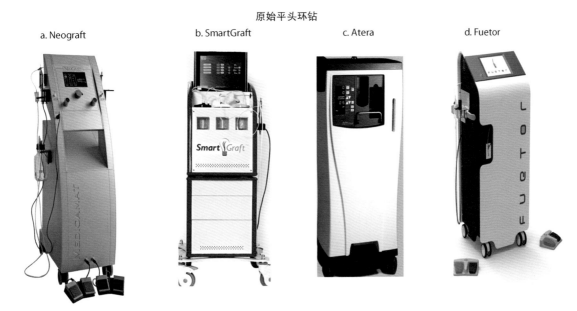

图 65.1 四个抽吸辅助设备的照片（S.A.D.；NeoGraft、SmartGraft、Atera 和 Fuetor）。NeoGraft 和 SmartGraft 是美国最常销售的两种设备，其次是 Atera。Fuetor 是印度制造的。基本原理和作用机制与所有机器相同。每个设备在显示面板、数据记录能力、收集托盘、移植物保湿系统、脚踏板、吸力控制等方面都有自己独特的修改（基本差异见表 65.1）

a. Neograft   b. SmartGraft   c. Atera   d. Fuetor

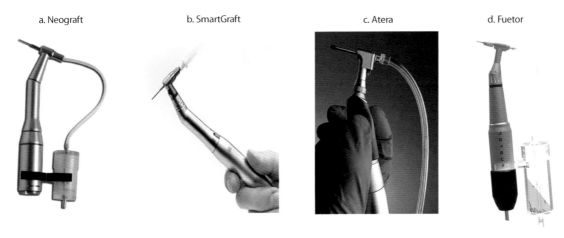

图 65.2 S.A.D. 的照片。Neograft、SmartGraft、Fuetor 和 Atera 的手柄。所有这些都是对侧的，并附有用于内联吸管。注意 NeoGraft 和 Fuetor 上充满液体的收集罐。SmartGraft 有收集罐和喷雾系统

同位置的收集罐中，设备使用不同的机制来保持移植体湿润和凉爽（参见表 65.1）。

吸力引起的气流干燥[4]，对穿过管子和收集罐中的移植体一直是一个问题，特别是一些早期型号。在这些早期的模型中，移植体被收集在笼子里，并依靠频繁（每 1～2 分钟）通过冲孔吸入生理盐水来保持笼子和移植体湿润。这种方法不仅打断了钻孔的节奏并减慢了过程，而且还需要医护人员的持续操作，否则移植体会变干。大多数较新的设备现在使用充满液体的腔室来保持移植体湿润，而其他设备则增加了用冰镇生理盐水自动喷雾来解

决这个问题。虽然仍然存在疑问，但许多设备制造商在很大程度上已经解决了干燥问题。

收集到一定数量的移植物后，容器变满，将移植体转移给助手进行分类和放置。同样，不同的设备公司有不同型号的存储容器（一次性、可重复使用、不同的移植容量等）以及将完整的容器换成新的机制。目标是从机器轻松高效地转移到助手，停机时间最短，干燥或创伤风险最小（参见表 65.1）。

65.3.4 抽吸移植物植入设备

两家 S.A.E. 设备公司（NeoGraft 和 Fuetor）开

Neograft   Fuqtor

图 65.3　NeoGraft 和 Fuetor 提供的额外手柄

发了第二款手柄，使用吸力植入将移植体加载到植入手柄中，然后施加正压将移植体植入预先打好的孔隙中（受区）。植入是程序中非常重要的一步，其想法或希望是，通过这种方法减轻用镊子拾取移植体造成的机械损伤。这个功能似乎没有被大多操作者使用。目前，使用钝性或锐性种植笔植入似乎明显优于其他植入方法，并且是大多数从业者的首选技术。也许随着发展和改进，这将成为一个更可行的选择（▶图 65.3）。

65.4　致谢

笔者要感谢 L. Sztulman 和 Michael Vories 医生提供有关 NeoGraft 的信息，感谢 Robert True 提供有关 SmartGraft 的信息，感谢 Gabe Krenitsky 医生提供有关 Atera FUE 100 的信息，以及 Sandeep Sattur 和 Rajesh Rajput 医生提供有关 Fuetor 的信息。

编者注

与所有 FUE 设备一样，抽吸辅助设备对于既有技能又有经验的医生来说可以带来良好的效果，但对于没有技能和经验的医生来说效果不佳。任何做过毛发移植手术的人都会很快意识到，经验和知识与技术技能同样重要。以下是保证成功必需的重要"非技术技能"列表：

- 了解患者供区的供应和特点。
- 了解患者的脱发程度以及未来脱发的可能性。
- 了解患者对密度和覆盖程度的期望。
- 能够确定患者是否适合以及预期效果。
- 能够规划自然、真实的发际线，并能够根据多种因素（包括未来脱发）调整该计划。
- 能够确定在一次和多次手术中安全收获多少供体，而不会导致毁损性瘢痕。

从事这个行业超过 28 年，笔者多次对脱发的无情进展感到谦卑，虽然表面上看起来很容易，但实际上在毛发移植领域要持续获得良好的结果是多么困难。由于供体有限，大多数患者只有一次植发机会，一致性显得尤为重要。

熟练且经验丰富的医生手中的抽吸辅助机器可以产生非常好的效果。不巧的是，在过去的 10～15 年里，随着表面上"无创"且简单的 FUE 的发展，毛发移植行业出现了严重的问题。

对于没有经验的 FUE 医生来说，开始将 FUE 作为"被动"收入的第二来源并不少见，他们自己几乎没有参与，通过雇佣外来技术人员来完成整个手术。他们不知道自己可能造成的潜在问题。

不幸的是，由于业务的性质，S.A.E. 设备经常被市场推广并销售给没有经验的医生，这些医生希望获得这第二来源的收入。它经常被展示为一种"一站式"业务，因为可以提供"可雇用的技术人员"来完成整个手术，所以这种业务需要的时间或努力很少。再次强调，问题不在于机器本身。在有道德的经验丰富的医生手中，这些设备可以产生非常好的结果。问题在于这些机器让没有经验的医生太容易就开始实践，几乎不需要任何经验。这就像把强大的武器放在一个不知道它能造成多大伤害的孩子手中。

在经验丰富的道德医师手中，这些设备可以产生非常好的效果。这些机器可以让没有经验的医生在几乎没有经验的情况下开始练习。这就像把一把强大的武器放在一个孩子的手中，而他并没有意识到它可以造成的伤害。

参 考 文 献

[1] Rassman WR, Bernstein RM, McClellan R, Jones R, Worton E, Uyttendaele H. Follicular unit extraction: minimally invasive surgery for hair transplantation. Dermatol Surg. 2002; 28(8): 720-728

[2] Yang CC. Calvitron automated hair transplant system in alopecia treatment: a case report. Kaohsiung J Med Sci. 2003; 19(9): 470-475

[3] Vories M, Suction-assisted FUE. In: Lam SM, Williams KL, eds. Hair Transplant 360. Vol. 4. Follicular Unit Extraction (FUE). New Delhi, India: Jaypee Brothers Medical Publishers Pvt. Ltd.; 2016: 299-307

[4] Gandelman M, Mota AL, Abrahamsohn PA, De Oliveira SF. Light and electron microscopic analysis of controlled injury to follicular unit grafts. Dermatol Surg. 2000; 26(1): 25-30, discussion 31

朱逸飞 译，汤宋佳 审校

自动 / 机器人 FUE

Automated/Robotic Follicular Unit Excision

概要 自动化的机器人毛囊单位钻取（FUE）系统正快速开发和发展，以致医生的分析钻取过程和为机器人系统提供指导这些能力比他或她的手术技能显得更为重要。本章描述了机器人植发系统的系统硬件、切割机制和自动化过程。阐释了医生可以监测移植体钻取并与系统进行交互以更改参数的过程。本章讨论了计划和执行自动 FUE 流程的手术流程，并介绍了系统性能信息。探讨了未来通过受区打孔和移植体植入来增强系统的计划。本章展示了使用自动机器人设备的临床结果案例。

关键词 FUE，FUE 自动化，机器人 FUE，钝针 FUE

> **关键要点**
>
> - ARTAS 机器人毛囊单位钻取系统是唯一真正用于执行 FUE 的自动化设备。
> - 该设备的用户可以输入参数来控制钻取过程，以管理手术要求，并针对患者供体区域的特征进行调整。
> - 技术的演变是持续的，未来计划应用机器人进行受区打孔和移植体植入。

66.1 简介

毛囊单位钻取虽然被普通患者群体所接受，但由于所需的医生时间以及熟练掌握手动技术的学习曲线缓慢，许多医生在将其应用于实践的速度很慢。

熟悉机器人技术的休斯敦神经外科医生 Philip Gildenberg 于 2002 年成立了一家名为 Restoration Robotics，Inc. 的公司，以开发一种机器人 FUE 设备，旨在让一名没有 FUE 经验的医生短时间内可以成为手术的操作者。2006 年在机构审查委员会

（Institutional Review Board，IRB）的监督下开始了临床试验，并于 2011 年 4 月获美国食品药品监督管理局（FDA）批准。

最初的设计使用了锐利环钻进行组织切割；然而，人们注意到，如果进行深度超过 2～3 mm 的切割，毛囊横断比例就会相应增加。于是设计改为基于 FUE 的 SAFE 系统技术的钝性环钻切割系统。

在本章中，我们将探讨切割技巧和系统操作[1]。

66.2 硬件概述

ARTAS 系统（ARTAS System，AS）是一种计算机控制的机器人设备，使用相机系统获取供区头发的详细信息，如头发角度、方向和毛囊单位密度。切割机制为利用内侧锐针和外侧钝针将毛囊组从皮肤组织切割分离。带有基准标记的皮肤张紧器可使皮肤保持稳定，并为系统识别可进行提取的供体区域[1]。

系统的用户界面（user interface，UI）与系统之间的交流通过计算机控制界面和手持便携控制器两种方式实现。此交互界面保证了系统在运行的同时也可以由术者进行对默认切割参数进行调整。

66.2.1 切割环钻

双环钻切割系统由两齿或四齿内针（inner needle，IN）和外侧钝针组成，内针用于"锚定"—切割皮肤，以便外侧钝针进入内针所形成的切口，进行毛囊"环切"（coring punch，CP）—该孔针进入切口，扩张切口，并切割移植体。双环钻切割系统的设定基于与采用张紧器稳定皮肤来改变机器人设备的钝针与自然皮肤接触时的相互作用。内针有两齿或四齿内针（▶图 66.1），四齿内针旨在创造更均匀、深度有限的切口。环钻上有可被视觉系统

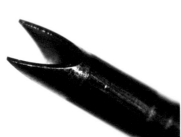
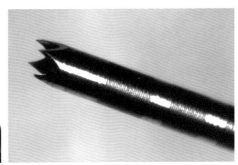

图 66.1 具有两齿和四齿配置的内针系统。系统识别环钻上的条带，以测量插入的深度

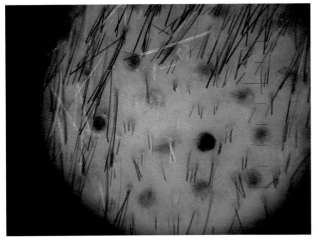

图 66.2 18G 口径内针系统的愈合切口清楚地显示圆形切口为 1 mm 或更小（照片右侧有 1 mm 标尺）

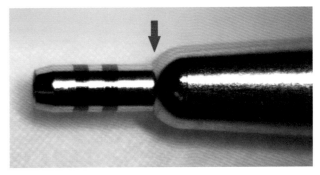

图 66.3 钝针及其标记。红色箭头表示 4 mm 深度限制器

识别的黑带，使系统由术者确定切口所需要的深度并进行调整。内针形成一个 1.5 ～ 2 mm 的浅切口，这足以让外针轻松进入皮肤。内针采用 18 G 或 19 G 口径配置，对应于直径 0.9 或 1 mm 的皮肤切口，图 66.2 可见切口的实际尺寸。

外针（▶图 66.3）是一种钝针，与由内针创建的切口相匹配并扩张开口。18 G 口径系统外针的外径为 1.8 mm，19 G 口径系统的外径为 1.6 mm。采用大约 800 或 3 000 r/min 的旋转速度，可以将目标毛囊组与周围皮肤分开。内针包含两种尺寸，用户可以从中选择其一。外针的长度有 4 mm 和 6 mm，

对于较长的毛囊，可以选择 6 mm 长度。外针的标记带便于系统评估 CP 的插入深度，并根据术者指定的参数进行实时调整。

66.2.2 皮肤张紧器

皮肤张紧器（skin tensioner，ST）是一种稳定皮肤以准确插入内、外针的设备。皮肤张紧器（▶图 66.4a）四侧各有小针脚，置于皮肤表面表面时，这些针脚会与皮肤接合。另一边是其基准标记，系统用相机读取以获取信息（▶图 66.4b）。在应用皮肤张紧器之前，需用专用设备挤压，然后压在供区头皮，针脚进入皮肤。设备释放时产生拉伸力可将皮肤绷紧。

放置张力装置并进行钻取的每个位置被称为一个"网格（grid）"。手术中网格数量取决于供区面

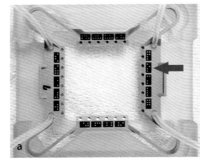
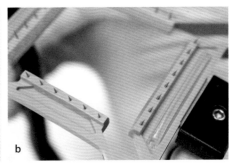

图 66.4 皮肤张紧器（a）及其红色箭头指示的基准标记和张力销（b）

积的大小、数量，所需的移植体，以及每个网格要获得的移植体数量。

值得注意的是，一个网格完成提取后，皮肤张紧器就要被置于紧靠上一网格的区域，两个网格要有适度的重叠，以免产生未提取的头皮区域。如果发生这种情况，在供区的头发开始生长后，未提取区域可能会更容易被看出。同时建议以较低、逐渐变稀的密度采集整个提取的外围，以防止较明显易见的线性提取边缘。

66.2.3 用户界面系统

系统术者使用 UI 传递指令并修改默认切割参数，以执行 FUE 手术计划，并监控钻取的实时进度。这是通过 UI 计算机触摸屏或手动控制器完成的（▶图 66.5）。

UI 屏幕有几个面板，包括钻取过程的视频和钻取过程各个阶段的静态照片。术者根据视频和静态照片来决定是否需要调整内、外针深度和角度等参数，这个过程将在下一节中讨论（▶图 66.6）。

66.3 自动化和钻取过程

在医生确定所需的移植体数量后，根据平均提取率（获得的移植体 / 打孔次数）和供区面积进行估计，外科医生确定将提取多少网格。要提取的网格数量与供区总面积有关，一般来说，它是避免过度提取前提下能确定的最大面积。根据笔者的经验，平均供区面积包含 16～20 个网格。确定的网格数量将直接关系到每个网格中将进行多少次移植体提取，以获得所需的移植体数量。

之前讨论的一个简单例子是，我们想要 2 000 个移植体。如果医生的平均提取率通常为 90%，我们将需要进行 2 222 次打孔尝试。为了将提取分布

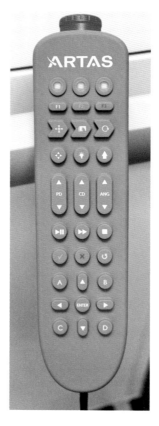

图 66.5　挂式遥控器

在相对较大的区域，我们将使用大约 20 个网格，因此我们必须每个网格进行大约 111 次钻取。

66.3.1 ARTAS 活动网格分析

一旦皮肤张紧器被放置在供区，系统将读取其外围的基准标记以供参考，并计算网格内的毛囊单位密度、平均毛发角和毛发方向。系统将使用算法来评估头发的存在，确定什么是可能的毛囊单位或毛囊组，然后确定该组中有多少根头发。

66.3.2 移植体选择

网格内的切割自动从左下角开始，从左到右，

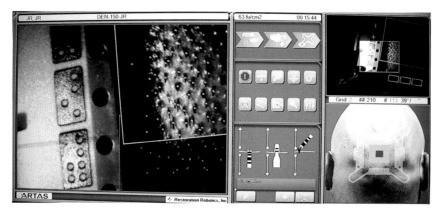

图 66.6　用户界面屏幕

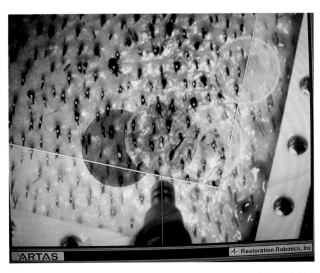

图 66.7　用户界面屏幕显示目标毛囊单位，周围有绿色圆圈

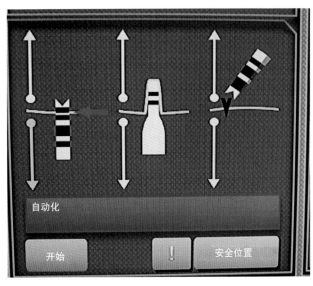

图 66.8　系统尝试将皮肤水平面放置在用户指定的区域。在这种情况下，皮肤水平设置在远端黑带（红色箭头）的中间

然后上行，然后从右到左。术者可以通过指定打孔之间的最小距离（半径）来控制每个网格中提取的移植体的大致数量。一旦钻取，移植体周围会出现一个具有所需半径的蓝色圆圈（▶图 66.7），然后算法选择蓝色圆圈外的毛囊单位。常用的网格为 8～9 cm²，半径设置为 1.7～1.8 mm，可以钻取 100～120 次，而 2.2～2.4 mm 的设置可能对应每个网格钻取 70～80 次。

66.3.3　移植体分离

内针被插入到尽可能小的深度，以切割皮肤、避免横断，并为钝针进入创建一个切口。内针的默认设置将皮肤水平与远端标记的中间区域放在针外侧上（▶图 66.8），并根据操作者对外针进入切口的难易程度的评估进行调整。术者在外针进入后寻找皮肤凹陷的迹象，或在钝针切割过程中寻找高扭转力的迹象。这些表明需要增加内针渗透的深度。系统监控每个针头入口的深度，并尝试根据上次尝试达到的水平来调整后续插入。一旦内针切开皮肤，外针以 800 或 3 000 r/min 旋转进入皮肤。电脑监控外针的插入，并将自动在指定深度撤回打孔。外针的标准长度为 4 mm，6 mm 适用于毛囊较长的人。

术者通常会概览用户界面以获取以下信息：

- 切割过程分析一般钻取的现场视频。
- 最近移植体切割的静止照片，分析头发是否在提取物的中央和移植体相对皮肤表面的抬高程度（▶图 66.9）。
- 观察切割力和角度参数。

66.4　手术工作流程

患者准备工作从外科医生确定供区开始（详见 55A，FUE 供区评估、设计与注意事项），并将头发剃到 1.2～1.4 mm（没有卡尺的理发器）。供区的局部麻醉与常规相同。

然后，患者坐在 ARTAS 手术椅上（▶图 66.10）并对高度和角度进行调整，以确保患者的舒适度并以便植发机器人可以接触到患者。术者放置头皮张紧器于指定区域，将钻取头移动到位置，并指示系统读取张紧器上的基准标记。

系统会自动移动到网格的左下角，并准备好接受术者的"开始"命令。术者选择每次钻取之间的距离，以实现每个网格的钻取次数适当。

一旦网格钻取完成，张紧器将从一个位置移动到下一个位置，直到所需的网格和钻取总数达标。患者会根据需要将头转向左侧和右侧，以便机器人可以接触到不同区域供区并校准。

机器人 FUE 的人员配置要求与手动 FUE 类似，但工作人员可能会被指派协助一些与运行计算机 UI 相关的职责。有一名工作人员负责从头皮上取出切割的移植体，通常有两名工作人员分离移植体并计数。

66.5　性能表现

目前的钻取算法在网格内每小时产生 1 200～1 500 次移植体钻取。皮肤张紧器应该移动到多个位置，在一例手术中最多 20 次。这使有效钻取率改变

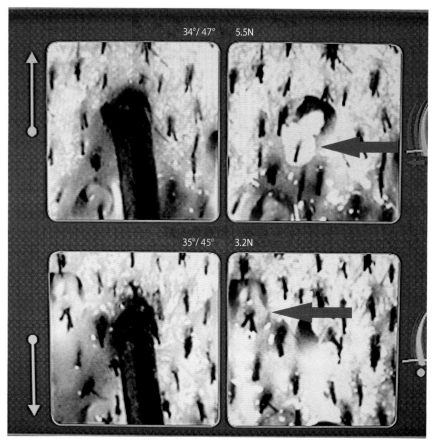

图 66.9 术者可以检查钻取的移植体，头发在移植体抬高处中央。红色箭头表示钻取出的移植体内的头发居中

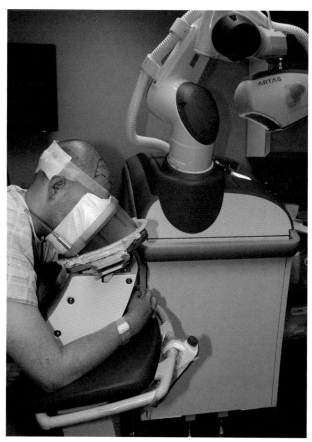

图 66.10 患者坐在 ARTAS 手术椅上

为每小时 750～1 000 次移植体钻取。由于在机器人钻取后也必须移除移植体，因此移植体的有效产出率接近每小时 500～750 个移植体。

一项研究分析了 30 名钻取 250～1 000 个移植体的患者的横断率（文中计算的是整个毛囊的横断率，即丢弃率）的研究显示，平均毛囊横断率（丢弃率）为 8%。虽然这个比率可能不如一些有经验的从业者使用手工技术的比率那么低，但它可能比新手外科医生进行 FUE 钻取的比率低得多。

机器人钻取的主要好处之一是，双针系统提取的移植体通常比大多数手动技术提取的移植体含有更多的脂肪。之前的研究[2, 3, 4]显示，与剥离的移植体相比，带有更多周围组织的移植体的毛囊存活率更高（▶图 66.11）。

前面已经提到的一个变异是，并非所有钻取都会产生可用于移植的移植体。通过自动计算钻取数目的机器人系统，很容易将这个数字与可移植移植体数量进行比较。在对 ARTAS 用户的非正式调查中，提取率可能因患者的皮肤特征而异，在 70%～95%。没有移植的收获尝试是由于顶盖或埋没

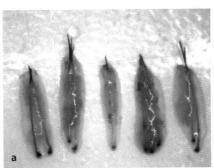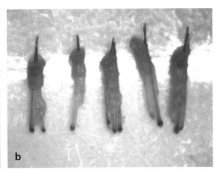

图 66.11 使用 ARTAS 0.9 mm 环钻系统 vs 使用 0.9 mm 环钻的手动 FUE 获取的典型移植体

[译者注：钻取后无提取物这种情况的出现主要是由于钻取过浅或过深（毛囊包埋在组织下）]。很难将机器人提取率与手持设备提取率进行比较，因为在非机器人 FUE 中，收获尝试的次数没有那么准确。

66.6 临床结果

笔者参与了 AS 的开发 9 年，并在 FDA 批准后获得了第一个可用的生产系统。临床结果非常好，患者对其外观非常满意。图 66.12 展示了一例典型的临床结果[5]。

66.7 ARTAS 系统的未来

改进的总体方向有两个基本目标。首先是改善钻取过程，从而提高移植体产量，提高移植体提取率。研发团队正在修改钻取硬件和算法，以最大限度地提高系统的效率。

第二个关注领域是设计和制造植入 FUE 移植体的系统。这个过程涉及一个将手术方案传授给机器人的系统，以及一个同时受区打孔和植入移植体的系统。这项工作正在努力推进中。

66.8 结论

机器人 FUE 为因时间和身体条件的限制而无法提升手动 FUE 提取技能的植发医生提供了一种解决方案。机器人技术可以以较好的速度和质量获取移植体，并获得出色的临床效果。随着未来的发展，该技术还可能应用于移植体的辅助植入。

66.9 利益冲突

作者是 Restoration Robotics，Inc. 的被动股东。他还是 HSC Development，LLC 的总裁，该公司为 FUE 生产和销售外科高级毛囊提取系统。

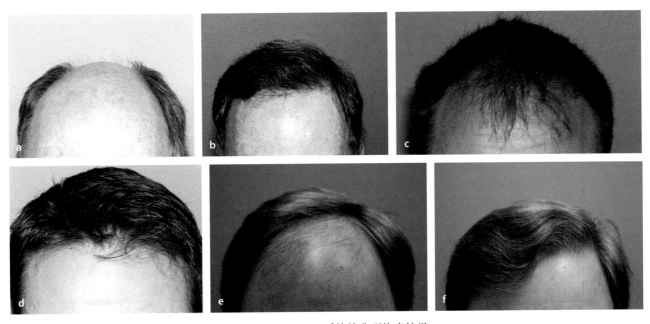

图 66.12 ARTAS 系统的典型临床结果

参 考 文 献

[1] Harris JA, Automated FUE. (FUE) with the ARTAS Robot. In: Lam S, ed. Hair Transplant 360. Vol. 3. New Delhi, India: Jaypee Brothers Medical Publishers (P) LTD; 2015

[2] Seager DJ. Micrograft size and subsequent survival. Dermatol Surg. 1997; 23(9): 757-761, discussion 762

[3] Beehner ML. A comparison of hair growth between follicular-unit grafts trimmed "skinny" vs. "chubby". Dermatol Surg. 1999; 25(4): 339-340

[4] Beehner M. Comparison of survival of FUE grafts trimmed chubby, medium, and skeletonized. Hair Transpl Forum Int. 2010; 20(1): 1-, 6

[5] Harris JA. Robotic-assisted follicular unit extraction for hair restoration: case reports. Cosmetic Dermatology. 2012; 25: 284-287

67

Robert H. True

吴文育　林尽染　译，汤宋佳　审校

FUE 最新系统与方法

Newer Systems and Methods for Follicular Unit Excision

概要　在撰写本章时，近 15 年来毛囊单位钻取术（FUE）已成为毛发移植术的一部分。这些年来该技术一直在稳步发展，我们目前正处于一个特别有创意的时期，新开发出结合各种创新技术的 FUE 设备的准确性和稳定性已大大提高。本章将展示四种重要新设备：中国台湾 T. K. Shiao 发明的 4D FUE 系统，巴拉圭 Roberto Trivellini 开发的 Mamba 抽吸辅助 FUE 系统，比利时 Jean Devroye 开发的 WAW FUE 系统和 S.Umar 发明的 UGraft FUE 系统。

关键词　4D FUE，Mamba，WAW FUE 系统，混合型环钻，触摸激活，环钻振动，FUE 电机触摸屏控制，最新技术，FUE 新设备

关键要点

- 当移植体开始接触皮肤时，4D 毛囊单位钻取设备使用预设置的旋转移动，环钻头通过机械活塞前行移动而不是用手，减少重复外伤和减少术者失误。
- WAW 设备采用带刃口的扁平环钻头，刃口与环钻头的扁平前刃缘呈 90°。该系统的关键特性是具有短弧振荡能力，其速度可在环钻过程中通过一个灵敏的脚踏进行人工控制。
- Mamba 系统在环钻不同过程中使用温和的吸力以及可预设置的多相电机环钻模式（如旋转、振荡、振动和 Mamba 模式）。Mamba 系统采用三种创新环钻设计。
- UGraft 系统通过环钻打孔提供直接冲洗。这种冲洗可润滑移植体，减少摩擦和横断，冲洗卡在手柄中的移植体，并保持手术区域清洁无血。

67.1 "4D" 毛囊单位钻取系统

4D 毛囊单位钻取术是由 T. K. Shiao 构思提出[1]。传统的 FUE 环钻头是一个带有刃口的旋转环管，当它进入头皮时会造成圆形伤口。通常，医生操作者手动推进环钻头，以包围和分离移植物与其周围组织。出于对于 FUE 毛发移植手术中可能导致的重复性应力伤害的担忧，特别是在收集数千个移植物时，Shiao 医生于 2011 年开始了一个项目，旨在构建一个手持装置，以自动化钻头运动过程。

2013 年，他发现了 Arduino，一种原型微控制器，使得控制器控制的设备更易构建。同年，他也获得了他的第一台 3D 打印机。有了这些工具，他能够创建一个手持装置，引入多个预设控制，控制钻头的深度、时间和移动（▶图 67.1）。

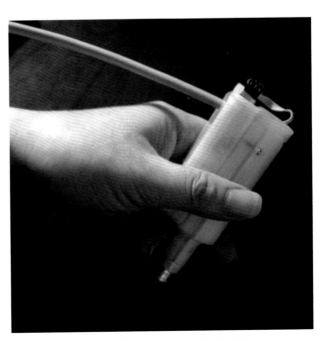

图 67.1　第一台 3D 打印手柄的照片

4D FUE 系统的性能

• 触摸激活：仅当钻头接触到头皮时（触摸激活），环切过程才会被"激活"，环钻才开始旋转。

• 活塞式环钻推进：环钻是通过活塞式自动推进，而非通过术者的轴向力方式。这种活塞模式是 4D 手柄独具的，其他设备的手柄都需要术者施加轴向力。

• 预设可设置性：从触摸启动开始有一段预设时间延迟，环钻会以预设的旋转速度旋转，并以预设的深度活塞式推进，然后停止并退回至静息位置。此外，术者还可设置参数，使环钻在初始推进时以高速旋转，深层推进时自动降速。高速旋转适用于切割较硬的表皮，但不适用于更柔软的真皮和脂肪组织。可在触摸屏上预设此功能（▶图 67.2），并列于表 67.1 中。

Shiao 医生表示他第一次使用这个设备进行手术的结果令他本人和护士们都惊讶不已。从未见过如此低的毛囊横断率，提取成功率也增加了，且使用该设备更易使环钻与毛发相对齐。能用非主导手

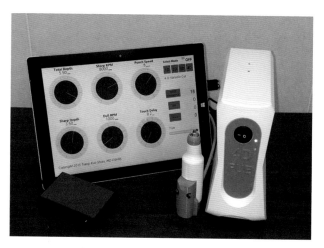

图 67.2　4D 系统的触摸控制屏

表 67.1　可预设设置的 4D FUE 系统功能

• 触摸激活

• 在环钻头接触头皮（触摸激活）与开始启动旋转之间有时间延迟

• 启动转速（更快以穿破表皮）

• 在环钻启动旋转时插入深度

• 后续低速旋转

• 插入总深度

• 环钻推进速度

进行操作，且对于植发新手也能在初次提取中得到相对可接受的毛囊横断率。

67.2　Mamba 毛囊单位钻取系统

67.2.1　概述

Mamba 设备是由 Trivellini 创建（▶图 67.3a），命名来自 Trivellini 医生的儿子，他说其快速而短暂的环钻移动令让他想起了黑曼巴蛇。该系统具有许多独特的特点，但其最显著的特点是能够在环钻过程中提供可设置的多相分离模式。这以及其他特点，如独特的环钻设计、使用"轻柔"的抽吸、实用的触摸屏、长发模式等，使其成为毛发移植手术中的重要新设备[2]。Mamba 系统采用了几种创新的环钻设计，例如扩口式、刃口外翻式和长发式，这些均在第 54 章"环钻设计"中有所描述。

67.2.2　Mamba FUE 系统的特性

• "轻柔"抽吸：尽管 Mamba 系统配有抽吸，但其不等同于其他"抽吸辅助"设备（如 SmartGraft 或 Neograft），Mamba 系统抽吸更温和，且不会将移植体从皮肤中抽吸出并转运到储存器中。有关真正抽吸辅助设备的讨论，请详见第 65 章。相反，Mamba 系统的轻柔抽吸仅旨在稳定初始接触，并将表皮轻微拉入环钻孔腔中，有助于初始切开皮肤。正如下段所述，其还可在触摸激活（Smart React）中发挥作用（▶图 67.3b）。

• 触摸激活：环钻过程可以通过踩踏脚踏人工启动，也可在环钻头接触皮肤时自动启动（Smart React），从而形成真空密封和负压。一旦负压达到阈值，就会触发预设置的环钻过程。术者可调整接触皮肤和环钻启动之间的延迟时间。

• 可设置的多相分离模式：从致密的表皮到相对疏松的真皮，再到皮下脂肪，皮肤密度发生变化。此外，不同患者的皮肤和毛发也存在差异。在环钻过程中，在不同的时刻选择和更改分离模式可最大限度地解决所有状况。Mamba 设备允许在环钻过程的不同时间点之间切换各种分离模式。可以使用旋转、振荡、振动（快速短弧振荡）和（或）专有的 Mamba 模式（异步旋转振荡）。Mamba 模式会产生振动。可全面调节转速、振荡弧度和频率。快速短弧振荡产生轻微的振动，而 Mamba 模式则

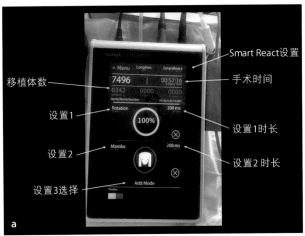
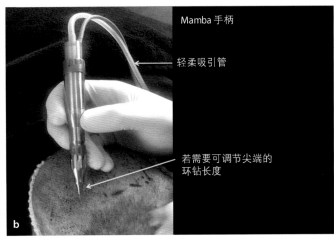

图 67.3 a. Mamba 设备和触摸屏的照片。b. 连接吸引器的 Mamba 手柄照片。若需要，可调节手柄中环钻的长度以调整深度

产生更强、震颤样振动，可感受到移植体从周围组织中松解开，更易于提取。根据环钻过程不同持续时长可预设三种单独的模式顺序进行。触摸屏用于显示预定模式和反馈数据，例如环钻打孔次数、手术时间等。例如，可以预设短的快速旋转来刺破表皮，然后是较慢的振荡以轻柔地分离真皮，最后是短暂的 Mamba 模式来松动移植体，更易于提取。这些设备的好处之一是可通过医生分享在不同患者中的使用经验而学习不同的设置组合参数（▶图 67.3a 和表 67.2）。

- 环钻头：Mamba 设备适用于大部分环钻头，但公司还开发了一些专为其设备使用的环钻头，包括扩口型、刃口外翻型和环形环钻头。这些环钻头的特性与区别于第 54 章 "环钻设计" 中进行了讨论，本章不再赘述，仅说明它们属于混合型环钻头，具有更向外侧的外刃口，以及角度和宽度改良的内刃口。

- 环钻头的真实外切直径分别为 0.70 mm、0.80 mm、0.90 mm 和 1.0 mm。Mamba 设备可以调

表 67.2 Mamba 设备的触摸屏功能设置

- "快速反应" 时间 vs. 脚踏功能… 当使用快速反应模式时，可设置环钻启动前的延迟时间
- 环钻过程中可设置三种环钻模式的顺序
- 可设定每一阶段环钻时长
- 可设定每一阶段的环钻运转方式（旋转、振荡、振动、Mamba 模式）
- 可调节旋转模式的速度
- 可调节振荡模式的弧度与频率

整手柄中的环钻长度以控制深度。

- 长发毛囊单位钻取：Trivellini 设备已改进并配备长发环钻头，以便进行长发毛囊单位提取。环钻头尖端由钝头部分（表面约 70%）和锐头部分（表面约 30%；▶图 67.4a）构成。钝头部分包含四个 0.25 µm 的微小开口，可将头发从锐利头部分拖开（并保护头发）。轻微的吸力有助于毛发进入这些微小开口。随着毛发被安全地引导到钝头管

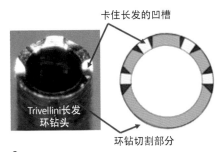
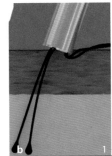
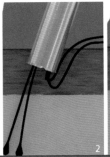
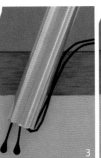
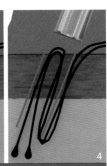

图 67.4 a. Mamba 长发环钻头分为具有多个微小开口的钝头部分以及 1/3 的外刃锐头部分组成。b. Mamba 长发环钻头在钻取过程中通过钝头部分的凹槽卡住并保护头发免于被切割。

腔后，环钻头可以推进以切取毛囊。只能使用振荡进行长发毛囊单位提取，以防止头发缠绕在环钻头上。Trivellini 设备具有新颖的校准功能，可将环钻退回至预设的静息方向度数（例如，锐边始终返回至 0°），使手术医生知道哪一侧的环钻用于收集毛发（▶图 67.4b）。

67.3　Devroye WAW 毛囊单位钻取系统

67.3.1　概述

WAW 系统由 Devroye（▶图 67.5a）开发。他始终认为振荡比旋转更加温和，对于 FUE 钻取来说相对损伤更小。Devroye 也被 James Harris 开发的钝头外科高级毛囊提取系统（S.A.F.E.）所提取出来的移植体质量感到惊叹。遗憾的是，当时大部分钝头环钻管壁较厚且刃口呈圆弧，需要高速旋转才能刺破皮肤，不适合振荡模式。然而，在观看 Harris 使用新的六角环钻后，他意识到对于轻易刺破表皮来说使用带"角"扁平环钻的重要性和益处，开发了一种管薄、带有更锐角的扁平环钻头（角度为 90°，而不是 130°）。是从原型为管壁薄的尖头环钻通过打磨尖端改良制作而来，以创造成一个带有 90° 外角（或刃缘）的扁平面（▶图 67.5b）。这个角度起到了"锋利切开"的作用，垂直（或 90°）于环钻头的扁平管壁（长轴）。更锐利的角度和更薄的管壁更易于刺破表皮。这样反而便于振荡模式而不是旋转（首次应用于钝头环钻）。

WAW 系统背后的原理不仅仅是环钻的设计，该系统还具有一个重要特性为具有可变的振荡速度模式，首先使用高速振荡穿透表皮（就像锐利环钻一样），然后切换到低速振荡安全地切开分离真皮深层[3]。因此，Devroye 开发的 WAW 电机的一个关键性能就是能在环钻过程中调整和变换振荡速度（▶图 67.5a）。

■ WAW FUE 系统的特性

• WAW 系统所使用的环钻头主要特性在第 54 章"环钻设计"中详细讨论，在此仅简要概述（▶图 67.5a、c）：

– 环钻头前刃缘是扁平且向前。

– 刃口垂直于环钻的长轴（或扁平管壁）。

– 内壁呈弧形且光滑。

– 锯齿尖端有助于初始接触和增加锐利度。

– 为了进一步提高性能，对环钻头的 90° 刃口（角度）进行了改进，使其略微凸出于外壁。此种修改的目的为使刃口更锐利，更易于穿透表皮（▶图 67.5c）。

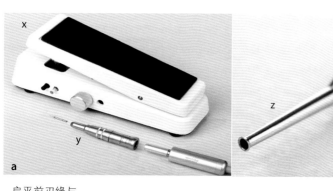

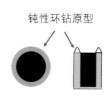

钝性环钻原型

• 较厚的管壁
• 圆形前刃缘

改良扁平环钻的初始原型

90

• 较薄的管壁
• 与管壁呈 90° 的扁平前刃口

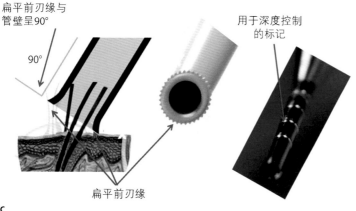

扁平前刃缘与管壁呈 90°

90°

用于深度控制的标记

扁平前刃缘

图 67.5　a. WAW 系统的元件（x 可产生振荡而非旋转的电机，以及灵敏的脚踏控制；y，轻便的手柄；z，具有扁平前刃缘的喇叭口混合型环钻）。b. WAW 混合式环钻初始原型的图示，该原型基于创建一个具有薄管壁和前刃缘呈 90° 的环钻。此设计使得可以使用振荡代替旋转的钝头环钻。c. 扁平混合式喇叭型环钻具有与前刃口呈 90° 角的管壁。锯齿状切面，环钻外壁带有深度标记

－环钻尺寸为 0.7～1.0 mm，此为真实的外径和切口直径，并配有磨刀石。

• WAW FUE 电机使用的是振荡而非旋转模式，其主要运行模式为 90°～180° 的短弧振荡（或震颤）式运转。相比于完全为旋转方式的运转，此模式更易于分离移植体。

• WAW 电机配备有独特的灵敏脚踏板，可以在环钻过程中手动调节振荡速度。

67.3.2 WAW 系统的技术特点

绷紧皮肤后将环钻与移植体对齐，施加充分的轴向压力使皮肤形成一个凹陷或凹痕。这将使一个刃缘呈 90° 的锋利环钻与侧方的表皮充分接触。此时，按下脚踏板，快速的短弧振荡环钻表皮——与锐利环钻刺破表皮一样轻松。一旦完成环切，会将移植体回弹入保护性弯曲的内腔中。然后，环钻的扁平管壁轴向深入毛干，同时松开脚踏释放压力，形成出一个较慢的短弧振荡移动，可安全地钝性分离更深层组织而不会造成毛囊横断。仅需施加很小的力即可推进环钻。

由于环钻可以更深入、移植体周围有更多的组织，因此毛囊横断率低。即使对于困难案例也适用，例如卷发、毛发分叉、黑种人头发、体毛等（▶图 67.6 和▶图 67.7）。

术语"混合型"最初是由 Arthur Tykosinski 医生首次提出，用于描述 Devroye 系统和环钻头，因为 WAW 系统结合了锐头和钝头以及手动和电动技术的最佳特性。可以像锐头一样轻松穿透上皮层；同时又能像钝头一样，在穿刺时减少横断，能够进行皮下深层分离。类似手动环钻，使用振荡运转模式并给术者更强的接触感，又像锐利环钻一样，既快速又易于学习。

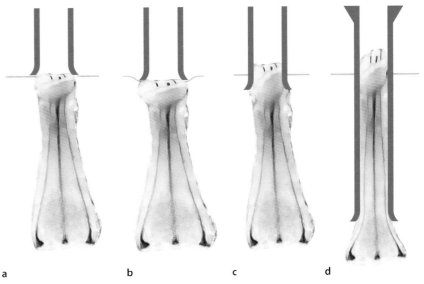

图 67.6 使用向前延伸呈 90° 刃口的扁平环钻（混合型喇叭口环钻）的工作原理。a. 与皮肤最初接触时，并未接触到刃缘。b. 随着表皮凹陷，90° 刃缘接触表皮并可以切开皮肤。c、d. 随着环钻深入皮下，扁平环钻保留下更多的毛囊周围组织

a   b   c   d

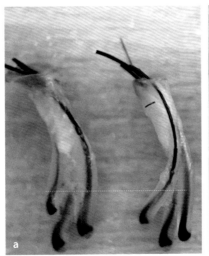
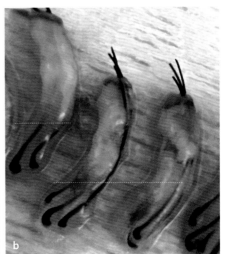

图 67.7 移植体外观比较的照片。a. 锐头环钻。b. 同样直径的 WAW 系统环钻。由于环钻可推入更深位置且易于提取，WAW 系统保留更多移植体周围组织

67.4 搭载"智能"环钻头的 Umar Ugraft Zeus 系统

Umar 医生专注于开发能够改善黑种人卷发患者提取效率的设备，还专注于改进体毛移植技术。在第54章中，我们已讨论过 Umar 专门为卷发提取设计的手动环钻头——UPunch Curl。

随着时间推移，他也在不断开发电动环钻头系统，最新的为 Ugraft Zeus 系统和"智能"环钻头（▶图 67.8 和▶图 67.9）。

Ugraft Zeus 电机和"智能"环钻的特性

• "智能环钻"为一种锐利的混合型环钻，呈扩张状并指向侧面。这种扩张状是通过在尖端下方使用凹形弧面来创建的，此为 Umar 的专利设计（▶图 67.9）。

• 环钻的内部表面具有纹理，可以将移植体从真皮深部中拉至环钻的管腔中。Umar 认为，这比使用吸力更轻柔地协助移植体进入环钻管腔。

• 环钻的外壁有逐渐向外扩张的设计，有助于穿透深部组织时减缓转速，同时使环钻维持在适当的深度。

• 该电机使用缓慢的逆时针旋转，当功率低到足以使环钻头埋入深部组织时会停止。这有助于减少深部位置的横断。

• 其电机另一个独特的功能（▶图 67.8）为具有可通过脚踏板控制的灌注功能。这有助于减少摩擦并在钻取过程中减少损伤；还有助于保持术野清洁，并避免移植体在环钻腔中卡顿。

• Zeus 电机和"智能"环钻被设定对不同的皮肤类型（硬度和厚度）进行自动响应。设定为在穿透深部组织时自动减慢扭矩并停止。环钻头和电机特性的组合更易于纠正环钻错位[4]。

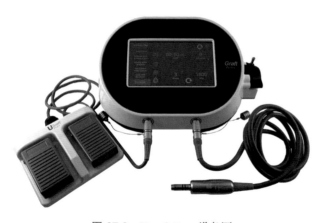

图 67.8 Ugraft Zeus 设备图

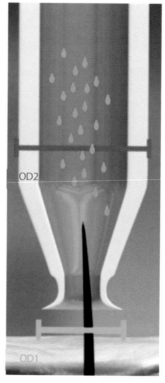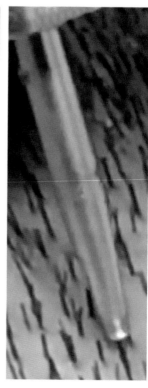

图 67.9 Umar 智能环钻示意图。主要结构为尖端下方凹型弧面设计，向外延伸的扁平切口缘，弧形内腔，近端管壁外径变宽，同时连接灌注系统（蓝色液滴）

参 考 文 献

[1] Carman T. 3D FUE: a new dimension for better, easier FUE. Hair Transpl Forum Int. 2016; 26(1): 16－17

[2] Trivellini R. An innovation in suction assisted FUE. Hair Transpl Forum Int. 2016; 26(2): 58－59

[3] Devroye J, Powered FU. Extraction with the short-arc oscillation flat punch FUE System (SFFS). Hair Transpl Forum Int. 2016; 26: 129－, 134－136

[4] Umar S, Lohlun B, Ogozuglu T, Carter MJ. A Novel Follicular Unit Excision Device for All-Purpose Hair Graft Harvesting. Clin Cosmet Investig Dermatol. 2021; 14: 1657－1674

68

Aman Dua, Kapil Dua, Renu Kothottil

戴叶芹 译，杨凯 汤宋佳 张菊芳 审校

FUE 胡须提取

Follicular Unit Excision to Harvest Beard

概要 在分级较高的雄激素性秃发中，当供区范围不足时，可以使用胡须替代。胡须是最佳非头皮供体来源，它们与头皮毛发非常相似，使用毛囊单位钻取术（FUE）进行提取产生的瘢痕最小。胡须毛发移植的准备非常重要，包括选择合适的胡须健康患者，与患者沟通胡须和头发移植之间的差异及移植过程。沿供区环形阻滞麻醉后，从胡须的阴影区域（下颌线以下）取出移植体。胡须区域的皮肤非常松弛，适当的牵引和反牵引非常重要。使用 2.5～3 mm 的环钻在皮肤表面深度 1～1.5 mm 处进行表面切割有助于降低横断率而提高提取率。如果是白种人皮肤，应该关注胡须毛发的生长角度，以获得完整的移植体。在植入过程中，为了获得更好的美观性，这些移植体通常移植在发际线区域的后方。术后色素减退或白斑是术后最常见的并发症之一。通过正确的技巧和充分的准备，胡须有助于克服头皮供区不足的限制。

关键词 胡须移植，胡须提取，FUE，雄激素性秃发，毛发周期，受区影响，供区优势，湿剃方案，环钻，炎症后色素减退

关键要点

- 胡须是最佳非头皮供体来源，它们与头皮毛发周期非常相似。

- 在胡须部位用锐利环钻沿皮肤表面浅表钻取就可以获得完好的移植体。
- 胡须移植体与头发移植体混合移植在发际线区域的后方。

68.1 简介

毛发移植的一个主要限制是头皮区域的供体毛发有限。因此术者需要从身体其他部位（如胡须、胸部、背部、前臂和腿部）寻找供区。尽管从身体所有区域都可以获取毛发移植体，胡须仍被认为是最佳的非头皮毛发供体来源。

68.2 胡须的特征

身体不同部位毛囊的大小、形状和分布等特征取决于它们的起源区域（▶图 68.1）[1]。在雄激素的影响下，胡须在青春期前后开始生长，且密度逐渐增加直到 35 岁左右。

胡须毛囊具有更大的毛球以及更大的毛乳头（dermal papilla，DP）[2,3]，几乎是头皮毛囊的 2 倍，横截面积比头皮毛囊大 70%～100%。胡须毛发的毛小皮是头皮毛发的 2 倍，使其更硬。然而，它们大多是单根的毛囊单位（FU），而不像头皮，头皮单个毛囊常含有 2～3 根毛发。

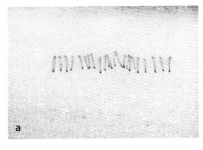
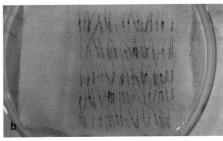

图 68.1 a. 胡须毛发移植体。b. 头皮毛发移植体

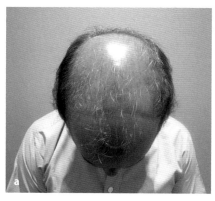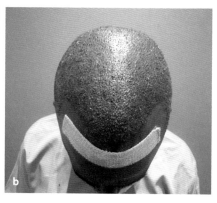

图 68.2　a. 6/7 级脱发头皮供体不足。b. 同一患者采用胡须移植

胡须的毛发密度通常小于头皮，且不同区域以及不同种族胡须的密度不同。在我们诊所对 10 名印度男性患者进行的一项小型研究中，我们发现脸颊部位胡须的密度为 50～55 FU/cm²，而下巴区域为 70～75 FU/cm²。

不同种族的毛发密度也不同。印度人、中东人[4]和白种人比东方人的胡须密度高[4]。

生长期胡须的比例没有很好的记录。估计60%～90%，生长期约为 1 年。这些特征优于其他部位毛发，后者的休止期更长，生长期更短（表68.1）[5]。

表 68.1　不同部位的毛囊周期特征

部位	生长期时间（年）	休止期时间	生长期比例（%）	休止期比例（%）
头皮	2～6	3～4 月	85	15
胡须	1	10 周	70	30
胸毛	1～2	3～4 月	30	70

资料来源：Richards 和 Meharg 提供的数据[6]。

68.3　胡须毛发提取适应证

68.3.1　高分级的男性雄激素性秃发

使用胡须毛发的主要适应证是高分级的雄激素性秃发（androgenetic alopecia，AGA）患者，他们想要比单独使用头皮头发获得更大程度的头皮覆盖。胡须和头皮毛发的联合移植使得患者在单次手术或以后的多次手术中获得更多的移植体。我们通常每次从头皮上取出 2 000 个移植体，因此当一次手术需要更多的移植体时，胡须上的移植体就会发挥作用。如果患者已经经历了 2～3 次从头皮上采集毛发而不能再提取时，则从胡须上采集移植

体。图 68.2 显示了用头皮和胡须移植治疗的高分级AGA。

68.3.2　胡须修复

由于毛发特征相同，胡须修复的区域可以看到更自然的结果。当受区对移植体的需求较少（300～400 个移植体）且患者同意从胡须中提取时，可以进行胡须提取。图 68.3 显示了一位需要使用胡须供体进行小面积胡须修复的患者。如果需要修复更多区域，胡须可能不够，必须考虑头皮毛发。此外，一些患者想要长胡须，可能不同意剪胡须。

68.3.3　头皮供体（质量或数量）较差和胡须供体良好的患者

对于这些患者，联合使用胡须和头发的毛囊单位钻取术会有帮助。但必须设定合理的期望值并明确需要多次手术。

68.3.4　掩盖供体瘢痕

对于以前的头皮条状提取留下的瘢痕或 FUE 留

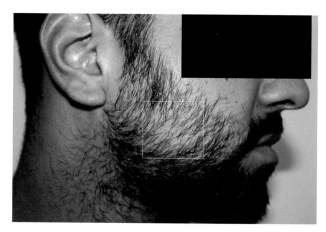

图 68.3　小范围胡须缺损是胡须移植的最佳方案

下的白点，可以使用胡须移植[6]。胡须比其他体毛来源更适合这些区域，因为它们更粗壮，往往能在瘢痕组织中很好地存活，并很好地覆盖瘢痕。然而，当患者的头皮毛发非常细时，将胡须移植到供区的瘢痕中，当头发剪短时，会产生奇怪的外观。在这些情况下，建议联合使用头皮、躯干和胡须毛发。

68.4 胡须提取计划

在手术前制定详细的计划，选择合适的患者，提供充分的知情同意，并调整期望值，这一点非常重要。正确的计划需要精确确定要提取的胡须移植体的数量，以充分覆盖受体区域。

68.4.1 患者选择和咨询

胡须的质量和密度对于选择合适的人选很重要。头发较粗、胡须密度较高的人（如白种人和东南亚人）通常是最佳人选（▶图 68.4）。如果像非洲血统的患者那样头发卷曲，或者像东亚人那样密度较小，则很难获得足够的移植体数量。在非洲卷发患者中，最好在采集胡须毛发之前采集测试移植体，以评估移植体的横断率（▶图 68.5）。

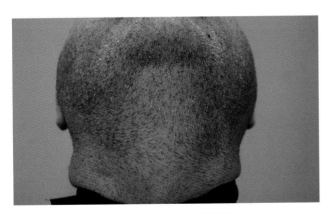

图 68.4　合适的胡须供体

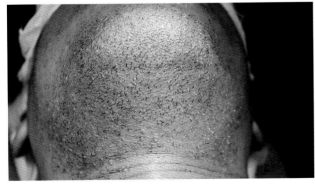

图 68.5　卷发胡须供体

68.4.2 皮肤类型

皮肤的类型也在选择合适的候选人方面发挥作用。在皮肤肤色较深的患者中，手术后的瘢痕有时会变得明显，最好少取一些移植体（最多 800～1 000）。对于几乎看不到瘢痕的白种人，可以毫无问题地提取更多的移植体（最多 1 500～1 800）。

68.4.3 禁忌证

有增生性瘢痕、瘢痕疙瘩倾向和严重炎症后色素沉着/色素减退的患者应排除在手术之外。在选择候选人后，重要的是向他们建议手术的优点和缺点，以确保患者和医生的长期满意度。

68.5 使用体毛作为供体的基本原则

头皮上的毛发可分为两个区域：一个区域对双氢睾酮（dihydrotestosterone，DHT）敏感，另一区域对 DHT 不敏感。在雄激素性秃发中，随着时间的推移，敏感的头发会丢失，但供体中的非敏感头发不会丢失。体毛就像永久区的毛发，即对 DHT 不敏感。因此，当毛发从身体其他部位取出并植入头皮时，它们会持续存在，因为它们对 DHT 不敏感（供区优势）。然而，在移植体毛的情况下，不仅有供区的影响，受区也会影响移植后毛发生长的形态学变化。Tommy Hwang 发现，毛发周期、生长和存活率因受区的影响而不同，而体毛在移植到头皮上后会长得更长、更直，就像头皮毛发一样[7、8、9]。另一项研究也证明了来自不同供体部位的毛囊在移植后6 个月内重塑其形态并根据受区环境进行调整的能力[10]。笔者也有类似的经验，笔者观察到，一旦胡须植入头皮生长，胡须的长度就会比平时长，很难判断是胡须还是头发。

68.6 胡须提取

68.6.1 供区（湿剃方案）术前准备

要求患者在手术前 3～5 天用剃须膏和剃须刀湿刮胡须。应逆着毛发生长的方向剃光。这有助于识别活跃的毛发，以供选择提取[11]。

在退行期/休止期的非生长期毛发被保留。一些外科医生还使用其他方法来诱导毛发生长期延长，同时从腿部提取毛发，例如在手术前 6 周至 6

个月内每天应用 5% 米诺地尔一次或两次，因为它缩短了休止期，并诱导休止期的毛囊进入毛发生长期[12,13]，但在胡须区域没有这方面的文献报道。这主要用于其他体毛，如腿毛，因为它们的休止期数量相当高，持续时间更长。

68.6.2　操作步骤

■ 从哪里提取胡须

尽管可以从胡须的任何部位提取，但在来自次大陆的患者中，我们更喜欢将提取部位限制在下颌角以下的区域。我们称之为胡须的阴影区域。该区域位于下颌下缘、下颈部上部和侧胸锁乳突肌内侧[14]。限制在该区域的原因是，如果确实出现色素减退斑，可以避开面部暴露部位。但在白种人和第一次没有任何色素减退斑的二次手术患者中，我们将在下颌上方提取胡须，因为这些患者几乎没有任何明显的色素减退（▶图 68.6）。

■ 麻醉

为了麻醉胡须的阴影区域，使用约 4 mL 2% 利多卡因和 1 : 100 000 肾上腺素，用 31G 针头环状注射（▶图 68.7a，b）。我们从下颌角的外侧开始，然后沿着下颌的下边缘向中线移动。从下颌骨上的同一个侧点开始，我们沿着胸锁乳突肌在下缘环状麻醉，直到颈部下部水平，向中间转向中线。然后以类似的方式从另一侧进行浸润。在中间区域，用 3～4 mL 1% 利多卡因和 26 G 针进行补充，直到整个区域麻醉（▶图 68.7c）。随后，用生理盐水充分渗透膨胀，以减少组织的松弛。

■ 定位

患者的体位

患者在手术椅 / 手术台上呈罗斯卧位，颈部处于伸展位置。这可以通过在肩部下方放置一个支撑物 / 枕头或降低桌子的头端并保持颈部处于中间位置来实现。这有助于以有效的方式从中线提取移植体（▶图 68.8）。当从供区的横向区域进行提取时，肩部如前所述保持抬高，颈部根据需要旋转。

外科医生的位置

外科医生在患者头端以坐姿或站姿提取移植体。他们也会根据需要从左到右或中间改变位置。

助手的位置

助手总是站在外科医生对面一起提取移植体。他的主要工作是用足够的反牵引力拉伸皮肤，以稳定皮肤。

68.6.3　仪器

■ 选择仪器和技术时应牢记的要点

- 胡须区域的皮肤非常松弛，可移动，具有较少的底层骨骼支撑。
- 胡须生长出皮肤的角度与头发相比是锐角，但小于胸毛的角度。
- 胡须毛囊单位主要是单根毛发。
- 胡须更粗（如前所述）。

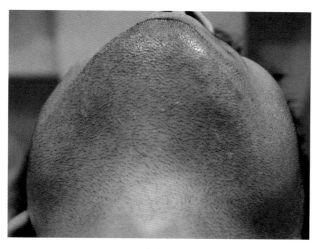

图 68.6　愈合良好的供区

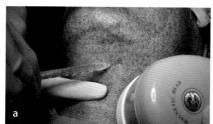
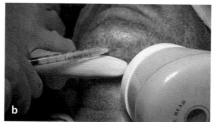
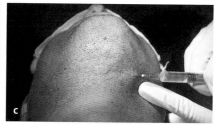

图 68.7　a. 上部环状麻醉。b. 下部环状麻醉。c. 局部浸润麻醉

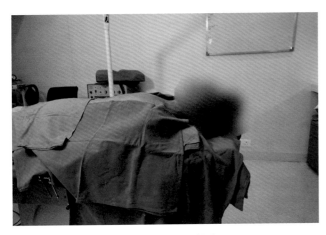

图 68.8　患者的体位

- 胡须毛干的平均长度通常小于头发的平均长度。
- 与头发相比，胡须毛囊周围附着物少。

■ 技巧

我们主要使用电动 FUE 技术从胡须上采集移植体。然而，有时，当提取非常困难时，特别是当角度非常尖锐（在胡须的下边缘）和（或）我们在使用自动手柄时感到疲劳时，我们有时使用手动方法。

■ 环钻

我们在头皮 FUE 中使用钝性环钻。然而，在胡须 FUE 中，我们更喜欢使用锐利环钻，因为它以最小的力穿透皮肤，从而最小化对皮肤的伤害。使用钝性环钻时，需要更大的力才能穿透皮肤，这可能

会在上皮中引起更多的摩擦和发热，并可能导致胡须区域的色素减退。钝性环钻也可能会导致移植体残留。

胡须的长度通常小于头发的长度，皮肤也更薄。因此，钻头的轴或插入深度（1.5～2 mm）小于头皮中使用的（2.5～3 mm；▶图 68.9）。通常，用于胡须提取的钻头直径小于用于头发的钻头直径（0.7～0.8 mm）。

除此之外，适当的照明和放大是必要的，以尽可能好的方式进行手术。

68.7　提取步骤

在适当的局部麻醉和胡须区域浸润后，患者被置于罗斯卧位（如前所述）。外科医生用他的非惯用手拉伸胡须皮肤，助手用他的非惯用手施加反牵引力以稳定皮肤。外科医生用他惯用手握住手柄，沿着头发的长轴对准环钻。外科医生应该关注毛发的穿出皮肤角度，并在毛发穿过表皮时识别出生长期毛发根部。如果环钻定位于毛发根部的中心，而不是发干，则可以达到最低的横断率。降低误差幅度。环钻深度非常表浅（▶图 68.10）。当对移植体进行钻取时，患者对面的助手用其惯用手移除移植体。同时拔出移植体，这样可以提高提取速度，并实时反馈横断情况。

在下颌角的下边缘或颏下三角的皮肤绷紧的地方，如果有任何潜在的骨支撑，移植体的提取较

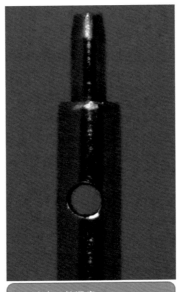 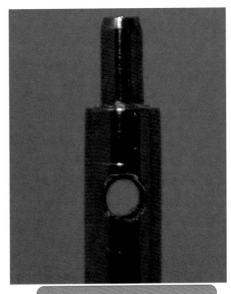

头皮环钻深度 4~4.5 mm　　　胡须环钻深度 2.5~3 mm

图 68.9　头皮与胡须环钻深度

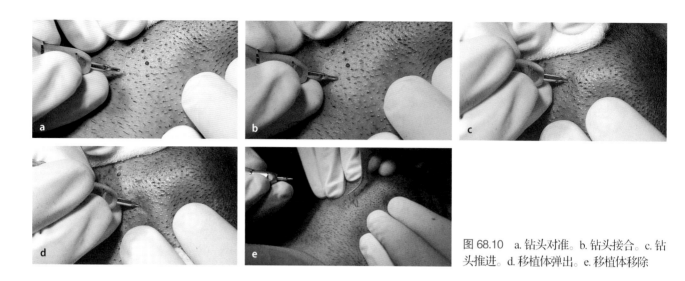

图 68.10　a. 钻头对准。b. 钻头接合。c. 钻头推进。d. 移植体弹出。e. 移植体移除

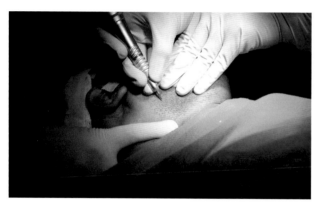

图 68.11　通过向下按压喉部来拉伸皮肤

为容易。但是，从胡须的中部和下部取出移植体是较为困难的。当从下部提取时，最好将皮肤向下和横向伸展到下面的喉软骨上，以便于移植体的移除（▶图 68.11）。当我们从侧面操作时，我们没有遇到任何血管迷走反射的发生。

我们通常在每 2～3 根头发中取 1 根，以便在提取的胡须区域留下均匀但不规则的毛发分布和提取部位。印度次大陆患者一次手术平均收获的移植体数量在 800～1 000 个，白种人 1 500～2 000 个，非洲卷发患者约 500 个。第二次从胡须供区提取移植体也是可能的，当移植体总数达到 1 500～1 800 时，可以很容易地提取 700～800 个移植体。

在白种人身上进行手术的一个优点是，你也可以在下颌骨上方提取，因为提取痕迹通常不明显。在深色皮肤的人身上，可能会出现色素减退，看起来不美观，尽管根据我们的经验，这种色素减退可能会随着时间的推移而消退。在我们的 2 名色素减退患者中，局部使用他克莫司引起微色素沉着对治

疗有帮助。

在印度次大陆和白种人患者中，从胡须上提取移植体的常规速度为每小时 500～800 个，但对于卷发患者，速度稍慢。前者的平均移植体横断率为 5%～7%，而我们手中的困难病例的平均横断率为 9%～10%。提取的转速为 500～700 r/min。

总的来说，出血更多的是因为胡须的血管增多和钻头较尖锐。因此，建议用 1∶100 000 肾上腺素稀释的生理盐水进行膨胀麻醉，以减少提取时的出血。

68.8　受体区域的胡须移植分布

胡须毛发移植的效果通常很好。虽然没有太多关于移植成活的文献，但我们发现大约 70% 的移植胡须会生长。在 AGA 患者中，当需要更多的移植体时，笔者仅用头发创建前额发际线。我们以 1∶1 或更大的比例将胡须与头发一起移植。我们很少将胡须单独移植在受体区域，只有在头发非常薄且无法使用的情况下。如果在受区单纯采用胡须进行种植，则该区域的外观可能与移植头发的区域明显不同，因此有必要进行混合种植。一旦胡须生长并与头发混合，就很难区分头发和胡须，如前所述。

68.9　并发症

• 术后流涎：由于局部麻醉，口腔表情肌的短暂麻痹可能会持续数小时。

这会导致流口水和吞咽困难。建议患者在手术当天开始服用流质，然后在接下来的几天服用半流质和固体。

- 由于面部神经的运动分支，特别是位于胡须提取区域的下颌边缘分支，可能会受到影响，因此胡须区域[14]可能会出现暂时性部分性面部轻瘫。通常在 2～6 小时内消退。

- 术后有时会出现色素减退或白斑，尤其是深色皮肤的患者。很少会出现色素沉着过度。

- 很少出现瘢痕疙瘩和增生性瘢痕。

- 毛发可能会向内生长，但并不常见。

68.10　术后护理

患者在手术后服用抗生素和止痛药。胡须部位患毛囊炎的风险更高，尤其是黑种人患者或卷发患者。胡须伤口保持开放，建议使用局部抗生素一周。痂皮在 1～2 周消退。FUE 伤口愈合后，可在 7～8 天后开始剃须。通常在 6 周至 4 个月内完全愈合，不会出现任何明显的瘢痕[15]。与头皮供体一样，受区的胡须移植结果可在 6 个月至 1 年内看到。由于胡须可能不会长到与头皮相同的长度，建议患者保持较短的发型。

68.11　结论

胡须是在头皮供区有限的情况下，在较高分级的 AGA 中进行毛发移植的最佳选择。与其他体毛来源相比，它们提供了良好的覆盖范围和更好的美学外观。在合适的患者身上使用合适的方法和技术，可以扩大供区来源的可用性，从而获得更好的结果。

编者注：

本章作者所述使用的是电动锐性环钻来获取胡须。医生当然也可以使用手动锐性环钻或最新开发的机器，如喇叭环钻和薄平面环钻，同一环钻也可以选择不同的切割模式（振荡和旋转）。这种灵活性提高了我们进行头皮、胡须和体毛移植的能力。

参 考 文 献

[1] Paus R, Peker S, Sundberg J, Bolognia JL, Jorizzo JL, Rapini RP. Dermatology. 2nd ed. New York, NY: Elsevier Mosby; 2009

[2] Elliott K, Stephenson TJ, Messenger AG. Differences in hair follicle dermal papilla volume are due to extracellular matrix volume and cell number: implications for the control of hair follicle size and androgen responses. J Invest Dermatol. 1999; 113(6): 873−877

[3] Rutberg SE, Kolpak ML, Gourley JA, Tan G, Henry JP, Shander D. Differences in expression of specific biomarkers distinguish human beard from scalp dermal papilla cells. J Invest Dermatol. 2006; 126(12): 2583−2595

[4] Gandelman M, Epstein JS. Reconstruction of the sideburn, moustache, and beard. Facial Plast Surg Clin North Am. 2004; 12: 253−261

[5] Pathomvanich D, Imagawa K, eds. Part XII. Special procedures in hair restoration surgery: sideburn transplant and moustache transplant. In: Hair Restoration Surgery in Asians. New York, NY: Springer; 2010: 227−235

[6] Richards RN, Meharg GE. Cosmetic and medical electrolysis and temporary hair removal: a practical manual and reference guide. Toronto: Medric Ltd; 1991; 37−40

[7] Umar S. Use of beard hair as a donor source to camouflage the linear scars of follicular unit hair transplant. J Plast Reconstr Aesthet Surg.

2012; 65(9): 1279−1280

[8] Hwang S, Kim JC, Ryu HS, et al. Does the recipient site influence the hair growth characteristics in hair transplantation? Dermatol Surg. 2002; 28(9): 795−798, discussion 798−799

[9] Hwang ST, Kim HY, Lee SJ, Lee WJ, Kim DW, Kim JC. Recipient-site influence in hair transplantation: a confirmative study. Dermatol Surg. 2009; 35(6): 1011−1014

[10] Lee SH, Kim DW, Jun JB, Lee SJ, Kim JC, Kim NH. The changes in hair growth pattern after autologous hair transplantation. Dermatol Surg. 1999; 25(8): 605−609

[11] Azar RP, Thomas AH, Lindner G. Hair follicle plasticity with complemented immune-modulation following follicular unit extraction. Int J Trichology. 2015; 7(1): 16−23

[12] Poswal A. The preshaving protocol in body hair-to-scalp transplant to identify hair in anagen phase. Indian J Dermatol. 2010; 55(1): 50−52

[13] Messenger AG, Rundegren J. Minoxidil: mechanisms of action on hair growth. Br J Dermatol. 2004; 150(2): 186−194

[14] True R. Harvesting beard hair for scalp transplantation. Hair Transpl Forum Int. 2015; 4: 155−156

[15] Umar S. Use of body hair and beard hair in hair restoration. Facial Plast Surg Clin North Am. 2013; 21(3): 469−477

69

Arvind Poswal

戴叶芹　译，杨凯　鲜华　审校

FUE 体毛提取

Follicular Unit Excision to Harvest Body Hair

概要　随着毛囊单位钻取术（FUE）的出现，除了头皮外，还可以提取其他部位毛发。体毛移植（body hair transplants，BHT）引起了脱发患者和植发医生的广泛兴趣。然而，结果却千差万别（患者与患者之间以及医生与医生之间）。头皮供区有限，不能期望重新覆盖整个剩余的秃发区域。BHT使医生在患者没有足够头皮供区的情况下，为其完成头发修复增加可能。BHT还包括其他适应证，如使用更纤细的体毛种植发际线和眉毛使其更细软。FUE可以从身体和胡须供区区域提取单个毛囊单位，而无需切除和缝合。这使得能够在合适的（多毛）患者中使用健壮的体毛和胡须作为额外的供区来源。显然，没有足够体毛的患者通常无法从BHT中充分受益。考虑到毛发生长周期及身体和胡须供区毛发的局限性，这些毛发是头发供区的有益补充。这种治疗方法对于脱发程度严重的患者和由于各种原因可能失去头皮供区供应的患者非常有用。体毛在长度、直径、颜色、生长周期、生长速度、变灰倾向和质地（波浪、卷曲等）方面与头发的特征不同，当移植到头皮上时，它们将在移植后保持其原始特征。

关键词　BHT，体毛，头发，耗尽的头皮供区，广泛脱发，雄激素性秃发，毛囊单位钻取，体毛供区，FUE，毛囊单位分离钻取技术，生长周期

关键要点

- 体毛移植扩大了患者可用的供区数量。
- BHT可以改善瘢痕，用更均质的毛发修复面部毛发，或者在使用纤细体毛时构建更柔软的发际线或眉毛。
- 需要注意体毛具有非常不同的生长周期和特征。
- 最好的人选是那些拥有健壮的、高质量体毛的人。
- BHT是一种先进的技术，需要外科医生的耐心和技巧。

69.1　简介

为什么使用体毛

这个想法是利用身体上生长的毛发作为额外的供区。希望减少头皮供区存在的"供区限制"。对于许多严重脱发的患者，头皮供区毛发不足以提供足够的覆盖范围。典型脱发患者的治疗主要目标是密度和覆盖率，这只有在移植数量相对较高的情况下才可能实现。头皮供区的资源良好但是数量有限。晚期脱发的患者必须利用额外的供区资源来获得满意的结果。通过开放体毛供应，一些患者可以获得大量以前无法获得的供区毛发资源。

体毛移植包括所有非头皮毛发区域。最常见的部位包括胡须、胸部、腹部、背部和四肢。其他章节有关于胡须的讨论，在第68章和第81章中更全面地将其作为供区来源和受区讨论。体毛可以移植到头皮或其他面部区域，如胡须、眉毛等。本章将详细讨论体毛特征、患者选择、供区准备、手术细节以及术后护理。

69.2　体毛特征

体毛与头发在以下方面的特征不同：
- 长度、直径、颜色和质地（▶图69.1）。
- 生长周期。

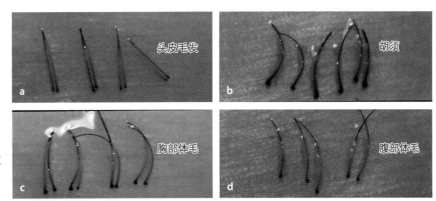

图 69.1 来自身体不同部位的毛囊单位移植图片。a. 头皮。b. 胡须。c. 胸部。d. 腹部

- 生长速度和生长时间。

- 易变白等。

Orentreich 讨论了供区优势和毛发在移植时保持其原始特征的趋势[1]。尽管其他地方已经报道了受区对移植体毛特征的影响[2]，但笔者的经验是，移植体毛在移植后将保留其原始特征[3]（▶图69.2）。根据体毛的类型，其直径、长度和颜色差异很大。胡须的毛发直径可以是头发的 2～3 倍，而胸部和四肢的毛发通常要细得多。纤细的体毛有时会在提取过程中带来更多挑战，因为移植体更脆弱，在提取和植入过程中更容易受到创伤。

如前所述，身体各个部位的毛发生长周期不同。通常，85%～90% 的头发处于生长期。相反，40%～85% 的体毛可能同时处于休止期。同样重要的是，这些体毛的生长期仅持续几个月，使得毛发相对较短，而头发在两个周期之间可以持续生长很多年（表 69.1）。

表 69.1 不同身体区域的毛发生长周期

体毛周期			
部　位	休止期（%）	生长期（%）	生长时间
头皮	15	85	2～6 年
眉毛	90	10	4～8 周
颊部	40	60	50～60 天
胡须/下巴	40	60	1 年
上唇	45	55	16 周
腋窝	70	30	16 周
会阴	70	30	13～16 周
手臂	80	20	13 周
腿/大腿	80	20	16 周

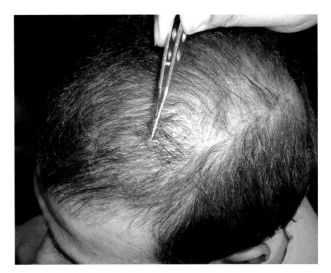

图 69.2 移植到头皮上的胡须保留其原始特征

在毛发周期中，休止期头发的比例变得越来越重要。当体毛（仅来自一个区域）在提前 3～5 天预修剪后移植时，毛发很可能同步进入生长期。这些毛发中的大多数在提取时将处于生长期。因此，对于前两个周期，它们的生长阶段可能密切同步。然而，这种同步性不会持续下去。正因为如此，在不同的时间点，将有很大比例的体毛处于休止期，它们不会对整体密度产生任何显著影响。

69.3 适应证

体毛移植到头皮是广泛脱发（Norwood 5 级及以上）患者的理想选择，以及当头皮供区毛发不足以覆盖所有秃发区域时。当与现有供区相结合时，体毛为希望更高密度的患者提供了总体上增加的供区储备（▶图 69.3～▶图 69.5）。

如果由于毛囊单位头皮条切取术（FUT）留下的旧瘢痕或过度的毛囊单位钻取术造成头皮供区毛发减少，体毛移植也是一个极好的选择。使用哪种

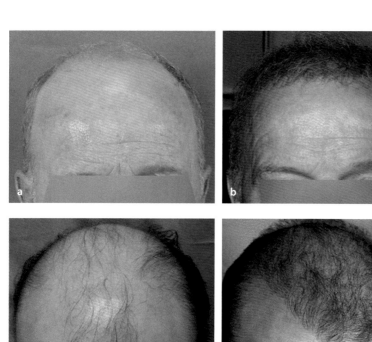

图 69.3　头皮 + 身体毛囊单位钻取示例。共有 7 035 个移植体（3 729 个来自头皮，2 480 个来自胡须，其余来自胸部、腹部和腋下）。a. 治疗前。b. 治疗后

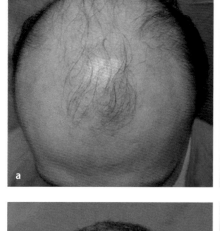
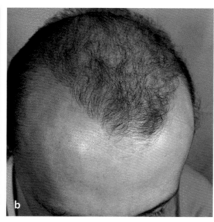

图 69.4　仅使用细毛的体毛囊单位钻取示例。总计 7 000 个体毛移植，体毛分散在前额和枕部区域，每个颞区约 200 个。a. 治疗前。b. 治疗后

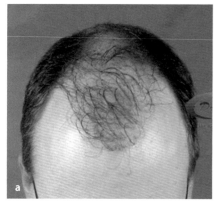
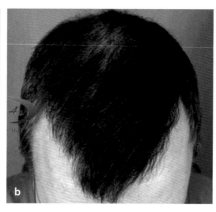

图 69.5　毛囊单位头皮条切取术 + 毛囊单位钻取术 + 体毛的头皮移植示例。总计 6 505 个移植体（4 080 个 FUT+1 411 个头皮 FUE+1 014 个胡须 FUE）。a. 治疗前。b. 治疗后

体毛可能会根据需要而有所不同。胡须比大多数其他体毛更粗糙，生长期更长，通常是增加密度和掩饰带状瘢痕和 FUE 点状瘢痕的首选（▶图 69.6）。肢端毛发通常更细，更适合细化发际线或颞区。在正常供区毛发相当粗的亚洲人中，四肢体毛可能是更细毛发的来源[4]。有研究发现耻骨上方更细的阴毛与眉毛很匹配。

胡须（下巴以下的供区）是重建其他面部毛发区域［如上唇和（或）胡须］的自然选择，因为它们具有相同的特征。它还可以修复头皮秃发区域的毛发，但用于发际线可能显得过于粗糙和不自然。胡须与头发以不同比例混合，通常用于头皮（发际线除外），以帮助增加冠部和中部的密度。浓密的胡须与较细的头发混合，形成非常自然的外观（▶图 69.7）。

躯干毛发的粗细不同，这将决定其在不同部位的用途。如果较粗糙，也可用于头皮以增加密度。

除了扩大供区外，BHT 的其他优点包括使用柔软和精细的体毛来重建颞部（▶图 69.8），并可用于柔化发际线、眉毛移植、睫毛移植、胡须到胡须的毛发移植、胡须整形、眉毛和颈部整形，以及移植到以前非毛发移植的手术瘢痕中。不同部位的体毛可能具有不同的优势。例如，用体毛移植眉毛不需要修剪[5]。

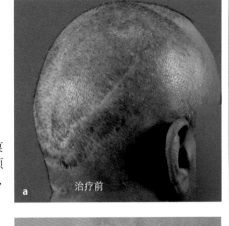
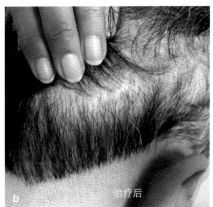

图 69.6　用体毛移植修复条形供区瘢痕的示例。共移植 3 840 个移植体（胡须 2 410 个，胸部 1 101 个，头皮 312 个，大腿 17 个）。a. 治疗前。b. 治疗后

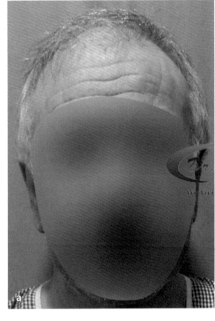
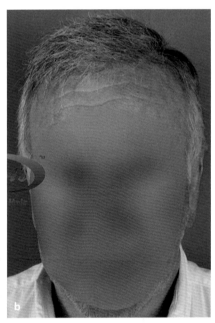

图 69.7　胡须和体毛的组合通常看起来很自然。总计 3 892 个移植体（头皮 FUE：821，胡须 FUE：3 071）。a. 治疗前。b. 治疗后

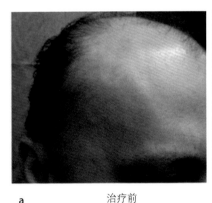
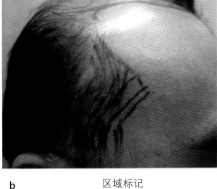
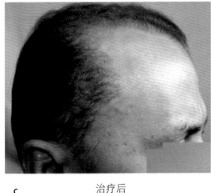

a　　　治疗前　　　　　b　　　区域标记　　　　　c　　　治疗后

图 69.8　使用纤细的体毛构建颞点的示例。大约 700 根体毛被用于重建右颞，300 根体毛用于重建左颞

69.4　患者选择

与适合使用体毛移植一样重要的是，还要有合适的患者进行 BHT。患者必须有足够的体毛。因此，该手术的相对禁忌证是体毛可用性非常差的患者。此外，虽然患者可能有高密度的体毛，但毛发的粗细和长度可能质量很差，因此使用 BHT 时不会有明显的改善（▶图 69.9）。

下巴以下和脖子上的胡须通常是最适合提取的毛发。这里更理想的毛发是深色、粗糙和浓密的。

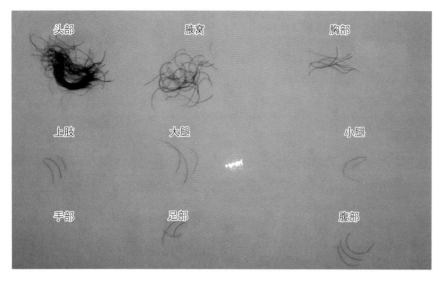

图 69.9 身体各部位毛发特征的比较

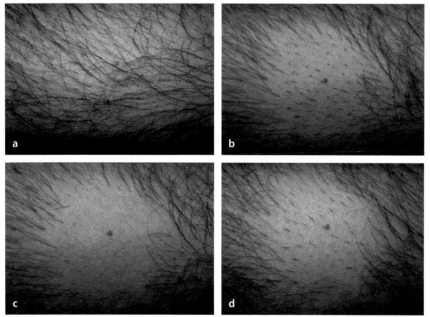

图 69.10 预处理方案。手术前 5 天剃发可以分离出生长期毛发。a. 剃发前。b. 修剪，而不是剃光。这些毛发有许多不处于生长期，也不会是很好的移植体。c. 剃到皮肤。d. 剃发五天后。请注意，与只修剪了毛发的（b）相比，可见到的毛发较少。这是因为现在只能看到生长期毛发

胸部和腹部也得益于长而浓密的黑发。虽然可以移植，但四肢和身体其他有毛发的部位的毛发不太可能适合提取。必须避免从细小的、类似于绒毛的区域提取毛发。这种毛发生长的可能性很低，更不用说有明显的美容效果了。

在讨论 BHT 时，还必须注意患者的期望值。许多患者可能会因为他们的体毛相对丰富而对BHT "很棒" 的效果感到兴奋。尽管这些多毛患者在技术上可能是手术的合适人选，但他们仍必须了解手术的局限性和结果的未知性。如前所述，患者必须充分了解休止期体毛所占的比例，以及生长期时间的缩短以及随后毛发长度的减少。患者还必须了解，除了这些缺点之外，与头皮移植体相比，体

毛的提取量也可能较少。

69.5 供区准备

在提取前 3～5 天对供区进行预剃发是至关重要的。这是一个简单的步骤，非常有助于确定需要使用的主动生长的生长期毛发。用剃刀刮至皮肤。毛发在 3～5 天内的生长长度与手术当天修剪至正确长度的供区毛发长度相当。如果一个人只在手术当天剃发，他们可能会无意中被拔出许多非生长期毛发[6]。湿性剃发后，非生长期毛发（退行期＋休止期）的长度不会增加。图 69.10 显示了修剪短发和湿剃后 4 天的毛发生长情况，与手术当天剃的毛发相比。

为了移植效果更佳，只能使用生长期活跃期的供区毛发，不要使用休止期毛发。休止期毛发的真皮成分（毛乳头）会减少，在单个毛囊提取过程中更容易受损。

有些医生如 Umar 也主张在术前 6 周至 6 个月内使用米诺地尔，通过诱导毛囊提前进入生长期而缩短休止期[7,8]。

69.6 规划

使用体毛移植的方式和时间有三种不同的选择：① 在使用体毛之前，将所有头发用完。② 使用体毛移植，保留头发用于难度更大的修复。③ 从开始到结束，以预先计划的方式混合使用头发和强健的体毛（来自各个区域）。

当一个人使用头发和体毛的混合物时，头发将提供支撑，而体毛将为附着。当我们从发际线向后移动到顶点和漩涡区域时，头发的百分比会降低，而体毛比例会增加。

使用选项①或②，某些头皮区域可能只有来自头皮供区的毛发，而其他区域只有来自身体供区的毛发，这看起来可能不美观。此外，体毛处于休止期和退行期的比例更高（与头发相比）。

使用选项②，然后尝试用头皮供区头发填充当时可见的空隙，可能会导致头皮该部分处于休止期的体毛受损。

因此，在进行 BHT 时，应注意按照计划将来自不同区域的强健体毛与头皮供区头发混合。所有供区毛发并不相同。在计划将毛发重新分布在头皮受区时，需要适当考虑毛发直径、颜色、卷曲等。在受区限定区域分配一种类型的体毛可能会留下看起来不自然的毛发孤岛。

69.7 步骤

BHT 中也使用了许多在 FUE 中常用的相同技术。准备好患者，消毒铺巾，并准备好供区。体位在所有类型的 FUE 中都很重要，但在 BHT 中更重要。患者和医生的舒适度对手术至关重要。在 1 天或 2 天的过程中，医生可以从身体的各个部位提取 1 000～2 000 个或更多的移植体。在某些区域操作可能会对医生的身体造成很大的负担，而一个方便操作的患者座椅可以使 FUE 的操作更加安全舒适。尤其是四肢体毛移植，有外科医生建议使用可以将腿分开的矫形手术台。

麻醉是所有手术的重要组成部分，体毛移植有其独特的要求。由于要提取的区域很大，因此需要密切监测麻药剂量。大多数外科医生尝试使用稀释的麻醉剂，并在从一个区域转移到另一个区域时缓慢给药，以减少给患者的总剂量。必须谨慎使用，以避免药物过量的毒性影响。

用于头皮 FUE 术的设备也可用于体毛移植。手动和电动提取装置以及使用针头的常用技术可获得高质量的移植体。锐利的、钝的或扁平的钻头类型在身体的各个部位都有各自的优点和缺点。如前所述，毛发特征可能导致更精细的移植，这可能会给外科医生带来一些挑战。此外，根据身体部位的不同，毛发出皮肤角度小会使某些部位的毛发更难提取。某些部位皮肤会比较柔软松弛，这会为提取造成困难。由于需要较高的手术技能，BHT 无疑需要经验丰富的 FUE 手术医生来操作。手术医生必须确定哪种设备在最有效，以及哪种设备适合身体的哪个部位。

笔者通常使用一种改良 FUE 技术，称为毛囊单位分离钻取（follicular unit separation extraction，FUSE）技术，这是一种安全且微创的提取单个毛囊单位（FUs）的技术。FUSE 是一种用显微外科手术精确提取单个毛囊的方法，但不需要手术刀和缝线。该方法包括用微小但尖锐的微环钻（像 FUE）将带移植体的皮肤分离到真皮中部水平，但随后通过显微镜／放大镜辅助针精细解剖（在直视下）将毛囊单位与其周围的真皮附着物分离。

另一种基于非打孔的移植体提取技术，称为针头切割技术，是一种提高完整移植体提取率的方法（见视频 62.3）。针的尖端用于在毛囊移植体周围划线，并且在整个圆周上划线需要 3～4 针。握住移植体的顶部并逐渐施加牵引，然后使用针尖分离任何粘连[9]。这是一种非常温和的提取，对供区的创伤最小（▶图 69.11）。

69.8 术后护理和并发症管理

BHT 后的护理几乎与常规 FUE 程序相同。必须注意保持供区和受区的清洁；通常在头几天用抗生素软膏对供区进行处理；术后根据情况口服抗生素。

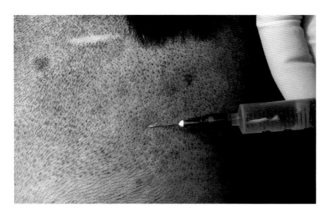

图 69.11 扩张针概念，即使用针轻轻切割，并使用小切口进行较无创的分离

某些部位，如胡须，术后可能更容易出现向内生长的毛发，这取决于提取横断率和患者易感性。这些可能是患者在术后前几个月偶尔遇到的问题。应特别注意这些部位，并根据需要口服抗生素。

色素沉着是体毛移植中作为供区的胡须和其他部位毛发的潜在长期风险，尤其是那些肤色较深的区域。色素沉着的风险很低，但如果患者担心，可以考虑在不显眼的部位先进行一次小测试。瘢痕增生和瘢痕疙瘩也可能发生在 BHT 中，但这也很可能发生在患者之前的毛发移植过程中。

参 考 文 献

[1] Orentreich N. Autografts in alopecias and other selected dermatological conditions. Ann N Y Acad Sci. 1959; 83: 463–479

[2] Hwang S, Kim JC, Ryu HS, et al. Does the recipient site influence the hair growth characteristics in hair transplantation? Dermatol Surg. 2002; 28(9): 795–798, discussion 798–799

[3] Poswal A. Use of body and beard donor hair in surgical treatment of androgenic alopecia. Indian J Plast Surg. 2013; 46(1): 117–120

[4] Umar S. Use of body hair and beard hair in hair restoration. Facial Plast Surg Clin North Am. 2013; 21(3): 469–477

[5] Umar S. Eyebrow transplantation: alternative body sites as a donor source. J Am Acad Dermatol. 2014; 71(4): e140–e141

[6] Poswal A. The preshaving protocol in body hair-to-scalp transplant to identify hair in anagen phase. Indian J Dermatol. 2010; 55(1): 50–52

[7] Messenger AG, Rundegren J. Minoxidil: mechanisms of action on hair growth. Br J Dermatol. 2004; 150(2): 186–194

[8] Umar, S, Body hair transplant by follicular unit extraction: my experience with 122 patients. Aesthet Surg J. 2016; 36(10): 1101–1110

[9] Poswal A. Expanding needle concept for better extraction of body hair grafts. Indian J Dermatol. 2013; 58(3): 240

Patrick Mwamba

雷睿 译，樊哲祥 杨凯 审校

黑种人患者和卷曲毛发的 FUE
Follicular Unit Excision with Black Patients and Kinky Hair

概要 卷曲毛发患者的毛发在头皮内部具有相同的曲率，从轻微到极度卷曲不等，这样的毛发被称为 C 形毛囊。这使得通过头皮条切取或毛囊单位钻取术（FUE）提取最小横断面移植体更加困难。医生为了克服在 FUE 提取毛囊过程中的这一挑战需要格外谨慎。在进行 FUE 时，笔者采用了四步法 FUE 技术，提取具有非洲毛发特征的患者的移植体。半锋利或扁平 FUE 钻取设备是首选工具。

关键词 椭圆形，极其卷曲或卷曲，保湿，C 形卷曲，牵拉性秃发，氧化应激，微炎症，四步法 FUE 技术，扁平 FUE 环钻，半锐性环钻

关键要点

- 在非洲患者中使用半锐性或扁平毛囊单位环钻可达到最佳效果。
- 使用高倍的手术放大镜来获得良好的视野至关重要。
- 膨胀有助于使毛囊变直，减少横断。

70.1 简介

在黑种人患者中采用毛囊单位钻取术实施毛发移植是很困难的。一系列特殊的问题增加了不良风险和并发症的发生率。本章将讨论这些问题以及在技术层面提升在黑种人患者中实施 FUE 的效果。

70.2 生物学和解剖学

毛囊有五个关键组成部分。从毛囊底部开始，可见毛乳头、基质、外毛根鞘、内毛根鞘和毛干。其中毛干是唯一裸露在皮肤表面的部分。毛干由三层组成：毛小皮、皮质和髓质。毛小皮作为外层与内毛根鞘相互交织，构成了毛发的表面，形成了毛发从毛囊中长出的形态。中间层，即皮质，是由一种叫角蛋白的有机蛋白质组成毛干的大部分，赋予头发强度和大部分色素。毛干的中心或核心是髓质，细毛和极细毛中常缺少这部分[1]。

内毛根鞘的不对称导致了种族毛发的差异。如果看内毛根鞘的横截面，非洲人的形状为椭圆形，亚洲人为圆形，白种人为卵形。毛囊的形状决定了毛干从毛囊生长出的形状。因为毛干从毛囊中生长出时，毛纤维的直径会与毛囊内部的直径相同。

在直发或波浪卷发中，毛囊垂直于头皮表面，或多或少有轻微的倾斜。毛囊倾斜的角度决定了毛发的自然走向或波浪形态。直毛或波浪状毛的毛囊通常为圆形或椭圆形[2]。

在极其卷曲的头发中，毛囊几乎平行于头皮表面生长。产生极其卷曲毛发的毛囊具有扁平、椭圆形的形状（▶图 70.1）。

我们从头皮上观察到的卷曲也常存在于皮肤内部或皮肤下。毛囊在皮肤内部盘绕弯曲，程度从轻度卷曲到极度几乎 C 形卷曲。有时会发现，毛干会在表皮下先笔直 2～3 mm 再卷曲（▶图 70.2）。

毛囊让发丝形成卷曲，导致皮脂腺产生的油脂难以沿着毛干流下。油脂的缺乏导致发丝变得干燥，因此卷曲毛发需要不断地补充水分[3]。

毛囊的形状决定了毛发的直或卷，毛囊的大小决定了毛发的粗细。黑种人头发的直径比其他种族要低。黑种人毛干直径平均为 60～65 μm，白种人为 70～75 μm，亚洲人更接近 100 μm。这与普遍的错误认识相反。

70.3 脱发原因及管理

正如雄激素性秃发在大多数人种中一样，雄激

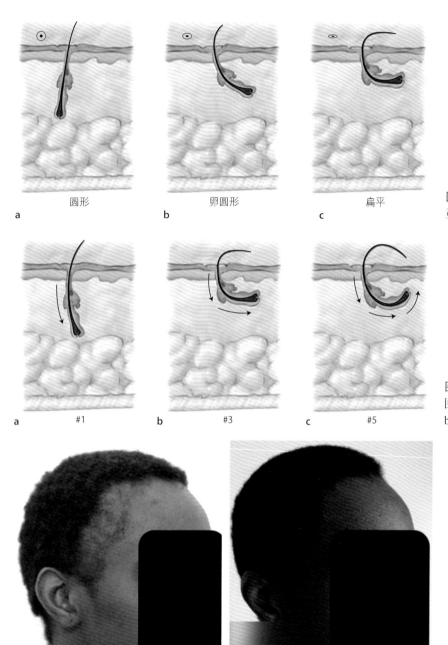

图 70.1　毛囊形态的种族差异图。a. 东亚人。b. 白种人。c. 非洲裔美国人

图 70.2　a.–c. 非洲人毛囊卷曲度变化图。卷曲位置和程度的变化：a. #1。b. #3。c. #5

图 70.3　毛囊单位钻取术治疗牵拉性秃发的黑种人女性患者。a. 术前。b. 术后

素性秃发（男性和女性型脱发）也是非洲人脱发的主要原因。先药物治疗后手术是治疗本病的常规方法。还有其他类型的脱发在黑种人中比一般人群更常见，包括牵拉性秃发（traction alopecia，TA）、瘢痕性秃发、铁和维生素缺乏性脱发。

70.3.1　牵拉性秃发

　　发型（马尾辫、辫子和其他形式的机械牵拉）会牵扯毛发，在毛囊周围产生疼痛和炎症。微炎症和氧化应激导致毛囊从生长期进入退行期。这种创伤随着时间的推移不断重复，会导致永久性脱发和秃发。

　　患者在开始时会注意到前额发际线、太阳穴和颞区的毛发脱落。这些毛发会重新生长。但随着时间的推移，患者会发现再生毛发变薄和色素脱失，最终他们会惊讶于该区域的毛发永久缺失（▶图 70.3）。

　　毛发移植能成功治疗 TA。在诊断 TA 时，需要时刻考虑并进行鉴别诊断：

- 前额纤维化性秃发（frontal fibrosing alopecia，FFA）类似 TA，但毛发移植效果不佳。
- 女性型脱发。
- 斑秃。

通过详细的病史询问、仔细的皮肤镜临床检查、组织活检，植发医生（hair restoration surgeon，HRS）应该能明确诊断。TA 的治疗需要改变患者的行为，停止或减少有害操作的频率，用米诺地尔、激光、富血小板血浆（platelet-rich plasma，PRP）等产品刺激和促进毛囊再生，以逆转毛发周期，手术通常是最后的手段。

70.3.2 瘢痕性秃发

原发性瘢痕性秃发在黑种人患者中相对常见。中心性离心性瘢痕性秃发（central centrifugal cicatricial alopecia，CCCA）发生于许多黑种人女性。它被称为热梳脱发，因为与过度使用热发松弛剂有关（▶图 70.4）。其他常见情况有 FFA、秃发性毛囊炎、男性胡须毛囊炎、毛发扁平苔藓。高度怀疑时使用头皮活检是诊断的关键[4]。

化工产品烧伤后继发瘢痕性秃发也是一个问题。此外，热、化学或机械应力也会造成毛干末端分叉。松弛剂、烫发剂、染发剂等毛发产品的过度应用可能会剥落毛干外侧的保护层，使头发变脆弱，更容易发生分叉和断裂。至少每 6～10 周修剪头发的末端可以防止头发的分叉[5]。

70.3.3 其他情况

由于子宫肌瘤的原因，年轻黑种人女性经常出现缺铁，这可能会引起头发断裂，久而久之会导致脱发。甲状腺疾病和维生素 D 缺乏也是常见的女性患者脱发原因。血液检查有助于这些病因的诊断。脱发情况在对症治疗后得到改善。

70.4 非洲人毛发和卷发的毛发移植手术

70.4.1 咨询

非洲裔患者容易出现皮肤愈合异常，这限制了毛发移植的应用。潜在问题包括瘢痕疙瘩形成、增生性瘢痕、色素减退和色素沉着。在初步咨询期间，可以通过询问病史和体检来筛查这些问题。以前，如果患者有瘢痕疙瘩的病史，笔者建议不要进行毛发移植[6]。然而，笔者现在更愿意为有此种病史的患者手术。通过使用 FUE、PRP、Acell 和糖皮质激素注射的保守方法，我们可以在患者同意的情况下进行一些毛发移植试验。如果测试过程顺利，则可以进行全套移植。

70.4.2 发际线规划

黑种人患者的颅骨处于中等长度和宽度，而白种人的颅骨则更长、更窄，东亚人的颅骨更宽。因此，许多黑种人患者的自然发际线比白种人更平坦，但不像大多数亚洲人那样平坦。在圆脸的黑种人男性中，笔者倾向于平坦的发际线，而在脸型趋向于长方形的男性中，典型的弯曲发际线（如白种人）则更为可取。对于女性，无论其头部形状如何，发际线通常更平坦或更圆。虽然在黑种人患者中，较平坦的发际线通常较为合适，但如果他们的供受体比例较低，则可能需要选择更保守的发际线设计。

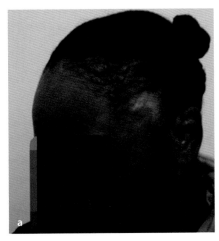
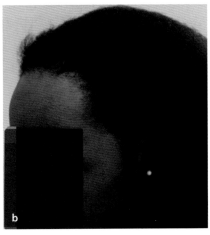

图 70.4 化学松弛剂烧伤继发瘢痕性秃发（注意色素减退和毛囊的缺乏）。手术是恢复毛发覆盖率的唯一有效治疗手段

70.4.3　毛发密度和供体容量

黑种人的平均供体密度为 $60\sim65$ FU/cm^2，而白种人的平均密度 ≥ 80 FU/cm^2。对于广泛秃顶患者（Norwood 5 级及以上），供区不足以满足受区的需求。毛发卷曲和黑色的肤色与头发颜色之间对比度通常很低的特点，都有助于更好地实现用更少的头发覆盖更大面积的效果。将毛发移植手术与头皮文饰（scalp micropigmentation，SMP）相结合效果也不错。

70.4.4　手术注意事项

供体获取是影响手术成功的第一个重要步骤。黑种人毛囊在皮内的弯曲程度非常特殊，并与高横断率和随后的不良结果相关。为了降低横断率，了解和解决黑种人患者中毛囊卷曲的高度和曲率是很重要的。大量的膨胀液可以帮助拉直部分毛囊的弧度。必须确定每位患者的具体卷曲程度、曲率和毛囊位置，并适当调整环钻尺寸、插入角度和切口深度。

■ 手动毛囊单位钻取术

笔者更喜欢使用第 62 章"手动毛囊单位钻取术"中描述的四步手动 FUE 方法。有经验的医生使用这种方法时会有一种"感觉"，可以感觉到环钻何时接触皮肤、何时接触头发，并且可以在切开皮肤时对钻取角度进行细微的调整。对于非黑种人患者来说，通常建议使用非常锋利的环钻来减少毛囊的扭曲和横断。然而，对于黑种人患者来说，半锋利的环钻通常更合适，因为它有助于保持医生的这种感觉。大多数黑种人患者的毛囊可以用外径为 $0.95\sim1.1$ mm 的环钻成功地进行钻取。通过采用四步 FUE 技术，笔者可以实现低至 3% 的毛囊横断率。

■ 电动毛囊单位钻取术

以前，笔者认为，由于失去了手动系统的感觉和控制，带有锐利环钻的电动 FUE 增加了黑种人患者毛囊横断的风险。然而，随着可改变旋转选项的新型混合环钻和 FUE 电机系统的发展，这种情况已经发生改变。环钻逐渐光滑平整的表面、外部切缘和内部曲线（例如 Trivellini 的 Mamba、Devroye 的

WAW、Umar 的智能环钻）都代表着技术的进步，并且能更好地避免毛囊横断。使用这些系统，横断率可以低至 $1\%\sim5\%$。它们还具有更快、更不易疲劳和更快学习毛囊曲线的额外优势。此外，这些较新的系统还可以使用较小的环钻（见第 67 章）。

FUE 技术的这些适应性使其成为黑种人男性患者毛发移植的一个很好的选择。手术的持续时间和成本与瘢痕改善的程度密切相关（该术式很少见到增生性瘢痕或瘢痕疙瘩）。由于潜在的并发症和对发型的要求（短发），笔者更推荐对男性患者使用 FUE 技术。但 FUT 仍然是女性毛发移植的第一选择，因为黑种人女性的供区面积较小，而且往往会留较长的发型。

70.4.5　受区

关于剩下的步骤，通常建议采用与白种人相同的植发规则。因为黑种人患者供体数量较低，且卷曲的毛发看起来更加茂密，因此其中央区域的打孔密度通常低于白种人患者。然而，在发际线处，笔者通常倾向于 $40\sim50$ FU/cm^2 的密度。其他外科医生建议弯曲针头以形成更自然适合移植的切口。笔者更倾向于使用 0.9 mm 刀片进行单根毛发移植，而对于较大的毛囊，则使用 $1.0\sim1.1$ mm 的刀片。深色皮肤色素沉着会使受体部位更加难以辨清。在种植前应用龙胆紫或亚甲基蓝可以有效解决这个问题。最近的研究表明，龙胆紫应该比亚甲基蓝更受青睐，因为后者可能会对受区毛囊生长产生负面影响。笔者认为，通过适当的放大倍数（蔡司放大倍数 ×6）和提升照明，受区部位会更加清晰。

所有毛发移植手术中采用的术后护理普遍适用于黑种人患者：FUE 术后护理常规只有两个小调整。首先，强调头皮保湿的重要性，并尽可能督促患者经常这样做。其次，患者在术后 10 天～2 周内需使用抗生素，如多西环素，以降低毛囊炎的发生率。

70.5　结论

适当的患者选择、使用先进的环钻和工具以及运用最新的外科技术，使医生能够克服为非洲患者进行 FUE 时面临的挑战和问题。非洲患者毛发移植的结果示例如 ▶图 70.5～▶图 70.7。

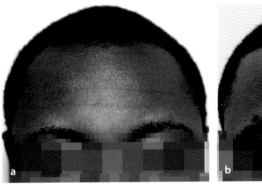
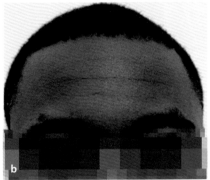

图 70.5 采用头皮文饰＋毛囊单位钻取术联合治疗的方式为早期脱发的黑种人男性患者重建发际线。a. 术前。b. 术后

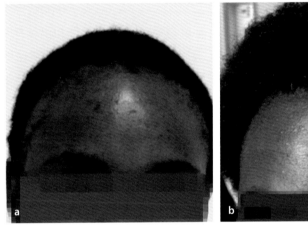

图 70.6 接受了近 2 000 株毛囊单位钻取术治疗的额颞部发际线后移的黑种人女性患者。a. 术前。b. 术后

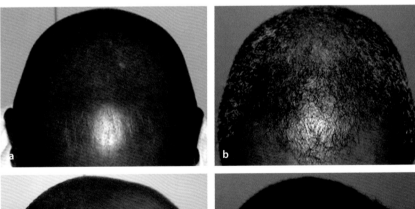

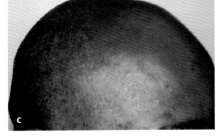
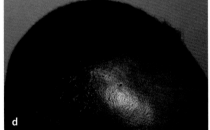

图 70.7 手术和药物联合治疗的 5 级和 6 级黑种人男性脱发患者。治疗后的 6 个月随访：2 000 株毛囊单位钻取术 +LED 灯照射 +HELP HAIR 的乳清蛋白 + 后侧和顶部的米诺地尔。a. 治疗前的正面。b. 治疗后的正面。c. 治疗前侧面。d. 治疗后侧面

参 考 文 献

[1] WWW. Dermatologyabout.com/Cs/hair anatomy/a/hairbiology-2htm
[2] Mayer M. Hair transplantation in black patients. In: Unger W, Shapiro R, Unger R, Unger M, eds. New York, NY: Thieme; 2010: 431-435
[3] Dr. Monte and Dr. Harris. Hair and culture. Available at: www. harrisface.com/hair-and-culture.html
[4] Perling LC, Cowper SE, Knop EA. Traction alopecia, central centrifugal cicatricial alopecia. In: Sperling LC, ed. An Atlas of Hair Pathology with Clinical Correlations. 2nd ed. London: CRC Press; 2012: 61-72, 120-126, 127-131, 150-154
[5] Singh MK, Avram MR. Technical considerations for follicular unit extraction in African-American hair. Dermatol Surg. 2013; 39(8): 1282-1284
[6] Cooley J. Hair transplantation in blacks. In: Haber S, Stough D, eds. Hair Transplantation. Philadelphia, PA: Saunders. 2006: 143-150

用于修复的 FUE

Follicular Unit Excision for Corrective Work

概要 对于某些情况，只有通过毛囊单位钻取术（FUE）才能进行修复。当用于头皮条切取术修复的供体毛发耗尽时，通过 FUE 还能够利用传统安全供区之外的额外头皮毛发。它还能从之前的钻孔或头皮条切取术留下的瘢痕间仔细提取供区毛发。此外，体毛可用于修复。FUE 还能去除和回收过去手术导致的不美观的堵塞的移植物。头皮文饰（SMP）作为 FUE 的补充，可以用于掩盖线性瘢痕，并在耗尽的供区给人毛发量增多的印象。修复病例可能非常复杂且具有挑战性。它们存在许多困难，例如供区密度低和先前存在的瘢痕。由于现有瘢痕或移植体角度不当导致毛发角度变形，移植体可能更难提取。外科医生必须了解这些困难并了解自己的技能水平，并在必要时将这些病例转诊给更有经验的同事。

关键词 FUE 修复，FUE 疑难病例，FUE 供体耗尽，SMP 和 FUE，瘢痕中 FUE 应用

关键要点

- 毛囊单位钻取术可以作为修复过去毛发移植手术的一个很好的替代方法，但利用它也有一些困难。
- 使用头皮文饰可以提高 FUE 修复术的最终结果。
- 修复案例通常更难、更具挑战性，必须由有经验的医生来操作。

71.1 简介

对于部分病例，只有通过毛囊单位钻取术才能进行修复。通常，由于多处或增宽的瘢痕、头皮紧绷和供体耗尽，可能无法再进行供区头皮条的提取[1,2]。在这些情况下，FUE 能让我们从头皮和身体来源提取那些传统上无法通过头皮条获取但可以用于修复的额外的供体毛发。FUE 还提高了我们提取和重新分布过去手术导致的不美观的堵塞移植物的能力。头皮文饰作为 FUE 的补充，可以用于掩盖线性瘢痕，并在耗尽的供区和稀薄的受区给人毛发量更多的印象。应该强调的是，修复病例可能非常复杂和具有挑战性。存在许多困难，例如供区密度低、已有瘢痕，以及由于现有瘢痕导致毛发角度变形而更难以提取移植体。外科医生必须了解这些困难并了解自己的技能水平和局限性。

如有必要，他们应将这些案例转诊给更有经验的同事。

71.2 使用 FUE 修复的好处

71.2.1 使用传统安全区外的头发

FUE 能在头皮中使用比"传统"安全区域更大的供区，因为它在一定程度上扩大了移植体获取的可能区域。颈背，枕骨隆突下方区域、上外侧区域，耳上区域和颞部都是可能的供区[2]。尽管这些区域的毛发可能被证明比"更安全"的常规供区寿命短，但在年轻时期提供更多可移植的头发，对患者来说更重要。此外，选择从这些区域获取两根或三根毛发毛囊单位（FU）将增加它们长期存活的概率。

71.2.2 使用钻孔或头皮条瘢痕间的毛发

FUE 的另一个潜在优势是可以提取在钻孔瘢痕或头皮条瘢痕间的毛发。即使在供区因大面积钻孔获取毛囊而大部分耗尽的情况下，也可以使用小直径的 FUE 钻孔进行保守获取（▶图 71.1）[3]。在这

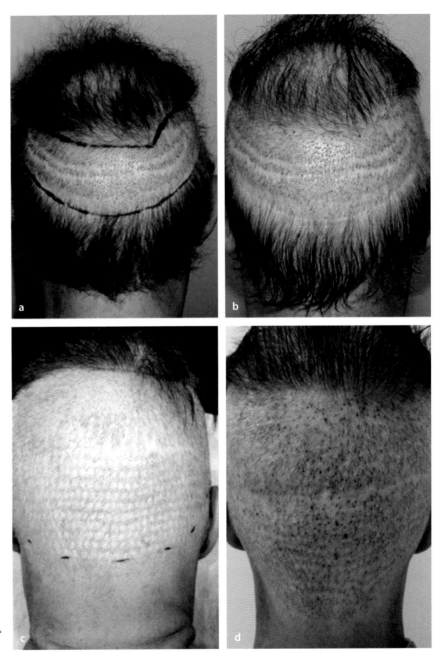

图 71.1 FUE 用于线性瘢痕之间的提取：
a. 提取前。b. 提取后。FUE 用于提取钻孔
瘢痕：c. 提取前。d. 提取后

些情况下必须非常小心，因为 FUE 增加了点状瘢痕，如果过度提取，会使已经过度获取的供区的外观更差。通常情况下，这样做的目的是让头发看起来更加均匀，甚至可以把未采集的区域稍微变薄，把瘢痕或受损的区域稍微增厚。

71.2.3 体毛的使用

主要来自胡须的体毛可用于毛发移植，但最好在头皮供区耗尽的情况下使用。由于体毛与头发的形态不同，使用胡须时，优先在头皮的中央和尾部区域使用以增加密度（▶图 71.2）[4, 5, 6]。

胡须以外区域的体毛更加纤细，既可用于柔化发际线，又可在所有其他来源耗尽时，作为增加密度和掩盖的最后手段。

71.2.4 能够从条状瘢痕可能可见的区域"小心"采集毛发

FUE 手术的一个适应证是毛发密度或直径低的患者，尤其是当首选短发时，线性瘢痕暴露的风险更大。也正是这些情况需要外科医生控制，不要从已经低密度的供区获取太多毛发。在这些情况下，使用覆盖值等概念对供区进行管理尤为重要。

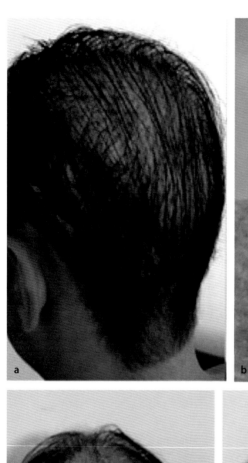
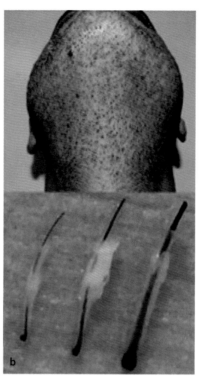
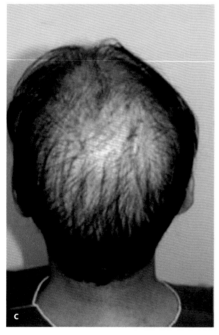
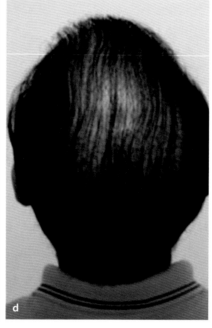

图 71.2　a. 供区严重耗竭的患者。b. 胡须毛囊单位钻取用作供体来源。注意头皮和胡须之间的厚度差异。c.、d. 胡须种植前后的头皮中部和头顶

71.2.5　能够去除和重新分布不自然的、堵塞的移植物以修复发际线

FUE 对于修复不自然的发际线非常有用。发际线看起来不自然的两个最常见原因是设计不当或发际线上的移植体聚集成簇。设计不当的发际线可能太低、太直，或者有过分填充的钝角。过去是在发际线上聚集性植发 10 ~ 12 根会看起来不自然。然而，如今如果有凹陷、压缩、角度不佳或方向错误，即使是小的、两根和三根毛发移植体也会看起来堵塞和不自然。此外，只能在发际线的最前端进行细的单发移植。不幸的是，对于 FUE（与 FUT 不同），移植体不会在显微镜下进行常规检查，两根和三根毛发移植物经常被错误地种植在发际线上。

在很多情况下，简单地添加移植体来掩盖是行

不通的，甚至会浪费移植体并使发际线更加明显，从而使情况变得更糟。通过使用 FUE，可以去除不自然的移植物并将其回收到其他区域[7]。去除这些移植体从而创造出新的自然发际线。有时激光脱毛与 FUE 结合使用以去除所有毛发。

71.2.6　能在罕见情况下使用来自受区的移植物

Seastian Yart 医生描述了"罕见"的情况，在这种情况下，从受区获得移植体以在患者年轻时暂时覆盖缺陷，而不是浪费永久供区头发，可能是一种谨慎的方法。例如，对于一位头顶有瘢痕且长期脱发模式未知的年轻患者，使用邻近受区的一些头发覆盖瘢痕区域可能更安全。将来，如果他或她进展到 6 级，他或她将以正常脱发模式进展，可以保持原样或根据当时的供体供应进行治疗。这被称为潜在的雄激素性毛发移植（potentially androgenetic hair transplantation，PATH）[9]。

71.3　使用 FUE 进行修复的困难

在 FUE 修复工作中，外科医生可能会面临一些困难。首要问题是供区毛发密度低。除了格外注意不要过多消耗供区外，最重要的是知道如何优化结果，明智地获取可能从供区钻取的毛囊。在这些情况下，成为一个有一颗子弹的"神枪手"非常重要[2]。使用覆盖值的概念可能有助于确定可获取的最大数量安全供体。

在这一点上，最有用的技巧是"如何以少类多"，以及哪种策略会产生更大的影响。例如，当供区有限时，笔者认为，通过去除和回收发际线上的移植体，然后使用最小需要量使其看起来自然，可以利用最少量的移植体来实现更大的提升（▶图71.3）。将增加的密度集中在前额簇状区，制造微小的 V 形发尖，以及增加颞部移植点，都可以利用有限的移植体来创造明显的美学改观。然后，胡须和

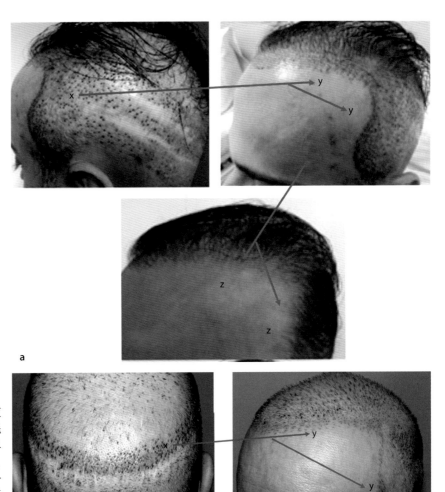

图 71.3　a. 在完全耗尽供体的患者中应用"以少类多"的概念。总共从完全耗尽的供区（x）收获了 1 028 个毛囊单位。移植体被种植在发际线和额角（y），以创造一个更自然的外观（z）。b. 另一位供区完全耗尽的患者。总共收获了 1 743 个移植物，通过将它们种植在发际线、颞点和前额来改善外观

其他来源的体毛可以与剩余的头发联合使用，以增加发际线后面的密度，重新创造一个更自然的密度梯度。通过使供区和受区密度更加均衡，也有助于达到"同质化的外观"。

另一个外科医生常面临的障碍是供区现有瘢痕造成的扭曲。它通常使钻取变得困难，并导致较高的无意横断率。然而，有意只钻取一部分含有三个毛囊的 FU 的策略有时是保留供区的好方法。经验有助于指导外科医生做出必要的调整，这就是为什么要将这些具有挑战性的修复病例最好交给那些有更多经验的人去做。至关重要的是要控制和避免钻取过多的供体，在这方面使用较小的环钻（＜ 0.85 mm）是有帮助的。

使用只能通过 FUE 技术获得的体毛移植物可能有助于取得更好的效果，但重要的是要记住，这些移植体很难被钻取，而且它们的生长一般不太可靠，在改善体积方面的美容效果也较差[4,5,6]。

71.4 使用 FUE 进行修复的具体指征

以下一些情况，FUE 可能是修复的良好选择。

• 头皮质地紧绷或毛发密度低，但不能进行头皮条切取术的患者的修复工作。

• 供区因以前的头皮条或 FUE 手术而外表不美观或移植物耗尽的患者的修复工作（▶图 71.4）。

• 对于发际线的修复，通过重新利用患者以前移植的聚集成簇的发束来创造一个更自然的发际线。当发际线不降低时，这一点尤其重要（▶图 71.5）[2,7]。

• 用于修复供区以前钻取术或头皮条切除术造成的瘢痕。将 FUE 移植体植入点状和带状瘢痕中效果都很好，特别是与 SMP 结合使用时。

在这些情况下，我们应该避免使用含单个毛囊的移植体（只使用双根毛囊和三根毛囊的移植物），并让患者知道很有可能需要进行第二次治疗来完成瘢痕的掩盖（▶图 71.6）。

• FUE 是修复烧伤瘢痕、创伤、瘢痕性秃发和其他缺陷的一个不错选择。

71.5 使用 FUE 的禁忌证

最大的禁忌是没有可用的供体毛发：头皮供区已枯竭，并且不能使用胡须或体毛。在这种情况下，使用假发或 SMP 会更有效。

71.6 头皮文饰

SMP 可以与 FUE 联合使用[7,8]。

首先，SMP 可以用来在供区开始耗尽的地方给人以更多毛发的假象。这本身是有用的。此外，在某些情况下，使用 SMP 还可以从一个区域切除稍多的 FUE 移植体，从而略微增加可使用的供体，而不至于使其看起来太稀疏。并且，SMP 还可以增加受区密度（在头发覆盖率较低的区域作为补

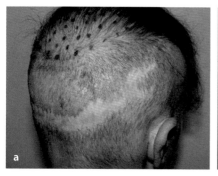
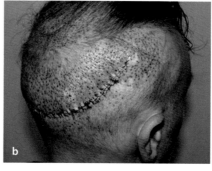

图 71.4 a. 此前的毛囊单位头皮条切取术造成的宽大瘢痕和皮肤无弹性使进一步的供体移植物获取变得困难。b. 用 FUE 和 0.8 mm 的环钻在瘢痕上下钻取并获得 1 817 个移植体

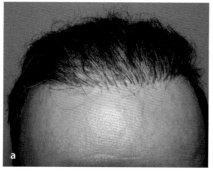
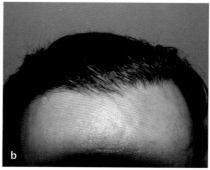

图 71.5 使用毛囊单位钻取技术，去除微小移植物和前额发束，使发际线更加自然。a. 修复前。b. 修复后

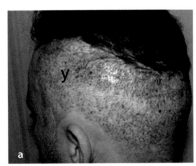

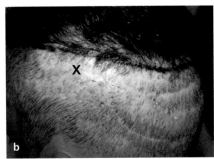
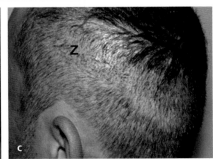

图 71.6 a.-c. 毛囊单位钻取移植术用于修复多个宽条状手术瘢痕。术前（x），获取移植体后即刻（y），以及在两次植发术后（相隔 9 个月）（z）

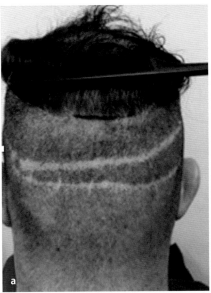
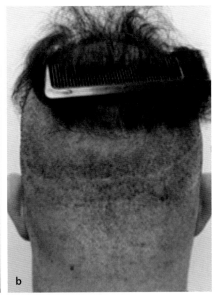

图 71.7 a., b. FUE 用于在剃发后 2 周内暂时遮盖旧的手术瘢痕。在手术当日和次日做了两个疗程的头皮文饰

充使用）。它也可以作为一种补充治疗的选择，用于治疗秃发程度较高的剃发造型（Norwood 6 或 7 级）。

　　SMP 也可以作为一种临时性的解决方案，在 FUE 手术剃发后掩饰供区的条状瘢痕。剃发时，既往手术造成的条状瘢痕的暴露常常使患者不愿做 FUE 手术（▶图 71.7）。此类患者需要一个特殊的方案（见第 13B 章）。

　　必须指出的是，SMP 的经验仍然相当有限。几乎总是在广泛使用一种新技术的初期，医生不断突破自己能力的极限，没有经验的人就会犯错误。开始使用 SMP 也不例外。从业者应该从较小的病例开始，经常回顾结果，然后再接手大量的大型病例。现在已经有越来越多的修复病例需要移除和重做 SMP。一些外科医生为了应用 SMP，故意在供区过度提取。这种策略是不可取的。外科医生不应该主动地制造一个问题，然后用另一种技术去解决。

71.7 结论

　　"总能为患者考虑更多"是修复手术中的一句至理名言，必须始终牢记。然而，重要的是要清楚地解释，由于供区的稀缺，即使是竭尽全力和最先进的方法也可能无法满足患者的期望。应告知患者，FUE 移植体可能在瘢痕中生长不良。避免患者感到沮丧的唯一方法是外科医生要非常清楚地说明可能出现的困难，并避免作出过多的承诺。外科医生应当向患者解释所有的风险，并与患者一起决定什么时候最好不做修复。

修复病例通常更难，更具挑战性，更适合有丰富经验的外科医生。如果患者咨询的是一位刚进入该领域，专业知识较少的外科医生，那么如果患者被转诊给更具专业性的植发科医生，他会心怀感谢。

参 考 文 献

［1］ Bunagan MJK, Banka N, Shapiro J. Hair transplantation update: procedural techniques, innovations, and applications. Dermatol Clin. 2013; 31(1): 141－153

［2］ Harris JA. Follicular unit extraction. Facial Plast Surg Clin North Am. 2013; 21(3): 375－384

［3］ Avram MR, Rogers N, Watkins S. Side-effects from follicular unit extraction in hair transplantation. J Cutan Aesthet Surg. 2014; 7(3): 177－179

［4］ Umar S. Use of body hair and beard hair in hair restoration. Facial Plast Surg Clin North Am. 2013; 21(3): 469－477

［5］ Umar S. Body hair transplant by follicular unit extraction: my experience with 122 patients. Aesthetic Surg J. 2016; 36(10): 1101－1110

［6］ Poswal A. Use of body and beard donor hair in surgical treatment of androgenic alopecia. Indian J Plast Surg. 2013; 46(1): 117－120

［7］ Vogel JE. Correcting problems in hair restoration surgery: an update. Facial Plast Surg Clin North Am. 2004; 12(2): 263－278

［8］ Traquina AC. Micropigmentation as an adjuvant in cosmetic surgery of the scalp. Dermatol Surg. 2001; 27(2): 123－128

［9］ Rassman WR, Kim J., Pak J., Ruston A., Farjo B.. Combining scalp micropigmentation (SMP) with hair transplantation and hair transplant. Hair Transpl Forum Int. 2016; 26(3): 91－95

72A

Jae Hyun Park

江南一　译，姜金豆　李政　审校

不剃发 FUE

Nonshaven Follicular Unit Extraction Techniques

概要　顾名思义，不剃发毛囊单位钻取术（nonshaven follicular unit excision，NS-FUE）不需要剃除供区的毛发，而这也是毛囊单位钻取术（FUE）最不方便的地方。患者不仅希望术后痛感低，瘢痕小，也不想要被剃发。如果 FUE 不用剃发，患者满意度也会更高。在无数外科医生的努力下，NS-FUE 最终问世了。进行 NS-FUE 主要有两种方式：直接法和预修剪法。然而，NS-FUE 的所有方式都涉及成功的钻取和拔毛及同时将若干长发放到一边；这需要大量的额外工作，也需要时间去达到一定的效率和技巧。克服 NS-FUE 的手术障碍将会有更高的患者满意度。本章节主要讲述为完成一台成功的 NS-FUE 如何挑选最好的器械和方法，以及适合的人选。

关键词　不剃发 FUE，直接法，预修剪法，Boaventura 环钻，开放式环钻，开窗式环钻，NS-FUE

关键要点

- 在进行 FUE 时，传统上需要对供区进行全面剃发，这对于很多患者来说在外观上是不可接受的。
- 目前有三种新方法来进行 NS-FUE：预修剪法，直接法以及使用开窗的长发环钻。
- NS-FUE 的主要优点是极大地改善了头皮供区的术后外观，使得患者能更快地重新进入正常生活。

72A.1　简介

　　自从 2002 年推出以来，FUE 已经取得了很大的进展，并变得越来越受欢迎[1]。全球毛发移植统计显示，在 2014 年进行的 397 048 次毛发移植手术中（比 2012 年增加了 28%），48.5% 是 FUE 手术[2]。

　　FUE 有相关的优点和缺点。就优点而言，FUE 不会产生线性的供区瘢痕，使得术后疼痛更少。此外，即使供区头皮的活动度有限，通过 FUE 技术也可以移植大量的毛发。因此，当供区头皮活动度不大时，人们会选择 FUE。然而，在传统的 FUE 中，供区的头发是需要被剃除的，这成为阻碍人们选择 FUE 植发的一个主要原因。取头皮条的方法会在供区产生一条线性瘢痕，且术后疼痛也会比 FUE 强很多。为了防止供区线性瘢痕的产生，并尽量减少术后疼痛，同时也避免剃发，不剃发 FUE 可以说是一种很好的选择。

72A.2　多种不剃发毛囊单位提取技术

　　进行 NS-FUE 的方法有很多[3]。

　　首先，可以进行预修剪[4]。将供区分成几个区域，每个区域修剪一定数量的毛发供医生在手术时提取。修剪发干的长度控制在 1～3 mm，可根据手术目的，受区所在位置，以及其他因素进行调整（▶图 72A.1）。

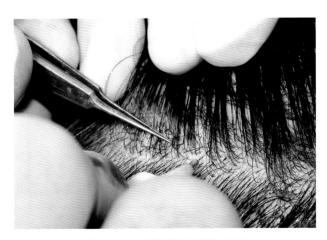

图 72A.1　预修剪的不剃发 FUE

第二种技术采用直接法，省略了修剪的步骤[5]。修剪和提取同时进行。使用这种方法提取的发干长度会短至 0.3～0.8 mm（▶图 72A.2）。

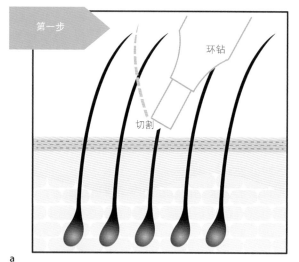

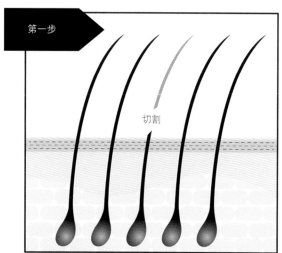

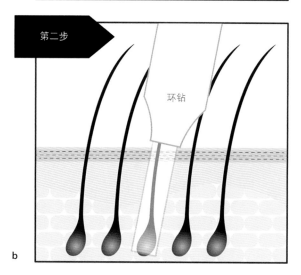

图 72A.2 a. 直接法 NS-FUE。b. 预修剪法 NS-FUE

另一种技术是最先进的长发 NS-FUE 方法。毛发会被放入一个特殊设计的环钻头的开窗里。在早先的一项研究中，笔者将这种设备称为"窗口环钻"。Boaventura 也发明了一种相似的环钻，称之为"开放式环钻"。描述这种环钻的形式和功能的更好的术语是"开窗式环钻"[6]。因此，下文将使用"开窗式环钻"这一术语。开窗式环钻在环钻头有一个宽为 0.2～0.3 mm 的槽型窗口，使得供区不用提前修剪就可以提取长发（▶图 72A.3）。利用开窗式环钻，在不进行术前修剪的情况下，医生可以提取很长发干的毛囊，也可以通过预先修剪的方式，得到特定长度的毛发。此外，Trivellini 设计了一种新的有凹槽的环钻，不用在操作中对头发进行修剪，从而保持长发的完整。

当采用 NS-FUE 的预修剪法而不使用开窗式环钻时，发干的长度最多可以达到 3 mm。对于长度超过 3 mm 的毛发，提取时很难将拥有双根、三根甚至四根毛发的毛囊单位同时完全放入环钻中（▶图 72A.4）。

当采用直接法提取时，提取到的发干长度在 0.3～0.8 mm，但这个长度对于眉毛移植和睫毛移植来说是不够的[7, 8]，而且此时发干的弯曲方向也很重要；当遇上腹部脂肪褶皱多，较为丰满的女性的阴部移植时，这个长度也会导致植入的毛发被埋在皮肤下方无法长出（▶图 72A.5）[9]。

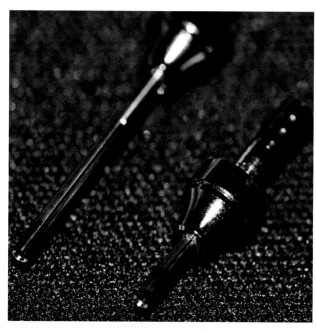

图 72A.3 开窗式环钻

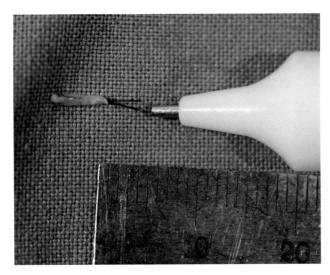

图 72A.4 在用预修剪法进行 NS−FUE 时，很难将环钻头插入修剪后超过 3 mm 的毛发中

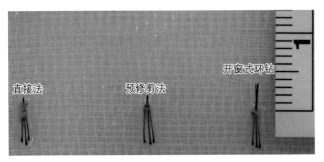

图 72A.5 通过直接法和预修剪法及开窗式环钻取得的毛发放大图。预修剪法取得的毛发发干长度在 1～3 mm，用开窗式环钻取得的毛发发干长度长于 3 mm。用直接法取得的毛发发干长度相对较短（0.3～0.8 mm）

NS−FUE 是通过重复一系列的步骤进行的：选择目标毛发，将环钻移动到要提取的毛发上方，利用环钻创造一个切口。简单来说，这些步骤是选取、瞄准、居中、钻取、再次选取。

预修剪的 NS−FUE 需要更多的时间来进行选择和瞄准，因为必须找到之前修剪过的目标头发。相比之下，使用直接法可直接从先前取过的地方移动到最近的目标头发，从而缩短每一步骤间的时间。同时预修剪法也需要额外的时间在术前去修剪。在剪刀方面可以选取锋利且尖的，如虹膜剪等。

较长的手术时长往往会导致医生和患者的疲劳以及注意力的丧失，这可能会导致较高的横切率和更长的离体时间，使得移植体的成活率下降。

直接法的提取速度更快，且不需要额外的时间来进行预修剪。虽然过度修剪可以使得提取更快，但也并不需要，因为目标头发可以被环钻头切断。

直接法有着更长的学习曲线，也需要更多的手术技巧去辨认准确的毛发取出角度和方向。

有些临床医生认为若使用直接法，环钻头会很快变钝，但笔者并没有发现这两种方法在更换环钻头的时间上有什么差别。更换时间将取决于环钻的类型、制造商、环钻头的厚度、皮肤类型以及毛发的深度。此外，更换一个环钻头只需要 30～40 秒。

两种方法的优缺点比较见表（表 72A.1 和表72A.2）。

表 72A.1 预修剪法的优点和缺点

优　点	缺　点
更易瞄准	需要更多时间和精力来预修剪头发
较短的学习曲线	由助手来挑选目标毛发（并不总是）
毛干长度可控（更长）	过度修剪
	难以确认下一个目标毛发（特别是当供区面积大，而所需移植体少时）
	手术时间更长

表 72A.2 直接法的优点和缺点

优　点	缺　点
更快	较长的学习曲线
医生掌控整个进程	更短的毛发
医生来挑选目标毛发	更难辨认毛发的出口角度和方向

72A.3 适应证和禁忌证

从根本上说，NS−FUE 是一种合适且有效的提取方式，特别是对于那些因供区头皮活动度不够而不适合做头皮条切取术，抑或是因为别的一些原因而强烈拒绝头皮条切取术的患者。然而，这种技术需要技巧以及训练有素的医生和团队来达到最佳效果。

此外，根据头发的长度、受区的位置、做手术的目的、头发的类型或其他因素来选择合适的 NS−FUE 方法（直接法，预修剪法，或者使用开窗式环钻）是很重要的（▶图 72A.6 和表 72A.3）。

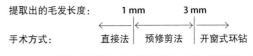

图 72A.6 根据不同的毛发长度对手术方式进行比较

表 72A.3 NS-FUE 的手术方式选取

更适合直接法的情况	更适合预修剪法的情况
直发	卷发
大面积提取	小面积提取
男性和女性脱发及头顶脱发	肥胖患者的脱发
	眉毛和睫毛

72A.4 器械和设备

在 NS-FUE 中使用的器械和设备跟在普通 FUE 手术中使用的并没有太大的差别[10, 11, 12]。在选择患者体位（俯卧位和坐位）和训练有素的手术团队所采取的一系列步骤中有轻微的差别。

NS-FUE 跟部分或者全部剃光的 FUE 不同，是在有长发的阻碍下进行的。因此，当传统 FUE 手术方法基本确定的情况下，还需要更多的技术知识和经验来取得最佳的效果。

与俯卧位相比，患者在坐位下进行 NS-FUE 的效率更高。当然，这只是一个一般性的建议，医生对一个特定体位的熟悉度和舒适度仍然是最重要的。

跟坐位比起来，采取俯卧位时用两把弯头精细镊拔毛会更有效率，一把夹住毛囊，一把按住皮肤来产生一个反作用力。一般来说，在坐位下进行 NS-FUE 时，使用辅助拔毛镊（ATOE）比使用精细镊更有效，但这个规则并不是绝对的（▶图 72A.7）。

直接法 NS-FUE 不能使用手动的环钻。为了确保在修剪毛发的同时钻取皮肤，我们需要一个快速旋转的锋利环钻头。

振荡式和旋转式环钻头都可用于 NS-FUE。

72A.5 NS-FUE 中的人体工程学

与传统的 FUE 相比，NS-FUE 是一项更具挑战性的技术，它的手术时间更长，会需要更高的专注力和耐力。因此，NS-FUE 在提取供体毛发时，人体工程学是一项重要的考虑因素[13]。

合适的患者体位不仅可以减少医生术中和术后的肌肉酸痛以及疲劳，还可以建立一个有效的手术系统来缩短手术时长及提高手术效率。这些考虑不仅对医生很重要，对患者的舒适度也会有影响。

FUE 手术中的患者体位可以分为三种。第一种，患者处于俯卧位，医生从患者头的正上方操作。第二种，患者处于俯卧位，医生从患者头的侧边操作。第三种，患者处于坐位，医生可以选择坐着或者站着从患者头的后部进行操作。

在这三种体位选择中，笔者认为坐位时医生最能精确地评估毛发的角度，目标毛发的方向以及能更有效地瞄准。然而，患者在没有支撑的情况下长时间坐着是很辛苦的，尤其是在耗时的 NS-FUE 时。因此，一个可以让头靠着的支撑装置是很重要的。这种前额支撑物不仅可以给医生和患者提供一个稳定的手术姿势，也可以方便手术助手来向上绷紧头皮。向上绷紧头皮可以使钻孔角度从锐角到直角，从而减少伤口的表面积和横断率，有利于供体毛囊的提取（▶图 72A.8）[14]。

为了在患者处于坐位时保持清晰的手术视野，有必要将原有的长发放于一侧来暴露出目标头发，而且由于血液会向下流，从下往上提取会比较方便。

72A.6 手术技巧

要把原有的长发放到一边，同时确定毛发的出口角度和方向，并在合适的手术时间内精确地提取足够数量的移植体并不是一件容易的事情。

以下几个手术技巧会有所帮助。

• 通过注射膨胀液或者让助手来绷紧头皮来让毛发处于直立状态是比较有用的。注射膨胀液可以

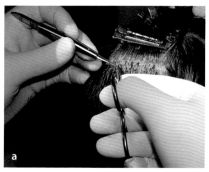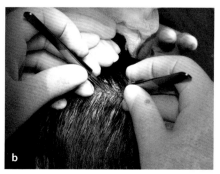

图 72A.7　a. 使用辅助拔毛镊拔毛。b. 用两把弯头精细镊拔毛

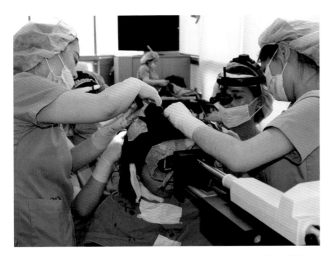

图 72A.8　处于坐位的手术患者使用符合人体工程学的前额支撑物

让软组织变得更加坚硬稳固，使得连续提取变为可能；同时注射膨胀液也能减少出血。以下是笔者建议的 FUE 供区的膨胀液配方：100 mL 生理盐水加 10 mL 2% 利多卡因，再加 3 mL 1∶1 000 的肾上腺素。建议每次往真皮浅层注射少量的膨胀液。

- 如果医生是右利手，直接法提取时环钻头应该从右侧接近毛发。从右侧接近能让医生有一个更好的视野，从而提高精度。从对侧即左侧接近，会干扰目标毛发的视野。这点在修剪和提取同时进行的直接法中至关重要。由于毛发角度的改变，在直接法中，从上或者从下接近都是不合适的。

- 由于血往下流，供区在提取时也该从下往上提取。在原有长发的干扰下，NS-FUE 的手术视野本来就不好，再加上出血和血凝块，NS-FUE 在操作时会变得更加困难。

- 我们不能忽视良好手术视野的重要性。建议至少使用放大 5 倍的放大镜。

- 若头发比较长时，最好使用多个夹子将头发固定起来。钻取时将夹子从供区的下方往上打开，并依次钻取。同样的，拔毛时也按照这样的方法，在确保更好视野的同时提高此环节的速度和精度（▶图 72A.9）。

一般来说，FUE 在用振荡模式时，不容易把长发缠在环钻头上。可通过将一簇头发固定到钻取区域的上方以减少干扰钻取的毛发数量，即使在旋转模式下，也能用这种方法来避免长发的干扰。当用发夹固定长发时，为减少长发缠绕的可能并获得清晰的手术视野，钻取部位应在下方不

超过 1 cm 处。

- 为了能精确地辨别毛发的角度和方向，建议频繁地喷生理盐水和梳理毛发来提高能见度。

- 患者采取坐位比俯卧位更好。然而，这取决于根据医生的经验和偏好。在采取坐位时，可以有四个人同时接触到手术区域。医生在完成供区右侧的提取后可移步至左侧区域进行钻取。当他在钻取时，位于同侧的助手可向上绷紧头皮并同时向上整理头发。另一方面，位于对侧的助手可在此时拔毛。这种钻取和拔毛的协调合作在缩短 NS-FUE 手术时长中是一种很重要的方法。

- 应时常检查移植体的横断情况及提取的难易程度。即使当医生对他的提取技术和结果很有信心时，也要再检查和微调一下钻取角度、方向及速度。这条建议对不是特别有经验的医生尤为重要。

- 钻取深度应调整到略深于不提高横断率的最小深度范围内；较深的钻取深度有利于拔毛。

建议医生在熟练掌握剃发 FUE 技术后再逐步进行 NS-FUE。

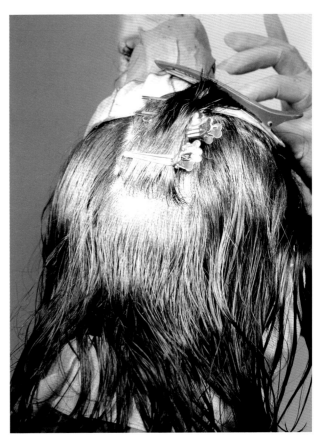

图 72A.9　长发患者用多个夹子固定头发

参 考 文 献

［ 1 ］ Rassman WR, Bernstein RM, McClellan R, Jones R, Worton E, Uyttendaele H. Follicular unit extraction: minimally invasive surgery for hair transplantation. Dermatol Surg. 2002; 28(8): 720－728

［ 2 ］ Relevant Research, Inc. International Society of Hair Restoration Surgery: 2015 Practice Census Results. Chicago, IL: Relevant Research, Inc.; 2015

［ 3 ］ Park JH. Direct non-shaven FUE technique. Hair Transplant Forum Int'l. 2014; 24: 103－104

［ 4 ］ Cole JP. State of the art FUE: advanced non-shaven technique. Hair Transplant Forum Int'l. 2014; 24: 161－169

［ 5 ］ Park JH. Re: State-of-the-art FUE: non-shaven technique. Hair Transplant Forum Int'l. 2015; 25: 82－83

［ 6 ］ Boaventura O. Long hair FUE and the donor area preview. Hair Transplant Forum Int. 2016; 26: 200－202

［ 7 ］ Tomc CM, Malouf PJ. Eyebrow restoration: the approach, considerations, and technique in follicular unit transplantation. J Cosmet Dermatol. 2015; 14: 310－314

［ 8 ］ Umar S. Eyelash transplantation using leg hair by follicular unit extraction. Plast Reconstr Surg Glob Open. 2015; 3: e324

［ 9 ］ Shinmyo LM, Nahas FX, Ferreira LM. Guidelines for pubic hair restoration. Aesthetic Plast Surg. 2006; 30(1): 104－107

［10］ Cole JP. An analysis of follicular punches, mechanics, and dynamics in follicular unit extraction. Facial Plast Surg Clin North Am. 2013; 21(3): 437－447

［11］ Harris JA. New methodology and instrumentation for follicular unit extraction: lower follicle transection rates and expanded patient candidacy. Dermatol Surg. 2006; 32(1): 56－61, discussion 61－62

［12］ Onda M, Igawa HH, Inoue K, Tanino R. Novel technique of follicular unit extraction hair transplantation with a powered punching device. Dermatologic Surgery. 2008; 34: 1683－1688

［13］ Williams KL, Jr, Gupta AK, Schultz H. Ergonomics in hair restoration surgeons. J Cosmet Dermatol. 2016; 15(1): 66－71

［14］ Rose PT, Canales M, Zontos G. Examination of the exit angle of hair at the skin surface versus the internal angle of hair as it relates to the FUE/FIT harvesting method. Hair Transplant Forum Int'l. 2017; 27: 8－10

72B

Marie A. Schambach

江南一 译，姜金豆 李政 审校

长发 FUE 技巧
Long Hair Preview Follicular Unit Excision Techniques

概要 患者不愿意为了植发而剃头，对于受区或是供区都是如此。一个主要的原因是，当患者剃发后，会更引人注意，手术也会更容易被同事和朋友们注意到。如果他没有剃发，则更容易隐藏。在上一章节中，我们已经讨论了不剃发毛囊单位钻取术（NS-FUE）。然而，尽管供区没有剃发，手术仍然会涉及运用巧妙的方法来把供区的头发剪短。这种技术在章节 72A 中已被讨论过了。不剃发 FUE，其供区取下的头发会保留长发，是一种更先进的不剃发植发。这也被称作长发移植，并且在 FUT 中应用过一段时间。在很长一段时间内，用 FUE 来进行这个操作看起来几乎是不可能的。这是因为，你需要找到一种方法来用小的环钻在保留长发的情况下提取出移植体。最近不剃发长发 FUE 似乎变为可能。理论上的优点是① 术后即刻效果明显；② 可以直观看到供区取完头发后的效果，因而可以更好地控制；③ 受区的外观效果可以有即刻的反馈，使得对受区的规划能有更好的掌控。缺点是速度较慢，横断率会比较高，存活率差且目前只能做小面积。

关键词 长发植发，长发移植，长发 FUE，开缝环钻，Trivellini 长发环钻，振荡

关键要点

- 长发毛囊单位钻取术在如今是可行的。
- 同时有着锋利的切割部分和保护性钝头部分并采用振荡式的 Trivellini 环钻也许是目前最好的工具。
- 优点包括令人惊叹的效果和对供区及受区的实时评估。
- 存在的问题包括技术难度大，速度慢以及能操作的面积小，但这些问题也在随着时间改进。

72B.1 简介和适应证

患者不愿意为了植发而剃头。一个主要的原因是，当患者剃发后，会更引人注意，手术也会更容易被同事和朋友们注意到。如果他没有剃发，则更容易隐藏。若采用普通的不剃发 FUE，即使供区不用剃发，手术仍然会涉及运用巧妙的方法来把供区的头发剪短。这种技术在章节 72A 中已被讨论过了[1,2]。

不剃发 FUE，其供区取下的头发会保留长发，是一种更先进的不剃发植发[3]。这也被称作长发移植，并且在 FUT 中应用过一段时间[4]。长发 FUE 是一项创新性的技术，专门为那些认为自己已熟练掌握 FUE 的人准备。这项技术很耗时，需要耐心、精确度以及总体上好的眼手协调能力。为了在钻取和拔毛时得到高质量的移植体，我们必须要了解钻取时的力学以及这项技术涉及的所有因素[4]。

在进行可预览长发 FUE 时，我们并没有达到能使这项技术成为毛发移植标准技术的速度；然而，它的出现可解决一些特定的情况，举个例子，有些患者不能以任何理由来接受剃发后的术后外观，比如，因之前的瘢痕手术或是外伤留下很不美观的瘢痕，或者有需要术后马上工作的情况，抑或是处于公众视线的中心等。这也是为何有些医生把这项手术叫作"名人 FUE"。其他明确的适应证是，当患者对供区是否足够抱有疑虑时，以及比如在做眉毛或者睫毛移植时医生需要长发的移植体来得到对弯曲度更好地把控。

所有做这种手术的患者必须知道，手术的复杂性导致手术时间加倍，也意味着每次手术只能移植一半量的移植体。由于耗时更久，这项手术也会更加昂贵。而且，术后护理也往往会更加麻烦。

72B.2　器械

大部分用于长发 FUE 的器械和普通的 FUE 一样。笔者强烈建议使用魔术贴来防止毛干干扰手术区域。将魔术贴（钩环型）绕着枕部放置，有钩子的一面面向皮肤。我们可以利用尖头梳子来把头发从魔术贴下方整理干净，从而得到一个干净的手术视野（►图 72B.1）。

我们需要的东西里最重要的是环钻。有好几种不同的环钻可以使用：钝头环钻（Harris 医生），喇叭形环钻（Devroye 医生），长发环钻（Trivellini 医生），双开窗环钻（Cole 医生），以及 Ertip 或者自制的环钻（►图 72B.2）。

为了更好地理解环钻的力学，我们必须首先了解提取的力学本身，这点我们稍后会讨论到。

72B.3　患者准备

将患者处于俯卧位。

跟常规剃发 FUE 一样标记手术区域；为此我们应该仔细谨慎地对待安全供区。做长发提取和拔除的一点好处是我们能逐一挑选毛囊单位的同时直观地看到剩下毛发的覆盖情况，并在不耗尽供区的情况下尽可能地在每平方厘米多进行提取[5]。

跟常规一样进行消毒和后枕部的麻醉。麻醉和膨胀液也可像往常一样注射。此时打膨胀液的目的并不是为了稳定软组织，而是为了止血。

将魔术贴放置于后枕部，有钩子的一面朝下放于头发上，并同时将头发往头顶方向梳[6]。可以从魔术贴正下方没被固定的毛囊单位开始提取。需要注意的是我们需要不停地打湿头发来降低提取时对毛发的切断情况（►图 72B.1）。

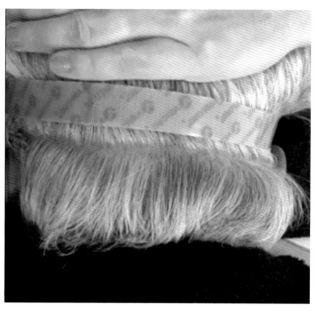

图 72B.1　放置魔术贴来固定毛干并使其远离手术区域

72B.4　钻取

将环钻头与头发出口角度对齐，并放置于皮肤上，确保发干处于环钻的中心。当放置好后，即可启动机器，值得注意的是，当进行长发 FUE 时只能使用振荡模式。目前并没有准确的研究表明哪一个振荡角度比较好，可根据个别情况进行调整。为了不损伤毛发，振荡的速度需要非常轻柔（►图 72B.3）。

为了更好地理解这是怎么工作的，我们必须了解钻取的力学以及环钻的特点。使用的环钻需要有一个切割边缘和一个钝性边缘。切割边缘主要是为了切割毛干周围的皮肤，而钝性边缘主要是为了保护毛干免受切割（►图 72B.4）。当锋利边缘切割皮肤时，毛干会随着钝性边缘缩进钻取边界。钝性边

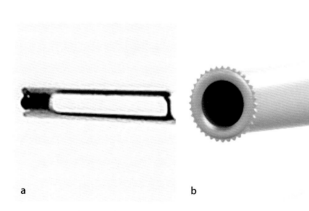
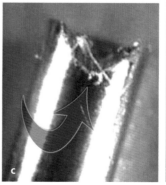
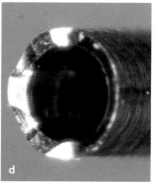

a　　　　　b　　　　　c　　　　　d

图 72B.2　可用于长发 FUE 的不同环钻。a. Cole 双开窗环钻。b. Devroye 喇叭形锯齿状环钻。c. 自制环钻。d. Trivellini 长发环钻

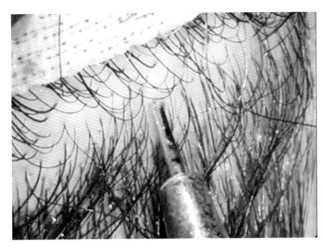

图 72B.3　提取移植体时的位置摆放

缘通常在很小的锯齿的凹陷处，因此毛干能被捕捉并得到保护。

另一种环钻在一侧有钝性的凹槽，同时在顶端有锋利的边缘。使用这种环钻时，先将发干滑入凹槽，然后将环钻放在这个毛囊单位的中心。笔者发现，由于需要先处理发干，使用这种环钻会花费更多的时间。

72B.5　拔出

一旦毛囊单位被钻取了，你将会看到两种类型的结果。你可以看到一个有着完整发干的膨出的移植体或者是一个有着移植体藏在中间的被钻取过的洞。两种移植体都是完好的；只是第二种被埋在了皮下；尽管如此，一旦你拔动了移植体，那个毛囊单位就会像其他的一样膨出。拔毛的方法跟普通剃发 FUE 一样（▶图 72B.5）。

72B.6　存放

毛囊单位随后即被分类并跟常规剃发 FUE 一样放置在适宜的保存液中。为了更方便使用，移植体需要被用特定的方法收集，分离以及保存下来。同样为了便于操作，移植体会被分成一簇一簇，并朝同一个方向摆放（▶图 72B.6）。

72B.7　种植

明确起见，在种植阶段，当发干长度大于7.62～10.16 cm 时，处理起来会适得其反。你必须

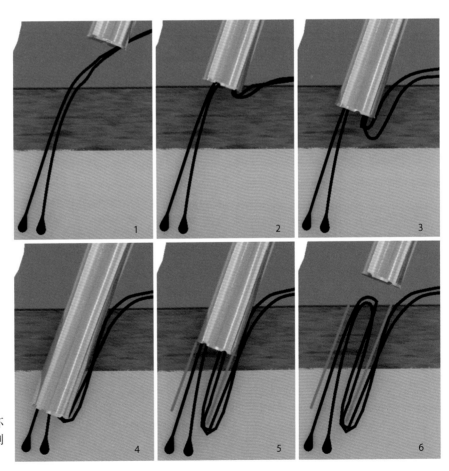

图 72B.4　示意图演示了 Trivellini 环钻的钝性部分是如何在锋利部位切割时保护头发的。只可以使用振荡模式

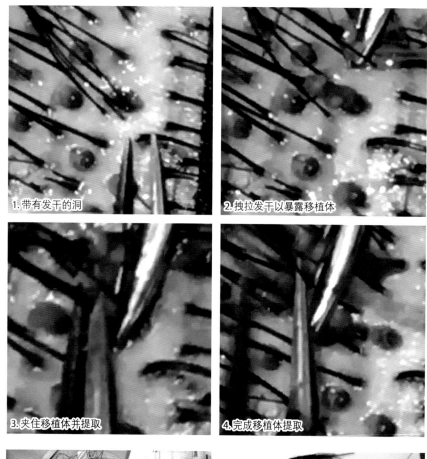

1. 带有发干的洞

2. 拽拉发干以暴露移植体

3. 夹住移植体并提取

4. 完成移植体提取

图 72B.5 在钻取后拔出长发移植体

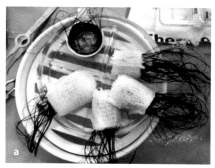

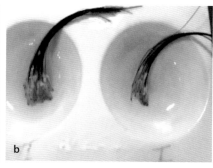

图 72B.6 a., b. 按簇保存移植体，都朝向一个方向

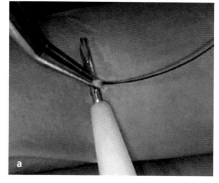

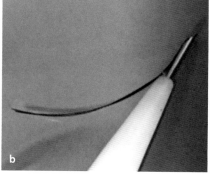

图 72B.7 a., b. 用植发笔进行种植。长发更易于看清方向

了解你会先种植最后放置的长发移植体，发干越长就越容易被不小心拉出来。然而，使用太短发干的移植体会达不到我们做这个手术所追求的即时覆盖效果。

在种植长发移植体时，你可以使用任何技术：提前打孔，即插即种或者是种植笔。由于可以直观地看到，对于弯度的控制会更容易，角度和方向同理（▶图 72B.7）。

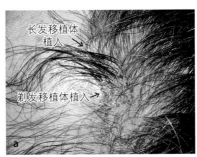
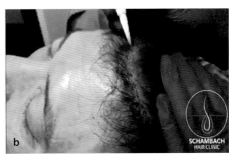

图 72B.8　在发际线部位种植长发。我们喜欢从前往后种来避免打结。a. 先前种植了 1 cm 长发。b. 发际线完成之后

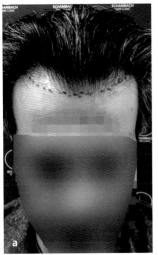
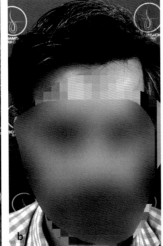
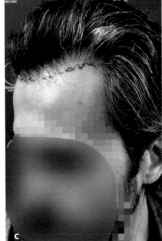
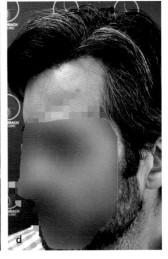

图 72B.9　做了长发 FUE 的术前和术后照片。a. 术前正视图。b. 术后即刻正视图。c. 术前左视图。d. 术后即刻左视图

为了了方便种植，我们从发际线开始向后种，此时发干可保持向前的状态，可让我们看到我们想要的设计的预览。既然我们已经看到了覆盖效果，我们可以根据进展决定把移植体种在哪里（▶图 72B.8）。

72B.8　术后护理

在术后护理的第 1 周，笔者强烈建议尝试使用洗发水并用手来浅表地把头发理成合适的发型。患者应使用大量的护发素来避免打结。笔者建议将头发拍打干燥以去除多余的水分并使用吹风机来把头发吹出合适的造型。

如果需要，可以使用固定喷雾来避免不断接触头发。在第 1 周应避免使用梳子或者刷子。在 7～10 天后，可照常护理。术后第 1 天的照片是令人难以置信的（▶图 72B.9），也展现了长发移植的术后即刻预览效果。尽管如此，有重要的一点要告诉患者的是此时的照片不是真实的；痂皮的存在也会有一定的覆盖效果，如果不解释的话，可能会和术后 1 年拍摄的照片相混淆。

72B.9　进程

患者该知道大部分种上去的头发会在术后第 2～8 周脱落，并在术后 4～6 个月间重新长出。最终效果可在术后 1 年后看到。

参 考 文 献

[1]　Cole JP. State of the art FUE: advanced non-shaven technique. Hair Transplant Forum Int. 2014; 24: 161–169

[2]　Park JH. Re: State-of-the-art FUE: non-shaven technique. Hair Transplant Forum Int. 2015; 25: 82–83

[3]　Pitchon M. Preview long hair transplantation. In: Lam S, ed. Hair Transplant 360. 1st ed. New Delhi: Jaypee Brothers Medical Publishers; 2014; 37–71

[4]　Boaventura O. Long hair FUE and the donor area preview. Hair Transplant Forum Int. 2016; 26: 200–202

[5]　Schambach M. Shaved FUE vs Long hair FUE: A comparative study during excision, extraction, and placement. Hair Transplant Forum International. 2020; 30(4): 117–126

[6]　Carman T, Schambach M. How I do it: Using velcro to assist with non-shaven FUE. Hair Transplantation Forum Int'l. 2018; 28(1): 14–15

Conradin von Albertini

陈宇新 译，曲茜 李政 审校

FUE 并发症

Follicular Unit Excision Complications

概要 毛囊单位钻取术（FUE）并发症由以下两种原因引起：该技术需要大量的提取物（"供区问题"）或 FUE 移植体的高度脆弱性（"移植体问题"）。虽然 FUE 并发症通常不是灾难性的，但它可能会对患者的外观造成不利影响，在某些情况下可能会产生几乎无法纠正的问题。本章不仅描述了 FUE 的典型并发症，还就如何预防和管理这些并发症提出了建议。本章首先讨论了 FUE 的各种供区问题，例如白点、手术范围痕迹、供区毛发脱落（休止性脱发）、供区皮肤坏死和局部麻醉过量。然后，本章还讨论了 FUE 外科医生可能遇到的移植体问题，例如，埋没移植体和各种移植体损伤导致生长不良的失败结果（横断、干燥、挤压等）。本章总结了一个名为 "MINIMAX" 的质量原则，该原则强调 "每次手术中尽量减少供区的微损伤，并最大限度地照顾敏感移植体"。根据这一原则，良好的 FUE 手术超出了钻取的范畴，该原则对从手术计划到植入质量的整个过程都有影响。

关键词 FUE 并发症、过度提取、供区毛发脱落、休止性脱发、供区皮肤坏死、局部麻醉剂过量、埋没移植体、供区囊肿、横断、挤压

关键要点

- FUE 并发症是由该技术所需的大量提取物（"供区问题"）或 FUE 移植体的高度脆弱性（"移植体问题"）引起的。

- 为了预防 FUE 并发症，外科医生需要尽量减少供区的微创伤，并对敏感的移植体进行最大限度的保护。

- 良好的 FUE 手术包括审慎的计划、快速而细致的钻取以及出色的植入技巧。

73.1 简介

毛发移植手术是一种低风险的手术，严重的并发症非常罕见，而且大多可以预防[1, 2]。越来越流行的毛囊单位钻取术也是如此[3, 4, 5]。然而，FUE 技术产生了一组独特的并发症[6]。由于这些并发症可能对患者的容貌外观造成不利影响，因此了解和减轻该方法的风险尤为重要。此外，未经培训的医生或助手在没有监督的情况下进行 FUE 手术可能会增加或导致更严重的并发症。

本章侧重于 FUE 并发症，根据定义，这是由于钻取过程的特殊性质而产生的。与头皮条切取术相比，FUE 有两个显著的特点：

- 它留下了分布在相对较广泛的供区表面上的大量的提取点。

- 它产生了较为脆弱的移植体，周围的保护组织很少。

FUE 的这两个特点提供了一种有意义的方法，可以根据其主要原因对并发症进行分类（表 73.1）：

- "供区问题" 包括因所需的钻取数量过多而引发的问题。

表 73.1 本章讨论的毛囊单位钻取术的并发症概述

供区问题	移植体问题
过度提取	埋没的移植体 / 供区囊肿
在安全供区之外提取	移植体损伤 / 生长失败
白点 / 手术范围痕迹	• 提取：脱鞘、横断、拔毛、顶盖
供区毛发脱落（休止性脱发）	• 运输：干燥、离体时间
供区皮肤坏死	• 植入：挤压、钩挂
麻醉剂过量	

• "移植体问题"包括处理（提取、储存和植入）脆弱 FUE 移植体的所有风险。

遵循这一逻辑，本章对每种并发症进行了简短描述，随后对其管理和预防提出了建议。

73.2 供区问题

FUE 的一个主要挑战在于进行大量的钻取操作。大量的钻取是导致大多数供区并发症的根源。

73.2.1 过度提取 / 供区耗竭

最著名的 FUE 供区并发症之一是过度提取或供区耗竭。当外科医生在寻求大量移植体时提取过多的毛囊单位（FUs），就会发生这种情况。供区部位的过度消耗，导致后脑勺出现"透视"甚至"虫蛀"的外观（▶图 73.1）。这可能会严重影响外观，尤其是当没有保留的头发用于修复手术时。

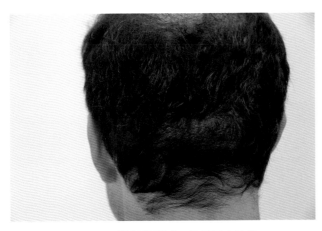

图 73.1 枯竭的供区，外观呈虫蛀状

过度提取是由于规划不当造成的，这常发生于当供区毛发不足，无法覆盖受区时。可以想见，实际供区和计划受区之间不匹配的风险随着每次移植的数量而增加。

■ 处置

补救处置是用另一种 FUE 手术进行伪装。当没有足够的头皮毛发时，外科医生可以使用胡须或体毛移植，甚至头皮文饰（SMP）[3]。

■ 预防

通过谨慎、保守的治疗计划和共识，过度提取是完全可以预防的。有几个步骤可以帮助 FUE 外科

医生评估整体密度、手术次数以及每个毛囊单位的毛发数量，以便于谨慎钻取。外科医生需要在收获的毛囊单位之间留出适当的间隔，并对每个疗程的移植体数量设置合理的限制，一般而言，高供区密度的患者最多提取约 3 000 个 FUs，而低密度的患者则更少。此外，还必须为将来的手术留下一些供区毛囊的储备，特别是对年轻的患者。

73.2.2 在安全供区外提取

FUE 所需的提取物数量引发的另一个担忧是在安全供区（safe donor area，SDA）之外提取毛囊[7]。当展开分散钻取手术时，外科医生在明确 SDA 边界的能力方面存在一些局限性，因此有可能获得非永久性毛囊。同样，这种风险随着手术次数的增加而增加。然而，在某些情况下，超出 SDA 是一种合理的行为，例如，为了使受区边缘的毛发变细，或利用患者年龄增长后的自然性脱发。

在安全供区外提取对外观的负面影响是很大的，因为从长远来看，非永久性毛发脱落，供区的小点状瘢痕可能变得明显。在最好的情况下，受区会变薄；而在最坏的情况下，会出现不规则的片状秃发[7]。

■ 处置

可以通过各种方式（包括造型或 SMP）伪装来补救过度提取。

■ 预防

保守、谨慎的治疗计划显著降低了超出 SDA 边界的风险。在计划 FUE 手术时，外科医生应详细分析供区[8]。特别是在初次手术和较年轻的患者中，应严格地界定供区。当在 SDA 外进行提取时，建议在受区混合植入永久性和非永久性移植体，以避免随着时间的推移可能出现脱发[7]，如果需要，还应开具辅助药物治疗，以控制秃发的进展。Robin Unger 建议的另一种方法是在受区的边缘使用较少的永久性移植体，主要是在前部和后部边界，这样随着时间的推移，可能的衰退看起来会更加自然。

73.2.3 白点 / 手术范围痕迹

FUE 提取环钻在供区内留下数百个小的全层伤口。在继发性愈合和随后的组织收缩后，它们形成色

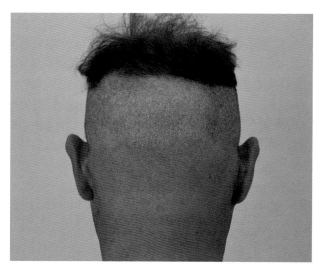

图 73.2　供区的白点

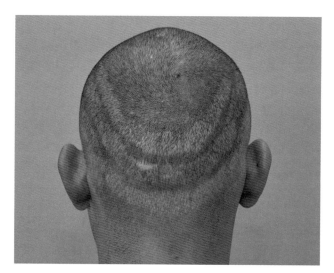

图 73.3　"部分提取" FUE 后手术范围痕迹

素减退的瘢痕，称为"白点"（▶图 73.2）。在大多数情况下，它们几乎看不见，不需要采取任何补救处置[9]。然而，当白点尺寸更大且存在于 SDA 之外，并且有一天可能会变得可见，或者当它们形成清晰的手术范围痕迹（例如，线条或正方形）时，白点会变得更为明显。当外科医生过于频繁或仅从有限区域提取过多移植体时，就会出现手术范围痕迹。这对外观的影响可能是巨大的，特别是在供区耗尽的区域。

■ 处置

可以建议受影响的患者留更长的头发，或通过其他可用技术进行掩饰。

■ 预防

使用尽可能小的提取环钻可以帮助减小白点的大小。为了预防出现这种情况，外科医生应随机提取移植体，必要时，将外部边缘朝着供区区域边缘羽化。然而，当剃掉供区的头发时，手术范围痕迹是不可避免的（▶图 73.3）。因此，在适当的咨询之后仅仅或保守地给准备留长发的患者实施部分提取的 FUE 手术。另一个建议是，每个区域钻取的移植体要比平均数少，以防止与未提取的供区在密度上出现差异。另一个具有挑战性的选择是采用不剃发的 FUE，可以规避手术范围痕迹的风险[10]。

73.2.4　供区休止性脱发 / 毛发脱落

供区毛发脱落或"供区休止性脱发"通常会在毛发移植术后 6 周内发生，表现为弥漫性，有时为

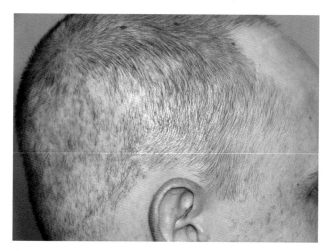

图 73.4　FUE 后的供区毛发脱落（此图片由美国 J. Harris 医生提供）

片状脱发（▶图 73.4）。这表明，由于暂时中断的血液供应，生长期毛发可能脱落。

在 FUE 中，供区毛发脱落主要原因是大量的微小创伤，此外，提取环钻插入过深，以及高浓度的肾上腺素也被认为会增加该风险。

该并发症虽然罕见，但其发生率可能被低估，特别是在有数千次钻取的大面积脱发受术者中。供区毛发脱落通常在 3～6 个月后恢复，但在这期间会对患者造成严重困扰。

■ 处置

对于疑似休止性脱发的患者，建议进行毛发镜分析以排除可能伴随的病理性脱发。外科医生需要向患者说明，这种情况只是暂时的，米诺地尔可用于加速恢复。

■ 预防

供区毛发脱落并非总是可以避免的，但由于 FUE 中切口的数量很多，外科医生应通过选择最小的环钻尺寸、避免深度钻取和采取保守的方法来尽量减少创伤。此外，建议将移植体的数量限制在合理的范围内，如果需要更多的移植体，则将手术分成两次，间隔几个月[8]。如前所述，术后使用米诺地尔甚至非那雄胺也被认为可以降低供区毛发脱落的风险[11]。

73.2.5　供区皮肤坏死

供区皮肤坏死应是毛发移植手术的一种罕见并发症，无论采用何种手术技术[5]。在迄今报道的 FUE 病例中，罪魁祸首是大量微小创伤造成的血管离断[12,13]。通常，提取后供区内直接出现局部瘀伤，表明缺血（▶图 73.5），随后是坏死，最后是坏死瘢痕。危险因素包括吸烟史、外周血管疾病、冠状动脉疾病和糖尿病。此外，我们看到越来越多的诊所出现坏死病例，在这些诊所中，助手在没有适当监督或培训的情况下进行手术。

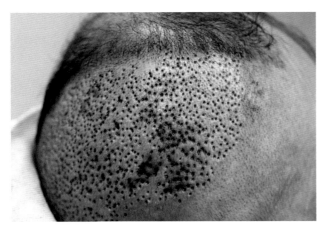

图 73.5　正在发展的供区坏死部位（此图片由阿联酋 Ç. Sezgin 医生提供）

■ 处置

建议包括观察血管离断的早期迹象（例如，蓝色变、瘀伤）并涂抹硝酸甘油软膏。一旦坏死发生，通常的治疗过程包括清创、使用湿润敷料和口服抗生素。

■ 预防

为了降低供区皮肤坏死的风险，外科医生应谨慎选择患者。对于高危患者，包括吸烟者或控制不

佳的糖尿病患者，最好不要使用任何肾上腺素。其他一些建议旨在减少钻取次数以减轻损伤，例如，选择较小的环钻头，避免将提取环钻插得太密集或太深，并将疗程限制在合理数量的移植体上。

73.2.6　麻醉剂过量

一般来说，毛发移植术中应用的局部麻醉（local anesthesia，LA）剂量是安全的。然而，在长时间手术中，重复的阻滞麻醉会增加中毒风险[14]。因此，当大的供区表面需要多次环形阻滞麻醉时，FUE 外科医生应注意 LA 毒性导致的中枢神经系统和心血管症状（详见第 58 章）。较长时间的 LA，尤其是普鲁卡因，也可能导致高铁血红蛋白血症。据报道，这种罕见的危及生命的并发症发生在美容手术（包括毛发移植）后[15]。症状可能会延迟数小时出现，最初并不明确，例如心悸、苍白、头痛、头晕或虚弱。对氧气不敏感的发绀是典型症状。严重的高铁血红蛋白血症会引起灾难性的全身反应，并且是致命的。

■ 处置

轻度症状，例如味觉变化，可能不需要任何治疗。在症状更严重的情况下，参照第 33 章所述的紧急处理步骤进行处理。当症状指向高铁血红蛋白血症时，需要立即住院治疗。

■ 预防

外科医生需要意识到，在 FUE 中，仅仅提取移植体的数量就对 LA 有影响。因此，他们应该始终计算最大安全日剂量（safe daily doses，SDD；表 73.2）。在面积较大的 FUE 手术中，应限制普鲁卡因的使用。

表 73.2　常用局部麻醉药的最大安全日剂量（SDD）

局部麻醉剂	含肾上腺素的 SDD（mg/kg）	不含肾上腺素的 SDD（mg/kg）
利多卡因	7	4.5
布比卡因	3	2.5
普鲁卡因	7.5	5

73.3　移植体问题

处理脆弱的移植体属于 FUE 最具挑战性的方

面，也是导致并发症的另一个主要原因[6, 16]。与
FUT 相比，较小的 FUE 移植体更难获取、更脆弱，
存活率更低[17]。即使在移植体的提取、运输和植
入过程中出现微小错误，也会显著降低手术效果。
因此，为了防止各种移植体问题，必须了解它在手
术的哪个阶段更容易发生及其原因。还需要采用
质量控制来评估手术的各个阶段，并根据指示进行
调整。

73.3.1　埋没移植体 / 供区囊肿

移植体的掩埋发生在 FUE 开始时。当环钻切入
真皮时，一些小的移植体可以被推入或"埋没"在
周围组织下面。由于使用钝性环钻提取移植体需要
更强的轴向力或"推动力"，因此更有可能造成上
述情况的发生。在最好的情况下，埋没的移植体只
会丢失。然而，在最坏的情况下，埋没的移植体在
供区发展成真皮下囊肿[18]。Trivellini 开发的新一
代 FUE 毛囊提取机，包含一个轻吸力，有助于将这
种并发症的可能性降至最低。然而，也可以采用其
他技术调整，以尽量减少埋没移植体的可能性。

■ 处置

如果需要，可以切除供区囊肿（▶图 73.6）；在
某些情况下，轻轻的探查可以确定毛囊的位置，并形
成一个自然的开口，头发可以通过该开口离开头皮。

■ 预防

外科医生需要仔细提取移植体。当移植体趋于
埋没时，外科医生应改变施加的压力，选择更锋利
的环钻或旋转 / 振荡速度，或保持更浅的环钻插入。

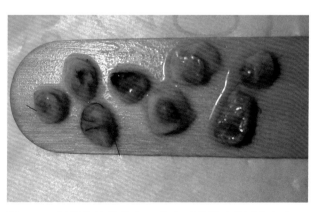

图 73.6　埋没移植体的多个真皮下囊肿（此图由印度 A.
Poswal 医生提供）

73.3.2　移植体损伤 / 生长失败

移植体损伤是一个非常令人担忧的问题，因
为它们会导致可怕的"生长失败"，并且在 FUE
中比在头皮条切取术中更容易发生[19]。移植体损
伤可能在整个手术过程中的任何时间发生；因此，
在每个阶段防止损伤是很重要的。这是可能导致
毁灭性后果的并发症之一。如果最大限度地提取
了移植体，并且无法存活，那么几乎没有毛发可
以解决这个问题。此时，唯一的临时解决方案是
头皮文饰。

■ 提取

脱鞘、横断、拔毛和顶盖

在 FUE 中，许多移植体损伤已经在提取过
程中发生。这是一种"盲视"的手术，外科医生
无法直接看到毛球，因此很容易用提取环钻伤害
敏感的毛囊[6, 8]。有以下四种提取损伤（详见第
56 章）：

脱鞘：当环钻意外地刮掉毛囊的外毛根鞘时，
就会发生脱鞘现象，外毛根鞘包含有重要干细胞的
隆突。由于脱鞘的移植体受到了严重的伤害，因此
其生长力也很弱（▶图 73.7）。

横断：当环钻将毛囊横切时，就会发生横断。
毛干与毛球分离，毛球仍留在供区中[20]。据推测，

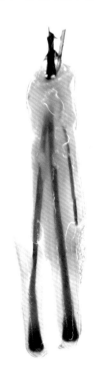

图 73.7　多处损伤的移植体（左
侧）和部分横断（右侧）（此图
由比利时 J.Devroye 医生提供）

留在供区中的移植体部分会在一定程度上恢复，但不会完全恢复（▶图 73.7）。

拔毛损伤：当外科医生试图取出环切的移植体时只拔出发干，而没有保留在供区皮下的各种毛周根鞘组织时，就会发生拔毛损伤。拔出的移植体几乎没有生命力。

顶盖：当提取目标移植体，却仅取得真皮的一小部分，将毛囊留在供区体内时，就会出现顶盖现象。在那里，毛囊可能会再生，但周围有一些纤维化，可能无法用于未来的毛囊获取。

预防

任何进行 FUE 的外科医生都应该对毛囊的解剖结构有很好的了解，并采用适当的提取技术。对初学者的建议是从小面积的提取开始，并随着更多的经验逐渐增加手术的范围。进一步的建议包括评估手术中的移植体质量，必要时改用更大的提取环钻尺寸，并持续监测横断率。如果提取导致大量失误和 FU 损坏，并且改变参数或提取环钻不能纠正问题，应中止该手术。否则，外科医生将面临供区受损和受区生长不良的风险，从而给患者带来潜在的不可修复的损害。

■ 运输干燥和离体时间

移植体提取后，仍在存在其他风险。首先，FUE 移植体从其水合脂肪中脱落后容易干燥。众所周知，放在外科手套上 3 分钟后，比 FUE 移植体更健壮的 FUT 移植体就会干燥，而 FUE 移植体的干燥速度可能更快[21]。第二，由于 FUE 的提取时间更长，移植体通常会经历较长的"离体时间（time out of body，TOB）"。在 FUT 中，TOB 在 4～6 小时后，移植体存活率已降至 90% 以下。笔者倾向于将 FUE 移植体的 TOB 限制为 2 小时，因为引起 FUE 移植体活性参数降低的 TOB 可能更短[8, 22]。

预防

团队纪律和时间效率是防止移植过程中移植体损伤的关键。需要尽快将移植体放入保存溶液中，并应保持水分，直到移植体植入受区[16]。另一项建议是限制 TOB，但在 FUE 中更难实现。尝试大型手术的外科医生应致力于提高提取速度，同时保持良好的质量。另一种选择是不要一次性提取所有移植体。一些外科医生分几个阶段进行提取和植入，或者同时进行提取和植入[10, 23]。

■ 植入：挤压和钩挂

一些最令人担忧的移植体损伤发生在植入过程中，这也比 FUT 手术中的宽容度低得多。由于毛乳头下方缺乏脂肪，小的 FUE 移植体不仅脆弱，而且难以抓取并放入受区孔隙中[6, 16]。两种植入损伤是最为主要的：

- 当移植体被抓得太远时，就会发生挤压，用镊子挤压脆弱而重要的毛球。在 FUE 手术中，这可能发生在提取的过程中，但更可能发生在植入过程中，因为植入者无法用近端脂肪固定移植体。压碎的移植体不太可能生长。

- 当移植体植入孔隙时，由于折叠移植体而导致钩挂。同样，小的 FUE 移植体更可能发生这种情况，因为移植体没有包裹在脂肪中。它们裸露的毛囊长度不同或呈八字形，因此难以植入。钩状移植体也不太可能生长（▶图 73.8）。

一个技术不太熟练的植入者可能会造成数百个移植体的死亡，并导致原本完美的 FUE 手术出现灾难性结果[24]。此外，由于外科医生经常委派助手施行这项任务，他们甚至可能不知道潜在的植入问题[23]。

预防

植入是 FUE 最重要的步骤之一，也是其成功的决定性因素。主刀医生在完成头皮条切取后将任务授权给团队——这是 FUT 中的一个标准程序，但

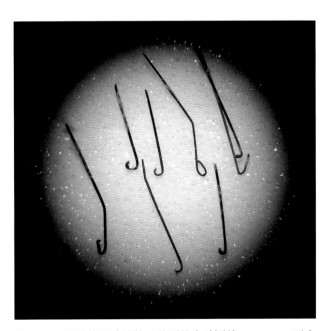

图 73.8　远端钩形移植体（此图片由美国的 Jim Harris 医生提供）

这通常不足以在 FUE 中获得良好的结果。相反，外科医生应该加强对这一任务的控制，例如，通过采用即插即种技术或同时进行打孔和种植[23]。此外，工作人员必须在植入 FUE 移植体方面具有丰富的经验，仅擅长植入更坚固的 FUT 移植体是不够的。因此，在没有出色的 FUE 植入器械的情况下，种植笔是一个很好的选择，可以提高外科医生的控制力，同时避免植入损伤。第 57 章更详细地讨论了这一主题。今天，许多外科医生认为，利用种植笔进行移植体植入甚至优于最好的技术人员，而且这种工具在该领域的使用越来越频繁。

73.4　毛发移植手术的一般并发症

本章重点介绍 FUE 的典型并发症。其他并发症，只要与钻取技术无关，就像可能发生在 FUT 上一样，都可能会发生在 FUE 上。然而，与 FUT 相比，FUE

不太可能出现以下几种情况：包括手术问题（例如出血、爆裂、供区体感觉障碍或动静脉瘘）或涉及受区问题（例如毛囊炎、受区囊肿和受区皮肤坏死）。有关详细信息，请参阅第 50 章和第 51 章。

73.5　结论

在毛发移植手术中，良好的手术方法可以预防大多数并发症的发生，FUE 也不例外。为了避免并发症，FUE 外科医生需要在方法上尽量保守并运用共识。还必须明白，FUE 不仅仅是"另一种获取方式"。多重微创伤和脆弱的移植体造成的问题会影响到手术的各个阶段。因此，从计划到植入，需要重新审视常规，并根据 FUE 的具体要求调整技能，笔者称这一原则为"MINIMAX"——"尽量减少（minimize）每次手术对供区的创伤，最大限度（maximize）地保护移植体"。

参 考 文 献

［ 1 ］ Loganathan E, Sarvajnamurthy S, Gorur D, Suresh DH, Siddaraju MN, Narasimhan RT. Complications of hair restoration surgery: a retrospective analysis. Int J Trichology. 2014; 6(4): 168−172

［ 2 ］ Lam SM. Complications in hair restoration. Facial Plast Surg Clin North Am. 2013; 21(4): 675−680

［ 3 ］ Konior RJ. Complications in hair-restoration surgery. Facial Plast Surg Clin North Am. 2013; 21(3): 505−520

［ 4 ］ Perez-Meza D, Niedbalski R. Complications in hair restoration surgery. Oral Maxillofac Surg Clin North Am. 2009; 21(1): 119−148, vii

［ 5 ］ Salanitri S, Gonçalves AJ, Helene A, Jr, Lopes FH. Surgical complications in hair transplantation: a series of 533 procedures. Aesthet Surg J. 2009; 29(1): 72−76

［ 6 ］ Bicknell LM, Kash N, Kavouspour C, Rashid RM. Follicular unit extraction hair transplant harvest: a review of current recommendations and future considerations. Dermatol Online J. 2014; 20(3): doj_21754

［ 7 ］ Avram MR, Rogers N, Watkins S. Side-effects from follicular unit extraction in hair transplantation. J Cutan Aesthet Surg. 2014; 7(3): 177−179

［ 8 ］ Lorenzo J. FUE complications and difficult cases. In: Lam SM, Williams KL, eds. Hair Transplant 360: Follicular Unit Extraction. Vol. 4. New Delhi: Jaypee Brothers Medical Publishers Pvt. Limited; 2015: 331−342

［ 9 ］ Bhatti T, Williams KL. Avoiding disastrous outcomes in FUE practice. In: Lam SM, Williams KL, eds. Hair Transplant 360: Follicular Unit Extraction. Vol. 4. New Delhi: Jaypee Brothers Medical Publishers Pvt. Limited; 2015: 435−452

［10］ Cole J, Insalaco C. State of the art FUE: advanced non-shaven technique. Hair Transpl Forum Int. 2014; 24(5): 161−169

［11］ Vogel JE, Jimenez F, Cole J, et al. Hair restoration surgery: the state of the art. Aesthetic Surgery Journal. 2013; 33(1): 128−151

［12］ Sezgin C. FUE donor site ischemia and necrosis. Hair Transplant

Forum International. 2014; 24(1): 12−13

［13］ Karaçal N, Uraloğlu M, Dindar T, Livaoğlu M. Necrosis of the donor site after hair restoration with follicular unit extraction (FUE): a case report. J Plast Reconstr Aesthet Surg. 2012; 65(4): e87−e89

［14］ Gabel S. Megasessions: surgical indications and technical perspectives. Facial Plast Surg Clin North Am. 2013; 21(3): 419−430

［15］ Daskaya H, Toptas M, Yazici U, Uzman S, Uludag Yanaral T, Idin K. Methaemoglobinaemia due to prilocaine usage after hair transplantation: case report. Turkiye Klinikleri J Anest Reanim. 2014; 12(3): 154−157

［16］ Harris JA. Follicular unit extraction. Facial Plast Surg Clin North Am. 2013; 21(3): 375−384

［17］ Beehner MN. FUE vs. FUT-MD: study of 1,780 follicles in four patients. Hair Transplant Forum International. 2016; 26: 160−161

［18］ Poswal A, Bhutia S, Mehta R. When FUE goes wrong! Indian J Dermatol. 2011; 56(5): 517−519

［19］ Cooley JE. Optimal graft growth. Facial Plast Surg Clin North Am. 2013; 21(3): 449−455

［20］ Devroye J. Improving graft survival: extraction techniques and transection management. In: Lam SM, Williams KL, eds. Hair Transplant 360: Follicular Unit Extraction. Vol. 4. New Delhi: Jaypee Brothers Medical Publishers Pvt. Limited; 2015: 133−150

［21］ Parsley WM, Perez-Meza D. Review of factors affecting the growth and survival of follicular grafts. J Cutan Aesthet Surg. 2010; 3(2): 69−75

［22］ Dua K, Dua A, Chahar M. Dos and don'ts of follicular hair transplantation. In: Mysore V, ed. Hair Transplantation. New Delhi: Jaypee Brothers Medical Publishers Pvt. Limited; 2016: 205−212

［23］ Sethi P, Bansal A. Direct hair transplantation: a modified follicular unit extraction technique. J Cutan Aesthet Surg. 2013; 6(2): 100−105

［24］ Bradley WR. The art and craft of recipient site creation and graft placement. Hair Transpl Forum Int. 2014; 24(2): 46−49

在同一患者和（或）同一手术中联合使用 FUT 和 FUE

Combining Strip and FUE in the Same Patient and/or Procedure

概要 毛囊单位钻取术（FUE）和毛囊单位头皮条切取术（FUT）是目前毛囊提取的主要技术，它们单独应用于一次手术可以获得的移植体数量有限。对于晚期秃发的外科治疗（Norwood 5 和 6 级），通常需要一次以上的手术移植所需的毛囊单位量来覆盖所有秃发区域。本章讨论了在同一手术中结合 FUT 和 FUE，以在术中获得更多的移植体以更高密度地覆盖更多表面区域。在同一手术中结合体毛和头皮毛囊提取是另一种方法，可以在非常严重的秃发和（或）供区有限的情况下获得更多的移植体和更大范围的覆盖。本章讨论了联合手术的适应证、技术细节和并发症。

关键词 联合，混合，FUE，毛发移植，超大单位植发，体毛移植，FUT，头皮条切取，钻取

关键要点

- 在单个手术中结合两种提取方法（FUE 和 FUT）可以获得更多的移植体，并允许外科医生实现更多的秃发面积覆盖和（或）更高的密度。它特别适用于晚期秃发和供区不良的二次手术病例。

- 在治疗晚期秃发时，重要的是要记住，无论第一次手术规模有多大，患者未来都需要一次或多次手术。因此，为未来的手术保留供区是一个至关重要的概念。

- 在头皮供区耗尽、供区供应不足、多次手术以及严重秃发的情况下，结合头发和体毛可能非常有用。

74.1 简介

FUE 和 FUT 都是毛发移植领域中的成熟手术。多年来，人们倾向于只使用一种提取方法，有时，擅长 FUT 的手术团队会不相信 FUE 手术，反之亦然。随着 FUE 的发展和疗效的改善，这种负面的"竞争"已经减少。今天，许多外科医生都能熟练掌握两种提取方法。

当单独进行时，FUT 和 FUE 一次获取的移植体数量有限。在治疗晚期秃发时，患者自然希望有大量的移植体，以覆盖更多的区域和更高的密度。

为了满足这一需求，在同一手术中结合 FUE 和 FUT 是一种合理的方法。三位医生开创了这一概念：Robert True 医生[1] 提出了三种提取方法结合的模型；Akaki Tsilosani 医生[2] 论证了联合提取方案是可以减少头皮条缝合张力的一种方法；Márcio Crisóstomo 医生定义了一种联合提取手术方案，该方案为未来的手术保留了供区[3,4]。

在过去的 5 年中，人们对这种手术的接受度越来越高，在各种植发会议上发表和介绍这种技术的数量也有所增加[5-10]。该方案被学者们使用了不同的名称，如联合技术、COMBO 技术或混合技术[11-13]。

头皮条切取术和 FUE 手术具有大多数相同的适应证。对同一患者可采用多种方法（▶图 74.1）。本章讨论了 FUT 和 FUE 的联合应用，以获得重度秃发所需的大量移植体。

74.2 适应证

在同一手术中联合 FUE 和 FUT 主要适用于以

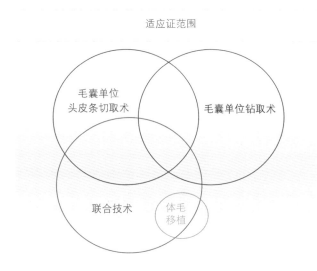

图 74.1　毛发移植中技术适应证的重叠

下情况：

- 重度秃发，秃发进展到头顶区域（Norwood 4、5 和 6 级）。在这些情况下，外科医生需要大量的移植体来覆盖脱发区域，这通常包括手术中的头顶区域。

- 供区不足是另一个常见的迹象。有时患者的供区密度和供区头皮的天然弹性较差，和（或）由于之前的头皮条切取手术或其他瘢痕而导致松弛度降低。在这种情况下，FUT 只能收获少量移植体，但仅通过 FUE 可获得的移植体数量也不足以覆盖秃发区域。结合这两种方法可以获得更多的移植体，FUT 联合 FUE 通常提供比 FUT 单独使用收获更多的移植体。

- 对于一些 Norwood 7 级患者，联合手术也适用，因为他们的供区显然不足以覆盖整个秃发区域。对全覆盖率抱有不切实际期望的 7 级患者不建议施行。然而，那些理解并接受手术限制的人可以从联合方法中受益。这种组合的额外移植体有助于外科医生增加移植密度，甚至治疗可能无法治疗的区域，例如颞点。对于这些患者，可以考虑在组合中加入体毛。

74.3　技术方面：如何结合 FUE 和 FUT

在同一手术中，有多种方法可以结合 FUT 和 FUE。笔者更倾向于采用一种组合技术，在供区预留一个未提取的区域以备将来提取。程序步骤如下：

（1）剃发前，标记前发际线、颞点、秃发区可能延伸的边界，以及可能的安全供区（▶图 74.2a、b）。

（2）划界后，剃光头皮，因为这使得移植体更容易植入，这是长时间手术中非常重要的变量

（▶图 74.2c）。

（3）手术从头皮条切取开始。在切除期间测试弹性以避免闭合中的张力是非常重要的。由于外科医生在使用该组合时将有更多可用的移植体，因此不需要达到头皮条切取宽度极限，甚至无需通过 FUE 钻取获得最大提取。这种方法可以保护供区免受诸如宽大瘢痕和弥漫性低密度毛发缺失等并发症的影响。笔者倾向于将头皮条切取术放置在供区的上部，然后在瘢痕下方进行后续手术；然而也可以采用相反的方法。

（4）进行三层缝合（内部可吸收缝合线和表面连续的 5-0 单尼龙缝合线）。

（5）植入通过 FUT 获得的移植体。

（6）在插入所有 FUT 移植体后，笔者保留了一个称为“未触及的区域”的区域，以供将来的头皮条切取术使用。缝合线下方划定了一个 1～1.5 cm 宽的区域，不进行手术干预，既不进行皮下减张操作，也不施行 FUE。该区域将保留其解剖和组织学特征，以备将来行 FUT，避免 FUE 瘢痕、局部纤维化和可能降低移植体产量的组织学改变（▶图 74.2d、e）[14]。

（7）从所有剩余安全区域（不包括未触及的地带）提取 FUE。额外的 FUE 移植体将种植在外科医生认为最适合的地方。通常这些额外的移植体中的 60%～70% 用于进一步覆盖头顶区域，其余部分用于提高前部区域的密度（▶图 74.2f）。

该方法的最终结果如图 74.2g，h 所示。一年后，同一名患者进行了第二次手术，以改善前区的密度，创建颞点，并行头顶移植。在第一次手术中保留的未触及的头皮条带被用作供区，获得了相似数量的移植体（▶图 74.2i、j）。

85% 的联合手术可以提取多达 5 000 个移植体，可以在一个有经验的外科团队的一天 9～10 小时的手术中完成。如果患者的头皮弹性和供区密度高于平均值，并且预计移植超过 5 500 个，则第一天进行 FUT，第二天进行 FUE。在这些患者中，可以以安全的方式移植更多的移植体。

74.4　在同一手术中联合 FUE 和 FUT 时的特殊注意事项

74.4.1　入门

FUT/FUE 组合非常安全。对于 FUT 外科医生来说，组合是将 FUE 纳入其实践的一种非常好的方

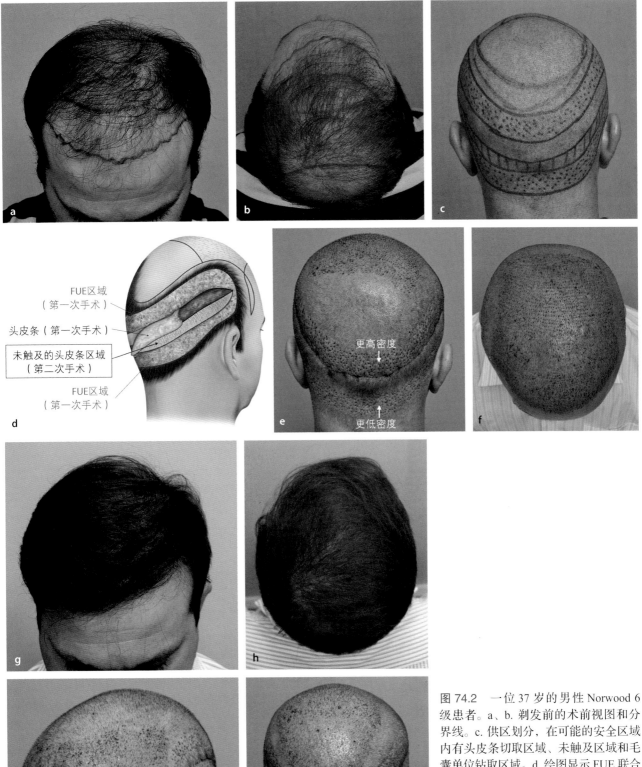

图 74.2 一位 37 岁的男性 Norwood 6 级患者。a、b. 剃发前的术前视图和分界线。c. 供区划分，在可能的安全区域内有头皮条切取区域、未触及区域和毛囊单位钻取区域。d. 绘图显示 FUE 联合含未触及区域的 FUT 技术。e、f. 5 019 个毛囊单位的手术后第一天的供区和受区。g、h. 术后一年的结果。i、j. 第二次手术，使用 5 202 个毛囊单位，以提高前区、颞点和头顶的密度，并保留缝合处上方未触及的头皮条区域

（图中标注）

FUE区域（第一次手术）

头皮条（第一次手术）

未触及的头皮条区域（第二次手术）

FUE区域（第一次手术）

更高密度

更低密度

式。额外的 FUE 移植体将改善手术结果，同时帮助外科医生提高 FUE 技能。

74.4.2　提取部位

FUE 可在安全供区的任何部位进行：缝合线上方、缝合线下方、缝合线上方和下方（笔者首选）以及局部区域。FUE 可以在缝合线附近提取，而不会导致愈合问题。

74.4.3　先做什么？ FUE 还是 FUT ？

在 1 天内进行的手术中，笔者更倾向于以 FUT 为中心开展联合技术，因为团队后期执行 FUT 更为复杂。此外，更容易控制移植的最终数量。当知道 FUT 移植体的最终数量时，外科医生可以更好地确定需要多少额外的 FUE 移植体。

74.4.4　钻取密度

与单纯进行 FUE 术相比，联合手术中的 FUE 钻取密度较低。缝合线上方的钻取密度高于缝合线下方，因为供区上部区域的毛发密度通常更高，在该区域进行 FUE 更容易。缝合线下方，钻取密度较低（ ▶图 74.2e）。在这个区域，头发和头皮之间的角度非常尖锐。每个患者的提取密度都是不同的，重要的是不要用任何一种方法过度提取。

74.4.5　剃发的选择

患者并不总是可以接受剃全头进行联合手术。对于那些希望更加谨慎的患者来说，可以选择在最少剃发的情况下使用联合技术：不对"未受影响的头皮条"进行剃发[15]。手术原则与剃发联合技术是相同的，但剃发仅限于 FUT 切取区和 FUE 钻取区，在其他地方留下较长的毛发（ ▶图 74.3）。这种策略有两个缺点：① 与传统的剃发联合技术相比，平均获得的移植物少 10%～15%；② 手术过程更难进行，因为供区毛发越长越会阻碍手术。此外，患者的供区毛发长度必须至少保留为 4～5 cm。

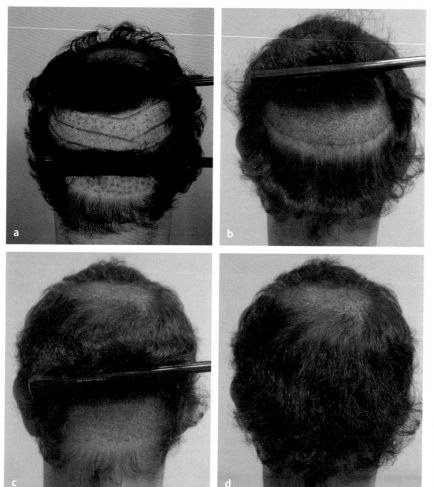

图 74.3　最少剃发的联合技术。a. 规划 FUT 和 FUE 区域，保留该区域上方和下方的毛发以及未触及的头皮条毛发的自然长度。b～d. 术后 1 周彻底遮盖剃发部位

■ 对瘢痕的影响

Tsilosani 研究了 20 名患者，发现当在头皮条缝合处附近进行 FUE 时，供区缝合处张力降低。他的假设是，钻取部位释放了一些对供区头皮的附着[2]。

另一方面，Insalaco 提出了一项对 11 名患者的研究，与单独的 FUT 相比，联合 FUE/FUT 手术的供区瘢痕平均增宽 1 mm。在她的研究中，FUE 是在缝合线的上方和下方钻取的[16]。她的假设是 FUE 部位的瘢痕收缩在愈合过程中增加了带状瘢痕的伤口张力。

尽管这些研究结果相互矛盾，但笔者观察到，与单纯的 FUT 相比，用联合方法明显改善了瘢痕的质量和宽度，主要是因为它可以通过减少头皮条切除的宽度而不影响移植体覆盖范围，使供区的术式更加灵活（▶图 74.4）[17]。

74.4.6 年轻患者

多年来，笔者仅建议 40 岁以上、且具有明确的晚期秃发模式的患者采用此手术。对 30 岁以下的患者进行联合治疗是有争议的，只应在仔细考虑秃发模式可能的发展情况下保守地进行。潜在的问题是，在显示所需的全部修复程度之前，不要使用所有可用的供区毛发。根据多年的联合提取经验，笔者觉得它更适合治疗一些年龄较小（＜30 岁）的晚期秃发患者或 Norwood 4 级患者。在这些患者中，移植区域的边界可以向前和向后再延伸一点[17]。通常这意味着移植头顶的前部或中部的后部，有助于覆盖头皮的后部。

最好的指导方针是将这些患者视为潜在的 Norwood 6 级（甚至 7 级）。这意味着将发际线放得更高，在定义安全供区时要保守，减少供区带的宽度和长度以尽量减少瘢痕，并保留供区以供长期使用。

74.5 并发症

与单独使用 FUT 或 FUE 相比，联合提取的唯一并发症是供区的休止性脱发。在这些情况下，一般在 2～3 个月内开始恢复，并且笔者治疗的所有患者都已完全恢复（▶图 74.5）。随着经验的积累，休止性脱发发生的概率会降低。这很可能是因为随着我们不断吸取教训并优化细节，如降低供区缝合张力、降低 FUE 钻取密度以及减少供区肾上腺素的使用。

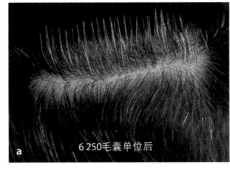
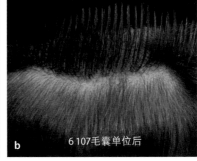

图 74.4 联合提取 6 000 多个移植体后的条带状瘢痕的病例

6 250 毛囊单位后

6 107 毛囊单位后

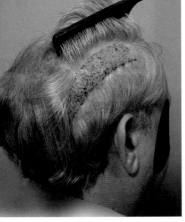
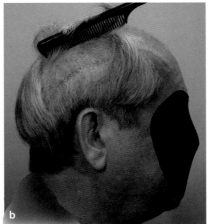
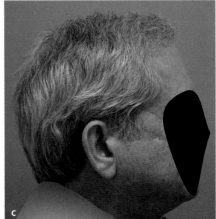

图 74.5 颞部的休止性脱发。a. 术后第 1 天。b. 1 个月，延迟再生长。c. 6 个月后完全恢复

74.6 Norwood 7 级脱发患者和 FUE、FUT 与体毛移植的联合

对于供区面积不足的 Norwood 7 级患者，或之前进行过多次手术且供区不足的患者，不仅需要联合 FUE 和 FUT 获取移植体，还应将身体其他区域视为供体来源。笔者喜欢采用胡须，然后是胸毛，再次是使用身体其他各个部位的毛发（如果合适的话）[18]。

体毛移植（BHT）不仅可以单独进行，也可以在同一手术中进行。当在同一手术中联合使用时，笔者让两名外科医生在不同的位置提取移植体；或让一名医生提取移植体的同时，另一医生植入移植物，以优化手术时间（▶图 74.6）。

Norwood 7 级的患者通常在供区和受区之间存在不匹配。在进行手术之前，必须仔细选择这些病例。患者对最终结果的满意度将与他们对手术极限的理解成正比。这包括对一些概念的理解和接受，如高的前发际线，显著的侧向后退，上部和后部区域的平均密度，以及即使进行了一次以上的手术，

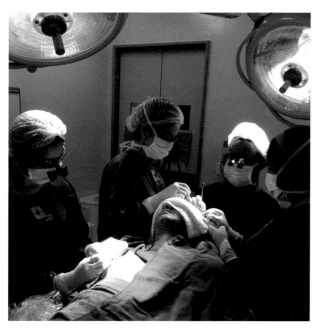

图 74.6 FUE、FUT 和体毛移植的联合。在提取同时植入移植体（胸毛）

也可能不对头顶进行处理。

74.7 结论

联合提取移植体的方法是治疗晚期秃发的非常有用和安全的选择。在治疗这些病例时，肯定需要多次手术。因此，最重要的概念不是外科医生在一次手术中可以获得多少移植体，而是如何保护供区以备将来手术使用。这就是为什么笔者主张保护未受影响的区域（▶图 74.2d），无破坏，无张力缝合头皮，不进行 FUE 过度提取。以这种方式，某些供区将保留下来，以备将来使用任何必要的技术（FUT、FUE 或甚至其他组合技术）。

需要注意的是，这是一种先进的手术，应由熟悉 FUT 和 FUE 的外科医生进行，患者选择非常重要，尤其是对于年轻患者。

主编注

FUE 和 FUT 的联合技术可以在一次手术中进行，以提高一次手术的移植体产量，但也可以顺序使用，在第一次和（或）第二次手术中使用 FUE 或 FUT，随后使用替代的毛囊获取技术。这可以增加患者一生中可用的移植体总数。FUE 不仅可用于产生更多的移植体，还可用于改善整体外观。这可能包括使用 FUE 来薄化头发非常密集的太阳穴区域，从而最大程度弱化太阳穴和移植的前额区域之间的密度差异。还需要注意的是，在供区中为将来手术留下一个未受影响的区域，同时也为供区头发密度留有一些可变性，当头发留得很短时，供区头发密度看起来仍然可以接受。此外，针对年轻患者使用这种方法的需注意：随着患者年龄的增长，可用于移植的明显的供区将明显地收缩，密度会降低。这有可能使患者留下明显的点状瘢痕，供区头发过薄，以及移植的头发逐渐脱落。

参 考 文 献

[1] True R. Procedures that Combine Follicular Unit Transplantation (FUT) and Follicular Unit Extraction (FUE). Presented at the 17th Annual Scientific Meeting of the International Society of Hair Restoration Surgery. Amsterdam, The Netherlands, July 22−26, 2009

[2] Tsilosani A. Expanding graft numbers combining strip and FUE in the same session: effect on linear wound closure forces. Hair Transplant Forum Int'l. 2010; 20(4): 121−123

[3] Crisóstomo MR, Crisóstomo MGR, Tomaz DCC, Crisóstomo MCC. Untouched Strip: a technique to increase the number of follicular units in hair transplants while preserving an untouched area for future surgery. Surg Cosmet Dermatol. 2011; 3(4): 361−364

[4] Crisóstomo M. Untouched strip: FUE combined with strip surgery to improve the FU number harvested in one session, preserving an untouched area for a possible future transplant. Hair Transpl Forum Int. 2012; 22(1): 12−14

[5] Karadeniz AE. The advantages of being able to do FUT and FUE in Making a Treatment Plan. Poster presented at the 21st Annual Meeting of the International Society of Hair Restoration Surgery. San Francisco, CA, October 23−26, 2013

[6] Mohmand H. Extended Hair Transplant: Old Techniques with a New Combination. Poster presented at the 21st Annual Meeting of the International Society of Hair Restoration Surgery. San Francisco, CA, October 23−26, 2013

[7] Karadeniz AE. Evaluating Graft Quality in FUT + FUE Combined Procedures to Compare the Two Techniques. Presented at the 22nd ISHRS Annual Scientific Meeting. Kuala Lumpur, Malaysia, October 8−11, 2014

[8] Soni S. Combining FUT (Strip) and FUE (Follicular Unit Extraction) Techniques for Maximizing the Yield of Single Sitting Hair Transplant. Presented at the 22nd ISHRS Annual Scientific Meeting. Kuala Lumpur, Malaysia, October 8−11, 2014

[9] Williams KL. Surgical Correction of Plugs and Strip Scar with FUE-Strip Combination Procedures in Three Stages. Advanced Video Technique Presented at the 23rd ISHRS Annual Scientific Meeting. Chicago, IL, September 9−13, 2015

[10] Shapiro RL. Potential of Donor in FUE, FUT & Combination FUE/FUT. Presented at the 24th World Congress of Hair Restoration. Las Vegas, NV, September 28-October, 2016

[11] Saifi M. The Usefulness of Combined Technique of Hair Transplantation (FUT and FUE) in a Repair Case of Patient after Scalp Reduction Surgery. Presented at the 22nd ISHRS Annual Scientific Meeting. Kuala Lumpur, Malaysia, October 8−11, 2014

[12] Crisóstomo M. Combo highlight Video. Presented in the session Donor Harvesting: The Combination of FUE and FUT: The Win-Win for the Future? at the 22nd ISHRS Annual Scientific Meeting. Kuala Lumpur, Malaysia, October 8−11, 2014

[13] Epstein JS. The Hybrid Procedure: How it goes Beyond Transitioning from Strip to FUE, Maximizing the Advantages of the Two Techniques. Presented at the 23rd ISHRS Annual Scientific Meeting. Chicago, IL, September 9−13, 2015

[14] Crisóstomo M. Combining follicular unit extraction and transplantation: the untouched strip technique. In: Barrera A, Uebel C, eds. Hair Transplantation: The Art of Follicular Micrografting and Minigrafting. 2nd ed. Missouri, MO: Quality Medical Publishing; 2013: 237−261

[15] Crisóstomo M. The combined technique (FUE + FUT) without fully shaving hair: executive untouched strip. Hair Transplant Forum Int'l. 2014; 24(3): 90−92

[16] Insalaco C. Surface area response to FUE. Presented at the 23rd ISHRS Annual Scientific Meeting. Chicago, IL, September 9−13, 2015

[17] Crisóstomo M. Combined strip and FUE technique. In: Lam S, Williams K, eds. Hair Transplantation 360 (FUE). Vol. 4. New Delhi: Jaypee Brothers Medical Publishers; 2016: 383−415

[18] Umar S. Use of body hair and beard hair in hair restoration. Facial Plast Surg Clin North Am. 2013; 21(3): 469−477

第6部分

特殊部位移植与注意事项

Repair and Special Considerations

Raymond Konior

75

Steven Gabel

陈裕充 译，朱逸飞 审校

跨性别患者
Transgender Patients

概要 跨性别者希望通过毛发移植手术来重塑原有的发际线以更符合其所想要的性别特征。毛囊单位移植术能使患者拥有与其性别特性相适合的发际线和发型。许多研究表明，性别相关的毛发重新分布手术能很好地满足这类患者需求。绝大部分的跨性别者，如男跨女跨性别者，希望通过毛发移植来调低发际线、钝化额颞角以及提高顶区毛发密度，以模拟自然的女性外观。根据不同的脱发程度，对于跨性别女性，其毛发移植的最大挑战是供区可利用的头发不足以满足由于雄激素性秃发所产生的秃发区域。在实施手术计划时，术者必须全面分析患者面部特征、皮肤颜色、毛发特点以及脱发程度从而设计出符合实际情况的方案。对于跨性别女性，调低发际线的方法包括毛囊单位移植术和外科发际线推进皮瓣术。少数情况下，跨性别男性希望通过毛发移植术重塑胡须、胸毛，以寻求更男性化的外观。

关键词 跨性别，性别苦恼，性别认同，性别认同障碍，跨性别男性，跨性别女性，男跨女跨性别者，女跨男跨性别者

关键要点

- 毛发移植是治疗跨性别者性别不安的一种非常重要的方法。
- 制订手术计划必须深度分析患者的期待值、面部特征以及毛发特点。
- 在实施毛发移植时，术者需平衡考虑跨性别女性发际线和额区毛发的女性化程度需求与供区可利用毛发发量的关系。
- 跨性别男性最常需求的是胡须和胸毛移植。

75.1 简介

性别苦恼或性别认同障碍（gender identity disorder, GID）是一种心理学上的苦恼（焦虑），是指人们对其出生时的性或性别不认同的一种感受。跨性别者最通用的定义是指一个人的性别认同与其出生时生物学性别不一致。因此，认同自己为女性的生物学男性患者称为跨性别女性，而认同自己为男性的生物学女性患者称之为跨性别男性[1]。

现代毛囊单位移植术能创造出与性别相适合的发际线和面部毛发分布特点，这使性别转换手术更像美容需求的手术。在所有应用于性别转换手术的方法中，毛发移植是创伤性最小，并对患者影响最大的技术。创造出与患者认同性别相一致的美容外观，涉及非跨性别者所不会碰到的独特的社会、伦理及法律上的问题。成功的毛发移植术使跨性别者和其他人认同他们的性别。

许多研究发现跨性别者对手术的满意度很高[2]。对于性别转换手术，需要考虑其他多种治疗方法，包括咨询、激素治疗和外科治疗。这一章，我们的重点是跨性别者的毛发移植技术及挑战。

75.2 发病率

跨性别群体有多大还不清楚。在美国，由于报告本身因素和社会因素，使各种调查数据不准确或不完整，因此对跨性别群体的数量尚未有定论。

尽管没有官方数据，仍有许多研究试图对美国的跨性别人群进行量化研究和描述。根据2011年UCLA的Williams研究所主导的研究，美国0.3%人口，或700 000成人被认为是跨性别者[3]。美国统计局发布声明称其2020年没有计划收集跨性别者人群资料，但其将与其他机构一起推动同性恋、

双性恋及跨性别者监测[4]。

　　关于跨性别者寻求性别转换手术的统计数据也很难获得。可信度最好的估计提示，在美国每年有100～500人接受性别转换手术[5]。现有的资料无法精确估算有多少跨性别者实施了毛发移植手术。但是，笔者认为在过去的 10 年间，越来越多的跨性别者寻求毛发移植治疗，其中大部分为跨性别女性。

75.3　伦理学问题

　　跨性别健康世界专业协会（World Professional Association for Trans gender Health，WPATH）的性转换、性别转换与性别不符合者健康护理标准，之前称为 Benjamin 护理标准，是运用最广泛的护理标准（standards of care，SOC）[6]。

　　自 1979 年制定起，WPATH-SOC 就定期更新和改版，最新的版本于 2011 年 9 月 25 日发布。WPATH-SOC 推荐心理健康专业人员在任何手术干预前记录相关病史[7]。

75.4　毛发移植：男跨女跨性别者

　　男跨女跨性别者（male-to-female，MTF）毛发移植的总体目的是重建女性形式的发际线，并增加头发密度以遮盖秃发区。结果应根据患者的面部轮廓和毛发，呈现自然的女性化外表。患者的期待值应与毛发移植可能的实际效果相符，这需要医生与患者深度的沟通。

　　笔者经验表明，在跨性别者决定进行毛发移植治疗时，往往激素治疗已经开始，这将有助于使患者面部和身体女性化，也有益于减缓遗传性男性型脱发[8,9]。另外，建议考虑面部女性化的患者可以在毛发移植前先进行整形手术，如额部整形重塑、提眉或面部植入物。面部女性化手术的手术途径包括发际线切口（前额隐藏式切口），前额头皮（内窥镜前额提升），或双冠状皮瓣。这些手术所产生的瘢痕可能通过毛囊单位移植体来遮盖（▶图 75.1）。

　　在制订最佳手术方案时，术者需要考虑患者解剖学上的各个方面，包括目前的脱发程度、供区毛发数量、头形和大小、皮肤类型，以及头发的特征（颜色、粗细和曲直）。与男性相比，女性发际线倾向于更低且更平缓，且发际线的不规则性更为明显。女性额颞角更为圆润，颞点更靠近面部中线[10]。在生物学的女性中，前额形态更为垂直，而男性则更为倾斜。与男性相比，女性的前额形态，结合其自然的发际线，更能体现面部轮廓[11]。

　　MTF 跨性别者的毛发移植存在着许多挑战，植发技术和发际线设计与用于生物学女性所寻求的重塑或加密前额发际线和头发相似，却有所不同[12]。在制定手术计划时，关键因素是 MTF 者雄激素性秃发的秃发程度与供区可利用毛囊的数量。对于绝大部分跨性别女性，调低发际线，使额颞角变圆，以及移植头皮中部需要大量的供区毛囊才能达到可接受的美容效果（▶图 75.2）。发际线区头发密度低和头发稀薄对大多数女性或 MTF 患者来说是不可接受的。

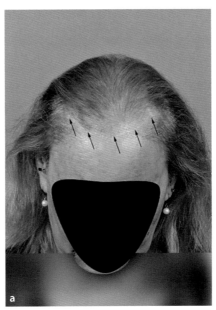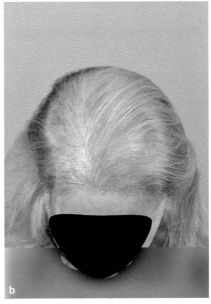

图 75.1　a. 在这位跨性别女性的稀薄头发中，面部轮廓整复术的瘢痕清晰可见（箭头所示）。b. 毛发移植术后 2 年瘢痕遮盖效果

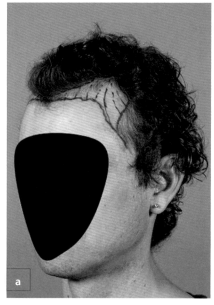
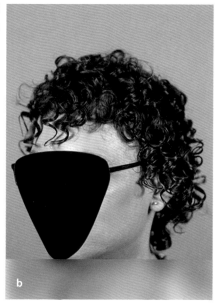

图 75.2 a., b. 跨性别女性术前照片，Norwood 3 级，发际线高且额颞部后退明显。该患者总共移植了 3 166 毛囊单位，用于下调发际线、钝化并修复额颞角

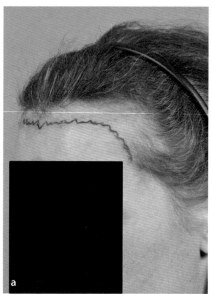
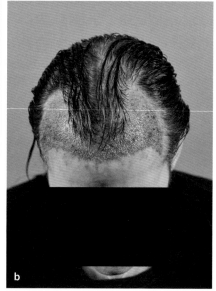
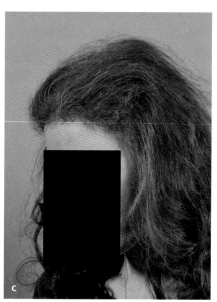

图 75.3 a. 跨性别女性，额部发际线和额颞角轻度上移。b. 移植 2 614 毛囊单位后的即刻效果。c. 术后 6 个月，显示发际线下调，额颞角钝化，更加女性化

脱发严重程度与稳定性决定毛发移植手术是否可行，或可多大程度调低发际线、钝化额颞角。轻中度脱发患者（Norwood 1～3 级）可提供足够的供区毛囊，是最佳适应证（►图 75.3）。中度脱发患者（Norwood 4 和 5 级）可钝化额颞角，但仅能轻微调低发际线。在这些患者中，高密度移植发际线和前额头发，而保持顶区的低密度，所产生的效果令人满意。重度的脱发患者（Norwood 6 和 7 级）通常不是最佳的适应证，因为供区毛囊数量难以满足额、顶、冠区达到理想发量之所需，术后稀疏的外观难以满足患者需求。严重的脱发患者可在调低

发际线手术后，采用移植或假发等遮盖。

在制订 MTF 毛发移植手术计划时，也需要考虑毛发的某些特征，如颜色、粗细、曲直。对于毛发较细或毛发与皮肤颜色对比较强烈的患者，如肤色白皙和深色头发，需要移植较高的密度。不要将这些患者的发际线设计过低。相反，卷曲头发的患者移植的密度可以低一点，也能获得可接受的效果。

与毛囊单位移植术相对应，外科发际线推进皮瓣（由 Kabaker 和 Champagne 描述）是那些脱发轻微且发际线明显的患者的另一种治疗选择。手术操作流程包括隐藏式发际线切口，浅表游离头皮，推

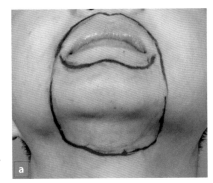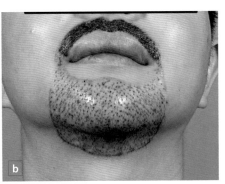

图 75.4　a. 跨性别男性颔须的设计。b. 1 000 毛囊单位移植后的术后即刻照片

进发际线前移[13]。头皮平均可以推进 2.5 cm，使之更符合女性自然的发际线。该手术方法的优点是患者头皮和发际线毛发可达到自然密度，这是毛发移植所不能做到的。但是可能需要进行毛发移植来遮盖发际线处的手术瘢痕，钝化额颞角。

75.5　毛发移植：女跨男跨性别者

由于脱发更显示出雄性特征，在女跨男跨性别者（female-to-male，FTM）中，通过毛发移植修复发际和加密头发的需求非常少见[12]。更常见的是，跨性别男性对男性的特征性毛发部位，如面部和胸部，更感兴趣（▶图 75.4）。尽管进行睾酮替代治疗，FTM 患者面部极少生长明显胡须。研究显示胡须增多，由女性所认同的雄性气质也更强[14]。笔者对数例 FTM 患者进行过面部毛发移植，如胡须移植（唇须、颔须、颊须）。FTM 患者面部毛发移植的计划、设计及技术与生物学男性相仿，这些内容将在第 81 章胡须移植中介绍。

75.6　结论

现代毛囊单位移植手术能够创造出与性别相适应的发际线类型和面部毛发。严谨地制定计划和不同技术的应用使毛发移植医生能够为寻求美容效果的跨性别者的生活提供有意义的改变。

参 考 文 献

［1］ Heylens G, De Cuypere G, Zucker KJ, et al. Gender identity disorder in twins: a review of the case report literature. J Sex Med. 2012; 9(3): 751–757

［2］ Raffaini M, Magri AS, Agostini T. Full facial feminization surgery: patient satisfaction assessment based on 180 procedures involving 33 consecutive patients. Plast Reconstr Surg. 2016; 137(2): 438–448

［3］ Gates GJ. How many people are lesbian, gay, bisexual and transgender? Los Angeles, CA: The Williams Institute; 2011

［4］ Miller CC. The search for the best estimate of the transgender population. The New York Times. June 8, 2015: A3

［5］ Jackson A. The high cost of being transgender. CNN. Available at: http://www.cnn.com/2015/07/31/health/transgender-costs-irpt/

［6］ Colebunders B, Cuypere GD, Monstrey S. New criteria for sex reassignment surgery: WPATH standards of care, version 7, revisited. Int J Transgenderism. 2016; 16(4): 222–233

［7］ The Mental Health Professional. The World Professional Association for Transgender Health's Standards of Care for Gender Identity Disorders. 6th ed. East Dundee, IL: WPATH; 2001

［8］ Giltay EJ, Gooren LJ. Effects of sex steroid deprivation/administration on hair growth and skin sebum production in transsexual males and females. J Clin Endocrinol Metab. 2000; 85(8): 2913–2921

［9］ Unger CA. Hormone therapy for transgender patients. Transl Androl Urol. 2016; 5(6): 877–884

［10］ Unger RH. Female hair restoration. In: Konior RJ, Gabel SP, eds. Facial Plastic Clinics of North America. Philadelphia, PA: Elsevier, Inc.; 2013: 407–417

［11］ Toledo Avelar LE, Cardoso MA, Santos Bordoni L, de Miranda Avelar L, de Miranda Avelar JV. Aging and sexual differences of the human skull. Plast Reconstr Surg Glob Open. 2017; 5(4): e1297

［12］ Farjo B, Farjo N. Hair transplantation in transgender patients. In: Unger WP, Shapiro R, Unger R, et al, eds. Hair transplantation. 5th ed. London: Informa Healthcare; 2011: 466–468

［13］ Kabaker SS, Champagne JP. Hairline lowering. In: Konior RJ, Gabel SP, eds. Facial Plastic Clinics of North America. Philadelphia, PA: Elsevier, Inc.; 2013: 479–486

［14］ Dixson BJ, Brooks RC. The role of facial hair in women's perceptions of men's attractiveness, health, masculinity and parenting abilities. Evol Hum Behav. 2013; 34(3): 236–241

76

Robin Unger

陈裕充 译，杨凯 李汶真 审校

瘢痕性秃发区的毛发移植
Transplanting into Areas of Cicatricial Alopecia

概要 手术治疗瘢痕性秃发区需要对美容效果与瘢痕特征做微妙的平衡。如果可能，首选切除瘢痕。这种方法效果直接，也不用消耗供区毛发储备。当瘢痕无法切除时，可以利用毛发移植来治疗秃发。第一次手术时，受区的植发密度很少能超过 20～25/cm²，通常需要第二次手术治疗。毛发移植医生必须能够鉴别稳定性和非稳定性瘢痕性秃发。非稳定性瘢痕性秃发包括毛发扁平苔藓和前额纤维化性秃发，这些秃发在一般人群中比较常见并且难以确诊。一旦确诊，需要给予相应的治疗。理想状态下，手术需要延迟到病情稳定后 2 年进行，手术后仍需要定期的治疗和随访。

关键词 秃发、瘢痕、毛发扁平苔藓、前额纤维化性秃发、不稳定性瘢痕性秃发、稳定性瘢痕性秃发、富血小板血浆、脂肪移植、微针治疗、毛囊家族

关键要点

- 稳定性瘢痕性秃发继发于孤立事件，这些事件会造成毛发生长区域永久性瘢痕。外科治疗可以达到长期的良好效果。

- 非稳定性瘢痕性秃发继发于在一定病程内具有进展倾向的疾病，并在一段时间内间歇性复发。手术治疗仅适用于疾病至少稳定 2 年后，患者仍需要相应治疗和监测。

- 瘢痕性秃发区的手术治疗需要考虑到该区域的血供情况。移植的面积和密度有一定局限性，通常需要第二次手术以获得到更好的美容效果。

- 手术治疗瘢痕性秃发需要考虑到 5 种互相独立的因素：① 患者最终的供 - 受区比率；② 头皮弹性；③ 患者愈合能力；④ 血供情况；⑤ 手术治疗继发瘢痕的部位。

76.1 简介

瘢痕性秃发的发病率明显增多。越来越多的前额纤维化性秃发（FFA）和毛发扁平苔藓（lichen planopilaris，LPP）患者寻求毛发移植治疗[1]。这些疾病的活动期是手术禁忌证。在一些稳定期瘢痕性秃发病例，毛发移植可达到良好的治疗效果。此外，还可单独采用内科治疗和秃发区缩减术（alopecia reductions，AR）和（或）皮瓣修复术，这些方法可单独应用或与毛发移植联合治疗。本章将仅讨论毛发移植和切除术。在合适的情况下，后者实际上是更好的治疗选择。为方便清楚讨论，将瘢痕性秃发分为非稳定性瘢痕性秃发（unstable cicatricial alopecia，UCA）和稳定性瘢痕性秃发（stable cicatricial alopecia，SCA）（表 76.1）[2]。这种分类对于治疗选择和外科介入的可能性都至关重要。

绝大部分皮肤科医生将秃发分为瘢痕性和非瘢痕性，进一步的分类则根据疾病所累及的炎症细胞类型。对于专门从事毛发移植的医来说，需要一种可以帮助决定手术介入是否有利的分类方法。UCA 继发于在一定病程内具有进展倾向的疾病，并在一段时间内间歇性复发。鉴于目前 LPP 和 FFA 发病率不断升高情况，这就显得更为重要。另外，手术本身也可导致疾病的再激活，因此，仅在疾病完全稳定 2 年后考虑手术治疗（之前认为 1 年也可以）。

值得注意的是，患者在手术时可能没有疾病或完全处于稳定阶段。如果病史和体检均没有发现疾病活动，则手术可能在未发现疾病的情况下进行。另外，植发医生无法预测疾病未来的进展，且相关疾病可能会在人生任何时候出现。

如果已知患者患有 UCA，那么患者必须明确继续医学监测和维持治疗的重要性，那将有助于最

表 76.1 稳定性和非稳定性瘢痕性秃发的原因

稳定性瘢痕性秃发	非稳定性瘢痕性秃发
外伤性瘢痕	淋巴细胞性秃发
烧伤瘢痕	盘状红斑狼疮
放射性损伤所致的秃发	经典型扁平苔藓
毛发移植后瘢痕	前额纤维化性秃发
除皱术和提眉术所致的瘢痕	Graham-Little 综合征
牵拉性秃发	经典型假性斑秃（Brocq）
拔毛癖	粘蛋白性秃发
压力性秃发	毛囊棘状角化病脱发
先天性秃发	中性粒细胞性
先天性皮肤发育不全	穿掘性毛囊炎
淋巴细胞性秃发	先天性
中央离心性瘢痕性秃发	Conradi-Hunermann 点状软骨发育不良
	色素失禁症
	睑缘粘连-外胚层发育不良-唇腭裂综合征
	Hallermann-Streiff 综合征
	良性泛发性营养不良性大疱表皮松解性症
	其他
	瘢痕疙瘩性痤疮／坏死性痤疮
	糜烂性脓疱性皮病
	感染（深部真菌感染、带状疱疹、巨大细菌性毛囊炎、伴角化病的头癣）
	转移性／原发性肿瘤
	移植物抗宿主病

大限度减少或预防疾病复发。有病例报道称没有继续维持治疗的患者，疾病在毛发移植后 6 年内复发[3]。这并没什么奇怪的。任何时间如果疾病再激活，都需要告知患者。如果疾病没有获得及时的

控制，手术的成功性将受到影响（框注 76.1）。及时合理的治疗可以阻止 UCA 隐匿、间歇性的进展（见第 9 章）。

框注 76.1

不稳定性瘢痕性秃发患者疾病已稳定 2 年且继续病情监测和治疗，否则不能进行毛发移植手术。如果手术后出现疾病状态，及时的治疗有助于保护毛发。

SCA 继发于导致毛发区域永久瘢痕的孤立事件。对于这些病例，手术治疗效果良好，并且一旦手术成功，就不需要像 UCA 患者一样进行持续监测病情。导致 SCA 的事件包括外伤、烧伤、感染、放射损伤以及头面部手术（▶图 76.1）。

76.2 手术治疗中需要考虑到的重要因素

如前所述，由于 UCA 的疾病可能间歇性地复发，随后引起新的瘢痕性秃发区，考虑到瘢痕的形状和大小，切除术通常是一种最佳治疗方案（▶图 76.2）。但是，决定是否采用毛发移植术、切除术，还是 "AR" 时，不仅需要鉴别 UCA 或 SCA，也需要考虑以下 5 个相互独立的因素：① 患者最终的供-受区比率；② 头皮弹性；③ 患者愈合能力；④ 血供情况；⑤ 手术治疗继发瘢痕的部位（框注 76.2）。

框注 76.2

秃发面积：如果伴有 MPB 或 FPHL 的患者仅移植疾病累及的区域，将会产生岛状秃发区或在秃发区中散在毛发束的外观。因此，正如之前提到的，更倾向采用秃发区切除术或对即将可能秃发的区域进行更广泛的毛发移植。

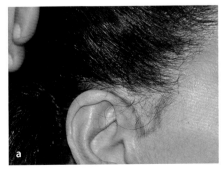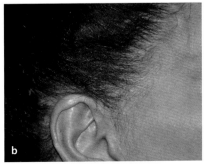

图 76.1 a. 女性患者，58 岁，因 10 年前提眉术和面部提升术所致瘢痕而寻求毛发移植治疗。总共移植 1 766 毛囊单位至发际线、额区及颞区和鬓角。b. 移植术后 18 个月外观

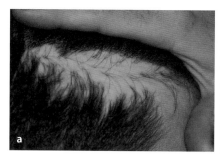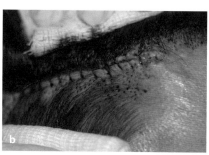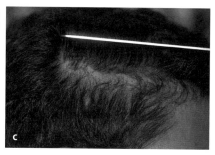

图 76.2　a. 男孩，15 岁，因 2 岁时热咖啡意外烫伤形成的颞顶区瘢痕性秃发。烫伤区完全没有头发，并由于毛发-皮肤颜色反差强烈而无法被遮盖。因此决定先尽可能切除瘢痕，然后进行毛发移植治疗瘢痕下缘的不规则秃发区。b. 手术后即刻显示切除区域和毛发移植区域，包括自然的发际缘和不规则的瘢痕下缘。c. 患者术后 4 个月随访照片

76.2.1　供区-受区比率

在许多患者中，考虑到可能发展成的男性型脱发（male-pattern baldness，MPB）或女性型脱发（female-pattern hair loss，FPHL），"永久性"供区毛发与秃发区"最终"面积的比率无法满足瘢痕性秃发区和将来可能的秃发区的治疗需求。另外，在 UCA 病例中，如果疾病累及受区并且无法满意治疗，那么移植的头发也将会脱失，从而额外需要更多的供区。并且 UCA 也可能累及供区组织。这些可能性促使人们将长期的供区-受区面积比率作为一个需要评估的因素。切除术往往是一种比毛发移植术更佳的治疗选择，对于大面积秃发的年轻患者更是如此。然而，对于小面积秃发的老年患者通常选择毛发移植更为合适。

许多医生建议采用毛囊单位钻取术（FUE）来治疗秃发区，包括瘢痕性秃发。对于瘢痕性秃发，需要考虑一些特殊的因素。最常见的情况是瘢痕性秃发患者受区血供不好，脂肪组织有限。这些因素将降低组织较少的 FUE 移植体的存活率。较新的FUE 技术使移植体带有更多的皮下组织，这可能改善移植体存活率受损的问题。另外，FUE 可以使外科医生从那些不想留有线状瘢痕、供区头皮弹性低或想采用体毛移植的患者中获得移植毛囊。在获取供区毛囊时需要权衡这些理论上的因素。

76.2.2　头皮弹性

不幸的是，瘢痕组织通常纤维化明显，并且使头皮弹性下降，这种病例往往很难通过单纯的切除术达到治疗目的。这些患者可通过数次的分期切除或采用软组织扩张器[4]来增加切除的瘢痕量。少

量的毛发移植术用来遮盖遗留的秃发面积。

76.2.3　患者的愈合能力

患者的愈合能力千差万别。例如，不管手术多精细，有些人仍会有明显的手术瘢痕。这种病例最好采用毛发移植术而不是切除术。提取供区毛囊需要采用 FUE 技术。或者如果采用切取头皮条的方法获得供区毛囊，那在手术当天及之后每隔 3 周进行皮损内注射糖皮质激素，注射 4 次，以防止增生性瘢痕的形成。

76.2.4　血管循环

不适当的局部血液灌注不仅会导致移植体生长不良，更严重的是可导致组织缺血损伤引起局部坏死或感染。如果血管明显受到损伤，最好选择切除术而不是毛发移植术。治疗大面积秃发时可采用分次小面积切除，每次切除从正常组织的一侧进行。另外，毛发移植也可选择从秃发区边缘向中央分次进行[5]。

为了检测大面积区的血供情况，推荐采用不含肾上腺素的 2% 利多卡因对部分区域进行麻醉，然后用 19 G 针头打几个孔，观察是否有明显出血。如果没有或很少出血，那么种植毛囊的数量要很少。

笔者也经常在移植术后外用 3.5% 米诺地尔，2次／日，共 5 周，以扩张受区血管，提高移植体存活率。一些外科医生也会建议在术前给予己酮可可碱，400 mg，3 次／日，共 2 周[6]。

76.2.5　继发性瘢痕的部位

在某些秃发区，如发际线或眉毛，即使完美的切除术仍会留有很易被看到的小瘢痕。对于这

些病例，毛发移植术将是更好的选择。为了确保移植的发际线自然，外科医生设计由大三角和小三角组成的不规则边缘，并采用精细的单毛发移植体种植（▶图 76.3）。

76.2.6 瘢痕性秃发中富血小板血浆的使用或脂肪移植

富血小板血浆（PRP）在笔者的治疗中是常规使用的。它对瘢痕性秃发区有特殊的帮助。PRP中高浓度的生长因子可能诱导血管的生成，增加表皮厚度。笔者有时在毛发移植术前使用微针加 PRP 的方法以提高秃发区表面平整性和改善血供情况。在实际应用中发现对某些病例很有帮助。但是，这种方法的有效性仍需要进一步研究（▶图 76.4）。

在毛发移植前，也用脂肪移植治疗来改善秃发区皮肤的质地和血供。但这方法的经验仍然有限[7]。

76.2.7 瘢痕组织的异常颜色

通常瘢痕组织有色素减退或过度沉着的现象。单纯的移植有助于恢复正常的肤色。皮损内注射曲安奈德有助于减轻红色的增生性瘢痕。在一些病例，在毛发下仍可见白色或红色的瘢痕，尤其是在发际线区域显得更为明显。这些病例可以考虑采用医学文饰的方法加以遮盖。某些专业的文身师可以根据患者的肤色来消除颜色的异常——这最好在毛发移植前准备好。

76.2.8 受区打孔需要考虑的特殊因素

在瘢痕性秃发的受区，保护组织合适的血液灌注是非常重要的。为了准备评估受区血供情况，在麻醉时不要采用肾上腺素。

对绝大部分患者而言，毛囊单位（FU）是最好的移植体，它对血供的损伤最小，并能平均分布移

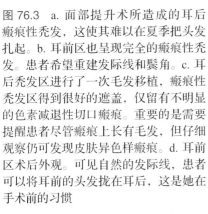
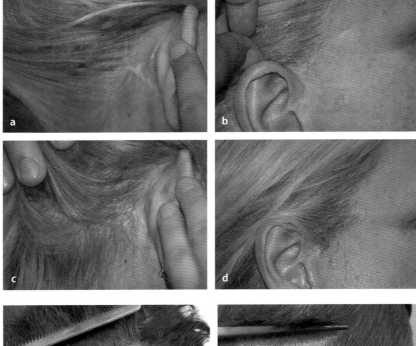

图 76.3　a. 面部提升术所造成的耳后瘢痕性秃发，这使其难以在夏季把头发扎起。b. 耳前区也呈现完全的瘢痕性秃发。患者希望重建发际线和鬓角。c. 耳后秃发区进行了一次毛发移植，瘢痕性秃发区得到很好的遮盖，仅留有不明显的色素减退性切口瘢痕。重要的是需要提醒患者尽管瘢痕上长有毛发，但仔细观察仍可发现皮肤异色样瘢痕。d. 耳前区术后外观。可见自然的发际线，患者可以将耳前的头发拢在耳后，这是她在手术前的习惯

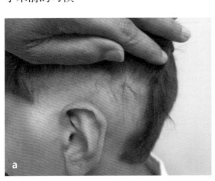
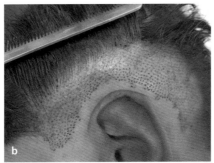
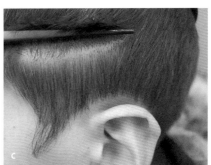

图 76.4　a. 男孩，13 岁，因左侧中耳横纹肌肉瘤化疗和放疗。3 年前放疗区域遗留瘢痕性秃发。b. 移植前，秃发区制备的 1 109 个毛囊单位。边缘的种植密度较中央略高。采用了 PRP 辅助治疗。c. 移植术后 6 个月外观

植毛发[8]。供区也有"毛囊家族（follicular family, FF）"移植体可利用。FF 移植体在加密中非常有用，因为在即使进行小面积切除术加毛发移植的病例中，也可明显提高移植发的量而能最低限度破坏血供。

最佳受区面积是指能够最容易、很"舒适"地种植移植体而不会弹出皮面，对血供损伤最小。在选择受区面积大小时，需要考虑以下三个主要因素：

• 移植体大小：这有赖于毛囊单位中毛发的数目和毛发直径。对于瘢痕性秃发区植发时，应尽量减少移植体上残留的表皮组织以使种植孔保持最小并防止移植体弹出皮面。由于瘢痕秃发区通常为血循环差的萎缩样组织，所以移植体带一些周围的皮下脂肪组织将更有利。有时会采用小的环钻（0.9 ～ 1.0 mm）在瘢痕区打孔，然后植入更大 0.1 mm 的毛囊移植体。这种方法理论上的优势是移植体带有更多的皮下脂肪组织，边缘接触面积大，血供更好。还有一些特殊情况考虑采用大的移植体以达到更好的效果（除外发际线区），如非洲裔美国人的中央性离心性瘢痕性秃发（CCCA）。大的移植体不容易被观察到，且一次手术可以产生更好的美容效果[9]。

• 通常瘢痕性秃发皮肤的弹性和松弛性均会有变化，所以其受区真皮组织的伸缩性是一个很重要的因素。这两种因素之间的相互作用非常重要。例如，如果瘢痕的收缩性降低（即切口倾向于张开），需要制备更小的种植孔以防止移植体种植后容易滑出，即"弹出"。但是，如果组织非常紧实、纤维化明显，可能完全没有松弛性，或将移植体挤到种植孔的边缘，那么需要制备较大的种植孔以减少因种植而造成的移植体损伤。通常原则是当松弛性好或收缩性差时种植孔小。采用小刀片取代小针制备种植孔有时可以减少移植体"弹出"。在某些种植难度特别大的病例中，种植笔是很有帮助的，并可在种植后采用组织黏合剂固定移植体位置。

• 第三种需要考虑的因素是种植孔的角度，这将影响种植孔的大小。在一般的毛发移植病例中，种植孔的方向一般是平行于周围的毛发即使采用相同大小的针或刀片，制备种植孔的角度越小，其在表皮所产生的裂隙将越大。因此，在一些需要小角度种植病例中，制备种植孔所采用的针需要更小（如眉毛，颞区和耳上及耳后发际线区）。如果采用与毛发方向相垂直制备种植孔，将不存在上述情况。另外非常重要的是，建议医生根据不同大小"移植体样本"，在受区打孔时进行测试，但记住种植孔随时间会有一定程度的缩小。

瘢痕性秃发区的种植孔打孔深度很难有统一的标准。UCA 和 SCA 均可发展为萎缩性或纤维化的增生性瘢痕。前者可能导致种植孔过浅而不能完全包裹移植体，使其得不到合适的血液灌注。如果这种情况在种植测试时注意到了，医生可以在受区打孔时通过减小打孔角度来增加深度。增生性瘢痕可以导致种植的毛囊达不到血供良好的层次。因此，移植体需要更长，受区种植孔需要更深。如果患者有瘢痕疙瘩病史，医生需要进行数十毛囊单位的测试种植，3 个月后再决定是否进行进一步的移植[10]。

瘢痕性秃发患者的受区打孔密度是最难决定的。医生希望通过一次的高密度植发来更好地改善完全性秃发的受区。但是，瘢痕处血供有限，这将导致移植体存活率降低。因此，医生在受区打孔时需要通过出血量来反复评估血液灌注情况。低血供区一般密度为 $15 \sim 20$ FU/cm^2，而血供良好区域密度可达 30 FU/cm^2。总体而言，瘢痕性秃发不推荐更高的种植密度。但是毛发密度可能通过种植 3 根毛发毛囊单位、4 根毛发毛囊单位、FF 或将 2 个小移植体植入同一孔来提高[11]。如果受区打孔密度过高或采用了过大的打孔针，那将会产生局部缺血，最好的后果是移植体存活率降低。更严重的风险包括感染和坏死。术后每日 2 次的米诺地尔外用有助于提高血供。任何一种可能都需要医生立即给予抗生素，并每隔 1 ～ 2 天观察病情进展。如果产生坏死，受区需要进行清创术，并二期愈合。另一安全的选择是一开始就降低种植密度，同一区域在 9 ～ 12 个月后进行第二次移植手术。实际上，在第一次毛发移植术后，头皮的状态会有很大的改善[12]。

76.3　结论

对毛发移植患者进行评估时需要非常细心。近年来，人们注意到毛发移植患者中 UCA 明显增加[13]。医学治疗的有效性使人们更好地处理 SCA。我们能通过维持治疗阻止疾病的进展。幸运的是，许多瘢痕性秃发是稳定的，可能通过现代毛发移植技术成功治疗，使许多患者最终能无畸形瘢痕正常生活。

参 考 文 献

［ 1 ］ Jimenez F, Harries M, Poblet E. Frontal fibrosing alopecia: a disease fascinating for the researcher, disappointing for the clinician and distressing for the patient. Exp Dermatol. 2016; 25(11): 853－854

［ 2 ］ Unger W, Unger R, Wesley C. The surgical treatment of cicatricial alopecia. Dermatol Ther. 2008; 21(4): 295－311

［ 3 ］ Jiménez F, Poblet E. Is hair transplantation indicated in frontal fibrosing alopecia? The results of test grafting in three patients. Dermatol Surg. 2013; 39(7): 1115－1118

［ 4 ］ Kabaker SS, Kridel RW, Krugman ME, Swenson RW. Tissue expansion in the treatment of alopecia. Arch Otolaryngol Head Neck Surg. 1986; 112(7): 720－725

［ 5 ］ Dahdah MJ, Iorizzo M. The role of hair restoration surgery in primary cicatricial alopecia. Skin Appendage Disord. 2016; 2(1－2): 57－60

［ 6 ］ Rose PT, Shapiro R. Transplanting into scar tissue and areas of cicatricial alopecia. In: Unger WP, Shapiro R, eds. Hair Transplantation. 4th ed. New York, NY: Marcel Dekker; 2004: 606－610

［ 7 ］ Kuka G. Fat Grafting into Areas of Cicatricial Alopecia Prior to Hair Transplantation. Presented at the 25th ISHRS World Congress Prague, Czech Republic, October 4－7, 2017

［ 8 ］ Jung S, Oh SJ, Hoon Koh S. Hair follicle transplantation on scar tissue. J Craniofac Surg. 2013; 24(4): 1239－1241

［ 9 ］ Callender VD, Lawson CN, Onwudiwe OC. Hair transplantation in the surgical treatment of central centrifugal cicatricial alopecia. Dermatol Surg. 2014; 40(10): 1125－1131

［ 10 ］ Barr L, Barrera A. Use of hair grafting in scar camouflage. Facial Plast Surg Clin North Am. 2011; 19(3): 559－568

［ 11 ］ Moser K, Hugeneck J, Rohrbacher W, Moser C. The pairing technique of the Moser Medical Group. Hair Transpl Forum Int. 2005; 15: 41－46

［ 12 ］ Rose PT. Hair restoration surgery: challenges and solutions. Clin Cosmet Investig Dermatol. 2015; 8: 361－370

［ 13 ］ Baquerizo Nole KL, Nusbaum B, Pinto GM, Miteva M. Lichen planopilaris in the androgenetic alopecia area: a pitfall for hair transplantation. Skin Appendage Disord. 2015; 1(1): 49－53

阴毛移植

Transplanting into the Pubic Area

概要 阴部无毛或少毛症是亚裔女性的常见问题。阴毛移植是阴部无毛和少毛症的最终治疗方法，也是迄今为止唯一的疗效持久的治疗方法。了解阴毛的自然形态和正常的生理特征对于设计出逼真自然的移植毛发非常重要。为了设计一个精妙的毛发外观，最好移植单根和双根毛发毛囊单位移植体，而不是简单的单根毛发移植体。最后，毛囊单位钻取术（FUE）可能是阴毛移植的有用供体获取方法之一。

关键词 阴毛移植，阴部无毛，阴部少毛，阴毛设计，阴毛模式

关键要点

- 了解自然阴毛模式和正常生理特征对于设计逼真自然的移植毛发非常重要。
- 为了设计一个精妙的外观，最好采用单根和双根毛发毛囊单位移植体移植。
- 移植体去除上皮对于预防并发症，如表皮囊肿和毛囊炎非常重要。

77.1 简介

阴部无毛或少毛症是亚洲女性的常见问题[1,2]。阴部无毛和少毛症的女性可能会经历自卑、社交尴尬和心理压力，即使她们的生殖能力和性能力正常。越来越多的这种患者选择接受毛发移植手术，这被认为是目前唯一疗效确切的治疗方法。在本章中，笔者回顾了使用种植笔进行阴毛移植的工作。

77.2 术前评估

阴毛移植的术前临床考虑因素和手术禁忌证与头皮区域毛发移植相似[3]。详细地询问患者病史，然后进行 Tanner 评分。Tanner 的分期将阴毛发育分为五个阶段，从没有阴毛的女性（PH1）到具有典型毛发类型的女性（PH5）[4]。应进行常规的术前血液检查，以排除因内分泌紊乱、全身疾病、传染病、凝血缺陷等而不具备手术条件的患者。有心理问题的患者或对手术有不切实际期望的患者也不符合要求，也应排除在外[5,6]。

77.3 手术技术

77.3.1 供体获取和移植准备

无论是毛囊单位头皮条切取术（FUT）还是 FUE 均可用于供体获取。这两种方法各有优缺点。外科医生应根据每个患者的具体情况选择他（她）认为最合适的技术[7]。在移植阴部或头皮区域时，头皮条获取和移植体制备的手术技术是相同的。对于 FUE 技术，笔者更喜欢使用具备连续旋转以及内径为 1.0 mm 的锐利环钻的电动系统提取移植体。对于阴毛移植，我们会特意将移植体上的毛干留得更长，只将毛发剪至 4～5 mm 的长度。最近，我们考虑使用长发提取设备。通常，对于 FUE，毛发被剪短或剃短得多，为 1～2 mm。在这种较短的长度下，移植物容易嵌入皮肤下，因此被认为不适合阴毛移植。单根和双根毛发毛囊单位（FU）移植体都可以被提取出来使用，表皮组织需要被尽可能地从顶部修剪掉，同时仍保持毛干完整。移植体的去上皮化对于预防并发症，如表皮囊肿形成和毛囊炎相当重要。

77.3.2 阴毛移植的设计要素

创建自然阴部毛发外观的阴毛移植在设计时的重要考虑因素如下：① 阴部毛发模式；② 移植毛发的密度和分布；③ 毛干的方向和角度。为了成功

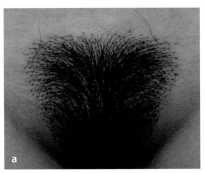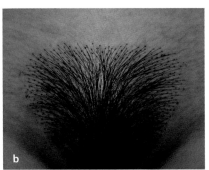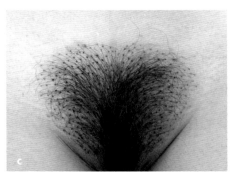

图 77.1　阴毛模式。a., b. 改良水平类型。c. 改良菱形类型

地进行阴毛移植，医生必须了解并能够按照自然的毛发模式和生理特征进行操作。为了产生更自然的外观，外科医生必须调整移植的毛发方向以适应自然的阴毛模式和正常的生理特征，其中毛发知识对于成功移植至关重要[5,6]。

■ 毛发模式

水平模式被认为是最接近正常自然女性阴毛的形状[1]。笔者采用了一种根据典型解剖结构将改动后的水平模式调整为自然形式的改良水平模式（扇形或盾形）（▶图 77.1a，b）。这种模式的推荐线是从腹股沟区向内 2～3 cm，在耻骨沟上方 1～2 cm，耻骨沟以自然曲线连接耻骨区域。其他图案类型包括改良菱形图案（▶图 77.1c）、经典水平型和扩散型等。在笔者之前的研究中，87% 的病例使用了改良水平模式，7% 的病例使用改良菱形模式，4% 的病例使用经典水平模式，2% 的病例使用其他类型[5,6]。笔者提出的设计方法和模式只是建议的标准化指南。根据情况设计合适的模式很重要，因为每个人耻骨区域的解剖结构和状态不同。

■ 密度与分布

为了保持移植毛发的密度和分布，将阴部区域分为三个区域：核心、中央和外围（▶图 77.2）。每期移植毛发的目标数量在中央区域为 10～20 根 /cm²，在核心和外围区域为 5～10 根 /cm²。然而，移植毛发的密度应根据准备好的移植体数量、受区范围和少毛症的程度进行调整[6]。最后，稀疏的毛发沿着外围区域的不规则轮廓排列，以保持自然外观。

■ 方向及角度

阴毛的自然方向和流动与 Langer 线一致，

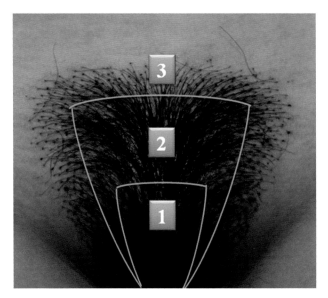

图 77.2　阴部区域设计。1. 核心区域；2. 中央区域；3. 外围区域

Langer 线指向大阴唇的上极[8]。因此，移植毛发的方向和流动也应遵循这些线。移植毛发的角度与自然阴毛的角度相似也是理想的。笔者在核心区域创建了大约 20° 的受区切口，在中部区域创建了 0°～20° 的切口，切口的角度几乎与周围区域 Langer 线的皮肤平行。这些只是建议的角度。医生可能需要根据情况进行调整，因为每个病例的解剖结构都不同。

77.3.3　移植体植入

采用微小切口和种植笔相结合的方法进行移植体植入。首先，使用 19G、21G 和 23G 针根据皮肤特征和移植体的大小预先打孔。然后使用种植笔将移植体插入这些微小孔隙。在阴毛移植中制作精确的切口对于创造正确的角度和方向，并帮助防止移植体弹出至关重要。皮肤纹理和肿胀的区域特征可能会使这一点变得困难。笔者更倾向于使用预制切口和种植笔的无接触技术，原因如下：① 缩短植入时间；② 即使切口较小，植入也很容易；③ 弯曲和挤压减少；④ 毛囊植入更准确[5,6]。

微小切口一般在 1 个月内消失，没有瘢痕，但很罕见情况下可有色素沉着持续数月。在笔者之前的一项研究中，患者的平均移植毛发数为 929.3±76.6 根，范围在 786～1 203 根[4]。最近，通常使用 700～800 根毛发（FUE 中为 500～600 根毛发）进行阴毛移植，以提高存活率。

77.4 术后阶段

术后进程及护理

术后护理方式与头皮毛发移植相同。阴部区域的术后护理如下：纱布应用于移植部位，并用弹性胶带固定 2 天。封闭敷料很有帮助，因为与其他区域的移植物相比，阴部区域移植的移植物不容易固定[5]。由于用 FUE 提取的毛囊中的毛干长度较短，为 4～5 mm（▶图 77.3），必须密切注意移植体埋

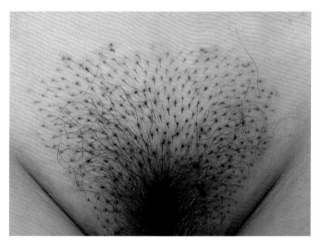

图 77.3 通过毛囊单位提取的耻骨毛发移植（252 FU/520 根毛发）

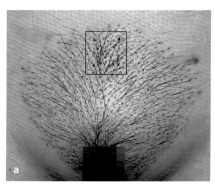
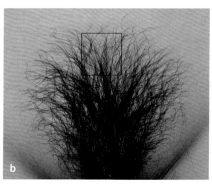

没情况。应在术后 2 天、10 天、1 个月和 1 年进行随访观察。

77.5 潜在的并发症

阴毛移植的总体并发症与雄激素性秃发的毛发移植相似。阴部毛发移植发生毛囊炎和表皮囊肿的风险更高，并且其存活率低于其他部位的毛发移植。毛囊炎和表皮囊肿的发生是由于阴毛移植物容易植入较深，也容易被埋没。根据笔者的经验，严格遵守以下措施可以显著减少这些并发症：在移植体制备过程中始终坚持去除上皮，在移植体植入过程中防止植入过深，使移植体的毛发足够长，并在术后 1 个月随访期间移除埋没的移植体。在笔者的临床实践中，因为遵循这些原则，十多年来没有出现过毛囊炎或表皮囊肿的病例。

阴毛移植的另一个问题是存活率低。在 2006 年的一项研究中，笔者对 20 名患者进行了单根毛发移植，平均存活率为 73.6%±7.6%（▶图 77.4）。在 2008 年的第二项研究中，单根和双根毛囊单位移植的平均存活率为 91.1%±2.6%[6]。这表明，结合单根和双根毛囊单位移植，而不是在耻骨区域使用单根毛囊毛发移植的传统方法，可以提高存活率。

笔者有一例瘢痕疙瘩发生在受区的病例。外科医生对有瘢痕疙瘩形成史的患者进行阴毛移植时应谨慎。

77.6 讨论

在青春期，阴毛毛囊从绒毛转变为终毛。肾上腺皮质和卵巢雄激素会导致女性的阴毛发育并保持不变[9]。只有在肾上腺雄激素水平较低的情况下，阴部毛发才有可能生长，并且不需要 5α-还原酶[9]。阴部无毛和少毛症的原因尚不清楚[8]。在笔者于 2003 年 3 月 1 日至 2008 年 2 月 29 日对接受

图 77.4 将 40 根单根毛囊植入 1.5 cm² 的区域。12 个月后，对区域上存活的毛发数量进行计数。a. 移植后即刻。b. 12 个月后

手术的 838 名患者的调查中，143 名（17.1%）患有阴部无毛症，695 名（82.9%）患有阴部少毛症。在 143 例阴部无毛患者中，128 例（89.5%）有阴部无毛或少毛症家族史。这一比例明显高于 62.2% 的少毛症患者，她们声称自己没有家族史。

在笔者之前的一项研究中，阴部无毛症组患者的血清雄激素水平正常，与正常组无显著差异[5]。这表明任何雄激素作用都与循环雄激素水平无关。怀疑阴部无毛或少毛症患者阴部毛囊雄激素受体缺乏或雄激素不敏感，这被认为是多基因遗传[5]。此外，在种族倾向方面，发现亚裔女性的发病率很高。Hong 和 Choi 报告称，韩国女性的无毛和少毛症发生率分别为 4.4% 和 8.2%[1]。

笔者还研究了雌激素和雄激素之间的拮抗作用。36 例绝经后少毛症患者中有 25 例（69.4%）曾服用雌激素[5]。这一发现表明雌激素是雄激素的拮抗剂，并导致阴毛脱落。

阴毛卷曲并绕轴扭曲，平均长度约为 60 mm[9]。与腋窝和阴毛纤维中的扭曲横截面相比，头皮或体毛的横截面通常为圆形或椭圆形。这种特性使顶浆分泌在更大范围内成为可能[9]。

与其他部位的毛发移植相比，阴部毛发移植的存活率较低[5]，并且确定是由于受区的影响而造成，因此认为提高存活率是有限度的。在笔者之前的一项研究中，与头皮相比，移植到阴部的毛发生长率较低（$P < 0.05$），并且毛干直径没有统计学上的显著差异[5,6]。这一结果表明，受区的生长率受到受区本身的影响。与头皮相比，阴部区移植毛发生长率较低的可能原因包括环境差异，如血管、血流和皮肤深度[10]。然而，本研究中观察到的两组之间的差异小于先前报告中的差异，小心地植入适当的深度，并应用与精细技术相关的先前经验，将使更高的存活率和生长率成为可能。

77.7 结论

目前，阴毛移植是唯一永久性治疗阴部无毛和少毛症的方法，也是帮助缓解患者情绪困扰的最合适的方法。了解自然阴毛的毛发模式和正常生理特征对于在移植毛发中创造自然和真实的外观至关重要。单根和双根毛囊单位结合移植是比单根毛囊移植更理想的选择，可以创造精妙的外观。如果应用长发提取，FUE 也可以是阴毛移植中有用的供体获取方法。

参 考 文 献

[1] Hong CK, Choi HG. Hair restoration surgery in patients with hypotrichosis of the pubis: the reason and ideas for design. Dermatol Surg. 1999; 25(6): 475−479

[2] Choi YC, Kim JC. Transplanting areas that need special consideration. In: Unger WP, Shapiro R, eds. Hair Transplantation. 4th ed. New York, NY: Marcel Dekker; 2004: 579−584

[3] Choi YC, Kim JC. Single hair transplantation using the Choi hair transplanter. J Dermatol Surg Oncol. 1992; 18(11): 945−948

[4] Tanner JM. Growth at adolescence. 2nd ed. Oxford: Blackwell; 1962

[5] Lee YR, Lee SJ, Kim JC, Ogawa H. Hair restoration surgery in patients with pubic atrichosis or hypotrichosis: review of technique and clinical consideration of 507 cases. Dermatol Surg. 2006; 32(11): 1327−1335

[6] Lee YR. Hair transplanting in the pubic area. In: Unger WP, Shapiro R, Unger R, eds. Hair transplantation. 5th eds. London: Informa Healthcare; 2011: 450−452

[7] Boden SA, Williams KL Jr. Motorized FUE with sharp punch. In: Lam SM, Williams KL Jr, eds. Hair Transplant 360: Follicular Unit Extraction (FUE). Vol. 4. Philadelphia, PA: Jaypee Brothers Medical Publishers; 2016: 241−297

[8] Hong WK, Kim TM, Yang WS. Distribution and density of pubic hair of the Korean adult female. J Korean Soc Aesth Plast Surg. 2002; 8: 61−68

[9] Randall VA. Androgen: the main regulator of human hair growth. In: Camacho FM, Randall VA, Price VH, eds. Hair and Its Disorders. London: Martin Dunitz; 2000: 69−82

[10] Hwang S, Kim JC, Ryu HS, et al. Does the recipient site influence the hair growth characteristics in hair transplantation? Dermatol Surg. 2002; 28(9): 795−798, discussion 798−799

胸毛移植

Hair Transplantation to the Chest

概要 本章介绍了在胸部进行毛发移植的各种适应证和技术。通过在受区仔细操作，可以获得美观的效果，其中可以移植多达 3 000 个或更多通过毛囊单位提取或头皮条切取获得的移植物。这种手术最常见的适应证是伴有遗传倾向的胸毛稀疏的男性，其他适应证包括之前接受过激光脱毛后来又后悔的男性、女跨男跨性别患者寻求更男性化的外表以及隐藏乳房缩小留下的瘢痕。

关键词 胸部毛发移植，跨性别患者毛发恢复，胸部毛发恢复

关键要点

- 胸部下部的毛发生长通常沿内侧向下生长，上部沿内侧向上生长，而通过毛发的交叉在胸骨上产生最大的毛发密度。
- 胸部麻醉可能具有挑战性，必须注意不要超过注射利多卡因的安全值。
- 填充胸部所需的大量移植体会在很大程度上耗尽可用于移植到头皮以治疗男性型脱发的供区毛发。

78.1 引言

体毛移植（BHT）通常被认为是从胸部或胡须中采集毛发以移植到头皮。然而，在某些情况下，患者寻求将头发从头皮移植到胸部以提供毛发浓密的外观。虽然这些不常见，但它们确实构成了毛发修复的重要组成部分。使用游离皮瓣和微型移植物将毛发移植到身体部位（包括阴部和胸部区域）的历史悠久，如今毛囊单位提取移植体构成了金标准[1,2,3,4,5]。

胸毛移植手术面临几个重大挑战。首先是相对大量的移植体，需要将多达 3 000 个或更多的毛囊在大面积区域上布局合理的密度。二是胸部麻醉困难。没有皮区、该区域对注射麻醉剂非常敏感，并且通常需要大量麻醉剂。最后，设计受区时，漩涡形状的设计可能会很棘手。在本章中，将介绍克服这些问题的技术。

78.2 患者选择及问题咨询

寻求进行胸毛移植的患者包括以下几种。第一种是青春期后的男性，天生少胸毛，但他们试图实现他和其他人可能觉得更男性化的外观，或者掩盖痤疮或胸部的手术瘢痕。第二种是由于个人认知或欣赏水平的变化，也可能是过去 10 年左右胸毛越来越受欢迎的情况，后悔接受激光脱毛的男性。最后一种是女跨男（FTM）的跨性别个体，他们寻求将胸毛作为转变的一部分，并且经常也用于隐藏乳房切除瘢痕。胸毛生长可以持续到男性 20 多岁，同样在 FTM 个体中补充睾酮会导致一些胸毛生长，因此建议这些患者等待适当的时间，以便在接受手术之前允许最大限度的毛发生长。

不仅仅是性别转换手术会导致胸部瘢痕，而需要寻求胸毛移植手术。此外，导致瘢痕产生的其他原因包括痤疮、既往心脏手术的胸部切口和既往胸部手术。在所有这些情况下，目标是尽可能降低瘢痕的可见度，由于各种原因，这通常特别具有挑战性，包括：① 难以掩盖的瘢痕色素减退或色素沉着；② 可能干扰血管形成，进而影响毛发再生。对于乳房缩小术形成的瘢痕来说，这一点尤其值得关注，它不是位于胸部的中线一侧，在那里自然密度最大的胸部中线，而是位于修复区域的下边缘。患者通常被告知在瘢痕形成区域毛发再生会减少，这种情况需要非常有创意的移植体分布，在移植时

在瘢痕区域注射富血小板血浆（PRP）（尽管尚未100%证实）可以改善潜在的再生。根据笔者的经验，对于严重的瘢痕，手术前3个月进行自体脂肪移植的预处理可以改善再生。

就种族而言，基本没有手术禁忌证。亚洲人浓密的直发不是问题，一个潜在的缺点是这种头发不太可能随着胸部的再生而演变出任何程度的卷曲。我们已经对非洲裔男性进行了几次手术，但与这些患者进行胡须移植没有遇到并发症不同，胸毛移植可能会出现并发症，因此我们建议患者接受试验性移植，以确保毛发生长或瘢痕形成过程中没有其他的问题出现。

合适的个体必须有足够的供区供应毛发，在大多数情况下，这些毛发来自头皮的典型供区。但也可以使用胡须。必须让患者意识到，移植到胸部的毛发不可再用于移植到其他区域，这可能与目前或以后有男性型脱发风险的男性相关，特别是要考虑到患者可接受的胸部毛发覆盖需要非常多的移植体（＞2000）的情况。

因为这些毛发来自头皮，所以建议患者定期修剪胸毛很重要，通常每月一次。虽然这些毛发的生长周期与正常胸毛不同，因此需要定期修剪，但它们通常会在其他方面呈现出胸毛的特征，比如毛发质地和卷曲。

78.3 操作步骤

78.3.1 麻醉

多数胸毛移植手术，特别是当要覆盖大面积胸部时，可以在监测的镇静状态下安全舒适地进行。鉴于胸部移植面积大，以及神经支配的随机性和需要对整个区域进行直接局部浸润的挑战，使用效果比口服镇静剂更好的静脉注射剂可以使患者更舒适。其次，可能需要大量麻醉剂，有利多卡因中毒的风险。麻醉师可以通过监测患者和利多卡因的剂量、给予大量静脉补液以及通过苯二氮䓬类药物等药物提高惊厥发作阈值来降低这种风险。首选的局部麻醉剂是50：50体积的含有1%利多卡因的1：100 000肾上腺素和0.25%布比卡因的混合物，因为这些药物没有累积毒性剂量。当患者没有深度镇静时，我们进行麻醉的技术是先将冰直接放在胸部，然后用3 mL注射器配合30 G针头注射。由于胸部皮肤的坚韧性会导致针头变钝和弯曲，需要经

常更换针头。

78.3.2 移植体的获取与处理

在我们的临床工作中，要移植的毛发通常是通过头皮的毛囊单位钻取术（FUE）获取到的，因此完全避免了任何可能导致瘢痕的线性供区切口。头皮的适当移植体获取区域是确定的，最常见的是从枕部开始，通常情况下可以延伸到两侧。一般来说，枕部的毛发是理想的，因为它们往往是最后变白的毛发。我们的典型方法是在患者俯卧的情况下开始手术，从头皮后部取出800～1 800个毛囊单位移植体。一旦提取完成，患者可旋转至仰卧位，开始准备受区，以便开始种植，以及在手术后期需要时从头部侧面进一步提取毛发。

在大多数情况下，双根毛发移植是移植的理想选择，提供了自然度和毛发密度的最佳组合。对于像一些亚洲患者那样有浓密直发的患者，我们通常只使用单根毛发移植，以避免出现不自然的外观。这些单根和双根毛发移植可以根据需要通过分离毛囊单位获得。对于头发颜色较浅、较细的患者，通常可以在最大密度的某些区域使用三根毛发移植，特别是在胸骨和胸部中部区域。这些患者的任何四根毛囊单位将被分为两根毛发移植，与自然发生的一根、二根和三根毛发移植一起使用。正确、仔细地处理和解剖这些移植体是一个要求很高的过程，最好由经验丰富的技术人员执行，这不仅是因为它需要按照外科医生的要求分割较大的移植体，而且因为通常最好切除毛发移植体上多余的皮肤，因为这样可以减少瘢痕形成的风险。

由于许多情况下需要大量毛发，因此在植入胸部时，可以在手术后期从头皮侧面进一步提取更多的移植体，至少在使用手持式钻头的情况下是如此。通过在手术开始时不提取所有移植体，外科医生有能力根据需要添加更多的移植体，而不是在开始时可能过度提取，通过移植体尽早植入来优化效率，毛发存活率也得到了提高，因为在可能需要8小时或更长时间的手术中，优先植入较早提取的移植体，当天较晚提取的移植体在手术快结束时植入。

78.3.3 受区设计和移植体植入

与任何毛发移植程序一样，这是关键的美学步骤，因为受区决定了毛发生长的模式、方向、角度

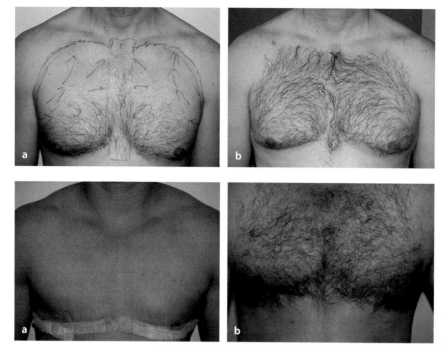

图 78.1　a. 移植前，标记展示为毛发生长的理想方向。b. 2 400 个移植体移植到胸部后 10 个月

图 78.2　女跨男跨性别患者。在两次手术前（a）和在总共 3 100 个移植后（b），重点是隐藏乳房缩小瘢痕

和分布。最好模仿最常见的毛发生长方向，该方向可指导受区的方向，如图 78.1。

虽然这种方向模式在患者之间可能有所不同，但图示的模式是最常见的。这种模式的特征包括胸骨上毛发的交叉阴影生长方向，其中毛发向胸骨下半部分的尾状方向稍微向下生长。从头部开始，毛发逐渐向水平方向生长，然后向胸骨切口 / 上胸部区域的上方生长，这种生长主要是垂直的。漩涡通常位于每个乳头的上方和外侧，是毛发生长从乳头内侧的内侧方向自然旋转到乳头外侧的外侧方向的一部分。

在胸部瘢痕形成的情况下，为了最大限度地遮盖瘢痕，受区直接选取瘢痕正中并沿着其边缘，在外观自然的情况下沿着瘢痕两侧，以实现毛发的交叉生长。这在如开胸手术形成的正中瘢痕的情况下是很自然的，因为胸骨位置通常是交叉毛发生长最大密度区域。然而，对于乳房缩小形成的瘢痕，外围位置需要一些创新性的毛发分布，以避免胸部毛发在乳头下方和远侧延伸到这些瘢痕通常延伸的地方。这可以通过如图 78.2 的方式来很好地实现。

78.3.4　受区使用小型刀片或针头打孔

在大多数情况下，我们采用 0.7 mm 的刀片（当三根毛发移植或者双根较"胖"的毛发移植时，刀片尺寸为 0.8 mm，单根毛发移植刀片尺寸

为 0.6 mm），使得移植的毛发适合且无损伤，并使其在愈合过程中的旋转和生长角度的变化最小化。为了实现受区可能的最平坦定向，使用小刀片手柄，刀片略微倾斜。在大多数情况下，应避免使用 0.9 mm 或更大的刀片，因为这些受区的移植体会随着愈合而迁移，从而导致与预期不同的生长方向和角度。在受区打孔时，进行移植体的测试种植，以确保合适的受区打孔尺寸，从而移植体应刚好滑入受体部位，而不会因使用刀片太小而困难，或因刀片太大而太容易。该测试还可以让外科医生通过观察这些移植体在植入胸部受区时的外观来评估使用较大移植体的预期美学效果。

按照外科医生设计好的模式将移植体植入受区。注意胸部不同接种区域的不同方向，可确保无创伤移植体植入。种植者对受区打孔过程的关注可以确保这种情况。密度最大的区域，通常在胸骨和两侧胸部的中侧，不仅通过更密集地受区打孔来实现，而且还通过植入更大的移植体来实现，通常是双根毛发移植物，在某些情况下，如前所述，也可以使用三根毛发移植物。

通常，两个人同时种植移植体，患者两侧各一个种植者，这可以根据需要与进一步的移植体提取同时进行。如果同时进行腹部毛发移植，当有足够的空间时，可以同时有三个或四个种植者在该区域操作。这种安排确保了最有效地种植 2 500 个或更

多移植体的非常大的过程。请注意，移植体需根据收获时间按顺序植入，在手术过程中早些时候获得的移植体作为种植的第一批移植体。

78.3.5 术后护理

术后 3 天服用抗生素，胸部保持干燥 5 天。FUE供区的正常护理包括前 3 天使用抗生素软膏。与任何其他移植一样，移植的毛发通常在 3 周内脱落，然后在 4 个月时开始重新生长。移植区域发红在长达 8～10 周甚至更长的时间内并不罕见，并且可以对几种不同的治疗方法有不同程度的反应，包括局部和口服抗生素，例如环丙沙星和莫匹罗星，局部和口服糖皮质激素以及苯海拉明。在笔者看到的所有病例中，一旦毛发开始重新生长，偶尔出现的长时间发红都会消散。这些从头皮移植的毛发通常需要每月修剪一次，这具体取决于患者所需的外观。

78.4 结局及并发症

在过去的 15 年中，笔者已经进行了近 100 例胸毛手术，以下列举几个例子（▶图 78.3 和▶图 78.4）。

平均每次手术移植的移植体数量为 2 400 个，但可以通过少至 900～1 200 个移植体的手术实现更保守的覆盖范围，以实现有限的覆盖范围（例如沿着上半身的区域），从而通过 V 领或纽扣领衬衫提供毛发生长的外观。我们所做的最大手术是在 2 天内对一名患者进行 4 200 个毛囊单位移植，该患者不仅头皮供体密度高，需要分割四根毛囊单位，而且需要最大的覆盖范围。

患者对该手术的满意度很高，这部分是因为达到了逼真的效果，特别是在覆盖范围方面，并且提前告知患者胸部可能会有长达 3～4 个月的发红。所达到的覆盖率不仅有移植体数量这一个因素，还包括多种其他影响因素，包括患者皮肤的颜色、皮肤与毛发的对比度、供体毛发的卷曲程度以及所覆盖区域的大小。与头皮或胡须移植一样，通过移植更大卷曲度和更大直径的毛发、移植毛发的数量更多以及皮肤和毛发之间的颜色对比度较低，可以获得更浓密的外观。考虑到这些特征，实现浓密外观的最具挑战性的患者通常是那些皮肤较浅、毛发较深的患者，如果患者毛发较粗，则只能做单根毛发移植，如果这些头发较细，则即使做双根甚至三根毛发移植时，密度外观也会受到限制。

大约 10% 的患者进行了第二次手术。这通常是为了增加整体密度或扩大覆盖范围，有时向下延伸到腹部。进行第二次手术，也以进一步补充种植生长不及预期的区域，这通常在瘢痕形成区域可见。我们发现在胸腔以下的种植，主要是腹部移植，并发症的发生率较高，其中包括可能持续数月的红色肿块。其中一些病例在移植的移植体底部有小突起，需要精确注射糖皮质激素治疗。

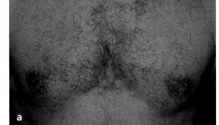
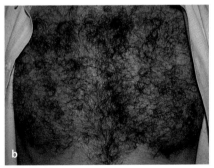

图 78.3　a. 移植前。b. 3 200 移植物移植于胸部 1 年后

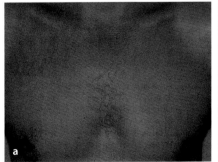
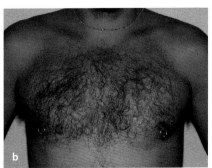

图 78.4　a. 移植前。b. 3 000 移植物移植于胸部 1 年后

552 第 6 部分 特殊部位移植与注意事项

对注射的麻醉剂剂量进行仔细监测是极其重要的，因为在通常需要大量麻醉剂渗透的胸部区域实现充分麻醉方面存在挑战。通过混合利多卡因和布比卡因这两种药物，每种药物都具有单独的非累积毒性水平，可以注射的药物总量大约增加 1 倍。利多卡因毒性的症状通常始于口腔中的金属味，患者变得有些嗜睡或困惑（这可以模拟口服镇静剂的正常反应）。这可能会导致精神状态显著改变、呼吸抑制、惊厥、心律失常，甚至死亡。它的严重性绝不能低估。预防显然是最重要的，不仅通过遵循给药剂量和给药指南，而且通过患者的良好水合作用。注意早期识别、积极的静脉补液、支持治疗（包括氧气和生命体征和心脏监测）、提高惊厥发作阈值的苯二氮䓬类药物，以及在需要时紧急转移到急诊室。

78.5　最后一点思考

胸毛移植是一种精致、独特的手术，可以提供极高的患者满意度。

实现一致审美效果的关键包括：

• 精心处理移植体，包括修剪毛发周围多余的皮肤杂物。

• 主要使用单根毛囊移植体，如果合适，使用双根毛囊移植体。

• 美观的受区设计。

• 和患者进行深入的交流，讨论可以实现的覆盖范围的现实期望，较长恢复周期的可能性，以及移植到胸部的毛发以后不能再移植到头皮来治疗将来任何可能的男性型脱发。

• 仔细监测麻醉剂量。

参 考 文 献

[1] Tamura H. Pubic hair transplantation [in Japanese]. Jpn J Dermatol. 1943; 53: 76

[2] Tanaka A, Hatoko M, Shiba A, et al. An experience of pubic hair reconstruction using free temporoparietal fasciocutaneous flap with needle epilation. Plast Reconstr Surg. 1999; 104(1): 187−189

[3] Karacaoglan N, Caglayan S, Caglayan U, Duman A. Pubic hair reconstruction using minigrafts and micrografts. Plast Reconstr Surg. 2002; 109(3): 1200−1201

[4] Gandelman M, Epstein JS. Hair transplantation to the eyebrow, eyelashes, and other parts of the body. Facial Plast Surg Clin North Am. 2004; 12(2): 253−261

[5] Epstein J. Transplantation to the beard, chest, and other areas. In: Lam S, ed. Hair Transplant 360. Vol. 3. New Delhi, India: Jaypee Brothers Medical Publishers, Ltd.; 2014: 223−234

79

Alan J. Bauman

刘裴华　倪春雅　译，李宇飞　贾玲玲　审校

美容与重建性睫毛移植
Cosmetic and Reconstructive Eyelash Transplantation

概要　近年来的审美趋势导致人们对提升或重建睫毛生长的治疗需求迅速增加。手术修复睫毛缺陷的历史可以追溯到一个多世纪以前。经过一个多世纪的发展，睫毛稀少修复技术已达术后效果可预测、手术效果满意的医疗水平。现代用于手术修复完整睫毛的技术多采用 French-eye 针精细植入显微分离的单株和双株毛囊移植物的治疗方式。睫毛移植手术的并发症极为罕见，多以短期的瘀斑和水肿为主。

关键词　睫毛，眼睑，毛发稀少，比马前列素，Latisse

> **关键要点**
>
> - 睫毛移植可用于美容性提升或重建睫毛。
> - 移植到眼睑的毛囊的颜色、卷曲度和直径等特征与供区保持一致。
> - 患者必须充分理解、认知并接受长期对移植睫毛进行常规修剪、卷曲、甚至烫染等护理需求。

79.1　睫毛：形式和功能

除了防止尘埃和其他杂质进入眼睛的简单保护作用外，睫毛可通过勾勒眼部轮廓、使用睫毛膏、假睫毛或睫毛延长，以及最近美国食品药品监督管理局（FDA）批准的用于睫毛生长的药物和睫毛移植手术等方式，提升美容效果。

虽然早在 20 世纪初期就已经有医学文献描述了睫毛移植，但它仍然只占植发医生所行手术的很小一部分，尽管占比在逐渐增加。近年来，美容性或重建性睫毛移植已成为现场手术研讨的重点内容。2006 年，睫毛移植占所有毛发移植手术的

1.4%，而在 2004 年仅为 0.35%[1,2,3]。根据笔者的实践经验，近期患者咨询的趋势显示对于提升或恢复睫毛生长的手术需求正在稳步增长。

79.2　睫毛稀少

睫毛稀少，定义为睫毛长度、直径、密度或其他原因，导致睫毛的缺失、脆弱或株数不足。导致睫毛稀少的原因列于表 79.1 中。

表 79.1　睫毛稀少的原因

• 年龄	• 斑秃
• 遗传	• 眼睑的严重炎症
• 外伤（比如烧伤、车祸、眼睑手术或其他创伤）	• 化疗
• 拔毛癖	• 睫毛延长，粘贴假睫毛

79.3　眼睑和睫毛解剖

熟悉眼睑和睫毛的解剖结构对于理解修复术式的复杂性和精细性至关重要（▶图 79.1）。

79.4　睫毛移植的历史[4]

1914 年，Krusius 在德国报道了睫毛缺失重建技术，他通过用小环钻从头皮上获取供体毛囊，然后用特制的针将其移植到眼睑上[5]。至今，有一种 Krusius 针仍在临床中使用。1917 年，Knapp 从眉毛获取游离复合移植条，植入眼睑[6]。Sasagawa 在 1930 年报告了一种单株毛囊植入法[7]。

1980 年，Marrit 报道了他的技术，将头皮上的单株毛囊移植到眼睑上进行睫毛重建[8]。Caputy 和 Flowers 还描述了使用单株毛囊进行睫毛重建的"缝合针种植"技术[9]。Gandelman 描述了"缝合针种

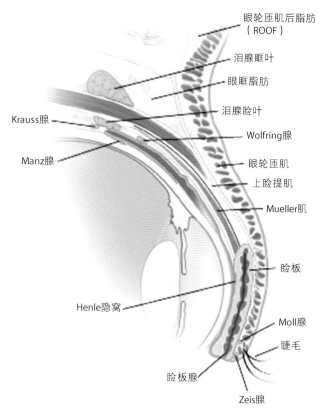

图 79.1 眼睑解剖

标注（从上到下、从左到右）：
眼轮匝肌后脂肪（ROOF）
泪腺眶叶
眼眶脂肪
泪腺睑叶
Krauss腺
Wolfring腺
Manz腺
眼轮匝肌
上睑提肌
Mueller肌
睑板
Henle隐窝
Moll腺
睑毛
睑板腺
Zeis腺

植"技术的改进方法[10, 11]，使用"逆向毛囊单位提取"术，从梭形切取或圆形环钻获得的供体的下方"拔取"毛囊。笔者发现，只要保持毛囊完全对齐，可以使用缝合方法一次植入两根睫毛[12, 13]。这些年来提出的各种其他睫毛获取和移植技术列于表 79.2 中[14, 15, 16, 17]。

表 79.2 睫毛移植技术

- 眉毛获取移植条
- 鬓角复合移植条[14]
- 眉毛带蒂皮瓣
- 用 French-eye 针将单株毛囊植入眼睑
- 用 French-eye 针将两个单株毛囊植入眼睑[12]
- 用 French-eye 针将双株毛囊植入眼睑[12]
- 用弯曲的 18G 针头将单株毛囊植入眼睑[15]
- 使用自动化针[16]
- 长发毛囊单位逆向提取[11]
- 将移植物直接植入重睑的裂隙中[17]

79.5 适用人群

睫毛移植可用于增强美容效果，也适用于睫毛重建。适合睫毛移植手术的患者应能充分认知并了解手术风险、获益、替代治疗方案以及常见并发症。与其他美容手术一样，接受睫毛移植之前，须排除躯体变形障碍症患者。

接受睫毛移植者需拥有健康的供体毛囊，供区头皮没有皮肤刺激或其他问题。

供体毛囊来自头皮，患者必须知晓从供区获取的毛囊的颜色、卷曲度和直径在移植到眼睑后会保持其原有的特点。由于需要对移植后的毛发进行必要养护，因此，特别粗壮的直发和特别卷曲或螺旋状的毛发不太适合用于睫毛移植。

患者应充分了解移植后的睫毛需要长期进行修剪和卷曲（包括可能的烫发和染色）。不愿意对移植睫毛进行必要养护的患者，不适合进行该手术。图 79.2，图 79.3 和图 79.4 展示了部分术前和术后

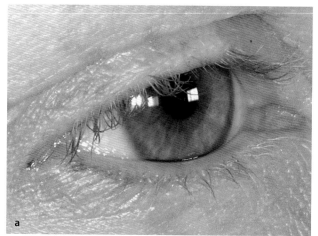

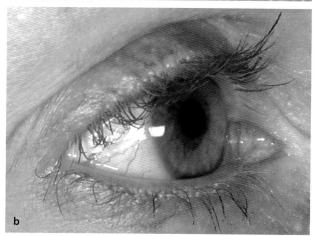

图 79.2 36 岁女性 a. 术前。b. 睫毛移植术后 12 月

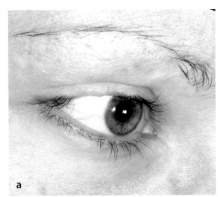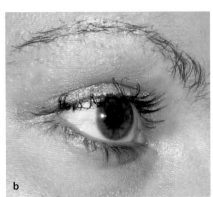

图 79.3 23 岁女性患者，车祸致右眼睑和眉毛缺失，行睫毛和眉毛移植。a. 睫毛和眉毛移植前。b. 睫毛和眉毛移植后

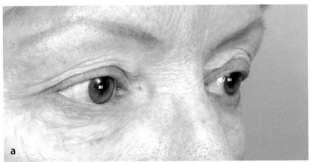

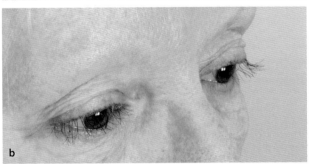

图 79.4 拔毛癖患者康复后成功进行了睫毛移植。a. 术前。b. 睫毛移植后

表 79.3 睫毛移植禁忌证

绝对禁忌证（不宜手术者）
• 拔毛癖（活动期或病程 1 年内）
• 眼睑/睑缘炎症（活动期或病程 1 年内）
• 出血性疾病
• 躯体变形障碍
• 全秃/普秃

相对禁忌证（可能增加手术难度或术后效果难以预测）
• 使用抗凝剂
• 高血压
• 伤口愈合障碍
• 眼睑斑秃
• 自身免疫性疾病累及眼睛、眼睑或泪腺
• 头发长度 < 4 cm
• 眼睑解剖异常（比如外伤引起）
• 患者对睫毛移植常规维护的了解不足
• 特别卷曲或特别粗而直的供区毛发

结果对比。

　　术前，眼睑应没有任何可见的炎症和解剖异常，特别是外伤患者尤要注意。康复后的拔毛癖患者至少在 1 年或以上不再有拔毛行为，并且要意识到再次拔毛会对移植的睫毛造成危害。睫毛严重稀少的拔毛癖患者经常会抱怨灰尘和杂质进入眼睛后引起刺激不适感，因此，这些患者在睫毛移植后通常可获得较高的满意度。笔者将这些患者转诊给认知和行为治疗师，治疗师后续反馈令人满意。

　　需要告知患者如果睫毛缺失严重或者追求高密度睫毛时，有再次移植手术的可能性。还应询问患者是否使用胶水贴睫毛或假睫毛片，这些可能会破坏原有的睫毛和移植的睫毛。睫毛移植的一些绝对和相对禁忌证列于表 79.3 中。

79.6 方法

　　经与患者充分讨论睫毛移植的已知潜在风险和可能获益后，获得患者知情同意，并将患者转运至手术室进行治疗。该技术要求手术医生有两名擅长显微镜下分离和处理单株毛囊移植体的助手。进行该手术前，术者须熟稔眼睑解剖结构。

79.6.1 术前准备

　　术前准备包括以下方面：口服 10 mg 地西泮；

头皮清洁；酒精棉签消毒眼睑；眼睑和供区外涂 4% 利多卡因乳膏。

79.6.2　供区

枕部头皮未修剪的长发区域（约 10 cm 或以上）进行局部浸润麻醉（2% 利多卡因 +1 : 100 000 肾上腺素）。也可使用 0.5% 布比卡因麻醉。切取一条窄的供区头皮条（如 5 cm × 0.5 cm），采取隐藏式缝合技术，使用 5-0 单乔线（Monocryl）进行单层缝合。切取以上大小的头皮条可以获得足够数量的高质量移植体。

79.6.3　分离

■ 手术技巧 1

高倍镜下仔细分离高质量的单株毛囊移植体，保持毛干长约 10 cm。弃用出现"分叉"、损坏或有其他损伤的毛囊。

■ 手术技巧 2

根据需要将单株或双株毛囊的毛干穿入 French-eye 针，并注意将移植体保存至低温生理盐水中，以保持移植体湿润（▶图 79.5）。

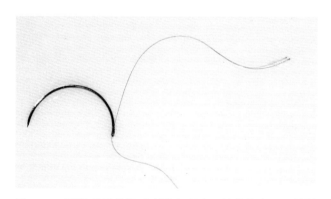

图 79.5　通常采用单株毛囊植入眼睑。虽然技术上更具挑战性，笔者也会植入成对毛囊以增加睫毛密度。图中显示成对毛囊的毛干穿至 French-eye 针上，准备一次性植入

79.6.4　受区 / 眼睑麻醉

笔者更喜欢使用 CompuMed 公司的 The Wand（Milestone Scientific）计算机辅助注射系统。计算机辅助局麻注射使用计算机处理器控制浸润和指尖控制来准确安全地将微量麻醉液输送到眼睑。这种方法通过相对无痛的注射提高了患者的舒适度，并通过有效输送最小容积负荷来最大限度地减少眼睑创伤[18]。使用 2% 利多卡因（含 1 : 100 000 肾上腺素），从眼睑外侧注射形成皮丘，然后沿着睑缘平行地由浅入深地进行注射。始终保持针尖在术者可视范围内，注意避开敏感结构，通过缓慢而轻柔的按摩将局部麻醉药均匀分散于整个眼睑。

79.6.5　移植体种植

使用放大镜和小型专用的 French-eye 针进行种植。注意保证合适的方向、位置和卷曲度。建议采用交错的"入口"模式，以免对眼睑造成过度损伤。睫毛应从睑缘处原有睫毛（若存在）之间穿出。移植体种植技术步骤如下：

（1）针尖自上眼睑距离睑缘 6～9 mm 处进入，浅层穿过眼睑到达睑缘穿出（▶图 79.6）。

（2）将毛发从针眼中取出，空针离开术野，用手术技巧 2 的方式进行下一个移植体的穿针。

（3）向上 / 垂直方向拉动毛发，使毛发卷曲方向和毛囊根部的位置合适。

（4）毛囊根部应位于皮下，略超过进针点的位置。

（5）将毛发长度修剪至约 2.0 cm。

（6）重复上述步骤，直至完成单侧手术。

然后对侧眼睑开始局部麻醉和种植。使用"成对"或双株毛囊种植技术，平均每侧眼睑可以植入 40～80 根睫毛。检查移植毛囊和睫毛的方向和位置是否合适，此时可以进行调整或去除。建议将移植毛囊的长度修剪至正常睫毛长度或更短，以尽量

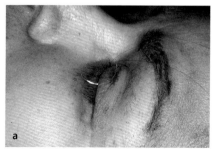
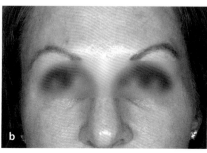

图 79.6　a. 高倍放大镜下使用 French-eye 针种植，有助于移植睫毛的精准定位。b. 一名 36 岁女性睫毛移植术后 24 小时复诊，检查植入睫毛的位置、角度和卷曲度，此时仍可进行细微调整

减少移位或其他创伤。

79.6.6 术后护理

术后指导患者保持供区干燥，同时戴上护目镜，使用颈枕半卧位（即 45°）睡觉。必要时可以服用温和的止痛药，通常足以缓解不适。术后 1 周内禁止揉眼或化眼妆，以免移植物移位。轻轻涂抹眼药膏以滋润手术区域。

患者于术后第一天复诊，术者应检查移植的睫毛方向和位置是否恰当。这时有可能会去除一些形态或功能欠佳的睫毛。必要时还会再次修剪睫毛。所幸，大约只有 1/100 的病例需要去除睫毛。术后早期眼睑水肿可能会造成睫毛的角度轻微向下倾斜；水肿和瘀斑通常在几天内消失。对供区进行清洁和检查；眼睑和供区均涂抹保湿软膏（▶图 79.6b）。

79.6.7 移植物休眠和再生

大约 2 周内，毛囊进入休止期，移植的睫毛开始脱落。睫毛生长通常在术后 6～12 周开始，术后 9～12 个月内毛发密度、长度和质量持续改善。移植的睫毛偶尔不进入休止期，从植入时即直接生长。修剪、染色和烫卷（▶图 79.7）可以在睫毛开始生长后根据需要随时进行。患者的偏好将决定所需的睫毛长度。由于至少需要 9 个月才可达到术后"最终的美容效果"，因此如果希望再次移植，最早也要等到术后 9 个月（▶图 79.8）。

79.7 并发症和常见问题

79.7.1 淤血 / 肿胀

术后水肿或瘀斑的程度和持续时间因人而异。

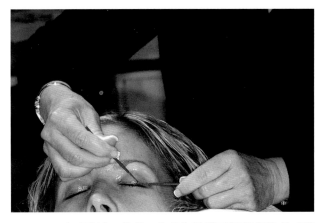

图 79.7 睫毛清洁、修剪、染色和烫卷可以提高患者对睫毛移植手术的满意度。图中显示一名睫毛移植术后 9 个月的患者正在进行睫毛清洁和医用睫毛烫卷

患者术前应了解睫毛移植后会有一定程度的淤血和肿胀。通常，眼睑水肿会在数天内逐渐减轻，同时植入的睫毛将向上"抬升"并向上倾斜。眼睑下部的轻微淤血可能向外延伸至内眦以外，可能需要一周时间才能消退。山金车花、菠萝蛋白酶和泼尼松都有助于预防淤血。最好的预防措施是无创技术，遵守术前指导，避免使用影响凝血的药物和食物。

79.7.2 感染

在笔者开展的 100 多例手术中，没有一例在术后即刻发生眼睑或供区感染的并发症。睫毛移植眼睑术后感染率被认为比其他眼睑手术（比如眼睑成形术）低，因为睫毛移植手术不需要在眼睑上使用手术刀或缝线。尽管如此，20%～30% 的患者偶尔会出现麦粒肿，通常见于生长期（术后 6 周～4 个月）。这种情况通常是自限性的，也可以通过支持治疗来处理。

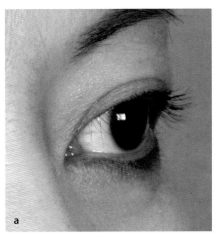
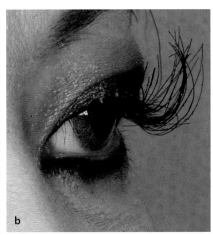

图 79.8 移植的睫毛将会持续生长。根据患者个人喜好进行睫毛"美容"项目（比如修剪、烫染等）

79.7.3　视力

科学文献中没有关于睫毛移植引起视力变化的报道。

79.7.4　睑腺炎（麦粒肿）

睑板腺是位于上下睑板的皮脂腺，它们负责分泌泪膜的脂质层。这些腺体通过将皮脂分泌到眼表面的一层薄而光滑的睑脂膜中，可以帮助防止水层蒸发。在睫毛移植后的开始几周内，大约 1/5 的患者可能会出现睑腺炎或麦粒肿，而这是一种发生于睑缘的睑板腺内的急性感染。腺颈部的炎症和随后的皮脂物质积聚在睑缘处，出现发红、炎症和疼痛性肿胀。睑腺炎中最常见的细菌是金黄色葡萄球菌。这些内容物通常会在 1～2 周自行排出，或者在热敷或浸泡的情况下排出。排出的皮脂呈浓稠的乳酪状。如果出现麦粒肿或持续时间超过 1 周，患者应联系医生办公室。在这些情况下，局部使用抗生素软膏如新孢霉素、杆菌肽或典必殊（妥布霉素和地塞米松溶液）或者短期口服抗生素通常会有帮助。

79.7.5　睑板腺囊肿

睑板腺和周围组织的慢性炎症可能会导致睑缘出现一个硬结或囊肿，极少数情况下需要手术引流。

79.7.6　内生发

植入的毛囊开始长出毛发时，睑缘偶尔会发生"内生"发。初期表现类似于睑腺炎或麦粒肿，可能包含有一根毛发，需要靠机械将其释放出来。

79.7.7　倒睫

倒睫是指睫毛与眼表面摩擦而产生的症状，包括异物感、刺激、过多流泪和红肿。倒睫可能是自发性、先天性或医源性的。如果不及时治疗，倒睫可能导致角膜溃疡和感染，从而危及视力。医源性倒睫是睫毛移植的理论并发症之一，但迄今为止，医学文献中尚未报道这种后遗症。在撰写本文时，一位眼科医生向笔者提及 1 例未经证实的睫毛移植后倒睫（14 多年前在越南进行的手术）。对这个特定病例，医生曾建议患者接受治疗，但患者失访。自发性倒睫和遗传性倒睫是众所周知的可治疗的疾病，如果患者出现眼睛刺激或视力改变，应立即联系医生。倒睫的治疗可能包括电解、冷冻治疗或手术切除。

79.8　结论

自古以来，长而浓密的睫毛不仅可以保护眼睛免受灰尘和杂质的侵害，也一直是美丽和年轻的象征。自人类有记载的历史以来，提升睫毛一直是美容方案的一部分。笔者认为，虽然有关文献可以追溯到 20 世纪初期，但睫毛移植仍处于起步阶段。根据笔者的经验，美容性和重建性睫毛移植是一项有意义的手术。严格而谨慎的选择适合手术的患者，对术后效果满意度至关重要。只要让患者知晓常规养护、辅助医疗服务以及该手术的局限之处，那么患者对手术的满意度就会非常高。由于手术的精细特性和永久并发症的潜在风险，建议医生和技术人员在接受充分的教育培训、指导、熟练掌握设备和器械之前不要尝试睫毛移植。鼓励医生向所有意向睫毛移植的患者进行全面、充分的围术期管理告知，其中包括手术风险、获益、替代治疗方案以及术者的治疗经验。

79.9　附录：医源和非手术提升睫毛美容性替代治疗方案

多年来，眼科医生发现用于治疗开角型青光眼或眼压增高的眼科局部用药——前列腺素 $F_{2\alpha}$（$PGF_{2\alpha}$）类似物（比如，拉坦前列素 /Xalatan，比马前列素 /Lumigan，曲伏前列素 /Travatan 等）可以促进睫毛生长[19, 20]。总的来说，这类药物安全性很高，没有明显的全身副作用[21]。

2008 年 12 月，Allergan 公司产品 Latisse（0.3% 比马前列素溶液）第一个获得 FDA 批准用于治疗睫毛稀少症。它通过使用无菌上药器每晚涂抹于睫毛线 / 睑缘。局部使用 $PGF_{2\alpha}$ 类化合物数周内可以观察到睫毛密度、长度、颜色和直径的增加（▶图 79.9 和 ▶图 79.10）。这些治疗耐受性良好，几乎没有副作

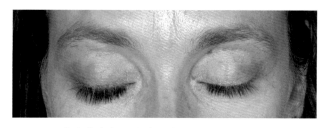

图 79.9　患者在右侧眼睑睫毛线上每日外涂前列腺素 $F_{2\alpha}$ 类似物 10 周后。与未治疗侧相比，治疗侧的睫毛密度、直径、颜色和长度均显著增加

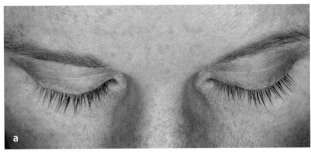
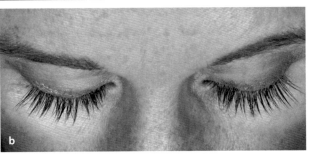

图 79.10　Latisse 睫毛增长。a. 睫毛增长前。b. 睫毛增长后

用。目前已知的局部使用 $PGF_{2\alpha}$ 类似物的副作用都是可逆的，包括眼睑皮肤变黑和眼部刺激[22]。罕见情况下，眼内应用 $PGF_{2\alpha}$ 类似物可能会导致眼周脂肪萎缩和虹膜不可逆性变黑，但局部应用时尚未有这样的报道。停止治疗后，睫毛生长效应会逐渐逆转。表 79.4 概述了增强睫毛的非手术替代治疗方案。

表 79.4　睫毛移植的非手术替代方案

- Latisse（Allergan 公司）

- 前列腺素 $F_{2\alpha}$ 类似物。首个和唯一一获 FDA 批准治疗睫毛稀少症的药物。含 0.03% 比马前列素滴眼液。临床试验显示使用 8 周时睫毛增粗、增长，使用 16 周时可以达到最佳效果。维持长期效果需要持续使用

- 假睫毛

- 通常在沙龙进行。30～40 根黏合"睫毛"，花费为 300～500 美元，可以维持数周。而永久性的睫毛移植，费用约 6 000 美元。

参 考 文 献

[1] International Society of Hair Restoration Surgery. 2007 Practice Census Survey. Available at: http://www.ishrs.org/PDF/ISHRS_Practice_Census_Survey_Report_2007.pdf
[2] Website: www.ishrs.org/mediacenter/media-statistics.htm. Accessed January 2009
[3] American Society of Plastic Surgeons. National plastic surgery statistics. Cosmetic Hair Transplantation and reconstructive procedure trends. 2000/2004/2005. Available at: http://www.plasticsurgery.org/media/statistics/loader.cfm?url=/commonspot/security/getfile.cfm&;PageID=17870. Accessed January 31, 2007
[4] Breeling J, Gandelman M. Eyelash transplantation: who, why and how. International Society of Hair Restoration Surgery. 2007. Available at: http://www.ishrs.org/articles/eyelashtransplantation.htm. Accessed April 2007
[5] Krusius FF. Ueber die Einplflanzung Lebender Haare zur Wimpernbildung. Dtsch Med Wochenschr. 1914; 19: 958
[6] Knapp P. Plastischer Ersatz von Wimpern. Klin Mbl Augenheilk. 1917; 59: 447–449
[7] Sasagawa M. Hair transplantation. Jpn J Dermatol. 1930; 30: 493
[8] Marritt E. Transplantation of single hairs from the scalp as eyelashes. Review of the literature and a case report. J Dermatol Surg Oncol. 1980; 6(4): 271–273
[9] Caputy GG, Flowers RS. The "pluck and sew" technique of individual hair follicle placement. Plast Reconstr Surg. 1994; 93(3): 615–620
[10] Gandelman M. Hair Transplantation. 2nd ed. Walter Unger, MD (ed.)
[11] Gandelman M. Reverse follicular extraction. Hair Transplant Forum Intl. 2004; 14(6): 197, 203
[12] Bauman AJ. Cosmetic and Reconstructive Eyelash Transplantation; ISHRS Regional Live Surgery Workshop on Eyelash Transplantation, Los Angeles, CA, October 23, 2006

[13] Bauman AJ. Eyelash transplantation. In: Avram MR, Rogers NE, eds. Hair Transplantation. New York, NY: Cambridge University Press; 2010: 73–83
[14] Hernández-Zendejas G, Guerrerosantos J. Eyelash reconstruction and aesthetic augmentation with strip composite sideburn graft. Plast Reconstr Surg. 1998; 101(7): 1978–1980
[15] Gandelman M. Single Follicles Harvested from Donor Area and Inserted through a Curved 18 g Needle Placed into the Lid. ISHRS First Regional Live Surgery Workshop on Eyelash Transplantation, Los Angeles CA, October 23, 2006
[16] Choi YC, Kim JC. Single hair transplantation using the Choi hair transplanter. J Dermatol Surg Oncol. 1992; 18(11): 945–948. Novel approach using implanter for grafting single-hairs
[17] Martinick J. Direct Placement of Grafts into Overlapping Coronal Slits in the Eyelid. ISHRS Regional Live Surgery Workshop on Eyelash Transplantation, Los Angeles CA, October 23, 2006
[18] Lee EW, Tucker NA. Pain associated with local anesthetic injection in eyelid procedures: comparison of microprocessor-controlled versus traditional syringe techniques. Ophthal Plast Reconstr Surg. 2007; 23(1): 37–38
[19] Johnstone MA. Hypertrichosis and increased pigmentation of eyelashes and adjacent hair in the region of the ipsilateral eyelids of patients treated with unilateral topical latanoprost. Am J Ophthalmol. 1997; 124(4): 544–547
[20] Strober BE, Potash S, Grossman ME. Eyelash hypertrichosis in a patient treated with topical latanoprost. Cutis. 2001; 67(2): 109–110
[21] Holló G. The side effects of the prostaglandin analogues. Expert Opin Drug Saf. 2007; 6(1): 45–52
[22] Wand M. Latanoprost and hyperpigmentation of eyelashes. Arch Ophthalmol. 1997; 115(9): 1206–1208

Sara Wasserbauer

刘裴华　叶亚琦　译，李宇飞　贾玲玲　审校

眉毛移植
Eyebrow Transplantation

概要　眉毛修复手术可以说是毛发移植中最具挑战性的手术。复杂的移植角度和方向、纤细的移植体直径、可直观察看的受区、患者眉毛的特殊性，使眉毛移植成为一项异常精细且技术要求高的毛发移植手术。

关键词　眉毛，眉毛移植，拔毛癖，斑秃，瘢痕性秃发，前额纤维化性秃发，比马前列素，即插即种方法

关键要点

- 眉毛移植的挑战性源于所涉及毛发的角度、方向、位置和类型。
- 在适当情况下，选择与目标眉毛最匹配的毛发（即细直径和单根毛囊单位）。
- 移植体应定向种植，在减少创伤的同时，尽可能与皮肤呈锐角种植。

80.1　眉毛的重要性

眉毛的重要性源于以下几点：眉毛有助于保护眼睛免受阳光照射，并为眼睛提供视觉框架；眉区也会受累于多种医学病症从而导致眉毛脱落，包括斑秃、拔毛癖和甲状腺功能减退症。与身体其他部位脱发的患者相比，眉毛脱落的患者可能有着相同或者更强的渴望去恢复眉毛。因此，需特别注意此类患者的诊断和手术计划。

80.2　眉毛的结构

内侧眉毛自眼睛内眦上方起始，该区域的眉毛通常表现为明显的短"簇"状，走行未及 1 cm 便开始向外侧延伸。眉毛的其余部分通常沿着眉弓分布

并略微超出眼睛的外眦。眉毛最高点指向外下方，在确定眉毛的"拱形"视觉效果上起着重要作用。眉形的标准并非一成不变，一般而言它受时代审美的影响，但至少有一点美学共识（▶图 80.1），要将其最高点置于虹膜的外侧边界处[1]。底部最下面一排眉毛指向外上方，当其与上部眉毛交织在一起时，会形成不明显的人字纹外观，而中部的眉毛则向外。所有眉毛与皮肤表面仅有几度的夹角（表 80.1）。

眉毛本身性质独特。这些毛发短而细，通常为单根毛发毛囊单位，顶端呈锥形，伴轻微的卷曲。因此，这种独特的毛发特征使得医生应首先考虑：如何选择合适的供区毛发以适配眉毛精细外观。一般而言，在耳上区和颈部发际缘的头发中易找到匹配的移植体。体毛因其特性很适合移植到眉毛中，但由于其休止期较长，因此临床效果不太理想[2]。

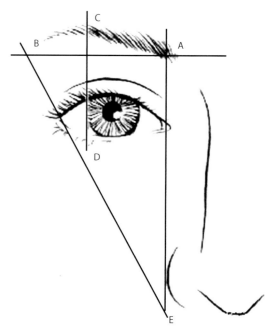

图 80.1　Gunter-Antrobus 美学分析

表 80.1 正常眉毛的结构

眉毛位置	毛发方向
内侧	向上或者略微向外侧倾斜
上缘	向外侧和向下
下缘	向外侧和向上
中部	向外侧

眉毛周围包绕了复杂的肌肉组织。因此，眉内及周围的肌肉可作为肉毒毒素注射的靶点以限制肌肉的强直收缩和随意运动，最终达到改变眉形的目的。如果肉毒毒素治疗的美学外观未令人满意，此时应避免进行眉毛移植手术治疗，最恰当的做法是观察、等待、调整肉毒毒素治疗方案。肉毒毒素的治疗效果需要 4 个月以上才逐渐消退，应待肉毒毒素效果消退后方可进行手术设计及问询。

眉毛区域的皮肤由眶上神经和滑车上神经支配。非常有意思的是在发际线的常规毛发移植过程中，这两种神经是滑车上区前额阻断的靶点，却不能作为眉毛手术的麻醉阻滞方式，这是因为眉毛的最外侧部分位于颧颞神经支配区域。三叉神经分支（眼神经和上颌神经）的逆行性感觉异常在眉毛手术中并不少见。

80.3 眉毛脱落的诊断

眉毛脱落的原因（表 80.2）各有不同，且通常多种因素同时存在[3]。由于病理的复杂性，以及一些诊断的隐匿性（躯体变形障碍、拔毛癖等），医生在患者初诊时应对所有可能的病因进行全面的问询。

表 80.2 眉毛脱落的鉴别诊断

- 面部激光治疗（强脉冲光、脱毛等）
- 斑秃
- 瘢痕性秃发（毛发扁平苔藓、前额纤维化性秃发等）
- 甲状腺功能减退症
- 埋线 / 拔毛 / 打蜡
- 拔毛癖
- 躯体变形障碍（BDD）
- 衰老性秃发
- 创伤（是否有瘢痕）
- 手术（Mohs 手术）
- 文身（特别是重复文身）或者文身去除

完整的病史所包括的实验室检查应与诊断女性型脱发的大致相同，尤其是促甲状腺激素（thyroid-stimulating hormone，TSH）、T_3 和 T_4（尤其是外侧眉毛脱落），对伴发自身免疫性疾病的患者应检查红细胞沉降率（erythrocyte sedimentation rate，ESR）。应用拔毛癖和躯体变形障碍问卷可以帮助识别不适合手术的患者[4]。应注意，任何斑秃的患者都须默认处于斑秃活跃期，直至检查结果明确为非活跃期方可。所有修理眉毛的操作，包括拔毛、塑形、穿线、打蜡、染色和修剪，都应在患者评估前 4～6 周停止。应避免未经评估而紧急施行的眉毛移植手术。

在评估前，所有患者均须卸妆。全方位检查眉毛并确认眉部毛发自然生长情况，观察整体头皮毛发状况，排查隐匿性拔毛癖、斑秃和银屑病等情况。与弥漫性脱发相比，斑块状或单侧脱发意味着患者更有可能存在潜在的病因，但是许多非手术操作的遮瑕手段可以掩盖眉部脱发的真实情况。因此，针对眉毛和皮肤的显微镜检查不可或缺。而感叹号头发（斑秃），处于不同生长期的毛发（拔毛癖）和毛囊口缺失（瘢痕性秃发）均可能是导致眉毛脱落的病因[3]。

如果考虑斑秃和瘢痕性秃发，特别是前额纤维化性秃发（FFA），应对术区进行活检。但是有明确的皮肤镜检查证据诊断的斑秃或者 FFA，则不需要活检。因为许多患者担心且排斥在眉部留下一个无毛发遮挡的小瘢痕，而这是人之常情。因此将基于活检结果的诊断作为是否能进行手术的依据，可能会导致有意向手术的患者望而却步。然而，针对上述高风险情况下造成的移植后高失败率，活检因此成为该手术必要的临床医疗操作手段。

如必须活检，取材方向应与眉毛方向一致，取出样本呈细小的锥体椭圆形，长 4～6 mm，并包含病区和对照区样本以进行比较。尽管这样做可能使眉毛更加稀疏，但是条件允许的情况下，应尽可能采集两个组织样本。笔者建议由经验丰富并擅长诊断毛发类疾病的皮肤病理学家提供组织病理学诊断和释义[5]。

推荐使用可放大并且具备数码拍照功能的设备进行图像采集，以便与患者对任何问题进行详细讨论。同时，图像可以直观观察受区术前残存毛发的直径（▶图 80.2），并用于评估合适的供区。在沟

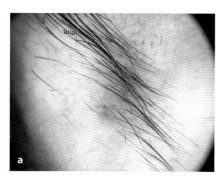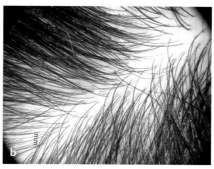

图 80.2　a. 寻求修复的患者的稀疏眉毛。b. 供区毛发显示出良好的颜色、纹理和直径匹配

通过程中，医生和患者可各自使用牙签，用于指出图像中所关心的具体区域。

80.4　患者选择

经验丰富的外科医生了解选择患者的重要性，眉毛移植也应如此。假设已排除活动性疾病和心理健康问题，理想的患者应具备与受区残存毛发完美匹配的毛发供区。术者应将受区残存细眉与供区粗壮毛发差异明显的患者排除，因为移植术区会形成不自然的"刚毛"外观（▶图 80.3）。

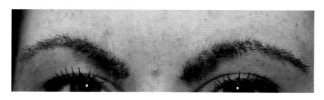

图 80.3　移植的眉毛直径不匹配导致的"刚毛"外观

对于拔眉后但是未诊断为拔毛癖的患者，需要大约 6 个月的等待期，同时使用比马前列素（超适应证使用）等处方药或者非处方生发产品（Revita Brow 眉毛增长液，5% 米诺地尔等），这可能会使眉毛生长密度满意而无需手术治疗[6]。

虽然头发是提供合适匹配移植体的首选供区，但其生长期要比眉毛长的多（表 80.3），从而导致移植体的生长时间要比原生眉长。因此需要至少每 4～6 周修剪一次移植的眉毛，修剪后的毛发会

表 80.3　毛发生长周期

身体部位	退行期（%）	生长期（%）	生长持续时间
头皮	15	85	2～6 年
眉毛	90	10	4～8 周

注：经同意引自 Saitoh M, Uzuka M, Sakamoto M. Human hair cycle. J Invest Dermatol. 1970; 54(1): 65-81

有一个钝尖，并非自然的锥形尖端。患者沟通咨询时要告知并强调术后的眉毛需要终生进行修剪和塑形。还需指出，因为钝尖以及其他因素，移植后的眉毛可能看起来和原生眉毛不完全一样。

眉毛移植的关键要素在于移植体的角度和方向的匹配。正常眉毛与皮肤形成特别小的锐角，即使是经验再丰富的手术团队，植入的移植体也很难形成原生眉那样的低平外观。此外，由于原生眉具有独特的"流向性"，因此移植后可能会表现为杂乱的生长方向（▶图 80.4～图 80.6）。

应该让患者意识到上述情况均为手术相关风险。可以改善异常的生长角度和方向的措施包括：

- 眉毛留长以促进眉毛贴伏（特别是在眉毛刚生长出来的时候）。
- "训练"眉毛贴伏。
- 使用眉蜡和眉胶固定较长的眉毛。

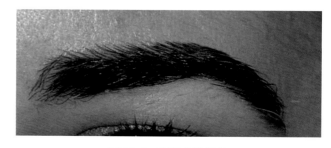

图 80.4　正常女性眉毛

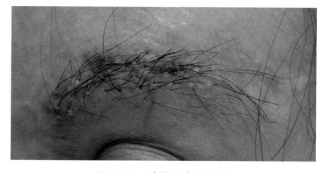

图 80.5　移植不当的眉毛

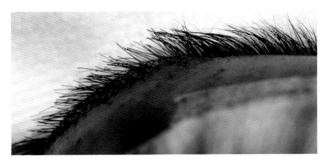

图 80.6　左侧的新移植体和右侧的原生眉毛匹配的移植的眉毛

- 拔掉异常的眉毛。
- 把异常的眉毛剪短（不是所有的眉毛都需剪短，因为这样做可能使外观更加不理想）。

尽管每位医生都竭尽全力手术，但是仍有一定数量的眉毛移植患者后悔手术治疗。针对那些后悔手术或者对手术效果不满意的患者，可考虑以下几种操作进行术后修复。如果不能拔除移植毛发，那么最好使用精准激光脱毛（适用于位于眉毛边缘颜色较深的移植体）或者电解脱毛（适用于颜色较浅或位于眉毛内的移植体）。FUE 会留下小的点状瘢痕，这些瘢痕通常比异常的毛发更明显，并且 FUE 不能保证完全去除异常的毛囊。去除所有眉毛最好使用激光脱毛的方法，但是可能需要多次治疗方可成功。

80.5　术前计划

眉毛修复并非要求两侧眉毛如镜像一样精准复制、对称[7]。自然的眉毛有间隙和交错的毛发，这种不对称性正是眉毛的美学特点之一。尽管如此，许多患者都期许自己的眉毛看起来像名人的眉毛。但有人指出，杂志上的眉毛是经过精心梳理和修饰的。而像这样人工修饰的完美眉形是不可能通过外科手术实现的（▶图 80.7）。

在设计适合个人面部特征的眉毛时，可以使用以下几种方法。一种方法是使用原生眉毛的旧照片来指导移植。但是，通常境况下不会选择该方式。如果仍然残存原生眉毛，笔者发现最好按照残存毛发来设计手术方案。将移植体结合到残存毛发中可提供更统一的最终外观。因此术前应留长残存眉毛（即手术前 6 个月不允许修剪）。

秃眉的患者需要充分讨论确定患者所期望的眉形。查看不同眉形的图片会有助于患者选择与

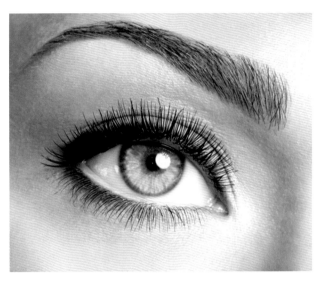

图 80.7　修饰过的女性眉毛

面型协调的样式。患者在第一次沟通前，可用眉笔反复试验和试错来找到最适合自己脸型的眉形，因此可让患者尝试画出自己喜欢的眉形。一旦选择了一个大致形状，同时可借助美学解剖结构如 Gunter‑Antrobus 美学分析指导移植方案。在确认最终方案之前，需要拍摄适量的带妆及素颜状态下眉毛照片以备案。

在绘制期望眉形时，可使用可擦眉笔或者效果持久的皮肤标记笔以设想的角度和方向进行绘制。一般来说，应避免将眉毛延伸至眼眶边缘之外，或呈极端形状（即过度拱形或粗 / 长）。用浸润酒精的棉签可以轻易地擦除术前绘制中不需要的部分。在设计过程中，术者与患者一起在镜子前进行设计，首先应从最难的设计部分开始规划。一些患者可能希望最终绘制的是符合本人目标的眉形，但仍然建议外科医生标画一些自己的标记以指导术中操作。操作者的优势手习惯往往决定了术中在患者哪一侧进行操作，因此提前勾勒眉形以避免两侧出现明显差异就显得至关重要。

80.6　手术技巧

80.6.1　麻醉

根据供区毛发提取方式（即 FUE 或头皮条切取），供区麻醉遵循医疗规程。环形阻滞麻醉适用于 FUE，而线状头皮条切取手术可以使用局部注射。由于移植单位过于纤细脆弱，应尽量减少肾上腺素的注射剂量。

受区麻醉包括局部肿胀麻醉，并且应在切取移植部位之前完成。眶上神经阻滞不会麻醉眉尾区域。对于全区的眉毛修复，局部麻醉是从眉毛外侧注射形成小皮丘开始，然后逐渐向内侧过度完成麻醉。眉区对痛觉敏感，因此需缓慢移动注射直到眉区麻木，随后用冷盐水行术区肿胀麻醉，直至患者诉紧绷感明显为止。肿胀麻醉有助于减少术中出血，从而尽可能高效地进行眉区打孔。

80.6.2　供区提取

一般来说，女性患者单侧眉毛重建需要 150～250 个移植体，男性患者单侧眉毛重建需要 200～400 个移植体。如前所述，首选单根毛发毛囊单位，在眉毛中央也可以使用双根毛囊单位来增加密度，但前提是供区毛发足够细软，可保证术后外观自然。

头皮条切取术和 FUE 可用于提取移植体。对所需移植体数量较少的病例来说，FUE 作为一种高效获取单根毛囊单位的手术方法深受术者青睐。与头皮条切取术相比，FUE 提取可能导致高于平均水平的毛囊横断率，但更高的横断率并不意味着该手术方式不可取。因为通过 FUE 提取后可通过放大镜筛选最为合适的移植体移植，使术后效果达到最佳。在眉毛移植手术中，尽管移植体会植入尺寸较小的移植孔内，但稍大的打孔直径有助于保护毛囊周围软组织。

供区原生的单根毛囊单位优于通过分离后得到单根毛发的双根及三根毛囊单位，因为后者移植后的存活率较差。单根毛囊单位通常更脆弱，因此外科医生在提取过程中应注意轻柔操作以及分离后应保持湿润状态。在植入移植体时，应首选长度至少为 1 cm 的毛发，因为它能够显示移植方向、角度和毛发卷曲程度。由此可见，对于眉毛修复来说，供区毛发完全剃光的 FUE 法不利于移植方向、角度和毛发卷曲程度的判断，同样存在一定的局限性。

就眉毛修复手术而言，传统的线状头皮条切取术仍然具有一定的优势。切取与眉毛直径相匹配的头皮毛发区域，有助于保证毛发直径术后外观统一。此外，供区毛发可以保持较长长度，以便于手术移植并使得医生即刻看到移植眉毛的美学外观（▶图 80.8）。

典型的供区头皮条尺寸为宽 1 cm，长 2～6 cm，在伤口上缘或下缘进行隐藏式切除有助于减少瘢痕的可见度。尽管这种切除方法伤口较小，但如若适合眉毛移植的细单根毛发的供区（例如耳上或颈部

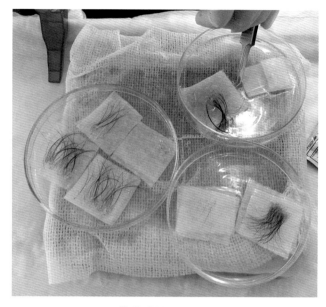

图 80.8　等待种植的长的毛发移植体

发际缘）恰巧位于张力较高的区域，瘢痕可能会较为明显，因此术后发型能否遮盖术区尤为重要。

80.6.3　打孔

受区打孔的孔径以及与皮肤形成的夹角应该尽可能小以适应纤细的眉毛移植体。应注意以下几点：包括肿胀麻醉、内侧张力牵引和倾斜的打孔工具的选择。孔径大小应该和单根毛发毛囊单位相匹配，平均为 0.5～1.0 mm。常用的工具包括 20 G 针头、预制尺寸刀片（目前常用发凿而不是多棱刀）和最小深度（MinDe）的刀片。为了控制深度和保证锐角的角度，可以将 20 G 或 21 G 针头弯曲呈两个 90°（像台阶一样）。这样可以在紧皱（如眉内侧）和弯曲拱形的部位精确定位打孔。打孔时首选冠状位以保持移植的角度尽可能小，同时避免打孔过深，以防止移植体被埋没。

肿胀麻醉以适度增加皮肤张力可以保障打孔过程中的组织稳定性，肿胀消退后的组织收缩可使受区毛囊更近。由于该区域的肿胀消退得很快，因此应根据术中需要，及时补注肿胀液并迅速打孔。为了避免眶周过度水肿，术中全程应保证在小范围内注射肿胀液。

打孔过程中的内侧张力牵引有助于保障皮肤平整。为此，外科医生应该在准备打孔时，使用非惯用手向内侧牵拉眉毛皮肤。眉毛在打孔时应使用该手法牵拉固定，然后在张力释放时，毛发就会复

位。为获最佳效果，应将牵拉施力点放在孔位内侧约1 cm处。通常来说，惯用手在人体力学中的优势作用，惯用侧的眉毛会比另一侧眉毛更容易操作打孔。为了避免这种状况，外科医生可以尝试从相对患者较高的位置（即在头顶看向脚的位置）进行打孔。这种方法的好处是可以看到任何原生毛发的角度，并有助于指导移植体的种植方向。

鉴于眉毛从眉头开始以15°向上生长的特点，打孔角度应尽可能小，甚至平行于皮肤，同时需保障移植体仍能获取充分的血供营养[8]。打孔孔隙大小应由所选用的移植体直径来决定。较细的移植体可移植在眉毛的外围，而较粗壮的移植体（甚至是非常细的双根毛发移植体）可以移植在眉毛中央区域来提高毛发密度。根据医生的个人习惯，可以从外侧或者内侧开始打孔，也可于外围轮廓进行打孔勾勒出眉形，然后再到中央和对视觉影响较小的区域进行打孔。无论采用哪种方法，均需要反复检查进行微调以保障最终的手术效果。

80.6.4　受区种植

移植体种植是任何眉毛手术操作中最困难的一步，因为受区孔径小、角度多变，且移植体脆弱、易干燥。多年来，移植标准一直推荐使用预打孔或即插即种的方法，用带细尖的斜镊或直镊植入移植体。即插即种方法的优点是外科医生可即刻观察每个移植体的方向和角度，以便于进行下一个移植体的定位种植。然而，对于经验丰富的医生来说，以上两种种植方法均是可行有效的。

种植笔是一种较新的植发技术，为眉毛手术提供了新的思路。锋利的种植笔可在打孔的同时即刻植入移植体。然而，当组织弹性较差或者移植密度过高的情况下，这种方法可能会导致种植过程中移植体弹出。必须注意，操作时应避免移植体种植过深，否则可能会导致囊肿形成，造成患者术后疼痛不适并且阻碍邻近毛囊的生长。或者，可以使用钝韧的种植笔将移植体植入预制的孔隙中，与使用种植镊或者锐利的种植笔相比，这种方法更为简单，需要的技巧更少。此外，通过种植笔种植FUE移植体，可最大限度减少种植镊种植所需的外力。

无论采用哪种种植方法，种植原则均可适用。通常，一次只能种植几个移植体以避免毛囊干燥。从外侧开始种植长发移植体可呈现"叠瓦样"效果

以保障眉毛设计的可视化。当然，也可从内侧开始种植，但在实践中不太实用，因为无论毛发修剪的多短，都很难在移植的毛发覆盖受区的情况下找到尚未植入的移植孔。

无论是选择眉内侧还是外侧作为种植起点，在种植过程中都必须细致谨慎。在已植入的移植体旁边插入新的移植体可能会导致邻近的移植体挤出。为了避免移植体挤出或者弹出，可采取以下两种方案：可用湿润的纱布牢牢覆盖固定以植入的移植体（避免剪切力和过度的压力），或先种植移植体形成初步眉形后再重新调整。还应观察长发移植体来确定毛发曲度以进行适当的调整，使卷曲方向与眉毛中所有移植体的预期流向性匹配。当技术人员已经熟练掌握种植操作后，由同一人来种植双眉可能有助于减少两侧之间的不规则和不对称情况的发生。

一旦完成种植，医生可以选择和患者一起检视术后效果。可能会发现眉毛仍显稀疏的区域，填补这些区域可获得更好的术后结果。在患者离院前应适度修剪长度超过1 cm的毛发，以避免术后移植体脱出，但也不能将毛发修剪至短于1 cm，否则不便在术后第一次就诊时评估移植角度和方向（▶图80.9）。

80.7　术后护理

眉毛移植手术的术后护理通常比较简单。移植体在大约72小时内会重新血管化，因此术后前3天应注意避免剪切力以及移植体移位。湿润的环境有助于伤口愈合，术后可使用喷雾剂或经常轻柔地清洗术区。眼周的肿胀在最初几天会达到顶峰然后迅速消退，特别是采用半卧位（即45°）睡姿。晚上可以佩

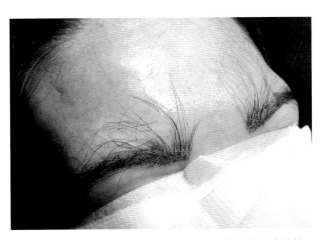

图80.9　移植至眉区后修剪至1 cm前即刻的长发移植体

戴透明的护目镜保护眉毛免受睡眠时的无意摩擦。

医生可自行决定是否安排随访。由于术后初期毛发的生长程度参差不齐，因此术后 6 个月内进行随访为时尚早。移植的眉毛在长达 12 个月时生长逐步稳定，如果受区存在瘢痕则需要 18 个月。应提醒患者最初恢复时，眉毛生长稀疏是较为常见的，而且应建议患者让毛发长出至少 1 cm 后再修剪以便于用眉胶或者眉蜡"训练"新眉毛低平并在预设的方向上生长。异常的毛发生长并不少见，若经过 1 年的"训练"仍没有改善，可以拔掉或者剪短。尽管激光或电解脱毛有效且不会像其他方法那样留下明显的瘢痕，但仍应被视为最后的处理手段。

80.8 最终考虑

那些声称只要"眉毛有些毛发"就会满意的患者，术后抱怨眉毛生长不满意的情况并不少见。患者往往认为那些毛发间微小的间隙也应当生长出毛发，即使这种间隙对大多数人来说无关痛痒。出于这点考虑，应将眉毛二次修复手术视为常规治疗手段。一种有效的方法是给每个患者 10～20 个"点"，用手术记号笔精确地指出他们认为应该移植毛发的地方，然后使用合适的移植体来填充这些留白。另一种让患者满意的方法是尝试头皮文饰以增强眉毛密度的视觉效果。除非手术技术出现失误，否则移植体不生长则提示潜在未确诊的斑秃、拔毛癖或瘢痕性秃发。这种情况下，在明确诊断之前应避免进行二次修补手术。归根结底，医生最好的工具就是他们的判断力，当医生对手术计划不能完全放心的情况，应避免进行眉毛移植手术。

参 考 文 献

[1] Gunter JP, Antrobus SD. Aesthetic analysis of the eyebrows. Plast Reconstr Surg. 1997; 99(7): 1808–1816.

[2] Straub PM. Replacing facial hair. Facial Plast Surg. 2008; 24(4): 446–452

[3] Olsen E. Disorders of hair growth: diagnosis and treatment. New York, NY: McGraw-Hill; 2003

[4] http://bddfoundation.org/helping-you/questionnaires/

[5] Price V, Mirmirani P. Cicatricial alopecia: an approach to diagnosis and management. New York, NY: Springer; 2011

[6] Barrón-Hernández YL, Tosti A. Bimatoprost for the treatment of eyelash, eyebrow and scalp alopecia. Expert Opin Investig Drugs. 2017; 26(4): 515–522

[7] Harrison D. A study of asymmetry of faces. Department of Physics, Universitu of Toronto, December 2007. Available at: https://faraday.physics.utoronto.ca/GeneralInterest/Harrison/Parity/FaceStudy/FaceStudy.html

[8] Perez-Meza D, Stough D, Leavitt M, Arnold J. "Orlando Classics" Hair Transplant Forum International, Jan-Feb 2012

胡须移植
Beard Transplant

概要　随着社会发展，人们对胡须移植的接受度越来越高。胡须移植的适应证多种多样包括：① 中东地区文化、宗教外观需求；② 先天性胡须缺失或稀疏；③ 手术或创伤性胡须缺失；④ 反复发作毛囊炎；⑤ 印度锡克教徒牵拉性秃发。在为患者进行这一手术之前，必须全面了解面部的解剖和生理学，以便移植出形态自然的胡须。根据移植体数量的不同，供区可选取头皮或颏下区域。头皮条切取术或毛囊单位钻取术（FUE）可用于获取头皮毛囊，而 FUE 则可以用于获取胡须毛囊。受区准备特别注意需要以恰当的锐角进行打孔，并有规划的在面部各个亚单位中植入适当密度的毛囊。与头皮毛发移植相比，胡须移植更难同时也更耗时。笔者发现，当患者充分了解该治疗并且效果预期合理时，胡须移植结果往往有效并令人超乎满意。

关键词　胡须修复，胡须移植，唇须移植，唇须重建，面部毛发移植，面部毛发修复，胡须分区

关键要点

- 受区打孔是胡须重建最重要步骤之一。
- 必须熟练掌握面部分区，以便移植合适的毛囊密度。
- 打孔角度尽量贴近并平行于皮肤，以及恰当的打孔方向是胡须移植效果自然的关键因素。

81.1　简介

越来越多的患者认识到胡须移植并非遥不可及，故而许多患者来门诊求诊。国际毛发修复外科协会（International Society of Hair Restoration Surgery，ISHRS）曾于 2015 年发布的调查结果显示，接受胡须移植的患者占比从 2012 年的 1.5% 增加到 2014 年的 3.7%，增幅达 196%[1]。这一增长的原因归结于中东地区对该手术的需求稳步提高[2]。除此之外，印度北部接受胡须移植的患者也有所增加，这是由于该地区社会宗教文化禁止锡克教徒（一种宗教）剃须。这些连同后面提到的其他因素，均导致对胡须移植重建的需求增加。对于重建技术的发展将在后面进行讨论。

81.2　适应证

胡须移植的常见适应证包括以下几种：
- 因外伤、烧伤或手术造成的瘢痕（▶图 81.1）[3]。
- 牵拉性秃发（尤其是印度锡克教徒；▶图 81.2）。
- 先天性少须和无须。
- 继发于复发性毛囊炎的瘢痕性秃发。
- 治疗失败后长期非活动性斑秃。
- 改善外观，提高胡须密度，策略性地塑造胡须外观（▶图 81.3）。

81.3　生理学和解剖学

青春期后，胡须部位的毳毛在雄激素，尤其是男性睾酮的作用下[4]，发育成具有第二性征的"终毛"。这些终毛逐渐浓密，密度增大，直到 35 岁左右密度达到稳定期。去势实验可以直接证明这一点：在青春期之前，去势可以阻止胡须的生长，而采用睾酮激素治疗会刺激胡须的生长[5]。然而，胡须成熟依靠生长激素和雄激素，二者缺一不可，如生长激素缺乏的男孩对雄激素治疗反应较差[6]。

与头皮相似，胡须毛囊均经历退化和再生的周期性变化，称之为毛发周期，其中包括生长期、退行期和休止期。在任何的特定时间内，生长期和休止期毛囊的持续时间和百分比都存在差异[7]。研

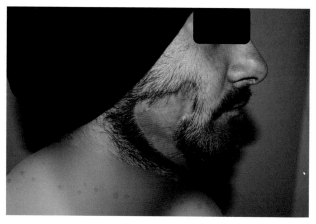

图 81.1　烧伤导致的胡须区瘢痕性秃发

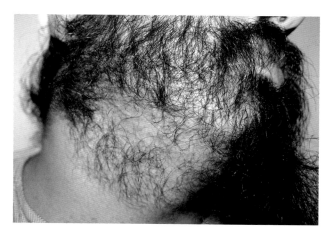

图 81.2　胡须区牵拉性秃发

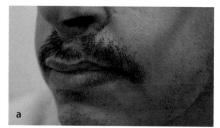

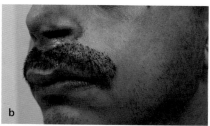

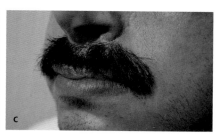

图 81.3　唇须移植遮盖手术瘢痕。a. 术前。b. 术后即刻。c. 术后效果

究表明，颏须毛发为 12 个月生长期 /2～3 个月休止期，唇须毛发为 2～5 个月生长期 /1.5 个月休止期[8, 9]。这些相似的研究表明，在任何特定时间，有 15%～30% 的颏须毛囊和 34% 的唇须毛囊处于休止期，而所有胡须毛囊的长度通常为 2～4 mm。

81.4　分区

众所周知，医生从来不会在患者胡须区域移植与普通人同样的平均胡须数量。与头皮毛发移植相同，必须将有限数量的可用毛囊移植在患者的重要区域，以达最佳结果。因此，面部被划分为具有不同亚单位的正面和侧面区域（▶图 81.4）[10]。

在所描述的各个区域中，唇须、颏须和颊须在美观上最为重要，因此，与其他区域相比，这些区域需保持较高的移植密度。而位于颈部的胡须美观重要性较低，因此在全胡须移植过程中通常不包括颈部，从而降低所需移植体的数量。

81.5　胡须的特点及密度分布

胡须区域的毛囊单位通常仅包含单根毛发。胡须直径大于头发直径[11]，这源于胡须毛囊具有更宽的毛球，可以容纳更大的毛乳头[12]。胡须的毛

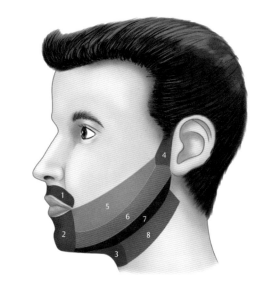

依据移植部位分区		
正面分区	1	唇须
	2	颏须
	3	上颈部中央区
侧面分区	4	鬓角
	5	颊须
	6	颌须
	7	颌下须延伸至上颈部

图 81.4　胡须分区

发密度在个体之间和种族之间差异较大。与日本男性相比，印度和中东男性的胡须毛发密度相对较高。笔者观察到，密度最大的是颏须和唇须。与唇须两侧相比，位于中央的人中区唇须密度差异较大，一些人的唇须人中区密度低于两侧，而另一些人的唇须人中区密度与两侧相同。与颊须相比，下颌线和鬓角处的胡须密度也更高。下颌下区域和颈部上部的胡须密度在不同的个体之间差异很大。对10名印度患者进行的一项小型研究发现，颊须密度在 $50 \sim 55/cm^2$，颏须的密度在 $70 \sim 75/cm^2$，唇须的密度在 $70 \sim 85/cm^2$。

81.6 神经支配

面部的感觉神经支配来自三叉神经，三叉神经分为眼、上颌和下颌支，分别支配上面部、中面部和下面部。位于中央区的唇须修复需要上颌神经阻滞麻醉，下面部和上颈部胡须修复需要下颌神经阻滞麻醉。

81.7 手术的计划和实施

胡须重建遵循的基本原则与其他毛发修复手术相似，仅有些许不同。首先需要对面部进行详细体格检查并充分了解患者的期望要求，以此确定实现设计所需的移植体数量。

其次对胡须完全缺失的患者，应就胡须的边界和形状进行充分沟通讨论。而这种情况需要以头皮作为毛囊供区。

对于小面积胡须修复，如继发于瘢痕、长期非活动性斑秃、牵拉性秃发等，在患者同意的前提下，医生可以选择胡须作为供体来源。供区的选择大体上取决于重建所需的移植体数量。

81.7.1 局部麻醉的应用

与头皮不同，面部疼痛较为敏感。神经阻滞麻醉可以避免因多次注射引起的疼痛。眶下神经阻滞最适用于唇须区域的麻醉，而颏神经阻滞最适用于颏须区域。

81.7.2 眶下神经阻滞

眶下神经是上颌神经的一个分支，由眶下孔发出，位于瞳孔中线眶下缘下方 $6 \sim 10$ mm 处。通过口内或经皮路径注射 $1 \sim 2$ mL 的局部麻醉剂即可达到眶下神经阻滞麻醉效果。采用口内路径时：一只手在尖牙和第一前磨牙之间的牙龈沟内向上引导针头，另一只手指按压眶下孔位置，触感针尖走行。一旦针尖到达眶下孔按压处，即注射麻醉液（▶图81.5a）。经皮路径：针头垂直于眶下孔，经面部皮

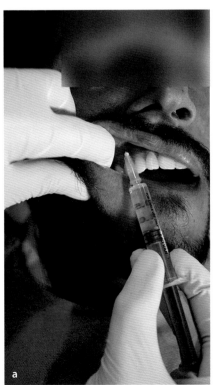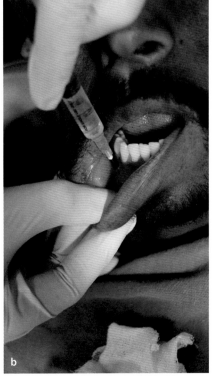

图 81.5　a. 经口内路径眶下神经阻滞。
b. 经口内路径颏神经阻滞

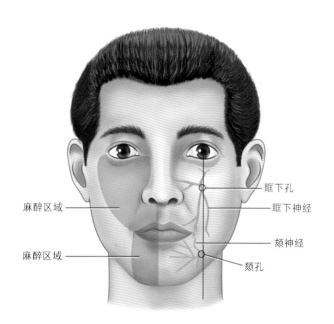

图81.6 眶下神经和颏神经阻滞麻醉区域

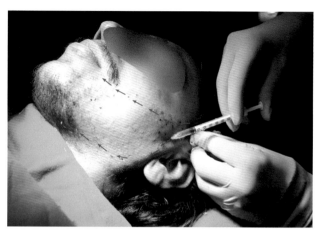

图81.7 胡须区域阻滞麻醉的方向

肤插入瞳孔中线的眶下孔部位（眶缘下约1 cm）。针尖穿刺达骨面时，注射1～2 mL的局部麻醉液，以此麻醉同侧的眶下区、上唇和唇须区域（▶图81.6）[13]。

81.7.3 颏神经阻滞

颏神经是下颌神经的下支，由颏孔发出，位于瞳孔中线-下颌骨交界处。但颏孔的确切位置因人而异。可通过口内或经皮路径在颏孔处注射1～2 mL局部麻醉溶液来阻滞颏神经。口内路径：将针头插入两个下前磨牙之间的龈唇沟，瞄准颏孔（▶图81.5b）。经皮路径：将针头垂直插入位于瞳孔中线，龈唇沟下方约11 mm的上覆皮肤。针尖穿刺达骨面时，将1～2 mL麻醉溶液注入孔内区域，麻醉同侧下唇和颏区（▶图81.9）[13]。

在进行全区胡须移植时，除了神经阻滞外，还需行区域阻滞麻醉（▶图81.7）。区域阻滞麻醉自耳屏前开始，沿着下颌支后缘向下颌角方向移动，注射时由下颌骨边缘向面部中线进行移动注射。一旦下边界麻醉完成，则自耳屏开始再次注射，沿着胡须重建轮廓的上边界向前和向下移动，并在口角处完成麻醉。

在局部麻醉前，可使用表面麻醉膏（EMLA/Prilox）局部外敷约45分钟，可以将区域阻滞麻醉带来的疼痛降至最低。振动器也可以用来减轻注射带来的疼痛和不适[14]。

81.8 供区的选择和提取

81.8.1 供区的选择

供区选择主要取决于所需移植体的数量。对于需要300～400个移植体的小面积区域（如孤立的无毛区，继发于创伤/烧伤/手术的瘢痕，长期不活跃的斑秃等），胡须可作为供区。如果患者同意从颏以下区域提取毛囊，也可以利用该区域毛囊用来重建唇须。对于那些需要更多移植体的病例，通常首选头皮作为供区。

81.8.2 移植体提取方法

当胡须作为供区来源时，必须通过手动或电动环钻进行FUE毛囊提取。当头皮作为供区来源时，医生可以选择使用头皮条切取术或FUE获取毛囊[15]。单根和双根毛发的毛囊单位移植均能产生自然的外观。对提取时有较多三根毛发毛囊单位的患者，可以将这些毛囊单位分离为单根和双根毛发的毛囊单位移植。然而，笔者在胡须中心区移植三根毛发的毛囊单位后，并没有发现移植后的胡须不自然。重建全区胡须所需的移植体总数通常在2 200～2 500，但具体数量可能会因移植区域而异。

81.9 受区：打孔和种植

81.9.1 打孔

受区打孔是移植胡须外观自然最重要的步骤之一。为了使打孔孔径尽可能小，可使用直径0.7～0.8 mm的刀具打孔。在愈合时，小孔径降低了移植毛发方向和角度改变的可能性[15]。也有些学者推荐使用直径 0.6 mm 的刀具打孔，以使单根毛发的毛囊单位移植更贴合受区孔隙。然而，在绝大多数情况下，笔者更推荐使用 0.8 mm 的刀具打孔，并且没有发现移植毛发方向发生改变等问题。受区打孔技术本身具有一定难度，而应用推荐尺寸的刀具打孔可以最大限度地减少了移植过程中遇到的困难。

在鬓角和颊须移植时应采用冠状方位打孔，可确保毛发与皮肤平行并紧贴皮肤。与鬓角下部相比，上部应行高密度移植，因为此处毛发向下生长并覆盖下部区域，产生叠加效果，这与头皮毛发移植原理相同。鬓角区域的移植体总数通常约为 200 个/侧（▶图 81.8a、b）。

在颊部，设计毛囊移植区域应向外下方弧形倾斜走向。颊部区域较大，可进一步分为两部分：边缘部和颊体部。与颊体部相比，边缘部应采用低密度、单根毛发的毛囊单位移植，使得术后效果更柔和自然。颊体部则应采用高密度移植，以达到浓密胡须的美学效果。由于胡须自鬓角处向下方延伸生长，同时颊部下缘与下颌线处胡须重叠产生叠加效果，因此，得益于这种"叠瓦"效应，下颌处所需要的移植体数量较少，移植密度较低。通常，单侧颊须所需要的移植体数量为 500～600。

侧面部胡须移植需要更多的移植体，但是在美学评估上，胡须的正面较侧面更为重要。通常，唇须和颏须重建需要的移植体总数为 1 000～1 200。当进行全区胡须移植时，第一次手术一般会避开颏下区，因该区是一个美学重要性较低的阴影区，而胡须修复的原则是在更明显的区域植入更多的移植体。

唇须重建通常需要 400～500 个移植体。这一区域的胡须密度较高，当密度为 35～40 FU/cm² 时可达到满意的美学效果[16]。此处自然的胡须一般向下外方向分布生长，因此移植时打孔方向应与该部位胡须自然生长方向一致。唇须沿着上唇的外侧向下延伸，经过颏外侧过渡到颏须。尽管许多人唇须人中部的密度较低，但笔者更倾向在该部位移植与唇须外侧相同甚至更高密度的胡须。在唇须移植中，矢状方向打孔效果优于冠状方向打孔，因在这一小面积区域进行高密度的冠状方向打孔，会造成相邻缝隙合并，增加皮肤撕裂的风险。唇须的上半部区域移植数量要多于下半部区域，因为"叠瓦"效应可有效改善下半部区域低密度胡须外观。种植时，打孔角度应尽可能平行于皮肤，最上面一排应种植单根毛发的毛囊单位，以使得术后效果更加自然。

颏须移植通常需要更高密度，移植体数量为 600～700。种植时打孔方向应向下，角度尽可能小。此外，颏须的上部皮肤菲薄，打孔时切勿用力过大，否则可能会穿透口腔黏膜。

唇须和颏须区域的最佳移植密度为 35～40 FU/cm²，其余区域的密度为 25～30 FU/cm²，但瘢痕性秃发区域的移植密度需更低。

打孔时，由于面部皮肤较松弛，因此应进行适当的外力牵拉以及适度注射膨胀液以增加皮肤的张力。在打孔期间，医生的牵拉和助手的辅助有助于固定松弛的面部组织（▶图 81.9）。

81.9.2 种植

与头皮毛发移植相比，面部毛发移植一般更加困难和耗时，因为面部皮肤更为松弛而移动度大，并且出血风险较高。因此，手术时可采用生理盐水冲洗受区的渗出，但在靠近鼻孔的区域应采用棉签按压。

与头皮发际线移植相似，胡须种植区边缘应种植单根毛囊单位，以使外观更加柔和。在移植区的中央部应使用单根、双根和三根毛囊单位进行移植，使得外观更为浓密。此外，因与自然胡须毛发

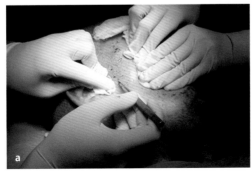
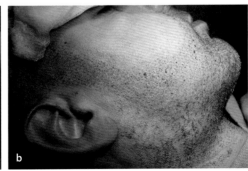

图 81.8　a. 鬓角受区打孔技术—首选沿冠状方向打孔，角度应尽可能平行于皮肤。b. 鬓角受区打孔

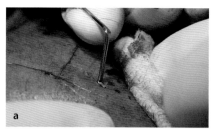
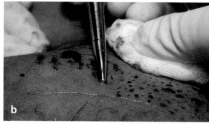
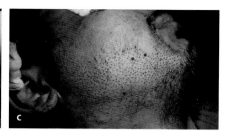

图 81.9   采用不同方法打孔的技巧。a. 针头。b. 预制尺寸的刀片，打孔角度应尽可能平行于皮肤，辅助牵拉以固定皮肤。c. 颊须打孔的分布

相比，头发的直径较小，无法达到自然胡须的美学效果，因此可使用单根毛囊配对成双根植入。

手术中通常行预打孔，但有时孔隙会在移植体植入之前闭合。在这种情况下，牵拉皮肤可使孔隙重新开放，但可能导致渗液增多。因此为了避免以上问题，术中可以使用即插即种或种植笔种植法（▶图 81.10）。

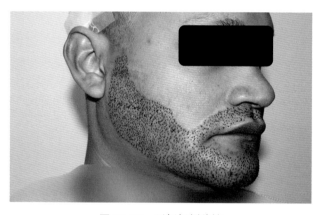

图 81.10   面部胡须移植

81.10   术后阶段

与头皮毛发移植相比，胡须移植手术中使用的膨胀液较少，术后水肿消退较快。然而，在最初的几天里，可能会有轻度肿胀，因此可短期口服糖皮质激素来促进消肿。瘀斑也是常见术后表现之一，通常在术后几天内就会消退。术后即刻可能发生由麻醉剂渗透导致的一过性感觉减退、感觉异常和罕见的面部肌肉麻痹，并导致流涎。建议患者在手术当天进流质或半流质食物，并在出院后减少移植区口唇运动。

81.11   结果

胡须区域移植的毛发脱落情况与头皮毛发移植相似。脱落期后，植入的毛发在术后约 3 个月开始生长，并在接下来的几个月至 1 年逐渐稳定。胡须区有丰富的血供，因此胡须移植的临床效果较好（▶图 81.11 和▶图 81.12）。然而对于老年患者，可

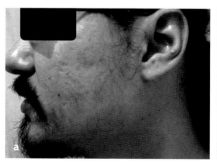
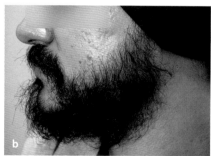

图 81.11   a. 术前。b. 术后

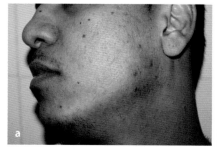
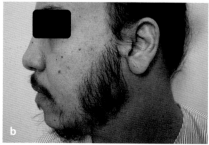

图 81.12   a. 术前。b. 术后

能由于供区不佳导致临床效果稍差。

81.12 结论

近年来，胡须重建的受众明显增加，人们对胡须移植的认识逐渐提高，因此中东地区许多人寻求手术治疗。根据患者的临床表现不同，可以选择从头皮或胡须获取移植体。医生应熟练掌握面部的亚单位分区以及在不同区域内移植胡须的手术要点，方可获得满意的临床效果。而恰当的角度和打孔方向是移植后胡须是否自然的关键。对胡须移植有着充分了解和恰当预期的患者，医生通过采取合适的设计和精细的植入操作，可获得满意的效果。

参 考 文 献

[1] International Society of Hair Restoration Surgery (ISHRS). Survey finds non-scalp hair transplants surge in popularity. 2015. Available from: http://www.ishrs.org/press-release/survey-finds-non-scalp-hair-transplants-surge-popularity. Accessed September 2016

[2] Straub PM. Replacing facial hair. Facial Plast Surg. 2008; 24(4): 446-452

[3] Barr L, Barrera A. Use of hair grafting in scar camouflage. Facial Plast Surg Clin North Am. 2011; 19(3): 559-568

[4] Ebling FJ. The hormonal control of hair growth. In: Orfanos CE, Happle R, eds. Hair and Hair Diseases. Berlin: Springer-Verlag; 1990: 267-299

[5] Hamilton J B. Age, sex and genetic factors in the regulation of hair growth in men: a comparison of Caucasian and Japanese populations. In: Montagna W, Ellis RA, eds. The Biology of Hair Growth. New York, NY: Academic Press; 1958: 399-433

[6] Blok GJ, de Boer H, Gooren LJ, van der Veen EA. Growth hormone substitution in adult growth hormone-deficient men augments androgen effects on the skin. Clin Endocrinol (Oxf). 1997; 47(1): 29-36

[7] Olsen EA. Methods of hair removal. J Am Acad Dermatol. 1999; 40(2, Pt 1): 143-155, quiz 156-157

[8] Myers RJ, Hamilton JB. Regeneration and rate of growth of hairs in man. Ann N Y Acad Sci. 1951; 53(3): 562-568

[9] Richards RN, Meharg GE. Cosmetic and Medical Electrolysis and Temporary Hair Removal: A Practice Manual and Reference Guide. Toronto: Medric Ltd; 1991: 37-40

[10] Dua K, Dua A, Chahar M. Facial Hair Transplantation. In: Mysore V, ed. Hair Transplantation. New Delhi: Jaypee brothers Med Pub (P) Ltd.; 2016: 313-320

[11] Vogt A, Mc Elwee KJ, Blume-Peytavi U, Tosti A, Trueb RM. Biology of the hair follicle. In: Whitting DA, Blume-Peytavi U, Tosti A, Trueb RM, eds. Hair Growth and Disorders. 1.8.6 Duration of the hair Cycle, Table 1.5. Berlin: Springer; 2008: 13

[12] Rutberg SE, Kolpak ML, Gourley JA, Tan G, Henry JP, Shander D. Differences in expression of specific biomarkers distinguish human beard from scalp dermal papilla cells. J Invest Dermatol. 2006; 126(12): 2583-2595

[13] Carruthers J, Carruthers A, eds. Soft Tissue Augmentation. New Delhi: Elsevier; 2006: 155-159

[14] Arndt KA, Burton C, Noe JM. Minimizing the pain of local anesthesia. Plast Reconstr Surg. 1983; 72(5): 676-679

[15] Epstein J. Facial hair restoration: hair transplantation to eyebrows, beard, sideburns, and eyelashes. Facial Plast Surg Clin North Am. 2013; 21(3): 457-467

[16] Kulahci M. Moustache and beard hair transplanting. In: Unger W, Shapiro R, Unger R, eds. Hair Transplantation. 5th ed. New York, NY: Informa Healthcare; 2011: 464-466

Marcelo Pitchon, Ricardo Gomes de Lemos

李宇飞　贾玲玲　译，陈裕充　审校

长发移植
Preview Long Hair Transplantation

概要　长发移植（preview long hair transplantation，PLHT）是一种独特的手术方法，医生可移植患者真正的头发，而不是像通常那样仅移植无发干的毛囊[1, 2, 3, 4, 5]。事实上，医生无需剃除或修剪供区，就可以提取并移植毛囊，以使移植后受区皮肤外可见保留的发干。在 PLHT 中，医生可通过保留发干的毛发"预览"移植后的效果，好比在患者秃发区域（头皮、面部或身体）上进行三维雕刻。在种植阶段，该方法具有独一无二的优势，可以让医生通过视觉观察，精确地了解受区逐层逐区的毛发质量结构。通过直观视觉判断种植角度、方向和毛发曲度，使得术后效果更加自然、更符合美学特征，同时优化了毛发移植方案，将手术从剃发的"无发干盲法"方法转变为"带发干非盲"方法。这种视觉可视化还可以对患者一生中可用的有限数量的毛发进行"供区生态"管理。首先，通过该方法，可直观观察到不同患者达到最佳移植效果所需的最少毛发数量，同时优化了供区毛发的使用，为患者避免了不必要的毛发提取和移植手术。其次，通过该方法，患者可"预览"术后效果，做出主观评价，并了解手术对形象的最大改善程度，以上对术后即刻和远期结果均产生有利影响。

关键词　长发移植，覆盖行为，满意密度，满意覆盖，最小密度概念

关键要点

- 长发移植可以让术后的美学效果即刻显现，并"实时"可见。
- PLHT 通过种植长发移植体来恢复毛发的容积和形状，类似三维雕刻。
- PLHT 利用最少移植体数量精准移植，来获得外观满意的移植密度以及覆盖范围。
- 较短的毛发长度（如 1～3 cm）适合初级和中级外科医生学习并掌握 PLHT 技术。
- PLHT 术后可即刻观察移植效果，患者会有极大的满足感和对手术乐观的态度。

82.1　背景

　　长发移植是笔者开发的一种独特技术，医生将患者的毛发以其自然长度移植，而非将其剃成无发干的毛囊进行移植[1, 2, 4, 5]。

　　过去，一些医生使用了长发移植体（Long-hair grafts），但其目的与笔者创建和开发的"可预览"的概念不同。

　　1943 年，来自日本的 Hajime Tamura 描述了供区长发移植体的使用，其主要目的是通过夹持发干便于操作[6]。因此他建议供区毛发应保留 3～4 cm 长，以便通过发干进行操作，避免损伤毛囊。

　　1980 年，Robert Flowers[7] 报道了长发移植体在眼睑、眉毛和颞部毛发修复中的应用。他进一步发展了"穿针种植"法，应用 7.62～10.16 cm 长的毛发移植体，以便将发干穿进针眼，然后像缝合一样，通过缝合针穿刺，将毛囊种植至皮下。2013年，Robert Flowers 在通话中告诉笔者，他认为这种温和的操作，伴随移植体的即刻植入，可以让毛发持续生长，而不会在术后脱落。

　　1988 年 Pierre Bouhanna 建议使用 2% 米诺地尔，可防止移植毛发在术后脱落，有时可促使移植毛发在术后仍可持续生长。这种治疗方法可避免术后不美观的外观，对患者有益。同时，为了使治疗效果最大化，他建议在术前 4～6 周以及术后 3 个

月内使用米诺地尔。Pierre Bouhanna 称正是"米诺地尔的这种作用促使他进一步发展了长发移植手术"。他认为长发移植体具有可掩盖大面积移植及其术后结痂等不美观表现的优势。"即使在第 3 或第 4 周,发干会脱落",但患者至少可以在 24~48 小时内恢复活动,而不会因为结痂所造成的一过性不美观而感到"尴尬"。他认为这种手术"对覆盖秃发区域特别有效",但对于毛发稀疏的区域来说,长发移植体手术作用就较弱了,因为这些区域仍有一些天然的毛发,可以很自然地掩盖术后不美观的外观。在这样的稀疏区域,Pierre Bouhanna 使用了"发干长 2~3 mm 的移植体"[8,9]。

2006 年 8 月,笔者在 *Hair Transplant Forum Journal* 发表了第一篇关于长发移植方法论的文章,并在 2006 年国际毛发修复外科协会(ISHRS)圣地亚哥世界大会上首次介绍了这种方法。随后,有医生开始到访笔者在巴西贝洛奥里藏特的诊所,学习这项技术,其中两位是加拿大埃德蒙顿的 Vance Elliot 医生和美国亚特兰大的 Edmond Griffin 医生。不久后,美国圣安东尼奥的 Bobby Limmer 带着他的团队前来观摩,随后邀请笔者及其团队在 Bobby Limmer 的诊所演示长发移植手术。期间,他邀请了美国和加拿大许多知名的毛发外科医生前来观摩。在那之后,随着笔者被邀请在世界各地的许多会议上介绍、操作和教授长发移植手术,该手术越来越普及。

笔者建议同道们从 1~3 mm 的毛发长度开始学习,以促进团队成员逐渐适应并掌握这项技术。如果从最自然的毛发长度开始,需要付出更大的努力进行学习并改变自己的手术习惯。然而,即使是毛发长度的小幅增加也会让患者惊喜于术后即刻的临时性外观效果。随着医生移植长发的技能和能力的提高,他们将感受到该技术所带来的视觉和密度效果优势。

在巴西,第一批完全采用长发移植方法的外科医生包括 Ricardo Lemos 和 Mauro Speranzini,随后还有许多其他医生。在采用这一理念的同时,医生也开始在手术中加入自己的手术风格和习惯。一些医生使用即插即种(如笔者),其他医生则选择两人协作的预打孔种植方式。

随着毛囊单位钻取术(FUE)的发展和日益普及,笔者觉得有必要发展使用 FUE 进行长发移植的手术方法。多年来,笔者说服了许多医生尝试使用这种方法,其中包括 Otávio Boaventura,John Cole 和 Marie Schambach 医生。

2011 年,笔者在布宜诺斯艾利斯举行的第一届阿根廷现场手术研讨会上遇到了 Roberto Trivellini 医生(亚松森,巴拉圭)。Trivellini 医生正在展示以 FUE 技术为基础进行技术创新的毛发移植案例,而笔者正在展示长发移植案例。交流后,笔者建议 Trivellini 医生可否将 FUE 技术引入长发移植手术中。一两周后,他给笔者发了一张可能是第一批用 FUE 提取的长发移植体的照片和视频。提取这些移植体非常费力,以至于多年来 Trivellini 放弃了进一步发展以 FUE 技术为基础进行长发移植的方法。然而,无论是在通话中还是在开会时,笔者都一直关注 Trivellini 医生,请他继续尝试。最后,Trivellini 医生联系了笔者,告诉笔者他已经成功开发出一种独特的用于长发毛囊提取的环钻,并改进了他的 Mamba 设备以配合使用。如今,利用 FUE 技术进行长发移植已付诸实践,这要归功于 Trivellini 医生开发新毛发移植仪器和设备的创造力和能力。通过毛囊单位头皮条切取术(FUT)或 FUE 进行长发移植已在世界各地普及。

82.2 重要概念和术语

"长发"概念用于区分这种方法与传统供区剃发的手术方法。虽然用于该手术的平均毛发长度在 4~12 cm,但只要产生预见性效果,并且患者可以看到移植后的外观变化,毛发的长度就可以随之变化。一般而言,毛发可以长达 15 cm 以上,但当患者秃发时,短至 5~10 mm 的毛发也可能产生微弱的预见性效果。与剃发或短发移植相似,发干在术后 1~4 周内会脱落。因此,术后即刻的预见性结果仅提供与患者未来外观近似的外貌效果。

82.2.1 三维雕刻技术

在传统的毛发移植手术中,医生处理已剃发的移植体并将其种植至受区,就像绘制地图一样在二维平面上产生效果。然而,PLHT 通过种植长发移植体来恢复毛发的容积和形状,就像雕塑一样,通过三维干预改变头皮外观(▶图 82.1a~c)。PLHT 极大地优化了供区的使用,使得毛发移植方案创伤更小,移植数量更为合理。

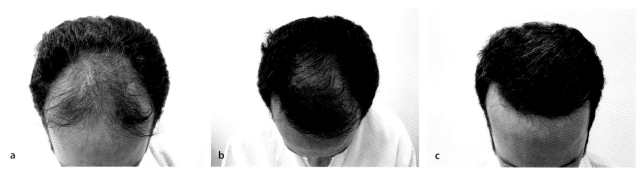

图 82.1　长发移植可恢复毛发体积和形状，实时显示术后移植区的变化。a. 术前。b. 术中移植 1/3 头皮条毛囊的即刻效果。c. 术后 5 分钟的即刻效果

通过视觉直观感受和理解不同毛发类型的"覆盖行为"，医生可不再依赖毛发移植"密度 × 覆盖面积"的机械算法。具有较佳覆盖行为的毛发类型，可选择"较低密度覆盖大面积受区"的种植理念；对于具有较差覆盖行为的毛发类型，可选择"较高密度覆盖小面积受区"的理念。与在受区种植毛发并观察其在受区覆盖能力的表现相比，仅仅在供区检查时通过看或触摸毛发，并不能完全理解毛发的覆盖行为特性。

82.2.2　覆盖行为

每种类型的毛发都具有覆盖皮肤或在皮肤上产生阴影效果的独特功能。毛发能给人一种饱满、非透明以及覆盖裸露皮肤功能的印象，但是毛发的这种独特功能在个体间差异较大。"覆盖行为"指的是个体毛发类型所产生的遮盖效果，包括不透明度、饱满度和阴影强度三个维度，从而遮盖裸露的肌肤。无论是覆盖行为高或低，它都取决于每名患者毛发的物理特征，如粗细、颜色、波浪度、刚度、硬度、柔韧性、重量、长度等。此外，有些类型的毛发在水平覆盖方面表现良好，可以有效地形成阴影效果；而其他类型的头发，在垂直覆盖方面表现更好，以形成高度和体积的三维外观。最佳覆盖行为的毛发类型在水平和垂直方面都很有效，可以产生阴影和非透明的效果，同时形成体积，因此每平方厘米所需要的移植体的数量最少。

82.2.3　满意密度

应用 PLHT 的经验表明，不同类型的毛发根据其覆盖行为的不同，产生"满意密度"的最低毛发密度不同。"满意密度"指的是能够创造令人

满意的美学覆盖率和改变秃发外观变化的最低毛发密度。

82.2.4　预设满意阈值

达到满意密度所需的每平方厘米最低毛囊单位数目称为"预设满意阈值"。一旦视觉上确定了满意密度，就达到了预设满意阈值。

82.2.5　满意的覆盖率

毛发移植的目的是有效地覆盖尽可能多的秃发区头皮，以达到"令人满意的覆盖率"。尽量减少秃发区，如果术后仍有秃发区，大面积移植将失去意义。只有这些区域达到"令人满意的覆盖率"时，大面积移植才有意义。在确定患者的毛发覆盖行为和预设满意阈值后，外科医生可直观确认移植区域是否达到了满意的密度，因此，PLHT 允许大面积移植而不会出现受区移植毛发过于稀疏的风险，从而确保了毛发移植效果。

82.2.6　最低密度概念

在 PLHT 中，我们主要评估治疗区的视觉覆盖率以预测结果。如果有需要，也可以核实用于实现覆盖率的密度详细数值。另一方面，对于标准的剃发移植，密度数值是用于预测结果的主要参数，是在无法获得直观覆盖效果时进行估计的一种方法。鉴于我们无法修复因脱发丢失的所有毛发，因此必须努力利用有限的供区毛发进行受区覆盖。在 PLHT 中，我们达到了视觉直观认可的满意密度，能够利用最少的移植体数量来获得明显的视觉改善效果，从而精确的实现视觉直观确认的满意覆盖。

82.2.7 供区应用优化

毛发的覆盖行为越佳，满意阈值就越低—即相对较少数量的毛发即可达到满意密度。对于满意阈值较低的患者，可以通过有限的供区毛发数量覆盖更大面积的秃发或稀疏的头皮区，并达到满意密度。而覆盖的面积越大，患者形象外观改善越明显。此外，应通过使用尽可能少的毛发来覆盖任何要求的治疗范围，以减少受区创伤、供区瘢痕及毛发消耗。

82.2.8 长发移植悖论

在PHLT手术的初期，人们认为大量毛发移植至患者脱发区会立刻改变患者的外表，这将使得患者接受手术的痕迹过于明显。因此，对于那些希望对自己手术隐私保密的患者，这可能导致其不能客观地看待该手术。然而，事实恰恰相反：移植长发具有更有效地伪装术后头皮创伤和结痂的优点。尽管患者在外观上有了显著的变化和改善，但手术效果自然，而且基本上无可见的伤口结痂，因此观察者通常认为患者只是改变了发型或让毛发长出来而已，最终会忘记患者此前脱发的形象（▶图82.2）。

82.2.9 个人损失指数

"个人损失指数"是指预期结果（术后即刻临时结果）与最终结果（临床预后结果）之间的差值。

这个差值是没有生长的毛发的大致百分比：预期结果（100%）−最终结果（X%）=个人损失指数。毛发生长情况与医生手术的技术质量直接相关，也与患者自身已知或未知的许多因素直接相关。不同患者移植毛发的生长水平各不相同，并产生不同的结果。毛发移植患者的生长范围可能从0～100%，笔者所在诊所大约80%的患者的最终效果能达到预期结果的80%～100%（▶图82.3a、b）。

82.3 技术

82.3.1 咨询

在面诊过程中，要求短发患者在术前不要理发。手术当天毛发保留全长则为选择理想的移植长度提供了更多选择。在面诊时，毛发太短则不能估计受区的覆盖行为，应要求患者毛发生长1～3个月后再返回门诊评估，以便根据可见的毛发特征设计手术方案。

在面诊期间讨论的最重要的议题之一是与患者沟通，即刻临时手术效果的覆盖率水平及其与18个月后最终结果的相互关系。

82.3.2 供区获取和毛囊单位的准备

为了实施PLHT，获取供区毛发时必须保留毛发的总长度或特定的较短长度。笔者倾向于以患者自然的毛发长度来切取头皮条，随后，可通过

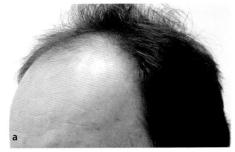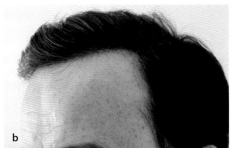

图82.2 长发移植术后近期效果，医生和患者可依此"预览"远期效果。移植的长发有助于掩盖术后头皮创伤和结痂。a., b.斜位观

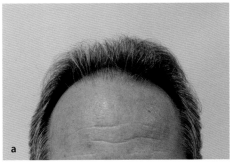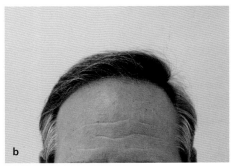

图82.3 长期随访结果表明长毛发移植的毛囊成活率令人满意。a., b.正面观

切割将毛发调整到所需的较短长度。刚接触 PLHT 的医生应从 1～3 cm 长的毛发开始着手练习，供区毛发也可以修剪到此长度，以便于供区头皮条的切取、移植体的准备和种植。对于外科医生和技术人员来说，这个长度将有助于从剃发方法到 PLHT 方法的过渡。并且，对于外科医生和分离师来说，这个长度的 PLHT 手术难度与剃发移植的难度大致相同。在熟练掌握移植 1～3 cm 长的毛发后，外科医生可以考虑以患者自然的毛发长度进行手术。如果处理长发移植体仍有困难，可以过渡性使用 3～5 cm 长度的毛发，直至掌握自然长度毛发移植的手术技巧。供区毛发建议使用梭形切口获取，并将头皮条切成 2～4 个部分，依据种植时间不同，分别分离每部分头皮条，以缩短毛囊分离和种植之间的时间间隔（▶图 82.4）。长发毛囊单位提取，目前仍在用特殊的环钻进行测试，以避免横断发干。然而，与传统的剃发 FUE 相比，长发 FUE 技术目前仍较费力，仅推荐用于需要相对较少移植数量的病例。

显微游离长发移植体有助于最大限度地减少横断率。良好的保湿和保存技术是确保毛发移植体高存活率的必要条件。手术分离过程中，移植体以 10 个为一组保存，以方便计数并避免长发缠结。每 10 个移植体为 1 组保存在专门设计的类似于调色板的储存板圆槽中（▶图 82.5）。储存板的圆槽中装入冷藏过的乳酸林格氏液。也可以根据医生的喜好使用其他保存溶液。

现有技术均可用于受区处理，包括由刀片或针头产生的垂直或平行切口，预打孔法，即插即种方法或混合技术。笔者更建议采用受区针头打孔的即插即种方法，该方法不仅保留了更多的原生发，而且术区干净渗出少，有助于术后快速恢复。术中应仔细选择毛囊间间隙作为打孔部位，注意尽量减少对原生毛发的切割以及对现有毛囊的损伤。

术者也可以使用针头或定制刀片进行预打孔，但与剃发技术类似，面对受区毛发较多的病例，术中可能很难找到预打孔部位。此外，当使用预打孔方法时，PLHT 技术的优势之一就丧失了—无法在手术过程中进行三维雕刻。

目前已经开发了一种带有钩状针头的特殊的 1 mL 注射器，以避免插入的毛发由于种植师双手的活动牵拉脱落出来。为保持种植师的手要高于种植区，1 mL 注射器针筒可用作手柄和针头的握持部分（▶图 82.6）。

应用过长的供区毛发进行移植体的分离和种植具有一定的技术难度。在这种情况下，笔者建议将毛发修剪至合适的所需长度，也可达到预期效果（4～12 cm，具体长度应取决于毛发类型）。卷曲的毛发、细而结实的毛发或极其僵硬的直发在移植时也有一些难度。即使是最有经验的种植师，在夹持或种植坚硬的卷发或是僵直的直发时均可能意外地导致毛发掉落。为了避免这种推挤的反作用，应该将毛发修剪到 2～3 cm 长度。幸运的是这种情况比较少见。

除了打孔方向、打孔设备类型或打孔方法，移植体和种植孔之间的精准匹配也是移植体受区打孔的关键因素。精准的匹配，再加上术后悉心指导患者如何避免牵拉出移植体，可最大限度地降低移植体意外脱落的风险。当移植体和受区打孔孔径匹配时，术后局部无需应用药膏和敷料。当打孔孔径大于移植体时，术后术区至少敷料包扎 24 小时，以免移植体意外脱出。

通过发干将移植的毛囊从种植区拉出所需的力因人而异，这主要取决于移植体与受区之间的黏附

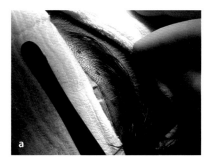 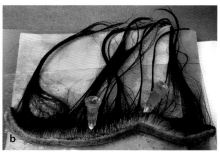 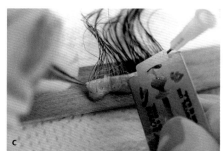

图 82.4　a. 切取前的长发头皮条，图示边缘已裁剪。b. 准备行毛囊分离的长发头皮条。c. 分离毛囊时，头皮条的长发应向上梳理

图 82.5 a. 移植体放置在托盘溶液中保湿。b. 为便于计数,毛囊单位以 10 个为一组放置。c. 术中,仅术者可触摸毛囊单位,助手应夹持发干转移移植体,避免损伤毛囊。d. 从术者手中抽出一个毛囊单位

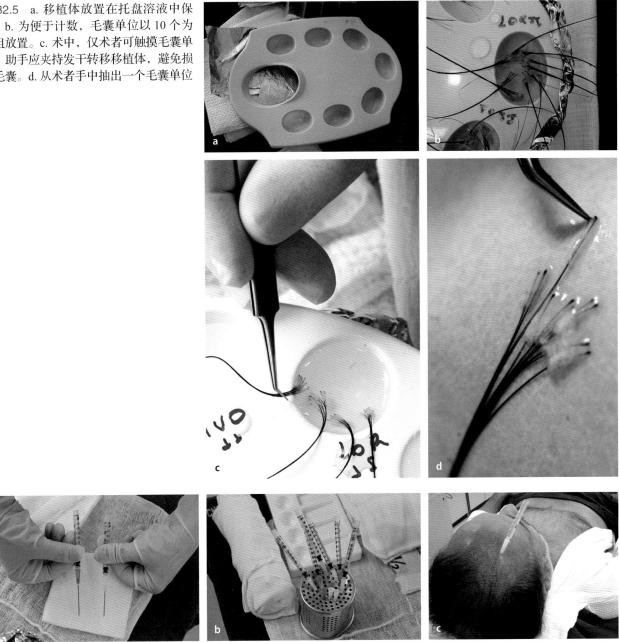

图 82.6 a. 将 1 mL 注射器的尾端削剪以减轻重量,并改装为打孔针头的手柄。b. 已组装完毕的注射器置于空置架上。c. 针头连接在预制的注射器手柄上,进行受区打孔

特性、种植后经过的时间以及移植体和受区之间的匹配程度。与术中相比,手术结束时移植体的黏附性和稳定性要好得多。其实,即使在术中,医生也能够感觉到移植体何时黏附性更强,故此时可以在不牵拉的情况下轻轻梳理毛发,以调整毛发的位置或发型。在手术结束时,可使用吹风机为患者梳理毛发,但应注意不要用梳子拉扯毛发(▶图 82.7a、b)。最后告知患者术后 24 小时内不要触摸移植的毛发。

82.3.3　术后护理

出院前,医生会指导患者如何护理移植的长发。关键在于让患者对术后洗发和梳发没有顾虑。从术后第一天开始,建议患者每日居家洗发,但疑难病例应除外,他们被要求在术后前几日内回到诊所洗发。建议用水稀释洗发水制成清洁溶液,同时,为了避免因淋浴水流的机械性牵引力导致移植毛发脱落,可指导患者从容器中倒水来冲洗头皮,

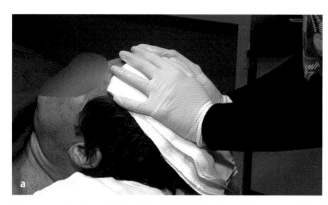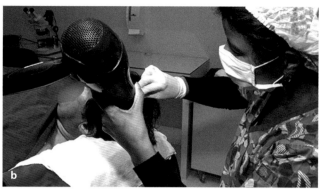

图 82.7 术后，对移植毛发进行梳理并吹干毛发。a. 用毛巾按压擦拭毛发，注意不能揉搓术区。b. 吹风机吹干患者毛发，注意不要用梳子牵拉受区毛发

而不是将头皮放在淋浴喷头下面直接冲洗。洗发后，患者需用毛巾轻轻拍打毛发，轻轻按压，不要揉搓，或者使用轻柔的吹风机吹干。

因移植体和种植孔之间的精准贴合，以及纤维蛋白形成的快速黏合，可保障大多数患者在无牵拉的前提下梳理毛发而不脱落。对于移植体和受区之间纤维蛋白形成迟缓或毛发僵硬的患者，过早梳理毛发会增加移植体脱出的风险。根据"零牵引"原则，要求这些患者在 1～3 天内不要梳理或触摸毛发，具体持续时间取决于患者毛发脱落的危险程度。在此之后，当足够的纤维蛋白和结痂形成，可以温和轻柔的梳理毛发，有时只需使用手指或细齿、间隔较宽的梳子即可满足梳理的需求。笔者团队向所有患者提供细致全面的术后护理指导，目前尚未遇到移植体脱出的意外情况。而提供给患者的关于术后护理的大多数其他指导意见，仍与传统剃发毛囊移植手术的指导类似。

82.4 讨论

与传统剃发移植类似，手术所涉及的技艺水平，综合患者的个体因素，最终决定了毛发存活率。如果从较短的毛发长度（如 1～3 cm）开始，然后逐渐增加到较长的长度，初级和中级外科医生很容易学习并掌握 PLHT 技术。

PLHT 的一个重要特点是，术后美学效果即刻显现，并"实时"可见（▶图 82.8）。在传统剃毛发移植中，即使术者技术水平未达标，不尽人意的移植效果也只能在数月后才会显现。然而，与前者不同，在 PLHT 中，术后结果会立即显现出来，因此技术未达到标准的医生导致的令人失望的手术

效果也会立即暴露出来。出于这个原因，PLHT 要求手术保质保量高标准完成，术者更要严格要求自己，手术技术需达到最高标准。

令人满意的术后效果要注意在预期的移植后数月休眠期后，应有与移植数量相同的毛发生长。因此，精细的显微分离、严谨的毛囊保存方式和卓越的手术技巧，可最大限度地避免毛囊横断、毛发干燥以及其他不利毛囊存活因素。如果没有完全掌握而实施 PLHT，可能术后即刻视觉上会产生不错的外观效果，但后期会因为移植毛发生长不良而影响最终结果。

在种植第一批移植体后，视觉直观反馈会提供进行下一步手术操作的指导。术中，可直视观察受区种植密度是否合理，可对角度、方向、密度和头皮移植区域进行即刻调整。对于头皮、眉毛和颞部的 PLHT，可以轻松辨别出传统剃发移植难以察觉的发干的自然卷曲变化。

一般而言，毛囊密度越大，毛发覆盖外观效果越好，因此在手术中，我们不能通过简单的数学公式计算结果预估单位面积内毛囊移植的数量。通常，我们从不需要高密度毛发的小面积区域中获取大量毛囊，进而将供区毛囊移植至受区，并获得与供区毛发近似的外观性质表现，包括体积、质量和覆盖范围。当然，也可能发生相反的情况，比如当患者的毛发非常细时，我们常会发现预估的毛囊密度难以产生满意的效果。在这种情况下，必须在单位面积内增加毛囊密度。笔者在应用此方法后发现，在手术间隙向患者展示仅一半的预设毛发密度移植的效果时，患者也表示出满意和认可。这表明，对于许多患者而言，较少的毛囊也可以获得满意的密度。因此，针对大面积毛发移植需求的患者可应用最小

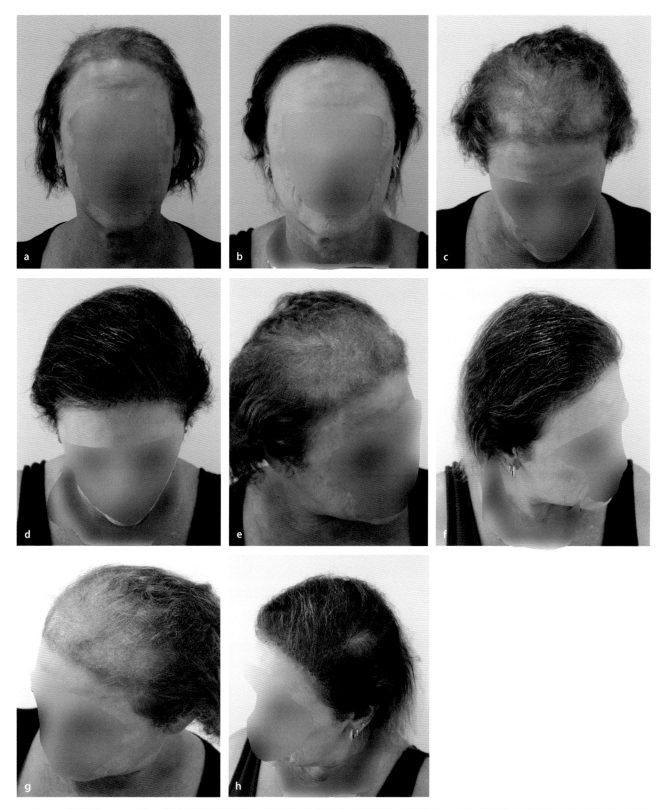

图 82.8　当应用 PLHT 时，移植效果即刻可见，该女性患者对术后即刻效果很满意。长发移植体对术后头皮结痂具有良好遮盖效果。a、b. 正面观。c、d. 俯视观。e、f. 右斜位观。g、h. 左斜位观

密度移植，不仅可以获得比较好的视觉效果，也可以平衡医患双方的设计需求。因此，PLHT 可在在医患双方均满意的情况下，通过直视反馈的方式，以最低移植密度来治疗更大面积的术区。

术后即刻、早期均会出现结痂和红斑，而结痂和红斑可使头皮变暗，改变毛发密度外观，提供一定的遮盖效果，尤其是对毛发非常细的患者。因此与远期稳定结果相比，术后即刻效果可能会呈现出更浓密的毛发密度。为此，在面诊咨询期间和术后患者第一次照镜子看到术后即刻效果时，应向患者解释这种暂时的覆盖效果是一过性的。每个患者毛发所特有的自然特征均可影响术后即刻效果，例如移植发干的长度、直径、颜色、波浪度、重量、牢固度和柔韧性。更长、直径更粗、毛干结构更硬的毛发将呈现更丰满、密度更高的术后即刻效果。

一些接受传统剃发移植的患者在移植手术后和等待毛发再生的漫长时间间隔中感到焦虑。PLHT 则成功解决了这个问题，因为患者可以立即感受到移植所获得的外观改善。虽然 PLHT 和传统技术恢复至最终稳定结果的时间相同，但在术后即刻观察手术效果通常会让患者对手术感到满意，并带来正面积极的情绪反馈（▶图 82.9）。

PLHT 的其他优点包括：① 可选择性处理不适合移植的毛发，例如直发患者中可能存在卷曲的毛发，可以有选择地将卷曲毛发种植在远离发际线的受区；② 几乎没有机会"背负"或埋没移植物，因为人们总是可以看到植入移植物的毛干；③ 白发患者毛发长度应较长而不应较短，便于提取并分离毛囊，同时避免横断；④ 长发可伪装遮盖结痂；⑤ 患者即刻手术效果明显，可以更快地回归职业工作和正常社交活动。

82.5 结论

尽管 PLHT 比传统剃发移植手术技巧更复杂，医生学习这项技术也需要付出更多精力，但该术式也提供了诸多益处，包括优化手术方案、最大限度地利用供区毛发、对结果的精准预测和手术质量把控，以及患者对其预期结果的即时的正向反馈。PLHT 的其他益处包括：① 外科医生可即刻确认术后效果是否自然；② 减少发际线处的单根移植体需求（能够准确地识别在发际线处实现自然外观所需的移植要求）；③ 更易于识别卷发，这也是实现优质毛发移植的基础；④ 由于结痂被长发遮盖不易发现，减少了患者请假静养的时间；⑤ 通过将最终结果与术后即刻结果进行对比，有助于更好地估计移植体的存活率；⑥ 有效加强了医生与患者对最终外观看法的沟通，因为他们都能够通过术后即刻结果预估恢复后的外观形态；⑦ 医生拥有更好地平衡"密度 × 覆盖率"关系的能力；⑧ 将毛发移植转变为更具医学艺术性的操作手术，其结果就像雕刻雕塑一样，通过移植的毛发来恢复容积重塑形态（▶图 82.10）。

PLHT 是一种能即刻向医生展示移植效果的最精确的毛发移植方式，它可以最大限度地利用供区毛发，也是能让毛发移植更加艺术性、科学性的重要手术方式之一。

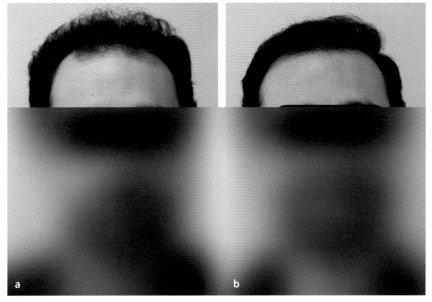

图 82.9　患者可即刻看到长发移植所带来的美学改善效果，手术后即可观察手术效果往往会给患者带来极大的满足。a. 术前。b. 术后 5 分钟效果

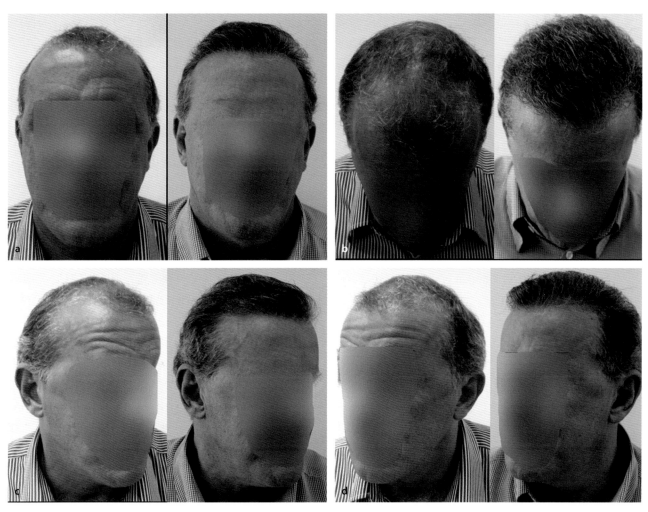

图 82.10 PLHT 可优化供区毛囊使用、把控移植效果，长期随访结果令人满意。a. 正面观。b. 俯视观。c. 右斜位观。d. 左斜位观

参 考 文 献

[1] Pitchon M. Preview long hair follicular unit transplantation: an immediate temporary vision of the best possible final result. Hair Transplantation Forum International. 2006; 16(4): 113–115

[2] Pitchon M. Preview long hair follicular unit transplanting. In: Unger WP, Shapiro R, eds. Hair Transplantation. 5th ed. New York, NY: Informa Healthcare; 2011: 438–444

[3] Pitchon M. Preview long hair transplantation. In: Sam Lam. Hair Transplant 360. 1st ed. New Delhi: Jaypee Brothers Medical Publishers; 2014: 37–71

[4] Pitchon M. Preview long hair follicular unit transplanting—DVD. In: Unger WP, Shapiro R, eds. Hair Transplantation. 5th ed. New York, NY: Informa Healthcare; 2011

[5] Pitchon M. Transplante de cabelo follicular com fio longo (Preview Long Hair). In: Radwanski HN, Ruston A, Lemos RG, eds. Transplante Capilar Arte e Técnica, Roca, Sao Paulo; 2011: 121–145

[6] Bouhanna P. Grafts with immediate long hair (G. I. L. H.). In: Transactions of the IX International Congress of Dermatologic Surgery (ISDS), Edinburgh; 1988

[7] Bouhanna P. Immediate long-haired autografts of Bouhanna. In: Bouhanna P, Dardour JC, eds. Hair Replacement Surgery. Textbook and Atlas. Berlin: Springer; 1996: 106–113

[8] Tamura H. Pubic hair transplantation. Jpn J Dermatol. 1943; 53: 76

[9] Caputy GG, Flowers RS. The "pluck and sew" technique of individual hair follicle placement. Plast Reconstr Surg. 1994; 93(3): 615–620

Vance W. Elliot

李梅 译，蒋文杰 审校

联合种植
Combination Grafting

概要　与传统的毛囊单位头皮条切取术（FUT）相比，将单毛囊单位移植体（follicular unit grafts，FUG）与多毛囊单位移植体（multi-unit grafts，MUG）进行联合种植会更加高效。在适合的临床情况下，应用最适合的手术技术以及审美判断，通常能够通过一次手术获得自然的外观以及更多的覆盖率。可能会出现的问题很容易被理解并且能够避免出现，并且能够实施 FUT 手术的医生也很容易掌握这项技术。1996 年笔者开始进行毛发移植手术时，当时"标准移植体"指的是直径为 3.25～4 mm 的圆形移植体，将其种植到受区合适孔径的预制孔中。那时，植发领域经过不断进步已经出现了微小移植体以及 FUT 的概念。20 年后，毛囊单位（FU）作为"标准移植体"已经被认可多年了。为何还要采用其他方式的移植体呢？这里就介绍一下 MUG 联合种植的适应证、应用以及考虑因素等。

关键词　联合种植，MUG，双毛囊单位移植体

关键要点

- 在合适的审美判断以及技术应用下，MUG 与 FUG 联合种植能够在一次手术中既得到自然的外观，又能提高手术效率，种植更多毛囊。
- 联合种植的技术能够非常容易地在 FUT 手术中应用。
- 在 FUT 手术中，如果错误地应用 MUG，通常会比 FUG 产生更严重的美观问题。

83.1　毛囊单位头皮条切取术的常见问题

　　FUT 手术非常耗费人力，这是它最主要的问题。毛发移植手术的目的是达到外观自然以及充足的覆盖率。通常来讲，在其他条件相同的情况下，6 000 根头发肯定比 4 000 根头发的效果要好。在 FUT 手术中，多种植 2 000 根头发就意味着要多获取 800～900 个移植体，也就意味着需要更多的手术时间和（或）更多的工作人员。但如果采用联合种植的方式，因为总的移植体数量可能并不增加，就不会出现这些问题。

　　联合种植，简单来说，就是将 FUG 和 MUG 同时应用在一次手术中。这样做就是为了提高效率。这种种植技术能够在不增加手术时间或工作人员的情况下，种植更多的毛囊；或者在种植相同数量的毛囊时，只需要更少的手术时间或者手术人员。本章节将详细讲述如何进行联合种植，以及怎样达到自然美观的效果。

83.2　多毛囊单位移植体的主要问题

　　相比 FUG，MUG 的主要问题就是欠缺自然度。因为大多数情况下，种植的效果能够达到比较自然的状态，所以专门讨论一下这个问题。每一个毛发外科医生都曾经见过应用大的移植体所造成的不自然外观，并且这样的结果也是不被接受的。然而 FUT 手术也可能产生不自然的外观，因此移植体的类型并不是唯一的影响因素。如果医生从来没有见过那些采用较大移植体但效果很好的案例，就会很容易相信 FUG 相比较大的移植体更能够带来自然的外观。在必需的外科技术和审美技巧下，联合种植能够在很多毛发外科手术中很好地被应用。图 83.1 显示了一位黑色头发白种人进行联合种植的情况，发际线区域为 FUG 种植，后面为双毛囊单位（double follicular units，DFU）以及三毛囊单位（triple follicular unit，TFU）移植体的联合种植。

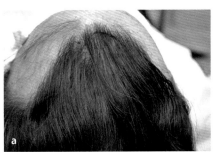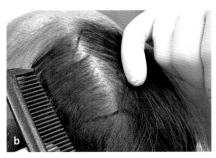

图 83.1 这位患者为高加索人，头发为黑色，是笔者 7 年前手术的患者。手术采用发际线区域 FUG 种植、发际线区域后面采用 DFU 及 TFU 等的多毛囊单位联合种植

83.3 笔者实施毛囊单位头皮条切取术及联合种植的经验

在笔者 20 年的经验中，大多数的手术都是采用了 FU 以及 MUG 联合种植的方式，MUG 是从 DFU 到含有 15～17 根头发的狭长毛囊移植体。一般情况下，手术医生和患者都对结果非常满意，尽管如此，笔者还是决定像其他同行医生一样进行 FUT 手术，于是在 2004 年和 2005 年这两年都是采用的 FUT 手术方式。通过观察发现两个主要问题：通过一次手术，在一些患者中（不是全部）采用 FUT 手术方式比 MUG 的外观更加自然，但是覆盖率却不如笔者之前一直进行的联合种植。因此，笔者目前在大多数患者中采取的是一种融合的手术技术。这样能够发挥两种种植方式的优势，通过一次手术，既能够得到自然的外观，又能够尽可能多的获得毛囊（在不超过 2 000 个移植体的条件下），从而达到更好的种植密度以及覆盖率。

83.4 笔者手术方式的概述

- 显微镜下将头皮条切成片状，并且分割成备用的移植体。毛囊单位的完整性得到保留。

- 在合适的患者手术中，应用 FUG 与 MUG 联合种植。

- 大多数手术医生会在需要 3～4 根头发的 FUG 区域进行 DFU 种植。

- 在受区种植的较大 MUG（比 DFU 还要大）后，可以将 FUG 和 DFU 穿插种植于 MUG 之间。笔者采用这样的方式，能够收获比单用 MUG 更好的自然度，以及比单用 FUG 更好的毛发密度。

采用这样的手术方式，假设头皮条的宽度不超过 1.2 cm，长度在 33～38 cm（3 000～4 000 FU），一般移植体总量不会超过 2 000 个，最多也就在 2 700 个左右。

83.5 非常实用的多毛囊移植体：双毛囊单位移植体

在目前的手术中，DFU 是最实用的 MUG。在需要种植 3～4 根头发 FUG 的区域，是可以使用 DFU 的，并且因为它平均含有 4～5 根头发，能够使手术更加高效。对于习惯 FUT 手术方式的团队，DFU 也是非常好掌握的 MUG。

种植的孔径需要稍微大一点，但是打孔的方式是一样的（薄刀片打孔，针头打孔等）。DUF 与 FUG 的种植方式也是一样的，并且都是从头皮片中分离出来的。在技术过关的条件下，可以将 DUF 种植到平时种植 3～4 根 FUG 的区域。

在头皮条状况允许的条件下，手术中分离人员要尽可能多制备 DFU（而不是 FUG）。在笔者的执业经历中，DFU 平均能够达到 50% 以上，并且在一些患者中能够达到 75% 以上的比例。患者毛囊供区密度越高，DFU 的产出比例相比 FUG 就越高。

这就意味着，如果一个患者供区毛囊密度一般，一台 2 000 个移植体的手术差不多含有 1 000 个 FUG 和 1 000 个 DFU，相当于移植 3 000 个 FU。而在高密度供区患者中，可能 2 000 个移植体中含有 600 个 FUG 以及 1 400 个 DFU，也就相当于 3 400 个 FU。

83.6 较大的多毛囊移植体（3 或 4 个毛囊单位）

含有 3 或 4 个 FU 的移植体，依然会应用在手术当中，但目前笔者只会将其散在种植于 DFU 之间，而不会单独种植。相对于 DFU，这些较大的移植体更容易从传统 FUT 手术中分离出来。较大的 MUG 可以种植到预制的裂隙或孔中，但是相比较于单个 FU，需要用到更宽孔径的打孔装置。想要分离出较大的 MUG 需要增加头皮切片的厚度，或

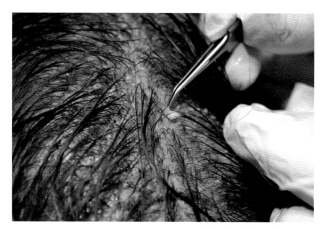

图 83.2　双毛囊单位种植后，移植体与孔径大小恰好合适，移植体的表皮略微高于头皮表面

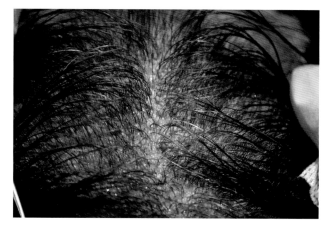

图 83.3　原生发之间的裂隙状受区即将种植含有三个毛囊单位的 MUG

者在获取头皮条时应用多刃刀片技术，直接切取多条宽为 1.5～2.0 mm 的头皮条。最常用的 MUG 通常含有 3 个 FU（有时含有 4 个），是从同一片头皮切片中切下来的，包含有 FUG 和 DFU。以这种方式分离出来的 MUG 通常没有 DFU 紧凑，笔者通常用 2.2～2.4 mm 长的裂隙来种植 MUG（▶图 83.2）[1]。

83.7　受区的考虑因素

因为 MUG 比 FUG 要大，所以受区打孔时孔径也需要大一些。比如 FUT 手术中，受区的种植点位可以是裂隙状也可以是孔状。"孔"一般是由微环钻来制作的，而裂隙可以用刀片或者针头来制作。笔者常用的受区打孔装置是直径 1.0 mm 的微环钻，或者 16G 实心针穿刺产生裂隙。实心针穿刺产生的裂隙相当于 1.2 mm 的刀片，也是可以在手术中应用的。在 MUG 种植中最重要的就是移植体与孔径大小是否适合以及种植的深度。任何的 MUG 都不可能将 FU 之间的表皮去除掉，为了防止移植体种植过深导致毛囊内陷，在种植 MUG 时要使表皮略微高于头皮表面（▶图 83.3）。这些突出的表皮会逐渐形成痂皮并且最终脱落，恢复平整光滑。

MUG 的大小要恰好适合种植的孔径，这是为了达到头皮损伤最小化以及防止移植体被挤压的作用。根据笔者的经验，受区的孔径经常会大于 MUG 的大小。不同种类移植体之间的另一个重要区别在于，MUG 通常会比 FUG 水肿严重。MUG 中单个 FU 之间的表皮及真皮组织，在分离以及种植前的存储过程中很容易出现肿胀。因此，到种植时，MUG 的体积比它的实际体积要小；由于

FUG 在分离时能够尽量将多余的组织清除掉，一般不会出现明显的肿胀。由于这种现象，医生一般不需要担心能够顺利种植的受区孔径内的移植体会出现挤压。如果移植体刚好适合受区孔径，即便是有一点点紧，一般也不会出现移植体受挤压的情况。

通常来讲，MUG 之间的安全距离，就是一个 MUG 受区孔径的大小。比如 1.0 mm 受区孔径，其周围的孔径都应该保持 1.0 mm 以上；在实际操作中，受区孔径会比理论的安全距离更稀疏一点。在种植开始之时，先要试验一下孔径的大小深度以及与移植体的契合程度，再根据试验的情况进行调整。

83.8　分离移植体的考虑因素：单毛囊单位移植体/双毛囊单位移植体联合

现代的联合种植是在显微镜下进行头皮切片并且分离为不同大小的移植体，并且如 FUT 一样能够保证 FU 的完整性。为了能够达到最好效果，移植体必须要足够紧凑。紧凑的 DFU 可以被种植到更小的受区孔径中，而小一点的受区孔径之间能够更加紧密一点，从而提高种植密度，达到更好的覆盖率。分离毛囊的工作人员可以将头皮切片中挨得很近的两个 FU 作为一个 DFU 分离下来，而将剩余组织中靠的不紧密的 FU 逐个分离出来，即为标准的 FUG（▶图 83.4）。另外，在笔者的执业经历中，会训练工作人员确保每一个 DFU 至少含有 4 株毛囊。如果两个相邻的 FU 总共少于 4 株毛囊，那么将会被分离为单个的 FUG。比如，一个单株 FU 与

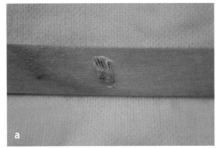
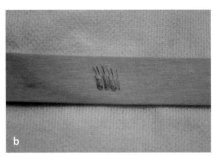

图 83.4　a. 头皮切片。b. 从中分离出来的移植体：3 个 DFU，1 个单根 FUG

双株 FU 相邻，将会被分离为含有单株毛囊和双株毛囊的移植体。采用这种策略，能够确保 DFU 平均含有 4～5 株毛囊（并且通常情况下患者供区毛发密度越高，DFU 平均毛发数量越多）。

　　以笔者的经验来看，在联合种植中，移植体的分离时间比相同数量移植体的 FUT 手术中移植体分离时间会更短一些。因为 MUG 含有超过一个的 FU，而 FU 之间的表皮并不需要被分离干净，因此会节约很多时间。当 MUG 在受区开口处愈合时，其中 FU 之间的组织间隙仍得以保留。供区的毛囊之间的距离是全部头皮中最小的，因此我们在种植时也不要小于这个距离。另一个可能的好处是，如果 MUG 中含有处于休眠期的毛囊，则会被完整地保留下来。想要获得 2 000 个联合种植的移植体，就要切取比 2 000 个 FUG 更长的头皮条，因此切头皮切片的时间会稍微延长一些。但是，分离 MUG 会节省下更多的时间[1]。

83.9　多毛囊单位移植体的美观问题

　　笔者总结认为以下公式是成立的：

　　X（覆盖率）+ Y（自然度）= Z（效果的优秀程度）。应用 MUG 的关键在于，在增加 X 的情况下不会降低 Y。对于医生来讲，最重要的就是清楚地知道应该什么时候在什么位置应用 MUG。

83.10　应用多毛囊移植体的关键美学原则

- MUG 仅仅是在头皮表面毛囊出口处能够与 FUG 进行区分。
- 自然的外观如果能够同时具有更高的种植密度及覆盖率，那么效果将更加出色；更高的种植密度意味着在单位面积内种植更多的毛囊。
- 在受区相同孔径中种植更多的毛囊将会增加头皮的覆盖率，也会使 MUGs 看起来更加自然。当超过某个密度阈值之后，人们肉眼是难以区分移植体类型的。
- 一旦"关键位置"的头皮覆盖率达到一定程度之后，只要不是特别近距离地观察头皮，一般是分不清楚移植体为 FUG 或者 MUG 的。在实践中，这一方面也形成了正反馈循环，覆盖率越高，MUG 看起来越自然。
- MUG 是非常实用的有效增加覆盖率的方式。手术医生越习惯这种手术方式，就越会发现这种方式能够有效维持自然的外观（ ▶图 83.5）。
- 在密度比较低的情况下，FUG 比 MUG 看起来会更加自然。比如在完全光秃的头皮上，20 FU/cm² 的种植密度是很低的，同样的毛发密度也可以种植 10 DFU/cm²（包含 20 FU）或者 20 FUG/cm²。而 DFU 的种植方式会使毛发分布看起来更不均匀，并

图 83.5　患者术前（a）和术后（b）。采用联合种植的一次手术，前额发际线过渡区域种植了 342 个 FUG，其后部种植了 228 个含有三个毛囊单位的 MUG，并且在其中散在种植了 469 个双毛囊单位的移植体。此次手术共种植了 1 039 个移植体，但共种植了 1 964 个毛囊单位。这位患者头发和头皮的结合度非常好

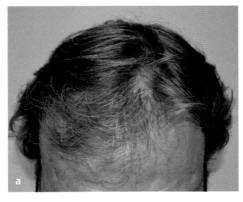
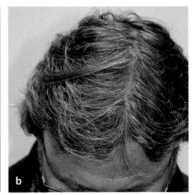

且在光秃的头皮上非常显眼。但是，在同样位置如果种植密度为 20 DFU（包含 40 FUG）的移植体，则会使毛发总量加倍，更好地覆盖头皮，因此能够达到更好地种植效果，包括外观地自然程度。

• 不管外观是否看起来自然，FUG 都可以散在地种植在受区范围内。但是在 MUG 种植中就不是这样了，手术医生必须清楚地知道"阈值"的范围并且确保能够达到。

• 如果手术医生犯错，那么 MUG 的效果将比 FUG 更加糟糕。一个角度错误且内陷的含有 5 根头发的 DFU 移植体，并且其周围的头皮间隙超过 2 mm 的话，看来会比含有 2 根头发的移植体更加不美观。与 FUT 相似，要尽量避免 MUG 可能带来的问题，手术医生就必须要准确把握移植的角度，防止发生内陷，并且不能将移植体种植得过于稀疏。

83.11　联合种植中需要避免的严重错误

• 移植体太过稀疏。联合种植的意义在于，在相同的时间内，种植更多的毛囊，而不是增加受区的范围。这样做的话可能会使种植的关键区域密度达不到阈值，而将 MUG 头皮出口的位置暴露出来。换个说法，如果使 FUG 和 MUG 各占 50% 的联合种植，是没有办法增加种植范围的，除非手术中全部应用 FUG，增大种植面积一般也不会造成不自然的外观。然而，联合种植由于增加了毛发密度，还是会有改观的。Unger 医生[3]强调，只有一种情况属于例外，即种植区域并非全秃的女性，原有的头发能够填补 MUG 之间的空隙。这种情况下确实能够扩大种植范围、增加整体发量。

• 将 MUG 种植过深。这种情况下，MUG 比 FUG 更容易出现挤压和内陷，并且内陷的 MUG 比 FUG 看起来更不美观[2]。

• 种植的方向和角度错误。不合适的角度和方向，会使 MUG 看起来比 FUG 更加不美观自然。

• 将 MUG 种植到高可见度的区域。MUG 不应该种植到发际线过渡区域以及顶部发旋的位置，一般都要种植在 FUG 之间或者是能够被 FUG 遮挡住的位置。

83.12　联合种植的适应证

笔者在 MUG 的应用上是非常积极的。如果

在指定患者的指定植发区域进行手术，只要能够达到足够自然的效果，笔者一定会选择 MUG 而不是 FUG。而刚刚踏入这个领域的手术医生一定要保守一点。以下这些情况是非常适合进行联合种植的：

• 受区为发际线过渡区域后面的额区、头顶中央区及后区、侧区以及发旋下方区域。顶部的发旋区域最好采用 FUT 技术（▶图 83.6）。

• 需要在前期手术后留存的较大移植体或者稀疏的 FUG 之间进行填补种植的；没有手术过，需要在原生发之间进行加密种植的（原生发大概率不会再脱落）。

• 女性患者。因为受区的原生发一般不会再脱落，MUG 就非常合适而且效果显著。

• 患者的头发和头皮特性比较合适，比如头发和头皮颜色的反差较小，波浪或者卷发，黑色灰色混色发色，白发，金发以及红色头发等。在这些情况下，很难发现 MUG 在头皮的出口位置，使 MUG 与 FUG 难以辨别。

• 细软的头发。这是非常适合进行 MUG 种植的情况。相比粗硬的头发，细软的发质使 MUG

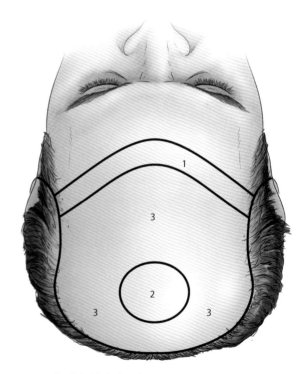

图 83.6　多毛囊单位移植体不适合种植到头皮的高可见度区域，如发际线（1 区）与发旋区域（2 区）。MUG 的应用策略是分散种植在 3 区，通常联合毛囊单位移植体一起种植。需要注意每位患者的发旋（2 区）位置会各有不同

在头皮的出口显得非常自然。细软的头发，4 根看起来如同 2 根粗壮的头发一样自然，即便使非常近距离的观察，DFU 看起来也如同 FUG 一样自然。

- 如果受区有足够的头发覆盖、看不到头皮表面的毛囊开口的话，使非常适合进行 MUG 种植的。MUG 和 FUG 只有在头皮表面毛囊开口位置才能区分得开，如果在正常情况下无法区分，则 MUG 看起来和 FUG 一样自然。经验丰富的手术医生能够准确地判断 MUG 带来的覆盖率的增加以及美观的改善，即使术前受区头发非常稀疏、似乎无法进行 MUG 种植，也能够准备把握手术适应证。

83.13 多毛囊单位移植体的禁忌证

- 最终的手术目标仅仅是在受区进行稀疏种植，无法达到毛发覆盖的效果。这可能与手术技术、供区资源、患者的意愿以及预算等因素有关。这种情况下，MUG 将看起来不自然，甚至 DFU 都可能呈现"丛"状，周围被光秃的头皮包围。
- 发际线前缘 10～15 mm。
- 顶部发旋区域。
- 胡须、鬓角、眉毛及睫毛移植。
- 患者发色为黑色（尤其是粗壮的黑色头发）而肤色比较白，是 MUG 的相对禁忌证，MUG 的应用需要保守一些。

83.14 开始操作

学习联合种植手术的理想方式是直接和经验丰富的医生学习。通常建议先从小量 MUG 开始实践，经过 1～2 年的时间，一边观察手术效果一边逐渐增大 MUG 的总量。随着信心的增加，MUG 的应用也会逐渐增加。建议先从 100～200 个 DFU 开始种植于中央核心区以及头顶中央区。最保守的手术方式为将 MUG 分散种植于 FUG 之间。只要种植人员能够清楚地分辨受区孔径大小并且将适合的移植体种植于每个孔径后，MUG 种植也就变得很容易操作了。

83.15 经济因素

如果手术定价习惯于应用移植体单价的模式，那么联合种植似乎没有多少吸引力。但是，应该看到这种方式能够节约手术时间也就花费少一些；或者按照提取毛囊总量或者受区面积来收费，也是可行的。

83.16 结论

相比较于 FUT，现在的联合种植技术能够在不影响自然度的情况下，达到更高的效率。手术医生要清楚地了解临床适应证以及如何进行 MUG 的种植，并且团队人员要具有制备以及种植移植体的技术能力。

参 考 文 献

[1] Elliot S. Preparation of multi-unit grafts. In: Hair Transplantation. 5th ed. Philadelphia, PA: Elsevier 2010

[2] Elliot S. Insertion of MFU grafts. In: Hair Transplantation. 5th ed. Philadelphia, PA: Elsevier; 2010: 407－408

[3] Unger, R. Planning in Female Patients. In: Unger WP, Shapiro R, Unger R, Unger M, eds., Hair Transplantation, 5th ed. New York: Informa Healthcare, 2011: 183

手术效果不佳案例的发际线及受区修复

Hairline and Recipient Area Repair of Poor Previous Transplantation

概要 现代技术下的毛发移植手术，往往能够达到使移植毛发外观与原生发难以分辨的效果。但早些年应用较大直径环钻获取移植体的手术，往往造成了种植区域呈现出簇状的不自然外观；加之有时设计不合理，或者没有考虑到将来可能会出现持续脱发等因素，很多毛发移植手术效果非常不理想。因此，很多患者深受这种旧的手术方式以及由此带来的精神负担的困扰。值得注意的是，尽管目前已经采用含有1～4根毛发的毛囊单位（FU）进行移植，仍然会出现不自然的种植效果。糟糕的发际线设计（太低、太平等）或者没有考虑到可能出现的脱发进展已经成为手术效果不佳的最主要原因，甚至超过了由旧的手术方式造成的簇状外观。并且，尽管目前大多都采用含有1～4根毛发毛囊单位进行移植，但是把含有3～4根头发的毛囊单位种植到发际线区域，尤其是角度和方向错误的情况下，依然会造成不自然的"丛状"外观，只是"丛"小了一些而已。本章节对植发医生常见的美学问题进行总结，并提供了可行的解决方案。

关键词 丛状发，排状发，进展型脱发，供区瘢痕，矫正性毛发移植

关键要点

- 在制定毛发移植及修复手术之前，需要了解脱发进展的本质。
- 对以往植发手术及手术医生失去信心的患者，要逐渐获得他们的信任，重新建立对于治疗的信心。
- 单纯进行移植手术往往不够，需要关注如何移除旧手术方式产生的簇状毛发并予以纠正。

84.1 简介

现代的植发技术已经能够达到使移植毛发外观与原生毛发难以分辨的程度了。但是，多年前的旧式手术通常采用直径较大的环钻来提取毛囊以及进行受区打孔，因此造成很多不美观的"簇状"发。糟糕的发际线设计（太低或者太平）以及错误的植发前规划（没有考虑到将来可能会出现的脱发）也导致了不自然的外观。因此，很多患者都承受着视觉及精神上的负担。

值得注意的是，尽管现代毛发手术大多数都采用含有1～4根毛发的FU进行种植，也依然可能会造成不自然的种植效果。糟糕的发际线设计以及没有预估到可能出现的进展性脱发等已经成为不自然植发外观的最主要原因，比旧手术方式造成的簇状发还要更多。尽管现在基本上只种植含有1～3根毛发的FU，但是如果错误地将含有2～3根毛发FU种植在发际线区域，尤其是在角度和方向出现错误的时候，也会造成不自然的"丛状"外观，只不过是体积较小的"丛"而已。

本章节着重于对植发医生常遇到的美观问题进行总结，并提供实用的解决方案[1, 2, 3, 4]。

植发手术后常出现的美观问题包括以下情况：

- 难看的移植体外观。可能是由旧手术方式中较大直径的圆形移植体造成的"簇状"外观，也可能是将含有2～4根头发的FU种植到了发际线边缘，尤其是出现毛囊内陷或者角度及方向错误等情况。修复手术的概念在这两种情况下基本相同，只是根据移植体大小的不同选择不同的技术装备。

- 糟糕的发际线设计。将发际线设计太低、太平或者将额角设计为钝角等，都会出现不自然的外观。

• 没有考虑到脱发的进展性。这种情况常见于年轻患者，植发时发际线设计太低，或者发际线种植密度太高，占用了大部分供区资源。这样的手术方式，不能呈现正常的密度梯度，发际线区域毛发密度过高以至看起来像个圆环，但后面的毛发密度却太低。这样不自然的外观，随着患者年龄的增长，看起来会更不理想。笔者现在经常见到这种情况，可能是因为现在植发多采用较小的移植物进行种植，使得一些刚开始操作植发、欠缺经验的医生对供区资源的有限性认识不足，对脱发的进展也不了解造成的。

不自然的发际线可能是由前述的一种或者多种原因造成的。比如，设计没有问题（正确的形状和位置），但移植体太大或者角度、方向不正确，导致发际线外观不自然；采用毛囊单位头皮条切取术（FUT）技术的移植体较小，但可能设计不对（太低，太平或者颞角为钝角等）。最糟糕的情况就是移植体太大且方向、角度有问题，而且发际线设计太低。

修复这类手术的原则和方法基本相同。

• 首先，移除不自然的移植物。根据情况来决定是移除全部还是部分移植体，重新塑造全新的自然的发际线。

• 其次，将移除区域进行重新种植，可以利用取出来的移植体（重新分离为较小的移植体），也可以重新从供区获取，最终达到自然的外观。

所有修复案例的基本原则都是一致的，但是每个患者的具体情况不同，具体手术方式也要因人而异。一种极端的情况是，我们面对的患者发际线设计很糟糕、种植密度过高并且呈现簇状外观。这种情况下需要移除所有有问题的移植体，可以通过环钻逐个取掉，也可以根据情况进行头皮条线性切除。有些情况仅仅需要进行微调，比如发际线设计基本正常，只是边缘过于平整，能够看到较大的移植体，这时我们只需要移除几个特别显眼的移植体就可以了，可以通过毛囊单位钻取术（FUE）技术，电解或者激光脱发等。可能并不需要另外种植新的移植体。

84.2 移除不美观的较大的标准环钻移植体

移除不美观毛发移植体的基本问题在于移植体的大小，是否需要被全部或者部分移除。对簇状发际线进行修复时，仅仅在其前面种植新的移

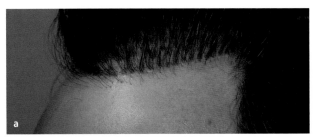

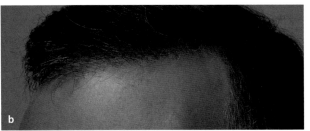

图 84.1 不彻底的簇状发际线修复。a. 仅仅通过在排状或簇状发际线外侧进行毛囊单位种植，达不到有效掩盖的目的。b. 积极地移除部分簇状移植体，有助于打造自然的发际线外观

植体是错误的方式，并不能解决发际线的簇状外观（▶图 84.1）。

首先阐述如何有效解决这个问题的是 Dr. Lucas[5]，其主张应用直径为 1.5～1.7 mm 的活检环钻部分移除这些簇状毛囊。我们现在采用的技术[1, 2, 3, 4]是选择比移植体直径小、0.5～0.75 mm 的环钻来移除这些移植体，比如，原先直径为 4 mm 的簇状移植体，我们会选用 3.25～3.5 mm 直径的环钻来进行部分移除。这样做的目的是移除足够多簇状毛发的同时，会保留一小部分移植物中的毛发，从而使其外观看起来自然一些。

移除这些簇状毛囊实际上是很简单的。首先，将需要进行移除区域的头发修剪为约 3 mm 的长度。然后将环钻放置到正确的位置，一般会稍微偏离圆心一点，留下新月形或者线性部分毛发不包含进环钻，这样就会留下 3～4 根头发不被取出来。进行这一步操作时要特别注意，环钻一定要与毛囊保持平行，这样才能降低横断率，增加可以回收利用的毛囊。然而，簇状毛发的周围经常会伴有瘢痕形成，可能会造成对毛发深部的牵拉和扭曲，从而造成横断率的增加。一般来说，簇状毛发中的50%～80% 可以被重新利用。进行移除时，要保证环钻进入皮下足够的深度，从而能够去除毛乳头下方 1～2 mm 的脂肪组织（▶图 84.2）。取出完整的毛乳头以及其下方脂肪的目的有两个：① 将需要移

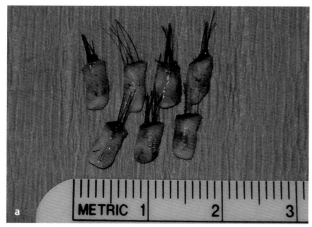

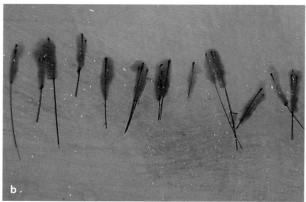

图 84.2　移除并被重新利用的簇状发。a. 早期手术时使用直径为 4 mm 的簇状发导致发际线不自然的外观。b. 用直径为 3.5 mm 的环钻移除 4 mm 直径的簇状发，每个孔径留下几根头发，可以使其看起来自然一些。这些移除下来的簇状发会在显微镜下分离为单个毛囊单位并重新种植。一般来说，簇状发的 50%～80% 可以被回收利用

除的部分完整地提取出来，没有毛囊组织残留，可以达到永久去除而不再生的目的；② 毛乳头下方的脂肪能够确保 FU 在分离过程中及回收种植过程中保持活力。要保证提取头保持锋利，如果太钝的话可能会造成剪切力增加而损伤毛囊。

部分或者保守地移除簇状发，结果也会有较明显地显现。我们的观点是，在保证安全的情况下尽可能多的移除，争取一次手术达到最佳效果（▶图 84.3）。如果之前的手术造成了头皮瘢痕，那么移除之前需要对局部的血供情况进行评估，必要时减少移除移植体的数量，并且种植时需要关注组织灌注的情况，以合适的角度和深度植入。

从簇状发中回收的毛囊，加上从后枕部提取的毛囊，将会被种植到移除区域的前方、后方，尤其是移除后遗留孔径的周围。在大多数案例中，移除后的孔径不需要缝合。这些代表了笔者之前报道过的技术变化[2, 3]。缝合遗留的孔径，可能会造成血供减少以及头皮张力增加，由此可能影响到移植体存活率。这一点非常重要，因为移除旧式手术移植体之后遗留的孔径，在其周围将会种植新的移植体，这些毛囊的存活尤为重要，决定了最终效果能否有效地遮盖这些孔径。如果这些孔径周围不种植新的移植物，那么为了促进愈合速度，可使用可吸收线将这些孔径缝合。缝合之后术区的护理会更容易一些，但必须强调一点，是否缝合对最终的结果

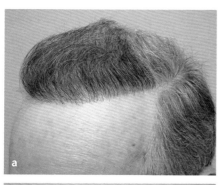
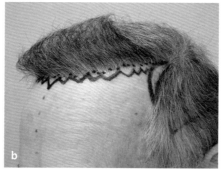
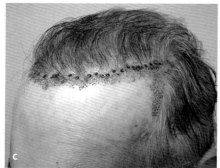
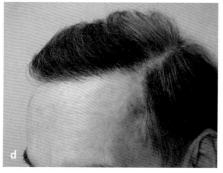

图 84.3　一位 58 岁患者，经历一次簇状发移除及回收种植的修复手术。a. 术前不自然的发际线外观，是由旧式直径为 4 mm 的簇状移植体种植形成的。b. 修复手术术前设计方案，包括簇状移植体的移除及回收（preoperative planning for plug removal and recycling，PR&R）以及需要种植的不规则的发际线形状。c. 术中应用 3.5 mm 直径环钻移除簇状发以后，并且对需要种植的发际线前缘及颞部区域完成打孔工作。移植物来源于回收的簇状发进行显微分离后所得，以及从后枕部供区通过 FUE 提取获得。d. FUE 从供区提取毛囊后的即刻表现。可以注意到旧式手术造成的较大的提取后瘢痕以及供区资源的枯竭状态

没有什么影响，外观上基本没有区别。

对于年龄较大患者的头发移植，旧式手术当中常见到一排一排的簇状发之间出现牵拉性秃发，需要进行移植修复。如果这些簇状发在发际线后方2.5～3 mm 以后，或者在顶部中央区，有时可以不进行修复而完全保留下来。是否需要进行修复取决于它们是否足够显眼，以及当供区资源不足时，对它们进行重新利用是否能够发挥更好的作用。一般来说，如同之前描述过的，仅仅对前面 2～3 排的簇状发进行处理，就能够使发际线外观看起来足够自然，并且能够有效遮挡后方的簇状发。然而，有一些患者对簇状发有着很深的心理阴影，尽管没有必要但仍然想全部移除。有时，靠近后方（临近发旋）种植的较大移植体也会呈现为"簇状"，也需要被移除后重新种植，建立自然的"后发际线"。

每个患者的具体情况、簇状发的分布以及患者最关心的问题等都是"边缘地区"，包括前方（发际线）和后方（发旋），而中间的高密度簇状发区域则可以保留并利用。

为了达到患者满意的修复效果，通常需要进行 2～3 次手术分别将簇状毛发移除，重新建立足够自然的外观。一般我们会在第一次修复手术 8个月后，根据手术效果决定后续修复方案。有时也会在第一次手术后较短时间内，再次进行簇状发的移除以及新毛囊的种植；这样快速手术的好处在于能够缩短恢复时间；缺点是没有等到第一次手术效果完全显现出来，第二次手术方案可能没有那么精准。

84.3 移除不美观的毛囊单位移植体

现在，除了旧式手术用较大直径的圆形或微小移植体造成的发际线外观不自然以外，也有很多用含有 1～4 根头发的 FU 移植体进行的发际线，看起来依然不美观。如果直接将含有 2～4 根头发的FU 种植在发际线最外缘，看起来可能不够自然，尤其是在种植的方向和角度出现错误的时候。即使移植物本身种植的方向角度等没有问题，但是严重的发际线设计错误依然会为患者来带非常困扰的不自然的外观。常见的发际线设计错误包括过于平直、过低、密度太高导致发际线看起来像一个圆环等。另外还有一些设计错误比如将男士的额颞角区域种植为钝角或者圆弧形（如同女士发际线外观），或者过于显眼的颞角等。由于近年来很多新手医生在缺少必要训练的情况下进入植发领域，并且错误地认为只要是含有 1～3 根头发的 FU 种植出来的效果一定会是自然美观的，上述的设计错误的发生率呈现出逐渐增高的趋势。这是一个很大的误解：小的移植体如同非常精致的画笔，能够帮助我们画出精美的画卷，但是前提是你已经拥有了充分的绘画技能（▶图 84.4）。

不管需要修复区域的移植物大小如何，修复手术的基本原则（移除不美观的移植体并且在必要的情况下重新种植新的移植体）是基本相同的，但具体方法稍有差别。通常我们会采用 FUE 提取技术，对 FU 移植体进行移除。根据移植体的大小以及种植的密度来确定提取头的直径，通常在0.8～1.0 mm（多为 0.9 mm）。更新的 FUE 技术及

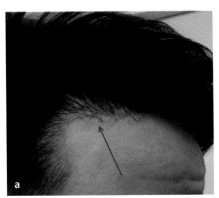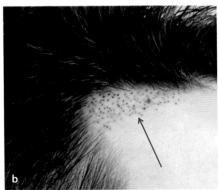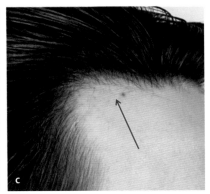

图 84.4 由毛囊单位移植体种植得到的不自然的发际线外观及其修复。a. 发际线边缘是由含有 1～2 根头发的 FU 组成的，呈现出簇状，并且方向和角度均不正确。b. 通过 FUE 将这些移植体进行移除，并且没有种植新的移植体。c. 移除移植体 6 个月后呈现出自然的外观

环钻设计，加上外科医生丰富的经验，使得移植体的移除变得比较简单。与旧式手术那种较大的圆形移植体不同（移植体之间的间隙都比较大），FU 移植体通常以较高的密度进行种植，因此大多情况下，需要 2～3 次修复手术才能将全部的移植体移除干净。实在难以清除干净的 FU 可能需要进行激光或者电解脱毛。这种利用小口径提取头、分次进行移除的修复方法，一般都不会留下明显的瘢痕。一般在移除 FU 时，不会向移除区域种植新的移植体；应该等 FU 被全部移除并且组织完全愈合之后，再根据手术区域的情况，精确地设计重新种植地方案，从而达到最佳地修复效果。

当然，移除出来的毛囊不能浪费，通常可以回收利用并种植到以下区域：① 原生发变稀疏的顶部中央区域（或者患者认为需要的位置）；② 供区头皮条切取后遗留的线性瘢痕区域；③ 重新种植回供区以备未来之需。

一旦所有不美观的移植体被全部移除，这个区域就可以进行重新种植，从而打造柔和自然的发际线外观。

84.3.1　直接进行头皮条切取

对于发际线前缘的簇状发，也可以选择直接进行头皮条切取进行移除（▶图 84.5）。这种手术方式具有很多优点，包括：① 能够快速、一次性移除全部需要被处理的簇状毛发；② 相比钻取移除移植体，直接切除头皮条能够回收利用更多的 FU，并且有效降低横断率；③ 不需要过度依赖供区的毛囊资源，尤其是当头皮非常紧且毛发稀疏的时候；④ 能够有效地抬高发际线高度，尤其是初始发际线设计太低时非常实用；更有效地修复被种植为钝角的颞部退行区。在第一次修复手术中，可以将回收的毛囊重新种植到缝线的前方，从而能够有效地遮盖手术瘢痕并且打造自然的发际线外观；而如果用钻取移植体的手术方式，至少需要两次手术才能达到这样的美观改善效果。手术过后，发际线头皮条切除的缝合线与之前种植的发际线前缘移植体之间可能会出现脱发间隙，这个间隙可以在第二次修复时进行种植。直接进行头皮条切取手术相对来说时比较激进的，一般会用在比较特殊的案例之

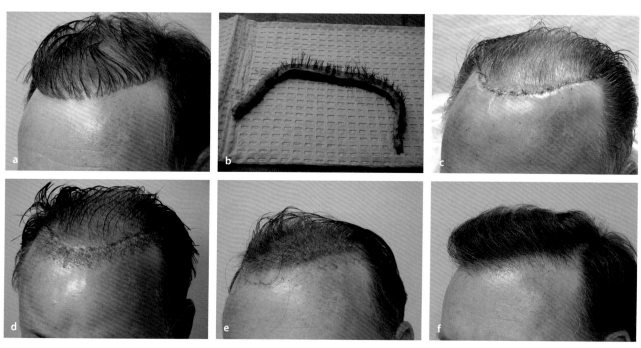

图 84.5　36 岁男性患者，对发际线前缘的簇状发区域进行头皮条切取，并回收利用切取下来的毛囊，重新种植到发际线区域。a. 术前外观。b. 将发际线前缘的簇状发区域进行头皮条切取。c. 术中切取头皮条以后缝合伤口。d. 将切取的头皮条进行显微分离为毛囊单位移植体，再种植到缝合伤口的前方，重塑不规则的发际线外形。e. 修复术后 6 周，患者再次进行第二次修复。第一次在头皮条伤口前方种植的移植体已经进入了脱落换茬期，本次修复不会再种植到这个区域；本次修复将在切取头皮条的伤口上及其后方的前中央区进行修复种植。f. 第一次头皮条切取术后 9.5 个月、第二次修复种植 8 个月的发际线及中央核心区的外观

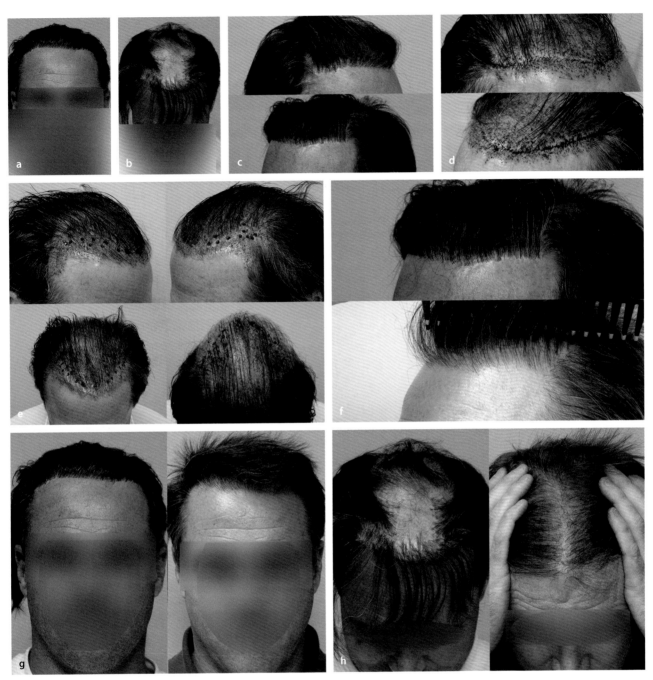

图 84.6　42 岁男性患者需要进行发际线修复手术，并且对脱发进一步发展造成的前额及顶部头发缺失进行修复。a、b. 42 岁患者在 22 岁时曾行右侧颞顶部皮瓣手术。他的发际线位置太低，额颞角太钝，头发方向不自然，皮瓣后方的毛发呈簇状，并且受持续脱发的困扰，皮瓣后方的头发缺失严重。c. 将皮瓣切除后重新回收利用毛囊，进行发际线重建，并且种植到缝线后发的脱发区域。没有再从枕部供区提取毛囊。d. 8 个月后再次进行第二次修复种植，包括回收利用簇状毛发以及从供区提取部分毛囊，共移植了 1 800 个移植体。e～h. 第二次修复手术后 8 个月注意左右两侧的颞部后移得到了明显好转

中，比如发际线设计过低、种植过密而无法利用钻取移除时。

84.3.2　糟糕的发际线设计

　　常见的发际线设计问题包括：额颞角设计为钝角或者圆形；左右侧明显不对称；发际线的位置

太低等。解决这些问题通常需要将不美观的移植物进行移除，重新设计，抬高发际线前缘等。在大多数案例中，第一次修复手术需要对发际线进行重新设计，并且对发际线前缘区域进行修复种植（▶图 84.6），并且通常需要进行第二次，极少数需要第三次修复手术才能重塑出较完美的发际线。

84.3.3　脱发的进展性本质

很多患者在经历初次植发之后，脱发依然不停地进展，脱发面积不断扩大，多年以后呈现出非常不美观的形象（▶图84.3a，▶图84.6a）。并且这些患者的供区资源也非常匮乏，使得修复手术变得非常困难。这些患者的困境，正好体现了不重视脱发的进展性本质可能会带来严重后果，甚至失去修复的机会。正所谓：上医治未病，在脱发治疗中更是如此。为年轻患者制定相对保守的、可持续的治疗计划，尽可能保留供区资源，尽量不要扩大种植区域等，都能够有效地避免这些不良后果。对于发际线种植后再次出现严重脱发的患者，可以采取簇状发移除、头皮条切除、保守地种植以及联合药物辅助治疗（如非那雄胺），能够有效地解决前述问题。

84.4　结论

其他文献中也有报道对植发后不自然外观的处理方法[5-10]。本章节是笔者在前期发表文章的基础上进行的总结和归纳[1-4]。植发医生面临的挑战在于，坦诚面对那些手术效果不好的患者并提供具有一定专业水准的治疗措施，以帮助患者修复外观、重建自信。手术医生在进行修复手术时，可以采用前述的各种技术方法，并且能够有创意、同时兼顾维持长久的效果。具体使用何种技术，需要根据患者的具体情况来决定。

在进行修复手术之前，一定要和患者进行充分讨论和沟通，明确手术可以实现的目标以及患者的期待，这一点十分重要，不容忽视。

修复手术前一定要制定正确的目标，一般来讲，就是将患者不自然的外观调整为自然状态。通常来讲，要想使手术效果看起来足够自然，一般目标制定的都会比患者开始希望的要保守一些（比如发际线的高度，种植密度等）。

很多植发后外观却很糟糕的患者，可以通过合适的修复手术及治疗方案得到很大改善。一般来说，当头发看起来比较自然了之后，患者会非常感激。

参 考 文 献

[1] Vogel JE. Correction of cosmetic problems secondary to hair transplantation. In: Unger W, Shapiro R, Unger M, Unger R, eds. Hair Transplantation. 5th ed. London: Informa Healthcare; 2010: 473－482

[2] Vogel JE. Correction of the cornrow hair transplant and other common problems in surgical hair restoration. Plast Reconstr Surg. 2000; 105(4): 1528－1536, discussion 1537－1541

[3] Vogel JE. Correcting problems in hair restoration surgery: an update. Facial Plast Surg Clin North Am. 2004; 12(2): 263－278

[4] Vogel JE. Hair restoration complications: an approach to the unnatural-appearing hair transplant. Facial Plast Surg. 2008; 24(4): 453－461

[5] Lucas MWG. Partial retransplantation. A new approach in hair transplantation. J Dermatol Surg Oncol. 1994; 20(8): 511－514

[6] Unger WP, Shapiro R, eds. Hair Transplantation. 4th ed. New York, NY: Marcel Dekker, Inc.; 2004: 375

[7] Brandy DA. Techniques for the refinement of abrupt hairlines and donor scars secondary to obsolete punch hair grafting and flaps. Am J Cos Surg. 1995; 12: 4

[8] Epstein JS. Revision surgical hair restoration: repair of undesirable results. Plast Reconstr Surg. 1999; 104(1): 222 －232, discussion 233－236

[9] Bernstein RM, Rassman WR, Rashid N, Shiell RC. The art of repair in surgical hair restoration—part II: the tactics of repair. Dermatol Surg. 2002; 28(10): 873－893

[10] Brandy D. Corrective hair restoration techniques for the aesthetic problems of temperoparietal flaps. Dermatol Surg. 2003; 29(3): 230－234; discussion 234

85

Paul T. Rose

蒋文杰　译，樊一斌　审校

供区瘢痕修复

Donor Scar Repair

概要 头皮条切取后会产生一条线性瘢痕。导致瘢痕产生的因素包括缝合时的张力、头皮的弹性、患者的皮肤特性、潜在疾病以及患者的习惯，如吸烟。在大多数患者中，如果使用细致的技术和低张力缝合，预计可以得到一个不明显的线性瘢痕。然而，有时也可能出现宽大的供区瘢痕或多个瘢痕。通常情况下，存在宽大条状瘢痕、多个瘢痕或其他可察觉瘢痕的患者会寻求修复，以改善其供区外观。毛囊单位钻取术（FUE）也是存在问题的，可能导致明显的瘢痕。一般来说，这些瘢痕是由于过度提取毛囊，或提取不均，或使用过大的环钻头导致的。无论如何，正如植发医生所注意到的，头皮条切取术以及在大型 FUE 手术中涉及整个供区边缘的毛囊提取，有些患者会出现意想不到的不良愈合，而且这些并发症实际上有可能无法用外科手段进行修复。在这一章中，我们将探讨供区发生严重瘢痕的原因以及改善这些瘢痕的方法。

关键词 瘢痕修复，头皮松弛度，隐藏式缝合，头皮文饰

关键要点

- 仔细评估头皮的松弛程度以及组织的特性对于瘢痕修复至关重要。
- 最大限度地减小伤口张力是防止宽大瘢痕最重要的一个因素。
- 与其冒着留下大面积瘢痕或出现坏死等更糟糕情况的风险，不如采取保守的做法，少切除一些瘢痕组织，以便于缝合。
- 使用头皮文饰和瘢痕区植发对隐藏供区瘢痕非常有用。

85.1 简介

毛发移植手术最初采用的是 4 mm 大的圆形移植体。随后，是微小移植体，然后是显微移植体，直至今天流行的方法是毛囊单位移植体。环钻获取移植体造成的伤口通常会二期愈合，但有些医生会缝合伤口从而导致线性瘢痕。头皮条切取导致的椭圆切口缝合后也会产生线性瘢痕。有时使用头皮条切取方式提取多个区域时，会导致供区出现数个线性瘢痕。虽然大多数线状切口会正常的瘢痕愈合，但也存在瘢痕增生扩大的情况（▶图 85.1）。

移植的目的是将头发从一个丰富的区域转移到一个受脱发影响的区域。只要提取的区域能被患者的头发覆盖，就很少甚至不需要担心供体区域的瘢痕问题。然而，在瘢痕明显或随着时间的推移变得明显的情况下，这仍是一个值得关注的问题。

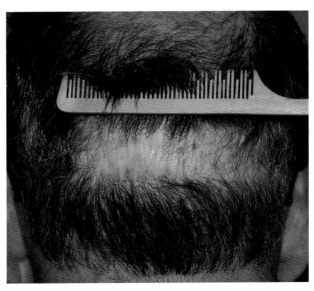

图 85.1　高张力缝合造成的宽大供区瘢痕

宽大瘢痕的形成依赖多种因素[1]。这些因素包括缝合时的张力、头皮条宽度、头皮松弛度、患者的皮肤特性、血供、潜在疾病以及患者的习惯，比如吸烟。随着隐藏式缝合技术的发展（▶图 85.2），以及与低张缝合技术的联合，伴有毛发生长的超窄线状瘢痕也是可以实现的[2]。但是，不当的技术、不适宜的手术方案或者意外的愈合不良，可能会导致瘢痕增生以及多处瘢痕。许多宽大瘢痕或者有多处瘢痕的患者渴望瘢痕修复，试图改善其供区的外观。

20 世纪 90 年代末，由于发型越来越短，或者供区的头发越来越稀疏，抑或瘢痕本身不理想，患者对供区瘢痕的外观越来越关注。使用 FUE 进一步促使患者考虑供区毛囊采取过程中的美学问题。使用 FUE，从技术上讲，其总的伤口长度更长，有更多的供区瘢痕，但这些微小的圆形伤口很小，在大多数情况下相对容易掩盖，即使对于那些留短发的人也是如此。然而，如果供区被过度提取，FUE 的问题就会出现，这可能会导致边缘弥漫性的稀疏或虫蚀样的外观。此外，如果 FUE 在整个供区上提取不均匀，就会产生"窗口"效应。导致未提取区域和毛发稀薄的供区之间形成鲜明的密度对比。

85.2 单一瘢痕的修复策略

对于扩大的线状瘢痕，首先要评估的变量是是否有可能在一次手术中切除整个瘢痕。外科医生必须评估皮肤的松弛程度，以确定头皮是否有足够的活动度，从而能够切除瘢痕。从瘢痕上方和下方推压头皮，可以帮助确定是否有足够的松弛度。Mayer 描述了一种相当可靠的确定头皮活动度的方法[3,4]。外科医生还应该评估该区域的皮肤完整性和血管状况，留意瘢痕可能存在任何的增生或者萎缩情况。

如果外科医生认为头皮太紧，无法安全缝合，则应与患者讨论其他的治疗方式，如本章后面所述。在某些情况下，外科医生应该考虑周全，先切除和修复一侧的瘢痕或只是一小部分瘢痕，然后在修复后重新评估，再尝试切除其他瘢痕。其目的是为了避免因切除整个瘢痕而导致手术效果甚微，或者使瘢痕加剧的风险。此外，有时将一个很长的瘢痕分多次切除，可以限制张力从瘢痕的一个部分转移到另一个部分，从而使每个部分都有更好的机会愈合。

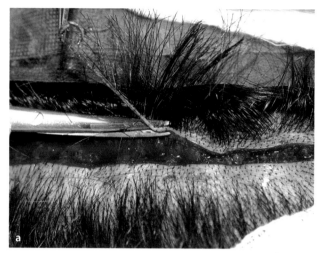

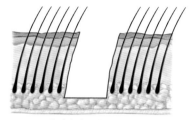

移除供区头皮条

皮肤边缘深度锐化

在切口皮缘做一个矩形切除，切除包括浅层的毛干的皮肤。

注意，去表皮可以发生在切口上缘也可以是下缘。

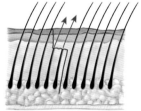

切口上下缘对合，下缘（右侧）皮肤覆盖于去皮缘的一侧。

毛发穿过最终的瘢痕生长

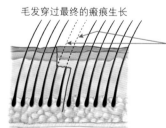

这两根毛发从原毛囊生长出来，穿过愈合的瘢痕以对其进行隐藏。

b

图 85.2 a. 切除供区一侧边缘的条状表皮，随后进行隐藏性缝合。需要注意保留皮脂腺和毛囊隆突。b. 供区隐藏性缝合技术的说明

在评估的过程中，要拍照记录瘢痕的全部长度和宽度。在拍照时推荐使用尺子测量，可以准确地记录供区的瘢痕大小。应当告知患者修复手

术可能达到的真实效果，以及瘢痕可能会加剧的风险。

在手术时，先标记供区瘢痕，消毒后进行局部麻醉。如果瘢痕周围的组织比较疏松，经外科医生评估可以实现完整切除，那么整个瘢痕可以作为一个椭圆被切除，并以适宜的张力缝合切口。笔者通常分2～3次切除这种瘢痕，每一次都使用隐匿性缝合。通常用3-0聚丙烯不可吸收缝合线（prolene）进行单层缝合。如果在缝合过程中存在任何的张力，都可以进行皮下缝合以减少皮肤张力。

当不清楚是否可以去除整个瘢痕时，可采用不同的方法（▶图85.3）。比如沿着瘢痕的下缘做切口，只切掉瘢痕的一部分。在瘢痕组织深面的筋膜水平做一个皮瓣，将皮瓣向上抬起，观察其对下方供区皮肤的覆盖程度，以确定有多少瘢痕组织可以被安全地去除，从而实现低张力缝合。由于瘢痕组织的影响，深层血管往往会紧密粘连。外科医生可以尝试从瘢痕底部剥离这些血管，但在某些情况下，大血管可能需要结扎或电凝止血。

如果外科医生在缝合时张力过大，可以考虑在切口下缘进一步游离皮瓣。在伴有大量深层瘢痕组织的情况下，剥离这些瘢痕组织以广泛减张对切口的闭合是十分有用的。虽然笔者的方法是尽量减少游离，但对上、下缘的组织进行游离以更好地闭合切口或去除更多的瘢痕组织时，仍可能出现问题。

最终，尽管我们做出了最大的努力，仍然避免不了瘢痕增宽的可能性。

沿着瘢痕的长轴做切口去除组织可以实现低张力缝合。伤口可以进行缝合或钉合。一些外科医生可能希望使用皮下缝合。笔者更倾向于使用2-0或3-0 PDS来实现这一目的。当组织有足够的松弛度时，可以使用隐藏式缝合术来进一步修饰瘢痕。

85.3　多重瘢痕的治疗策略

连续多次手术的一些患者会遗留多个瘢痕。这些瘢痕往往相互交错，彼此覆盖。在这种情况下，修复的目标是在切除瘢痕的同时尽可能减少切口的数量，使供区遗留尽量少的瘢痕（▶图85.4）。如果瘢痕之间相距太远则无法在一次手术中将其完全切除并融合成一条切口进行缝合（▶图85.5）。在这种情况下，外科医生必须注意留出足够的间隔头发，以充分掩盖剩下的瘢痕。如果新的瘢痕离另一个瘢痕很近，贸然地对其进行修复可能会出现血供问题导致愈合不良，甚至加重瘢痕，因此，在这种情况下，不进行瘢痕修复是明智的。

85.4　供区上下边缘瘢痕的处理方法

外科医生在切取头皮条时选择的位置处于枕部低位或者超过了头顶的理想区域，这种情况并不少见。在这种情况下，外科医生可能要考虑切除顶部

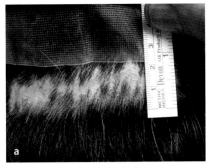
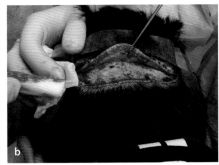
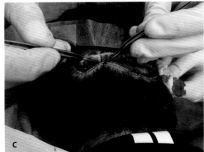
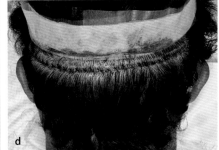

图85.3　a. 一个宽大的、有横纹的供区瘢痕。b. 掀起上缘皮瓣以进行适宜的供区伤口的闭合。c. 牵拉切口上下缘使其闭合以测试张力，并将瘢痕从左至右分小段切开，保证无张力缝合。请注意下缘有划痕，以待隐藏性缝合。d. 最终缝合的伤口是整齐无张力的

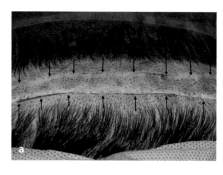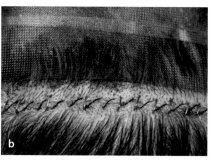

图 85.4 a. 两个平行的供区瘢痕。两条瘢痕相近，可以通过一次修复手术将其合为一个瘢痕。上方瘢痕沿其上缘做切口，下方瘢痕沿其下缘做切口。b. 两个瘢痕都以条状切除，仅留一条供区瘢痕

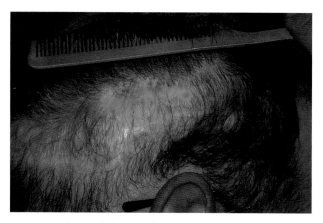

图 85.5 图示一个复杂的瘢痕区域，有多个宽大的瘢痕，且间隔部位毛发密度低。通过手术修复将这些瘢痕合成一条明显是不现实的。可以采取一些其他的方式对瘢痕就行修饰掩盖，比如 FUE 及头皮文饰等

植体，又确实增加了供区的毛发密度。可以按照前面几章中描述的经典方式进行头皮条切取。

不均匀或过度的 FUE 提取，或者大环钻提取也可以导致"打孔瘢痕"。此外，植发医生还发现在进行头皮条切取后，一些患者的愈合能力很差。FUE 造成的相关瘢痕问题在某些方面甚至比 4 mm 的打孔瘢痕更难解决。因为通常剩余的发量很少，且供区基本也被耗尽。头皮文饰的发展恰逢其时，因为对许多患者来说，这将是唯一的选择。

85.6 扩张器的应用

一些供区瘢痕明显但头皮松弛度很低的患者，无法单纯切除供区瘢痕，在这些情况下，外科医生可以考虑使用组织扩张器[5]。

85.7 瘢痕植发

如果瘢痕不能完全切除，或者修复后的瘢痕仍然不美观，则可以考虑直接在瘢痕处植发（▶图 85.7）。这种方式通常可以改善瘢痕和整个供体区的外观。可以根据瘢痕部位的情况选择 FUE 技术或头皮条切取手术来提取毛囊。笔者倾向于在这种手术中使用 FUE 技术，因为患者已经对头皮条切取法有了非常负面的印象，而且不希望出现更多的线性瘢痕。需要注意的一种例外情况是，一个线性瘢痕可以被切除修复，而另一个瘢痕的松弛度不足以进

瘢痕下缘和中间枕部瘢痕上缘的组织。通过这种技术，外科医生可以避免损伤更高的头顶区域，甚至可能保留住原本要失去的头发，避免患者在未来出现脱发导致瘢痕更加明显。

85.5 环钻瘢痕的处理方法

有些患者可能接受了经典的大环钻提取手术，即提取 4 mm 的圆形移植体，并让其二次愈合。这就导致圆形的瘢痕组织与毛发正常生长的区域相互交错。一般可以通过头皮条切取术，这样同时进行毛囊提取和瘢痕去除（▶图 85.6）。既可以获取移

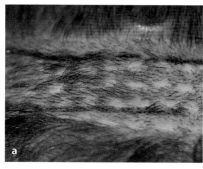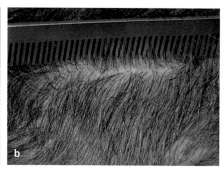

图 85.6 a. 老式大环钻提取移植体导致的平行排列的圆形瘢痕。在三排瘢痕的上方和下方设计切口，目的是创造一个不太显眼的单线瘢痕。b. 最终结果显示出一个狭窄的单线瘢痕

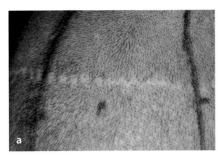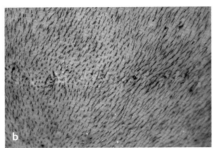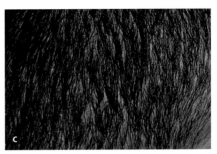

图 85.7　a. 大冲孔提取导致供区瘢痕线性排列的一位患者，患者热衷的短发无法有效地掩盖该区域。事实上，该患者并不是标准的线性瘢痕修复候选人，因为短发造型还是会让人发现线性瘢痕。b. 使用 FUE 从瘢痕上方的供区采集移植体，种植在瘢痕处。c. 移植体种植在瘢痕处，旧的瘢痕被短发掩盖

行切除。在这种情况下，可以切除瘢痕边缘的毛囊单位将其移植到不能切除的瘢痕中。笔者在瘢痕处进行种植的密度为 $20 \sim 30$ FU/cm²。另有经验报道，富血小板血浆的使用可能有助于提高供区移植体的存活率。

FUE 技术的普及减少了头皮条切取法的应用。虽然先进有效的 FUE 技术只产生小的点状瘢痕，但也不排除出现显著瘢痕的可能。FUE 的过度提取会导致供区毛发稀疏变薄，这可能会给患者带来外观上的困扰。对这些瘢痕的治疗可能需要使用 FUE 技术提取体毛进行移植修复。

85.8　头皮文饰的应用

SMP 是另一种可用于改善 FUE 和头皮条切导致的供区瘢痕外观的技术[6]。该技术可以单独应用，也可以与瘢痕植发相结合。SMP 只能由经过适当培训的人进行。这种 SMP 加瘢痕移植的组合越来越流行，特别适用于伴窄瘢痕且留短发的患者。

此外，对于较宽的瘢痕，完全去除比较困难，可以先做一个修复切除使其变窄，然后再进行移植加 SMP，某些情况下，这可能是风险最小的方法。

85.9　结论

在过去的 20 年里，毛发移植供体的提取技术已经发生了巨大的变化。采用头皮条切提取毛囊后，我们可以结合隐藏式缝合技术以及对切口边缘的精细处理来减少瘢痕。慎重评估可以安全切除的组织量，确保切口可以最佳愈合，都有助于避免过去经常出现的不良线性瘢痕。今天，已经很少看到明显宽大的瘢痕或位置不佳的线性瘢痕。在发生瘢痕增宽的情况下，我们有各种方式来修复和改善这些瘢痕。FUE 的使用减少了头皮条切取法导致的线性瘢痕，但是 FUE 手术也会产生瘢痕。线状瘢痕和因 FUE 提取不当而产生的瘢痕都可以用 SMP 和（或）FUE 移植来改善。FUE 移植体可以从头皮或其他有毛发的部位获得。

主编注

当面对曾经头皮条切取法遗留的带状宽大瘢痕时，可以采用前面提到的所有方式（切除、FUE、SMP）。我遵行以下规则：

- 如果瘢痕很宽并且松弛度很好，未曾尝试过修复，我将尝试一次瘢痕修复。如果过去没有尝试过修复，你有一半的机会可以改善它。你需要的是告知患者手术可能不成功，但如果成功了（即使只是部分成功），你就会得到最快的改善，而且减少了完成修复所需的移植体和 SMP 的数量。有时，我会将一条瘢痕分 3 次进行修复，每次间隔 2 个月左右进行。我觉得这样减少每次修复切口的缝合张力，提高修复的成功率……尽管需要更长的时间。瘢痕修复后，如果需要的话，我通常会进行 SMP 和 FUE 的后续治疗。我一般从 SMP 开始，或许这就足够了。

- 如果瘢痕很宽，但松弛度很差，或者修复失败，我不会再尝试修复，因为它能改善瘢痕的概率很低，甚至可能会变得更糟。在这种情况下，我会直接进行 FUE+SMP。如果患者想要立竿见影（只

是一定程度上）的效果，我可以先做 SMP，然后再做 FUE。某些情况下，单独的 SMP 就已足够。但为了达到最佳的效果，我倾向于先做 FUE，不仅可以改善头皮肤质地，也使得 SMP 的效果更好。

- 如果瘢痕不宽（2～3 mm），但患者的短发造型难以掩盖时，我不会尝试瘢痕修复，而是直接进行 SMP。这可能就够了。如果不行，我就用 FUE 进行后续治疗。
- 对于 FUE 的钻孔瘢痕，笔者直接进行 SMP，效果非常好。

参 考 文 献

[1] Vogel J. Correction of cosmetic problems secondary to hair transplantation. In: Unger W, Shapiro R, Unger R, Unger M, eds. Hair Transplantation. 5th ed. London: Informa Healthcare; 2011: 473–479

[2] Rose PT. Ledge closure. Hair Transplant Forum Int'l. 2005; 15: 120

[3] Mayer M, Pauls T. Scalp elasticity scale. Hair Transplant Forum Int'l. 2005; 15: 122

[4] Mayer M. Evaluation of scalp elasticity. In: Unger W, Shapiro R, Unger R, Unger M, eds. Hair Transplantation. 5th ed. London: Informa Healthcare; 2011: 267–270

[5] Kabaker S, Kridel R, Krugman M, Swenson R. Tissue expansion in the treatment of alopecia. Arch Otolaryngol (Sunnyvale). 1986; 112: 72

[6] Rassman WR, Pak JP, Kim J, Estrin NF. Scalp micropigmentation: a concealer for hair and scalp deformities. J Clin Aesthet Dermatol. 2015; 8(3): 35–42

Sahar Nadimi, Sheldon S. Kabaker

蒋文杰　译，樊一斌　审校

发际线降低技术

Hairline Lowering Technique

概要　发际线降低或前移，也被称为前额缩小，是一种源自头皮缩小和皮瓣技术的手术方法。所有种族和民族的男性与女性都可以出现因各种原因导致的高发际线，但发际前移术最适合的是长期发际过高且没有家族或个人的进行性脱发史的人群，特别是对于女性更是这样。这项技术可以有效且高效地缩减前额，而且有即时可见的显著的效果，同时患者的满意度很高。

关键词　高发际线，前额，前移，缩小，降低

关键要点

- 发际线前移的理想患者是先天发际线过高的女性患者，且无个人或家族性脱发史。
- 隐藏式缝合是隐藏瘢痕的关键。
- 发际线可平均前移 2.5 cm，尤其在使用头皮皮瓣松弛切口技术后。
- 对于头皮松弛程度极低或发际线明显较高的患者，需要分两期进行，先行头皮扩张然后再进行发际线前移。

86.1　背景

高发际线在一些民族和种族群体中更为普遍，这是一种无法通过发型修饰来克服的自我感知的外观异常。患者认为导致这个问题的原因，要么是发际线过高，要么是前额过大。传统上，高发际线是通过毛发移植手术来降低的。移植后的毛囊单位移植体在这里看起来很自然，但可能需要经过多次手术，而且取决于所需的密度和发际降低的幅度。整个过程可能需要 2 年时间才能完成。发际线降低或前移（也称为前额缩小）是一种有效且高效的方

法，可以即刻减少额头面积，效果显著。这个手术源自头皮切除和皮瓣技术[1-4]。

发际前移手术的理想患者通常是先天性发际线高，没有个人或家族进行性脱发史的女性。天生的高发际线会导致面部的上 1/3 过大，与面中、下 1/3 比例失衡。为了实现一次手术就能获得最佳效果，那么，拟行手术的候选患者必须满足特定的术前标准。对于发际线非常高或头皮松弛程度极低的患者，则需要在发际线前移之前先行头皮扩张手术，手术需要分两阶段进行。这种情况在笔者接诊的患者中不到 10%（▶图 86.1）。

86.2　术前评估与计划

为了选择适合进行该手术的患者，术前评估应包括对头皮的彻底检查，重点是头皮的松弛程度、头发生长的方向、额颞点及其后退程度。这些关键因素对于选择合适的患者非常重要，也有助于术前咨询和患者决策。发际线上方向前生长的毛发可以跨越瘢痕，可以最大限度地隐藏切口瘢痕。如果患者的发际线上存在向后生长的毛发，就像发绺一样，那应告知他们未来可能需要毛囊单位移植来掩盖瘢痕并达到最佳效果。毛发移植手术可以用于那些想要覆盖颞部深度后退的人，也可以用于那些急需改善倒 V 形鬓角毛发的人。

术前评估时，应测量发际线高度。将眉间水平线的中间点作为测量点，从这一点到发际线的平均长度在女性应该是 5～6 cm，如果超过这个长度，显得与下面部比例失衡，通常会被认为发际线过高。头皮松弛程度是不是充分，可以较为容易地通过向前和向后推动头皮以及手捏额头皮来确定。对于头皮相对紧张的患者，在术前对头皮进行一个月的前后按摩运动，也可以改善发际前移的手术效果。

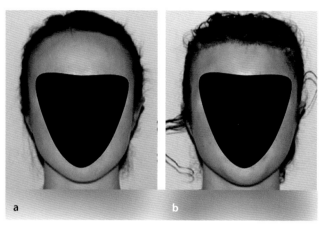
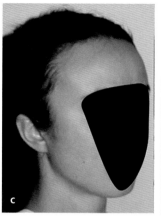
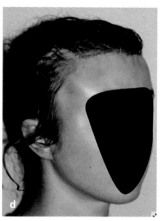

图 86.1 女性先天性高发际线降低的手术前后。a. 术前正位。b. 降低发际线 2.5 cm 后的正面视图，术后即刻结果。c. 术前侧位视图。d. 术后侧位视图

手术的风险和潜在的并发症包括出血、感染、休止期脱发（"应激损失"）和头皮坏死。此外，与术后瘢痕相关的具体问题包括瘢痕延展、变宽、后期脱发导致的头皮暴露、瘢痕处色素缺失或色素沉着，还有可能需要用毛发移植或瘢痕修复方法来帮助隐藏切口的可能性。在笔者的经历中，这些瘢痕问题很少出现。另外，还需要告知所有患者，在术后 6～12 个月前额头皮会存在感觉减弱。

86.3 发际线标记

术前，现有的发际线在额部纤细的绒毛后方呈不规则的波浪形（▶图 86.2）。沿额部发际标记到外侧近颞区向下生长的毛发时，标记的发际线应当后退 2～2.5 cm。创建这些标记是重要的，可以避免在操作中损伤颞浅动脉的后支。值得注意的是，对于曾经接受过头皮手术（如眉上提术、面部提升术和毛囊单位头皮条切取术）的女性，如果她们的关键动脉能够通过多普勒检查确定没有损伤，那就可以进行发际线降低手术。然后在额头上方选择一点作为理想的新发际线高度，并做一个标记复制上面的自然发际线。

86.4 手术技巧

发际线标记后，患者进入手术室，采取仰卧位，头部稍抬高。根据笔者的经验，在局部麻醉和静脉镇静的结合下，患者对该手术具有良好的耐受性。头皮和前额用 200 mL 膨胀液进行环形阻滞麻醉。一旦头皮被充分麻醉，就可以在发际线处做沿毛发生长方向的前倾切口，该切口与周围自然生长

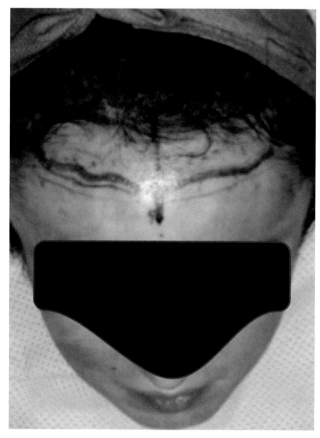

图 86.2 术前，标记现有的发际线，位于细软前额毛发后方的一个不规则的、锯齿形的轮廓线

的毛发呈 60°（▶图 86.3）[5-8]。此切口应位于发际线前缘细毛到粗密毛发的过渡区域之后，即最开始的 2～3 根毛囊。

切口层次直至帽状腱膜下，由额部逐渐向颞区过度，切口在隐藏于颞区发际线后并与之平行。应注意避免损伤颞浅动脉的后支，由于使用膨胀

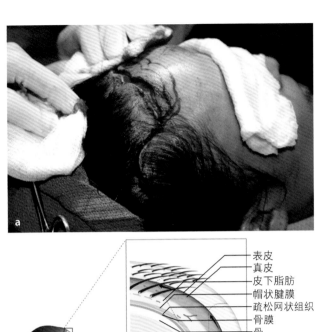

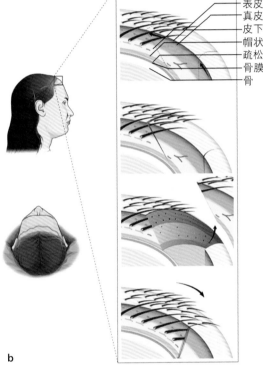

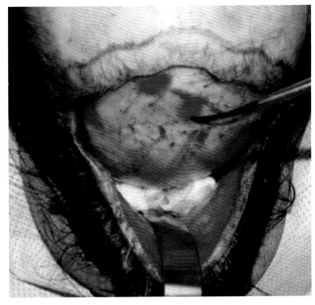

图 86.4 帽状腱膜下钝性剥离后至枕嵴

图 86.3 a. 毛发生长方向的发际线切口是以 60° 向前倾斜，与周围毛发的自然出口相接。颞部发际线处的手术刀方向平行于太阳穴的毛发。b. 发际线降低手术的切口示意图。左上：发际线切口设计的侧视图。左下：发际线切口设计的顶视图。右边，从上到下：① 发际线头皮解剖；② 上方，发际线切口以大约 60° 的角度向前倾斜，与周围毛发的自然出口相接；③ 完全切除不含毛发的前额组织，包括皮肤、额肌和帽状腱膜；④ 将头皮向前推进，抵达前额切口线。沿着发际线切口边缘横切的毛囊最终会从瘢痕处长出，自然修饰发际线

技术，此操作出血很少。随后可以在帽状腱膜下间隙进行快速剥离，注意避免损伤后方枕动脉（▶图 86.4）。剥离至枕嵴，侧缘剥离范围要达到帽状腱膜的边缘。为了保持眉毛的位置，前额的剥离范围不应突破眉毛上方 3 cm。当然，如果患

者希望进行提眉手术，则可以在下方剥离以松解眉毛，并按照常规眉上提的操作进行前额皮瓣的上方推进。

一旦完全剥离，头皮就可以被推动前移，使用皮瓣标记装置有助于确定前额皮瓣的大小。如果没有达到计划中的发际线高度，可以进行头皮皮瓣松弛切口，松解头皮以允许额外的推进。这些头皮皮瓣松弛切口的切开是使用一个稍微弯曲的、深度可控的 15 号刀片，以达到更浅的皮下平面，同时避免损害皮瓣的血液供应。每一个头皮皮瓣松弛切口提供了最多 2 mm 的增益，因此，可能需要几个平行的头皮皮瓣松弛切口来实现所需的发际线。在做完头皮皮瓣松弛切口后，用一个五爪牵引器将头皮向前进的方向拉伸。在 1～2 分钟内用力牵拉，使组织前移，可以增加 0.5 cm 或更多的推进量。

在确定头皮可以前推的幅度后，在额头上做一个切口，切口形状与标记的发际线波浪形相同，其斜角也与发际线处的斜角相同（▶图 86.5）。然后完全切除不含毛发的前额组织，包括皮肤、额肌和帽状腱膜。然后将一个或两个辅助性的五爪固定钉（Micro Aire Aesthetics, Charlottesville, Virginia, United States）以与常规提眉术位置相反的方向放置在新发际线后方 3～4 cm 处（▶图 86.6）。然后用一个五爪牵引器向前牵拉头皮，将帽状腱膜固定在五爪固定钉上（▶图 86.7）。

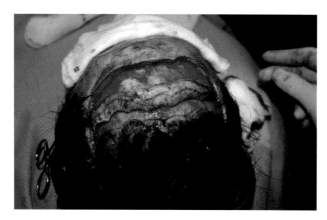

图 86.5　前额切口采用与发际线相同的斜角和平行的轮廓线。切除不含毛发的前额组织

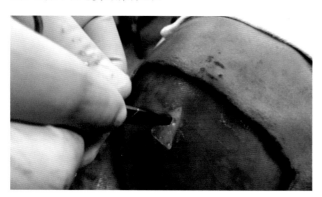

图 86.6　在新发际线后方插入五爪固定钉

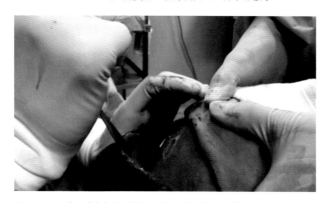

图 86.7　头皮瓣向前牵拉，固定在新发际线后 2～3 cm 处的五爪固定钉上

　　理论上说，五爪固定钉有助于减少新发际线的张力，并使头皮的前部 3～4 cm 相对受压，从而使头皮受到的牵拉力不均匀分布，减少术后头皮牵拉的可能性。前方的压迫可以最大限度地减少毛囊单位受到的牵拉，有助于维持甚至增加术前发际线密度。S.N. 和 S.S.K. 最近对接受发际线降低手术的 17 名患者进行了一项研究，探索五爪固定钉的放置是否能改善前额发际线密度[9]。针对所有患者，分别在两个位置做一个 4 mm 的圆形

标记：在顶点前 2 cm 和前额发际线后 1 cm。使用带有放大镜的光学设备（Pro Scope Micro Mobile, Bodelin Technologies, Lake Oswego, Oregon, United States），术前在这两个指定的位置测量每个接受发际线降低手术的患者的头发密度。在发际线降低手术中，将 3-0 生物可吸收的五爪固定钉（Micro Aire Aesthetics）插入前额发际线后 3 cm。术后立即在相同的两个指定位置再次测量头发密度。结果显示，术后前额发际线区的密度比术前前额发际线区的密度要高（$P < 0.001$）；术后顶点的密度比术前顶点的密度要低（$P=0.003$）；术后前额发际线区的密度比术后顶点的密度要高（$P=0.048$）。这项研究结果支持发际线降低手术会拉伸头皮，导致头皮毛发密度下降的观点。此外，放置五爪固定钉后，通过压缩五爪固定钉和新发际线之间的头皮，可以提高前额发际线的头发密度[9]。

　　在放置五爪固定钉牵拉头皮后，使用 3-0 聚对二氧环己酮缝合线间断缝合帽状腱膜，使之具有一定张力，保证皮肤边缘可以无张力对合。然后用 4-0 聚丙烯缝线在颞部头皮间断缝合，用 5-0 聚丙烯缝线缝合前额发际线。仔细注意发际线处的斜面切口对合，可以使用放大镜，以确保去表皮的毛囊被适当覆盖。

　　偶尔，毛囊单位移植可以在同一位置进行，供体在颞区切口闭合线附近获取。这些移植物只用于颞部的毛发，以缩小宽大的额头。

　　头皮的紧张程度通常不会产生无效腔，故而无需放置引流。

　　图 86.8 显示了患者在使用扩张器进行显著前向牵拉闭合前和闭合即刻的正面低头视图。

86.5　术后护理

　　术后立即进行加压包扎。第二天可以拆掉包扎的敷料，术后 24～72 小时内可以进行大多数的非剧烈活动。患者在 48 小时后可以洗澡。有效的分层缝合可以显著减轻术后水肿，眼周和额头瘀斑也很少。但如果同时进行眉上提手术会增加眼周水肿和瘀血的可能性。由于深层帽状腱膜的张力缝合减轻了皮肤张力，所以可以在 7 天内拆除皮肤缝合线和头皮皮钉。

　　手术切口会导致术后 6～9 个月内头皮失去感觉，术后的长期不适感很小，这也使得五爪固定

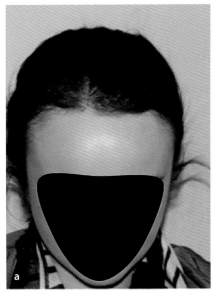
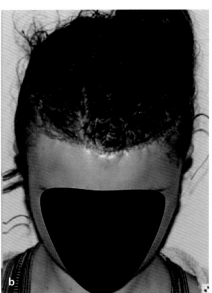

图 86.8　患者的正面低头视图。使用扩张器进行显著前向牵拉。a. 闭合前。b. 闭合即刻

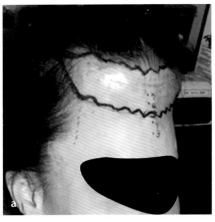
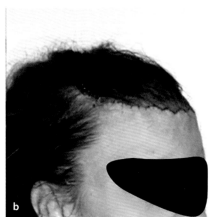

图 86.9　组织扩张器辅助发际线前移。a. 几周前放置了一个组织扩张器，以扩张紧绷的头皮。b. 移除扩张器和最终皮瓣推进后的结果

钉非常容易被忍受。当感觉恢复时，它们应该早已溶解；迄今为止，所有的病例的感觉减退都得到了恢复。

86.6　组织扩张

术前，如果头皮松弛程度极低，或为达到理想的发际线高度所需的推进量超过平均 2.5 cm，建议采用两期手术。两期手术包括一期置入皮肤软组织扩张器，在接下来的几周内使用文献中描述的类似方法逐步进行头皮扩张（▶图 86.9）[10]。二期，去除扩张器，正如前面所描述的那样，获得了期望的头皮扩展。根据笔者的经验，这种方法可以使发际线前移 10 cm。

86.7　结论

在一般松弛的头皮上进行的一期的发际线降低手术，可以使发际线前移 2.5 cm，并有很好的长期效果。非常松弛的头皮通过这种一期手术的方法可使发际线前移 3.5 cm。这种简短的（1.5 小时）手术一次平均可移动 3 000 个毛囊单位。对于那些发际线很高或头皮松弛度极低的人来说，需要进行两期的手术，在推进发际线之前先进行头皮扩张。这种情况发生在不到 10% 的患者身上。

发际线降低手术的患者耐受程度很好，术后并发症很少，无论通过一期或两期手术的方法，最终的结果都能赢得患者满意。

参 考 文 献

［ 1 ］ Kabaker SS, Champagne JP. Hairline lowering. Facial Plast Surg Clin North Am. 2013; 21(3): 479−486

［ 2 ］ Kabaker SS, Yu KC. Ancillary surgical procedures: flaps. In: Unger W, Shapiro R, Unger R, Unger M, eds. Hair Transplantation. 5th ed. London: Informa Healthcare; 2010: 496−503

［ 3 ］ Marten TJ. Hairline lowering during foreheadplasty. Plast Reconstr Surg. 1999; 103(1): 224−236

［ 4 ］ Ramirez AL, Ende KH, Kabaker SS. Correction of the high female hairline. Arch Facial Plast Surg. 2009; 11: 84−90

［ 5 ］ Mayer TG, Fleming RW. Aesthetic and reconstructive surgery of the scalp. St Louis, MO: Mosby-Year Book; 1992: 121−124

［ 6 ］ Mayer TG, Fleming RW. Hairline aesthetics and styling in hair replacement surgery. Head Neck Surg. 1985; 7(4): 286−302

［ 7 ］ Kabaker SS. Experiences with parieto-occipital flaps in hair transplantation. Laryngoscope. 1978; 88(1, Pt 1): 73−84

［ 8 ］ Kabaker SS. Juri flap procedure for the treatment of baldness. Two-year experience. Arch Otolaryngol. 1979; 105(9): 509−514

［ 9 ］ Nadimi S, Kabaker SS. Improvement in anterior hairline density following insertion of Endotine during hairline lowering surgery. Presented at the 24th World Congress of the International Society of Hair Restoration Surgery (ISHRS), Las Vegas NV, October 2016

［10］ Kabaker SS, Kridel RW, Krugman ME, Swenson RW. Tissue expansion in the treatment of alopecia. Arch Otolaryngol Head Neck Surg. 1986; 112(7): 720−725

Patrick Frechet

刘清 张佩祺 译，李梅 审校

头皮延展技术及三瓣转位手术在大面积秃发中的应用

Scalp Extension and Triple-Flap Techniques to Treat Extensive Baldness

概要 大面积秃发困扰着大量患者，尤其 Norwood 分级达到 6～7 级的秃发。单纯行毛发移植治疗很难达到全面和令人满意的毛发覆盖效果。在过去的 30 年里，笔者在治疗这类患者时，使用头皮延展和三瓣转位技术来治疗后 2/3 的秃发区，联合额部毛发移植手术，取得了安全且满意的效果。这种术式效果显著，但需要 4 次手术和 4 个月的时间才能完全覆盖秃发区。头皮延展器是这种治疗方案的关键。延展器的作用是拉伸头皮两侧本身仍有毛发覆盖的区域，以便切除中线更多的秃发区域。众所周知，使用中线缩减法完全去除头皮后部的脱发区域后，会形成一个"凹槽"。因此在这种综合手术方式中，需设计三瓣皮瓣完成发旋区的修复，此种皮瓣旨在通过调整毛发自然走向，以消除任何残留的凹槽变形。

关键词 头皮延展器，头皮延展，头皮缩减，凹槽畸形，Frechet 三瓣技术

关键要点

- 头皮延展和三瓣技术为 Norwood 分级达到 6～7 级秃发的治疗提供了可靠的选择。
- 在外科医生操作至少 10～20 次头皮延展手术之前，不应尝试进行皮瓣转位手术。
- 严格把握皮瓣尺寸和避免过大张力，对减少三瓣转位手术的术后并发症极为重要。

87.1 简介

大面积秃发，尤其 Norwood 分级达到 6～7 级的秃发，影响了大量的患者。单纯行毛发移植治疗较难

达到全面和令人满意的毛发覆盖效果。为达到明显覆盖 300 cm^2 的秃发区的效果，平均每平方厘米需有 80 根头发，这意味着总共需要 24 000 根头发，仅靠毛发移植较难实现。在过去的 30 年里，笔者在治疗这类患者时，使用头皮延展器和三瓣技术来治疗后 2/3 的秃发区，联合额部毛发移植手术，取得了安全且满意的效果。整个治疗需要在 4 个月的时间内进行 4 次手术，患者在整个治疗过程中可以维持正常的日常生活。为了达到手术效果，延展器发挥了重要作用。

87.2 头皮延展器的描述及其作用机制

头皮延展器是一块长方形的硅胶弹性薄片，两端各有一排钩子（▶图 87.1）。这种薄片具有弹性，可以拉伸 100%～200%，并可以自然回缩到原来的尺寸。

延展器两端钩子均固定在帽状腱膜下，从一侧顶叶有毛发头皮拉伸到另一侧，期间保持延展器在位，直到它弹力回缩并最终恢复到原来的大小。因此，这个装置拉伸了两侧的有毛发的头皮，使位于对排钩子之间的秃发组织内产生了一个收缩区。生物弹性材料具有收缩性的特点，可以刺激邻近含毛发的软组织的"爬行"。

由于两侧头皮扩展后，枕部头皮的毛发密度没有变化，所以未来的移植供区不会受到这些治疗过程的影响。延展头皮的过程只拉伸了头皮的侧面，而不影响将来获取供区毛囊的枕部。

87.3 经典术式说明

87.3.1 初始阶段：植入延展器

该手术可在局部麻醉下进行，行椭圆形的中

Frechet Extender

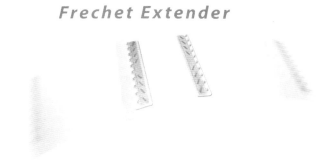

图 87.1　Frechet 延展器

线头皮切除术，切除范围通常为宽 3～4 cm、长 15～20 cm 或更长的脱发区，然后在帽状腱膜下方对头皮进行剥离。在缝合头皮之前，延展器一端的钩子固定在一侧的帽状腱膜后，持针器拉伸延展器并将另一排钩子固定在对侧的帽状腱膜上。例如，从 15 cm 宽的秃发区切除一块 4 cm 宽的椭圆形脱发组织后，残留一个 11 cm 宽的秃发头皮区。将 4 cm 长的延展器两侧钩子固定在两侧切口中段的帽状腱膜层，拉长到 11～12 cm。延长器的弹性回缩力导致其逐渐回缩，最终将两侧有毛发的头皮拉伸至钩子锚定点。

87.3.2　延展器去除阶段

当患者回来做手术时，通常是 4～6 周后，可以注意到各种现象。

• 相较于头皮下扩张器，头部没有明显的体积变化。

• 中央区秃发的宽度减少，通常为 8～11 cm。这种"回缩"引起的脱发区域减少是延展器的一个独特能力。

• 瘢痕比传统的脱发区切除手术形成的更细。主要原因是在整个"回缩"过程中，中间闭合线没有任何张力。

第二次手术在很大程度上是以与第一次手术类似的方式进行的。行第二次头皮切除术，并在第二次手术中置入一个 3 cm 长的延展器。然后闭合头皮，通常从最初的 15 cm 的秃发宽度中最后剩余约 5 cm 的宽度。

残留的脱发区域通常在放置第二个延展器后的 4～6 周只剩余约 2.5 cm 宽。此时可行第三次手术，移除延展器并使用三个带毛发的转位皮瓣将毛发定位在自然方向上，以消除此前手术留下的凹槽。对于那些头皮较紧、槽口宽于 2.5 cm 的人，可以在第二次手术后立即进行第三次延展器植入手术。

87.4　初学者在头皮延展术中的注意事项

对于初学者来说，成功行头皮延展术的关键是避免手术并发症。首先，避免治疗宽度超过 15 cm 的秃发。并发症在最初的 10～20 次三瓣手术中最为常见。在尝试三瓣转位手术之前，外科医生首先需要熟练掌握头皮延展器植入手术。在完成至少 10～20 次头皮延展手术之前，不应尝试皮瓣转位术。首批患者最好先用头皮延展器完成两个连续的中线脱发区域缩减术。在治疗开始 8～12 周后，去除第二个延展器，设计一个最终的椭圆形秃发区缩减术，它应该终止于前一个缩减区域的后方 3.5 cm 处（▶图 87.2）。这种方法避免了在头皮上形成凹槽，而是在枕部留下一个小的梨形秃发区，该区域可在三周后通过毛发移植进行遮盖。单独使用头皮延展术，头顶和后部的秃发面积将从 200 cm² 缩减到约 30 cm²。有些医生可能会单独使用这种术式，

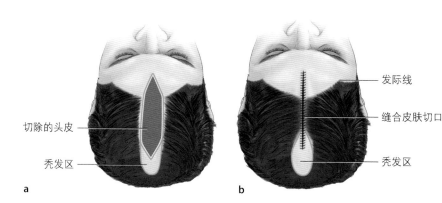

切除的头皮

秃发区

发际线

缝合皮肤切口

秃发区

a　　　　　b

图 87.2　a. 对于不进行三瓣手术的患者，最终的头皮切除的椭圆形应终止于前次缩小的后界前 3.5 cm 处。b. 在头皮切除部位的后端会形成一个小的梨形脱发区，可通过二期行毛发移植手术进行处理

而不进行三瓣转位手术，以减少并发症的发生。

87.5 使用头皮延展器的并发症

87.5.1 感染

预防性使用抗生素，如双氯西林 1 g，在手术前口服，持续 4 天。此外，在植入前将延展器浸泡在生理盐水和庆大霉素溶液中 2 分钟。采用这种方法后，笔者手术的感染率已从 2% 降至 0%。

87.5.2 术后疼痛

在植入第一个延展器后 4～8 小时可能会出现严重的术后疼痛。应该给予强有力的镇痛治疗。目前，笔者一般使用奈福泮，在最初的 24 小时内每 6 小时口服 20 mg，结合长效曲马多，每天两次，每次 200 mg，以减少最初 72 小时的疼痛。还可联用布洛芬，400 mg/ 次，每日四次，持续 4～7 天。在极少数情况下，最好是重新麻醉侧面的头皮，以在几秒钟内消除疼痛感。

87.6 头皮延展术和脱发区切除术的比较

据以往文献报道，消除一个 10 cm 宽的头皮脱发区域，平均需要行 6 次脱发区切除术，每次间隔约 10 周，总共需要 50 周才能完成。对比之下，一次头皮延展术平均仅需要 5 周时间，即可消除同样大小的区域。这种快速效果主要是由于延展器在位时的持续收缩。因此也可适用于治疗头皮弹性欠佳的患者，这也是头皮延展术相较于脱发区切除术的另一个重要优势。

87.7 头皮延展术与头皮扩张术的比较

组织扩张器和延展器的作用机制是相同的，均为拉伸软组织和产生生物"爬行"。在使用扩张器时，会产生不连续的体积拉伸力，而在使用延展器时，会产生持续的平面牵引力。扩张器使局部组织表面积增大，因此非常适合进行皮瓣手术。延展器则是将切除中间秃发区后的两侧头皮向中间牵拉，从而减少了秃发区域。因此，当人们希望减少或消除一个区域的软组织并以周围的软组织取而代之时，延展器将非常适合。这正是我们对男性型脱发的治疗目标，即减少中央秃发的头皮，代之以侧面覆有毛发的头皮。烧伤、肿瘤等的切除也可以是组织延展器的适应证。

87.8 Frechet 带毛发的头皮三瓣转位技术用于头皮凹槽修复

使用中线切除法完全切除头皮后方的秃发区后，会形成一个"凹槽"[4]。传统的方法一直难以完全消除这个凹槽，而使用三瓣转位手术可以达到很好的外观效果[5,6]，但这种技术掌握有一定难度。

头皮瓣的形态和尺寸必须精确以尽量减少各种问题和术后并发症。图 87.3 详细介绍了转位术前和转位术后的三个皮瓣的设计和外观，以进行对凹槽的改型。

转位前的缝隙宽度应当很窄，不超过 2.5 cm 宽。如果缝隙再宽一些，则需要在三瓣手术前进行额外的秃发区切除术。要消除的凹槽高度（▶图 87.3b 中的 E 点）从最低点（▶图 87.3b 中的 C 点）开始测量正好是 7.0 cm。

87.9 Frechet 三瓣转位凹槽修复技术

这个手术安排在前一次延展手术后 4 周或更长时间以后。用不易擦除的记号笔行测量和设计。所有的分离都是在帽状腱膜下的无血管平面进行的。颞部和顶部的双侧下移延伸至耳郭上，最远至下发际线，注意不要损伤帽状腱膜或颞浅动脉。向后枕部下移到剩余秃发区的最低点以下 2～3 cm。枕部的分离不再进一步向下延伸，以防损伤枕部动脉。

接下来行秃发区切除术，确保左右边界在没有过大张力的情况下对合。拉合两侧的组织并切除秃发区域。使用可吸收缝合线大致对合帽状腱膜，从头皮前端开始缝合到转位皮瓣的位置。

然后进行皮瓣转位，确保三个皮瓣设计的宽度和长度各自完全相同（▶图 87.3b）。首先进行上层皮瓣的旋转。要点在于它应该从槽的最低点（C 点）正好旋转升高 7.0 cm（C 点和 E 点之间的距离），在帽状腱膜缝合 B 点到 B′ 点。随后，以类似的方式，将中间皮瓣旋转，将 C 点深层缝合到 C′。然后通过将 D 点与 D′ 点缝合来旋转下层皮瓣。然后间断或连续缝合三个皮瓣的深层，最后行表皮连续缝合。

87.10 一例治疗案例的简介

该患者脱发区宽 15 cm，他以前曾由另一位医

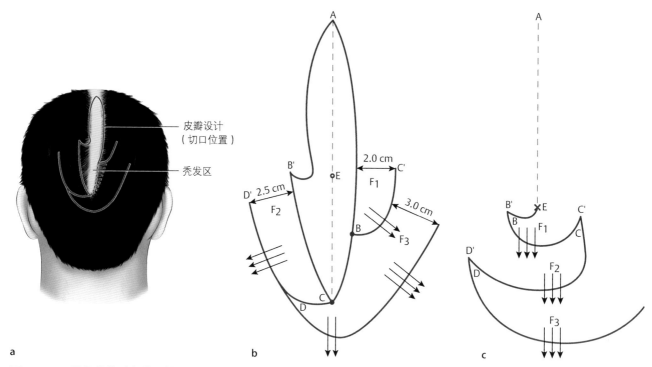

图 87.3 a. 转位前带毛发的三瓣手术的切口线。b. B 点和 D 点分别是上皮瓣和下皮瓣的最低极点，它们将被旋转到左边；C 点是中间皮瓣的下端，它将被旋转到右边。c. 三个带毛发的头皮瓣在转位后到位，通过模拟头发的方向以对凹槽进行修复（箭头）。上部皮瓣向左旋转以连接 B 和 B' 点，中部皮瓣向右旋转以连接 C 和 C' 点，下部皮瓣向左旋转以连接 D 和 D' 点

生进行过一次毛发移植手术，并意识到仅靠移植无法实现全头皮毛发覆盖。最终对发顶行两次头皮延展术和一次三瓣转位手术。在发顶基本恢复后，于前额发际线和剩余的区域进行了毛发移植手术。总共有 24 000 根头发填充了以前整个秃发区域。这包括头皮延展和三瓣手术后的 15 000 根头发，以及前额毛发移植的 9 000 根头发（▶图 87.4 ）。

87.10.1 治疗发旋所需的时间

第一次 + 第二次头皮延展术：1+1=2 小时

三瓣转位手术时间：2 小时

总共：4 小时，在最初 200 cm² 的秃发区域的后 2/3 处重新分布 15 000 根毛发。

87.10.2 前额区域所需的时间

3 次手术 × 单次手术 3 小时 = 9 小时，在 100 cm² 的额部和剩余的秃发区共移植 9 000 根头发。移植修复也可以分两次进行。

87.10.3 所需医疗团队

一名植发外科医生负责手术，一名护士负责巡回并照顾患者的舒适度。

87.11 Frechet 头皮三瓣转位手术的并发症

在过去的 25 年中，笔者有 10% 的患者皮瓣出现暂时性的生长期 / 休止期脱发，可能与闭合张力有关。约有 0.5% 的患者出现了下部皮瓣的尖端坏死（即皮瓣损失 10%～30%）。对这些坏死的病例可以进行修复。意识到可能的并发症风险且充分接受这些风险的患者才可进行手术。避免并发症的最好方法是对皮瓣精准测量，并将重度吸烟者、60 岁以上的患者、高血压患者和皮瓣上有瘢痕者列为禁忌证。

检查皮瓣是否有坏死风险的最有效的方法是在第一次和第二次椭圆形秃发区切除术中检查皮瓣的末梢循环。外科医生应切开、剥离和抬起椭圆形皮瓣的下端，然后从 C 点的头皮末端上方 1 cm 处开始，做一个全层的切口，如果没有出血，在前一个切口上方 1 cm 处做第二、第三或第四个切口。如果切缘出血很少或没有出血，患者就不适合做 Frechet 皮瓣。这一操作在三瓣转位手术开始时也应进行，但在术中从 A 点开始做第一个切口。在使用该方法的 10 年中，笔者没有发生过坏死的情况。对于那些血流不畅的患者，在手术结束时可使用乙酰水杨酸，250 mg，并持续几天。也可以使用血管

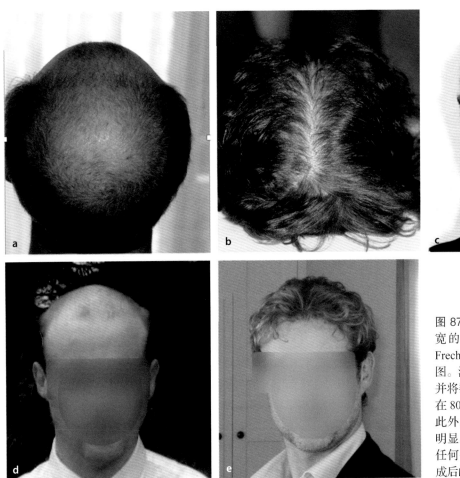

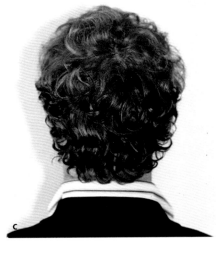

图 87.4 a. 患者发旋视图，有 15 cm 宽的秃发区。b. 两次头皮延展手术、Frechet 三瓣手术和前额移植后的上方视图。注意两侧驼峰区域已被合并到中线，并将剩余需要毛发移植的前额区域限制在 80 cm²，以达到更浓密的外观效果。此外，即使将头发拨开检查，瘢痕也不明显。c. 头发未分缝的后视图。d. 未行任何手术前的正面视图。e. 所有手术完成后的正面视图

扩张剂，如己酮可可碱。

87.12 结论

头皮延展术、Frechet 三瓣手术和前额毛发移植的联合治疗能为 Norwood 6～7 级的患者带来效果自然且全头覆盖头发的手术效果（▶图 87.5）。如果严格遵守本章详述的准则，可望实现最少的并发症和更高的患者满意度。

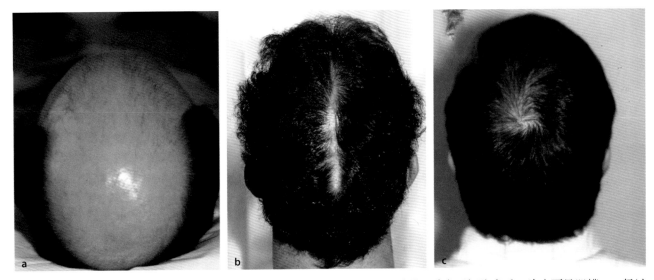

图 87.5 a. 一个发顶秃发区域大于 13 cm 的患者。b. 经过两次 Frechet 延展器 + 秃发区切除术后，头皮可见凹槽。c. 经过 Frechet 三瓣转位手术，去除凹槽并修复出一个自然的发旋

主编注

虽然这种手术今天已经很少进行，但我们认为在这本最新版本的教科书中仍有必要讲解它。多年来，我们有幸看到Frechet医生多次运用他的延展器和三瓣转位手术。我们曾见过15～20年前做过该手术的患者，他们对手术效果仍然相当满意。这是一种精巧的解决大面积秃发的术式，并提出了如何解决过度切除中线秃发区域后遗留的凹槽畸形问题。

今天，该手术主要用于修复因过去过度切除秃发区导致的凹槽畸形。

然而，从实用的角度来看，该手术已很少被单独用于雄激素性秃发症的常规治疗，原因如下。

首先，随着技术的发展，如FUT、FUE和头皮文饰；以及包括米诺地尔、非那雄胺、富血小板血浆和低能量激光治疗（low-level laser therapy，LLLT）在内的医疗方法的改进；大多数Norwood 5～6级的患者可以获得良好的治疗效果，而无需进行如此"激进"的手术。

第二，从FUE的流行程度可以看出，患者越来越倾向于在剃短发时不会留下瘢痕的手术。此外，对于那些可能发展到Norwood 6～7级的患者，人们一直担心皮瓣瘢痕会随着时间的推移而变得明显。

然而，这是一个经典的毛发修复手术，我们认为应该提到它。对于那些过去因为过度切除秃发区域而留下凹槽畸形的患者来说，它仍然是非常有效的。

参 考 文 献

[1] Frechet P. Scalp extension. J Dermatol Surg Oncol. 1993; 19(7): 616–622

[2] Frechet P. How to avoid the principal complication of scalp reduction in the management of extensive alopecia. J Dermatol Surg Oncol. 1985; 11(6): 637–640

[3] Unger MG, Unger WP. Management of alopecia of the scalp by a combination of excisions and transplantations. J Dermatol Surg Oncol. 1978; 4(9): 670–672

[4] Norwood OT, Shiell R, Morison I. Complications of alopecia reductions. J Dermatol Surg Oncol. 1983; 9: 831–834

[5] Shiell R. Frechet's flap procedure: new treatment to correct central slot defect. Hair Transpl Forum Int. 1992; 2(5): 2–4

[6] Frechet P. Slot correction by a three hair-bearing transposition flap in combination with alopecia reduction. Int J Aesth Rest Surg. 1994; 2: 27–32

刘清 张佩祺 译，李梅 审校

皮瓣与软组织扩张器在头皮修复中的应用
Scalp Repair Using Flaps and Tissue Expanders

概要 头皮缺损修复具有较大手术操作和美学上的挑战。修复和（或）切除现有的缺损通常已很困难；然而，修复后的外观是最大的挑战，因为如果术前缺乏仔细规划，切除缺损后会留下令人不满意的外观。扩张皮瓣后再行毛发移植有助于掩盖瘢痕，但前期手术必须注意保留重要血管。此外，了解正常的毛发解剖学、形态学和预测未来的脱发趋势对于实现持久的满意效果至关重要。更多的挑战来自头皮活性受损等情况，如创伤和癌症治疗后的放射治疗的残余影响使得头皮组织更难治疗。当代的毛发重建手术可以使手术效果自然、瘢痕难以察觉，但这些技术往往不适合修复大面积的瘢痕性秃发。通过采用传统的头皮切除术和组织扩张技术，可以切除较大的瘢痕。将传统手术方法与现代毛发重建修复手术相结合，可以使许多以前无法治疗的疾病得到满意的效果。本章将集中讨论组织扩张在修复大面积头皮缺损中的作用。

关键词 组织扩张，组织扩张器，头皮重建，头皮缺损，头皮皮瓣

关键要点

- 通过软组织扩张，人的皮肤在生物和机械因素的作用下被拉伸，皮瓣长度、体积和血管供应均同时增多。
- 手术计划很关键，必须确保移植后的头发保持自然的毛发方向以避免不自然的外观。
- 扩张皮瓣后的毛发移植应谨慎，注意和保留因扩张皮瓣而可能改变的主要血管。
- 如果不能一次切除整个缺损，可重复行软组织扩张术。

88.1 简介

最常见的脱发原因是雄激素性秃发（AGA）。虽然 AGA 不是头皮缺损，但了解其美学上的治疗可以同时提高治疗严重秃发畸形的能力，使患者术后拥有正常和自然的外观。如果成功切除较大的头皮缺损后导致继发性头皮畸形，最终效果也难以让患者及医生满意。中线头皮切除术后出现的矢状凹槽畸形即是一个典型的例子，说明我们能手术切除秃发区但可能会留下一个不自然的外观结果（▶图 88.1）。

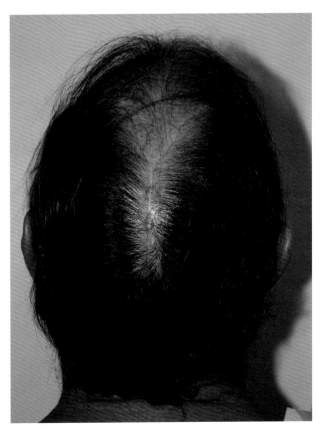

图 88.1 中线头皮缩减术后留下的凹槽畸形，向两侧分散的毛发方向让人注意到外观不自然

畸形的类型和程度决定了治疗方式。在过去的20年里头皮修复手术有了很大的进展，现在术后效果基本可达到自然且几乎无法察觉。通过采用这些美容和重建技术，大多数头皮畸形都可以得到有效治疗。了解 AGA 的解剖学、生理学和美容治疗方法至关重要，详见本出版物的其他笔者内容。

本章将集中讨论大面积头皮和毛发畸形的治疗，结合先进的头皮缩减术和组织扩张技术，并注意保留供体血管以便同期行毛发移植时提取毛囊。

88.2 发际线设计

在任何头皮手术中最具有误导性的任务是设计一个具有自然毛发方向的正常发际线。如果最后的外观效果不自然，仅仅达到头皮毛发覆盖是难以令人满意的。所有的头皮手术都是如此，包括毛发移植、头皮切除、皮瓣旋转和扩张头皮皮瓣的移动。同时所有头皮区域也都需注意这个原则。一般来说，额部毛发指向前方，顶部毛皮的头发指向侧面和下方，枕部毛发指向后方和下方。

为了避免出现不自然的效果，这些细节至关重要。因为非专业人士即使不了解自然发际线的细节，也能发现不自然的外观效果。

88.3 秃发区缩减术

在几乎所有的大面积头皮缺损修复中，都需行秃发区削减术（AR）。AR 可以去除不必要的瘢痕。该手术最初在 20 世纪 70 年代被发明并用于毛发修复，但随着毛发移植技术的进步和我们对毛发自然脱落进程的理解更加完善，它的受欢迎程度也逐渐减弱。然而它仍是头皮修复的重要技术。

第一步 AR 手术过程相对简单，主要包括从秃发的中心区域切除秃发头皮。AR 的局限性也较明确，包括秃发区的扩大（也被称为回弹）[1]、凹槽畸形[2]和可见的瘢痕。

大面积的头皮提升术是更有创新性和有效的AR 类手术之一，因为其分离范围超出了以项线为标志的帽状腱膜范围，向下延伸到后发际线[3]。大面积的头皮提升术可极大提升切除秃发头皮的范围。

88.4 软组织扩张术

88.4.1 基本原理

组织扩张术是修复大面积皮肤缺损的一种卓越的方法，如果没有扩张器技术，大多数修复手术都难以实现。在引入组织扩张技术之前，大面积缺损的修复手术均较粗略且无效。组织扩张技术在发明初期并未引起关注，其重要性在发明后 20 年中一直未引起重视，直到一位年轻的外科医生证明其在乳房重建中的作用。随着扩张器制造商将扩张器产品化和商业化，该手术的简易性和受欢迎程度也随之大幅提升。

软组织扩张术第一步，在紧邻缺损的正常皮肤下植入一个可膨胀的球囊。从注射壶注入生理盐水，经过一段时间间断注水后，随着球囊的增大，组织会出现代偿性拉伸，通过机械性蠕变（拉伸胶原纤维）和生物学蠕变（刺激新组织生长）的机制增加其长度和体积。当球囊被移除时，机械性蠕变会因为胶原纤维试图恢复到原本的长度而产生回缩。但生物学蠕变不是传统意义上的拉伸，因为刺激组织产生新细胞，实际上增加了组织的数量，并增加了扩张皮瓣上的血管数量及血流量。这两种机制对于成功的组织扩张都至关重要。

88.4.2 手术计划

手术计划对于确保术中需推进的含发头皮能够保留自然的头发方向非常重要。中线头皮切除术在去除秃发头皮方面有效，但会导致明显不自然的外观效果，即所谓的凹槽畸形。

组织扩张术在美容手术中的应用较有限，因为在软组织扩张的最后阶段，患者必须暂时忍受明显的畸形外观。然而修复重建患者由于需要修复明显的缺损，患者对扩张器带来的暂时的畸形忍受度较高。术前需明确告知患者和家属软组织扩张术会产生明显的外观畸形，特别是扩张过程的最后阶段（▶图 88.2）。

扩张器的大小、形状和位置必须在术前确定。虽然有许多数学方法来计算扩张器的参数，但没有一个是精确的。建议比预计所需的扩张器容量更高估一些数值，笔者通常选择市面上适合患者的解剖结构的情况下最大的扩张器。理想情况下，扩张器的底部尺寸应与缺损的尺寸大致相等，并具有较大的垂直扩张尺寸。制造商通常会制作扩张器的规格表，便于医生进行选择。

扩张器在垂直方向上产生最大的扩张瓣长度，

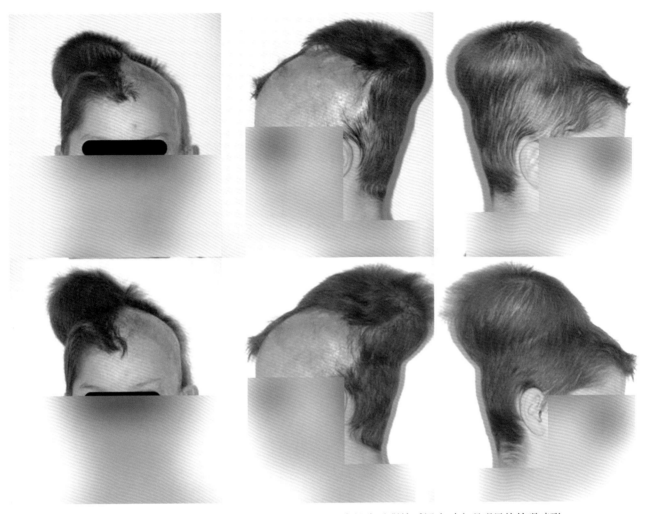

图 88.2　一位年轻的烧伤患者的组织扩张过程，在扩张过程接近尾声时出现明显的外观畸形

从而为较大的缺陷提供最大的覆盖。最好选择在垂直方向上可以大幅扩张的扩张器。计算必要的扩张量相对容易，其原则是当扩张组织上的宽度等于缺损宽度的 100% 时，理论上就完成了扩张（►图88.3 和►图 88.4c）。然而，扩张的组织在张力减小后会出现回缩趋势，因此需要超量扩张到预估长度的 120%～130%。超量扩张可以实现更简单、更安全的无张力皮瓣推进，减少扩张皮瓣无法达到完全覆盖时出现坏死的可能性。

　　理想情况下，扩张器应放置在与缺损区最长轴平行的带毛发头皮下，以提供最大的覆盖。这种情况很难每次都能符合，因为外科医生须在最终修复时设计出自然的头发方向。如果忽视头发方向的自然度，术后外观效果较差，如早期的中线头皮切除术，虽然实现了毛发的完全覆盖，却会产生不自然且偏移的毛发方向。

　　软组织扩张术中，如果能将扩张器的形状与缺

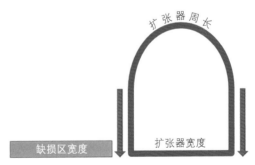

扩张器周长−宽度≥缺损宽度

图 88.3　扩张的皮瓣宽度最好与要修复的缺损宽度相等。垂直扩张提供皮瓣长度。扩张皮瓣上的测量距离减去皮瓣宽度，就得到了皮瓣推进的大致距离。由于移除扩张器时组织回缩，实际皮瓣长度通常小于该测量值，因此需计划行超量扩张（►见图 88.4c，实际患者扩张皮瓣的位置和扩张皮瓣的测量值）

陷的形状相匹配，手术效果将会较好。例如如果缺损是长而弯曲的，可选择月牙形扩张器以准备可供推进的皮瓣。

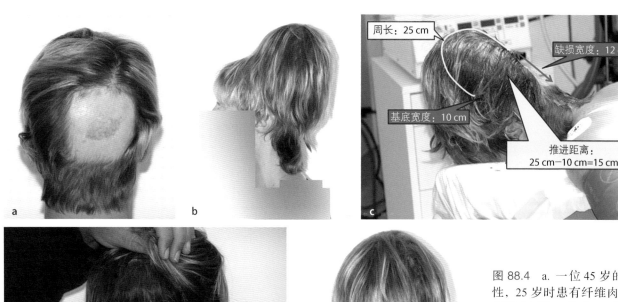

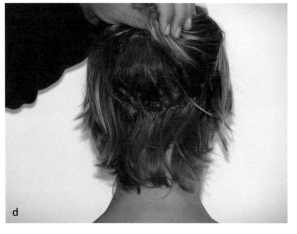

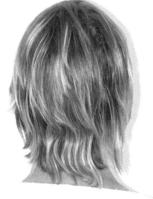

图 88.4　a. 一位 45 岁的女性，25 岁时患有纤维肉瘤，行手术切除 + 放疗。b. 扩张 9 个月后，侧视图可见扩张畸形。c. 围手术期视图，患者俯卧在桌子上，并测量了皮瓣的尺寸。d. 术后视图，梳开头发后可看到缝合线和完全切除的缺损区。e. 术后视图，放下头发后可得到良好的外观密度

88.4.3　扩张过程

扩张器的注水过程个体差异很大。患者的配合度、就医方便程度、对疼痛的耐受性等社会因素往往决定了扩张的速度。植入术中，会通过向扩张器内注射预计总填充量的 5% ～ 10% 的生理盐水来开始扩张。这步可消除无效腔并测试扩张器，以便在伤口闭合前确定扩张器是否出现阻塞或者泄漏，并在术后 2 ～ 3 周继续进行扩张。这段间隔可使伤口获得抗拉强度，并在进行第一轮扩张前使手术疼痛消退。

我们的目标是尽可能快和安全地进行扩张，以加快对缺损的治疗。如果患者在当地且就医方便，可以每周进行 2 ～ 3 次扩张。如果患者或家庭成员接受过医疗培训，经过适当的培训后也可在家进行注水扩张。每次扩张结束最可能出现的情况是疼痛。外科医生必须通过持续观察毛细血管充盈情况来了解组织末梢的血供，如果注水后皮肤持续发白，应将液体从扩张器中抽出。已有文献报道更多监测注水量的技术方法，如扩张皮瓣上的经皮氧饱和度和腔内压力测量；然而，临床观察仍是最主要方法。

88.4.4　移除扩张器 / 推进皮瓣

扩张完成且在扩张皮瓣上测量的长度为缺损区宽度的 120% ～ 130%，就可以行最后的皮瓣推进术。推进皮瓣的切口应位于紧挨着扩张器的缺损区边缘。这样可以立即移除扩张器并尝试行皮瓣推进，以确保可以切除全部缺损区。

手术中应非常谨慎，如果推进的皮瓣不能完全覆盖头皮缺损区域。扩张皮瓣的过度拉伸会给皮瓣带来过大的张力，增加皮瓣坏死的风险。在切除缺损之前，外科医生应尝试推进皮瓣，以观察实际覆盖的区域。如果皮瓣不够达到完全覆盖，可留下一些瘢痕区域，只切除能够安全切除的部分。然后可将同一扩张器重新置于新推进的皮瓣下，进行第二轮扩张，并重复整个注水和皮瓣推进的过程，直到最后安全完成切除和修复。

88.5　病例示例

88.5.1　病例 1：皮肤恶性肿瘤切除 + 放疗

这位 45 岁的白种人妇女在 25 岁时被诊断为后

枕部头皮的纤维肉瘤。接受了切除、植皮和放射治疗后留下大面积的秃发区域（▶图88.4a）。她被告知已无法治疗后带着这一缺陷生活多年。她共接受了两个阶段的手术，首先使用1 250 mL的扩张器在8个月内进行组织扩张（▶图88.4b）。提供了足够的皮瓣覆盖后，二期行完全切除植皮区瘢痕和放疗引起的脱发。缺损区宽度为12 cm，扩张器的底部宽度为10 cm，而扩张器的外周长为25 cm（▶图88.3c）。扩张器外周长减去底部宽度后可得到15 cm的预计皮瓣移动长度，从而能够完全切除秃发缺损区（▶图88.4d、e）。

88.5.2　病例2：切除皮肤肿瘤后的头皮缺损

7岁男性患儿在婴儿时期切除了一个巨大的先天性黑素细胞痣（高风险发展为黑色素瘤）后，转诊后行毛发移植手术（▶图88.5a）。因为进入小学后，同学们开始取笑他，因此希望能修复头皮缺损。

患者于暑假期间开始治疗，植入一个大组织扩张器于发顶的头皮下，此位置可最大限度地移动带

毛发的头皮。2个月内注水扩张。在暑假结束前，扩张皮瓣已足以完全切除缺损（▶图88.5b）。

注意头发的方向稍有扭曲，但当他的头发留长时很容易进行遮盖（▶图88.5c、d）。与家属讨论了患儿将来AGA的可能性，如果他在成年后早期即出现男性型脱发，那么就需要行进一步毛发移植手术。由于他的毛发方向分布异常，此类手术可能会更加复杂。然而，就目前而言，他的青少年阶段可免于受到嘲笑或影响其社会功能发展。

88.5.3　病例3：幼儿时期大面积撕脱伤

患儿的马尾辫意外被转轴缠住，导致头皮撕脱（▶图88.6a）。虽然很幸运地避免了颈部损伤，但当地医院无法挽救撕脱头皮，最终进行了植皮手术。之后尝试行重建手术但未成功。现转诊至整形外科行头皮缺损重建。

植入头皮扩张器并软组织扩张后，手术设计其皮瓣可保持正常的头发方向，并使所产生的手术瘢痕可以用正常的头发造型进行掩饰（▶图88.6b、c）；计划移动头皮瓣以保持正常的头发方向（▶图

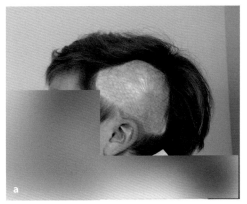
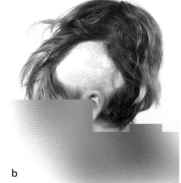
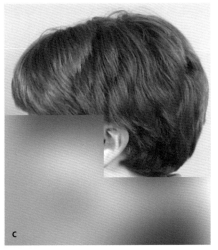
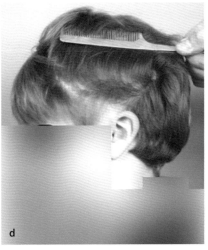

图88.5　a. 8岁，男孩，婴儿时期切除了头皮巨大黑素细胞痣，植皮修复术后。b. 行3个月软组织扩张后。c., d. 切除并成功闭合的头皮缺损（底部照片）

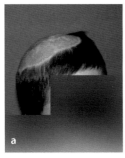
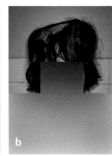
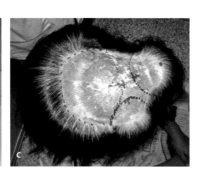
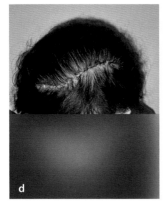
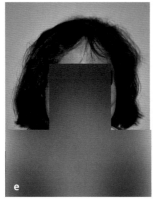

图 88.6 a. 儿童时期全层烧伤留下的巨大缺损，多次尝试切除和毛发移植都未成功。b. 由于头皮弹性差，9 个月后完成扩张。c. 沿扩张皮瓣边界做切口。d. 大面积头皮缺损完全切除，术后即刻效果。e. 最终结果

88.6c ）。术后 1 周的最终结果可见图 88.6d、e。

88.6 结论

为了能够治疗多种秃发缺损，外科医生必须在毛发移植手术、美容手术和重建手术方面拥有广泛的技能。在处理大面积头皮畸形时，对于毛发移植手术有关的手术特点的认识，将显著改善功能和美容效果。组织扩张术为治疗许多具有挑战性的病例提供了宝贵的辅助手段，这些病例使用传统美容外科毛发修复技术或许难以达到效果。

主编注

　　Mangubat 医生清楚阐述了使用扩张器皮瓣对那些因创伤、肿瘤术后或其他原因而导致头皮大面积缺损的患者的潜在优点。但因扩张器造成的暂时性畸形和潜在的疼痛 / 额外的瘢痕使患者不愿接受这一手术。不幸的是，很多时候植发医生甚至不提供这种选择，原因可能是医生无法进行此类手术，或转诊医生根本没有意识到这种术式选择。很多时候，植发医生对治疗全局把控不良，用传统的毛发移植（可能在一定程度上有效）对患者进行修复，而通过转诊至整形外科可能会有更好的治疗效果。通常情况下，扩张器和皮瓣会更快、更有效地解决 90% 的问题，且不会耗费宝贵的供区毛发。二期可再进行范围更小的毛发移植手术，以微调任何剩余问题。

　　同样需要注意的是，不是任何一个能够做皮瓣手术的整形外科医生都拥有丰富的毛发缺损修复经验。整形外科医生需要了解术后应激性脱发的风险，以及意识到重现正确头发方向的皮瓣重要性。

参 考 文 献

[1] Nordström RE. "Stretch-back" in scalp reductions for male pattern baldness. Plast Reconstr Surg. 1984; 73(3): 422−426

[2] Norwood OT, Shiell RC, Morrison ID. Complications of scalp reductions. J Dermatol Surg Oncol. 1983; 9(10): 828−835

[3] Brandy DA. The bilateral occipito-parietal flap. J Dermatol Surg Oncol. 1986; 12(10): 1062−1066

[4] Neumann CG. The expansion of an area of skin by progressive distention of a subcutaneous balloon; use of the method for securing skin for subtotal recon-struction of the ear. Plast Reconstr Surg (1946). 1957−1962; 19(2): 124−130

[5] Radovan C. Breast reconstruction after mastectomy using the temporary expander. Plast Reconstr Surg. 1982; 69(2): 195−208

第 **7** 部分

不同族裔毛发移植

Special Ethnic Considerations

Damkerng Pathomvanich

刘清　张佩祺　译，吴巍　李政　审校

东亚、西亚与南亚人的毛发移植

East, West, and Southern Asian Hair Transplant Specifics

主编注

　　虽然亚洲患者通常因为一些共同的特征被归为一类，但每个地理区域也有独有的特征。本章将分三个部分介绍亚洲不同地区群体的毛发移植手术的特点。

　　A 部分将讨论东亚和东南亚。东亚主要包括中国、日本、韩国和朝鲜。而东南亚是指缅甸、柬埔寨、老挝、马来西亚、泰国、越南、文莱、东帝汶、印度尼西亚、菲律宾和新加坡等。

　　B 部分将集中讨论南亚，指的是印度、巴基斯坦、孟加拉国、斯里兰卡、不丹、尼泊尔和马尔代夫。

　　C 部分将主要讨论西亚，包括伊朗、土耳其等。这个地区的数据比较有限，但提供了一些关于这个地区患者的毛发移植手术的重要信息。

89A

Damkerng Pathomvanich

刘清　张佩祺　译，吴巍　李政　审校

东亚与东南亚人的毛发移植手术

Hair Transplantation in East and Southeast Asian Patients

概要　东亚和东南亚（East and Southeast Asian，ESEA）男性颅骨通常较短或较宽，额部相对平坦。东亚和东南亚患者的头发与皮肤颜色对比明显，其浅色皮肤与黑色直发使其更难实现自然的植发效果。与白种人的头发相比，ESEA 的毛发密度相对较低。纠正和羽化发际线的最佳方法是在分离毛囊过程中分出单根的毛囊单位，并将其放置在前排。

关键词　ESEA，毛发特征，头型，毛发移植，发际线设计，供区提取

关键要点

- 东亚和东南亚男性颅骨通常较短或较宽，额部相对平坦。这导致发际线的轮廓更加平坦。
- 大多数患者的毛发特征是粗、黑、直，这对于植发医生来说，想要达到自然的手术效果更具挑战性。
- 毛囊长度较长，因此在毛囊单位头皮条切取术（FUT）和毛囊单位钻取术（FUE）的过程中横断率较高。受区预打孔应更深以适应较长的移植体。

89A.1　简介

东亚和东南亚人的毛发具有特征性。毛发外科医生在进行毛发移植手术之前，应了解 ESEA 的毛发特征、面部特点、头型和文化，以确保患者对术后效果满意。

前述的所有特征在毛发移植手术中均起重要作用，影响着外科医生的发际线设计、提取方法以及对受区打孔、移植体植入方式的选择。

与白种人相比，东亚和东南亚男性颅骨通常较

短或较宽，额部相对平坦。白种人往往是长头型，头骨相对较长，额部和枕部较突出（►图 89A.1）。

ESEA 的头发与皮肤的颜色对比非常明显。头发通常直而黑，而皮肤颜色往往很浅。这些特点使得在这一人群中实现自然的手术效果更加困难。与东南亚人相比，东亚人的皮肤与头发颜色对比反差更大。

89A.2　毛发与皮肤特征

根据 Avram 和 Rogers 的文献报道[1]，白种人男性的头发在优势供区的平均毛囊单位（FU）密度为 70～100 FU/cm²，平均头发密度计数为 260±30 根 /cm²。Ortega-Castillejos 和 Pathomvanich 最近使用视频显微镜和内置软件对亚洲男性的 FU 密度进行了回顾性研究。在接受植发手术的亚洲男性雄激素性秃发（AGA）患者中，他们发现中枕部的毛发平均密度为 125 根 /cm²，颞顶部为 108 根 /cm²，其中有 7% 的毛发微型化[2]。Yoo 的报告[3] 显示韩国男性枕部平均毛发密度为 137 根 /cm²，颞部密度为 118 根 /cm²。

根据 Tsai 等人的研究[4]，正常中国人头皮的平均头发密度为 137.08 根 /cm²，其中以双根毛发毛囊单位为主，占 50.29%。这项研究也得出结论，患有 AGA 的中国男性平均毛囊密度为 68.07 FU/cm²。说明即使在 ESEA 中毛发特征也不尽相同，目前还不清楚计数差异是否因为设备或观察者的偏差产生。然而，所有的研究显示，ESEA 的毛发密度低于白种人，但由于发干较粗，使 ESEA 的头发看起来更厚。普通白种人的毛干直径为 70 μm，而 ESEA 的毛发直径为 100 μm，头发直径差异性很大（►图 89A.2）[5]。

ESEA 的毛囊单位单双比也与白种人男性不同。

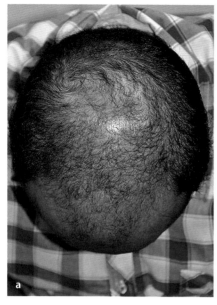
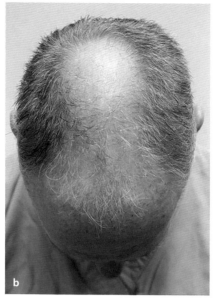

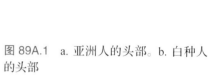

图 89A.1　a. 亚洲人的头部。b. 白种人的头部

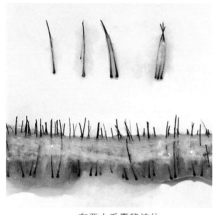

东亚人毛囊移植体

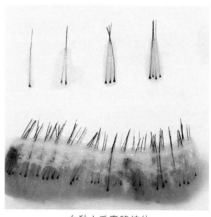

白种人毛囊移植体

图 89A.2　毛囊单位的比较。a. 东亚人。b. 白种人

韩国人毛囊由 37% 的单根毛发毛囊单位、38% 的双根毛发毛囊单位和 25% 的三根毛发毛囊单位组成[6]。Ortega-Castillejos 和 Pathomvanich 最近的一项研究表明，泰国男性的毛囊中有 32.5% 为单根毛发毛囊单位，54.2% 是双根毛发毛囊单位，13.2% 是三根毛发毛囊单位[1]。相比之下，白种人的平均数是 14% 的单根毛发毛囊单位，52% 的双根毛发毛囊单位，29% 的三根毛发毛囊单位和 6% 的四根毛发毛囊单位。研究表明，ESEA 有更多的单根毛发毛囊单位，并以双根毛发毛囊单位为主，而白种人则是以双根或三根毛发毛囊单位为主[1]。

亚洲人的平均毛囊长度为 5.5 mm，而白种人的平均毛囊长度为 4.5 mm[7]。ESEA 的毛囊长度较长，使得毛囊单位头皮条切取术和毛囊单位钻取术都更具挑战性。

与白种人相比，ESEA 的头皮更厚以适应更长的毛囊深度，而且皮肤本身更坚硬、更难切割。无论是用 FUT 还是 FUE 获取供区毛囊都需要特别小心，以避免损伤头皮和毛囊单位。瘢痕疙瘩在 ESEA 中非常罕见，但与白种人相比，ESEA 出现增生性瘢痕的概率较高[8]。

总体来说，现今 ESEA 在毛发方面的审美与白种人没有太大区别。唯一显著的区别是，大多数 ESEA 男性希望拥有较低和平坦的发际线和较圆的额颞角，而白种人文化中更偏爱钟形和较尖的额颞角。

ESEA 以黑色的直发为主，与白种人相比，在颜色的深浅方面没有很多差异。然而，每个民族都有一些特点，从而将东亚人与东南亚人区分开来。

如前所述，ESEA 与白种人之间存在着明显的差异，当患者前来咨询时，外科医生必须注意这些差异，也应完善手术计划和精进技术，以适应每位患者的需要。

89A.3 手术特殊注意点

89A.3.1 发际线设计

由于大多数 ESEA 的额头凸起较少，所以发际线比较平坦，如果有像白种人一样的钟形发际线会不协调。ESEA 一般的面部特征为脸型较短较宽；如果发际线被设计得较低，会使脸看起来更短。过圆的额颞角也可能形成不自然的外观。这两个方面都需要与患者讨论。笔者推测，这种对不自然发际线轮廓的渴望可能是由于受中国电影明星戴假发的影响（▶图 89A.3）。

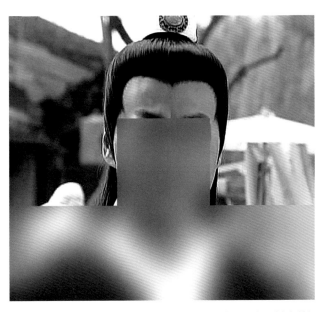

图 89A.3 一位戴假发的中国演员，发际线低，额颞角圆钝

ESEA 的毛发比较粗壮，即使是单根毛发毛囊单位，若其直径较粗也会在发际线上形成不自然的外观。此外，头皮和头发之间的颜色对比使较粗壮的毛发更加明显。纠正和羽化发际线的最佳方法是在分离毛囊过程中分出单根毛发毛囊单位，并将其放置在前排。然而，大部分的单根毛发毛囊单位都是粗壮的；如果没有足够多较细的单根毛发毛囊单位，助手们就需要从双根或三根毛发毛囊单位中分离出较细的单根毛发毛囊单位。至少需要 150 个毛囊来羽化发际线。Kim 和 Choi 建议切割毛乳头，这样头发生长后会变得更细。然而，这种移植毛囊的存活率是不可预测的，一般不推荐[9]。

89A.3.2 供区提取

提取 ESEA 的供区毛囊有优点也有缺点。优点是无论在 FUE 还是 FUT，由于每平方厘米的密度较低且是直发，所以更容易分离毛囊。主要缺点是毛囊较长，因此横断率较高。

对于 FUT，由于供区密度较低，很难提取大量的供区毛囊。一般来说切取较宽的头皮条会引起较宽的供区瘢痕，特别是在乳突区。笔者认为较安全的宽度是枕中部 1.5 cm，乳突区逐渐缩小到 1 cm，颞区的皮肤又相对松弛可以增加到 1.2 cm。在一个大约 3 000 个毛囊单位的大型手术中，如果患者有良好的头皮松弛度和良好的密度，在枕中部切除最多 2 cm，在颞顶区切除 1.5 cm 是较安全的。在大多数 ESEA 患者中，超过 2 cm 宽的头皮条切除将导致不可接受的较宽瘢痕。值得注意的是，深层盲切这种常用于切除椭圆形头皮条的技术，对于毛囊较长的 ESEA 患者来说，由于毛囊可能会在深层平面上改变方向，因此潜在的危险更大。可能导致位于表皮下 1～2 mm 的毛囊干细胞受损[10]。ESEA 患者通常头皮比较坚硬，切取头皮条也较困难。"精细开放式供体提取"技术可以直视供体毛囊，并将供区横断率降低到平均 1.25%[11]。

在 ESEA 患者中进行 FUE 提取毛囊的主要难点是，较低的供区密度限制了在弥漫性稀疏变得明显之前就可以提取的数量，或者在某些情况下，由于毛囊离开头皮的角度为钝角，会导致毛发出现"虫蚀状"外观（▶图 89A.4）。由于毛囊较长，FUE 提取中另

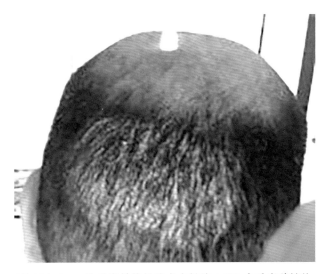

图 89A.4 一次毛囊单位钻取术中钻取 1 500 个毛囊移植物

一个难点为当提取管插入较深时，会增加横断率。在毛发直径较粗的情况下，也需要使用更粗的环钻。

89A.3.3　毛囊种植

受区无论是预打孔还是即插即种法，都需要有必要的深度以适应较长的移植体；否则可能导致鹅卵石状的外观。笔者一般建议 70% 预打孔，剩余的30% 可以即插即种，以及时调整和适应不同的毛囊长度。

89A.4　结论

ESEA 毛发的主要特点为黑色的、直、粗，而且密度较低；因此，可能难以获取大量移植毛囊，也较难使发际线看起来非常自然。ESEA 的毛囊较长，这也使 FUT 和 FUE 的供区毛囊的提取对外科医生来说更具挑战性。然而如果患者是一个合适人选，而且医生非常有经验，植发后的效果会非常好（▶图 89A.5 和▶图 89A.6 ）。

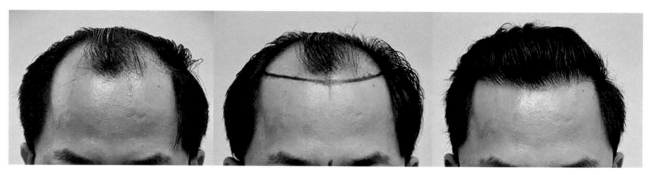

图 89A.5　一次手术中移植 3 066 个毛囊移植物的前后对比

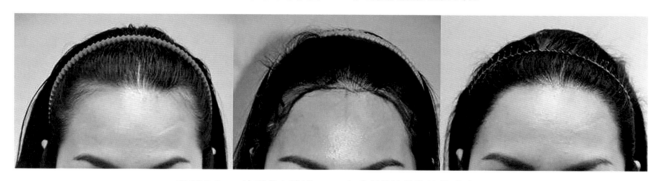

图 89A.6　一次手术中移植 1 586 个毛囊移植单位的前后对比

南亚人的毛发移植手术

Hair Transplantation in South Asian Hair

概要 由于种族特征、文化和态度的原因，南亚患者的毛发移植具有一定的特点。近年因经济自由化、互联网的普及和全球化等原因，人们的态度发生了变化，毛发移植手术也随之增加。

关键词 南亚人的头发，民族特点

关键要点

- 南亚人的皮肤和毛发特征个体间差异性大，这极大影响了毛发移植的结果。
- 宗教习俗，如特殊场合需要剃光头和锡克教徒戴头巾等是需要考虑的重要因素。
- 毛囊单位钻取术（FUE）后的色素减退和头皮条切取术后的宽大瘢痕很常见。
- 患者倾向于更宽的发际线设计。
- 毛发移植正在成为一种重要的白癜风治疗方法。

89B.1 简介

南亚地区主要包括印度、巴基斯坦、孟加拉国、斯里兰卡、不丹、尼泊尔和马尔代夫。这个地区比较独特的是种族差异很大——高加索人、蒙古人、尼格罗人和其他种族，可以看到各个种族类型的毛发，且几个世纪以来的混血导致了头发特征的巨大变化[13]。

南亚人的头骨比白种人和蒙古人的头骨小。在大多数印度患者中，一个头皮条最大可能长度是 28 cm，范围多为 25～32 cm，超过 32 cm 的情况很少见。

印度患者的雄激素性秃发（AGA）近年越来越常见—大多数植发医生认为是由于发病率本身就在

上升。发病年龄也逐渐提前，笔者曾见过年仅 15 岁就患有 AGA 的患者。在 30～50 岁的男性中，58%患有 AGA[14]。在一项研究中，男性中 12.9% 的人有 4～6 级秃发，44.1% 男性有 1～3 级秃发[11]。BASP 分型在临床中更相关、更合适，但在常规实践中也更耗时[15]。

弥漫性秃发患者在考虑是否行毛发移植时尤其要仔细，因为这些患者并不适合毛发移植[16]。糖尿病和高血压（代谢综合征）在印度人口中也越来越常见[17]。

89B.2 毛发特征

89B.2.1 颜色

南亚患者的头发和皮肤颜色组合各不相同。

白皮肤和黑头发：这种组合主要出现在印度北部地区和其他地区的一些患者中。这些人的头发和皮肤颜色对比强烈。

白皮肤和浅色头发：这种组合可见于印度北部地区的患者。头发更容易与背景融为一体。

黑皮肤和深色头发：这种组合出现在印度南部和斯里兰卡的患者身上。在这些患者中，对比度是最小的。其缺点是打孔时，特别是预打孔时，往往难以识别。染料（如亚甲基蓝）对识别预制切口很有用。

89B.2.2 直径

亚洲人的头发比白种人的头发更厚，但实际上每平方厘米的密度更低。可以说，来自印度南部和斯里兰卡的人的头发比来自印度北部的人的头发更厚。根据笔者的经验，毛发的平均厚度在 0.6～0.9 μm。亚洲人毛发比白种人毛发有更厚的毛小皮和更宽的毛小皮细胞，而且亚洲人毛发相比白种人毛发，毛小皮倾斜角度更陡，毛小皮间隔更窄[18]。

89B.2.3　卷曲度

大多数印度人的头发是直的。在所有地区，都有一些患者有不同程度的卷发。但如果出现卷发，通常卷曲程度不高，头发多呈波浪状而非卷曲状。

89B.2.4　密度

未公布的数据显示，患者之间的密度差异很大。每个毛囊单位平均包含 2.2～2.4 根毛发。头皮内不同区域的密度可能不同。根据 Tricho Scan 检测的结果[19]，印度患者的平均毛囊密度是 88.8 FU/cm²。

89B.3　与头发有关的习俗和宗教

印度社会有一个独特的特点，那就是包办婚姻的习俗，现今仍是一种占主导地位的婚姻制度。这意味着父母为年轻男性安排新娘，而脱发对这些男性而言是不合格的。

男性锡克教信徒构成另一个重要的特殊群体。这些被称为 "sardars" 的男人把头发留得很长后把头发打成结，再用一块叫作 "pagdi" 的布紧紧裹住。头发通常用凝胶梳理后进行牵引。这会导致牵拉性秃发，且不仅见于前额区域（▶图 89B.1），也常见于颞部区域。此外，它还见于胡须的下部，因为人们用凝胶来梳理和捆扎头发后会牵引到胡须下部，进一步导致胡须脱落。这主要见于下颌下方，但其至右侧或左侧颌下区也可受累。

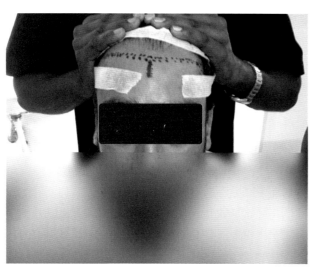

图 89B.1　一位锡克教患者的前额牵拉性秃发

印度众多患者有很强的宗教信仰，他们在一些宗教场合会被要求剃光头，如参观某些寺庙、父亲去世等。在这种情况下，毛发移植的瘢痕会变得很明显，这也是毛囊单位钻取术需求增加的原因之一。

尽管大多数要求行移植的患者都是 24～30 岁的年轻人，但越来越多的 40 岁和 50 岁的患者也开始行毛发移植手术。寻求第二次和第三次手术的患者数量也在增加。笔者进行的所有毛发移植手术中，有 5% 是第二次治疗。女性寻求毛发移植手术的人数也越来越多，占笔者所有患者的近 7%。根据笔者的经验，生活质量研究及其他研究显示[20, 21, 22]，她们的生活方式受到脱发的严重影响。对非那雄胺的恐惧是门诊中的另一个重要问题。笔者建议隔天用药，以减少副作用同时也促使患者开始用药[23]。

89B.4　手术特殊注意点

89B.4.1　发际线设计

印度人一般喜欢较宽的发际线（▶图 89B.2），不欣赏白种人喜欢的 V 形发际线。通常患者会坚持要求较低的发际线，因此适当的宣教成为门诊中非常重要的环节。但是颞部边缘不被视为特别重要。

89B.4.2　头皮条切取：供区皮肤特征

在东亚人身上进行头皮条分离通常要容易得多，因为黑色的毛发很容易被看到；许多植发医生使用显微镜来切成小的头皮条，但只用放大镜来进行单个毛囊单位的分离。

然而需要注意的是，南亚人皮肤或棕色皮肤有一些特殊的愈合特点。

• 皮肤的弹性：一般认为，南亚人的皮肤弹性较差，因此可以切除的宽度也比较有限。多数资深植发医生都认为，最好不要切除超过 2 cm 的头皮条，在大多数情况下，应限制在 1.2～1.5 cm[19]。最好切除狭长的椭圆头皮，而不是小的宽条头皮，以防止形成宽的瘢痕（▶图 89B.3）。

• 瘢痕疙瘩和增生性瘢痕：虽然瘢痕疙瘩在黑种人中很常见，但笔者在南亚人中较少观察到瘢痕疙瘩，除非是项部瘢痕疙瘩性痤疮的情况。即使是在其他部位（如肩部和胸部）有瘢痕疙瘩的患者，只要适当注意切除的宽度和缝合技术，头皮条切取手术也可以安全进行。

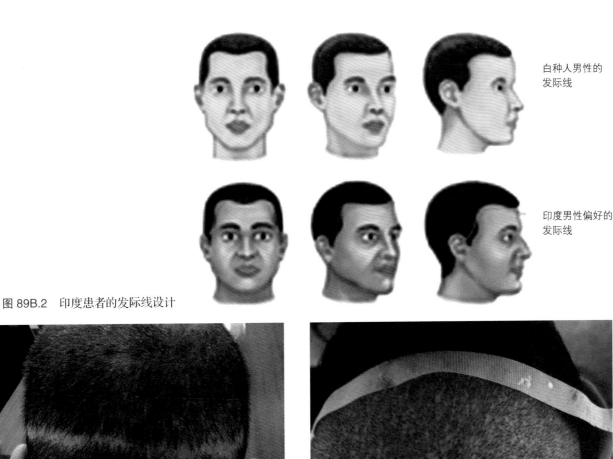

白种人男性的
发际线

印度男性偏好的
发际线

图 89B.2 印度患者的发际线设计

图 89B.3 头皮条切除后宽大且色素减退的瘢痕

图 89B.4 毛囊单位提取术的色素减退瘢痕

89B.4.3 毛囊单位提取术获取毛囊

虽然最初认为印度人毛发的 FUE 需要使用较粗的环钻，但有经验的外科医生用直径 0.8～0.9 mm 的环钻成功地进行了 FUE。毛囊的平均真皮长度在 4.5～5.5 mm，因此在提取时需穿透 2～3 mm 深度以直接切断立毛肌。直接毛发移植可以最大限度地减少毛囊离体时间，即在获取毛囊前于受区预打孔，并在获取毛囊的同时进行毛发移植[19,24]。

89B.4.4 色素减退的瘢痕

由于黑素细胞的消耗，南亚人在头皮条切取术和 FUE 后都会出现色素减退的现象，这种情况在 FUE 后尤其常见（▶图 89B.4），并可能导致供区的外观较差。有人建议将文饰作为一种辅助治疗，以

改善这种供区外观。

有研究表明，在第二次 FUE 手术中，横断率会增加，高达 6.2%[25]。印度植发医生已经开始使用体毛移植，但这只适用于那些有足够体毛的患者[26]。

■ **毛囊单位头皮条切取术与毛囊单位钻取术的联合应用**

一些植发医生已经使用这种技术来获取更多单位的供区毛囊，以克服单独使用 FUT 或 FUE 的大型手术的缺点。对头皮弹性较差并因此不建议使用较宽的头皮条的印度患者非常有效。

■ **移植受区**

受区处理方法一般与其他地方相同。大多数外科医生都喜欢采用垂直切口。许多年轻的植发医生开始

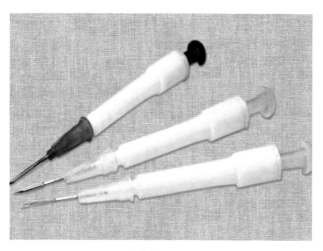

图 89B.5 印度使用的 SAVA 种植笔

使用印度制造的种植笔-SAVA 种植笔（▶图 89B.5）。

89B.5 毛发移植治疗白癜风

白癜风是一种常见的疾病，对棕色皮肤的人种会造成很大的社会困扰。在印度，毛发移植的一个独特作用是利用移植对白癜风进行手术治疗[27-32]。

89B.6 伦理问题

最近有报道称，美国一名医学生在毛发水疗中心进行毛发移植后死亡，这让我们需要严肃思考毛发移植手术：应该由谁实行手术，在哪里做，以及如何做好手术[33-35]。

Ali Abbasi, Ramin Rabbani, Sheida Abbasi

刘清　张佩祺　译，吴巍　李政　审校

西亚人的毛发特征
West Asian Hair Characteristics

概要　有三个主要的种族毛发特征明显：非洲人、白种人和亚洲人。众所周知，亚洲人的毛发数量比白种人少[36]。根据头发特征，可将西亚人划分为三个大的种族亚群：波斯人、土耳其人和阿拉伯人。西亚人的头发特征（颜色、直径、形状、密度、终毛毳毛比、生长期休止期比例）有更多的差异性，但在这三种类型（非洲人、白种人和亚洲人）的头发中，纤维的内部结构没有明显的差异。通过医学文献的研究，笔者无法找到更多关于阿拉伯和土耳其民族亚群的毛发特征。与东亚人和白种人相比，这些数据仅限于波斯（伊朗）民族亚群。根据研究，伊朗人的总头发密度、毛囊单位和毛干直径都明显高于东亚人。最后，与其他亚洲人和白种人相比，伊朗人的头发数量与白种人相同或接近，并明显高于其他亚洲人。

关键词　西亚和波斯（伊朗）的毛发特征，伊朗人的毛囊单位钻取术（FUE）和毛囊单位头皮条切取术（FUT）

关键要点

- 有三个主要的种族毛发特征明显：非洲人、白种人和亚洲人。众所周知，亚洲人的毛发数量比白种人少。
- 伊朗人的毛发数量与白种人相同或相近；并且明显高于其他亚洲人。
- 对伊朗人头发特征的研究，评估了头皮三个区域（发旋、颞部和枕部）的头发颜色、直径、密度、卷曲度、终毛毳毛比、生长期休止期比例，表明伊朗人和东亚人的头发参数有显著差异。

89C.1　背景

根据种族背景，即非洲人、白种人和亚洲人，前文已描述了毛发特征的差异。众所周知，亚洲人的毛发数量比白种人少[35]。

亚洲人头发参数和特征的研究主要在东亚人中进行，而关于西亚人的文献报道很少。西亚是一个包括波斯、土耳其和阿拉伯三个大民族的地区，这个群体的毛发特征差异性很大（颜色、直径、形状、密度、终毛毳毛比、生长期休止期比例）。然而，在这三种类型的毛发中，纤维的内部结构没有明显的差异[37]。

笔者无法通过医学文献的研究找到更多关于阿拉伯和土耳其民族亚群的毛发特征的信息，因此所提供的大部分数据仅限于波斯（伊朗）民族亚群以及与东亚人和白种人的比较。对伊朗人头发特征的研究评估了头皮的三个区域（发旋、颞部和枕部）的颜色、直径、形状、密度、终毛毳毛比、生长期休止期比例。这些研究表明，伊朗人和东亚人的头发参数之间存在着明显的差异。

89C.2　伊朗人头发特征的评价

密度

在一项评估 135 名儿童的研究中，包括 70 名男童（51.9%）和 65 名女童（48.1%），年龄在 10～15 岁，平均 12.5 岁，不合并任何毛发或系统疾病（表 89C.1），显示额部毛发密度最高，平均终毛密度为 288.78 ± 58.83 根 /cm²，平均毳毛密度为 34.74 ± 16.51 根 /cm²，毛发平均密度为 323.58 ± 66.34 根 /cm²。在头顶中间区，终毛密度为 199.28 ± 61.46 根 /cm²，毳毛密度为 27.11 ± 9.28 根 /cm²，毛发平均密度为 266.44 ± 65.55

根 /cm^2。在颞部，终毛密度为 234.78 根 /cm^2，毳毛密度为 24.13 根 /cm^2，毛发平均密度为 258.78 ± 60.34 根 /cm^2。在枕部，终毛密度为 259.15 ± 57.17 根 /cm^2，毳毛密度为 32.8 ± 15.76 根 /cm^2，毛发平均密度为 258.19 ± 60.34 根 /cm^2（表 89C.1）[38]。

表 89C.1 比较研究中 10～15 岁儿童头皮不同部位的终毛、毳毛和毛发总数每平方厘米的平均密度

	终　毛	额部毳毛	毛发总数
额部	288.87	34.74	323.52
头顶中间区	199.26	27.11	226.44
颞部	234.78	24.00	258.78
枕部	259.15	32.81	288.19

在另一项针对伊朗成年人的研究中，调查平均年龄为 30～33 岁的男性和女性的毛发数量，男性为 37.7 根 /4 mm 环钻，女性为 33.1 根 /4 mm 环钻。对于患有雄激素性秃发（AGA）的男性和女性，平均数分别为 29.1 根 /4 mm 和 30.1 根 /4 mm 环钻；两组之间在终毛、毳毛和总计数方面没有明显差异[39]，平均每个毛囊单位有 1.92 根头发[40]。

在另一项针对 400 名 29～47 岁男性的研究中，枕部的头皮毛发由 36.3% 单根毛发毛囊单位、40% 双根毛发毛囊单位、19.3% 三根毛发毛囊单位、4% 的四根毛发毛囊单位和 0.4% 五根毛发毛囊单位组成。

每个毛囊单位的平均毛发数量为 1.92 根[40]，平均毛囊密度为 97 FU/cm^2。

如表 89C.2 所示，伊朗人的总头发密度明显高于其他东亚人。从表 89C.3 和表 89C.4 可以看出，伊朗人的头发数量与白种人相同或接近，但明显高于其他亚洲人。这也许可以解释为什么西亚人可以获取更多毛囊[4, 36, 39-44]。

伊朗男性的平均头发直径为 95 μm，而东亚人为 71 μm，白种人为 70 μm[45]，他们的头发一般是直的，颜色深或黑色。从表皮到毛乳头的毛囊长度（毛囊生长期）是非常重要的，伊朗人的毛囊平均长度是 4.5 mm，而东亚人是 5.5 mm，白种人是 4.5 mm。在 FUE 获取供区毛囊时，毛囊的长度对影响横断率至关重要。随着移植毛囊长度的增加，横断率也会增加。

表 89C.2 亚洲人枕部 4 mm 环钻获取的毛囊数量比较

	终　毛	毳毛	总毛发数	生长期休止期比例	终毛毳毛比
伊朗人[5]	34 6.5	2.4	36.4	93.7 : 6.3	17.8 : 1
泰国人[6]	16.5 ± 8.4	6.9 ± 7.0	28.3 ± 9.2		
韩国人[7]	14.9 3.2	1.1	16.1	93.6 : 6.4	13.5 : 1
中国台湾人[8]	20.5	0.8	21.3	91.6 : 8.4	25.3 : 1
中国大陆人[9]			24.3		

表 89C.3 韩国人、美国白人和伊朗人之间正常头发数量的比较

	伊朗人	亚洲人			美国白种人[11]
		韩国人[10]	泰国人	中国台湾人	
年龄（岁）	35.5	35	34	36	43.5
总毛发数量	36.4	16.1	28.3	21.3	40.2

表 89C.4 伊朗人和其他人群的毛囊单位的比较

毛囊单位	白种人（%）	韩国人（%）	日本人（%）	泰国人（%）	伊朗人（%）
1 根毛发毛囊单位	10	37	30	24	36.3
2 根毛发毛囊单位	40	38	50～55	64	40
3 根毛发毛囊单位	50	25	15～20	13	19.3
4～5 根毛发毛囊单位					4.4

89C.3 手术特殊注意点

89C.3.1 患者选择

供区或受区瘢痕疙瘩或增生性瘢痕的发生率，在伊朗人的年轻人中与东亚人相同。在易患瘢痕疙瘩的人群中，FUT 比 FUE 更容易形成瘢痕疙瘩。为了防止在 FUT 中形成瘢痕疙瘩，供区头皮条应该做成长而窄，并且应该使用隐藏式缝合法来减少供区瘢痕。在选择手术方法之前，应该对患者筛查这些问题。

89C.3.2 伊朗人的发际线

最典型的伊朗人发际线形状是宽而平的，在额颞角处有一个与东亚人相似的曲线（▶图 89C.1）[46]。

由于影响面部轮廓，设计一个自然的发际线时考虑这几个方面非常重要。年轻人的颞部毛发重建通常需要对额部发际线进行一定程度的侧向扩张，而年长的患者则不需要这样做（▶图 89C.2 和▶图 89C.3）。

89C.3.3 供区提取时需考虑的因素

西亚患者的获取供区毛囊有两种方法：FUE 和 FUT。本章前述部分已经介绍了需要特殊考虑的细节。

因为伊朗人的毛发密度较高，毛干直径较大，用于 FUE 的环钻直径通常应为 1 mm 或更大，以尽量减少横断率。由于使用了较大直径的环钻，伊朗人在 FUE 后的细针状瘢痕比其他亚洲人和白种人更明显。供区头皮条应该更长更窄，应该使用隐藏式缝合法闭合切口以减少线状瘢痕。

89C.3.4 受区需考虑的因素

为了在伊朗人患者中创建自然的发际线和理想的外观密度，应考虑四个重要方面。

- 设计一个中间平坦、两侧轻度上扬的前额发际线和圆润的前颞角。

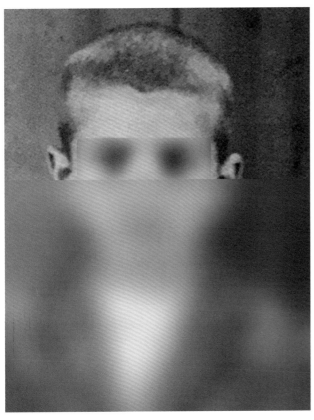

图 89C.1 伊朗人中最常见的发际线形状：宽而平，像东亚人一样在额颞角有一个曲线

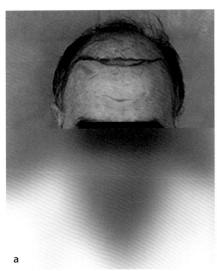
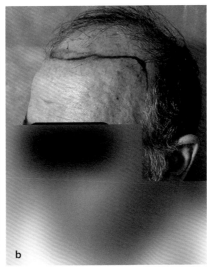
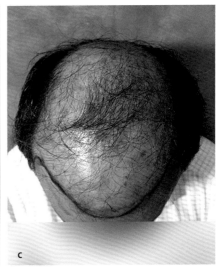

a　　　　　　　　　b　　　　　　　　　c

图 89C.2 伊朗人的发际线设计

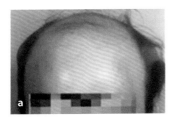
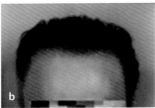
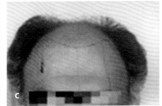
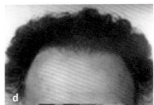

a　　　　b　　　　c　　　　d

图 89C.3 年轻人的颞部毛发整形通常需要对额部发际线进行一定程度的侧向扩张，但老年人则不需要

- 平均密度为 30～40 FU/cm^2；高于 40 FU/cm^2 的密度对移植毛囊的存活和再生的效果是不确定的（▶图 89C.2）。
- 考虑到头发的方向是由左向右的[45]。

- 防止术后面部水肿（无论是 FUT 还是 FUE）且需要毛发顺利生长。建议使用 Abbasi 溶液（100 mL 正常生理盐水 +1 mL 的肾上腺素 +40 mg 曲安奈德）[47,48]。

参 考 文 献

[1] Avram MR, Rogers NE. Hair Transplantation. 1st ed. Cambridge, MA: Cambridge University Press; 2009

[2] Ortega-Castillejos DK, Pathomvanich D. Retrospective assessment of follicular unit density of Asian men with androgenetic alopecia. Dermatol Surg. 2017; 43(5): 672−683

[3] Yoo J. Analysis of hair characteristics in Korean using phototrichograms. In: Unger W, Shapiro R, eds. Hair Transplantation. 4th ed. New York, NY: Marcel Dekker; 2004: 892−897

[4] Tsai RY, Lee SH, Chan HL. The distribution of follicular units in the Chinese scalp: implications for reconstruction of natural-appearing hairlines in Orientals. Dermatol Surg. 2002; 28(6): 500−503

[5] Hwang S. Hair transplantation in East Asian males. In: Unger W, Shapiro R, Unger R, Unger M, eds. Hair Transplantation. 5th ed. London: Informa Healthcare; 2011: 428−430

[6] Lee I-J, Jung JH, Lee YR, Kim JC, Hwang ST. Guidelines on hair restoration for East Asian patients. Dermatol Surg. 2016; 42(7): 883−892

[7] Pathomvanich D. Donor harvesting: a new approach to minimize transection of hair follicles. Dermatol Surg. 2000; 26(4): 345−348

[8] Li-Tsang CW, Lau JC, Chan CC. Prevalence of hypertrophic scar formation and its characteristics among the Chinese population. Burns. 2005; 31(5): 610−616

[9] Kim JC, Choi YC. Hair follicle regeneration after horizontal resectioning: implications for hair transplantation. In: Stough DB, Haber RS, eds. Hair Replacement Surgical and Medical. St. Louis, MO: Mosby; 1996: 358−363

[10] Kim, DY. Saving the sebaceous gland in trichophytic closure. Hair Transplant Forum Int. 2009; 19(3): 89

[11] Tan TY, Pathomvanich D. Follicular transection rate in FUT in Asians: 15 years later. Hair Transplant Forum Int. 2017; 27(1): 6−7

[12] Hwang S, Cotterill P. Intra-patient graft length differences influencing depth controlled incisions. Hair Transpl Forum Int. 2012; 22: 122−123

[13] http://www.yourarticlelibrary.com/essay/anthropology/racial-classification-of-indian-people-by-different-anthropologist/41839/. Accessed on November 21, 2016

[14] Krupa Shankar D, Chakravarthi M, Shilpakar R. Male androgenetic alopecia: population-based study in 1,005 subjects. Int J Trichology. 2009; 1(2): 131−133

[15] Agarwal S, Godse K, Mahajan A, Patil S, Nadkarni N. Application of the basic and specific classification on patterned hair loss in Indians. Int J Trichology. 2013; 5(3): 126−131

[16] Gupta M, Mysore V. Classifications of patterned hair loss: a review. J Cutan Aesthet Surg. 2016; 9(1): 3−12

[17] Prasad DS, Kabir Z, Dash AK, Das BC. Prevalence and risk factors for metabolic syndrome in Asian Indians: a community study from urban Eastern India. J Cardiovasc Dis Res. 2012; 3(3): 204−211

[18] Takahashi T, Hayashi R, Okamoto M, Inoue S. Morphology and properties of Asian and Caucasian hair. J Cosmet Sci. 2006; 57(4): 327−338

[19] Venkataram M. Direct hair transplantation (DHT): an innovative follicular unit extraction (FUE) technique of hair transplantation. J Cutan Aesthet Surg. 2013; 6(2): 100−105

[20] Wells PA, Willmoth T, Russell RJ. Does fortune favour the bald? Psychological correlates of hair loss in males. Br J Psychol. 1995; 86(Pt 3): 337−344

[21] Schmidt S, Fischer TW, Chren MM, Strauss BM, Elsner P. Strategies of coping and quality of life in women with alopecia. Br J Dermatol. 2001; 144(5): 1038−1043

[22] Sawant N, Chikhalkar S, Mehta V, Ravi M, Madke B, Khopkar U. Androgenetic alopecia: quality-of-life and associated lifestyle patterns. Int J Trichology. 2010; 2: 82−85

[23] Mysore V, Shashikumar BM. Guidelines on the use of finasteride in androgenetic alopecia. Indian J Dermatol Venereol Leprol. 2016; 82(2): 128−134

[24] Pradeep S, Arika B. Direct hair transplantation: a modified follicular unit extraction technique. J Cutan Aesthet Surg. 2013; 6(2): 100−105

[25] Dua A, Dua K, Extraction RKFU. Mega and giga sessions. In: Mysore V, ed. Hair Transplantation. New Delhi: Jaypee Brothers Medical Publishers; 2016: 213−220

[26] Mysore V. Body hair transplantation: case report of successful outcome. J Cutan Aesthet Surg. 2013; 6(2): 113−116

[27] Chouhan K, Kumar A, Kanwar AJ. Body hair transplantation in vitiligo. J Cutan Aesthet Surg. 2016; 9(3): 209−210

[28] Thakur P, Sacchidanand S, Nataraj HV, Savitha AS. A study of hair follicular transplantation as a treatment option for vitiligo. J Cutan Aesthet Surg. 2015; 8(4): 211−217

[29] Chatterjee M, Neema S, Vasudevan B, Dabbas D. Eyelash transplantation for the treatment of vitiligo associated eyelash leucotrichia. J Cutan Aesthet Surg. 2016; 9(2): 97−100

[30] Kumar A, Mohanty S, Sahni K, Kumar R, Gupta S. Extracted hair follicle outer root sheath cell suspension for pigment cell restoration in vitiligo. J Cutan Aesthet Surg. 2013; 6(2): 121−125

[31] Gupta J, Chouhan K, Kumar A, Ariganesh C. White hair removal with follicular unit extraction. J Cutan Aesthet Surg. 2013; 6(2): 111−112

[32] Kirane V. Ergonomics in hair transplant surgery: spinal problems and exercises. In: Mysore V, ed. Hair Transplantation. New Delhi: Jaypee Brothers Medical Publishers; 2016: 427−431

[33] Mysore V, Anitha BS. Checklists for surgical safety in dermatosurgery. J Cutan Aesthet Surg. 2009; 21(1): 1−3

[34] Mysore V. Hair transplantation surgery: its current status. J Cutan Aesthet Surg. 2010; 3(2): 67−68

[35] Patwardhan N, Mysore V, IADVL Dermatosurgery Task Force. Hair transplantation: standard guidelines of care. Indian J Dermatol Venereol Leprol. 2008; 74 Suppl: S46−S53

[36] Lee HJ, Ha SJ, Lee JH, Kim JW, Kim HO, Whiting DA. Hair counts from scalp biopsy specimens in Asians. J Am Acad Dermatol. 2002; 46(2): 218−221

[37] Franbourg A, Hallegot P, Baltenneck F, Toutain C, Leroy F. Current research on ethnic hair. J Am Acad Dermatol. 2003; 48(6) Suppl: S115−S119

[38] Abbasi S, Abbasi A. Evaluation of scalp hair density in 135 Iranian children, 10−15 years old. ISHRS 21st Annual Scientific Meeting, San Francisco, CA, October 23−26, 2013

[39] Aslani FS, Dastgheib L, Banihashemi BM. Hair counts in scalp biopsy of males and females with androgenetic alopecia compared with normal subjects. J Cutan Pathol. 2009; 36(7): 734−739

[40] Mohebbipour A, Soghrati M. Characteristics of Follicular Units, Extracted Using Follicular Unit Extraction (FUE) Method in Iranian Patients. AAHRS 5th Annual Scientific Meeting, Bangkok, Thailand, March 31-April 1, 2017

[41] Yaprohm P, Manonukul J, Sontichai V, Pooliam J, Srettabunjong S. Hair follicle counts in Thai population: a study on the vertex scalp area. J Med Assoc Thai. 2013; 96(12): 1578−1582

[42] Choi GS. Hair characteristics and androgenetic alopecia in Koreans. J Korean Med Assoc. 2013; 56(1): 45−54

[43] Ko JH, Huang YH, Kuo TT. Hair counts from normal scalp biopsy in Taiwan. Dermatol Surg. 2012; 38(9): 1516−1520

[44] Whiting DA. Diagnostic and predictive value of horizontal sections of scalp biopsy specimens in male pattern androgenetic alopecia. J Am Acad Dermatol. 1993; 28(5, Pt 1): 755−763

[45] Pathomvanich D. Hairtransplantation in Asians. In: Haber RS, Stough DB, eds. Hair Transplantation. Philadelphia, PA: Elsevier Saunders; 2006: 149−156

[46] Tan TY. Naturally occurring hair line in Orientals of Southeast and East Asian origin. ISHRS Forum. 2016; 26(5)

[47] Gholamali A, Sepideh P, Susan E. Hair transplantation: preventing postoperative oedema. J Cutan Aesthet Surg. 2010; 3(2): 87−89

[48] Abbasi G. Hair Growth Outcome and Survival Rate after Using Abbasi's Solution in Recipient Area. ISHRS 13th Annual Scientific Meeting, Sydney, Australia, August 24−28, 2005

黑种人的毛发移植

Hair Transplantation in Black Patients

概要 描述黑种人头发的传统术语有多种（卷发、怪发、非洲发等），但最合适的术语也许是"高质感的"头发（"highly textured" hair，HTH）。这种头发实际上可以出现在其他种族的患者，这一章主要针对黑种人患者。这种 HTH 的覆盖能力比直发更好，但与直发相比，HTH 毛囊提取更具挑战性，因为更难避免毛干横断且横断率相对更高。植发医生必须意识到，毛发卷曲通常会从毛囊的顶部延续到底部，包括毛根。因此，应特别注意供区毛囊的提取，以确保毛囊的完整性。在本章节中，对于毛囊单位头皮条切取术（FUT）和毛囊单位钻取术（FUE）从供区提取毛囊单位，有一定的技巧和实践建议。在这两种手术中，经验丰富的外科医生和一支敬业的助手团队对于获取 HTH 患者毛囊的结果至关重要。

关键词 毛发移植，高质感的头发，卷发，黑种人患者 FUE 手术的建议，黑种人患者 FUT 的建议，毛囊炎

关键要点

- 术前仔细评估黑种人患者的毛干方向。
- 术前不要对提取的毛囊数量给出太多承诺，而要专注于可以达到的覆盖效果。
- 如果手术初尝试行毛囊单位钻取术效果不佳，应立即换用毛囊单位头皮条切取术。
- 无论是提取还是植入，都需要充足的时间。

90.1 简介

不同文化和民族的毛发特征和风格各不相同，在他们的生活中发挥着重要作用，往往传达着性别、阶级、个性和美的重要概念[1]。因毛发独特的性质和质地，这点在非洲裔中尤其明显[2]。在非洲人中，头发具有强烈的象征意义。它的意义融入了他们的文化和日常生活，是一种自我表达的方式[3]。

在过去，美容整形手术在黑种人群体中被视为"白种人"做的事情，也是浪费金钱和虚荣心的表现。然而，目前越来越多的黑种人男性和女性对改善自己的外表这件事态度更开放，毛发移植也不例外。虽然目前没有数据详细说明接受毛发移植的黑种人患者的确切比例，但很多从业人员在实践中看到了这一群体的需求不断增加[4]。

以前的"塞子"技术在黑种人人群中没有可靠的成功率[5]。20 世纪 90 年代，毛囊单位头皮条切取术的普及实现了更高的成功率和更自然的外观，这反过来又增加了黑种人的需求。由于极短头发在大多数黑种人男性中的流行及对供区可见瘢痕的担忧，在 21 世纪初毛囊单位钻取术出现后，黑种人患者对毛发移植治疗的需求进一步增加。

90.2 毛发特征

头发的形态特征，如卷曲、直径和密度，可以根据种族来源和民族进行大致的分类。例如，亚洲人的头发通常直、粗且横截面为圆形；白种人的头发通常直、中等直径且横切面为椭圆形；黑种人的头发高度卷曲、较细且横截面为椭圆形（▶图 90.1）。

黑种人患者的头发具有独有的特征，在发型、头发健康和毛发移植术方面都有利有弊。黑种人头发的传统术语有很多种，包括卷发、怪发、非洲发等，但最合适的术语也许是"高质感的"头发。这种 HTH 的覆盖能力比直发更好，但与直发相比，它的毛囊提取更具挑战性，因为毛囊横断更难避免，发生频率相对更高。这种头发实际上也会出现

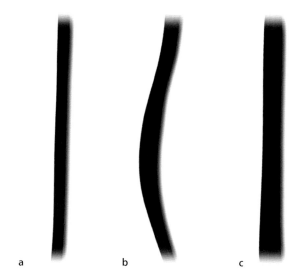

图 90.1　不同种族头发的示意图。a. 白种人：头发略微弯曲，中等直径的发干。b. 黑种人：略微扁平，丝带状，中等直径的发干。c. 亚洲人：毛干更直、更粗

在其他种族的患者中，但这一章主要针对黑种人患者。在本章中，我们将使用术语 HTH 来指代黑种人患者的毛发特性，这将在后面更详细地描述。

90.2.1　卷曲

头发的形状和卷曲反映了在毛干成型过程中皮质中交联物的变化。新陈代谢和皮肤结构的遗传差异是决定这些差异的原因[5]。黑种人患者具有"高质感的"头发。卷曲的程度可以从中等卷曲到高度卷曲。黑种人的 HTH 容易干燥，角质层比其他类型头发更容易老化。这种干燥程度与卷曲程度成正比，卷曲的程度会影响头皮产生的皮脂的分布。因

此，黑种人在理发过程中更容易受到物理损伤和破坏，需要特别注意保湿。常用的头发拉直操作会导致这一人群的头发和头皮损伤。通常需要反复使用有毒的化学松发剂和（或）高达 400℃ 的高温以拉直 HTH。这些操作会使这些患者出现头皮灼伤和不同程度的脱发[6]。

与直发相比，高度卷发的主要好处是同样数量的头发可以覆盖更多的头皮面积，并产生头发更茂密的视觉效果。另一方面，在极端卷曲的情况下，毛干垂直进入皮肤，并继续在皮肤下方卷曲，其路径和卷曲度是从表面无法预测的（▶图 90.2）。同时黑发底部有分叉的趋势，这些特点增加了 FUT 和 FUE 供区毛囊提取阶段被横断的风险（▶图 90.3），此为极端卷曲毛发的劣势。

90.2.2　头发和头皮的颜色对比度

同样被认为是"黑种人"的人群中，头发和皮肤的颜色也会有很大的差异，从浅棕色到深黑色。深色皮肤上的黑色头发对比度低，加上"高质感的"头发，低对比度的好处是增加了头发茂密的视觉效果。颜色对比度降低的缺点是更难观察手术区域，这使得观察患者脱发的具体情况和毛囊单位的植入都变得更加困难。受区染色和（或）交叉极化来提高受区的可视化可能在治疗这些患者的过程中非常有用。

90.2.3　毛发密度和毛发直径

黑种人的毛发密度明显低于白种人（分别为

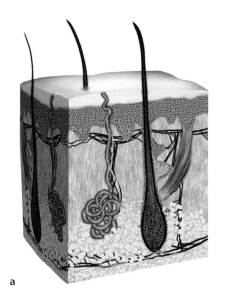
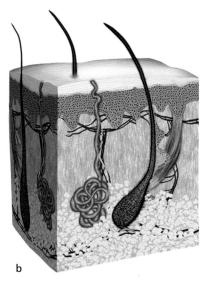

图 90.2　a. 直毛囊。b. 卷曲毛囊（经允许引自 Belal Kamel）

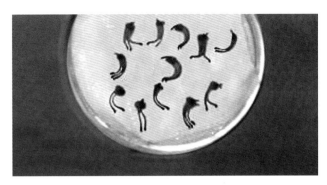

图 90.3　一位卷发黑种人患者的毛囊，可见卷曲且分叉的毛囊底部

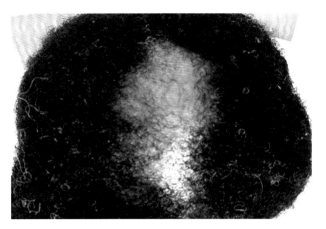

图 90.5　中央离心性瘢痕性秃发

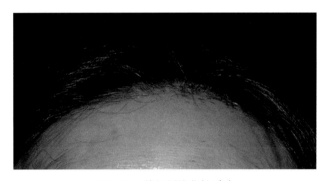

图 90.6　前额纤维化性秃发

$60 \sim 65 \ FU/cm^2$ 和 $80 \sim 100 \ FU/cm^2$）[7]。黑种人的毛发直径也低于其他种族。黑种人的毛干直径平均为 $60 \sim 65 \ \mu m$，而白种人为 $70 \sim 75 \ \mu m$，东亚人接近 $100 \ \mu m$。密度低和直径小的这些特点使得实现浓密的视觉效果更加困难，在设计黑种人患者的毛发移植术时必须考虑到这些。然而，由于前面提到的高卷曲度和低颜色对比度的特征，降低了满足患者的预期效果所需的实际毛发密度，因此通常可以取得良好的效果。一些人认为，黑种人与其他种族相比只需要大约 50% 的毛发密度就能产生良好的覆盖率。

90.3　评估和注意事项

　　大多数黑种人男性患者的主要问题是典型的雄激素性秃发。他们的目标通常是重建前额发际线和提高毛发覆盖率。黑种人女性患者的情况可能会更复杂。她们经常出现由于牵拉性秃发（TA）导致的脱发，这会导致额颞部发际线后退（▶图 90.4）。这与长期使用头发造型工具或扎辫过紧有关。在其

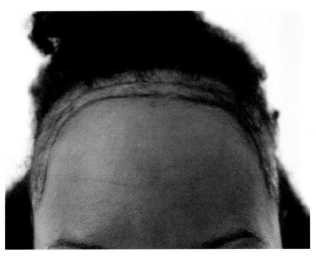

图 90.4　牵拉性秃发导致的额颞部发际线后退

早期阶段，可以进行米诺地尔等保守措施和适当的患者教育。另一个在黑种人女性中并不罕见的问题是终末期中央离心性瘢痕性秃发（CCCA；▶图 90.5）或前额纤维化性秃发（FFA；▶图 90.6）。终末期 CCCA 通常会在受累区域造成离心型秃发。在进行毛发移植之前需要确认受区没有急性炎症反应。即便如此，进行毛发移植的决定也存在争议。有经验的外科医生认为在疾病稳定 2 年后，在持续监测下可以尝试手术。如果对诊断有疑问，可以行病理活检[8,9]（见第 76 章）。

　　黑种人患者容易出现项部瘢痕疙瘩性痤疮（acne keloidails nuchae，AKN）和胡须毛囊炎（folliculitis barbue，PFB）。虽然确切病因尚不清楚，但与受累区域的剃发、刺激和创伤有关。许多人认为，真皮中毛糙、卷曲的头发初始的炎症是一个刺激因素，导致最初的脓疱，然后演变为慢性炎症和最终的瘢痕。黑种人患者由于卷发而导致的较高的毛囊横断率也可能会增加毛发移植术后发生 AKN 或 PFB 的风险。在手术前和手术后阶段，面对这些情况毛发移植外科医生都需提高警惕。早期诊断和治疗有助于防止这种慢性疾病的发展。

在黑种人患者中，创伤后色素沉着或色素脱失很常见。对于 FUE，人们特别关注在供区提取部位形成的可见"白点"。

手术供区的瘢痕疙瘩和增生性瘢痕在黑种人患者中更常见。这在线性头皮条切取的部位更明显，但在 FUE 中也可能偶尔发生，特别是当供区是胸部时[10]。如果有这方面的担心，术前应测试提取部位。

镰状细胞和葡萄糖-6-磷酸脱氢酶（glucose-6-phosphate dehydrogenase，G6PD）缺乏症可出现在一小部分（约 10%）黑种人患者中。在大多数情况下，这些遗传病症状轻微，但也有少部分重症患者。当年轻患者准备进行毛发移植时，他应该知道自己是否患有这些疾病之一，同时医生应该意识患者患遗传病的可能并详细询问病史[10]。

90.4 手术方法

额部发际线设计

在黑种人中，占主导地位的颅骨中部形状会影响额部发际线的形状。平坦的发际线通常更受欢迎，看起来也更自然。然而，这需要根据供区毛发的供需情况以及未来脱发的可能性进行调整。将颞部发际线向前移，而不是横向延伸额部发际线，是创造更平坦发际线的安全有效的方法（参见第 40章）。在黑种人女性中，发际线可以设计为中央平坦并横向向下弯曲，更接近圆形或椭圆形。

90.5 供区提取

90.5.1 提取技术的选择

供区提取无论是通过 FUE 还是 FUT，在技术上对黑种人患者来说都更加困难，而且本质上具有更高的毛囊横断的风险。这是由于前面讨论的毛发卷曲和分叉的特征。然而，随着时间的推移，已经有了技术的进步来解决这些问题。尽管黑种人患者提取毛囊较难，随着新技能、经验和适当技术的应用，FUE 和FUT 通常都能提取出低横断率的毛囊移植体。

黑种人患者供区提取选择应用 FUE 或 FUT 的考虑与其他种族相似，但有以下注意事项。目前大多数黑种人男性留着极短的头发，笔者认为在这些患者应该先尝试 FUE 以降低可见瘢痕的风险。然而，如果出现大量的毛囊横断，医生和患者应该准备修改手术方案为 FUT（或停止手术），而不是破

坏患者的供区。

对于留着较长头发的黑种人女性（和一些男性）来说，FUT 和显微解剖通常是笔者的首选，因为在笔者手中，这种技术可实现更少的毛囊横断。

90.5.2 针对黑种人群体的毛囊单位钻取术建议

一般来说，与白种人相比，对黑种人患者应该谨慎地采取更保守的态度和较小的手术规划。医生应该计划更长的手术时间，并留出更多的时间来提取毛囊。例如，在笔者的实践中，其通常每小时提取 800 个毛囊单位，但计划黑种人患者每小时只能提取 500 个毛囊单位。

正如 Rassman 医生所述[11]，初步的 Fox 测试在黑种人患者中尤其有用，以确定是否可以安全地提取毛囊。FUE 手术中需要对最初的 50 个毛囊移植体进行仔细的检查。如果毛囊横断率较高，可以尝试调整提取钻头尺寸、提取深度、提取钻头类型等技术参数。这种监测应在手术过程中在供区的不同位置重复进行，以进行质量控制。

膨胀液注射和使用非优势手对头皮进行反向牵拉在卷发中很有用，因为这些操作能够将毛囊拉直，并将毛干与头皮的角度提高到更垂直的位置，从而将毛囊横断的概率降至最低（▶图 90.7）。

一般来说，对于黑种人患者应该选择直径较大的环钻。黑种人患者的内径可以达到 1.0～1.2 mm，这比传统的直发使用的 0.8～0.9 mm 的环钻要大。较大直径的环钻避免了横断黑种人常见的卷曲的毛干和分叉的毛囊根部（▶图 90.8）。

当使用锋利的环钻时，限制提取的深度是避免横断的关键。最初的提取深度通常为 2～3 mm，但需要在初始 FOX 测试期间调整为理想的深度。由于提取深度有限，导致一些残留的深层结构未被切断，毛囊移植体不会自发弹出。因此，拔取毛囊对技巧要求很高，通常使用双手拔取技术来仔细地取出毛囊移植体，而不会造成移植体创伤。用锋利的提取钻头对黑种人患者进行 FUE 需要技巧和经验。一些医生在使用环钻时更喜欢手动提取技术，因为他们认为这可以让他们有更好的"感觉"来控制头发深度，以避免头发横断[12]。

钝性环钻、扁平环钻和较新的混合提取钻头相对不容易造成横断，许多外科医生一直在使用它们来给黑种人患者提取毛囊[13]。对于经验较少的人

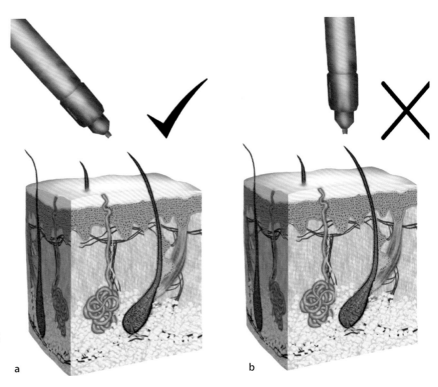

图 90.7 a., b. 卷发需要直径较大的环钻，并与头皮呈锐角提取（经允许引自 Belal Kamel）

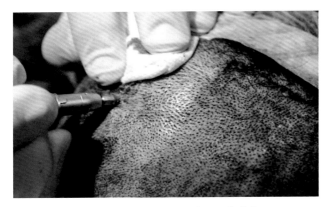

图 90.8 用非优势手将头皮反向牵拉

来说，这些环钻的学习曲线更短和更容易掌握。此外，即使环钻尺寸较小，钝／扁平／混合环钻也能提取出完整的毛囊单位（FU）[14]。

隐性横断率是最近在供区提取中引入的概念，指的是在头皮上被提取的毛囊周围的其他毛囊的横断率。据显示，专家的隐性横断率为 2%，初学者为 8%。这一数值在卷发的黑种人患者中应该更高，因为皮肤下的毛囊分叉更大。这是一个需要进一步研究的重要领域，因为它对供区的愈合和术后剩余毛囊的密度有影响[15]。

90.5.3 针对黑种人群体的头皮条切取术建议

多年来，用头皮条切取术进行供区提取的方法已经有所改进。原来的多刃刀头皮条切取术横断率较高。如 Limmer 所述，单头皮条切取术引起的毛囊横断较少[16]。一些人主张使用大量的膨胀液来拉直头发，并使用弯曲的刀片来匹配皮下头发的弯曲度，以减少横断。最近据 Pathomvanich 所述，首先进行 2～3 mm 的浅表锐性提取然后进行钝性提取的技术，显著改善了大多数黑种人患者的头皮条切取术的横断率[17]。

黑种人患者手术切口的并发症较多，为了避免伤口愈合的并发症，应非常重视创面的无张力闭合。如伤口有张力，建议在伤口边缘注射透明质酸酶和（或）距离伤口边缘 7 mm 处每间隔 1.5 cm 注射 2 个单位的肉毒毒素。上述方法能很好地减少伤口处的张力。也有意见认为，如果在手术中预防性应用富血小板血浆（PRP）和（或）ACell 可以减少瘢痕并发症的发生率，然而这一点尚未得到证实。

分离毛囊的操作是在显微镜下完成的，先切成典型的小条状，然后分离成单个毛囊移植体。笔者发现了借助逆光的方法[18]。尽管这项技术仍然需要比直发更长的时间，但熟练的助手能实现横断率几乎为零。

90.6 针对黑种人群体受区的建议

黑种人的平均供区密度很低，只有 50～60 FU/

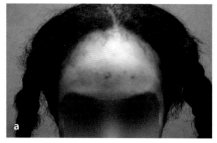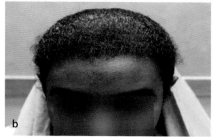

图 90.9　a. 术前。b. 术后 9 个月的卷发手术患者（接受了一次头皮条切除术移植 2 000 个毛囊单位，毛发覆盖率很好）

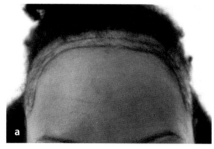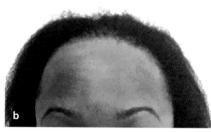

图 90.10　a. 术前。b. 术后 12 个月的卷发手术患者（接受了一次 FUE 手术移植 1 843 个毛囊单位，毛发覆盖率很好）（图片由 Patrick Mwamba 医生提供）

cm^2。因此，供区毛囊总数和可供移植的毛囊移植体数量较少。然而当评估毛发移植所需的移植体数量时，因为黑种人患者有"高质感的"头发，移植体的总数可以减少 40% ～ 50% 来达到相同的覆盖效果[19]。发际线是一个例外，通常黑种人发际线需要移植 400 ～ 500 个毛发移植体，来达到 40 ～ 50 FU/cm^2 的典型密度。然而在发际线的后方，移植体的密度可以较低，约为 30 FU/cm^2。发际线后方选择较低的毛囊移植体密度的另一个原因是，HTH 会导致提取的毛囊移植体较大，需要更大的切口和更远的间距来放置这些双根或三根移植体。除此以外，在黑种人患者较紧致的皮肤上选择较低的移植密度，较大的移植体不会弹出。虽然需要更大的切口，但笔者尽量避免使用 ≥ 1.1 mm 的大切口，因为它们会导致头皮的微小瘢痕和质地变化。尽管毛发密度较低、毛发直径较小，但毛囊的卷曲性质使得黑种人患者能够拥有美观的覆盖效果（▶图 90.9 和 ▶图 90.10）。

参 考 文 献

[1]　Webb TT, Looby J, Fults-Mc Murtery R. African-American men's perceptions of body figure attractiveness: an acculturation study. J Black Stud. 2004; 34: 370–385

[2]　Ashe BD. "Why don't he like my hair?": constructing African-American standards of beauty in Toni Morrison's Song of Solomon and Zora Neale Hurston's Their Eyes Were Watching God. Afr Am Rev. 1995; 29(4): 579–592

[3]　Chapman Y. "I am not my hair! Or am I?": black women's transformative experience in their self-perceptions of abroad and at home. Master's thesis. 2007. Available from: http://digitalarchive.gsu.edu/anthro_theses/23

[4]　International Society of Hair Restoration Surgery. 2013. Available from: http://www.ishrs.org/statistics.reserach.htm. Accessed December 2014

[5]　Selmanowitz VJ, Orentreich N. Hair transplantation in blacks. J Natl Med Assoc. 1973; 65(6): 471–482

[6]　Wise LA, Palmer JR, Reich D, Cozier YC, Rosenberg L. Hair relaxer use and risk of uterine leiomyomata in African-American women. Am J Epidemiol. 2012; 175(5): 432–440.

[7]　Sperling LC. Hair density in African-American. Arch. 1999; 135(6): 656–658

[8]　Borovicka JH, Thomas L, Prince C, Mehregan DR. Scarring alopecia: clinical and pathologic study of 54 African-American women. Int J Dermatol. 2009; 48(8): 840–845

[9]　Rook A, Wilkinson DS, Ebling FG, eds. Textbook of dermatology.

Philadelphia, PA: F. A. Davis Co; 1968

[10]　Beutler E. Glucose 6 phosphate dehydrogenous deficiency: diagnosis clinical and genetic implications. Am J Clin Path. 1967; 47: 303–311

[11]　Rassman WR, Bernstein RM, McClellan R, Jones R, Worton E, Uyttendaele H. Follicular unit extraction: minimally invasive surgery for hair transplantation. Dermatol Surg. 2002 Aug; 28(8): 720–728.

[12]　Cole JP. An analysis of follicular punches, mechanics, and dynamics in FUE. Facial Plastic Surge Clin North Amer. 2013; 21: 437–447

[13]　Harris JA. The SAFE system: new instrumentation and methodology to improve follicular unit extraction (FUE). Hair Transplant Forum Int. 2004; 14(5): 157, 163–164

[14]　Devroye J. Powered FU extraction with the short-arc-oscillation flat punch FUE System (SFFS). Hair Transplant Forum Int. 2016; 26(4): 131, 134–136

[15]　Kim D, Choi JP, Hwang YJ, Kim HS. Hidden transection of follicular unit extraction in donor site. Dermatol Surg. 2016; 42: 485–488

[16]　Limmer BL. Using Micrografts as a Total Approach to Male Pattern Alopecia. Presented at the International Society of Hair Surgeons World Congress, Dallas; 1993

[17]　Pathomvanich D. Donor harvesting: a new approach to minimize transection of hair follicles. Dermatol Surg. 2000 Apr; 26(4): 345–348

[18]　Norwood OT. The elliptical method. Hair Transplant Forum International. 1992; 2(6)

[19]　Epstein J, Bared A, Kuka G. Ethnic considerations in hair restoration surgery. Facial Plast Surg Clin North Am. 2014; 22(3): 427–437

吴巍 译，刘清 林尽染 审校

拉丁美洲人的脱发与毛发移植
Hair Loss and Hair Restoration in Latin-Americans

概要 在治疗拉丁美洲患者的脱发和毛发移植时，重要的是要考虑到他们在个性/文化特点、皮肤和毛发颜色、毛发直径和质地、目标、期望和发际线设计方面的差异。这些因素将在确保手术成功方面发挥重要作用。

关键词 拉丁美洲，脱发，毛发移植，并发症，伤口愈合，移植体存活，发际线设计

关键要点

- 拉丁美洲的秃发患者包括那些具有不同肤色（白色、浅棕色、深棕色和黑色）和毛发特征（直、波浪状、卷曲和毛糙）的人，外科医生应该牢记这些特点，以期取得成功和自然的结果。
- 发际线的设计和位置应该根据患者供区的毛发数量、肤色和发色的对比度以及现实的目标和期望来决定。
- 拉丁美洲的男性和女性脱发患者希望从最初的咨询和评估到术后阶段都能有医生的参与。

91.1 简介

拉丁美洲人的群体非常多样化，然而这一群体有一些共性。拉丁美洲人很友好，坦率地表达情感，珍视长期的友谊。在社交场合，身体接触是非常普遍的。一些人开玩笑说，对于拉丁美洲人来说没有个人空间的概念，也没有什么笑话是不能说的。拥抱、热情的握手、亲吻脸颊等，都是这种文化的标准组成部分。在拉美文化中，美的概念—无论是看起来好还是感觉好—都非常重要。因此，在某些情况下，男性和女性的脱发可能是毁灭性的。对于许多男性和女性来说，毛发是个性中至关重要的一部分，脱发的事实可能会极度伤害他们的自尊。

伊比利亚美洲由二十余个国家组成，人口约为4.4亿。拉丁裔地区包括多个种族群体，如梅斯蒂索人（美洲原住民和欧洲人的后裔）、纯欧洲人和具有非洲血统的梅斯蒂索人。因此，拉丁美洲人的种族特征通常与美国人、欧洲人和非洲人的祖先或混合血统有关。我们可以在所有皮肤类型（白色、浅棕色、深棕色、黑色）、毛发颜色（黑色、金色、深棕色、黑色）和毛发类型（直、波浪状、卷曲和任意组合；▶图 91.1）中发现脱发。

根据美国整形和重建外科医生协会的数据，拉丁美洲患者的整容手术病例一直在增加。国际毛发修复外科协会（ISHRS）在其 2015 年的执业普查中显示，拉丁美洲的毛发移植手术明显增加。从 2012 年到 2014 年，墨西哥/中美洲和南美洲在过去一年里进行的毛发移植手术的全球数量增加了 82%，总共进行了 28 456 次手术。从 2006 年到 2014 年，墨西哥/中

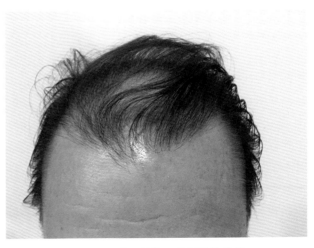

图 91.1 典型的拉丁美洲男性患者

美洲和南美洲这些手术的百分比变化增加了 167%[1]。

毛发移植专家应该对不同的脱发特征和治疗方法有广泛的了解。根据每个患者的具体情况和需求，为他们定制手术的方法和技术至关重要。通常笔者将植发手术分为六个关键和重要的步骤，以获得良好和自然的效果。这些措施包括：① 咨询和发际线设计；② 供区提取；③ 移植体准备；④ 受区打孔；⑤ 移植体植入；⑥ 术后护理。所有这些步骤在教科书的其他章节都有详细讨论。我们将通过这些步骤，讨论笔者认为对于拉丁美洲患者应该要注意的要点。由于拉丁美洲人的血统如此混杂，许多要点也适用于其他人群。

91.1.1　第一步：咨询和手术计划

这一步在我们评估西班牙和拉丁美洲患者时至关重要；这是我们与脱发患者的第一次联系，也是我们与患者关系的基础。在大多数拉丁美洲国家，我们没有医生助理（physician assistant，PA）、护士或其他助手来协助医生咨询。因此，拉丁美洲患者知道他们将直接接受医生的咨询，这是拉丁美洲文化的一部分。由于这一传统，医生经常与患者建立牢固的关系。

在最初的咨询中，医生询问与患者的病史和家族史相关的所有问题，确定脱发开始的时间，确定脱发的进展程度，以及了解过去的任何药物和（或）外科治疗。在最初的病史之后，除了拉发试验外，还会进行详细的毛发镜检查以进行头皮评估，如有必要还会进行头皮病理活检，以确定脱发原因和患者是否可以接受毛发移植手术[2]。此外，利用从其他种族治疗中获得的经验来指导对拉丁美洲患者的治疗方法很有帮助，因为他们确实代表了广泛混杂的种族群体[2,3,4,5]。

在当今时代，社交媒体在患者的日常生活中发挥着巨大的作用，并已成为考虑进行毛发移植手术的潜在患者的重要沟通方式。事实上，潜在的患者可以使用社交媒体进行检索、咨询，并询问有关脱发或毛发移植手术的常规问题。我们还需要遵守当地和（或）国家卫生法律 / 指南，以便与患者进行社交媒体交流。今天，通过社交媒体与我们的患者进行初步咨询并不少见，然而这并不能取代深入的面对面评估。

许多患者上网急切地寻找解决脱发问题的方法，包括重新长出毛发的"神奇疗法"。不幸的是，"谷歌医生"常常提供无效和不科学的治疗，这让患者更困惑和更不知所措，并不会因此获益。因此，与

患者（包括拉丁美洲患者）的直接沟通的关键是能让他们更好地了解具体的个性化治疗方案。大多数拉丁美洲脱发患者对毛囊单位钻取术（FUE）感到困惑。大多数人没有意识到，这主要是一种获取供区毛囊移植体的可选方法。市场营销给他们的印象是，这是一种涉及手术方方面面的完全不同的技术。笔者特别解释说，可用的两种提取技术是 FUE 和毛囊单位头皮条切取术（FUT），这两种技术都需要大量的外科培训和经验来获取健康优质的毛囊移植体。

拉丁美洲患者通常会就他们想要做的事情提出准确而详细的想法，包括他们想要发际线的位置，他们想要覆盖的头皮区域，以及他们期望的密度。如同许多文化一样，但在拉丁文化中可能更是如此，他们的目标可能非常理想化和激进。咨询必须降低患者的目标和期望。如果外科医生和患者不能就医疗和（或）手术计划和（或）期望达成一致，最好避免安排手术，转而进行第二次或第三次咨询，以便对他们的病例进行更深入的评估。如果在额外的咨询后没有达成协议，最好是避免手术。在植发手术的第一步，对患者的筛选和评估非常重要，在门诊时应该意识到任何危险信号，如躯体变形障碍（BDS）。

■ 发际线设计和手术计划

在拉丁美洲患者标记发际线和制定手术计划之前，记住以下几个因素是很重要的。这包括年龄、当前脱发程度、未来可能的脱发、供区毛发情况和毛囊单位（FU）/cm^2、毛发特征（颜色、卷曲度和质地），以及预算、目标和期望。在推荐医疗和（或）手术计划时，应牢记所有这些因素。

在墨西哥和拉丁美洲的一些地区，我们可以看到脸更圆和鼻子更宽的男性，这将影响发际线设计和手术计划（▶图 91.1）。拉丁美洲人也倾向于要求更低的发际线和更高的密度（▶图 91.2）。我们需要根据供区 / 受区的毛发比例和毛发特征为每个患者定制我们的技术和手术计划。

在进行手术前，应与患者一起仔细签订手术同意书。重要的是要讨论毛发移植手术期间或之后可能出现的潜在副作用或并发症[4]。笔者还建议在患者们每次就诊时应拍照。摄影证据对于外科和（或）医疗干预的评估至关重要。讨论潜在的药物治疗（非那雄胺、度他雄胺、螺内酯和米诺地尔）和非药物治疗（用于稳定脱发和毛发再生的低能量

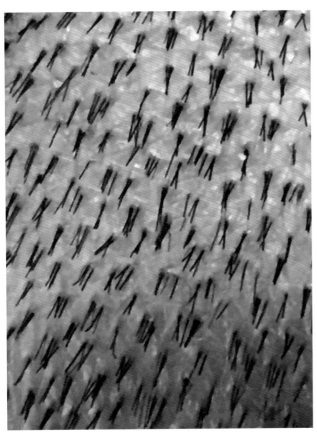

图 91.2 部分拉丁美洲患者中可以看到供区毛囊密度很高

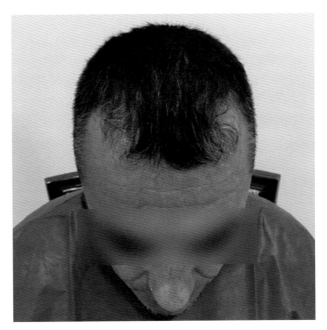

图 91.3 FUT 和 FUE 术前

通常提取 1 500～3 500 个毛囊移植体。有时手术时间需要 2 天。笔者不建议他的患者进行连续 2 天以上的 FUE 手术，因为这会降低移植体存活率。植发质量比植发数量更为重要。如何管理供区以减少瘢痕始终是非常重要的，供区的完整性在毛发移植手术中至关重要，我们的主要目标是保持包括供区在内的整个头皮看起来尽可能自然（▶图 91.3）[7]。

91.1.3 第三步：毛囊移植体分离与保存

这是确保毛发移植术后效果成功的关键一步。无论是 FUE 还是 FUT，笔者都会检查所有获取的毛囊移植体，在显微镜下观察移植体的质量、完整性和大小。笔者主要使用单根、双根和三根毛囊移植体，但有时也会将它们与小的、按尺寸切割的、多毛囊单位（MFU）的移植体相结合，特别是在头皮中部区域。在笔者看来，拥有细发、低颜色对比度和高毛囊密度的拉丁美洲人十分适合这种毛囊移植体的组合。适当地使用 MFU 移植体还有一个额外的好处就是降低了价格，对于来自较贫穷的拉丁美洲国家的患者来说，这降低了成本并可能使手术在经济范围内[8]。

主编注 关于 MFU 移植体

大多数外科医生现在只使用单根、双根和三根毛囊移植体，因为能够实现自然度的一致

激光疗法）也非常重要。在某些情况下，头皮文饰也可能是一种很好的选择。拉丁美洲患者有一用药特点，即对非那雄胺的性副作用非常在意与警惕。

91.1.2 第二步：使用毛囊单位头皮条切取术或毛囊单位钻取术进行供区提取

虽然每个病例都是不相同的，但拉丁美洲患者通常都十分适合 FUT 或 FUE。患者通常术前口服地西泮 10～20 mg，供区和受区麻醉使用含肾上腺素 1∶200 000 的利多卡因和布比卡因的混合溶液。

一些拉美患者术中出血量较多，这些患者可能需要额外的监测。在供区头皮条切取的情况下，笔者倾向于进行单层缝合（nylon 3-0）或双层缝合（nylon 3-0 或 Vicryl Rapide 4-0 和 Vicryl 3-0）[6]。

如果采用 FUE 技术，笔者先进行初步试验，以找出最佳的打孔尺寸，以提取高质量的毛囊单位，检查移植体的长度和直径，减少横断率以及对移植体的潜在损害。并且使用可更换不同型号环钻的电动设备以适应不同毛囊。提取前注射适量的膨胀液，以确保更好的提取角度和血管收缩效果。手术病例

性和更大的覆盖面积。然而，有些医生认为在合适的患者中一些小的 MFU 移植体［双毛囊单位（DFU）或三毛囊单位（TFU）移植体］与 FU 移植体联合使用时，会比单独移植 FU 移植体看起来毛发更茂密。DFU 通常可以被放置在与 3～4 根毛囊移植体类似大小的切口中，从而使更多的毛发植入较少切口的区域。此外，MFU 移植体由于其阻挡光线的方式，在遮挡头皮露白方面比 FU 移植体更有效（毛发数量相同）。Robin Unger 医生将其用于女性的中央核心区，他认为更少切口的同时可以植入更多毛发，能够防止女性常见的休止期脱发（见第 26 章）。Vance Elliot 医生将其用于毛发更细或白发较多的患者（见第 83 章）。

91.1.4　第四步：受区打孔

自然度和密度是植发手术的两个主要目标，它们与受区切口密切相关。在这一步中，除了方向和倾斜度外，受区的角度和方向是两个关键因素。每一次手术中涉及数以千计的切口，重要的是要同时注意"森林"和"树木"。更锐利的角度（10°～30°）因为覆盖效应可以产生更茂密的外观。然而需要为供区已含有大量毛发的患者调整角度，以防止横断。

拉丁美洲患者的受区打孔裂隙大小取决于他们的毛发特征（直径和卷曲度）、移植体大小和毛囊长度。切口大小必须与移植体大小相匹配，以防止移植毛囊弹出，并确保移植毛囊放置到位和毛发能够良好生长。为了达到这个目的最好早期测试受区切口。一般来说，根据毛发直径、移植体大小和受区位置的不同，笔者将受区打孔密度设定在 25～45 FU/cm²。

91.1.5　第五步：移植体植入

值得注意的是，毛囊移植体的处理和植入都需要极其精确。在开始植入毛囊之前，外科医生应该确保麻醉和血管活性药物起到了预期的效果。毛囊植入的技术包括锐性和钝性种植笔，用种植镊将移植体植入预制切口中，或即插即种技术。植入受区的毛囊应该略微高于周围头皮。移植毛发的方向需要和先前存在

的毛发的方向匹配，这对于毛发浓密和（或）毛发毛糙的拉丁美洲人来说尤其重要。移植体植入过程中可能会发生出血和毛囊弹出，我们需要立即检查可能的原因并进行纠正。在拉丁美洲深色皮肤的患者中，有时很难看清打孔位置，在这种情况下，染色和交叉极化是有帮助的（见第 48 章）[9]。

91.1.6　第六步：术后阶段和伤口愈合

这是手术的最后一步，但对手术结果非常重要。笔者建议在手术前提前告知患者术后护理须知，许多拉丁美洲患者往往希望让家人参与术后护理，在这种情况下也需向家人详细解释术后指导。在术后 12～15 个月期间，患者应该非常清楚可能发生的情况，避免过高的期待。患者应该了解在手术后即刻、在手术后的头几周内会发生的情况，以及在手术后的头几个月里会发生的情况，比如结痂、发红、肿胀、应激性脱发、移植毛发脱落、移植毛发再次生长等。

在术后阶段，与患者保持密切的联系至关重要，我们应该尝试通过电话、电子邮件、WhatsApp 或任何其他社交媒体与患者保持联系。笔者建议尽快回复电话、电子邮件和短信。还建议在手术后的第二天晚上打个回访电话，这经常会受到患者的高度赞赏。不管是哪种手术方法，最好能在术后第二天回到诊所进行洗头和评估，并进行术后随访。每次随访都应该有记录和照片，以帮助患者随访他们的进展（▶图 91.3～图 91.6）[10]。

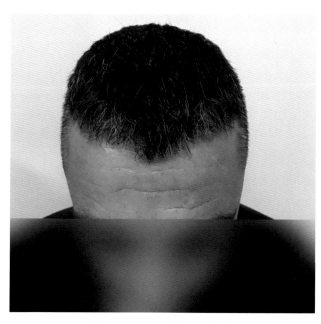

图 91.4　FUT 和 FUE 术后

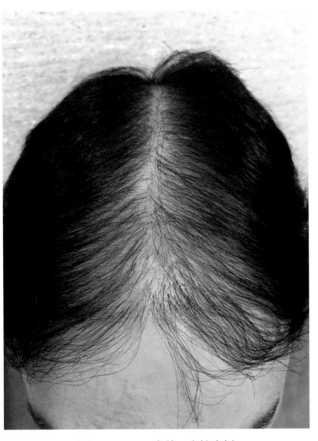

图 91.5 FUT 术前：女性病例

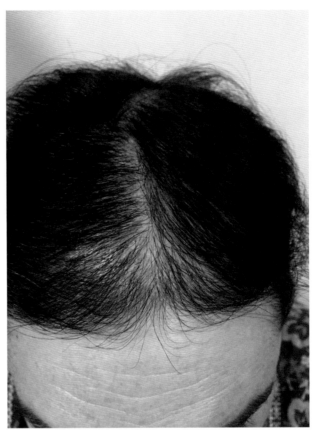

图 91.6 FUT 术后：女性病例

显然，当谈论手术后潜在的副作用或并发症时，医生并不想吓到患者，但这是一个应该在手术前、手术中和手术后讨论的话题。应告知患者常见的和不太常见的术后并发症和后遗症；这也将使外科医生有机会强调快速有效治疗的比较性[11]。

91.2 结论

尽管拉丁美洲患者的个体差异很大，跨越民族和种族差异，但为了使得毛发移植患者满意，需要考虑某些特定的文化细节。植发医生应该了解所有这些考虑因素，并做出相应调整，以获得成功满意的结果。

参 考 文 献

[1] International Society of Hair Restoration Society. 2015 ISHRS Practice Census. Chicago, IL: SHRS; 2015
[2] Perez-Meza D. The hispanic patient. Abstracts and Proceedings. 2002 Orlando Live Surgery Workshop. Orlando, FL; March 2002
[3] Hwang S. Hair transplantation in East males. In: Unger W, Shapiro R, eds. Hair Transplantation. 5th ed. New York, NY: Informa; 2011: 428-430
[4] Mayer M. Hair transplantation in black patients. In: Unger W, Shapiro R, eds. Hair Transplantation. 5th ed. New York, NY: Informa; 2011: 431-435
[5] Pathomvanich D, Bunagan K. Hair transplantation in Asian women. In: Unger W, Shapiro R, eds. Hair Transplantation. 5th ed. New York, NY: Informa; 2011: 435-437
[6] Perez-Meza D. Use of vicryl rapide for closing the donor area. Abstracts and Proceedings. 2003 ISHRS Annual Meeting. New York, NY; 2003
[7] Mayer M, Perez-Meza D. Managing the donor area to minimize scarring. Int J Cosmet Surg Aesthetic Dermatol. 2001; 3(2): 121-126
[8] Perez-Meza D. The use of Custodiol solution for graft preservation during hair transplantation. Proceedings and abstracts. 2006 ISHRS Annual Meeting. San Diego, CA; 2006
[9] Parsley WM, Perez-Meza D. Review of factors affecting the growth and survival of follicular grafts. J Cutan Aesthet Surg. 2010; 3(2): 69-75
[10] Perez-Meza D, Leavitt M, Mayer M. The growth factors, part 1: clinical and histological evaluation of the wound healing and revascularization of the hair graft after hair transplant surgery. Hair Forum Intl. 2007; 17: 173-175
[11] Perez-Meza D, Niedbalski R. Complications in hair restoration surgery. Oral and Maxillofacial Surgery Clinics of NA. 2009; 21(1): 119-148

第 **8** 部分

诊所设置与实践：从临床和商业的角度

Office and Practice Considerations: The Clinical and Commercial Perspective

Craig Ziering

Rae Lynne Kinler, Christopher Varona

吴亚桐 译，杨顶权 赵钧 审校

医师培训与经验
Physician Training and Experience

概要 多年来，毛发移植领域在不断发展，植发医生的培训也在不断发展。国际毛发修复外科协会（ISHRS）和美国毛发修复外科委员会（American Board of Hair Restoration Surgery，ABHRS）都制定了毛发移植手术培训课程的标准和目标，以确保学员获得最全面的培训。协会的培训课程遵循 ISHRS 的核心要求和课程指南，为期 1～2 年。通过对病例的记录和评估实现上述目标，确保学员成为一名称职和自信的植发医生。获得会员资格后，植发医师就可以参加由 ISHRS 举办的会议，在完成 ABHRS 所规定的病例数后，就能在由 ABHRS 举办的会议上发言和进行壁报展示。本章也简单地介绍了其他不集中训练的培训类型。

关键词 课程指南，候选人选择，核心能力，课程，病例记录要求

关键要点

- 毛发移植手术的培训课程为期 1～2 年。
- 对毛发移植手术培训感兴趣的学员，应提前 3 个月至 1 年预约课程。
- 为指导培训学员制定了课程指南。
- 培训也可以从各种"参观学习"开始，以便学员向多个外科医师学习。
- 学员可以在较大的医疗机构进行一些短期培训；之后在监督下进行手术，然后是独立进行手术。
- 如果条件允许，植发医生应参加 ISHRS 的会议，了解毛发移植领域的最新进展，并在 ABHRS 举办的会议上发言和进行壁报展示。

92.1 简介

由一个知名的植发医生（HRS）提供的毛发移植培训课程，通常是一个为期 1～2 年的全职培训，是最全面的，但也是最耗时的。然而，一个已经就业的医生可能没有时间或能力完成这样一个全职培训课程。

92.2 正规的培训课程

毛发移植培训管理和培训后的资格认证由两个重要的组织参与完成。ISHRS 成立于 1993 年，是一个非营利性的医学协会，由对手术性毛发移植和非手术性毛发养护感兴趣的医生组成。ISHRS 目前在全球有 100 多名会员，可以作为为患者和医生提供当前毛发移植信息的资源库，也提供了一份关于推荐医生的目录清单。该组织全年提供大量的继续医学教育（continuing medical education，CME）机会，并监督毛发移植培训项目指南的执行和会员培训课程的进行。成立于 1996 年的 ABHRS 被 ISHRS 认定为负责管理毛发修复外科学会和出具课程结业证书的学术机构，成功完成了培训课程的学员将在这里获取结业证书。在这两个学术机构的合作下，毛发修复外科的培训项目有严格的标准和目标，确保毛发修复专科医师获得最全面的教育。

HRS 必须具备的核心能力如下[1]：

- 就毛发移植手术的风险和收益向患者提供咨询和建议。了解患者具体的身体状况和心理状况，要考虑患者的年龄、性别、体格检查结果和脱发家族史。
- 识别、告知和处理非雄激素性秃发患者。
- 为年龄在 16～65 岁的脱发程度处于 Norwood-Hamilton 分级 2～7 级或 Ludwig 分级 1～3 级的脱

发患者制定综合的内科和外科治疗计划，兼顾发际线和头顶部。

- 建立一个包括但不限于拥有消毒技术、生物有害物质的妥善管理能力和发挥工作者最大效能能力的工作站作为毛发移植手术室，为患者和工作人员提供一个安全的环境。

- 获取患者供区毛囊时，使用对毛囊损伤最小的技术，最大限度减少供区瘢痕。

- 从供区获取毛囊移植体时尽量减少毛囊的横断。使用适当的技术以保证在获取和植入过程中最大限度地提高移植体存活率。

- 为毛囊单位移植体准备适当尺寸的受区，适当注意打孔角度、毛发方向、切口深度和间距，以获得自然的外观和最佳的毛发生长。

- 将毛囊单位移植体种植到适当大小的受区，使毛囊损伤最小化。

- 为毛发移植手术计算和使用适当剂量的镇静和局部麻醉药物，包括使用膨胀液和大剂量肾上腺素溶液。

- 对既往做过头皮手术的患者进行确认，并适当修改移植方案和治疗计划，确定进行头皮延展或扩张的适当时间并纳入患者治疗计划。

- 正确使用基础的生命支持设备，包括自动体外除颤器和气道管理辅助设备。

- 处理毛发移植手术并发症，包括晕厥、术后感染、出血和血肿、术后疼痛综合征、明显的供区瘢痕和不满意的手术效果等。

- 运用成人教育的基本原则来培训护士、医疗助理和外科技术人员，使他们能够胜任头皮条切取和分割以及单毛囊单位和多毛囊单位移植物的种植。

92.3 其他培训选择

学习毛发移植手术的一种方法是联系知名的外科医生，请求通过一段时间的参观来学习他或她的操作方法。对毛发移植感兴趣的医生可以选择参观一次或多次手术，选择一个专注于毛囊单位头皮条切取术（FUT）、毛囊单位钻取术（FUE），或两者兼顾的医生。理想情况下，医生应该选择专注于毛发医学领域的HRS，但这并不一定可行。通过"参观学习"的方式，医生可以自由选择日期和时长来学习毛发移植的细节。这也允许医生从多个HRS处学习不同的手术方法和诊所管理，与仅跟随一个

HRS学习相比，这更有助于获得更全面的培训。让一名外科医生参观学习太长时间可能会使人精疲力竭，而一些较小的诊所不适合长期参观学习；因此，如果医生向多名外科医生申请短时间的访问学习通常会更容易（而且更有可能得到积极的回应）。

想要在一开始获得更多实践经验的医生可以选择从当助理开始，学习如何进行术前准备、分离移植体和种植移植体。选择助理的角色不仅可以帮助医生了解在移植方面应该关注什么，而且还有助于医生对医疗助理进行指导培训。从助理开始也可以为未来指导HRS提供非常具体的经验，以帮助他们确定自己更喜欢哪些技术，从而使他们更顺利地过渡到初级外科医生，因为他们已经至少精通了部分手术。

对于希望学习毛发移植的医生来说，另一个选择是培训班。这些培训班大多数提供周末的课程，教授毛发移植领域的基础和概览，并提供一些实际操作时间。一些课程还提供现场手术演示环节。

每年，ISHRS都会在年会前和年会期间提供实践课程。内容涵盖头皮文饰（SMP）、FUE提取、富血小板血浆（PRP）注射等技术的实操，以及大量的其他内容。年会提供了深入的教学讲座，以及动手实践的机会。会议还提供了一个与毛发移植领域的专家交流的机会，这反过来又是培训和继续教育的机会。ISHRS每年还提供一次现场手术演示，轮流在佛罗里达和波兰举行。

Sam Lam博士在美国密苏里州圣路易斯开设了一门课程，提供理论课程和实践操作两种学习方式。他的课程包括一个由HRS组成的专家组，教授技术以及展示各种毛囊单位钻取设备。在欧洲和亚洲还有其他类似的小型会议，提供理论课程和实践操作培训，分享一些经验和对毛发移植技术的理解。

相当多的植发医生可能会选择提供短期的培训来指导一个进修医生进行毛发移植的学习。这让进修医生有机会慢慢开始，并能够随着时间的推移评估他们的教学效果，同时获得额外的实践经验。这种途径通常需要至少3～6个月的进修时间，主要是参观学习和充当助手，然后是一段在监督和指导下的培训，最后进修医生才能独立开展手术。这个培训方法使正在提供培训的医生拥有了一个了解他们培训效果的机会，他们可以根据结果做出调整；还使他们能够在遇到问题或并发症时向更有经验的外科医生咨询。有时，这种途径也可以培养一个合

伙人，因为进修医生逐渐变得更有经验，能够独立执行手术。

对于寻求培训的医生来说，还有第二种选择。一些 ISHRS 医生在他们的诊所提供培训项目。这些有经验的毛发修复外科医生通常要求 1～2 年的进修时间。通常情况下，这些医生会期望（但可能不要求）进修医生在培训期结束时加入他们现有的诊所。培训医生可能会要求学员成为全职同事，但根据具体情况，培训医生可能会根据他们当前的工作安排为进修医生制定一个工作安排表。

与医学的其他领域类似，毛发移植行业的就业机会通常仅限于团队、收购一家诊所或开办一家新诊所。ISHRS 简报是一个有用的提供就业机会的资源，因为许多成员在寻找助理医师时会在上面刊登广告。其他在线招聘网站也可能为寻找植发医生的团体提供一些信息。毛发移植界的工作关系网是获得工作机会的重要途径，也是获得支持和指导的重要途径。开展毛发移植专业非常困难，可以通过寻求不同的观点和不同的进入临床的方法来降低难度。

无论培训时间长短，所有接受毛发移植培训的医生都应遵守 ISHRS 的课程指南。课程指南是为了指导培训，以确保接受毛发移植培训的医生能够准确诊断和治疗头皮疾病，确保患者安全，并取得良好的美学效果。培训医生应胜任安全的、符合审美的毛发移植手术。毛发修复外科已经发展成为许多医学学科的结合体，包括皮肤病学和外科学。毛发移植培训分为基本准则和技巧与高级准则和技巧。在培训期间，所有医生都应保留详细的病例记录和详细的手术记录，特别是希望在 ABHRS 举办的会议上口头发言或进行壁报展示的医生。此外，从事毛发移植的医生应该参加继续医学教育，途径包括阅读毛发移植的教科书，在 ISHRS 网站上跟进新进展，查看毛发相关博客和网站，特别是查看病例的手术前后资料。

参 考 文 献

[1] Puig CJ, Beehner ML, Cotterill PC, et al. Core competencies for hair restoration surgeons recommended by the International Society of Hair Restoration Surgery. Dermatol Surg. 2009; 35: 425－428

建立诊所及手术室

Setting Up an Office and the Surgical Suite

概要　毛发移植手术室和医疗中心的设计和建造需要满足患者、医院的需求，并符合卫生健康委员会的规定。应确保诊所准确体现你的业务和医疗服务范围。诊所应该有足够大的空间来容纳相关设备和人员，才能顺利开展毛发移植手术。此外，设计过程中应考虑尽可能地满足患者的需求，提高患者的就诊体验。每个诊所应该设有三个独立的区域：非医疗区、医疗区和员工专用空间，这些区域应该尽可能分开。合理的诊所设计会使患者和员工的体验得到优化。合理设计的诊所将是高效和令人舒适的，并有利于积极的、安全的和合法的临床实践。

关键词　诊所，扩建，医疗区，非医疗区，员工专用，合法，手术室

关键要点

- 诊所应该有效地体现你的品牌。
- 满足患者、工作人员和医生的舒适需求。
- 制订的计划需要考虑你要使用的设备和相关规定。

93.1　简介

诊所设计是开展毛发移植的一个非常重要的部分。医生需要反复思考各种细节问题，因为要考虑到各种各样的因素。其中一些是为了满足患者的需求，一些是为了满足工作人员和医生的需求，还有一些是为了符合国家法律规定。此外，诊所是你面对外界的面孔，你的"品牌"形象应该清晰地展示出来。无论你是选择"注重成本"，还是"钱不是问题"，你的诊所都需要传达一种信息：你是谁，你是干什么的。诊所的设计应该像制定手术计划一样严谨，反复思量，最后落实的时候也应该严格按照要求和计划执行。虽然本章不会深入探讨所有这些主题，但将介绍创建一个成功的外科中心的许多基本要素。

93.2　手术室

手术室是诊所设计中最重要的部分，医生、手术助理和患者都需要使用手术室，满足所有人的舒适感是最重要的。

首先是患者座椅的材质应考虑舒适度较高的填充材料（如记忆棉），椅子高度设计为可调节，同时配有可更换的头枕。一些可能让患者紧张的手术器械，如手术刀、针头和带血的物品，最好放在他们看不见的地方。此外，如果要使用静脉麻醉方式，相关生命体征监测设备应放在医生容易看到而患者不易看到的位置。合理管理患者在手术室可能会看到的物品有助于缓解他们的紧张情绪，创造更良好的就医体验。

一般来说，手术椅或手术台最好放在房间的中央，这样从各个方向进入都方便。椅子的位置应该在建造或改造之前确定。有两个原因，首先，电动座椅需要充电，这需要在离椅子非常近的地板上安装一个插座。如果计划把照明灯（笔者推荐 LED灯）安装在天花板上，也需要根据手术椅的位置来确定安装位置。其次，可以把显示屏或类似的媒体设备安装在墙壁的高处，方便让患者通过观看各种多媒体设备来分散注意力。

医生的舒适感也很重要。手术室的设计需要考虑到各种操作。如果可能要使用机器人或者机械辅助设备，房间需要有足够的空间容纳这些设备并为这些设备供电。电源插座的商业设置可能会有所不

同，除非明确规定了设备需要的电源插座的位置和类型，否则诊所可能不会提供理想的用电环境。用左手和右手的习惯也很重要，要考虑医生和患者的位置。确保有足够的空间给医生、设备、仪器托盘和助手，而不会造成幽闭或拥挤的感觉。医生和所有使用者在手术室里的时间会很长，要确保它的设计满足舒适性和功能性。

员工的舒适感也很重要。理想状况下，毛囊分离区的设计最好能让 3～4 名技术人员在显微镜前舒适地工作。大多数医生倾向于将毛囊分离与毛囊种植在同一房间内完成，但是不同患者的毛发移植术绝对不可以在同一房间内进行。柜子通常放在分离台的上方，注意跟台面保持足够距离，这样显微镜的空间就不会太紧张。每个技术人员需要长宽高均为 91.44 cm 的空间，以放置显微镜和电源插座。员工的座椅应该舒适且适合久坐，并可调节座椅和腰部高度。此外，建议使用有角度的显微镜架来降低分离技术人员的手腕损伤可能性和工作难度。一般来说，建议毛囊分离区设计在患者后面。另一种设计方案是将手术室和毛囊分离室分开，中间用玻璃隔断，患者和技术人员可以互相看见。如果有多个手术室，手术室内的物品放置和各种设计应保持一致，有助于提高工作人员的效率。

显然，手术室的空间应该看起来舒适温暖，非常干净，并符合州和国家的有关规定。脏乱的手术室环境不能激发医务人员的信心，也不能缓解患者的焦虑。

93.3 其他空间

其他空间分为三类：非医疗、医疗区和员工专用区。这三个区域建议尽可能分离开。

就诊入口区和候诊区对于创造良好的第一印象非常重要。温暖明亮的装修风格和舒适的设施可以给潜在客户和复诊的患者创造一个良好的就诊环境。在设计时应考虑到患者群体，适合中西部乡村的办公室装修可能并不适合比弗利山庄。同样，世界不同地区的诊所设计时也应考虑到文化差异。

在条件允许的情况下最好设计一个远离前台的商务办公室。如果前台需要同时接待商务洽谈，设计时应考虑到患者隐私保护的问题，以防止违反 1996 年的《健康保险携带与责任法案》（Health Insurance Portability and Accountability，HIPAA）。特别是在美国需要注意这个问题，因为美国对保护患者的健康信息的监管非常严格。切勿在一个患者面前与另一个患者讨论财务信息，最好有单独的空间来讨论这些问题。

咨询室也是很重要的一个非医疗区，一般是咨询师、医生、患者及其家属沟通的区域，环境也需要整洁美观。笔者建议咨询室内安放一个至少配有四把椅子的圆形桌子，配置好可以播放图片的多媒体设备，以及照明设备用于检查和（或）拍照。

其他非医疗区可以包括医生、护士长和诊所经理的办公室，这些人往往都是诊所的重要职工，办公室需要设计合理，环境舒适。

在医疗区，除了手术室外还有洗发间和（或）拆线室以及洗手间。此外，最好为术中患者单独设计一个洗手间，这样术中的患者无需穿过大厅或等候区或其他非医疗区解决生理需求。同时在候诊区或者大厅也设计一个洗手间，方便咨询和复诊的患者使用。

员工专用空间包括生物危害区、实验室和储藏室（包括上锁的药物区）。每个地方对生物危害和实验室的法规要求各不相同。在设计这些区域时，要确保符合国家规定。例如，在一个特定的州或国家，将生物危害物和灭菌仪器存放在同一房间可能是违法的。笔者认为，最重要的需要分隔的员工专用房间是休息室或午餐室，诊所需要安排一个舒适的空间供员工吃饭、交谈和放松，选择偏僻一点的位置隔离开是为了避免患者听到员工间的交谈。工作人员之间的谈话如果被患者听到或被误解，会非常影响患者的整体体验。

93.4 结论

毛发移植诊所的空间设计会极大地影响患者和工作人员的体验，用心规划的诊所将是高效和舒适的，并有助于促进积极的、安全的、合法的临床实践。虽然受医生行医所在城市的成本和空间限制，笔者还是建议诊所规划时尽可能预留较大空间以便于后续业务的发展。毛发移植中心的医生和员工在诊所的工作时间较长，甚至可能和在家中待的时间一样长，所以创造一个舒适的环境来吸引每个人非常重要。

推 荐 阅 读

Burlingame B. Operating room requirements for 2014 and beyond. Facility Guidelines institute. September 15, 2014. Available at: https://fgiguidelines.org/resource/operating-room-requirements-for-2014-and-beyond/#

Establishing an Ambulatory Surgery Center: A Primer from A to Z. Beckers ASC review. March 12, 2008. Available at: https://www.beckersasc.com/news-analysis/establishing-an-ambulatory-surgery-center-a-primer-from-a-to-z.html

Healthcare Design. Trends in Surgery Suite Design, Parts 1 and 2. May 31, 2007. Available at: https://www.healthcaredesignmagazine.com/architecture/trends-surgery-suite-design-part-one/

Ohio Revised Code. Chapter 3701－83 Licensing Provisions for Health Care Facilities. Available at: http://codes.ohio.gov/oac/3701-83

94

Leila David Bloch, Russell G. Knudsen

冯苏云 杨顶权 译，程含晶 审校

毛发移植手术中使用的器械和用品

Instrumentation and Supplies Used in Hair Restoration Surgery

概要 选择合适的器械和用品是进入毛发移植手术领域的第一步。这些器械和用品逐年发展和演变，手术效果亦是如此。本章将对毛发移植手术中使用的必备器械和用品以及保障手术安全所需的设备进行基本概述。

关键词 器械，用品，毛发移植手术，供区获取，打孔，刀片，镊子，针头，显微镜

关键要点

- 器械种类繁多，选择您认为最适合您的器械，然后潜心钻研技术。
- 三思而后行，向在毛发移植手术领域具有丰富经验的同事请教。
- 听取您手术助手的建议，他们还可以帮您选择正确的器械。
- 每年都会开发新器械，有些器械的确可以方便您的日常工作，要持续跟进器械的开发进展。

94.1 简介

想要从事毛发移植手术的医生，其首要任务是选择合适的器械和用品。器械每年都在不断改进，不仅给外科医生的工作提供了便利，也优化了手术效果。毛发移植手术中既会使用常规器械，也会使用专用器械。器械之间会存在细微的差异，每种器械的厂家都声称其产品优于另一种。

列出毛发移植手术中使用的所有器械和用品并对其进行描述，不太现实。但是，我们可以概述当前毛发移植手术多个阶段中所需的必备器械和用品，并讨论可供不同技术使用的各种备选器械。

许多外科医生和医护人员选择器械时往往基于其尝试不同器械后的个人偏好。以下信息汇集了笔者 30 多年的实践经验以及与同行的讨论结果。

94.2 受区和供区分析

评估供区和受区是制定手术计划关键的第一步。需要对供区进行评估，从而确定其大小、松弛度、供区密度（FU/cm²）、毛发特征，例如直径和微小化百分比。目的是预测有把握提取的供区毛发数量和质量。需要评估受区当前秃发区域的大小和严重程度，以及潜在秃发区域微小化的百分比。目的是确定治疗相关区域所需的移植体数量，并预测未来脱发的风险。

可仅用一只手来估计供区的松弛度，但也可使用 Scalp Laxometer（www.georgetiemann.com）等工具。可使用不同等级的精密成像设备评估供区密度、毛发直径和微小化百分比。

- 最简单的是光密度计，例如 Welch AllynTrichoscope 或 Eschenbach 光密度计。
- 还有更为先进的电子皮肤镜或模拟皮肤镜，例如 Micro‑Vid（www.micro-vid.com）、Folliscope（www.hairscience.co.kr）、Dino-lite（www.dino-lite.com）或 Dermalite（www.dermalite.com；▶ 图 94.1）。上述设备能够生成供评估使用的高分辨率宏

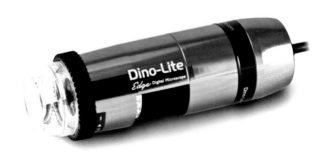

图 94.1 视频显微镜

观照片。其中部分设备自带头皮和毛发评估软件，其他则使用第三方软件，例如 Canfield Imaging 软件（www.canfieldscientific.com）。

• 完整的精密成像系统和分析软件，例如 Fotofinder（www.fotofinder.com；▶图 94.2）。对于常规临床操作而言可能并不适用，但可供研究使用。

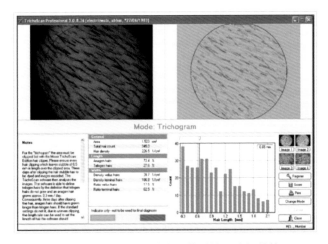

图 94.2 Fotofinder 精密成像系统和分析软件

通常用简易卷尺或网格和模板来测量供区和受区的大小，这些网格和模板可覆盖在头皮上。

94.3 术前患者准备

表 94.1 中所列物品为术前患者准备使用的物品。使用各种记号笔或铅笔来设计受区，尤其是发际线。剪刀或理发器用于修剪拟定的供区。发梳、胶带、毛刷或手持式吸尘器可用于清理碎发。手术前，建议用装有生理盐水或消毒液的喷雾瓶湿润和清洁供区和受区。

表 94.1 术前准备用物品

- 记号笔或蜡笔
- 剪刀或理发器
- 发梳、滚筒式粘毛器或便携式吸尘器，用于清理碎发
- 测量用手术尺和（或）圆规
- 手持化妆镜
- 胶带、发夹和发带，防止头发遮挡视线

由于许多手术是在镇静和局部麻醉状态下进行的，因此需进行术前评估并在术中监测脉搏、血

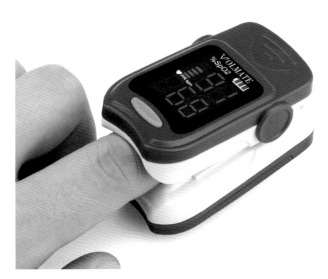

图 94.3 电子血氧饱和度测量仪

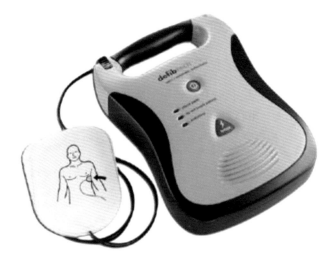

图 94.4 自动体外除颤器

氧饱和度和血压。有各种血氧饱和度测量仪（▶图 94.3）可供选择，例如 Welch Allyn 监护仪。此外，自动体外除颤器（automatic external defibrillator，AED；▶图 94.4）以及氧气和复苏设备（见第 33 章）应供紧急使用。

94.4 镇静、麻醉和肿胀

许多外科医生使用口服或注射用镇静剂，通常使用苯二氮䓬类药物，例如咪达唑仑或地西泮。此外，有些外科医生会使用麻醉类药品。如果使用静脉镇静，应遵守不同司法管辖区关于静脉镇静要求的不同规定。

局部麻醉最常用利多卡因，有时加用布比卡因，与肾上腺素联用。除常规的注射器和针头外，还可能用到先进的注射仪器，例如 CompuMed

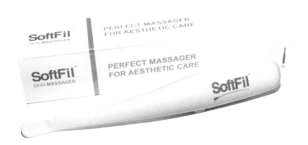

图 94.5　手持式振动器

Wand（用于控制麻醉液注射）或 Uni-Matic 注射器（用于控制肿胀液注射）。自动注水装置（Cole Instruments）是另一种常用于注射膨胀液的仪器。

诸如手持式振动器之类的辅助设备也常用于减轻注射局部麻醉剂的不适感（▶图 94.5；见第 31 章和第 58 章）。

94.5　供区获取

当前供区获取有两种不同的技术：FUT 和 FUE。尽管 FUE 正在迅速普及，但主导技术仍然是头皮条切取。根据您所选用的技术，器械会有所不同。

94.5.1　毛囊单位头皮条切取术／头皮条切取术

我们用于头皮条切取的基本器械如图 94.6 所示。外科医生通常使用手术刀片进行头皮条切取，选用 10 号刀片或 15 号刀片。

最近，用手术刀片快速划开表皮后再进行钝性分离的方法越来越受推崇，可通过使用止血钳分离皮下组织、使用简易皮肤拉钩进行牵拉或使用特殊器械如 Haber Spreader（www.ellisinstruments.com；▶图 94.7）来实现钝性分离。

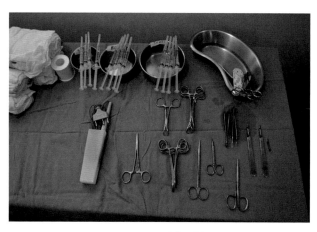

图 94.6　手术器械

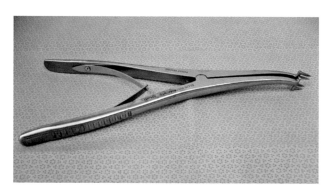

图 94.7　Haber Spreader 用于钝性分离供区组织

如有必要，可使用电凝、ConMed Hyfrecators 或 Redfield 红外凝血器进行烧灼。通常，只需要短暂使用一下止血钳。

供区缝合分为深浅两层，深层可采用可吸收缝合线（例如 2-0 或 3-0 Vicryl 或 Dexon），皮肤用可吸收线（例如 3-0 或 4-0 Maxon 和 Monocryl）或不可吸收线（例如 4-0 Nylon）缝合。有些外科医生更喜欢使用快速高效的缝皮钉（3M 公司）。托盘内的常规器械有小号布巾钳、组织钳、组织镊和止血钳。当进行隐藏式缝合时，通常会用到非常锋利的剪刀。

94.5.2　毛囊单位钻取术

FUE 需要用到特殊设备，包括专用环钻、电机和手柄。一般而言，环钻可分为锐利环钻、钝性环钻和混合环钻，混合环钻兼具前两种环钻的特性。

可使用手动手柄或电动手柄。FUE 有多种手动手柄可供选择。有些手柄可控制深度，例如 Cole CIT 手动环钻。也有各式电动手柄，可旋转、振荡或震动，或者皆可。有些手柄经编程后可按预置顺序执行各种动作。部分 FUE 设备有抽吸功能，有些还有冲洗功能（▶图 94.8）。目前使用较多的一些电动系统包括：Cole PID、Harris SAFE 系统、Trivellni Mamba 系统、Devroye WAW 系统和 Umar 智能打孔系统。更为简单、初级的电动机器和手柄也还有人使用。大部分上述设备在本书第五部分（毛囊单位钻取术）有详细讨论。如您所知，FUE 有许多不同的方法，这也将决定您需购买哪种工具。购买之前，建议您参加一些研讨会，熟悉各种工具之间的不同之处。

我们发现，无论是 FUE 还是 FUT，在供区获取过程中，2.5～5 倍的放大倍数均适用，因为无论

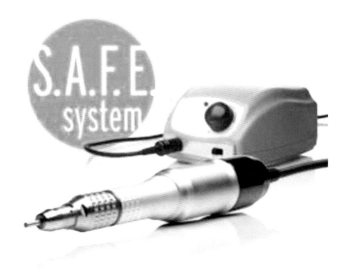

图 94.8　毛囊单位钻取机

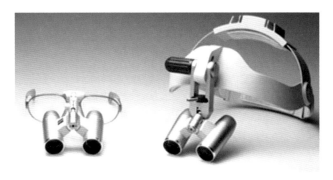

图 94.9　Zeiss 放大镜

采用何种技术，术者能看得更清楚，均有助于降低毛发截断率。附在眼镜上的手术放大镜既舒适又有良好的工作距离（▶图 94.9）。一些受欢迎的高端品牌有 Zeiss、Q-optics 和 Designs for Vision。

94.6　供区移植物分离

94.6.1　放大

当前几乎所有外科医生都会选择使用毛囊单位（FU）作为移植物，而供区移植物分离过程中几乎必须要在放大镜下进行操作。FU 移植物制备的金标准是使用显微镜。理想情况下，显微镜的最小放大倍数应为 6 倍，符合人体工程学的充足照明条件也极为重要。

各种显微镜如图 94.10 所示。Meiji 显微镜的工作距离可为 12.7 cm 或 22.86 cm（出于人体工程学原因，笔者更喜欢这种范围）。Mantis 显微镜具有出色的人体工程学设计，但放大倍数较低（最大为6 倍），且价格较高。显微镜下分离可减少毛囊横

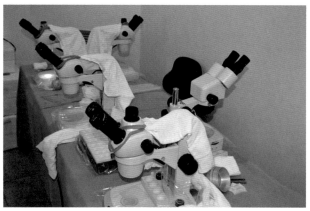

图 94.10　Coleman 显微镜

断，更好地切除多余组织，并可通过缩小受区切口实现更高的移植体密度。在 FUE 中，显微镜不太用于修整移植体，而是用于不同大小移植体的精确分类，并确保发际线的单根毛发 FU 移植体确实是单根毛发移植体，没有潜在的休止期毛发或已横断的毛发。

94.6.2　分离板

分离板材质也存在差异，有硬质分离板（最常见的是压舌板），也有或硬（塑料分离板）或软（例如，硅橡胶分离板；▶图 94.11）的透照分离板。一些显微镜可以使用背光，这可能有助于观察有金发和灰白色头发的供区组织。

94.6.3　移植体制备用刀片

用于分离移植体的刀片从塑形刀片（例如 Personna）到各种尺寸的手术刀片均有。不同刀片实物如图 94.12 所示。在分离和移植体制备的关键阶段，刀片的锋利度对于确保准确性至关重要。

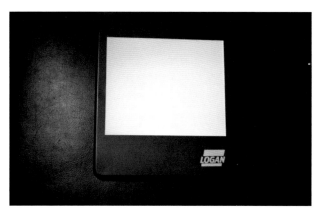

图 94.11　硬塑料和软硅橡胶透照分离板

94.6.4　制备移植体的镊子

移植体制备过程中使用的镊子应比种植镊更耐用。可以是直镊或弯镊，应有凹槽或齿状设计，方便在分离过程中夹持、移动或固定供区组织。示例如图 94.13 所示。

94.6.5　移植体储存容器和溶液

移植体制备完成之后可以储存在培养皿或杯子中，这样可以使移植体完全浸入液体溶液中。移植体储存溶液可使用最常见的生理盐水，也可使用乳酸林格液，或新型储存溶液，例如 HypoThermasol。通常通过冷藏或将储存容器放置在冰上保持移植体处于低温环境，但如果提取和种植之间的间隔时间较短（例如，< 4 小时），上述冷却方法是否有益尚不清楚。

由于现代医疗器械的发展，如今外科医生必须在传统的高压灭菌可重复使用的外科手术器械和一次性使用的外科手术器械之间进行选择。一次性使用器械的成本大幅下降，使其在临床上的普及成为

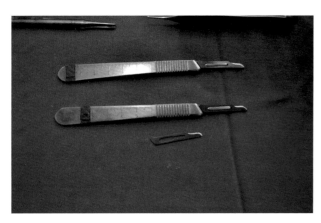

图 94.12　分离刀片，必须锋利无比且须经常更换

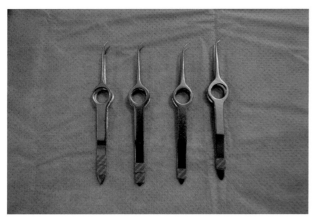

图 94.13　分离镊

可能（见 www.blinkmedical.com）。

94.7　受区打孔

受区的孔洞可以是裂隙状、槽状或圆孔状。FU 移植体的绝大多数受区部位是裂隙状，通常是用针头或各种类型的扁平"微型"刀片打孔形成。在毛发密度更高的区域实施耗时更久的操作时，使受区大小与移植体尺寸相匹配变得尤为重要。有经验的外科医生通常使用 0.7～1.3 mm 的小切口。环钻尺寸通常 0.6～1.5 mm（▶图 94.14）。

切口可垂直或平行于毛发生长方向，不同的切口方向选用不同的刀片更为合适。凿状刀片更适合垂直植入移植体，成角刀片更适合平行植入移植体。

94.7.1　针头

针头可以是空心或实心的，当用于受区打孔时，通常选用 18～23 G 的针头。针头（最广为使用的受区打孔器械）的优点是价格便宜，易于采购，彩色标识便于识别尺寸，并可使孔洞短时张开，有助于实施"即插即种"技术。

94.7.2　扁平刀片

扁平刀片的一个优点是其锋利度高，在实施即插即种技术的过程中可减少移植体脱出。此外，有些外科医生认为扁平刀片造成的切口创伤更小。"微型"刀片有许多不同的品牌，包括 Spearpoint、Sharpoint 和 Minde。还有一种定制的切割工具（www.cuttingedge-surgical.ca），外科医生

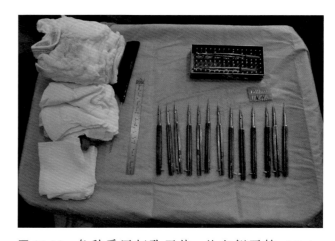

图 94.14　各种受区打孔刀片，从左侧开始：Minde、Sharpoint、Sapphire、Spearpoint、刀柄和用于毛囊单位钻取术的 1 mm 环钻

可在其诊疗室里制备出不同尺寸的凿状微型刀片或成角微型刀片。或者，也可从 Ellis Instruments 或 A-Z surgical 等供应商处购买上述定制切割刀片。Sapphire 刀片（www.robbinsinstruments.com）因其能够在数千次打孔过程中保持锋利而备受欢迎。这些刀片需要刀柄来固定，有多种刀柄可选。

94.8 移植体植入

94.8.1 种植镊

通常用极为精细的镊子植入移植体。种植镊一般无齿，可直可弯，或带角度，这取决于个人偏好。可由不锈钢或钛制成。各种示例如图 94.15 所示。因为镊子较为精细，因此不耐用，尖端弯曲或断裂很常见。钛镊（www.ellisinstruments.com）在这方面作了很大的改进。

当从患者前方种植时，直镊较为实用；而当从患者后方种植时，弯镊或带角度的镊子更为合适。一般而言，医护人员的个人偏好各不相同，因此应鼓励他们多尝试，然后找到最适合自己的工具。

94.8.2 种植笔

在过去 5 年中，特别是随着精细 FUE 技术的普及，种植笔的使用越来越多。最初，种植笔主要

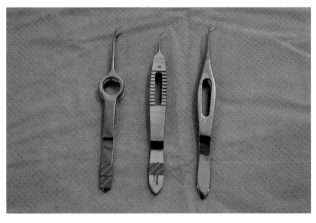

图 94.15　种植镊

流行于东亚地区，由于该地区人种毛发浓密且粗，使得种植笔更易于使用。而白种人头发细软，使用种植笔时移植体植入太深，导致出现凹陷，因此不受欢迎。但是，种植笔的设计和技术已经有了重大改进，最重要的改进是上皮组织被留在种植笔针头外。现在有很多种植笔品牌可供选择，包括 Lion、Choi、Rainbow 和 Wang。有些设计有锋利的尖端，用于实施"即插即种"技术，但越来越多的种植笔被设计成钝头和略宽的通道，在预制的切口内植入移植体。

在第 45 章、第 46 章和第 47 章中详细讨论了用于种植的许多不同方法和工具。

94.9　结论

毛发移植所需的基本器械并不陌生。器械的选择因手术方式以及外科医生和医护人员的个人偏好而异。我们总结的常规器械如表 94.2 所示。近来医疗器械的发展提高了工作效率，并有望进一步发展。因操作时间长，动作重复性高，器械设计需要注意人体工程学和医护人员舒适度方面的细节。重复性运动损伤、疲劳和眼疲劳危害性大，需要外科医生和医护人员保持警惕，以防受伤。

表 94.2　毛囊单位头皮条切取术用常规手术托盘

• Mayo 持针器	• 线剪
• 多刀片手术刀柄	• 弯曲虹膜剪
• 10 号刀片	• 金属碗（生理盐水和生理盐水 + 肾上腺素 1∶100 000）×2
• Adson 齿镊	• 10.16 cm 纱布片
• 止血钳 ×2	• 发梳
• 手术用尺	• 发夹
• 皮肤拉钩	• 10 cm[3] 注射器和 25 G 针头（生理盐水 + 肾上腺素）
• 手术刀柄	

参 考 文 献

［ 1 ］ A to Z Specialty Surgical 2016 Catalog. This unique catalog is annual and complete, a great start for those looking for surgical equipment in order to start their practice

［ 2 ］ Brandy DA. An evaluation system to enhance patient selection for alopecia-reducing surgery. Dermatol Surg. 2002; 28(9): 808－816

［ 3 ］ Buhanna P. The phototrichogram, a macrophotographic study of the scalp. Bioengineer Skin. 1985; 3: 265

［ 4 ］ Chamberlain AJ, Dawber RP. Methods of evaluating hair growth. Australas J Dermatol. 2003; 44(1): 10－18

［ 5 ］ Chang SC. Virtual painless hair transplant anesthesia. Hair Transpl Forum Int'l 2009;: 124－126

［ 6 ］ Devine J, Howard P. Classification of donor hair in male pattern baldness and operations for each type. Facial Plast Surg. 1985; 2: 189－191

［ 7 ］ Devroye J. The use of USB camera to assess the donor and the recipient area. Presented at the 5th Annual Congress ESHRS, London; 6－9 June, 2002

［ 8 ］ Farber GA. Anaesthesia for skin surgery. In: Epstein E, Epstein E Jr, eds. Skin Surgery. 4th ed. Springfield, IL: Charles C Thomas; 1977: 55

［ 9 ］ Haber RS, Stough DB, eds. Hair transplantation. Philadelphia, PA: Elsevier Saunders; 2006 (specially Chapter 4)

［ 10 ］ Hase M, Tsuchihashi K, Fujii N, et al. Early defibrillation and circulatory support can provide better long-term outcomes through favorable neurological recovery in patients with out-of-hospital cardiac arrest of cardiac origin. Circ J. 2005; 69(11): 1302－1307

［ 11 ］ Hoffmann R, Van Neste D. Recent findings with computerized methods for scalp hair growth measurements. J Investig Dermatol Symp Proc. 2005; 10(3): 285－288

［ 12 ］ McGillis ST. Indication for and techniques of hair transplantation. In: Wheeland RG, ed. Cutaneous Surgery. Philadelphia, PA: W. B. Saunders; 1994: 509－533

［ 13 ］ Smith KC, Comite SL, Balasubramanian S, Carver A, Liu JF. Vibration anesthesia: a noninvasive method of reducing discomfort prior to dermatologic procedures. Dermatol Online J. 2004; 10(2): 1－19

［ 14 ］ Unger W, Shapiro R. Hair Transplantation. New York, NY: Marcel Dekker; 2004 (specially Chapters 2, 3, 5, 8, 10, 11, 12, and 13)

［ 15 ］ Unger WP. Surgical approach to hair loss. In: Olsen E, ed. Disorders of Hair Growth. New York, NY: McGraw-Hill; 1994: 353－374

［ 16 ］ Van Neste MD. Assessment of hair loss: clinical relevance of hair growth evaluation methods. Clin Exp Dermatol. 2002; 27(5): 358－365

植发中的医事法律问题

Medicolegal Issues in Hair Replacement

概要 在医事法学术语中，"护理标准"（SOC）的概念用于通过对目标人群的广泛调查来确定医生的行为是否合乎法律和道德。SOC 涵盖医生执业的所有行为，无论是开药、提供手术服务，还是管理始终伴随医疗服务的心理关系。具体的 SOC 在书中很难找到，由于地域、国家以及医生和患者的情况各不相同，因此它成了一个比我们认为的更加主观的标准。这让 SOC 变得不那么清晰，因为在一段时间内，医生的一个行为与该行为的影响没有一对一的关系，而是随着患者病情的变化或恢复过程发生动态变化。安全用药（对医生安全，更加符合 SOC 的规范）和最佳用药（对患者最好）之间也有重要区别，最佳用药可能与最佳结局有关（但并不总是如此）。医生是专家，但在患者家属的眼中，治疗结局可能会让医生提供的最佳 SOC 黯然失色。美国的法律制度要求医生同时了解患者的权利和医生的权利，以及它们之间的关系。在美容手术领域里，我们所做的通常对患者的身体或情绪健康并不重要，所以我们必须认识到，患者是带着某种程度的畸形来找我们，唯一的目标是自我完善。实际上，我们成为患者的目标和现实之间的中介，而现实可能并不能达到患者实际的预期。

关键词 护理标准，患者的权利，医生的权利，法定合同，违约，1970 年美国《职业安全与健康法》条例，1988 年美国《临床实验室改进修正案》条例

关键要点

- "护理标准"在医事法学术语中用于确定医生的行为是否合乎法律或道德。然而，SOC 并不简单易懂。

- SOC 因国家、地域和具体情况而异，它比我们认为的更加主观。

- 使用"安全"药物（更加符合 SOC）和"最佳"药物（有时会增加并发症或不良结局的风险）是有区别的。在家属的眼中，不良结局可能会让"最佳"药物 SOC 黯然失色。

- 患者和医生之间的关系涉及二者的权利，是一种合同关系。

- 为患者保密和获得患者知情同意很重要。

- 美容手术通常的目标是选择性地改善外观，我们要意识到并能够处理并发症导致的不同程度的身体畸形。

95.1 简介

在医事法学术语中，"护理标准"的概念意味着医疗是标准化的，人们在审视医生的医疗实践时可以参考这个标准。SOC 涵盖医生执业的所有行为，无论是开药、提供手术服务，还是管理始终伴随医疗服务的心理关系。对于我们这些从医多年的人来说，这种 SOC 变得不那么清晰，因为医生的一个行为与该行为的影响并没有一对一的关系。SOC 处于一个连续时间段中，随着患者病情的变化或恢复过程而动态变化。使用安全药物（对医生安全，更容易符合 SOC）和最佳药物（对患者最好）之间也有重要的区别，最佳药物可能与最佳结局相关（但并不总是如此）。医生是专家，但在患者家属眼中，治疗结局可能会让医生提供的最佳 SOC 黯然失色。这是我们所有人早晚都要面临的医事法学问题的本质，因为我们在对待患者时会竭尽全力"不伤害"他们。

具体的 SOC 在书中很难找到，由于地域、国家以及医生和患者的情况各不相同，因此它成了一个比我们认为的更加主观的标准。美国的法律制度要求医生了解患者和医生的权利以及它们之间的关系。一旦患者和医生之间建立了关系，就很难切断这种关系，所以大多数医生都应该有一个计划和适当的法律建议来妥善中断医患关系。我们必须认识到，美容手术通常对患者的身体或情绪健康并不重要，我们的患者带着某种程度的畸形来找我们，唯一的目标是自我完善。实际上，我们成为患者的目标和现实之间的中介，而现实可能并不能达到患者实际的预期。在为患者制定任何计划的过程中，我们要独立承担缩小这种差距的责任。

95.2　合约协议

当医生为患者制定一项治疗方案时，患者会希望在法律上形成一些约束，也会对医生要求口头承诺，尽管从实际上来说这些口头协议可能不会在书面服务合同中定义。然而，医生和患者都有义务在这种有约束力的合约协议中履行责任。医生有责任提供关于治疗的全部信息。但有时这会很困难，因为全面的知情同意会向患者交代统计学上概率极低的风险，讨论这些风险是不切实际的，因此，医生必须选择适当的信息传达给患者。从法律的角度来看，一些概率极小的并发症可以被认为是在合理范围之内的。患者也有义务认可医生的主要治疗方案，并承担因并发症而导致的与主要治疗方案不同的后果。医生的执业标准要比水管工的高得多，他们的工作对象是具有情感、痛觉和感觉的人，而不是一个坏了的水槽。患者必须配合并遵守医生口头和书面的医嘱，这是治疗的基础。如果患者不能在时间和方式上遵守这些医嘱，那么医生就有责任以书面形式恰当地通知患者违反了这些医嘱。

合同条款规定，医生提供服务，患者支付费用。这笔费用是患者对医务人员提供服务的必要支出，或者用法律术语来说，是他的"报酬"。在签订合同之前，这些人彼此之间没有具体的责任。但一旦合同成立，双方都有责任按照合同条款履行。在这个协议中，隐藏的内涵是，医生将尽他或她最大的努力帮患者达到预期的结果。从法律上和传统上讲，医生对患者负有特殊的责任，公众认为医生和其他专业人员必须非常谨慎地提供服务，这在其

他服务条款中是不存在的。要使患者完全满意不是一件简单的事情。例如，患者可能会要求医生在工作中做不合法的事情。尽管理论上可以满足这种要求，但这样做可能是非法的、不道德的，或者至少是违反国家政策的。当医生对患有传染病的患者进行治疗并治愈患者时，患者和公众都从中受益，这种情况可以说已经达到了完全满意。如果医生同意满足患者变成特殊外貌的要求，但医生认为这种要求不合适或不符合患者的最佳利益，就应该仔细记录患者的请求以及医生的担忧。仅仅口头表达这种担忧是不够的。医生还必须确保患者了解这些情况，并得到患者以书面形式的承认和他或她的知情同意声明。

当原告认为毛发移植或任何治疗结果不符合承诺时，原告可以选择提起违约诉讼或侵权诉讼——通常是过失诉讼。大多数针对植发从业者的诉讼都是"侵权"诉讼。诉讼的目的是寻求更多的损害赔偿金，在某些情况下甚至是惩罚性损害赔偿。

过失索赔是涉及某些法律"要素"的索赔。这些要素是职责、违反职责、因果关系（实际的和合法的）和损害（框注 95.1）。我们希望为患者和公众提供最好的服务，愿意为成功的毛发移植手术提供建议和规划。允许把仲裁作为解决医患纠纷并达成协议的一种方法，在这方面已经有了一些进展。如果特定的司法管辖区允许这样解决医患纠纷，那么就值得花时间和精力去做。

框注 95.1

- 职责。
- 违反职责。
- 因果关系：违反职责必定造成损害。
- 损害。

95.3　医疗制度和法律

如果外科医生和工作人员没有合格的医疗技术水平，没有资格证书，不能保障医疗行为的安全性，医疗机构就不应该接诊患者。诊所应该有必要的设备，并遵循相应的执业法规条例（框注 95.2）。有些诊所在发生紧急情况时，其应对措施是拨打 911。这些诊所从业者认为，911 急救人员每天都要处理紧急情况，他们的专业知识水平可能比一般诊

根据地区的不同，诊所必须遵守在美国实施的 1970 年《职业安全与健康法》（Occupational Safety and Health Act of 1970，OSHA）和 1988 年《临床实验室改进修正案》（Clinical Laboratory Improvement Amendments of 1988，CLIA）。其他国家也有类似的条例。注意，不了解法律不能作为辩护理由。在美国和其他国家，那些被认定为执业水平不合格的医生都会被追究责任。

所工作人员更高，也更熟练。这样，患者可能会得到更好的服务。也有其他人认为，医生和工作人员应该为可能发生的紧急情况做好准备，因此应该准备好所有必要的急救设备。虽然毛发移植通常不是生死攸关的手术，但一旦有问题发生，必须采取措施及时解决。

许多医生雇用非专业的咨询师。医生需要认真地界定这些雇员的职责。如果咨询师接诊一个患者，对患者进行评估，并建议做治疗，而当时没有医生来看患者，这种行为可能构成"无证行医"。例如，可能出现的一种情况是，咨询师认为一个患者没有经济能力，没有让医生看这个患者。如果这个患者患有以脱发为首发症状的严重疾病，而没有得到医生的诊断，这可能是导致医生失职的潜在原因。此外，医生必须了解有关使用辅助人员的条例。一些地方可能要求雇员获得认证或执照后，才能从事特定的医疗保健工作。例如，在美国的一些地区，在医生的监督下，一个没有执照或认证的人可以进行注射，而在其他州，这样的行为可能是非法的。

诊所应该花费大量时间用于员工培训。必须给工作人员强调保密的重要性，这对大多数患者都很重要。患者的姓名不应该在任何公共场合使用，如果出版物中使用患者照片或病历资料，则必须事先取得患者同意。工作人员在进行任何形式的"推销"活动中，不应该夸大美容手术的好处。许多从业者在定期的员工简报和（或）员工会议中强调这些事项，并审查员工的"销售技巧"。应该认真地查看患者的信息，并询问患者病史，如有无过敏反应和身体状况。一些医生使用检查表，以确保在为每个患者做准备时，遵循一定的程序，确保不遗漏

项目。如果这些准备不是由一个人完成，应注明日期并由执行人签名。法律上有一条原则叫作"归责于上"，它的意思是"让雇主负责"。这是一条规定，雇主对雇员在雇佣范围内的侵权行为（如过失）负有责任。因此，在挑选和监督你们的工作人员时应谨慎。理想的员工培训应该是持续性的，并做好记录。

特定学科的专业人员和患者（通常是非专业人员）对手术可能会有不同的担忧，对手术的关注点也不同。因此，专业人员要向患者明确手术的重点，要向患者交代清楚关于手术的诸多事项。患者需要在核对单上签字表示理解和赞同医生交代的事项。

95.4 广告和诽谤

所有媒体上的每一条广告都必须接受严格的审查，以确保其内容真实可靠。医疗和法律专家应该参与审查，以确保广告内容不超出医疗广告的限制。

在使用互联网吸引本地患者和世界各地的患者时，必须注意到来自其他地区和国家的人可能不熟悉某些习惯用语的可能性。无论是报纸、电视、讲座，还是任何其他推广手段，都必须注意其内容和表达方式。广告内容不得过于随意或令人恐惧，必须实事求是，人物的举止必须符合医疗广告的规定。医生在广告和网络聊天中或回应讨论时的言谈举止，都应谨慎。

最近，有几起基于网络诽谤的诉讼。法院已经开始承认这类诉讼的合法性。为了迫使互联网服务商提供相关的身份信息，需要花费大量的时间和精力。因此一部分相关案件并没有获得胜诉。

一般来说，所有的宣传材料都不应夸大手术的预期结果。信息必须阐述清楚且准确。最重要的是，必要时，材料应包含患者应知晓的手术相关的信息。在患者为医生填写了所需的患者信息表格后，医生应进一步与患者讨论并告知手术信息。医生没有充分地、完全地告知可能会被理解为隐瞒真相。

接受过一名医生手术的患者再向另一名医生求诊的情况并不罕见。这些患者可能对之前的手术结果不满意，并可能对之前的医生做出负面评论。患者可能试图从接诊医生那里获得关于上次手术失败的答复。接诊医生在表达对前一名医生的负面看法

时必须极其谨慎。这些负面评论可能会导致诽谤和（或）商业诋毁的指控。某些患者很可能有意让双方陷入这种纠纷，以便达到自己的目的（框注95.3）。

框注 95.3

避免贬低其他医生，否则可能会导致诽谤的指控。

术前检查、测试和讨论

术前检查应包括详细的病史收集和血液检查。患者可能会有一些不符合医学常识的要求，包括心理上的。医生应该解释拒绝他的理由并给出不同的方案（框注95.4）。医生应该仔细分析患者所有的术前检查结果，如果检查结果是令人满意的，那么可以对符合要求的患者继续治疗。

框注 95.4

应该让患者知道，他们所寻求的效果很可能需要多次治疗才能达到。全面治疗的预期费用和与患者交流的内容应在患者的就诊记录中注明。这在整个就诊记录中是一个重要的部分。如果存在一些潜在的问题，都可以在这个时候确定或避免。

需要警惕患者存在艾滋病或丙型肝炎病毒阳性的可能性。一些诊所会进行艾滋病毒检测。美国的一些州要求医生在进行血液检查前询问患者是否患有这些疾病。事实上，如果出现阳性检测结果，医生要负责疏导患者，并为患者提供进一步的咨询和治疗方案。要了解并注意可能存在的官方和（或）其他第三方关于这些疾病的通告，包括任何道德的、法律的或其他监管的要求。了解你所在辖区内的法律和正确的程序。在某些辖区内，对于医生告知或泄露该信息尚有争议，而在其他辖区，医生有义务告知第三方或向中央机构报告阳性结果。由于这些问题很可能需要及时处理，因此在法律顾问的建议下提前准备一份协议是谨慎和明智的做法。

如果医生或技术人员被针扎伤，或以某种方式接触到艾滋病、肝炎或其他血液传播的传染病患者的血液，就会造成重大的问题。关于患者检测的法

规和医生无论结果如何都要治疗患者的义务，每个辖区各不相同。要优先考虑这件事。重要的是，从业者要提前了解遇到这个问题需要做什么和允许做什么——遇到问题之后再去找这些信息可能为时已晚。

医生应向有关部门，包括国家医疗委员会，询问治疗艾滋病和丙型肝炎患者所需要承担的责任。例如，如果患者是 HIV 阳性或丙型肝炎病毒阳性，医生必须为他做美容手术吗？医生的助手有义务进行手术吗？所在辖区在这方面是否有相关规定？

一些辖区要求或建议外科医生使用不同的设施，如门诊手术中心，为艾滋病阳性和（或）丙型肝炎阳性患者进行手术。患者要充分了解这种变更的影响，包括可能产生的额外费用。他们的理解和同意应以书面形式注明。医生明智的做法是查看他或她自己的保险范围，看看关于这个问题的条款。

95.5　保密和知情同意

一些接受过手术的患者，看到自己的新外貌后感到兴奋，可能想要"告诉全世界"。那是他们的特权，不是我们的。医生及其助手必须尽力为患者保密，除非医学或法律强制要求的信息披露。可能会有医生及其助手想要"吹嘘"为某些人（如名人）做过手术，但在没有患者允许的情况下这样做是不道德的，并可能使医生面临代价巨大的诉讼风险。

这是本章的最后一个主题，也是与法律事务相关的最重要的方面之一。需要花费大量精力思考知情同意书的措辞。许多诉讼都涉及知情同意，如果没有合法的知情同意内容，从业者会发现自己根本无法辩护。即使手术本身是成功的且没有任何医疗问题，未给予知情同意的患者也可以声称：如果事先知道操作的潜在危险，他们就不会进行手术。该文件应完整地包含对手术的解释和潜在并发症，一些人认为甚至可能出现的患者死亡也应列出。对于医生来说，包含关于毛发移植可能因毛发生长不良而不成功的可能性的免责声明也是合理的。事实上，本文件应该让外行人了解手术的程序、所涉及的风险和危险、费用和可能需要的进一步治疗，以及除了从业者以书面形式提供的保证外，未做出任何保证。患者必须有机会与医生充分讨论所有这些问题，必须理解同意书中描述的概念，最后必须在手术前和服用任何药物（尤其是镇静剂或镇痛药）

之前自愿签署知情同意书。否则可能会使医生面临潜在的法律问题。一些患者声称，在接受药物治疗后签署的知情同意，是通过欺骗或在胁迫下签署的。这些患者认为他们没有得到充分的告知。因此需要请患者在得到解释并表示理解后，在重点的地方用姓名的首字母签名（框注95.5）。

框注 95.5

在美国，能让患者签署同意书的人是不同的。在一些辖区内，只有医生与患者讨论过的同意书内容才是有效的。

应该让患者意识到，医生可能不能独自完成所有的工作，其他人也参与了某些方面的工作。对患者来说，协助和执行手术的各方面人员的能力和培训是很重要的。一个不经世事的患者可能会认为医生会在任何时候都在场并承担手术的各方面工作。为了让患者正确认识这一点，术前需要获得患者的书面许可（作为同意书的一部分），以便助手在手术期间提供服务。

并非所有的植发手术都能如计划或希望的那样成功。在某些方面，有些结果会比预期的好或差。一个已经做好心理准备的患者对于低于预期的手术结果很少惊讶和发怒，或者最终诉诸法律。但是并非所有人对于低于预期的结果的反应都是一样的，医生向患者明确可能会出现不太理想的手术结果是一种谨慎的行为。应该在适当的谈话背景下交代出现不理想结果的可能性，并让患者理解这些可能出现的情况，这样他或她最终的知情同意才是真正自愿的。术前和随访时的照片都很有帮助。

95.6 结论

植发医生最好的策略是坦诚面对患者，适当地使用医疗、法律和道德保护自己。患者要了解手术的所有方面、可能的益处以及潜在的危险或并发症。许多法律案件涉及患者安全，这对医学各领域的医生来说是最重要的。患者的最终满意度取决于手术前后的有效沟通。这么多法律保障只是为了有助于加强和记录有关各方达成的谅解。

Samuel M. Lam

谢祥 译，杨顶权 程含晶 审校

诊所设置与实践：单纯植发 *vs.* 综合诊所

Setting Up Your Office and Practice: Exclusively Hair Transplants versus Combined Practice

概要 这一章无法概括成为一名成功的毛发外科医生所必需的所有细节。我们的目标是专注于一些最重要的原则，以创建成功的和可持续的毛发移植诊所。首先，医生必须充分融入该领域，不断学习，对毛发手术有极大的激情，因为没有这些就不会成功。其次，通过阅读教科书和期刊、参加会议、观摩其他医生的治疗和与资深的同行分享交流、终身学习，将有助于巩固当前和未来成功的基础。第三，有医德的外科医生在毛发手术中要掌控整个手术过程，而不是把手术委托给助手。第四，领导力是建立强大的诊所文化的关键因素，反过来这又有利于诊所盈利。最后，本章的核心部分深入研究了如何成功地将毛发手术与其他美容项目联合起来，或运行一个专门从事毛发手术的诊所。

关键词 建立诊所，综合诊所，领导力，职业道德，激情，教育，市场营销，推荐顾客，网络

关键要点

- 使学习成为终身的事。参加每年一次的国际毛发修复外科协会（ISHRS）会议，拜访同行的外科医生，与同行交流，阅读最新的期刊，以了解毛发移植领域的不断变化。
- 学习如何更好地领导团队。笔者推荐了 John Maxwell 关于这一主题的书籍。领导力取决于团队的高层；如果领导不力，整个组织都会遭殃，不会持久。
- 不要把毛发手术放在你所有业务的次要位置。要投入时间、精力、金钱并培训人员，以建立一个成功的毛发诊所。仅仅在服务项目单

上列出毛发移植手术并不会引起患者对毛发移植的浓厚兴趣。医生必须创建毛发移植的专业网站、宣传册和营销计划，才能成功。

96.1 简介

开始在美容领域的职业生涯，无论是专门从事毛发移植手术还是联合其他美容手术和（或）非手术项目，都需要投入大量精力去思考和计划，并努力工作。这一章将提供一些实用的建议去创建诊所，包括具体的步骤。笔者最初接受的是头颈外科的面部整形手术和毛发移植专科培训，面部整形手术是主要的专业方向，毛发移植是在几年后慢慢增加的。尽管如此，本章中概述的许多原则在本质上是通用的，适用于任何希望在美容领域有所作为的人。

96.2 原则

96.2.1 激情

近 10 年来，笔者在美国密苏里州圣路易斯开设了一个非营利的毛发移植培训课程，发现成为一名成功的毛发移植外科医生所必需的一个最重要的特征就是激情，这需要指导。开始在毛发移植领域工作的医生应该找一位导师或参加可以激发对该领域热爱的课程。如果进入该领域的愿望只是出于经济动机，手术会看起来很无聊，工作也不会达到最高水平，最后将以失败告终。我们每天花那么多的时间在工作上，如果工作没有乐趣，我们的内心就会死去，工作也会受到影响。毛发移植手术具有创意和挑战性，有回报，有乐趣。希望读者通过阅读这本书，发现毛发外科是多么迷人；如果你没发现，就要找到一个德高望重、有激情、有知识的同

行，让他塑造你的思维、你的内心和你的世界观。

96.2.2 教育

在你为毛发移植诊所开业后采取什么样商业模式担忧之前，正像之前提到的，要确保你真的喜欢做毛发移植手术。未来的毛发移植外科医生应该通过参加课程和观摩同行手术来进入该学科，并随着学科技术的发展，不断学习[1]。不幸的是，许多从事面部整形外科的医生对毛发手术持怀疑态度，因为他们认为它既简单又枯燥乏味。这是悲哀的，因为毛发移植手术确实具有创造性和挑战性，并且很有趣。当一个人带着认为毛发手术过于简单的偏见进入这个领域时，他永远不会真正去学习它或提高自己的技能。幸运的是，笔者开始从业时就与一位已经有 10 年毛发移植经验的合伙人（Emina Karamanovski Vance）一起工作。他多年的经验帮助笔者缩短了学习曲线，对良好的发际线设计有了更深入的理解，并欣赏到了毛发移植手术艺术中更微妙的方面。外科医生必须不断参加毛发会议和课程，阅读期刊和论坛文章，并与同行交流，因为最初获得的毛发理论会不断进展。总之，要保持终身学习。

建议你做好准备以获得美国毛发修复外科委员会（ABHRS）的认证。外科医生可能缺乏皮肤科脱发治疗的知识，皮肤科医生可能需要扩大他们对解剖标志和某些手术技术的理解，其他领域的医生可能需要扩充所有这些方面的知识。准备 ABHRS 考试有助于确保应试者获得成功所必需的各个方面的知识。这很重要，原因有很多，包括医事法学方面的原因。外科医生只有在实践了几年并积累了大量病例后才能参加 ABHRS 考试，考试能为知识不足的目标领域提供指导方针。

现在，有两种获取毛囊的方法：传统的毛囊单位头皮条切取术（FUT）和毛囊单位钻取术（FUE）。笔者认为，这两种方法都有各自的优点，对该领域的新医生来说，掌握这两种技术是很重要的。对于某些患者，包括需要大量移植的重度秃发的患者、安全供区非常狭窄的患者、长发的男性以及几乎所有女性，采用条状或椭圆形头皮切取获取移植体比 FUE 有一定的优势。此外，同时或分阶段使用这两种获取方法有很大的益处。除了手术技术之外，了解基础概念也很重要，比如男性和女性脱发、发际线设计、非手术治疗、受区植入以及许多其他类似的概念。

96.2.3 道德

现在，不幸的情况是，一些公司提倡对毛发手术采取"交钥匙"方法。例如，如果你购买了一个设备，公司会提供技术人员，他们可以从头到尾为你执行整个手术过程。这既违反法律，也违反道德。医生应该从头到尾负责手术，只将部分手术步骤委托给州/国家法律允许的技术人员。ISHRS 已经发布了这样的指南，或者医生可以咨询国家医学委员会。

96.2.4 领导力和诊所文化

领导力来自诊所的上层而非下层，但我们都应该作为一个组织的领导者发挥作用。如果老板粗鲁、居高临下、脾气暴躁，员工对患者也会如此，他们就不会长期在这里工作。员工流失是外科医生所犯的代价最大的错误，善待员工应该是最优先考虑的。更换一名患者相对便宜，但更换一名有价值的工作人员则非常昂贵。因此，客户并不总是对的。我们要让不礼貌的患者或提出不合理要求的人理解工作人员的价值并纠正他们的错误。笔者认为领导力是任何成功团体的基石，并向你推荐领导力大师 John Maxwell 和他的许多书，包括《领导力的 21 条无可辩驳的法则》[2] 和《领导的黄金法则》[3]。除了读书还要不断实践才能成功。

96.3 建立综合诊所

"综合诊所"这个术语的定义变化莫测，使得谈论这个话题非常困难。它是指那些已经从事毛发移植手术，还想增加美容手术来扩大诊所的人？有多少种美容手术？也许只是注射肉毒毒素和填充物之类的皮肤科治疗？或者它指的是一个想增加毛发外科手术的美容诊所？或者，它是指一个既不做美容手术也不做毛发手术的新的（或经验丰富的）从业者，现在想要同时开展两项手术？每一种情况都需要一整个章节来充分阐述该主题，但某些关键元素可能对上述任何情况都有帮助[4]。

第一个也是最重要的原则是避免"继子"心态，这是一个笔者在多年的创业经验中学到的术语。简而言之，就是把每一项业务放在同等重要的位置，或者至少不把某项业务当成一个继子而不予重视。笔者刚开始成立诊所时把毛发移植列在服务项目里。但是，在开业第一年中没有开展任何毛发移植手术。现在的患者非常聪明，经常浏览美容整形网站，网站上列出的不够专业的内容根本不足以获得消费者的关注和信任。如果一个医生想专心从事毛发移植外科，有必要建立一个专业的毛发网站，用于科普、提供专业信息、表达自己的想法并且展示各种证书和工作成果。从朋友或亲戚开始，先做一些免费的小手术，这样可以培养技能并积攒案例，展示给来咨询的患者。你要培训员工如何回答关于毛发移植的电话咨询，你要有针对性的优化搜索引擎和专门的付费点击活动来提高你的互联网知名度。如果不花费大量的时间和努力，开办诊所将不会成功。

在刚开业毛发患者不多时，让现有的员工在不同的业务中进行岗位轮换培训。Emina Karamanovski Vance 的文章可以帮助初入职场的医生了解如何选择医护人员，并对他们进行必要的技术培训[5]。Darla Stewart 也写过如何对员工进行岗位轮换培训[6]。在理想状况下，工作人员应接受实际操作培训，该课程将教给他们基本的技术、技能和重要的批判性思维，这种思维必须伴随移植体准备、移植体植入和患者护理[6]。

如果一名医生考虑在现有的毛发诊所中增加美容手术，他就要接受这些手术的培训。注射填充是一种相对容易学习的技能，但像任何事情一样，要想把注射做得非常好，也需要全身心投入，持续学习和增加艺术修养。

对笔者来说，同时做毛发移植和面部整容手术的真正好处是，你有一个"多样化的手术组合"。就像多元化的股票投资组合一样，多元化在诊所经营中可以最大限度地降低风险并提高盈利能力。男性脱发患者可能有亲朋好友想要做美容手术。女性是面部美容整形的主要消费者，她们可能不仅自己对毛发移植感兴趣，还会带丈夫或男性伴侣来做毛发手术。有人担心，既做毛发手术又做非毛发手术的医生不会被视为专家。毫无疑问，这种顾虑有一定道理。然而，不仅笔者，还有其他人发现，可以利用互联网市场来帮助区分做多种手术的医生。视频、博客和网站信息可以为潜在患者提供该医生单一的或全面的描述。做多种手术的医生确实有可能失去来自同事的推荐，因为同事认为推荐过去的毛发患者可能会在毛发医生那里做美容手术。

96.4 建立一个专门做毛发手术的诊所

只做毛发手术有明显优势：① 消费者认可你是一名专家；② 更容易从其他医生那里获得转诊；③ 更容易在相同手术中培训员工；④ 更容易保持这个学科的知识更新。显而易见的缺点是：① 单一的收入来源；② 内部交叉转诊的损失；③ 如果你没有足够的病例量就无法留住员工，必须尽早想办法维护好员工。

从理论上讲，如果你试图从一个以基于医疗保险的诊所过渡到只做毛发手术是比较容易的，因为在早期，运营费用可以分摊，可以培训现有的员工。一定要减缓医保业务的发展，促进毛发手术业务增长。重要的是，留出更多的时间专门进行毛发移植的咨询，以促进诊所发展。

如果一个医生要建立专门从事毛发移植手术的诊所，既容易又困难。容易是因为所有的注意力都集中在一个目标上，困难是因为你不能轻易地支付你的日常开支。然而，你总可以分一部分时间在医保业务（或其他你不想一直从事的工作）上，再留出时间做与毛发相关的工作。一个与笔者交好的主任说："你每年都在浪费时间，没有做你想做的事情，这将使你在多年后的工作中损失大量的收入，因为你推迟了你开始赚钱的时间。"

96.5 结论

教科书中的一个章节是无法代替真实世界的经验的，本章也不例外。本章的目的是鼓励和激发兴趣，鼓励医生在时机和动机合适的时候开始这一终身旅程。"如果你认为你能做到，你是对的。如果你认为你做不到，你也是对的。"我将以一句拉丁格言来结束本章，"festina lente"——慢慢来。

参 考 文 献

[1] Lam S. Hair transplant 360 for physicians. Vol. 1. 2nd ed. New Delhi, India: Jaypee Brothers Medical Publishers, Ltd.; 2016
[2] Maxwell J. The 21 irrefutable laws of leadership: follow them and people will follow you. Nashville, TN: Thomas Nelson; 2007
[3] Maxwell J. Leadership gold: lessons I've learned from a lifetime of leading. Nashville, TN: Thomas Nelson; 2008
[4] Lam S, ed. Hair transplant 360: Advances, Techniques, Business Development, and Global Perspectives. Vol. 3. New Delhi, India: Jaypee Brothers Medical Publishers, Ltd.; 2014: 383–548
[5] Karamanovski Vance E. Hair transplant 360 for Assistants. Vol. 2. 2nd ed. New Delhi, India: Jaypee Brothers Medical Publishers, Ltd.; 2016
[6] Stewart D. Cross-training strategy between a surgical assistant and a medical assistant. In: Lam S, ed. Hair transplant 360: Advances, Techniques, Business Development, and Global Perspectives. Vol. 3. New Delhi, India: Jaypee Brothers Medical Publishers, Ltd.; 2014: 883–892

Jeff Irvin

谢祥 译，吴亚桐 赵钧 审校

客服软件及其作为营销工具的应用

Contact Management Software and Its Utilization as a Marketing Tool

概要 在本章中，我们将讨论客服软件（contact management software，CMS），通常被称为客户关系管理（contact relationship management，CRM）或诊所管理软件（practice management software，PMS）。我们将讨论这个软件是什么，如何最好地利用它，以及如何将它整合到您的诊所日常工作中。我们将介绍哪些功能最适合您的运营，以及如何设置您的软件来最大化利用您员工的时间。最后，我们将回顾如何使用这些信息作为营销工具，给您带来更多的关注和潜在客户，最终带来更多的患者，从而建立更高效的诊所。

关键词 客服软件，CRM，项目管理软件，电子邮件营销，电子病历和CMS，电子健康记录和CMS

关键要点

- 什么是客服软件？
- CMS的优势。
- 如何设置CMS？
- CMS如何带来潜在客户？

97.1 什么是客服软件

　　客服软件通常也被称为客户关系管理或诊所管理软件。CMS是一款允许您为任何与您联系过的人存储信息的软件。我们发现这个软件在日常诊所业务中很有用。有数百个联系人管理程序可供选择，操作简单可能是它难以抗拒的魅力。我们需要了解为什么需要这款软件，或者如何用它实现营销目标。在这一章中，我们将了解这款软件可以提供什么，如何使用它来建立业务，以及由于提供商提供的产品差异很大而应该选择哪一款。

　　CMS、CRM或PMS软件旨在帮助诊所的日常运营。传统的CMS最初被设计为简单地存储联系信息。然而，随着互联网的发展，我们看到软件公司在这些程序中加入了更多的功能。除了联系人信息存储，您还可以发现其他功能，如在线预约设置、预约提醒、计费、营销、潜在客户生成、任务、报告和笔记。使用者发现，软件包含的功能越多就越能为个人诊所带来资源。目前，大多数PMS可以与您的电子病历（electronic medical record，EMR）或电子健康记录（electronic health record，HER）软件整合。

　　面对这么多的选择和特色，最重要的关注点是什么最适合您的诊所运营。为了最好地利用这款软件，您需要找到符合您的业务运营的软件。如果您购买的软件与您的业务运营不匹配，您将很难看到其中的价值。确定每天的"路障"在哪里，并确定软件如何帮助您和您的员工。您要看看现有的软件是否提供了您想用而目前尚未用到的功能，然后再考虑购买新的软件。有些公司为诊所管理软件提供一体化的解决方案，如果您有改变您的EMR或EHR软件的诉求，这可能是您要关注的方向。如果使用正确，这可以是一个非常有效地推销您诊所的工具。

97.1.1 客服软件的优点

　　这款软件的好处是您投入其中的努力会有直接效果。这些工具旨在提高诊所内部的效率，因为它们可以取代现有的手动流程，无论是潜在客户生成、预约设置/提醒、计费、任务或营销。目前这些项目中的任何一个都可以通过精简化和自动化来弥补手动流程的不足。您可用的自动化项目越多，您的员工花在当前的和潜在的患者身上的时间就越多，从而使他们能够改善患者在您诊所的就医体验。您越能提升患者的体验，他们就会越快乐。

客服软件最大的价值之一是它可以在销售周期中带来好处，使一个新的潜在客户转化为患者。有了自动化工具，您可以用更少的钱做更多的事，这将在本章中进一步展开。任何诊所拥有的最有价值的工具之一就是数据，这些数据帮您确定流程中的问题在哪里。虽然这听起来有点夸张，但通过一些信息，您可以确定问题是在生成潜在客户的营销方面，还是在将潜在客户转变为咨询者，或是从咨询者转变为患者的内部方面。

97.1.2　选择客服软件需要注意什么

当您选择 CMS、CRM 或 PMS 软件时，您要确保它能成为您有用的营销工具。当与这些公司的代表交谈时，向他们解释您的销售流程是如何运作的，以及他们的软件如何适应您的流程。其中一些软件可以让您根据自己的需要定制潜在客户部分。除了确保包含所需要的所有功能外，还需要确保软件是兼容的。为确保您的要求合规，请询问您的软件提供商这是否符合 1996 年《健康保险携带与责任法案》（HIPAA）的数据隐私和安全规定。这个简单的询问将有助于保护您和您的患者；隐私是首要考虑的问题，这可以使您放心处理患者个人信息。

当您开始使用这款软件作为营销工具时，这里有一些建议：

• 为新条目定制数据：许多 CRM 解决方案使用您的网站数据表单在程序中自动填充新的电子数据表单。一旦进入程序，您与潜在患者交谈后可以继续编辑表单。您会需要根据姓名、电话号码、电子邮件地址、住址、手术意愿、性别以及您认为对销售过程重要的任何内容来定制字段。这些都是潜在患者有用的联系信息。确定一个源输入字段，并在输入客户端信息时将其作为必填项。这个源输入字段将告诉您潜在患者来自哪里。当您做一份报告时，您可以很容易地看到您的潜在患者来自哪里，从而确定您最好的潜在患者来源。这是非常重要的信息，这样您就可以知道您的预算花在哪里最好，在哪里浪费了钱。

• 流程阶段 / 状态：在软件中为您的联系人设置层级。您比任何人都更了解自己的诊所，所以让这些设置与您的客服和销售流程相一致。您需要把

以下内容添加到这个列表中，包括潜在客户的可能性、咨询、患者、流失的潜在客户和未联系人。追踪这些信息很重要，这样您就可以确定患者处于销售过程的哪个阶段，并可以挑选出目标群体进行营销，这一点我们将在后面讨论。此外，如果您发现诊所运行变慢，您可以很容易地返回到软件的这一部分，并确定流程中的瓶颈在哪里。这些信息连同相应的记录将帮助您确定您需要把注意力集中在哪些方面来吸引更多的患者。制定一个严格的例行程序来确保客户的数据是最新的，这对于成功地使用这些信息至关重要。在电子邮件营销中尤其如此。

• 记录部分：确保您有能力建立一个与潜在客户对话和记录的清单。如果有很多人与客户互动，或者万一他们没有成为您的患者，但几个月后又回来了，这是特别有用的。这些可以节省您的重要时间，让您从几个月前中断的地方重新开始。它还会让患者感到安慰，因为您可以重新审视过去记录的任何问题或重点。

• 随访日期：大多数软件都允许您设置随访日期。当您或您的员工被要求跟进或重新讨论谈话时，能被提醒是很好的事。这将有助于简化后续流程，并确保日期不会错过，从而获得更多的固定客户。

在决定哪种软件最适合您之前，我们已经讨论了一些需要考虑的事情。当然，不能忽视的一点是 HIPPA 的合规性。为确保您的要求合规，请咨询您的软件提供商这是否符合 HIPAA 的数据隐私和安全规定。这个简单的咨询将有助于保护您和您的患者。隐私是患者数据的首要问题，这可以使您放心处理患者个人信息。

97.2　如何使用这些信息进行市场营销

知道如何处理您收集的数据是帮助您进行营销和把感兴趣的潜在客户引导为付费患者的关键。使用 CMS，您应该可以选择电子邮件营销。如果没有，则应该寻找具有此功能的应用程序。处理好您收集的数据能帮助您进行市场营销，让一个感兴趣的潜在客户变成付费患者。您应该利用 CMS 进行电子邮件营销。如果您没有，就应该寻找一个擅长这方面业务的人帮助您。从长远来看，电子邮件营销能节省您的时间和金钱，并帮助您获得业务。电子邮件营销是一种非常廉价的方式，能让营销对象牢记您的品牌，特别是当您与其他诊所竞争业务

时。您需要比对手付出更多的努力来说服潜在患者。记住，与已经对您的业务表现出兴趣的人建立联系要比那些对您的业务没有兴趣的人更容易。

说到电子邮件营销，许多诊所会向他们的整个数据库里的联系人发送大量的电子邮件。然而，您也可以通过向特定群体发送时事通讯有策略地做到这一点。这些额外的努力会有回报的。让我们看看您不同的群体：

- 潜在患者：这些人表示有兴趣，但还没有来咨询。您需要展示您的经验、可信度和案例。给这些持观望态度的人发些时事通讯，介绍外科医生和诊所，让他们知道您是他们做植发手术的最佳选择，向他们展示既往患者的手术效果和病例研究成果。如果可以的话，使用消费者信任的第三方网站。一个介绍或欢迎视频总是很有帮助的。

- 咨询者：他们已经花了时间去了解您，了解您的诊所，并且正在确定选择您的原因。有许多因素可能会导致他们退缩。通过那些发给他们的时事通讯向他们保证他们的选择是正确的。展示与他们相似的案例，用良好的术后效果来加强他们继续选择您的意愿。如果可能的话，展示一个患者的视频来解释他们为什么选择您。如果您觉得您的患者决定做手术，给他一个付费的链接。这是患者做出决策的关键时刻；尽您所能，让他们对自己的决定充满信心，成为您的患者。

- 患者：给患者发送讯息应该很简单，因为这个群体对他们的手术结果很满意。您要做后续沟通；内容可能是术后指导或注意事项。这是一个获得推荐或回访的完美的机会。当患者高兴时，他们

更愿意为您付出额外的努力，所以不要害怕对患者提出要求。您会发现大多数人会这样做而不期待任何回报。

- 流失的患者：正如字面上的意思，这些潜在患者由于各种原因没有成为患者。他们要么没有被营销方法吸引，要么没有进行手术。没有成为潜在患者的原因很多，不要把这看作是对您的否定，而要把它看作是一个机会。这些人对毛发手术是有兴趣才来咨询的。您可以通过时事通讯重新介绍您自己和诊所，展示各种相关信息，引起他们的注意并联系您。这些都是为了当他们决定做手术时能最先想到您，他们就会去找您，而不是找其他医生。

- 未联系者：这部分人是您不愿意联系的，甚至不想和他们说话的。与这些人联系没有任何好处。

如果您的经营流程合理，诊所就会顺利地运行。为您的诊所选择合适、方便的软件最为重要。有很多优质的软件可供选择，但要考虑其实用性。您可能为您永远不会使用的功能付费。您可能购买看起来很好的软件，但学习周期太长，您永远无法完全理解它，或者这个软件不适合您的需求。选择合适的软件是成功的关键。当您有了合适的软件，您会享受它带来的高效工作方式和成果。在您投入时间和金钱后，要确保继续追踪患者信息。

定期运行报告能检查您的流程进度，以确保业务在长期内持续增长。为了诊所未来的发展，从现在开始，准备好这些流程并付诸实施。

记住选择适合您的软件，而不是让您的业务流程去适应软件。提高效率会带来更好的患者体验，也将带来更多的盈利。

Jeff Irvine

张舒 译，倪春雅 周易 审校

网络运营

Online Marketing

概要 网络运营是现代世界中推动植发机构新业务的非常有效的工具。我们将在本章讨论如何通过不同的在线渠道运营您的诊所，并介绍每种网络销售渠道以及如何正确投入您的预算。与广播、电视和印刷品等传统媒体相比，在线运营在控制成本方面对企业非常有吸引力。它的另一个优势是方便追踪。与传统广告无法进行有效追踪不同的是，您可以通过在线运营反馈的数据确定哪些运营有效，哪些无效。能够查看您的资金花在了哪里、您的潜在患者在做什么以及运营活动的效果—有效性的衡量使在线运营非常具有吸引力。

关键词 植发运营，网络运营，在线运营，搜索引擎优化，植发广告，网络运营植发

关键要点

- 什么是网络运营？
- 如何利用网络运营？
- 网络运营的优势有哪些？
- 为了达到最优效果，您有哪些选择？

98.1 什么是网络运营

网络运营，也被称为互联网运营、数字广告或在线广告，是利用互联网推动品牌知名度、向消费者发送促销信息的过程。在当今这个互联网驱动的世界，广告商可以将他们的广告精准投放到正在购买毛发移植手术的目标受众面前。

网络运营已经成为一种有价值的工具，多年来数字广告支出与电视广告支出呈持续上升趋势。最近的电子市场（eMarketer）研究显示，数字广告支出将很快超过电视广告支出，并将持续增长。这并不是因为花在电视广告上的钱减少了，而是由于网络运营的有效性使广告商愿意在网络运营上投入更多资金。数字广告如此有效的主要原因之一是您可以选择接触多个买家，并将您的广告精准投放到特定的目标人群中。数字运营的主要选择包括搜索引擎优化（search engine optimization，SEO）、付费搜索广告（即按点击量付费和关键词广告）、社交媒体运营、展示广告、电子邮件运营和在线评论管理。接下来让我们更详细地了解每个渠道。

98.2 网络运营的选择

98.2.1 搜索引擎优化

SEO 是指在搜索引擎结果页面（search engine results page，SERP）中定位出现您的网站的过程。除了自动搜索以外，搜索结果中的位置还可以是自然的、赚取的和免费的。当您在搜索引擎上搜索某些内容时，结果页面会首先显示排名最高的结果列表，然后接着才是其他结果。理想的结果是您的网站出现在搜索的第一页上……排名越高越好。搜索引擎中排名靠前有助于形成所谓的"排名因素"。"排名因素"有很多，每个因素的相对重要性可能会随着时间和搜索引擎不同而变化。然而一些因素一直很重要，例如 SEO 的成功始于高质量的网站、高质量的内容和高质量的链接。

网页内和网页外 SEO 因素共同决定了 SEO 的成功。页内因素包括网站本身的质量，例如内容、关键字、结构、速度、编程等。页外因素包括您的网站之外的所有要素，例如域名、链接、声誉、历史记录等。

重要的是要记住 SEO 涉及国际、国内和本地 SEO。您所投放的宣传活动的类型决定了最重要的

因素。例如，本地 SEO 活动与全国活动需要用完全不同的方法。

SEO 的优缺点如下：

• SEO 的优点：是患者"信任"搜索结果。在 SERP 的排名靠前可以为您带来更多优质的访问者，从而得到优质的潜在客户。由于您将自己定位在专门寻找您的产品或服务的潜在患者面前，您将能够获得更高质量的访问者。

• SEO 的缺点：是耗时。如果您想在 Google 上排名最靠前，把您的关键词放在的最前面，这需要时间。主要关键字字符串通常需要数月到数年才能出现在搜索引擎的顶部。

98.2.2 付费搜索广告

付费搜索广告是指有偿地将可点击的广告放置在 SERP 的赞助部分。根据您使用的搜索引擎，这些文字广告可以在自动搜索结果的顶部、底部或右侧看到。付费搜索通常称为赞助广告、赞助部分或关键词广告（Google），是竞标与您的机构或广告目标相关的关键字的过程。通常浏览者每次点击您的广告时您都需要付费（按点击付费）。与 SEO 一样，付费搜索可以将自己定位在正在搜索您的产品或服务的消费者面前。当潜在患者对您的产品非常感兴趣时，您就已经在接触他们了。他们要么还在探索阶段，正在了解他们可以有哪些选择；要么已处于购买阶段，准备寻求咨询。无论他们是哪一类，您都将在最合适的时间接触到患者。

在付费搜索出现的初期，由于经常无法通过付费广告找到想要的内容，消费者信任度较低。随着搜索引擎的发展，相关性也随之提高。随着网站与关键字的相关性逐渐建立，您可以看到消费者心态发生了转变，开始相信他们在搜索引擎上看到的广告。因此，付费搜索占据了近一半的数字广告支出。

付费搜索有其自身的优点和缺点：

• 付费搜索的优点：与自动搜索不同，后者可能需要数月甚至数年才能获得高排名，付费搜索可以立即将自己置于搜索引擎付费部分的顶部。您可以通过人数统计、地域、一天中的时间和其他因素将广告定位到潜在客户。使您有机会向更有可能购买的人群投放广告。

• 付费搜索的缺点：是缺乏信任，有些消费者永远不会点击"广告"。他们不相信赞助部分的结果。另一个缺点是您要为意外点击买单。如果有人不小心点击了您的广告或访问了您的网站并立即离开，您仍然需要为这次点击付费。在脱发行业，您可能为一次点击支付 15 美元以上的竞争关键字费用。根据条款和竞争关系，关键字点击的成本可能非常昂贵。结果无论是不是您的潜在客户，您都可能为他的访问支付大量金钱。

98.2.3 社交媒体运营

社交媒体运营在当今的商业环境中举足轻重。社交媒体运营集合了所有的在线社交媒体和社交网站。社交媒体的流行以及消费者与社交网站的互动对广告商和代理商有巨大吸引力。一个人平均每天花在各种社交媒体账户上的时间超过 1 小时 45 分钟，这意味着您有绝佳的机会在这些社交媒体网站上将您的品牌投放到您的受众群体中。用户可能有意或无意地向社交媒体网站提供对广告商有价值的个人信息。Facebook 是最大的个人信息存储库，这就是为什么 Facebook 已跻身第二大数字广告来源（Google 排名第一）。

与 SEO 或付费搜索不同，社交媒体运营的宣传途径多种多样，包括：

• 通过发布帖子进行内容运营传播您的信息，再通过链接将消费者带回你的网站。

• 针对患者人群投放付费展示广告。

• 此外，社交媒体可以为您的网站提供有价值的反向链接，这些链接被视为符合 SEO 目的的优质链接。

如果您是社交媒体的新手，您面临的第一个挑战就是建立粉丝群，这需要时间。获得粉丝关注后，您需要有效的更新策略以保持和他们的互动，提供有用的信息，让他们了解您的工作和提供的服务。您希望能及时更新，但这并不意味着每天发布很多次帖子。根据您的工作内容，发布频率可能是每天、每隔一天或每周几次。不要为了发布而发布，您的内容需要具有相关性和价值性。从您的帖子能为客户带来好处的角度出发，想一想他们会对什么感兴趣？他们更想知道什么？

如果您希望观众访问您的网页并将流量引导回您的网站，可以通过为他们提供想要阅读并愿意与他人分享的高质量、有意义的内容来实现。发布和链接资源的目标是让客户参与，并让人们转发、喜欢和评论您的帖子。您的粉丝和追随者是因为想了解更多关于您的信息而关注您的账号。您向他们提供关于您的业务和品牌的有用信息；他们则通过帮您传播信息来回报您。社交媒体运营可以被视为新的口碑运营；即使您不参与也不向他们提供信息，其他人也会这么做。通过吸引眼球的消息传递和建立您的品牌知名度。

社交媒体网站运营的另一个选择是付费广告。这属于按点击付费模式，您可以设置预算，每次有人点击您的广告时，每次点击费用从您的预算中扣除。社交媒体，尤其是 Facebook，允许从性别、收入、年龄、兴趣、地域等方面非常有针对性的发放广告。您可以查看您的理想客户是谁，并使用此信息制作广告、消息传递和定位，从而为您接触潜在患者提供最佳机会。

如果您打算使用社交媒体，请提前制定计划。如果您只是为了做而做，那您注定会失败。社交媒体可以成为您品牌知名度运营中非常有用的工具。虽然它不像 SEO 或付费搜索那样可以获得压倒性的反响，但在这个市场里拥有发言权很重要。

社交媒体的优势和劣势差异很大：

- 社交媒体运营的优势：在于您正在组建一个粉丝群，该群由对您的业务感兴趣的潜在客户组成。大多数消费者不会关注他们不感兴趣的公司，这意味着您可以与潜在患者一直保持联系和互动，他们不仅可能成为患者，而且还会宣传您。您通过社交媒体付费广告可以将广告投放到可能成为患者的目标人群中。

- 社交媒体运营的缺点：是耗费时间。您需要花时间和金钱来建立粉丝群，这样他们在决定进行植发手术时会才会找到您。他们可能喜欢您，也可能喜欢您的竞争对手。您需要在充满竞争对手的空间中发出自己的声音，而您独特的声音被关注需要时间，因为这不是直接的输出—回应。您正在建立品牌知名度，并在社交世界中发出自己的声音。

98.2.4　展示广告

展示广告是一种在线广告，包括横幅、富媒体、视频等。展示广告的多样性使它成为广告商的头号资源，占所有在线数字广告的近一半。网站发布者可以展示自己的广告，也可以选择构建广告网络。例如 Facebook 通过图像、文本和视频广告等多种形式直接在其网站上发布广告。此外，他们拥有成千上万的合作网站。Facebook 向这些网站支付一笔费用，以获得允许在其网站上投放广告。

展示广告有很多种，最受欢迎的包括：

- 横幅／图片广告：是基于图形或图像的标准展示广告。这类广告的文字通常极少，只通过一个口号吸引消费者点击其网站以了解更多信息。

- 富媒体广告：旨在吸引消费者并与之互动。这些广告包括动作、视频，或者需要和观众进行互动。

- 视频广告：顾名思义就是传统的视频广告。这些广告不仅用于电视，还可用于网络。一些消费者认为视频广告是一种骚扰，但广告商发现由于使用了音频和视频，它的效果很好。

- 再运营广告：可以将您的广告投放给访问过您的网站或搜索过您提供的产品或服务的人中，这些人有可能成为您潜在的患者。这是一种向以前访问过您网站的人推送广告的非常有效的方式。医疗领域的再运营受到很多限制，这就是为什么您需要使用第三方软件来提供再运营广告。

与所有其他形式的数字运营一样，展示广告也有优点和缺点：

- 展示广告的优点：是您投放广告的目标人群非常有针对性。展示广告利用视觉传达信息，并可以使用增强型广告来增加访问者的参与度。展示广告可以降低每次点击的成本，并且可能是品牌推广和知名度活动最具性价比的方式。

- 展示广告的缺点：是可能吸引到不会寻找您的产品或服务的人。这是一个形成意识的过程，因此投资回报率（return on investment，ROI）不会像其他形式那样高。每条广告成本将高于其他广告媒体。

98.2.5　电子邮件运营

这是被利用率最低的广告形式之一，人们往往忽略了这个简单的方法，如果应用得当它是非常有用的。电子邮件运营可以用很低的成本吸引新的潜在客户并建立品牌知名度。人们习惯于花费大量资金来吸引新患者，但往往忽略了使用这种简单的方法继续接触那些曾经联系过您诊所、但由于某种原因没有继续手术的潜在患者。

笔者称电子邮件运营为"闭环"，因为这是接触曾经对您的诊所表现出兴趣的患者的绝佳方式，可避免这些潜在患者流失。如果您经常与他们保持联系，当他们准备植发时，您将是他们第一个想到的人。这可能是目前为止投资回报率最高的途径，因为它花费很少的时间和金钱就可以给您数据库中的每个人发送一个引人注目的时事通讯和电子邮件。

98.2.6　评论运营

评论运营是另一种容易被忽视，却很重要的运营类型。医学领域的评论可能会将患者吸引到您的竞争对手那里去。管理您的评论网站并监控关于您的评论是至关重要的。向您的患者征求意见。虽然这确实需要时间和精力，但如果您坚持下去就会得到回报。

98.3　网络运营总结

正如您看到的那样，在线广告有多种选择。除

了前面提到的之外，还会发现多种在线广告组合使用，或者包含上述多个元素的在线运营平台公司。如果您或您的员工没有定期监控在线资金的使用情况，很容易超支出且得不到回报。您要确保在网上花的每一分钱都对您有用。好在在线广告是完全可追踪的，运营投资的有效性可从广告投放的时间和地点，到它的效果如何以及人们点击广告后的行为进行跟踪、分析和衡量。

经常被忽视的两个领域是电子邮件运营和评论运营。无论是运营的哪个阶段，评论监控和电子邮件运营一直是很少被关注到的渠道。这些渠道涉及的成本很小，但可能对业务产生巨大影响。

最好的建议是把您的钱投资在最能得到回报的地方；随着收入的增长，再拓展到多样化的运营方式。从付费搜索或其他形式的付费广告开始，然后是 SEO（理想状态是两者同时进行），在您有更多预算进行品牌知名度宣传时再进入社交媒体和展示广告。

Angela O'Mara

张舒 译，陈裕充 周易 审校

医疗美容实践中公共关系的力量

The Power of PR in an Aesthetic Medical Practice: PR Revealed

概要 本章总结了医生为充分应对媒体需要提前做哪些准备工作，包括一份非常宝贵的清单，列举出医生可以通过哪些行动，将他们的临床实践融入国家新闻媒体的报道中，或提供哪些策略，可帮助他们向记者或制片人推销一篇有关其临床实践、手术技巧、患者效果或其他媒体可能感兴趣的、易于报道的故事。

关键词 公共关系，宣传，媒体关系，实践营销，电视新闻，公关策略，新闻媒体

关键要点

- 许多医生在看到其他资质不如自己的人出现在电视或新闻报道中时，会感到厌倦。深入了解媒体有助于医生将自己的临床实践经验融入新闻中。
- 利用可靠的公共关系策略有助于医生保持竞争力。
- 撰写新闻稿可能比想象中更难。本章将帮助读者学习向媒体递交新闻材料的最佳方式。
- 关系建立是公共关系成功的关键，并且基于本章将要说明的几个原则。

99.1 简介

"成为明星，成为明星，全世界都喜欢明星！"

据统计，普通人每天平均收到超过 6 000 条营销信息。垃圾邮件的泛滥、无孔不入的媒体渠道、社交媒体的信息洪流以及同行之间对患者的争夺，足以让您怀疑您的信息是否能被看到或听到。通过公共关系（public relations，PR）进行宣传可能比传统营销更为有效。然而，要取得成功，您需

要投入时间、精心策划、有独特的概念、写好新闻稿和媒体包、掌握媒体工作的知识，并建立媒体关系。您的故事被新闻媒体选中通常不是巧合，而是一个经过周密计划的结果。您必须能引起他们的注意，能提供有新闻价值的材料，更重要的是要与他们建立和发展合作关系，取得他们的信任并愿意与您合作。

99.2 基本工具：新闻稿和媒体包

要成功与媒体互动并获得宣传，您需要两个基本工具，写好新闻稿和准备好媒体包。

99.2.1 新闻稿

媒体通过新闻稿获取具有时效性和趣味性的新闻材料。因此培养撰写新闻稿的技巧就非常重要，既要脱颖而出并引起他们的注意，又要符合大众接受的准则。撰写新闻稿比看起来更难。从传统媒体美联社（Associated Press，AP）的标准格式开始，设置为 1～2 页，双倍行距。添加一个有吸引力的标题，然后开始写第一段。确保您的新闻具有时效性和新闻价值。内容应包括谁、什么、何时、何地以及为什么。实事求是，尽可能使用引号。避免陈词滥调、俚语或行话。请记住在所有页面备注您的联系信息。表 99.1 总结了写好新闻稿的基本技巧。

99.2.2 媒体包

媒体包是让人们知道您是专家的快捷方式。每次实践都应准备一个媒体包，因为您永远不知道新闻人何时会要求一个。虽然多数时候他们只会要求新闻稿，但您会发现大型新闻机构和经验丰富的记者会对了解更多关于您的信息感兴趣。当您开始一项公关活动时，您可能只有少量信息可以放进媒体

表 99.1　写好新闻稿的基本技巧

- 记住不是每件事情都是新闻！确保您的故事具有时效性、关联性和"新闻价值"。
- 用醒目的标题吸引他们的注意力。
- 文章中应包括人物、事件、时间、地点和为什么。
- **画图：用文字结合图形进行阐述。**
- 实事求是。
- 自问为什么媒体会选中自己。
- 避免使用陈词滥调、俚语或术语。

包。随着您在媒体方面的成就越来越多，媒体包里的资料也会相应地增加。最好使用数字媒体包，但如果记者亲自前来，那么准备一个印刷媒体包会有所帮助。数字媒体包中应包含您可能参与过的任何新闻报道、电视节目或播客的剪报。表 99.2 列出了媒体包中应包含的主要元素。

表 99.2　媒体包的内容

- 封面信。
- 新闻稿。
- 您的照片、诊所、地址。
- 个人简历。
- 实践手册或其他资料。
- 适用于新闻报道的患者图片和感谢信。

99.3　与媒体建立关系

与媒体建立关系是您在公关方面获得成功的关键。如果您想借助媒体来达到您的目的，必须先从与他们建立关系开始。

首先，确定与您的临床实践和公关目标最匹配的媒体。首先起草一份排名前 20 的，您希望被报道的电视、杂志、新闻印刷品、互联网和广播电台的列表。

接下来，指定一名员工或公关经理开始和这些新闻媒体展开联系，并与记者和制作人建立关系。这可能是一个困难而漫长的过程，但它很重要。请精心筛选联系人。媒体的报道风格是特定的，如果他们觉得您不完全了解他们或他们的要求，他们就不会注意您。雇佣公关公司的主要原因之一不仅是因为他们的技能和经验，还因为其已经与媒体行业

建立了联系和关系。表 99.3 列出了一些基本要点，可以帮助您在联系媒体时建立关系。

表 99.3　有助于建立媒体联系的要素

- 新闻稿：内容。
- 包装（例如您的媒体包是否吸引人）？
- 媒体要求的书写质量和语法准确性如何？
- 您应对需求的响应速度。
- 跟进技巧。
- 诚实（在您这方面）。
- 您对联系的出版物或电台的了解程度如何？
- 将材料寄给正确的对象。
- 提前打电话介绍自己。
- 采访过程是否顺利？
- 您是否能够满足所有要求，还是不得不妥协。

与生活一样，良好关系的建立还涉及许多方面。与媒体建立一段牢固的关系不仅仅是发送电子邮件或邮寄新闻稿。以下提示将帮助您更有效地进行公关工作：

- 媒体永远在赶截止日期，知道这点将有助您适时地为他们提供所需的稿件并愿意为您发布新闻报道。
- 准备好回答他们可能提出的任何问题。
- 每次打电话都要亲切有礼。如果不这样做，您就有像电话推销员一样的风险。
- 经常的、没有议程的谈话也可以建立关系。
- 在"正确"的出版物或新闻节目中的一次报道远比在较小的、不知名的媒体发布一堆消息更有价值。
- 尽管在"正确"出版物中的一次展示是无价的，但不要拒绝与小型出版物或电台合作的机会。您必须建立您的媒体存在感，有时必须从底层开始。
- 许多较大的媒体机构可能有多名记者或制作人负责报道同一主题领域。

99.4　获取媒体的关注 / 找到正确的故事

在过去的 28 年里，笔者目睹了一个巨大的趋势—公众渴望更多有关美学和形象相关故事的信

息。您需要找到具有新闻价值并能吸引媒体注意的故事。以下的方法可以帮助你在快节奏的行业中保持领先，并跟上要求不断提高的新闻媒体。

- 与行业发展保持一致：参加国内和国际会议学习新的实践和技术时，要关注观众感兴趣的前沿技术和突破。记住展厅中充满了能用于建构您的实践经验的机会和想法。
- 关注新闻点：来到您办公室的每位患者都有自己独特的个人故事。他们中的许多人都有非常有趣的故事，并且愿意与他人分享。
- 关注当地媒体：观看新闻，了解他们正在报道什么。将这些故事与国家和社交媒体层面的事情进行比较。很多时候，国家新闻故事会引起地方媒体的广泛报道，将自己看作本地新闻素材的提供者。
- 跟上潮流：关注行业趋势、统计数据和行业变化，您可以利用它们进一步推进您的媒体关系。
- 推销自己：如果您是所在社群中新技术或新工艺的发起人之一，或者是接受了新程序培训的医生，媒体总是对新奇和前沿的点子感兴趣。

请记住，我们生活在一个不断变化的媒体世界中。要建立和打造成功的美学医疗实践，您必须不断了解新的媒体发展，并利用它们的优势。

99.5　您即将接受采访，现在该怎么办

经过几天、数周或数月对媒体的铺垫工作，您终于成功了。您即将接受电视采访！现在您该做什么？作为媒体资源，您必须准备好成为观众期望的专家。电视采访是您展示自己的机会，应表现得自信且专业。作为受访者，您的工作是向观众 / 消费者提供专业知识和指导。如果处理得当，媒体是一个难以置信的优秀工具。但是如果处理不当，可能适得其反，甚至是毁灭性的。正如笔者常说的，您不能把一个没有准备的医生扔到采访的"热板"上，否则他或她可能会被烫伤！

99.5.1　采访前的准备清单

采访前的准备清单很重要，可以确保您不会忘记或错过任何重要的准备步骤。一些简单的事情，例如设置闹钟、检查着装、准备好名片以及确保办公室员工已准备好面对媒体的访问，都可以使事情进行得更加顺利。本章末尾的采访前准备清单（表99.4）是您在采访前可用到的有用工具。

表 99.4　采访前准备清单

• 我提前做功课了吗？	是 / 否
• 我需要收集任何照片、视频、图形、图表等吗？	是 / 否
• 我的西装或外套是否经过干洗和熨烫？	是 / 否
• 我的头发、妆容和指甲好看吗？	是 / 否
• 我的鞋子搭配得合适吗？	是 / 否
• 媒体包是最新的吗？	是 / 否
• 媒体包里是否有我的实践手册和患者照片？	是 / 否
• 我的名片准备充足吗？	是 / 否
• 我知道和谁见面吗？谁会采访我？	是 / 否
• 我的闹钟设置好了吗？	是 / 否
• 我知道前往目的地的路线吗？	是 / 否
• 我的办公室整洁吗？其他地方呢？	是 / 否
• 我有口香糖或薄荷糖吗？	是 / 否
• 我排练了吗？我是否考虑过将要被问到哪些问题？	是 / 否
• 有没有查过他们最近写的或制作的东西？	是 / 否
• 我的"最想说的 5 个要点"列表是否触手可及？	是 / 否
• 工作人员知道发生了什么事吗？我也为他们做好准备了吗？	是 / 否

99.5.2　采访：怎么做

为确保您能够有效地向观众传授知识，您必须了解自己被采访的原因。确保您已与制作人明确了您将要讨论的话题。事先确定您要传达的重点并将其写下来。有一个清晰的计划将有助于您在采访期间保持专注。观众会觉得您是他们应该倾听和选择的专家。

利用任何可能的时间，在采访前了解您将要出现的节目。如果可能，请提前观看该节目并了解流程。这样，您将能够预测采访持续时长以及您有多长时间来传达您的要点。了解记者或主持人的采访风格以及他或她提问的方式。这将指导您提前准备好格式化回答以应对每一个问题。与朋友或同事一起排练并让他或她问您问题，这样可以更好地为实际采访做好准备。排练时，注意不要过于技术性地回答问题。请记住，作为该领域的专家，您的总体目标是进行科普，科普的对象是"普通大众"，而不是您的同行。所以应尽可能清楚地解释事情，避

免使用专业术语，并尝试使用简单易懂的词汇。您一定不希望以任何方式让观众感到困惑。规划好您的主要观点，尽早提出，并尽可能重复。预料到相反的观点并准备好应对答案。当回应相反的观点时不要重述它，相反以积极的方式表达您自己的立场。永远不要采取防御性的态度，始终保持积极和冷静。

99.5.3　舞台表现力和表达方式很重要

还要记住的一点是，您传达的信息不仅是您说的话，还包括您说话的方式。因此，您需要在镜子前练习回答问题。说话时密切关注您的表情管理，还有您的手和身体动作。您以为自己看起来很自然，其实可能看上去很笨拙，并可能在采访过程中分散观众的注意力，这可能会损害您的信誉。

在现场，您通常会坐在采访者旁边或对面。你们的距离可能看起来近得不自然，但拍摄出来却非常自然。当采访者身体前倾时，您不要向后缩。

整个采访中直视采访者。

在摄像采访中，您很可能是坐着的，不要交叉双臂，将手臂随意地放在椅子的扶手上或膝盖上，尽量让自己看起来很放松。如果您是站着的，请将手臂放在身体两侧，尽管这可能会让人觉得尴尬，但在镜头里看起来却最好。双腿不要交叉，如果您穿裙子，交叉的双腿会让您的衣服显得皱巴巴的或者露出太多的腿。可能会有一个可以从座位上看到的监视器，悄悄地用它来检查您的姿势和位置，但不要做得太明显。最后一定要等到采访完全结束，在一切都完成之前不要站起来或离开。

99.5.4　应对怯场的技巧

公开演讲是人们最常见的恐惧之一。有一些技巧可以帮助您应对"紧张"。忽略对面的观众和演播室人员，专注于采访者，直接与他或她交谈，就好像他或她是房间里唯一和您在一起的人一样。想象一下，您只是在与他或她进行私人谈话。准备一杯水，喝水的动作有镇静的作用，让您有时间平静下来并且看起来很自然，只要确保不要过度即可。避免服用任何镇静药物。您最不想处理的事情是应对当天药物在您身上产生的"负作用"。尽量不要担心犯错。记住，这是一个娱乐的世界。您看起来不错也是节目的看点之一，即使是现场直播，有时

为了展现您最好的状态也可能延迟播放。

99.6　善用媒体

现在您已经接受了采访并获得了媒体曝光，您需要有效地利用它。以下是充分利用这些机会的一些提示：

- 如果您上电视的日期已确定，请发送电子邮件给您的家人、朋友、客户群等，以确保他们收看节目。
- 把采访画面进行专业的排版印刷、装裱起来，悬挂在您的办公室里。
- 在您的网站里设立一个媒体版块用于张贴印刷新闻的副本，并上传采访视频和广播采访。
- 在新闻台或网络允许的情况下，在 YouTube 和其他视频网站上发布电视节目视频。
- 使用电子新闻通讯或电子杂志刊登关于您的文章，您可以将其链接到网站或将其嵌入到您的电子邮件中。
- 要求转载文章，或获得在您的广告单里使用它们的许可。
- 在本地活动的幻灯展示文稿中使用媒体片段。
- 随身携带印刷副本，以供到您的诊所的访客阅读。
- 使用 Google 搜索一下自己，看看有没有网络文章被其他网站收录，然后将这些链接连同您的消息一起发送给您的客户群。
- 在您的 Facebook 或其他社交网页上发布新闻报道。
- 发布和转载中凡是涉及媒体出版物的品牌名称，请务必征得许可。

99.7　结论

如果您能够正确利用公共关系和免费曝光，它可以成为推动您的事业的一种强大且高性价比的工具。然而在现实中，天上很少会掉馅儿饼，需要深思熟虑的计划和策略。您需要学习如何撰写一篇优秀的新闻稿，并拥有实时更新的媒体包来吸引媒体的注意。此外，您需要有意识地与您有意向联系的媒体建立关系。您需要睁大眼睛、定期向各大媒体展示具有新闻价值和有趣的主题。学习如何进行成功的采访、利用社交媒体的公关作品来最大限度地发挥优势也很重要。

推 荐 阅 读

Angela O'Mara. Lights! Camera! Action! The power of PR. Bloomington, IN: Author-House; 2010

Grenow C. Botched bodies and cosmetic surgery cowboys: the representation of aesthetics in mainstream media. Aesthetics, July 15, 2015. Available at: https://aestheticsjournal.com/feature/botched-bodies-and-cosmetic-surgery-cowboys-the-representation-of-aesthetics-in-mainstream-media

Kempner M. Books on public relations. The Wall Street Journal. November 25, 2006. https://www.wsj.com/articles/SB116440937044432297

Maloney J. 4 PR strategies you should be using right now. Entrepreneur. July 20, 2015. Available at: https://www.entrepreneur.com/article/248578

Nahai F. Commercialization：defining our terms. Aesthet Surg J. 2013; 33(7): 1069−1070

Radu G, Solomon M, Gheorghe CM, Hostiuc M, Bulescu IA, Purcarea VL. The adaptation of health care marketing to the digital era. J Med Life. 2017; 10(1): 44−46

Teitelbaum S. Enthusiasm versus data: how does an aesthetic procedure become "hot"? Aesthet Surg J. 2006; 26(1): 51−53

Spencer David Kobren

官伟 译，舒程惠迪 赵钧 审校

如何确保您的业务在当今的数字世界中生存并蓬勃发展

Plugged in: How to Ensure That Your Practice Thrives (and Survives) in Today's Digital World

概要 数字时代对医患关系产生了深远而持久的影响，给双方带来了独特的挑战。当前，由于互联网通常是消费者的虚拟研究图书馆，患者，尤其是整形外科领域的患者，希望医生不仅仅是在他们身上做手术，而是通过与他们合作以达到他们所预期的效果。患者的期望非常高。在线评论网站和消息论坛赋予了患者发言权，因此他们感知的满意度，尤其是对术前和术后支持以及对治疗的满意度，决定了业务声誉以及整体成功和可持续性。本章将帮助毛发移植外科医生和管理人员更好地驾驭不断发展的领域，以满足患者的需求，深入了解不断变化的偏好、行为和期望。与此同时，本章还将深入阐释如何在这个竞争异常激烈的医学学科中利用互联网生存和发展。

关键词 植发运营，声誉管理，植发评论，植发信息论坛，植发广告，植发内容运营，植发社会认同，投资价值，投资回报

关键要点

- 在您的在线运营中保留"医学"：给予植发手术应有的尊重。
- 传统的投资回报率（ROI）指标不再适用：为什么被称为投资价值（value on investment，VOI）的无形投资回报率很重要，以及利用它的最有效方法。
- 保持对您在线声誉的控制，并利用社交媒体工具接触患者并发布准确的信息。

100.1 简介

医患关系历来是健康和医疗的基本要素。在当今的数字环境中，这种关系呈现出一种新的形式，患者可以以前所未有的方式与医生互动。在互联网驱动的研究的助推下，患者的期望很高。此外，由于在线评论网站和消息论坛赋予了患者发言权，鼓励患者提出更多要求，这通常会导致不切实际、有时甚至是无知的期望。因此，他们对治疗、术前与术后支持，以及他们的整体体验的满意度将对您的声誉和业务的整体成功与否产生深远影响。

医生或许会本能地认为，他们应该效仿那些曾一度主导该领域并且在获得消费者关注方面最有吸引力的人的运营策略。然而，如今成功需要的不只是品牌专注度，还必须以患者为中心。无论是由哪个运营策略师或实体创建、管理您品牌的数字形象，都必须对脱发患者的独特情感需求有深刻、深入的了解。

很多时候，传统运营公司制作的内容往往不能恰当地展示您的业务以及在线形象，比如传统电视和平面广告。在数字环境中，这种运营方式削弱了您与患者建立相关在线关系的能力。

消费者的关注是一家公司最强大的资产，而互联网就拥有这样的关注。是时候接受传统的、面对面的运营已不如过去有效，甚至反而可能会建立错误的形象。社交媒体和新兴的移动技术彻底改变了人类的互动格局，也进而改变了消费者的决策方式。

序言并非意在批评，而旨在引导毛发移植外科医生和管理人员更好地了解以满足患者的需求，同

时有效地管理在线声誉，吸引消费者的注意力，并在当今信息丰富且极具竞争的数字世界中以毛发移植这一医学学科应有的尊严和尊重来发展他们的品牌。

100.2　为什么医生在理顺网络关系时会遇到如此困扰

互联网史无前例地从根本上改变了医学实践，这种改变医生无法控制。在大多数专业中，信息传统上从医生直接传递到患者。但数字世界似乎颠覆了这种传统关系。网络提供了几乎无限量的信息，包括发表在医学或行业期刊上的文章，以及对这些出版物提出异议的观点和分析。非专业人士不受限制地获取信息，但却不能准确地解读，这给潜在的患者带来了更大的市场混乱和更大的危险。患者不知道什么是真实、安全和有效的，既阻碍了他们做出明智决定的能力，也影响了顶级外科医生的竞争。

更令人不安的是，一些互联网上叫的最响亮的并不是那些真正希望传播准确和公正信息的人。相反，许多人要么是反行业的老派毛发移植者，要么是最近因各种原因对治疗不满意的患者、故意试图扰乱秩序和误导人们的网络水军，甚至是匿名发布虚假信息以驱使患者远离他们竞争的医疗机构代表。这些响亮的声音在一些有危害性的在线患者社区和博客上持续扩散而未受到惩罚。这些社区和博客上充斥着匿名的、毫无节制的和未经审查的评价以及未经证实的投诉。

不同于传统媒体，法规保护互联网上一些最具争议的商业模式，而这样的法规让一些更知名的面向消费者的在线资源所有者和运营商获益。1996 年美国《通信规范法》（Communications Decency Act of 1996，CDA）第 230 条规定："交互式计算机服务的提供者或用户不得被视为其他信息内容提供者提供的任何信息的发布者或发言人。"换句话说，托管或在某些情况下重新发布言论的在线中介机构受法律保护，否则可能会被追究对他人言论的法律责任。

此法律框架让论坛所有者和评论网站免于承担法律责任，无论言论多么恶劣或是可被证实的诽谤，在线消息论坛是私有财产，制订规则的是所有者而不是用户。所有者和版主设定了该环境的基

调。可悲的是，有些人选择利用 CDA，在透明度和维护言论自由的保护伞下掩盖他们的真实动机，使患者和医生都更容易受到伤害。

笔者支持诚实且有效地教育并赋予患者权利的平台，以及那些执行强有力的审核政策以阻止有害的、无益行为的平台。这些平台对毛发移植行业的未来至关重要。在笔者的平台上，任何针对医生或医疗机构的匿名公开投诉在论坛上发布之前都必须进行私下验证。

毛发移植领域的大多数人都认识到网络存在是保持相关性的必要条件，但很多人将互联网视为一种必要之恶，而非赋权技术工具。如果您做出正确的选择，就可以在更大程度上控制它，直接提高您的业务层次并让您的患者受益。

您对在线声誉的控制权比您意识到的要多

积极主动且知识渊博的医生和管理人员对互联网的控制权远比那些培育了有害在线文化的人以及声称在线品牌建设过于复杂且神秘的运营公司所让他们认为的要多得多。成功的品牌推广和运营活动自然需要经验、创造力和辛勤付出，但这并非难事。

归根结底，医生必须改变他们自己和团队利用自身网络形象以及沟通交流的方式。如果使用得当，它们可以接触消费者并与潜在患者互动。社交媒体、规范运营的在线毛发移植社区以及个人网络资源可以真正赋予消费者权力，并在医患间形成更加牢固且健康的纽带。但是，这并不能通过简单地花笔钱聘请工商管理硕士（master of business administration，MBA）来实现；要想开辟您的基础市场并建立和维护您的在线声誉，您必须深入了解该领域及其运作方式。

100.3　毛发移植的新面貌

毛发移植手术从业者须训练有素、经验丰富，且具备高超的技能。然而，最近该领域涌入了一批几乎毫无经验的医生。他们认为毛发移植是一项简单的"交钥匙"业务，稍加投入就可获得额外收入回报。医疗设备制造商积极销售机器和机器人，声称它们可以自动化并可以减少毛发移植中所需的更为烦琐的工作。这些医疗设备制造商不仅提供"交钥匙"运营解决方案，而且有些还提供临时工。这

些临时工中的大多数都没有接受过医疗培训，他们在没有资深医生监督的情况下操作这些设备并执行大部分手术。患者的手术结果对他们来说没有个人利害关系。事实上，一些医生是通过设备制造商开发的应用程序雇佣的临时工。这些医生允许陌生人在他们的医疗机构为患者进行手术，而这种做法进一步削弱了专业性。此外，消费者错误地认为美容或整形外科医生具有毛发移植的资质，而事实上，许多人很少或根本没有接受过正规培训。该领域显然已成为一项对额外收入比对质量结果更感兴趣的"业务"。近期呈指数级增长的令人不满意的手术结果说明了此举对该领域造成的负面影响。

不幸的是，不负责任的行业扩张将带来代价高昂的后果，尤其是在医药领域。这不仅会对患者产生不利影响，而且给当下兢兢业业、经验丰富的毛发移植专家带来了巨大挑战。基于这些医疗器械制造商、消息发布者以及主流整形手术评级和评论网站所精心构思的虚假行为，这些"交钥匙"做法已迅速成为毛发移植的新面孔。

那么，当在线消费者压倒性地一致认为，敬业的毛发移植外科医生与其他成百上千做相同手术的医生并没有差别，而同时其他医生费用又很低的情况下，真正的毛发移植外科医生要如何能让自己与众不同呢？归结起来可通过理解和执行一些简单的概念来实现：

- 真实的在线定位。
- VOI 与 ROI。
- 内容运营。
- 利用社会认同（第三方信誉证明）。

100.4　虚假市场中的真实定位

定位是定义您的业务以及形成您的在线消息传递和整体关注策略的关键步骤。为确保有效，您的定位必须具有情感相关性、教育性和权威性。很大一部分毛发移植外科医生将自己宣传为世界知名的"先驱"、发明者、教育家、作者、讲师以及公认的权威。如今，您的医疗资质证书和行业荣誉远没有那么重要，坦率地说，可能与数字消费者毫无关系。对于普通消费者来说，所有医生在纸面上看起来都一样。

作为业内人士，笔者与无数医生、管理人员、患者顾问和咨询师都沟通过。他们普遍认为：执业

机构比以往任何时候都更难以从与看似无穷无尽的新手对手的竞争中脱颖而出，更不用说受到他们推崇的竞争对手了。

另一方面，即使市场比以往任何时候都更加嘈杂、竞争更为激烈，但只要您辛勤付出，您尽可利用无穷无尽的在线工具来塑造强大的品牌、建立在线权威。一般情况下，这样做可以将您与竞争对手区分开来，保护您的在线声誉免受最不当的、极具破坏性的和恶意的诋毁。

100.5　投资价值可以成为您最有价值的投资回报

投资回报率可以通过运营和发展来衡量。然而，所有行业中最成功的企业都明白，在分析它们的运营和品牌决策时，考虑有形和无形的投资回报率也至关重要。

VOI 被定义为公司的整体业绩和长期可持续性发展不可或缺的"无形资产"。大多数管理人员和运营公司都不具备分析无形资产的能力，因为很少有人了解该领域的在线系统如何运作以及信息和影响力是如何被操控的。如果这些管理人员和公司无法分析并显示您的公司如何从投资特定资产中获利，他们可能会建议将其从您的年度运营预算中削减或将您的精力集中在其他项目上，但这会在不知不觉中削弱甚至可能严重损害您的在线声誉，影响您与有影响力者合作的能力，让您丧失有眼光的、合格的潜在患者选择您的机会。委派责任和权力是确保您的业务蓬勃发展的有效方法之一：这使您可以专注于外科医生的工作。但作为团队的领导者，您有责任促进诊所的发展、价值的创造。除了您的在线声誉、可信度和感知价值之外，您可以委派组织中的其他一切。太多人犯了这个错误，而这个错误可能会以您不愿看到的方式损害您的业务。

虽然这听起来与您的直觉不符，并且违背了您面试或聘用过的每位运营"专家"和办公室管理人员所给出的建议，但数字世界成功的关键在于是否愿意投入包括时间和金钱这样的资源，而不是传统的预期返回。换句话说，投资于展示和内容传播，但不用担心传统的投资回报率。您必须在恰当的地点、正确的时间，以最好的方式被关注到。

网络分析、点击率、直接潜在客户生成和其他定义"价值"的因素都是运营方程式的一部分。但

它们并不是将您的品牌恰当地塑造成诚信的、有人文关怀的权威的最重要因素。了解您的品牌和您的患者，从而从竞争中脱颖而出；这一点始终排第一位，运营排第二位。品牌和运营是投资塑造成功的数字存在和实体业务的两个独立组成部分。

100.6 内容运营：发布或灭亡

虽然社交媒体专家可能对社交媒体网络和新兴移动技术了解深入，但多数无法产出与脱发患者密切相关的有意义的内容。这些"专家"中的许多人将毛发移植视为一种生活方式的选择；但事实上，许多选择毛发移植手术的人，比如一个曾打电话给笔者的广播节目并告诉他卖掉车来支付手术费用的人，都将其视为挽救生命的一次尝试，是让他们再一次重新自在生活的尝试。

有效的在线运营，尤其是在社交媒体上的在线运营，必须为人们提供价值，而不仅仅是提供一种"买我的东西"的方法。途径包括创建不同类型的媒体、撰写文章、制作真实且相关的视频、在恰当的平台上展示，以及与现有和潜在患者以及该领域的网络公众人物建立关系。发布内容时需要考虑的事项包括：

- 人们想要解决问题。如果您创建的内容让他们感到更自在、更自信，并且相信您真正了解他们的需求并可以提供帮助，那么您就会吸引他们的注意力。

- 尽管牢记您的医生身份至关重要，但毛发移植外科医生必须将自己视为出版商，并将他们的医疗机构视为媒体公司。这是一个非常陌生的概念，但您已不再拥有仅仅行医的奢侈。花钱请代理机构投放广告并等待电话响起的日子已经结束。

- 不要让不必再投资印刷机、电视工作室或销售团队来发布、运营您的故事这个现实难倒您。在网上发布和运营内容所需的最有效的工具中，至少有 75% 是免费的。主流媒体工具包括 YouTube、Facebook、Instagram、Snapchat 和 Twitter，您无需花费一分钱即可投放广告。

- 创建可以形成人际关系的内容。科技不断地进步，同时变得更加人性化、更具交互性、更为直接。有恰当的内容就可以期望人们伸出手，然后迅速回应。

- 停止尝试用低俗的标题或主题来诱骗点击。

就网站点击率而言，它可能显示出可见的投资回报率，但归根结底，如果您的内容毫无知识性，也不能引起情感共鸣，那么就不能为您的品牌和潜在患者创造真正的价值。

- 思考您开发和发布的内容的受众。本质上您是一名治疗师，对于许多人来说可能是治疗一种精神上的情感毁灭性疾病。不要听从您的运营人员去考虑搜索引擎优化（SEO）和号召性用语。尊重医患关系，记住您是这个领域的专家，而他们不是。您将在您和您的受众之间建立更深层次的联系。

- 现有的和潜在的患者在提问、表达疑虑或发表评论时想知道有人在另一端与他们互动。您的社交媒体内容和频道应由感兴趣的、聪明的、善解人意的人创建和运营，始终体现出人情味。

- 迎合您的受众，而非您自己。产出潜在患者真正关心的内容，而非您想发布的内容。您以一名"顶级医生"登上机上杂志是一件非常棒的事情，但不要在您的个人社交媒体以看似谦虚的方式进行炫耀。如果您想宣传这些荣誉，请谨慎对待。例如，就一个有趣的案例发一个有意义的帖子，并在您的"顶级医生"文章旁边附上一张患者的照片。

100.7 利用信任的力量：社会认同心理学

建立信任的成本远低于拒绝承认其巨大价值所要付出的代价。毛发移植消费者在您的网站上看到的或在网上阅读到的与您相关的内容决定了您的价值。如果消费者无法通过社会认同来明确您的价值，那么您就很难引起他们的注意并获得他们的信任。您可能是该领域技术最精湛、最有爱心、最有道德的毛发移植外科医生，但在这个以数字为中心的世界中，这些都不重要。在与您诊所的任何人交谈之前，潜在患者会根据在线评级、评论、第三方认证和建议形成意见。您的名字被正面提到的次数越多，您投射的价值就越大，就会有更多的消费者记住您。

最重要的社会认同类型如下：

- 满意的患者：来自曾经就医和正在就医的患者的社会认可（例如，经过验证的推荐或案例研究）证明了患者的满意度。

- 专家：来自业内可靠专家的社会认同是无价的。

- 媒体：在您的运营中保留医学。切记，媒体是说服患者的外围途径，因此最好不要将其作为您社会认同和运营的焦点。

• 认证 / 被认可的推荐：可信的第三方实体向消费者提供证明，证明医生是技术娴熟、有道德、有学识、品质好且值得信赖的［就像美国农业部（U.S. Department of Agriculture，USDA）有机认证］。如果这些第三方的认证是由广受尊敬的第三方消费者资源（即消费者报告、WebMD 或主流经常引用的资源）认可的话，它们将成为更为强大的社会认可。

• 学术组织的任职和参与：许多学术组织致力于教学和知识传播以改善该领域。其中包括国际毛发修复外科协会（ISHRS）、美国毛发修复外科委员会（ABHRS）以及其他毛发修复协会等组织。教学和信息共享通过标准化优质护理助力该领域的发展和提升。然而，仅仅成为这些组织的成员并不足以建立良好的声誉。您必须定期与同行和在线患者一起参与这些团体的活动和会议，这也是真正的奉献精神的体现。

• 名人：来自名人和其他网络公众人物的社会认同（例如，您曾治疗过的主流名人以及网络公众人物）可以极大地支持您的声誉。

100.8　结论

无尽的运营努力和在线美容手术信息，与社交媒体渠道、消息论坛和投诉网站相结合，催生出新一代的患者。这些患者感到被赋予了力量。不幸的是，许多人被相互矛盾的信息误导和混淆。尽管如此，他们仍有权来决定他们的治疗决策过程以及他们与治疗者线上线下互动的方式。他们利用互联网来选择他们的外科医生，有时还会批评他们。您不能把您的在线声誉和您公司的数字形象留给那些对您的专业远不如您熟悉的人。

与那些您在职业生涯中致力于帮助和治愈的人建立联系的能力，决定了您的成败。管理并维护患者需求的各个方面，从他们对您的数字存在的看法到他们的就医体验。关心您的患者，您的患者也会关心您。

招聘与培训助手

Finding and Training Assistants

概要 目前，毛发移植技术通常需要准备和植入大量移植体。当前毛发移植技术使得相关工作量有所增加，因此手术助手承担着至关重要的任务。作为一个整体，他们在很大程度上影响着患者的手术体验及手术结局。在手术过程中，医生扮演着团队负责人的角色，而手术助手则成为医生的延伸，承担相应的辅助工作。本章将讨论毛发移植过程中与外科助手相关的内容。

关键词 培训，技术人员，助手，移植体分离，切片，移植体植入，移植体移除，移植体提取，员工培训，留住员工

关键要点

- 新助手应先学习基本技能，再培养批判性思维能力。
- 学习分为两个层次：首先是在无生命模型上学习，其次是在临床实际场景中的真实患者身上学习。
- 首席助手及医生应始终对新入职的助手进行质量控制方面的监督工作。
- 学习一项新技能可能只需要一周的时间，但助手需要6个月至1年的时间来提高工作效率和能力。
- 留住员工比培训员工更为重要。

101.1 简介

毛发移植手术的成功在很大程度上依赖于训练有素的助手，进入该领域的医生发现如果没有必要的工作人员就很难开展业务。外科助手必须了解移植体的重要组成部分及如何正确处理相关组织，能够熟练地切取和植入移植体，能够批判性地思考和处理术中遇到的问题。即使医生决定只进行毛囊单位钻取术（FUE），助手也必须能够熟练地提取和植入移植体。本章旨在指导医生如何招聘助手并对其进行有效培训。

101.2 招聘助手及确定任职资格

理想的助手必须能熟练地进行显微切割，且能长期从事烦琐的工作。在与现有团队合作过程中，能与患者和同事进行有效沟通，并注重工作细节。理想的助手不一定需要接受过医学培训，但需要有很强的动手能力。

如果助手符合上述标准，则可先让其旁观手术过程，确定其是否对这一职业前景及该类手术感兴趣。有时，这些潜在备选人员需接受拉斐特仪器公司（Lafayette Instrument Company）的奥康纳（O'Conner）镊子灵巧度测验（型号32022），以了解其是否能够遵循相应指示并进行精细化动作（▶图101.1）。

101.3 新员工培训

一旦找到理想的候选人，就应对其进行综合性培训，包括对毛发移植技术发展过程的简单介绍。大部分的教学培训应涵盖毛囊的解剖结构和毛发生长所需的重要组成成分。还应简要概述终毛毛囊和休止期毛囊、毛发生长周期和脱发进程之间的差异。对手术助手而言，其工作过程中应注意影响毛发生长的人为因素；脱水；横断或挤压损伤。他们还应该了解其他脱发治疗方法，例如非那雄胺、米诺地尔、富血小板血浆、低能量激光治疗以及不同的移植体制备方法。

101.4 培训方法

为了充分了解毛发移植手术的各环节，技术人

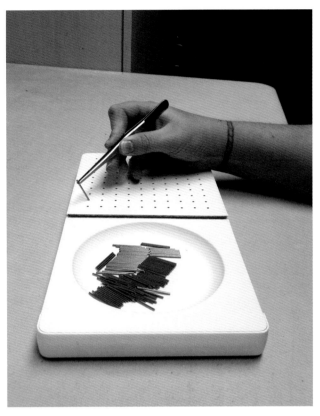

图 101.1 测试准候选人精细运动技能

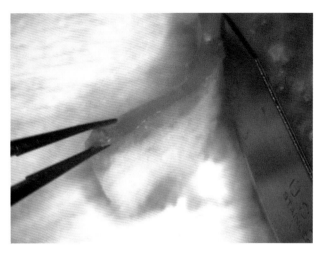

图 101.2 柚子皮切片

白色部分代表真皮层和脂肪层。即使是在无生命模型上使用显微镜，也有助于助手习惯在显微镜下工作。该教学理念是让助手将柚子的毛孔形象化为毛囊单位，并将柚子皮切成一个孔宽。教学人员先示范切割技术，并一一讲解。学员则学习如何及在何处抓住皮肤的顶部，刀片如何滑动，如何分离组织，并将其切成一个孔宽（ ▶图 101.2）。一旦助手掌握了该教学内容，他们就可以开始着手练习。

柚子皮也可以用来训练切取移植体。画线代表毛囊分组，以便助手将刀片与毛囊平行放置。需要强调的要点是在何处以及如何抓取组织和定位刀片，以便进行切取而非锯切。

组织切割后进行 FUE，笔者发现 5 mm 厚的工艺泡沫，可以用 1 mm 或 2 mm 的活检环钻或电动 FUE 设备进行提取，还可用于学习如何移除 FUE "移植体"。切开的泡沫垫被固定在桌子上，并用两个弯曲的锯齿状 Foerster 镊子移除 "移植体"。当使用双手交叉的方法来移除移植体时，这一技术可以给助手一种抓住组织并从头皮上移除的 "感觉"。特别注意镊子夹取移植体的位置以及在这一过程中施加的力。

在教授如何植入移植体的过程中，切下一块较大的柚子皮并将其固定在代表植入区域的聚苯乙烯泡沫上。用 19G 和 18G 针确定植入区域，由于该部位不易识别，可用亚甲蓝或液体墨水来突显这一部位。前面提到的工艺泡沫（理想厚度为 5 mm）可以被切割成 1 mm 的小块作为移植体。不同颜色的泡沫移植体可用于区分 1-、2-、3- 和 4- 毛发移植体。这一操作十分重要，它有助于培养助手的

员应了解整个手术流程，包括术前准备和技术人员在手术中的作用，及术后护理和随访。对于刚起步的医生来说，技术人员可能无法观摩手术，因此有必要获得手术过程的视频资源。需特别关注手术流程、移植体切割、FUE 移植体移除和移植体植入。

培训可分为两个部分："使用无生命模型培训和利用真实患者培训"[1]。这两种方法各有利弊，但两种方法的使用对于培训助手都有必要性。

101.5 使用无生命模型进行培训

无生命模型培训可帮助助手学习如何拿握仪器，确定合适的体位和手部动作，切割和种植技术，及培养批判性思维能力。无生命模型培训的优点包括：消除对损伤毛囊的恐惧，一旦出现问题可立即予以纠正，同时助手可尝试不同的仪器，看看哪些更得心应手。有些技能的学习需要花费更多的时间和精力，而另一些技能则可快速习得。

无生命模型的类型种类繁多。多年来，人们使用了不同类型的材料，效果也有所不同。为了教授如何切片，Sam Lam 医生诊所的 Emina K.Vance 将柚子皮切成 1 cm 宽的条状。黄色柚子皮代表表皮，

批判性思维能力，以便根据治疗方案在重点区域植入毛囊，从而呈现最为自然的术后效果。在聚苯乙烯泡沫塑料头上练习可以让助手直观地看到他们负责的区域以及如何与其他区域的操作人员合作。

每日在无生命模型上的操作练习有利于培养手术助手的耐力，因此建议最初每天练习两次，每次 30 分钟，练习总时长不超过 1～2 小时。通过该练习有助于评估助手操作行为，了解具体的操作方式，并纠正其操作过程中的不良习惯。

Science Care 等一些公司提供的尸体头皮也可用于教学目的。理想的尸体头皮具有自然深色头发、厚实的脂肪层，并在福尔马林中冲洗过。拥有浓密毛发的女性头皮效果最好。助手可借此熟悉毛囊的组织结构。

101.6　真实患者临床实操培训

当助手通过无生命模型的训练，并掌握每种技能的正确操作手法，他们就会慢慢接触活体组织。一旦他们开始在持续的监督下进行临床实操，那么就可将他们的练习时间限制在每次 30～45 分钟。处理活体组织可能起先会让人不知所措，尤其是在移植体制备过程中处理白发，或者在毛囊植入过程中处理出血、弹出和患者移动。每天训练时长可增加 15 分钟，直到他们在长时间操作过程中愈加耐心。在此期间，如果需要纠正助手操作手法或您发现更有效的操作方式，应将助手从患者身边调走再给予相关操作建议，以免患者听到相关内容。患者永远不需要知道术中的具体操作人员是新助手。若助手仍未做出必要的调整，则需安排助手在无生命模型上进行额外练习，直到他们掌握了相应的操作技术为止。若助手可独立分离或植入移植体，您也可以到现场随机抽查他们的操作表现。即使助手已经练习了一段时间，仍需对其进行抽查，这是由于训练过程中有时会养成不良的操作习惯。

101.7　学习目标

考虑到助手在毛发移植术中需重点掌握技能，本节将针对与每项技能相关的教学要点进行阐述。理解并清楚地传达学习目标，对教学人员及学员均有益处。

101.7.1　切片

如何切片的教学过程应包括以下几个方面。在定位组织结构及抓取器械过程中，确定体位十分必

要，这样助手才能以较为舒适的方式长时间有效切割组织。此处需注意几个教学要点。组织必须固定在硅树脂上，以稳定条带。非优势手用齿镊夹住表皮并轻轻剥开（像翻开书页）分离组织，以便看到下面的毛囊。在毛囊间滑动刀片时，刀片的角度应与毛囊的角度一致（▶图 101.3）。在此期间，应强调"组织"的水合作用。一旦助手掌握均匀切片技术，他们便可进一步学习如何切割组织及制备移植体。

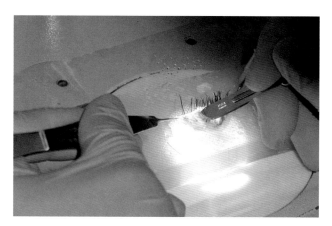

图 101.3　刀片角度必须与毛囊的角度相匹配

101.7.2　移植体分离（切割）

切割移植体的目的是保持毛囊单位完整，并在毛囊周围提供足够的组织，同时保持适当的水合作用。对于助手来说，了解毛囊分组以及如何分组十分重要的。通常情况下，移植部位应与移植体相匹配，所以必须强调均匀的大小和形状。为技术人员提供 1-、2-、3- 和 4- 毛发移植体作为尺寸参考是有帮助的。

将切片制成移植体时，重要的是定位切片，使毛发与切割手呈一定角度。助手不应通过调整手部位置来调整头发的角度。从切片左侧开始，用非优势手握住镊子，夹住表皮组织以稳定切片。刀片应与移植体右侧的毛囊平行。在切割组织时，刀片向下压向切割面，并向助手侧轻轻滑动。移植体向左侧滚动 1/4 圈，你可以看到右侧多余的组织，然后再次切割（▶图 101.4）。理想情况下，切割移植体应切三刀，但在首次学习如何处理和切割组织时，可能需要更多的时间，因为助手会担心切割位置离毛囊太近。

使用显微镜时，体位十分重要。手臂应自然放松至身体两侧。调整好椅位，使助手能够舒适地操

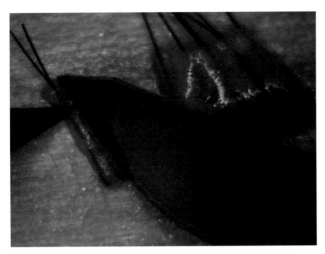

图 101.4 MaryAnn Parsley 的三切技术：将移植物向左滚动 1/4 圈，切掉剩余的组织

作显微镜，无需太过用力或曲颈。切割工具，如安装在手术刀柄上的 10 号刀片和镊子，应该像铅笔一样拿握，通过手指和手腕控制其移动，而非肘部或肩膀。

在切割移植体时，要特别注意防止移植体脱水。当刀舌作为切面时，必须用生理盐水浸泡。干燥的刀舌往往会吸收移植体中的水分，移植体会更容易干燥。切下移植体后，应立即将其放置在保存液中，直至完成全部切割。最好将移植体放置在培养皿中，使其浸泡在溶液中。某些医疗机构喜欢把移植体堆叠在 Telfa 上，但这可能会导致顶部的移植体干燥。当观察移植体或切片时，组织应有光泽且丰满。一旦组织开始看起来毫无光泽且出现分泌物，这些都是组织干燥的迹象。应该准备好装满生理盐水的喷雾瓶并快速喷洒。

在整个切割过程中，根据每个移植体中的毛囊数量，对移植体进行分类和计数。这一点十分重要，因为移植体是根据每个移植体的毛囊数量有策略地植入受区。在这个过程中应该使用某种计数方法。一些医疗机构使用计数表，记录每 10 分钟切割 1−、2−、3−和 4−毛发移植体的数量。其他机构则将移植体以 25～50 个为一组，以便他们可以快速计算移植体的总数量。

在移植体切取过程中可能发生的一些并发症因患者而异。以前做过头皮条切取术的患者会形成不透明的纤维瘢痕。瘢痕内或瘢痕附近的毛囊可以改变方向或展开，这使得切取移植体更具挑战性。由于瘢痕组织使刀片变钝，助手们可能会使用更多的

刀片。白发也可能是一个挑战，因为它很难在组织内被察觉。一些医疗机构会把皮肤上面的头发染色，这样他们切取毛囊时就可以根据上面毛发的角度进行。为了保护毛囊，移植的白发往往更粗一些。

101.7.3 毛囊单位钻取术移植体移除（医生切取后）

为了提高毛囊单位提取手术效率，当医生切取移植体时，外科助手可用镊子取出移植体。重要的是在不影响医生手术操作且不移动患者头部的情况下取出移植体。通常情况下，使用带锯齿的弯曲 Foerster 镊来取出移植体。锯齿有助于提供轻微的牵引力，以方便取出移植体。在取出移植体时，我们更倾向于交叉手技术（▶图 101.5）。一支镊子抓住表皮下方，轻轻提起移植体。另一支镊子夹在第一个镊子下面，用两个镊子沿着毛发生长的方向取出移植体。使用镊子时，避免锯齿交错而压坏毛囊。在此期间，重要的是向医生提供有关移植体取出情况的反馈。由于外科助手佩戴手术辅助放大镜，他们可以告诉医生是否有横断、帽状离断或是否难以取出移植体。

在取出移植体时可能出现的一个挑战是帽状离断。在试图取出移植体时，表皮从移植体上滑落，将移植体留在里面。有时可以用镊子夹住毛发，将移植体提起，然后用另一把镊子夹住组织，取出剩余的移植体。若无法提起移植体，应放弃此类操作，因为毛发周围的表皮会愈合，并告知医生关于帽状离断的情况。也可以使用其他工具，如辅助提取工具（ATOE）。该仪器就像一个微型止血钳，当与 Foerster 镊一起使用时，可以将 ATOE 插入到移

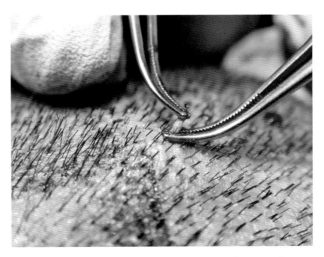

图 101.5 毛囊单位提取移植物移除：交叉手技术

植部位以抓住移植体。在 FUE 术中，移除移植体是较为简单的任务之一。

101.7.4 移植体植入

学习如何植入移植体是在手术过程中需要学习的较复杂的技能之一。它需要随机应变及批判性思维，同时手术操作人员间也需要进行持续性沟通。移植体在手指上放置时间过长时，更易被镊子过度操作或脱水。在外科助理临床实操前，必须强调某些指导方针，并掌握移植体植入的细微差别。想要了解更详细的信息，请参阅第 45 章"镊子种植"[2]。

101.7.5 患者和助手体位

患者应取半卧位，头顶部大部分区域朝上。头部保持在这个位置有助于增加渗出。在这一过程中，患者应该感到舒适和放松。应该准备额外的枕头来支撑膝盖和腰部。桌子的高度要调整好，以便所有在头部工作的助手都能舒服地进行操作。最好让两名身高相近的助手在左右两侧工作，另一名助手坐在后面高凳上工作。然而，这种方法并不总是有效，所以应提前准备不同高度的踏脚凳。助手的手臂应自然放在身体两侧。移植体植入时，应通过手指和手腕发力，而非肘部或肩部，因为长时间使用可能会导致肘部和肩部出现问题。

101.7.6 遵循植入顺序

为了防止手术助手误植移植体，移植体按各个部位顺序摆放。重要的是将单根毛发移植体移植到发际线，使得发际线看起来更为自然，并自然过渡到 2-毛发移植体。3-和 4-毛发移植体应被植入相应区域，如前额。然而，不同发质间存在差异，并不是所有的毛发都是一样的。较细的 1-毛发移植体植入发际线的最前端，然后是较粗的 1-毛发移植体。同样的情况也适用于 3-或 4-毛发移植体，将其植入效果最好的区域，如前额。

101.7.7 团队合作

在大多数手术中，在接受移植的区域大小允许的情况下，三名助手可同时植入移植体，这使得团队合作非常重要。通常，左侧的助手从左侧向中线工作。右侧的助手从中线向右侧工作，后侧助手将从左向右处理头皮中部区域，以免妨碍其他助手。

助手间持续性沟通，保持头皮左右两侧毛囊均匀植入，且移植体被植入在最为需要的地方。用生理盐水喷头部清洗时，助手们还需相互告知。此外，无论何时助手都应在患者头部保持不动的前提下进行操作，以免其他助手难以植入移植体。

101.7.8 提高植入效率

植入数千个移植体时，团队必须尽可能高效。通过避免不必要的移动来节省植入时间，更快完成手术，并最大限度地减少移植体离体时间。节省时间的方法之一就是在有限的工作空间内进行操作，镊取移植体的手指应靠近植入移植体的区域。

101.7.9 植入移植体

将移植体放在手指上待植入时，助手应保证其可在 3 分钟或更短的时间内将移植体植入指定区域。

对于新入职的助手来说，这意味着一次植入 5 个移植体，而更有经验的助手可能一次植入多达 20 个移植体。移植体应在手指上依次排开，保存液覆盖其上。移植物杯或微孔泡沫胶带可在植入时帮助移植体保持水分。

101.7.10 镊取和植入移植体及头发卷曲方向

移植体放在手指上后，应以这样的方式植入，即弯曲缠绕手指（▶图 101.6）。毛发朝向头部的前侧。6 mm 尖头 Jeweler 5 号弯镊更适合植入，这类镊子可用于头部的任意一侧，包括头顶。Jeweler 5 号直镊在头部右侧或有一定角度的地方，比如太阳穴，效果最佳。移植体在毛球附近有少量组织。使用镊子以 45° 镊住毛球下方远端组织（▶图 101.7），将移植体插入该部位的一半位置并松开。再次在皮肤水平处夹住移植体并插入，直至其位于皮肤上方 1 mm 的位置。皮脂腺应位于皮肤下方。若植入后弯曲方向发生改变，可以使用镊子稍微旋转移植体，使其朝向头部弯曲。

101.7.11 用于植入移植体的种植笔

一些医生使用种植笔而不是镊子将移植体植入受区。尽管种植笔是为了让医生进行受区打孔并将移植体植入头皮，但这个过程可能既乏味又耗时。因此，一些医生会绘制植入点位并指导助手使用 Lion 种植笔将移植体植入预打孔内。使用锉石

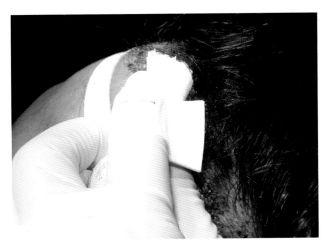

图 101.6 放置移植物时确保使头发朝向正确，卷曲缠绕在手指上

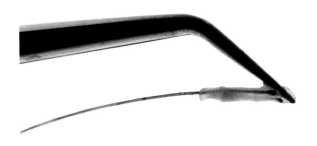

图 101.7 用镊子在毛球下方的组织处夹住移植物

将种植笔尖端磨钝后进行消毒。种植笔尖端钝化是为了避免移植体植入过程中助手改变受区角度，偏离植入角度。种植笔可拆卸，高压灭菌，重复使用。种植笔有各种尺寸，尺寸取决于移植体的大小。通常，0.8 mm 种植笔用于 1- 和 2- 毛发移植体，1.0 mm 种植笔用于 3- 和 4- 毛发移植体。每次手术至少需准备 10 支种植笔。

使用种植笔植入移植体有其优点。对于学习移植体种植的助手来说，使用种植笔需要 2～3 个月时间，而使用镊子则需要 6 个月至 1 年。另一个好处是它对移植体的损害较小，因为移植体在表皮处而不是在毛球附近（更有可能造成损害）抓取，然后滑入种植笔的腔内。对于 FUE 移植体来说，种植笔十分必要，因为移植体通常在毛球附近没有额外的组织，损伤和干燥的风险更大。唯一的缺点是需要额外的工作人员（每个种植笔需要 1～2 人）来将移植体装载入种植笔。随着装载速度加快，每位种植者可能只需配一个装载助手。

通常情况下，种植者在患者的头顶侧，装载者位于一侧。若有两个种植者植入移植体，他们分别

位于患者头部的两侧，装载者位于患者身后。托盘置于种植者附近，高度保持在种植者易于获取种植笔的位置。托盘中放置未使用的种植笔，一个装有保存溶液的大金属碗以盛放已装载的种植笔，以及供种植者调整移植体和装载者装载移植体的镊子。纱布和喷雾瓶应放在触手可及的地方。医用放大镜对于种植者和装载助手都十分重要。

装载者必须以特定的方式装载移植体，以便植入时移植体的卷曲方向朝向头部。对于 FUE 移植体，由于毛发被剪得很短，表皮帽留在移植体上，因此帽角与皮肤齐平。装载 FUE 移植体时，表皮帽面朝上。在笔者所在医疗机构内，助手们装载移植体时，使卷曲面朝下朝向种植笔腔内。将种植笔插入受区，内腔朝上插入，以便移植体方向正确。种植笔仅在内腔完全封闭时才插入。当移植体插入受区时，小心地抬起种植笔，以使移植体位于正确的高度。有时移植体可能植入过深，使用深度限制器可防止这类情况的发生。在我们的实践中，我们使用细硅胶管，将其切成 4 mm 的小块，并插入种植笔塑料部分的底部。需要多次尝试才能确定深度限制器的正确位置。

这一方法同样适用于发际线处植入 1- 毛发移植体，其次是 2-、3- 及 4- 毛发移植体植入相应部位。操作人员之间应确保持续沟通，让种植者了解何时移植体用完，以便确保移植体在两侧对称植入。

101.8 首先学习什么技能

有些技能比其他技能更易掌握。FUE 移植体移除或装载需要更为简单的手部动作，不需要复杂的批判性思维。在学习制备条状移植物时，新助手应先学习如何分离移植物，然后再学习如何切片。这类切口更易于操作，毛囊单位也更易识别。FUE 移植体移除是另一项可快速学习的技能，前提助手需要了解移除移植体的操作力度。装载种植笔需要动作灵巧且视力良好。载入时应注意头发卷曲的方向和移植体的干燥情况。一旦助手操作时表现出良好的手眼协调能力，他们就可以开始学习更难的技能。同时就操作中批判性思维能力这一方面，助手需接受更多教学培训。

如何切片及植入移植体是两项较难掌握的技能。他们不仅需要灵活的动手能力，还需要批判性思维能力。对于切片，助手必须确定刀片在组织中

的位置以及如何操作。对于移植体种植，助手需确定每个移植体的最佳位置，如何处理植入过程中遇到的困难，以及如何与其他操作人员沟通。

101.9 谁来监督新助手

对于刚接触毛发移植的医生来说，对助手技能的基本了解十分必要，这有助于监督助手的操作行为。理想的状态是他们拥有实践经验，并能够向他们的助手解释如何使用这些技能。若首席助手通过各类培训且掌握各项技能便可承担监督工作。在培训新助手时，需要持续监控，直至其能够在没有干预的情况下执行各项任务。同时需要对新助手进行抽查和随机检查，并在其遇到困难时提供相应的建议。学习一项新技能需要一周时间，但要达到完成手术所需的速度则需要 6 个月至 1 年的时间。

质量控制

在学习一项新技能时，及时提供反馈十分重要。一旦助手掌握了一项技能，就需对其进行限时 5 分钟操作评估。记录在此期间切取或植入移植体数量，以获得操作速度的基线值。在此期间，监督助手操作行为，以评估其工作效率。他们是否花了太多时间修剪移植体？他们是不是离植入部位较远？还需监督其质控能力。操作过程中他们是否保持移植体湿润？是否一次在手指上放置了过多移植体？限时操作练习后，助手可同质控专员讨论哪些地方处理恰当，哪些地方有待改进。对于新任助手，工作满 3 个月、6 个月及 1 年需接受相应的评估。在此期间，最好为下一次评估设定目标。如果在 3 个月评估时，助理每小时应切取或植入 150 个移植体，6 个月时的目标应增加到 200 个，同时应提高操作技能和确保操作质量。

101.10 派遣助手参加培训课程

当医生的知识或技能不足以指导助手如何执行这些技能。有必要让他们参加培训课程。该课程应提供全面的教学和实践培训计划，他们可以学习其在毛发移植术中应承担的各项任务。一些医生会派遣刚接触毛发移植手术的助手或需要学习新技能的助手参加培训课程。这是与其他经验丰富的手术助手学习交流的绝佳机会。国际毛发修复外科协会（ISHRS）可提供这类培训课程。您可以登录他们的网站（www.ishrs.org）获取更多信息。

101.11 您认为助手需具备哪些品质

外科助手还需要具备其他的一些品质。他们需要理解为什么事情要以某种方式进行，并且知道如果不这样做的后果是什么。由于助手在术中的任何决定都可能影响手术结局，因此他们需要具备批判性思维能力。能与他人有效合作，与工作人员和患者良好的沟通均有助于其职业发展。对患者抱持同理心，并想方设法使患者感到舒适是另一个有利的品质。除此之外，与他人密切合作时，良好的个人卫生也必不可少。

101.12 留住员工

手术助手的培训会花费大量的时间和精力，因此留住他们十分重要。长时间端坐或站立会让助手感到疲劳，所以确保员工得到充分休息极其重要。对员工进行交叉培训使其掌握不同的技能，并轮换进行较复杂的手术，均能帮助他们度过漫长的工作日。

尽管对有些助手来说，薪酬福利能激发其工作热情，但另一些则希望在工作中得到赞赏，希望他们的意见被认可。工作晋升也能起到激励作用。如果一名助手在某项技能上表现出色，那么这个人可能擅长将这项技能传授给其他人。

101.13 结论

毛发移植医生已经意识到，让员工接受适当的培训十分重要。如果医生想要得到良好术后效果，找到技术精湛且具有批判性思维能力的助手不可或缺。良好的质量控制和员工满意度是成功的关键。

参 考 文 献

[1] Karamanovski E. Staffing and training 360. In: Karamanovski E, ed. Hair Transplant 360 for Assistants. Vol. 2. New Delhi: Jaypee Brothers Medical Publishers; 2011: 23−29

[2] Wolf B. Placing into premade incisions. In: Unger R, Shapiro R, eds. Hair Transplantation. 6th ed. New York, NY: Thieme Publishers; 2017

Rae Lynne P. Kinler, Adriane McDonald

官伟 译，舒程惠迪 赵钧 审校

手术助理：临时员工还是全职员工

Surgical Assistants: Per Diem or Full-time Staff

概要 若是在植发过程中负责头发相关操作，则全职员工能为医生、患者和机构确保最佳效果。若是在植发过程中仅仅负责日程安排或处理机构行政工作，那么临时技师可能是一个不错的选择。

关键词 全职毛发移植技师，临时毛发移植技师，手术助理，毛发移植技师工资，手术协调员

关键要点

- 一支训练有素且敬业的毛发移植技师团队是成功的必要条件。
- 全职毛发移植机构可能会选择全职技师，并偶尔雇佣临时技师。
- 在除毛发移植外还有其他诊疗项目的医疗机构中，可能会选择临时技师完成毛发移植相关工作。
- 通常一台手术需要 3～6 名毛发移植技师。
- 培训一名毛发移植技师需要一年时间，尽管种植笔的使用可能会显著缩短技师完全掌握所需技能的时间，但这仍需要很多年。

102.1 简介

随着毛发移植领域的发展，对训练有素且经验丰富的毛发移植技师的需求也在增加。医疗机构的整体成功取决于外科医生以及员工的技能。在决定使用全职员工或临时员工时，这两种情况各有利弊。与其他主要依靠医生的专业知识取得成功的美容业务不同，毛发移植需要训练有素且敬业的毛发移植技师团队。

培训一名植发技师协助进行毛囊单位头皮条切取术（FUT）和毛囊单位钻取术（FUE）大约需要一

整年的时间。所有助理都应精通这两种手术，并应接受所有后台职能的交叉培训。高效、成功掌握所有技术需要很多年，首先是包括移植体的分离和植入，还包括接受与头发相关的全面教育。培训可能非常具有挑战性，因为它是"在职培训"，而且使用的是真实患者的活体供体组织。所有助理都应了解诊所提供的全部手术、毛发的基本解剖结构、移植体的准备、保存和植入，以及术后护理，这一点非常重要。

FUE 或 FUT 手术需要的技师人数在 3～6 名，具体取决于个案的大小和技师的经验。通常，毛发移植过程平均需要 8～10 小时，技师将协助医生修剪并植入移植体。手术时间取决于医生和技师的经验。通常一个机构配备一个手术协调员，他在毛发移植方面有非常丰富的经验，了解手术的所有步骤，并且掌握了毛发移植的所有技能，包括术前技能、切片和切割、FUE 术中提取移植体、植入头皮、眉毛和面部毛发的移植体，以及术后护理。全方位服务的毛发移植术可能还需要富血小板（PRP）和头皮文饰（SMP）方面的知识和技能。

102.2 全职技师

聘请全职技师对医疗机构有很多好处。医生能够按照自己的标准培训技师。尽管各州法律各不相同，但毛发移植技师通常需要接受医疗辅助或外科技术方面的培训，并且知道如何测量血压、绘制基本图表和抽血。新入职的毛发移植技师将与经验更丰富的技师进行至少 3 个月的一对一培训。一开始，技师会复习包括上述在内的术前技能，以及如何正确协助医生移除供体组织（无论是头皮条还是FUE），并协助受区打孔。接下来，新技师将接受活体组织方面的培训：如何正确地将头皮条切割成细条，从细条上分离移植体，或从 FUE 组织中修剪移

植体，且不会横断或损坏移植体。该操作需要在显微镜下直接观察，需要一些时间适应，并练习良好的坐姿才能长时间在显微镜前工作。最初，技师每小时应该能够分割 20 ～ 40 个移植体，并随着经验的增加而增加，一旦掌握，技师每小时可以切割多达 200 ～ 300 个移植体。当新技师熟悉了组织切割后，他们将学习如何将头皮条切成细条。最初，新技师应在 2 小时内将 1/3 的头皮条分割为细条，掌握切条后，应在 30 ～ 45 分钟内完成 1/3 的头皮条分割。手术协调员将与新技师一起使用直镊和弯镊正确地处理移植体，并植入移植体。技师将学习如何根据外科医生的指示选择合适的移植体，并植入头皮的左右两侧及头顶。随着经验的累积，技师将努力攻克眉毛移植和面部毛发移植，由于移植体的旋转和植入角度，这些难度更大。最初，新技师应在 1 小时内在头皮中植入 50 个移植体，逐渐掌握后每小时完成 200 ～ 300 个移植体植入。协调员将检查新技师的工作，评估植入的深度以及旋转是否适当，并确保没有漏掉任何移植点位。新技师需要了解供区和受区的术后护理，并能够回答患者在手术过程中可能提出的所有问题。

拥有全职工作人员对患者也有好处，因为他们全天都在与工作人员互动。患者可以通过一致的信息和熟悉的面孔获得安全感和信心。工作人员有机会看到患者术后期间的进展，并欣赏由他们帮助实现的效果。这为技师们建立了一种自豪感，特别是对于二次手术来解决进一步脱发或想要增加密度的患者来说。

一旦全职毛发移植技师接受培训，他们就会学会团队合作，并在需要时可以在手术的各个阶段互相协助。由此建立的良好协作关系，当团队合作良好时，患者也会注意到。员工训练有素，机构则可以在更短的时间内处理更大的个案，也可以与更多的员工一起处理多个病例。全职员工在试用期后，可以获得加薪、福利、医疗保险和带薪休假。员工满意会带来患者的满意和愉快的医疗机构氛围。随着多年的经验累积，技师可能会晋升为手术协调员，除了培训新技师外，他们还会负责为其同事制定轮班表，并为患者分派工作人员。拥有精通西班牙语、法语、亚美尼亚语、俄语等双语的技师也对医疗机构有帮助。全职员工能保持医疗机构的整体稳定性，带来更好的患者护理和质量控制。他们的

薪水可能在 50 000 ～ 75 000 美元，甚至更多，具体取决于执业地点、经验年限、在诊所的角色以及助理的级别（护士、医疗助理和外科助理）。外科医生和患者都会受益，因为这个"团队"知道医疗机构的成功也与他们自己的成功直接相关。

102.3　临时员工

通常临时技师需要接受过毛发移植技术方面的培训，并且知道如何切割和植入移植体。他们习惯工作于许多不同的机构，这些机构往往有不同的员工、技术和要求。临时技师在日程安排上具有灵活性，并且可以拒绝接受工作邀请。他们可以被安排在休息日工作，偶尔也可以临时通知到岗。临时技师即便长时间无法工作也不会受到任何处罚。如果医生需要长时间休假，临时技师可能是经济上的理想选择。然而，由于培训和经验的不同，临时技师的质量控制更加困难。工资上可能也会有所不同，具体取决于工作年限，时薪为每小时 30 ～ 45 美元，或日薪为 275 ～ 450 美元。临时技师负责自己缴纳税款和医疗保险费用。根据地区的不同，经验丰富的临时技师可能不得不与经验不足的毛发移植医师一起工作，或者经验丰富的毛发移植医师不得不与经验不足的临时技师一起工作，导致手术效果欠佳。一些非专门毛发移植的医疗机构中，可能还会聘请经验丰富的临时技师来完成本应由医生完成的部分手术，这在毛发移植领域是不可接受的，并且在许多州是非法的。

主编注

在某些情况下，临时工作人员可能会对植发医生（HRS）有所帮助。如果工作人员生病或缺位，并且预计手术规模很大，那么灵活地聘请额外的助手会有所帮助。找到合适的临时技师的最佳方法是通过工作人员和其他 HRS 的推荐。一旦确定了一位优秀的临时技师，他就可以成为团队中非常可靠的成员。在一开始时就需要仔细观察临时技师，并特别关注个人独立操作时的技术或手法。如条件允许，全职团队当然更为可取。该团队对手术结果有着非常即得的利益。而这与临时员工不同，因为如果手术结果不达标，他们还可以在其他地方找到工作。

索 引

（按首字汉语拼音排序）